疼痛临床康复学

Clinic and Rehabilitation Medicine for Pain

主　编　王福根　王　文　程东源　王　林
副主编　徐仲煌　吴士明　于灵芝　段玉生
　　　　商卫林

河南科学技术出版社
· 郑州 ·

内容提要

本书由我国知名疼痛临床学和康复医学专家、军内中医骨伤名家、软组织疼痛研究学者王福根教授等主编。全书共四篇33章,内容包括疼痛临床康复理论观念与技术体系,疼痛疾病分类与诊治,疼痛临床与实验研究等,对人体脊柱关节、软组织、神经系统的疼痛和各种慢性疼痛性疾病的临床与康复治疗具有很好的指导作用。本书图文并茂,内容丰富,理论与实践、临床与康复、传统与现代紧密融合,是作者们几十年临床实践和科学研究的总结和升华,可供疼痛科、康复医学科、骨科、针灸科、中医骨伤科医师阅读参考,亦可作为疼痛临床康复学的培训教材。

图书在版编目(CIP)数据

疼痛临床康复学/王福根等主编. —郑州:河南科学技术出版社,2024.6

ISBN 978-7-5725-1507-1

Ⅰ.①疼… Ⅱ.①王… Ⅲ.①疼痛-康复医学 Ⅳ.①R441.1

中国国家版本馆 CIP 数据核字(2024)第 093470 号

出版发行:	河南科学技术出版社
	北京名医世纪文化传媒有限公司
	地址:北京市丰台区万丰路 316 号万开基地 B 座 115 室　　邮编:100161
	电话:010-63863186　010-63863168
策划编辑:	杨磊石
责任编辑:	杨磊石　杨永岐
责任校对:	龚利霞
封面设计:	吴朝洪
版式设计:	崔刚工作室
责任印制:	程晋荣
印　　刷:	河南瑞之光印刷股份有限公司
经　　销:	全国新华书店、医学书店、网店
开　　本:	787 mm×1092 mm　1/16　　**印张:** 41.25　　**字数:** 1009 千字
版　　次:	2024 年 6 月第 1 版　　2024 年 6 月第 1 次印刷
定　　价:	398.00 元

如发现印、装质量问题,影响阅读,请与出版社联系并调换

主编简介

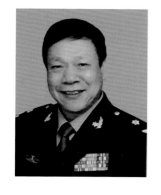

王福根　解放军总医院康复医学科原主任、主任医师、教授、研究生导师,专业技术二级。1991年获首批国务院特殊津贴。

1966年毕业于第四军医大学医疗系。1978年10月任空军大连医院外科副主任,1986年首任"空军软伤外科治疗中心"主任,1987年晋升为主任医师。1992年4月奉调任命为解放军总医院康复医学科主任,被聘任为中央军委保健委员会保健会诊专家。曾任中华医学会疼痛学分会第四届委员会主任委员,北京医学会疼痛学分会首任主任委员,中国中医药研究促进会软组织疼痛分会第三、四、五届主任委员,中国中西医结合学会疼痛学会顾问,中国康复医学会疼痛专业委员会顾问;《颈腰痛杂志》副主任编委、《中国疼痛医学杂志》顾问、《人民军医》杂志编委。曾荣获军内科技进步奖6项,全国科学大会奖1项。主编专著5部,发表论文60余篇。

在人体临床疼痛与康复研究领域,对软组织疼痛致痛机制做了多项实验研究。获得军队一等功奖励、沈阳军区空军科技标兵称号、解放军总医院突出贡献奖。历经50余年,自主创新了人体脊柱关节整复技术、独到的银质针导热疗法(CCT)和选择性血管药物灌注介入疗法,研究成果在国内得到推广应用。

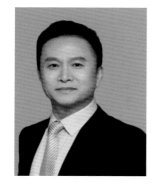

王　文　中国科学院北京市中关村医院脊柱微创科、疼痛康复科科主任,主任医师,博士。

中国民族医药协会软组织疼痛分会会长,中国中医药研究促进会软组织疼痛学分会第六届主任委员,中国脊柱工作委员会副主任委员兼颈椎学组组长,世界中医联合会疼痛康复学会副会长兼脊柱内镜学组组长,中华医学会疼痛学分会常务委员、秘书长兼脊柱内镜学组组长。长期从事颈腰背痛病的临床研究,对脊柱源性疼痛、软组织疼痛、关节疼痛的诊治积累了丰富经验。国内最早开展脊柱微创介入技术治疗,自1997年至今以各种脊柱微创与介入治疗技术治疗来自国内外颈腰痛病3000余例,取得了良好的临床疗效。特别是应用数字化减影人工智能机器人辅助内镜技术下施行椎间微创融合术(WLIF)治疗颈椎病、腰椎间盘突出症、椎管狭窄症,创伤轻,功能恢复快,避免了开放手术钉棒辅助内固定方式的相关并发症的发生。

论文论著:发表论文39篇,主编论著2部。

主编简介

程东源　解放军总医院神经外科主任医师、教授,研究生导师、中央(军委)保健会诊专家。

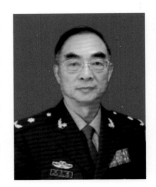

1964 年 8 月毕业于浙江医科大学医学系,同年入伍分配至解放军总医院,从事神经外科工作 50 余年。在颅脑肿瘤和脑血管疾病诊治方面有较深造诣;继神经外科先辈段国升教授后,改良 Cloward 经典手术术式,治疗复杂疑难性颈椎疾患疗效显著,在国内学术水平居领先地位。从事神经外科专业如颅内占位性病变、颅脑火器伤、脊髓肿瘤、颈椎病、脊髓拴系综合征、三叉神经痛等。20 世纪 90 年代后,同我国软组织疼痛专家王福根教授进行疼痛临床诊治与研究合作,为推动疼痛事业发展做出了应有的贡献。

现任解放军总医院专家组成员,中国革命老区建设医药委员会副主任委员,软组织疼痛学会名誉主任委员。曾荣获国家科技进步二等奖 1 项、三等奖 2 项;军队医疗成果一等奖 1 项、二等奖 2 项、三等奖 6 项;实用新型发明专利 4 项。参编 6 部论著(其中副主编 1 部),发表论文 47 篇。获解放军总医院创新贡献奖 1 项,荣立三等功 2 次。国务院授予突出贡献专家,享受政府特殊津贴。

王　林　贵州医科大学附属医院疼痛科主任、主任医师、博士研究生导师。

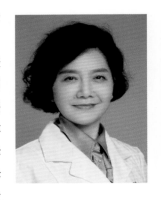

现任贵州省医学会疼痛学分会主任委员、中国中医药研究促进会软组织疼痛分会副主任委员、中国女医师协会疼痛专业委员会副主任委员、中国老年保健医学研究会老年疼痛疾病研究分会副主任委员、中国医师协会疼痛专业委员会常务委员、中国老年保健协会疼痛病学分会常务委员、中华医学会疼痛学分会骨骼肌与关节疼痛学组副组长、中国抗癌协会肿瘤微创治疗专业委员会癌痛微创治疗学组委员会委员、中国医疗保健国际交流促进会肿瘤姑息治疗与人文关怀专业委员会委员。擅长带状疱疹后遗神经痛、三叉神经痛、癌性疼痛、慢性软组织疼痛、颈腰椎间盘突出症等疑难疼痛的治疗。研究方向为骨关节痛、软组织疼痛、神经病理性疼痛。从事银质针导热技术基础实验工作,取得进展。

《中国疼痛医学杂志》编委、《中华疼痛学杂志》编委。中华医学会医疗鉴定专家。

编著者名单

主　编　王福根　王　文　程东源　王　林
副主编　徐仲煌　吴士明　于灵芝　段玉生　商卫林
编　者　（以姓氏笔画为序）

丁　宇　解放军总医院第六医学中心
丁　勇　空军军医大学附属唐都医院
丁　毅　广州暨南大学附属中西医结合医院
于灵芝　山东大学附属济南市中心医院
马　珂　上海交通大学附属新华医院
王　文　中国科学院附属北京中关村医院
王　林　贵州医科大学附属医院
王　政　贵州省凯里市中医医院
王　荣　山西省运城市颈腰痛病医院
王　海　云南省昆明同仁医院
王　磊　首都医科大学附属天坛医院
王云霞　湖北省武汉市中山医院
王思群　上海医科大学附属华山医院
王晓英　江西省九江市人民医院
王福根　解放军总医院第一医学中心
支满霞　中国中医科学院望京医院
尤浩军　西安交通大学医学院
邓　芳　杭州市第一人民医院
卢　宇　哈尔滨陆军第962医院
卢振和　广州医科大学附属二院
叶　刚　上海同济医科大学同济医院
付国信　辽宁省锦州市颈腰痛病医院
白跃宏　原北京军区总医院
冯传有　北京市朝阳区卫生局
冯晓波　武汉大学中南医院
毕　胜　解放军总医院第一医学中心
刘　建　四川省泸州龙马潭圣康中医骨伤医院
刘红力　空军司令部直属机关
江亿平　解放军总医院第一医学中心
李浩炜　兰州市中医医院
杨立东　空军后勤部机关医院

杨贵舫	解放军总医院第一医学中心
肖　京	中国中医科学院附属西苑医院
吴士明	陆军军医大学附属新桥医院
汪和进	河南省平顶山市颈腰痛病医院
张　娇	北京协和医院
张德仁	深圳禾正医院
陈　华	解放军总医院第一医学中心
罗　非	中国科学院生理研究所
瓮长水	解放军总医院第二医学中心
单云平	杭州市富阳中医骨伤科医院
相嘉嘉	浙江医科大学
段玉生	云南医科大学附属延安医院
段俊峰	南方医科大学附属南方医院
施　锋	大连陆军 967 医院
姚本礼	云南省第三人民医院
秦续江	黑龙江省哈尔滨市海港医院
袁云娥	解放军总医院第一医学中心
党靖东	北京市禾普医学中心
徐仲煌	北京协和医院
高　谦	解放军总医院第一医学中心
郭国灿	河南省许昌市颈腰痛病医院
黄接云	福建省南平市第一人民医院
曹东波	湖南中药大学附属长沙中医院
常玉立	总后勤部机关医院
崔旭蕾	北京协和医院
章云海	江苏省连云港市人民医院
商卫林	解放军总医院第四医学中心
董浩然	南京军区总医院汤山分院
程万强	山东省威海市开发区医院
程东源	解放军总医院第一医学中心
裘卫东	浙江医科大学附属二院
路　刚	宁夏大学附属银川市中医医院
翟淮伟	解放军总医院第四医学中心
薛爱荣	河南省中西医结合医院
薛毅珑	解放军总医院第二医学中心

前　言

　　人生历经坎坷，才有丰富价值。作者的医学人生阅历，1960 年在第四军医大学接受医学教育，受到 20 世纪 50 年代欧美留学归国学者和前辈的精心培育，历经 6 年刻苦钻研，从基础到临床完成学业，从而踏实从事医疗实践三部曲。

　　吾从事疼痛临床康复工作 50 余载，路程曲折而漫长。1966 年毕业分配到部队基层从事医疗工作，常被腰背痛病所困扰。1968 年一次偶然的机遇，慕名拜教一位有声望的民间整骨医师敬际隆前辈。其独门医术"炉火纯青、出神入化"。历经 3 个月悉心指导、匠心独运，逐步练就一套脊柱关节软组织整复术。1975 年 7 月接受《吉林日报》记者采访，整版刊登报告文学《神医之路》，其实戴上了一顶"高帽"，不断鞭策自己。

　　1975 年初，巧遇并拜访了一位我国软组织外科学创始人、知名骨科学专家宣蛰人教授。此位前辈自 1962 年起潜心研究人体软组织疼痛，以大量的人体软组织松解手术获得的临床经验，上升到理性认识。于 20 世纪 70 年代始，以人体软组织无菌性炎症致痛学说为主导诊治临床疼痛，其"科学无禁区，无偶像，亦无顶峰"的至理名言不断响彻耳边。1977 年有缘结识并请教银质针针刺疗法先辈陆云响老先生，翌年，委派同事实地跟学 3 个月，深得真传。此疗法历经 360 余年传承，成为我国中医药学史上艳开的花朵。作者亲历临床与实验研究 40 余年，不断思索与创新，于 2000 年终于成功推出银质针导热技术。

　　吾于 1986 年创立"空军软伤外科治疗中心"，开辟了一条颈腰痛病的临床治疗路径。翌年有幸参与 28 位军内医史上一次"全军腰腿痛高级研讨会"，恰又遇到我国骨科界泰斗邵宣、许竞斌、陆一农、史可任、邬华彬等前辈，亲自给予赐教，提升了学术水平。1989 年在我国首届疼痛学术会议上，又巧遇我国现代疼痛医学奠基人、中华疼痛医学会创始人、著名神经生理学权威学者韩济生院士，他对针刺镇痛原理的开创性研究，对疼痛发生的机制和痛觉的神经调制，取得了突破性进展，指引了我国疼痛医学崭新的发展之路。疼痛医学界人士有幸在韩院士的亲自教诲下，形成了强有力的疼痛学术专业。1992 年 4 月正式奉调至我军医学学府——解放军总医院，组建了军内首个康复医学科，分设 3 个亚专业：疼痛康复、神经功能康复、骨关节功能康复。从此开辟一条临床康复融合的治痛之路。

　　30 多年来，一次逻辑思维收获是，传统的经络学说演变成为现代的经络理论，并非简单的中西医结合概念，而是从实践发展演变、提升逻辑思维，走向现代理念。银质针导热疗法就是一路走来的典型实例，从传统针灸-银质针针刺-银质针导热；认识从椎管外肌筋膜组织-椎管内病变，进入一门现代脊柱治疗技术体系，可与脊柱内镜微创技术相互补遗，异曲同工。不仅控制或解除慢性疼痛的折磨，更为重要的是通过信息调控、能量传递、物质交换，促使器官组织与细胞的再生与修复。

　　重要的理念飞跃是人体信息控制，能量动力守恒，力学稳态平衡。关于人体信息控制，通过不断深入实验研究，从古代经络概念进化到现代神经生理、生化、生物调控机制，打下坚实基础,对于人体疼痛的调控是时代的跨越。关于能量动力守恒的新理念,"生命在于运动"经典之言深入人们脑中,作为人群和人体,无论是动态或静态,均是动静结合状态;保持内外环境的稳定,由人体能量来驾驭和驱动,这是人类最精辟的思维和远见。实际上人体"气血运行"就是周身能量的运行,使作者联想到"疼痛临床"与"疼痛康复"之间究竟有何差别?终于明白两者既有相似之处,又有不同理念,且又须必然联系,形成一个针对人体神经、肌肉筋膜、骨骼系统受损害的临床与康复诊治体系和应对策略。伟大科学家爱因斯坦提示,现代科学之所以产生与发展起源于两件历史大事,一件是起源于古希腊的形式逻辑,另一件是起源于文艺复兴时期的实验科学。古代华夏的先贤具有深奥的朴素哲理,千年以来,虽然做到文化的不断传承,但尚未产生发展科学,更难以创新科技。人类只有不断创新思维与科学研究,才能建立崭新的理论与学说,最终做到传统的理念与现代的思维走向融合,疼痛临床与疼痛康复有机组合,开创未来。

本书编著者都是为我国疼痛医学事业不断追求探索,致力于实践和研究,福泽民众、做出贡献的知名学者和临床专家,通过数十年相互交流、携手共进,形成的一支富有朝气的学术团队。通过本书编撰,在于运用科学的思维和方法,有益于致力疼痛事业的年轻医师不断探索,提出质疑、上升理念,开创一条崭新的疼痛临床康复路径,以利解决复杂的人类"疑难痛症",这就是本书的编著目的。古希腊医圣希波克拉底名言:"我们必须尽力尊敬并仿效我们的老师及前辈,把他们的典范形象作为专业遗产永远保存在记忆中。"作者们历经数载编著本书,正是为了留下共同实践足迹,载入疼痛医史,留给后人思考。读书破万卷,实践出真知,探索能跨越;书山有路勤为径,学海无涯苦作舟;路漫漫其修远兮,吾将上下而求索。

在本书编写过程中,得到了李信玉、侯京山、李大军、赵朋军、王新华、王海波、付荣伟、李震等同事的热情帮助和支持,提供宝贵资料、制图制表、实验操作、资料校对等工作,在此一并表示诚挚的感谢!

本书如有疏漏与不足之处,恳请读者不吝指正。

王福根

2024 年 1 月

目　录

第一篇　疼痛临床理论与技术体系

第二篇　疼痛康复理论与技术体系

第三篇　疼痛疾病诊治

第四篇　疼痛临床与实验研究

绪　论

在疼痛研究领域中,疼痛临床与疼痛康复的衔接融合是一种合理的疼痛研究和解决诊治的方法,值得引人深思,这一条实践路径及技术方法预计能取得进展。

科学的历史是一部科学知识不断增长的历史,是通过继承和突破两种形式实现的。科学的继承,乃科学知识增长的量变形式,它使人类的知识得以积累延续和存储。科学的突破,则是科学知识增长的质变形式,它使科学知识的体系结构发生变革,从一种质态飞跃到另一种质态。继承是突破的基础,突破是继承的发展。没有继承,就没有突破;没有突破,继承也就失去生命力。纵观科学史,突破比继承更富有魅力,更引人注目,引起科学界和学科专业巨大反响。在科学的历史长河中,突破为科学的发展设置了转折点,树立了里程碑。创立一门理论使一门学科的体系结构发生变革,是一种重大突破,甚至引起科学的革命。制定方法是研究和解决问题的工具,为人们认识事物的本质和规律提供有效的措施、手段和途径。建立一种崭新的技术与方法,对一门学科的发展产生重大影响,也是一种科学突破。

一、中西医融合走向现代医学

人类发展的医学时代,可划分为从中国古代传统的农耕社会延续的所谓"中医",欧美历代传统发展至近代工业社会的所谓"西医",现代人类社会的整体融合的现代医学,三者之间的关系大致如此。自古至今,随着现代医学科技的发展和思维的突破,定能克服"疑难痛症"的控制,疼痛临床与疼痛康复逐步融合,即能消除严重的慢性疼痛性疾病,松解肌肉挛缩,控制肌骨疼痛,重建脊柱平衡;恢复脏器功能,增强人体素质,享尽延年益寿。

中医强调整体观,强调人体内外环境的统一及体内各脏腑之间的功能协调。疾病的发生发展根本原因在于上述统一协调关系的失常,致病因素包括外感六淫、内伤七情和饮食劳倦等。

主要诊治原则是辨证论治,在辨证的基础上制定治疗方针,进而选择具体的药物或非药物疗法。辨证是通过"四诊"取得临床资料后,认真分析判断辨别疾病的原因、性质、部位、阶段、邪正盛衰及发病机制变化。通过长期的临床实践,已总结出八纲辨证、脏腑辨证、经络辨证、六经辨证、卫气营血辨证、三焦辨证等多种辨证方法。

治病求本是中医治疗的基本法则,在具体治法方面,汗法、吐法、下法、和法、温法、清法、消法、补法等八法是基本治法。八法不仅概括了药物方剂的主要功能,对针灸、推拿整骨等非药物治疗也有一定的指导意义。临床药物治疗的主要形式是方剂,就是根据君、臣、佐、使等配伍原则,将相关药物综合成方用以加强药效便于临床应用。针灸是针刺人体腧穴,并以燃烧艾绒熏灼腧穴部位的皮肤或病患部位,疏通经络脏腑气血运行、调和阴阳,扶正祛邪消除疾病和恢复正常的功能状态的治疗方法。推拿整骨是用特定的手法在人体的体表进行按压推摩,纠正关节错位,用以疏通经络、流畅气血,调整脏腑功能和滑利关节,从而消除疾病、保健强身。总体上辨证施治,按证候诊治,"疼痛"仅是痛症处置,而非清晰明确地以疼痛性疾病医治，始终未能在学科学术上跨越。

中医推崇未病先防和既病防变的思想。《内经》早就提出"不治已病治未病"的预防观念。历代以来，在预防方面有着很多措施和经验，包括锻炼体质、讲究卫生、预防七情等内容。五禽戏、太极拳、导引按摩、食疗等，都是行之有效的方法。养生又称"摄生"，旨在通过自身的调摄达到防病治病、延年益寿、身心健康之目的。具体方法大致包括养护精神、调节饮食、起居有常、劳逸结合、药物调养、气功按摩和医疗体育（如五禽戏、太极拳、各种武术）等内容。气功源于古代"导引术"，是一种自我锻炼的方法，也是养生保健的重要内容。气功强调要身心息并调，精气神并练，达到疏通经络、运行气血、平衡阴阳、调养元气的作用。

所谓中医学理论体系，受到古代的朴素唯物论的深刻影响。对于事物的观察分析方法，多以"取象比类"的整体性观察方法，通过对现象的分析，以探求其内在机制。现代学者认为，中医药学这一抽象的理论体系有整体观念和辨证论治两个基本特点。中医的基本理论发生在中国封建社会成熟的秦汉时代，是和中国古代哲学紧密结合的医学，具备与西方医学沟通的一定基础。中医是在古代封建社会发生的，是以小农经济为基础的，并无接受西方科学技术迅速发展的推动作用。这种"天人合一"的思想与现代的整体科学观有着"质"的不同，中医与现代医学具有不可通约性，不必机械地组合。

关于近代医学的发展，人们把哈维建立血液循环学说作为近代医学的出发点。哈维把实验方法引入了生理学和医学的研究，从而把立足于科学实验的近代医学和在此之前的原始的、巫术的、经验的古代医学区别开来。此后，人类在对健康与疾病的认识上，获得了一系列成果。以对疾病本质的认识来说，莫干尼做过许多尸体解剖，他把疾病定位在器官，认为每一种疾病都有和它相应的一定器官的损害。魏尔啸做过许多显微镜观察，他把生物学中的重大成就——细胞学应用于医学，进而把疾病定位在细胞，认为每一种疾病都是局部的、细胞的损害。20世纪50年代以来，分子生物学的建立和发展使对疾病的认识进一步深入到生物膜、蛋白质、酶和核酸的结构与功能的分子水平上。一系列"分子病"的发现，使"分子病理学"应运而生。

从对疾病病因的认识来说，以巴斯德和科赫为代表的微生物学者们在18世纪70年代到90年代发现了大多数传染病的病原体。在20世纪上半叶，各种维生素和激素等相继发现，从而确知了许多营养缺乏病和内分泌疾病的特定病因。近30年来，人类遗传学和分子遗传学的发展，已查明有3000多种疾病属于遗传性疾病，可在染色体上或基因上找到病因。从治疗手段来说，20世纪内抗毒素血清疗法、砷剂驱梅疗法、磺胺药、抗生素、驱虫药等种种特异疗法相继发展；即便从外科手段来说，某种疾病施用某种手术也具有一定的特异性，新近的进展诸如器官移植、人工器官等就更有一定的特异性了。

所有这些立足于生物科学的成就之上的医学进展，使人类在认识疾病、治疗疾病、预防疾病方面取得了明显进展。因此人们一再强调生物科学，包括基础医学的大部分学科，对于医学具有决定性意义，并且创用了"生物医学"这个术语以表达这种密切的关系。于是"生物医学模式"便成为进展迅速的医学的标志和核心。生物医学模式从文艺复兴以来，特别是在近百年来取得了一系列重大科学进展的辉煌成果，在当前和未来的医学发展中仍然起着重要作用。

生物-心理-社会医学模式和生物医学模式并不是互相排斥的关系，而是一种包容关系，即生物医学研究乃是生物-心理-社会医学模式中的一个极为重要的组成部分。即便对于精神病学和精神卫生学来说情况也是这样,对于精神状态及其疾病的防治研究也需要从神经生理学、神经化学、神经病理学等生物医学领域进行工作。然而,从整体来说必须把生物医学模式转变发展成生物-心理-社会医学模式,从三个方面,而不能仅从生物学的一个方面来研究人类的健康与疾病及社会的医疗保健措施及方案。生物医学模式与生物-心理-社会医学模式之间的关系和牛顿力学与爱因斯坦相对论之间的关系一样,既具有不可通约性又具有可融合性。两种医学模式的适用范围不同、理论体系范式不同,生物医学模式适用范围比较小,具有强因果性,是生物-心理-社会医学模式在特定情况下的应用;生物-心理-社会医学模式具有弱因果性,它包容了生物医学模式并且具有更宽泛的适用范围。生物医学模式是时代发展的一个节点和过程。它需要修正与完善,"取其精华、弃其糟粕"。

中西医融合创新,来源于我国传统医学与近代西医的结合。从明朝万历年间算起至今已经进行了 400 多年,逐步经历了中西医汇通、中西医治疗结合、中西医理论体系融合三个阶段,其实是在相互争论、相互否定中时刻都在结合,如在中国,西医使用中药治疗感冒、腹泻、肝炎等常见疾病就是证明。当代我国青蒿素研究成果,获得国际公认。西医自然地进入现代医学,中医是在与西医的交错、结合过程中融入现代医学。中西医融合的重要成果是"病证结合"。按照西医对疾病的分类,每一种疾病根据辨证施治的原则分为若干证,根据证型选用相应的方剂。因为中西医两大理论体系具有不可通约性,病证结合没有实现两大理论体系的融合,没有阐明病与证之间的内在关系,没有揭示证的本质,但是病证结合为两大理论体系的融合提供了充足的证据。中西医结合不是指中医与现代医学的融合,"病证结合"不属于现代医学范畴,而两者理论体系的融合才属于现代医学的范畴。

现代医学是在近代基础科学发展成熟的基础上发展而来的。一般而言,医学的发展落后于其他基础科学。20 世纪 50 年代以后,以原子技术、电子计算机技术、空间技术为代表的"现代"三大技术推动着科学和医学的发展。现代医学产生于 20 世纪 70 年代,前后是合乎情理的,现代医学是在综合、整体思想的指导下,通过分析的方法达到综合整体的目的。其标志是:社会-心理-生物医学模式、神经-免疫-内分泌网络学说、多器官功能衰竭学说、中西医理论体系相互融合等。这些理论学说的共同特点是突破了传统西医对人体分系统的研究方法,而把传统西医对人体分系统研究的结果按照不同的层次再综合研究,从而得出的结论是:传统器官结构形态与功能不对称是中医脏象学说的特点,而形态结构与功能的统一是西医的特点,为现代医学的发展提出了许多新课题。现代医学要求把人的健康与疾病放到自然界与社会中一起研究,这与中国古代"天人合一"的医学理念、哲学思想不谋而合,可以认为中西医理论体系的融合是现代医学的一部分,现代医学已经发展为一个结构较为完整的体系。

20 世纪 70 年代后期,疼痛研究形成一门崭新的学科,许多信息来自国外学者对外周疼痛,包括皮肤痛和肌痛的基础实验研究。尤其是 21 世纪初以来,在神经生物学领域,不断积累有关疼痛过程和发生机制的资料,认识到与疼痛有关的临床疾病及综合征。修正前人认为的"疼痛-肌痉挛-疼痛"错误观念,以现代概念取代机械的陈旧观念。以往认为"所有反射途径是由简单的神经元链组成,每次感受器兴奋到足够程度产生一个特殊反射效应"。

迄今证实,运动反射较强烈依赖于下行运动通路的活性。当下行易化影响丧失,如脊髓休克期即使肌梭传入最大的活性,单突触牵张反射也不可能被激活。我国疼痛医学在应用医学范围中占有重要地位,并在疼痛临床与疼痛康复实践中逐步形成新的、比较完整的理论与技术体系，是从古代到近代再到现代过程中，起到了典范的作用。使人体五大生命体征（体温、血压、心搏、呼吸、疼痛）得到科学的调控和观察，这是一个重要的节点。由"疑难痛症"突破进展到"疼痛性疾病"，已成为明确的分类痛病。我国神经生理学权威学者韩济生教授，在针刺镇痛原理研究的理论与实践中，从神经生理学和神经生化的研究结果，如何解释"循经感传"、皮肤与内脏之间联系、大脑皮质参与经络形成；多方面研究针刺镇痛的传入机制和神经中枢不同水平针感与痛觉信号相互作用；脑中枢的下行疼痛调制系统作用；针刺镇痛的神经化学研究，尤其是对 5-羟色胺、多巴胺、去甲肾上腺、阿片肽的镇痛作用进行深入探讨。总之，对疼痛发生的机制和痛觉的神经调制，取得了突破性进展。从"镇痛"研究跨越到临床"祛痛"，使我国产生临床疼痛学专业，走向一条疼痛医学之路，得到国际上疼痛学界的认可。从而，我们不仅是对痛症进行"镇痛"，而是走向对慢性疼痛性疾病采取有效的"祛痛"。迄今，为使慢性疼痛性疾病得到控制祛痛、疾病治愈、功能康复，改善或恢复正常生活和工作，需努力实践疼痛临床与疼痛康复的衔接，不断取得进展。

（王福根　王　文）

二、疼痛临床与康复的融合

（一）疼痛临床康复观念

人体信息控制、能量动力守恒、力学稳态平衡是认识疼痛临床康复的三个重要理念。华夏古代经典朴素经络学说是传统文化之瑰宝，是先辈思想的精粹结晶。从不断医疗实践中发现穴位，感觉传导"气至病所"，连成一线而为经线。逐渐形成与脏腑功能紧密联系，发展成为十二经脉和奇经八脉，与脊柱中线任督二脉相关。数千年后，终于形成比较完整的经络体系，逐渐走向现代"人体网络信息控制体系"理念。遗憾的是，民国之前历经500年，华夏闭关锁国，科技领域旷无，毫无"科学逻辑思维"和"科技实验论证"，甚至连人体解剖都无人能够探索。显而易见，所谓传统文化绝非现代文明。迄今不同了，医学与科技突飞猛进，人体系统的"信息控制论"逐渐清晰了。当今，现代经络体系概念演变而成包含神经系统、心血管淋巴系统、内分泌免疫系统、肌筋膜线系统、组织通道系统等。各个系统之间相互联络与调节，兴奋与抑制、增强与减弱、结构与功能、静态与动态成为一个较完整的、综合的、复杂的生物网络信息系统。因而不是简单的点（穴位）与线（经脉）之间的联系，而是躯体、内脏、神经各个反射区之间的联络，称为"反射区"的重叠即反射带。诚然，神经系统在人体内信息控制调整过程中始终起着主导作用。

关于能量动力守恒的新理念，"生命在于运动"经典之言深入人们脑中，实际是指"能量"的概念。作为人群和人体，无论是动态或静态，均是动静结合状态，保持内外环境的稳定，由人体能量来驾驭和驱动。正如能量守恒，一切星体演变、地质变动、生物进化，其实都是能量在有限或无限地推动。宏观的宇宙变化如此，微观的人体同样复杂，就是一个缩影。伟大的科学先驱爱因斯坦留下的遗言引人入胜："有一种无穷无尽的能量源，迄今为止科学都没有对它找到一个合理的解释。这是一种生命力，因为这是宇宙中唯一的人类还无法随意驾驭的能量。""我们接受治愈世界的能量可通过爱乘以光速的平方来获得，我们就得出一个结论：爱是最强大的力量，因为爱没有限制。当我们学会给予和接受这种宇宙能量的时候，我们就得承认爱能降伏一切，爱超越每一个存在和任何存在，因为爱就是生命的精髓。"这是人类最精辟的思维和远见。实际上人体"气血运行"就是周身能量的运行，使我们联想到"疼痛临床"与"疼痛康复"之间究竟有何差别？终于明白两者既有相似之处，又有不同理念，且又须必然联系，形成一个针对人体肌肉骨骼神经体系受损害而应对疼痛临床康复体系与策略。疼痛康复医疗体系中更为重视人体内各种能量的传递输送与消耗补充，达到或接近正常状态。矫形按摩、热磁理疗、外敷药疗、运动疗法、主动训练等，均有多种能量输入与传递，激活组织细胞，缓解顽固疼痛，修复损害组织，恢复器官正常功能。

人类进化直立活动与生活，是生存的必由之路，也是一种生命的飞跃。可是，如何完成正常姿态和复杂动作？人体神经骨骼肌肉系统受损后出现疼痛和功能障碍，如何与脊柱、骨盆和肢体的力学平衡起到关联作用？又如何解决人体脊柱椎管内外、肢体关节内外、躯体上下左右系列力学平衡，即失衡状态（失稳）转化为平衡状态（稳态）？疼痛康复的理念规则与治疗技术，初步解决了此道难题，是与疼痛临床诊治互相交融的客观应用体系，我们在诊治脊柱与肌筋膜受损引发的疼痛性疾病，要区分局部力学稳定与整体力学平衡的概念，局部概念是明确的节段性错位、移位、半脱位甚至脱位，必须及时采取脊柱关节整骨或正骨治疗，属于疼痛临床治疗，所谓纠正关节"失稳"；而慢性疼痛病患者往往由于急性疼痛期治疗不当或未经治疗产生后遗的慢性疼痛，并非就是局部疼痛的问题，而是发展成区域性疼痛，甚至为躯干及肢体的系列疼痛。如此复杂的疼痛症候须采用综合治疗手段，重点是松解肌筋膜挛缩、改善缺血增加血运、修复组织损害、恢复器官生理功能、增强调整肌力与肌张力、重建脊柱和躯体力学平衡，所谓纠正脊柱"失衡"，进入疼痛康复治疗期。

通常而言，人们认为银质针导热、整脊技术、物理治疗、针灸推拿、中药疗法、康复训练、肌效贴，乃是临床疼痛的非手术治疗，甚至纳入疼痛辅助治疗。其实不然，这些已成

为祛除慢性疼痛性疾病，修复损害组织、恢复器官生理功能的重要康复技术体系，不容小觑和忽视。应对人类疼痛问题，解决"疑难痛症"，须将临床、康复、预防的理念与规则综合思考，不断地推进建立较完整的理论和技术体系。

（二）疼痛临床与康复有机融合

人体和一切生物的生命过程，就是身体内部能量的不断消长变化的过程，才有新陈代谢和物质不断变化。能量的消耗殆尽，即细胞、组织、器官停止工作，生命得以终止。疼痛临床和康复医学研究领域，仅是单纯改变或重组人体结构的认识与技术是不完整的、片面的，重要的应是改善和增补人体器官组织功能，直接或间接地不断补充各种能量，以利用化学或物理手段调整体内能量系统，增强活力，尤其是提升大脑思考能力、神经系统调节全身脊柱、关节、软组织椎管内外力学平衡；控制胸腔、腹腔、盆腔脏器功能，包含心脏泵血（收缩与舒张）功能、肾的滤血与排尿功能、胃肠消化吸收功能、肝的制造合成与解毒功能、脾的储存血液免疫功能、肺呼吸气体交换功能、下丘脑垂体肾上腺与内分泌免疫功能、胸腺甲状腺性腺功能活动等。突出一点即组织细胞产生传递、消耗能量的过程，信息传导与控制是决定性因素。——这就是爱的力量，爱的滋养，爱给予的生命。疼痛临床康复的含义就是不断调节补充、优化组织结构、改善机体器官功能，以达到其组织结构修复，有利于机体康复之目的。值得一提的是，国内创新的银质针导热治疗技术，既能松解肌筋膜挛缩、调整脊柱关节力学平衡，又能直接提供并传导热能、改善组织缺血状态，"舒筋活血""温经祛寒""上病下治、左病右治"，这既是真正"现代针灸"的新疗法，又是颇具特色的微创介入新技术。

疼痛临床与疼痛康复的医疗技术，既有联系又有区别。前者主要应对急性疼痛发作，尽快得到控制或消除，达到镇痛之目的，

即所谓"治标";后者主要应对慢性疼痛或顽固性疼痛,甚至必须采用多种疗法获得有效控制,达到治痛之目的,所谓"治本"。这样,就被理解为"标本兼治"。如腰椎间盘突出症(混合型),单纯手术摘除髓核突出物,仅有近期疗效,一两年内,甚至不到半年疼痛症状就复发,因仅解决脊柱节段性椎管内间盘突出压迫致病痛因素,而忽略椎管外肌筋膜软组织损害致痛因素。故应在手术后采用疼痛康复手段择期医治,才能获得良好的远期疗效。因而针对疼痛的病因及部位,逐个精准解决。单纯传承一项治疗技术不完整,创建一个综合技术治疗体系,尤其是现代疼痛康复技术体系,包含红外热成像诊断技术、银质针导热技术、脊柱关节手法整骨技术、康复训练运动疗法和特定中药调理治法,是适合人类疼痛性疾病从临床走向康复全过程。不要以为宣扬夸大某项治疗技术,就能根治某类疼痛病症,"取其精华,去其糟粕"才能不断创新,且用于急性或是慢性诊治,镇痛或是祛痛,近期或是远期疗效,松弛肌痉挛或是消除肌挛缩,改善功能变化或是促进结构愈合,如此才能将疼痛临床与疼痛康复有机地结合,真正达到比较完整的治疗过程,认为是一个完善合理的思维。

（王福根　吴士明）

三、疼痛临床与康复技术体系的重要性

迄今疼痛性疾病诊治的技术体系已经逐步完整形成,主要分为两个部分,即疼痛临床治疗技术和疼痛康复治疗技术。两个技术体系互相衔接与融合,达到疼痛性疾病比较完美的治疗效果。

(一)疼痛性疾病的药物治疗

疼痛的有效缓解依赖于医师精确的诊断和对疾病的生理及病理机制有全面细致的了解。这一观点得到了现行一些有效的疼痛综合性治疗手册的认同,但是,必须采用一种确保实用、安全和有效的途径。某些特别药物的选择取决于疼痛的类型、急缓、严重程度和起病原因(神经源性、肿瘤、外科杂症、炎症)。这些药物的取舍还有赖于临床药理学知识和处方的要求。但是,90%的治疗疼痛的处方被局限于应用非甾体类消炎止痛药(NSAIDs),如对乙酰氨基酚(扑热息痛)和各种阿片制剂。NSAIDs作为前列腺素合成酶的抑制物,具有止痛、抗炎、解热的功效,自从它的作用机制得到阐明以来,就一直保持为一种主流的综合性治疗疼痛的药物,在功效上超越最初所用的药物——阿司匹林,并降低其不良反应。前列腺素家族功能繁多,它主要具有局部功效,并受到神经系统和激素的补充调节。与激素相反,前列腺素被看作是一种"自体有效物质",而激素则是远距离发挥调节作用的。对于NSAIDs在治疗疼痛中所导致的胃出血、胃溃疡,以及胃穿孔等严重的并发症,前列腺素所具有的保护胃黏膜的特点则显得更为重要。其能在许多组织中产生,而NSAIDs作用的关键,就是阻滞它们的合成。在20世纪90年代的早期,通过现代细胞分子生物学的技术,就已经可以分离出COX-2同工酶并能够将其与COX-1同工酶在基因的结构和表达规律方面加以比较。尽管事实表明两种同工酶具有60%的同源性,但它们之间在氨基酸序列活性位点上仍保留有足够的差异,从而能够被不同的NSAIDs选择性抑制。这同时也表明COX-1和COX-2同工酶具有不同的功能。另外,COX-1实际上在所有的组织尤其是在胃黏膜、血管的动态平衡、激素循环的自分泌反应中都有表达并且维持着基本的功能。而COX-2不仅仅是一个可诱导酶,在抗炎过程中它对单核细胞、巨噬细胞、纤维原细胞和其他一些特殊细胞进行多达20项的高级调控。同时还包括白介素-1(IL-1)、肿瘤坏死因子(TNF)、脂多糖(LPS)、分裂素、肿瘤生长因

子 β(TGF-β)、表皮生长因子、纤维原细胞生长因子(FGF)和反应性氧化酶。COX-2 是至今为止所认可最重要的抗炎因子,并且它的选择性抑制作用在理论上对 NSAIDs 的治疗非常有利并能降低其不良反应。

在以往 25 年中,随着对阿片药物药理研究重视,人们在控制疼痛方面已取得显著进步。人体可产生 3 种和阿片受体具有亲和力的不同的肽类,它们被称为脑啡肽、内啡肽和强啡肽。各种肽在人体中都有各自的组织分布。其前体与促黑色素细胞激素、肾上腺皮质激素及 Lipotopin 有关。它们和神经激素的作用一样,可对神经递质进行调节。

阿片受体可分为 μ、κ、γ 三型和若干亚型,每种阿片药物 κ 可选择相应的受体。由于不同的受体其功能不同,因此阿片药物表现出多种作用。阿片受体主要在大脑和脊髓中起镇痛作用。其他多数阿片镇痛药也有此效应。但是 μ、κ、γ 受体及其亚型也可参与呼吸和消化方面的神经功能调节。当今已复制出一些阿片受体并对其完整结构有所了解。强大的分子生物技术将制造出更加有效的镇痛药,其不良反应尤其是成瘾性将被降至最低。

(二)现代三项组合疗法

脊柱关节整复技术、银质针导热技术、神经营养药物注射技术是现代三项组合疗法,是物理、化学治疗手段的组合,既能针对急性疼痛症状,尽快达到调控镇痛,又能消除慢性疼痛困扰,有效控制顽固性疼痛,有利于促进组织修复、功能康复。经 40 余年临床与实验研究证实,现代三项组合疗法是慢性疼痛性疾病的特效疗法,在非手术疗法中起到中流砥柱作用,成为一座介于非手术与手术之间的桥梁,使 90%以上患者避免手术治疗。它也是疼痛临床与疼痛康复融合的范例,特别适合于中老年疼痛患者,摆脱“疑难痛症”。

脊柱整骨疗法是从伤科正骨疗法发展演变而来,源远流长。在治疗骨伤及急慢性疼痛性疾病的大量临床实践中,作者的团队在疼痛临床与实验紧密结合中脱颖而出,其不再是以骨折脱位为治疗重点,而是以解除神经、关节与软组织损害性疼痛为治疗目的,有其明确的、独立的临床疾病症候。对于急慢性脊柱关节软组织损伤“骨错缝、筋出槽”,都能“除疼痛于顷刻之间”,手到病除。本书中分别于疼痛临床和疼痛康复技术体系中介绍脊柱关节整骨疗法与欧美脊骨治疗技术,既有通约性,又有特点,可以相互融合。作者通过半个多世纪实践推出的脊柱关节整骨技术,包含完整的软组织松解手法,具有独特性。

我国使用金针、银针治疗伤病由来已久,相传是从古代“九针”发展而来的。中华民族祖先创立的中医药学体系中,针灸学占有独特的地位。银质针针刺在继承发展针刺疗法的基础之上,增强神经痛觉调控,松解肌筋膜挛缩,改善组织血液供应,起到治痛、组织修复、功能康复的作用,从局部至区域,所谓“以针代刀”。难能可贵的是,银质针疗法居然取得远期疗效,长期以来肌骨疼痛,诸如肌筋膜痛综合征、纤维肌痛综合征和骨关节痛等慢性顽固性疼痛疾病严重地损害着人类的健康,亦困扰着临床疼痛医务工作者,而今银质针导热疗法及其卓越的疗效,使其成为疑难痛病的又一克星。作者通过临床与实验研究,认为此项疗法应命名为银质针导热疗法(CCT),它是针刺与导热两种机制的结合。

神经营养药物注射已成为急性疼痛症候的主要临床技术之一,达到精准、安全和高效,除了情感心态心理引起的各种疼痛而外,药物注射技术应该得到优选。迄今常规实施经骶管硬膜外隙注射、腰椎间孔外侧注射、颈椎后侧硬膜外隙注射三种方法,可早期消除椎管内外节段性炎性神经根痛。选用独到的药物,即 2%利多卡因注射液(阻滞神经)、甲钴胺注射液(营养神经)、地塞米松棕榈酸酯或得宝松注射液(抗炎抗毒),确是最佳选择。

对于椎管内病变引起的疼痛,如腰椎间盘突出症,安排经骶管与椎间孔外侧部位药物注射交替使用,收到理想的疗效。近年来对于椎管外软组织肌筋膜痛,采取安全的超声引导下局部药物注射,业已得到推广应用。

(三)脊柱微创技术的进展

1. 脊柱介入技术

(1)髓核化学溶解技术。经我国40余年多家医院临床治疗实践观察,结果是仅对椎间盘纤维环部分破裂起到溶核作用,具有一定疗效。如果纤维环仅有裂线而未破裂,从后侧方纤维环内注射胶原酶,难以渗透通过包含Ⅰ型胶原蛋白的纤维环和髓核纤维环交界处Ⅲ型胶原蛋白,就不能有效起到化学溶核作用,作者得到实验证实。倘若用于椎间盘脱出而纤维环完全破裂患者,无论从椎间盘内或盘外注射胶原酶,对神经根、硬膜囊及马尾神经受损比例提高,甚至发生瘫痪、尿便失禁,后果严重。国外对此项临床技术应用经过反复3次停用。调查实践证明,我国30多年由200多家医院采用此种疗法减少到10多家。迄今须针对椎间盘受损部位,采用后纵韧带下或椎管硬膜外隙局部低浓度小剂量注射,才能取得应有的效果。该项技术还需要进一步深入研究。

(2)臭氧髓核溶解术。臭氧治疗椎间盘病变的机制尚不清晰,据动物实验及临床应用发现主要是氧化蛋白多糖,正常髓核由蛋白多糖、胶原纤维网和髓核细胞构成。蛋白多糖是髓核最主要的大分子结构之一,臭氧气体注入髓核后,可直接氧化蛋白多糖复合体。髓核基质渗透压下降最终导致水分丢失,从而致使髓核体积和压力变小。在动物实验中还观察到,臭氧使髓核固缩是个较缓慢的过程,可能与髓核组织没有血管供应,髓核内多余水分必须缓慢渗出有关。近20年临床观察数据,因 O_3 剂量与浓度严格控制,严防神经组织损伤,溶核作用偏低,未能证实满意的疗效。

(3)经皮激光椎间盘减压技术(PLDD)。国外学者在人尸体和牛新鲜椎间盘上进行了激光消融体外实验,同时在活体狗应用钕激光椎间盘消融术,发现激光对神经根及脊髓无明显损伤。世界上首例经皮激光椎间盘消融术,经过600J消融,术后患者下肢疼痛完全消失。我国20世纪90年代初期引进了PLDD技术,作者自2004-2012年,应用半导体激光气化减压技术治疗颈、腰椎间盘突出症,分别为36例和182例。平均随访10个月,疗效优良率为86%。临床实践中发现此项脊柱介入技术,椎间盘气化减压的剂量掌握不够稳定,尤其用在 L_5～S_1 间盘介入治疗时,由于穿刺治疗针成角对向间盘软骨板,容易发生穿孔而导致溢血流出体外,此项并发症影响治疗安全与效果,目前已逐步控制此项介入技术治疗。

(4)经皮射频热凝介入技术(IDET),是于20世纪90年代末首先由美国学者Jeffrey Saal 和 Joel Saal 设计并应用于临床,是一种治疗椎间盘源性腰痛的微创介入技术。椎间盘源性腰痛是由椎间盘内紊乱(internal disc disruption,IDD)所引起,常并不伴有髓核突出或纤维环破裂,致痛原因可能是椎间盘外层纤维环受损和间盘内的炎症引起窦椎神经痛敏。典型的病理特征是内层纤维环撕裂呈放射状,变性的髓核沿该裂隙延伸到外层纤维环下,形成炎性肉芽带,但外层纤维环是完整的。IDET利用电热能调节椎间盘的胶原成分,使胶原组织发生固缩。凝固撕裂的纤维环病灶,使向内生长的炎性肉芽组织发生变性、固缩,灭活受累的微小神经来达到消除症状的目的。自1997年IDET在临床应用以来,已有较多有关疗效的报道,对治疗患者的随访最长达到2年。作者团队经16年射频热凝临床治疗颈、腰椎间盘突出病变2000余例,经介入治疗后MRI观察,随之疼痛症状消失后6个月即发生间盘突出物形态回缩变化,可显露出硬膜囊与神经根正常状态,尤其是对中青年患者,效果更为明显。此项介入技术精准、安全有效,已被广泛应用于疼痛临床。

2. 脊柱内镜微创技术

(1)经皮脊柱内镜技术的创立。Parviz Kambin 一生致力于脊柱微创技术领域的开拓和探索,发表了 55 多篇论著,在骨科领域做出的卓越贡献为世界医学界认可。Kambin 设计了专用的器械,1973 年 Kambin 在处理 1 例脊髓造影显示 L_{3-4}、L_{4-5} 节段椎间盘突出的老年患者时,暴露患者椎板后,发现仅在 L_{4-5} 节段有个小型间盘膨出。Kambin 发表了首篇经皮腰椎间盘摘除术。直到 80 年代末,Kambin 开始尝试使用脊柱内镜进行髓核消融术,在这一阶段,单双通道均得到广泛应用。此阶段的双通道多为双侧双通道,即以脊柱为中线,在两侧建立工作通道和观察通道,用以处理包容型或中央型间盘突出等需要持续可视化的情况;而单通道则用于处理椎间孔区及椎间孔外间盘手术。

(2)单通道和双通道经皮脊柱内镜。1999 年,Yeung 创立了同轴脊柱内镜操作系统 (Yeung Endoscopic Spine System, YESS),经由“Kambin 三角”安全区进入椎间盘内进行盘内减压,由于此技术操作简单、安全易掌握,在临床中得到了快速发展。而同时代,针对 YESS 技术的局限和不足,德国慕尼黑 Alpha Klinik 医院的 Thomas Hoogland 医师提出了经椎间孔进入椎管直接行神经根松解和减压的 TESSYS 技术,这种由“inside-out”向“outside-in”的技术转变将手术适应证从单纯的包容性间盘突出发展到各种类型间盘突出、脱出,以及椎管狭窄症,虽然学习曲线较 YESS 技术更为陡峭,但二者的“互补联合”,进一步推动了单通道内镜技术的蓬勃发展。自此,脊柱内镜技术进入了我们熟知的“单通道”时代,大量的基础、解剖和临床研究在这一阶段围绕单通道脊柱内镜展开,并随着内镜系统的升级及术者技术的精进,单通道脊柱内镜的手术效果和适应证也在不断扩大,已被广泛应用于椎管减压、腰椎融合等手术,且逐步应用于颈椎和胸椎,并取得了较为满意的临床效果。

脊柱内镜技术在脊柱外科的应用对行业发展产生了深远影响,也可称为现代中国微创脊柱外科领域的里程碑。作为微创脊柱外科所特有的微创技术——脊柱内镜技术,在 20 世纪 90 年代末出现并开启了微创脊柱外科的新纪元。真正将我国脊柱微创外科技术推向世界的是 2006－2007 年,在国内逐渐推广的经皮脊柱内镜技术开启了中国微创脊柱外科技术的第 2 次高潮。这一技术基于特殊的成像结构和通道式设计,可在非常小的切口下完成多种脊柱外科手术。

(3)微创技术的前景。许多有节段性脊椎病及椎管狭窄者往往多节段受累,此为多节段椎间孔成形术的适应证。椎间盘造影、椎间盘切除及侧隐窝减压术对 3 个分开节段由训练有素的微创脊柱外科医师在 2h 内可完成操作。改进的 CT 及 MRI 检查有助于确定那些腰部手术失败综合征患者及先天性或获得性椎管狭窄者,适于内镜下激光椎间孔成形术,选择性内镜下椎间盘切除术(SED)多节段减压,或脊柱内镜下做显微椎间盘切除术。避免广泛椎板切除及融合术应为讨论的焦点。腰部手术失败综合征最好的疗法是采用适当的脊柱微创技术。

（王　林　毕　胜）

第一篇　疼痛临床理论与技术体系

第 1 章

人体软组织疼痛理论

第一节　人体软组织疼痛基本概念和理论构架

一、软组织疼痛基本概念

在软组织疼痛早期研究中,由于尚未掌握可靠的检查手段与准确的诊断技术,因而对于慢性疼痛性疾病的本质缺乏足够的认识。自 20 世纪 70 年代以来,人们对于临床疼痛开始有了较为理性的认识,完成了一次飞跃。我国骨科专家宣蛰人教授于 1974 年首次提出人体软组织外科学理论,在软组织疼痛病因、发病、症候、诊断、治疗等方面做了系统性叙述。

1. 病因学　椎管内外软组织因急性损伤后遗或慢性劳损形成的病变所产生的无菌性炎症化学性刺激,是引发疼痛的主要机制,经由组织病理学证实。从而在临床上可区分"痛"与"麻"的不同征象,正常的神经根(椎管内)或神经干支(椎管外)单纯受压时只能产生麻木或麻痹症状,而只有当神经根鞘膜外或神经干支受到周围脂肪结缔组织无菌性炎症性刺激时,引起周围和中枢神经失调,才会产生各类临床疼痛。

2. 对各类疼痛的认识　窦椎神经脊神经后支分布支配区域(椎间盘内关节囊软组织损害),产生相似于脊神经根受累征象,上下肢放散痛、径路模糊、不过膝肘。软组织损害性疼痛所引起的牵涉痛,与外周神经敏化确实紧密相关。压痛点或触发点,处在活动状态才会引发出牵涉痛,处于潜伏状态不能引出牵涉痛。

神经生理学所认为的"牵涉痛"概念,主要用来解释内脏与体表、内脏与皮质之间的联系。其机制在脊髓灰质内脏传入神经细胞突出发生易化,而投射至皮质相应区域,体表特定部位会感受到疼痛——"内脏反应性疼痛",即常见的"心绞痛""胆绞痛""肾绞痛"。外周体表的牵涉痛,则可理解为沿着十二经脉及奇经八脉,也就是经脉及分支(经筋、经别)由近端向远端走行与扩散,所谓"气至病所"。是否同时还有能量传递和物质流向尚有待于进一步证实。

3. 发病症候和机制　认识到两种情况,一是原发性发病因素即急性损伤后遗(久治不愈)或慢性劳损(自体损伤);二是由疼痛与缺血所引起的继发性发病因素即肌痉挛(早期)和肌挛缩(晚期)。从而在临床上出现了奇妙的自身调节机制即对应补偿调节与系列补偿调节,发生脊柱侧弯、骨盆旋移、股骨头转位等力学失衡征象。

在临床征象上,表现为一群具有规律性的肌肉筋膜、韧带、关节囊等压痛点与激痛点,称谓"立体致痛区域"。前者(压痛点)在肌肉、筋膜、肌腱与骨膜附着处;后者(激痛点)则在神经肌肉运动点——终板附近处。临床上除了各类软组织疼痛及活动功能受限外,还可并发神经血管征象,如头痛、头晕、眩晕、眼眶或眼球胀痛、视物模糊,耳鸣、耳闷胀、听力减退,牙痛、舌麻、言语不清、吞咽头痛、张口受限、声嘶;脏器功能障碍症象,如胸闷、心悸、心前区痛,腹痛、腹胀、腹泻、便秘,尿频尿急、尿便无力、月经不调、痛经、生殖器痛、性功能障碍等与相关学科类似的症候。

慢性疼痛临床症状确是复杂多变、难以捉摸,须与神经障碍与调控紧密联系。不仅是外周神经,更是神经中枢区域、痛觉上下传导通路的兴奋抑制调控。

4. 诊断学　对腰椎间盘突出症和颈椎病的传统诊断标准进行修正,推出新的概念。按照解剖与病因病理可将临床软组织疼痛区分为椎管内椎间盘病变、椎管外软组织损害或脊柱小关节损害(椎管内外混合型)三类诊断。脊柱小关节损害性病变是否具有独立存在的可能性,已获得临床证实。当椎管内和椎管外病变处于一种平衡状态下,脊柱小关节确是主要受力负重,往往是多节段范围,尤其颈椎挥鞭性损伤就是典型例子。

通过"腰脊柱屈伸试验、脊柱侧弯试验、胫神经弹拨试验"与"颈椎管挤压试验、椎间孔挤压试验、举臂耐力试验、托颈引伸试验"即可对上述三种软组织疼痛性病变做出初步确诊。若结合 CT、MRI、椎管造影检查,显著地提高了诊断正确率。

进一步诊断确认是否有神经损害及损害程度,受到刺激抑或压迫;究竟是骨性因素抑或软组织因素为主,单节段抑或多节段;如何区分神经根或硬膜囊脊髓受压指征;脊柱关节是否力学失衡等。提供明确的针对性疼痛治疗方案,可采取较完整的组合性治疗。

5. 治疗学　以往形成的所谓"针、手、刀、药"临床体系,即针灸、推拿、手术、中药,随着时代科技发展,取得了突破性进展,治疗技术和疗法得到了创新。非手术疗法形成银质针导热疗法、脊柱关节整复疗法、神经药物注射疗法,称为"现代三项优合疗法";手术疗

法由单纯椎间盘摘除手术演变为椎管内外软组织松解手术(29 种定型手术),强调软组织损害性疼痛的诊断正确性和治疗彻底性,确定随访 5 年以上为远期疗效,近远期优良率疗效可达到 90% 以上。

值得关注的是,30 多年以来脊柱关节微创技术的快速发展,取得了创新性丰硕成果,填补了非手术与开放手术之间的空间。其中脊柱介入技术,由髓核化学溶核术、椎间盘半导体激光气化减压术、臭氧溶核术,演变为椎间盘射频热凝技术、射频等离子体手术技术,接近非手术系统。特别亮眼的是脊柱内镜微创技术,已受到国内外脊柱外科、疼痛学科高度肯定与重视,基本替代了椎间盘突出症开放手术,解除神经根和硬膜囊受压。总体上认为,脊柱微创技术发展是人体疼痛学治疗的一个重要标志。

二、软组织疼痛理论框架

(一)软组织无菌性炎症致痛理论

以软组织无菌性炎症致痛学说为主导,取代原为主流框架的骨组织机械性压迫致痛学说。在临床实践和病理检验中明确以下几点。

1. 原发性急性损伤后抑或慢性劳损形成的软组织疼痛,也就是骨骼肌、筋膜、韧带、关节囊、滑膜、脂肪垫等软组织骨骼附着处,无菌性炎症的化学性刺激作用于神经末梢,是椎管外软组织损害性疼痛的原发因素;因疼痛而引起的肌痉挛或肌挛缩,是继发因素。

2. 绝大多数典型的腰痛并发"坐骨神经痛",或并发消化系统功能紊乱或泌尿生殖系统功能紊乱,以及典型的枕颈痛并发"肩臂神经痛或并发头痛、眩晕等"。椎-基底动脉供血紊乱或自主神经功能紊乱等征象的发病机制,乃是椎管外软组织损害,即腰部、骶部、骨盆、臀部、大腿根部(也包括膝部和踝部等),以及头部、颈部、背部、锁骨上窝、肩部(也包括肘部和腕部)软组织无菌性炎症病变的化

学刺激所引起。

3. 椎管外软组织特定部位出现一系列有规律的高度敏感的压痛点（区）与触发点，滑动按压时可能引出肢体痛麻等传导现象，它们是诊断和治疗的主要依据。

对既有椎管外发病因素，骨骼肌、筋膜等软组织骨骼附着处损害；又有椎管内发病因素，"腰椎间盘突出症""腰椎管狭窄症"，硬膜外和神经根鞘膜外炎性脂肪结缔组织增生扩展等，引起典型腰痛并发"坐骨神经痛"的混合型病例，通过椎管外软组织松解手术，筛选出那些不典型的，但主诉相当严重的腰骶痛、腰臀痛或腰腿痛征象，发现这些恰恰是真正的腰椎管内软组织损害引起的固有征象。通过多节段全椎板切除或腰椎管内、外软组织松解手术，消除椎管内疼痛因素的鞘膜外炎性脂肪结缔组织，结合解除非疼痛因素椎间盘突出物的机械性压迫的治疗原理，解除了临床征象，获得证实。

（二）周围神经相关理论

对周围神经，在手术中未行局麻下进行试探性测定，应用机械性压迫刺激，通过患者自己从感觉上区分出"痛"与"麻"的不同反应和传导部位，得出如下结论。

1. 单纯的急性机械性压迫刺激正常神经根不可能引起疼痛；它对神经根的刺激所产生的功能障碍只是从麻木到麻痹，依压迫的不同程度而有区别。

2. 神经根鞘膜外或硬膜外脂肪结缔组织，因无菌性炎症病变所产生的化学性刺激是引起疼痛的发病原因。

3. 只有在神经根鞘膜外或硬膜外脂肪结缔组织存在着无菌性炎症病变的条件下，这种椎管内软组织损害的突出加重和组织变性会继发机械性压迫的急性刺激，当引起麻感的同时也必然引起更重的疼痛。其疼痛的原发因素，仍然是软组织无菌性炎症病变的化学性刺激；而继发的机械性压迫的刺激，只不过对这种病变软组织的化学因素起到激惹疼痛的作用。

4. 为何单纯椎管外腰臀部和大腿根部软组织无菌性炎症病变引起的多是典型的"坐骨神经痛"？为何椎管内神经组织鞘膜外脂肪结缔组织的无菌性炎症病变，引起的多是主诉不典型的传导痛（也称传射痛），且常局限于腰部、臀部或腘窝部，很少有小腿外侧典型的放射性疼痛？但当手术松解以前，用无齿镊轻轻夹压这些受炎性组织包围的神经根所引出的传导痛，又基本上完全符合术前主诉疼痛的部位；而触电样麻刺感到可沿着下肢后方传导至足底和5个足趾？这是客观存在的事实，椎管内炎性脂肪结缔组织引起疼痛的传导，主要是与硬膜囊外及神经根鞘膜外的神经末梢受化学性刺激有密切的关系；而麻木、麻痹的传导是由于神经根本身受到急性机械性压迫所引起。

（王　文）

第二节　两种理念和思考

人体软组织疼痛俗称颈腰背痛病，是临床疼痛问题的重中之重，是困扰着临床医师的疑难病症，其发病率占人类疾病谱排行第二位。自古至今，随着社会的进步，科学的发展，医学界的治病理念和医疗手段不断演变提升，对于软组织疼痛性疾病已获得了显著的临床疗效。特别是近20年以来，临床医学

进入微创外科时代，老年人颈腰背痛问题也有望逐步攻克，前景看好。作者从事疼痛临床实践历经50余年，接受过骨科学、康复医学、疼痛医学等多学科知识的熏陶，既有成功的经验，又有失败的教训。尤其曾受到前辈的教诲，勤于思索，大胆尝试，不断探索疼痛的奥秘，逐步领会到临床软组织疼痛真谛，对

于临床疼痛问题形成了拙见或理念,提炼出了行之有效的独门医术。

当今,我国疼痛医学发展如火如荼,治疗疼痛的新技术层出不穷。然而,如何把握好正确的治痛理念极其重要,历史有惊人的相似之处,医学史也概莫能外,错误的见解或片面的观点不经意间会悄声回潮,以致造成临床治疗的失误,如对腰椎间盘突出症治疗理念的争议,延续半个多世纪之久。这对于年轻的医师来说可能被误导,是通常易犯的毛病。以下思考与理念,想必会有所裨益。

一、"改善功能"与"改变结构"两种理念

古代对于疼痛问题的认识主流是镇痛与改善功能。《黄帝内经》阐述脊柱源性疾病用"脊椎法",《经筋病》"十二经别";《素问·骨空论篇》,"督脉生病治督脉,治在骨上";《素问·骨空论篇》调整脊椎关节,治疗督脉病变;《素问·缪刺论篇》"刺之从项始,数脊椎侠脊,疾按之应手如痛",针刺后加以手法按压脊旁穴位。《针灸甲乙经》(公元 4 世纪)对脊柱、督脉源性病变皆有详细记载,认识到某些疾病是由督脉及脊柱旁足太阳膀胱经穴位病变引起,主张对这些穴位施行针灸,明确指出内脏病变与脊柱督脉及督脉旁之穴位的关系。应该认为这是现代整脊疗法的理论渊源。隋唐时期《诸病源候论》《备急千金要方》阐述了脊柱的"导引法"和"老子按摩法"等系列整脊疗法。明清时期"捏脊疗法"治疗儿科疾病,《理瀹骈文》(1846)载"无论风寒外感及痘疹,皆可用背后两饭匙骨及背脊骨节间,各捏一下,任其啼叫,汗出肌松自愈"。清代《医宗金鉴》载"夫手法者,谓以两手安置所伤之筋骨,使仍复于旧也。但伤有轻重,而手法各有所宜。其痊可之迟速,及遗留残疾与否,皆关乎手法之所施得宜,或失其宜,或未尽其法也"。"不通则痛",外邪导致经络壅阻,气血凝滞不通,产生各种痹症(风寒湿热);"不荣则痛",外邪导致脏腑功能低下,气血亏损。两种状况皆"以痛为腧"和"通利"治则治法,"诸痛皆因于气""治以燔针劫刺",几千年来,这两条亘古不变的疼痛理念和治则,即改善功能的治痛理念,始终贯穿于中医临床之中,繁衍出各种治痛的行之有效的疗法。

20 世纪国内有代表性的针灸名家鲁之俊、朱琏、陆云响,骨伤名家杜自明、郑怀贤、王子平、石筱山、魏指薪、刘寿山、李墨林、郭淮湘、林如高等,前辈们各自的临床实践形成独到的治法。从古至今,传统医学治疗慢性疼痛主要采用以外治法(针灸经络调控、脊柱关节整复技术、导引、中药热敷)为主体的疗法,即以改善功能为理念的治则和方法,达到控制疼痛与疾病修复之目的。诚然,由于我国历朝制度的制约,近代医学科学及药物化工制造发展滞后等因素,均限制了"改变结构"为治疗理念的外科学治疗技术的蓬勃发展。

20 世纪中期,由国外传入的以改善功能为主导的腰椎间盘突出症标志性治疗方法有:整脊后绝对卧床(1~2 个月),全麻下脊柱推拿复位术(Crisman,1950),"脊柱过伸位石膏固定下肢悬吊术"(Lewellym,1956)。在我国"改变结构"的治疗理念,始于方先之(1947)成功实施首例腰椎间盘突出摘除手术,晚于 Mixter Bar 1934 年开创的腰椎间盘突出摘除术 13 年;杨克勤(1954)首例采用颈椎前路间盘切除植骨融合手术;宣蛰人(1962)首例股内收肌群软组织松解手术,并于 1974 年创立软组织外科学基本理论。都是在学习吸取欧美医学经验与技术基础上,在国内首先开创的手术技术体系。从此"改善功能"与"改变结构"两种理念开始不断交融,互为补充,逐步形成了慢性软组织疼痛即颈腰背痛病的手术与非手术综合治疗系统。

二、"骨性观点"与"软性观点"两种思考

国外近代对于脊柱源性疼痛问题的认识

是由"改变结构"理念演变而来的"骨性观点"治疗思路。Goldthwait（1905）首先提出骶髂关节劳损，移行性腰骶（腰椎骶化，骶椎腰化）；William（1933）揭示椎体间隙变窄增生，腰骶关节移位，椎间孔缩小与下腰痛之间的联系；Crisp（1959）《椎间盘及其损害》一书提出脊柱小关节损害与滑膜嵌顿，认为脊柱骨关节畸形或病变（20世纪60－80年代）可能是引起腰骶部疼痛的原因之一，如隐性脊柱裂并L$_5$棘突变长、腰骶关节畸形、副骶髂关节、椎弓峡部不连、骶髂关节致密性骨炎、增生性脊椎炎、棘突间假关节形成等。Crock（1980）提出侧隐窝与神经根管狭窄理念。凡此种种，表明脊柱骨关节畸形改变或病理性变化，均可能是慢性疼痛的重要发病因素。

"软性观点"标志性的手术：Heyman（1934），髂嵴后1/3、髂后上棘软组织切痕手术；Freiberg（1934），梨状肌切断术；Ober（1935），横切髂胫束，缓解腰痛和坐骨神经痛；Gratz（1938），应用空气造影术，研究肌筋膜炎和筋膜粘连，推断肌肉之间的筋膜组织犹如骨与骨之间的关节，保持肌肉间相互润滑协调活动；Reis，Copemen（1935－1947）切除脂肪瘤、脂肪叶疝、纤维炎性小结节，治疗腰骶痛；Strong（1957）提出臀上皮神经损害（腰神经后支综合征），采用该神经切断手术取得了良好疗效；宣蛰人（1974）自创人体29种定型软组织松解手术，通过松解肌肉筋膜的骨膜附着点，解除肌筋膜挛缩，改善局部血供，基本上解决了颈腰椎管外软组织损害性疼痛问题，在软组织疼痛理论上集大成，获得突破性进展。

上述各类手术证实人体软组织是慢性疼痛的发痛点和治疗的切入点。

近20年来，外科手术开启了一个崭新的微创时代。由于外科微创理念的建立并推广，基于骨骼肌肉生物力学创建与发展，脊柱外科各类手术器械与设备研制不断创新，使之与疼痛相关的脊柱与关节手术迅速迈入安全、有效、便捷的微创时代，成为手术与非手术体系之间衔接的另一个新的治疗体系。脊柱微创手术兴起应用：如硬膜外腔镜下脊柱手术，脊柱内镜系统椎间盘摘除术（置入物、椎弓螺钉固定、人工间盘），关节镜下手术技术，脊柱介入技术（射频热凝、激光汽化、臭氧消融、髓核化学溶解术），银质针导热治疗颈腰背痛，椎体成形术，神经损毁技术（脊柱入髓区、脊髓后角、岛叶或扣带回损毁术）同神经调控技术（TANS、HANS、脊髓电刺激、椎间孔射频脉冲刺激）；功能神经外科（脑内微电极刺激、微血管减压）；寰枢关节功能重建手术，胸腰矫形并动力性固定手术，是"改善功能"与"改变结构"两种观点在更高层次的较完美融合，达到临床精准治疗，取得了更理想、更安全的疗效。

（王福根　徐仲煌）

第三节　脊柱椎管内外病变的治疗思路

人体软组织疼痛，即颈腰背痛病的病因和发病机制来自于脊柱椎管内外两大类病变。一是椎管外软组织损害性病变（原发性），向心性发展到椎管内软组织损害性病变（椎间盘、后纵韧带、黄韧带）；二是椎管内软组织损害性病变（原发性），离心性影响发展到椎管外软组织损害性病变肌肉筋膜及韧带。其中小关节囊及韧带均受到椎管内外两种发病因素的作用，也会产生病理性改变，参与慢性疼痛的进程。临床上早期软组织疼痛，可能为单纯的肌筋膜损害性疼痛或椎间盘源性疼痛或小关节源性疼痛，其治疗较为简单且得心应手。正因机体的修复作用而具有自愈性，甚至局部制动或卧床休息一段时间都会获得痊愈。病变严重和病久失治者,则治疗上颇为棘手,往往顾此失彼,内外交困。关于椎间盘组织究竟属于骨组织抑或是软组织,一直是骨科学界争论未定的问题,各抒己见。吾经五十余载的临床观察与实践认为,椎间盘划归椎管内软组织范畴较为合理。从生理结构上讲,它是一个特殊的椎间关节,起到支撑脊柱、缓冲震荡、引导运动的作用。其核心部分髓核乃是半胶状物质(水分、基质与多型胶原纤维组成),具有黏弹性和流动性。纤维环与终板软骨的开裂由它的退变而引起,而且整个椎间盘生化改变和压力变化,又可累及同处共轭之内的小关节囊的纤维变性增厚,而椎体边缘骨赘增生却发生在后。以上特征不能用骨组织病变来解释。迄今,国外 Macnab 权威著作《腰背痛》第 4 版也已提到椎间盘属于软组织范畴。可以认为,将椎管内外软组织病变视为一个完整系统的软组织疼痛概念。从慢性软组织疼痛性疾病患者的患病率高低和疾病由轻变重的发展进程分析,可以看出椎管外软组织损害性疼痛占据大部分,多数属于原发性疼痛。临症求治患者的大部分病情属于轻中度状况,约占80%,不必过度处置。越是晚期病例中度至重度的患者比例愈益减少,中重度患者占12%～15%,重度患者约占 5%,极重度患者占 1%～2%。一个良好的分级阶梯治疗,体现两种理念与思路的完美结合,运用科学、精准、规范治疗原则与方法。值得一提的是,现代三项治疗当今已成为软组织疼痛非手术治疗中的佼佼者,具有神经调控、力学松解、改善血供、功能重建等综合治疗作用,符合人体生理修复机制,也是中西医融合的成功范例。临床上要做到精确治疗,可将软组织疼痛阶梯治疗区分为五级。

第Ⅰ级阶梯 中医传统医疗如针灸、拔罐、按摩、药敷、贴膏等;物理治疗如超短波、微波、热磁、中频、神经肌肉电刺激等,作为基础治疗,大多轻度慢性疼痛患者能缓解症状,

并授以适宜的肌力与肌张力训练技术,对于老年者更为适宜。

第Ⅱ级阶梯 "现代优合三项治疗"(银质针导热、脊柱关节整复、神经药物营养)是当今慢性疼痛临床非手术体系中的优选的组合疗法,可以缓解或控制疼痛,松解肌筋膜组织,改善血压供应,恢复重建脊柱关节力学平衡,达到 85% 以上慢性软组织疼痛病患者解除疼痛,对于轻中度椎间盘突出,无须做脊柱微创介入或脊柱内镜下手术。

第Ⅲ级阶梯 "脊柱介入"(射频控温热凝、等离子体介入技术、半导体激光汽化减压)是采取局部干扰与消融技术而消除颈腰椎间盘突出(中度)对神经压迫性损害的一类技术,安全、便捷、应用广泛,可解除中重度慢性软组织疼痛 10%～15% 病例。原先从非手术治疗到手术之间跨度之大,难以掌握适应证和手术指征,如今不存在此类问题。此项技术的疗效影响因素,如年龄、病程、椎间盘厚度、突出物大小等,只要掌握好适应证、精准靶区、双极治疗、足够剂量,应该能取得优良疗效。

第Ⅳ级阶梯 "脊柱内镜微创系统",可替代重度颈腰椎间盘突出开放手术,有 5%～8% 的病例适合此项技术。对于颈椎间盘突出而言,神经损伤等并发症难以避免,椎体稳定性尚未能很好解决。对于腰椎间盘突出巨大突出物、间盘破裂、游离型(disc sequestration)采取 Anthony Yeung(杨氏)技术为宜;对于神经根管(侧椎管)处较大突出物,则可采取 TESS(蒂氏)进入盘内摘除。目前对于小关节突增生肥大引起神经通道狭窄,使用磨钻技术取得良好效果;椎体滑移程度 1°以上者可放置入物,但疗效尚不肯定。

第Ⅴ级阶梯 "脊柱减压、矫形或成形手术",有 2%～5% 的重症患者适宜此项技术,属于终端治疗。尤其在老年颈腰背痛患者身上,往往是椎间盘病变、椎管狭窄、椎体滑脱、脊柱压缩、脊柱侧弯与骨质疏松合并存

在,以上情况"改善功能"和"改变结构"两种理念要兼顾考虑,采取制定合理手术方案治疗路径,才能获得预期效果。作者深感临床治疗颈腰背痛,绝不能过度医疗,应尽可能就简化繁、因人制宜、综合考虑。

上述五级阶梯治疗,已改变了既往仅从非手术治疗—手术治疗的时代,五级阶梯治疗成为当代较为科学的疼痛病症诊治思路。明确按照脊柱椎管内外病变由椎管外向椎管内、由轻度到重度、由简单到复杂进行精准治疗。对于椎管内外混合型病变,临床表现以椎管内病变为主者,先选择第Ⅲ级或第Ⅳ级阶梯治疗,尤其是脊柱多节段病变或重度间盘突出反复发作者,并有重度椎管狭窄、或＞2°椎体滑移者,须制订合理手术方案,获得优良疗效。但是如要取得远期效果,依然要解决椎管外肌筋膜软组织缺血挛缩,提供常态血供难题,采取第Ⅰ级或第Ⅱ级阶梯治疗,步入疼痛康复治疗,以上治疗思路确实得到临床实践验证。

（王　文　程东源　商卫林）

第 **2** 章

肌筋膜学说

第一节　肌筋膜学说简介

美国托马斯·梅尔斯（Thomas Myers）首先提出肌筋膜经线学说（摘自 Thomas Myers 原著《解剖列车——徒手与动作治疗的肌筋膜经线》，主译：关玲，周维金，翁长水）。书中认为解剖列车理念是一张可能有用的替代路线图，一种肌筋膜纵向连接的系统观点，将整体论应用于人体姿势与动作的分析。肌筋膜经线理论不会消除基于单块肌肉的技术和分析的重要价值，而会把它们放在整体的系统里，认为人体有一个存在于肌肉骨骼系统的整体模式，是人体众多规律和谐模式中的一个系统。除了神经系统、心血管系统而外，肌筋膜系统也是一个独立的全身组织系统，人体主要的连通网络都是由管状的单元组成，神经元是单一细胞管，毛细血管是多细胞管道，胶原纤维管是由成纤维细胞交织而成的细胞产物。它们成为人体三大网络系统。这样，可认为是组成人体经络系统的子系统，经络学说中所描述的十二经筋、十二经别。此说纠正或充实了以往的认识，即肌筋膜仅属于人体软组织的一个组成部分。"肌筋膜组织"不能分离，或认为肌筋膜组织是相当于肌肉之间的"关节"，起到润滑、支持肌肉活动、保护其免受损伤的作用。实际上，软组织外科松解手术，就是针对肌筋膜挛缩缺血进行充分彻底的分离剥离游离，从而达到肌肉软组织松解的作用，"舒筋活血"

功能康复之目的，使肌筋膜系统完整的概念间接地获得临床证明。

肌筋膜经线学说提出的人体七条经线（前表线、前深线、后表线、体侧线、功能线、手臂线、螺旋线）与十二经脉走行只是部分大致符合，有的经线难以吻合。但有一点看来很重要，其与十二经脉的分支——十二经别与筋膜紧密相关，十二经别通过内含自主神经的筋膜走行与脏腑发生联络；十二经脉的另一分支——十二经筋就是筋膜与外周体表肌肉肌腱、关节囊、韧带紧密包绕连接。见图2-1。

一、新的力学平衡

研究指明了路径，不能只盯着局部组织的疼痛，而要整体思考肌筋膜压力和张力在全身的分布。如果每个细胞都有一个理想的力学环境，那么人体就会有一个理想的"姿势"。由于先天、后天及个人使用等因素的影响，每个人的理想姿势会略有不同。在理想姿势下，身体的每个细胞都达到了力学平衡，实现了最佳的功能。这导致人们反思对过去"理想"人体比例的研究，从而产生以科学为基础的新理念。研究理想的人体比例，我们关注的不应该是人体几何学比例，也不是肌肉的协调性，而是每个细胞理想的力学"家园"。

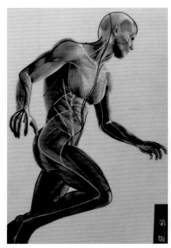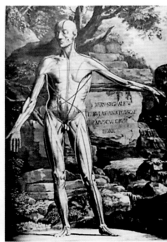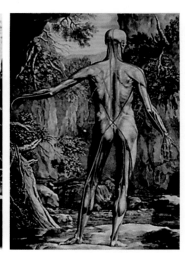

图 2-1   肌筋膜经线正、侧、后经线简明图示

因此,使肌筋膜经线,甚至整个胶原网达到力学均衡对于健康(包括细胞健康和整体健康)具有深远的意义。很简单,张力沿着张拉整体结构来传递,这就为我们提供了一个方法,可将作用力分配到彼此相连的各个部分,同时,可从力学角度连接或调整"整个系统"。

对于徒手和运动治疗师来说,调整整个筋膜系统对于健康免疫、提高生理功能、防止未来功能衰弱、调整身心整体感觉等都具有长期的疗效。当我们寻求张力平衡时,我们更伟大的目标是使解剖列车肌筋膜经线像琴弦或帆船绳索那样达到力学均衡,同时使得动作协调、关节活动度增大并且疼痛减轻。

然而,事实上每个细胞都会涉及所称的"张力领域(tensile field)",当细胞对于空间的需求被妨碍时,细胞就会有许多代偿性移动,如果代偿仍然无法恢复其空间排列,细胞的功能就会受损(compromised)——这是被本研究所证明的。一旦发现这些部位,我们衡量一下各种治疗方法,然后找到合适方法去释放此部位的张力。

二、自我调节力学体系

人体必须持续不断地释放和分配张力。最近发现并描述了这一机制——结缔组织内神奇的随形适应系统(fractal adapting system)。在筋膜世界里,我们必须要分享法国手整形外科医师 Jean-Claude Guimberteau 著作中的真知灼见和美丽的图片。这些图片显示了活体内微观张拉整体结构与宏观张拉整体结构(主要是人为区分)之间运转时的交互作用(图 2-2)。

我们在这里所提供的诸多图片,无论是言语描述图片还是视觉图片,都是取自实验室的实验结果或大体组织。本小节的图片是在手术期间征得患者同意,在活体内拍摄的。这些图片极清楚地展示了正常筋膜的健康功能,并且令人吃惊地发现筋膜层之间彼此是如何"滑动"的。

手的筋膜层(特别是在腕管内)比起其他表面,需要有更多的滑动。这就是为何手外科医师需要更多的精确性。然而,想要动作不受限,每层筋膜间必须可以滑动。但是在冷冻组织切片和处理过的尸体上,我们都没

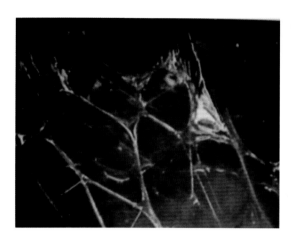

图 2-2　原纤维由胶原及弹力蛋白构成，限定住互相交叉的微液泡，微液泡中充满了由蛋白氨基聚糖组成的亲水性胶质

静态的照片无法表达这些微气泡的多泡性和多形性，它们互相滚动，可以伸缩、变形、扭转、分散。Guimberteau 综合了张拉整体结构的几何模型和另一个法国人 Jean-Pierre Barral 所提出内脏推拿的压力系统概念。皮下的此系统对各种力做出反应——张拉整体结构，优化空间使用（紧密排列）、渗透压、表面张力、细胞黏度、重力等。这个胶状、有弹性且中空的微丝会与液泡相互影响，产生随着外界牵引或动作而改变的绳索与风帆。胶性的蜂窝状网络可说是建构了全身的自适应系统，使得大的随意运动下还有无数微小运动（图片及图注引自 Promenades Sous La Peau. Paris：Elsevier；2004. 经整形和手外科医师 JC Guimberteau 博士的许可，Endovivo 出品）。

有看到筋膜层彼此之间的自由滑动；相反，我们能看到要么是纤细的筋膜"绒毛（fuzz）"，要么是表层筋膜与深层筋膜之间牢固的连接点，和在肌外膜边上一样。这倒是符合本书所倡导的"唯一的不间断的整体筋膜"主旨，但是我们会不由得产生疑问：究竟是什么构成了筋膜网内的"自由"移动。

现代解剖学通常认为，腕管内的动作和脚踝周围小腿肌腱的动作，是因为有特殊的腱鞘或肌腱滑囊，它们在解剖图谱中（例如 Netter 或者 Gray）通常被画成蓝色。

Guimberteau 博士把一台摄影机嵌入到"滑动系统"的滑囊内，并有了一个令人震惊的发现：肌腱与其周围组织是连续不断的！这一发现不仅适用于手部的特定区域，而且适用于人体许多疏松的组织间隙部位。运动的需求与保持连接的需求之间必然有一场战争，这场战争通过一系列不断变化随形的多面体气泡来解决。Guimberteau 博士将这些气泡命名为"多重微液泡胶原吸收系统"。

这些气泡的表面由弹力蛋白和 Ⅰ、Ⅱ、Ⅲ、Ⅴ 型胶原组成。气泡内含有 80％ 的水、5％ 的脂肪和 15％ 的亲水性蛋白氨基聚糖（hydrophilic proteoglycoaminoglycans）。类似于蕨类植物的糖-蛋白混合物分子充斥其间，只是将微气泡的内容物转变为微黏的果冻状。当任一侧的两个或两个以上筋膜层发生移动时（例如肌腱和屈肌支持带），这些气泡彼此滚动并滑动，像肥皂泡那样分分合合。乍看杂乱无章，实则有数学规律，"混沌"之中隐藏着关联性的秩序。无论其方向如何，它允许筋膜网内所有的组织被血管化（to be vascularized）（故而被滋养和修复），并且无论它向哪个方向伸展，当你以传统的方式来想象这些滑动系统时，都不会有逻辑困难。见图 2-3。

这样的组织结构在体内随处可见，不仅仅是在手腕部。无论何时，只要筋膜表面缺乏浆膜而又不得不彼此滑动，这些蛋白多糖胶原凝胶气泡就会在皮肤和其下方组织之间、肌肉之间、血管神经和所有邻近结构之间易化这些小而必需的移动，自动适应多种作用力。这种结构几乎存在于人体的任何部位；张拉整体结构分分秒秒都在运转。

这些图片几乎不需要补充说明，其本身就已经说明了一切。如果你需要看动态的系统，可以登录 www.anatomytrains.com 观看 Guimberteau 博士的视频。图片是不能展现这些液泡和微小梁如何改变自身以适应

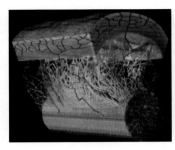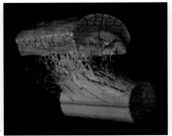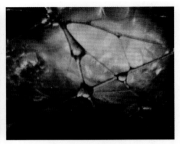

图 2-3 从表皮到肌腱的"微液泡胶原吸收系统"在筋膜平面之间是连续的,是一个多边形泡沫样的结构,既支撑着供养肌腱的血管又能多向滑动

　　这个胶状、有弹性、中空的微丝会与液泡相互影响,形成随着外界每一个牵引或动作而改变的绳索与风帆。再一次强调,静态的图片无法表达这种普遍存在组织的动态性和随时变化的特征。胶性的蜂窝状网络可说是建构了全身的自适应系统,使得大的随意的运动下还有无数微小运动(经整形和手外科医师 JC Guimberteau 博士的许可,Endovivo 出品)。

内外运动所施加的作用力的。图 2-2、图 2-3 显示了小梁"构架"(其实是液泡间边界部分),它是胶原纤维和黏多糖的联合体,它们自发地改变节点,破碎并重组,或弹回原来的形态。在静态的图片中,我们也无法看到这些黏性条索是中空的,液体在这些竹子样的构架中流动。

　　Guimberteau 的研究把宏观和微观层面上的张拉整体结构整合在一起。它展示了整个生物系统是围绕着压力气球而构造的,这些压力气球对于头部整骨和内脏按摩来说很常见。它表明了一个机制:对皮肤的轻轻触摸就可以深深达到身体的内部结构。它展示了经济地使用材料如何能形成一个充满活力的自我调节系统。

　　最后一点个人提醒,尽管听起来非常熟悉,是关于科学的研究方法,不要简单地观察,而是带有理解地观察才能有重大发现。我和许多其他科研人员在解剖组织时都看到了这些微液泡。每年在阿尔卑斯的课堂上,逾越节羔羊刚刚被宰杀后,我们都在其变成晚餐之前先进行解剖。多年之中我都观察到了在皮肤和深层筋膜之间,以及其他蜂窝组织内存在这些气泡,但是却没有对其进行思考,只是武断地认为这是死亡的结果或者暴露在空气中的后果。图 2-4 是一张新鲜组织解剖的显微照片,拍摄于我接触到 Guimberteau 博士研究的 6 个月前。这张照片是一个视频短片(该短片在相关的网站上)的截图,在短片中,我们正观察筋膜纤维和基质的行为,完全忽视了组织样本中微液泡的角色,再一次地将其视为不重要的附加物。

　　总之,我们可以看到在多变的黏性水合糖蛋白凝胶中,全身性的多变弹性纤维网将 70 万亿个细胞结合在一起,构成了"我们"。这些细胞被引导至相应的部位,延展(或不延展)为适当的形状,而这种形状可以决定它们的功能。从液体流动到重力,这些内源性和外源性的作用力使得张力环境不断地改变。

　　这些黏性成分就像一个缓冲器,这些不符合牛顿力学的液体可以吸收并分散快速的作用力,例如,在接球的一瞬间,指关节内的滑液可以有效地变为"固体",而一秒钟后,当你将球抛回时,这些滑液又可以有效地变回液体。凝胶成分可以自由灌注到细胞内,并且保持其水合作用水平以适应其内部组织。纤维成分保持整体形状及解剖部位间彼此并

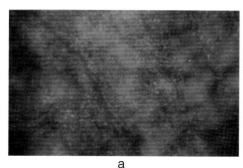
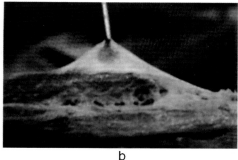

a   b

图 2-4 新鲜组织解剖显微照片

a. 嵌在胶状蛋白氨基聚糖内的微液泡,中间有毛细血管通过。这张图片是显微镜下新鲜人体组织的切片,由作者在了解 Guimberteau 研究内容的数月之前所拍摄。当时我们并不知道我们在观察什么东西,但现在回头看,却十分重要(照片由 Eric Root 提供)。b. 在新鲜的动物解剖中肉眼就可看到类似的气泡,或者如同这张照片,在防腐处理的尸体上也偶见。再一次强调,在接触 Guimberteau 的工作之前,我们都把这些气泡当成是死亡的产物或者解剖时组织暴露的产物,因而并未认识到我们所见之物的重要性。

列的位置。在健康人体中,作为一个设计超级精良的生物力学调节系统,它整体地运作。

这一理论源于一系列早前的观点,包括动力链、筋膜连续性、系统理论等。

三、姿势和运动功能(以后表线为例)

姿势功能。后表线整体的姿势性功能是在完全直立伸展的状态下支撑身体,避免身体像胎儿般蜷缩屈曲。长期保持姿势需要肌筋膜带中的肌肉具备较高比例的慢收缩、耐力型肌纤维,同时也需要在筋膜部分具备加厚的薄膜与束带,如在跟腱、腘绳肌肌腱、骶结节韧带、胸腰筋膜、竖脊肌的"条索"与后头脊处。后表线的伸直功能中,在膝关节是个例外。它被后表线的肌肉牵拉向后。在站立时,后表线的互锁肌腱能协助膝关节十字韧带维持胫骨和股骨间的姿势排列。

运动功能。除了膝盖被牵拉向后以外,后表线的所有运动功能都是产生伸直与过度伸直。在人类发育过程中,后表线的肌肉使婴儿头部从胚胎期屈曲状态中仰起,逐步进入产位,通过眼睛接触外界,后表线通过身体其他部分来提供向下的稳定力——腹部、臀部、膝盖、脚——使儿童在每个发育阶段都能保持身体稳定,并能在出生后一年直立(图 2-5)。

我们以屈曲的姿势出生(那时我们关注的焦点是内部身体),发展到可以轻松维持伸直的姿势,这个缓慢又波折的历程也伴随着后表线的力量、能力、平衡等各方面的发展。正如《圣歌》第 121 篇的作者写道,"我要举目向山问:我的帮助从何来?"后表线正是这一切的力量之源。

近 10 年来,以上理念已为科学研究所证实。如此,内脏与体表相关之说,无论中医学或现代医学,皆可得到较圆满的解释。同时,也丰富了人体软组织疼痛之理论,原先"压痛点"与"触发点"仅仅发生在肌筋膜与骨膜连接点处或肌肉内,是"孤立"的观点。而今形成了"经线",即点与点(车站)之间必有经线连接(轨道),这样构成了人体筋膜网络体系。有的大致符合经络走行,有的好似经络的支线,将全身又组成了一个网络力学系统。这样,当今形成了包含神经、心血管(含淋巴)和筋膜等子系统的人体经络系统的组织学实体与物质、信息与能量的传输功能。

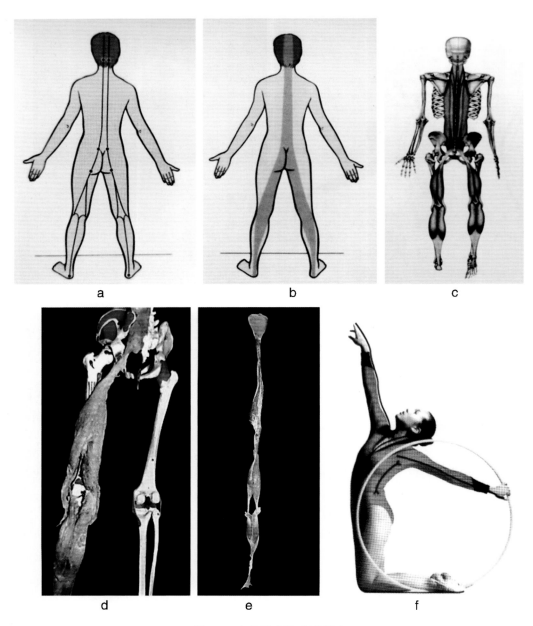

图 2-5　人类发育运动过程图

　　a. 一维的后表线——一条精确的拉力线。b. 二维的后表线——一片受影响的区域。c. 三维的后表线——涉及的筋膜与肌肉。d. 在腘绳肌肌腱与骶结节韧带之间有清晰的纤维性筋膜连接。同样,远端的腘绳肌腱与腓肠肌内外侧头之间也有肌筋膜连接,这种连接常被切断,很少被描述。e. 从新鲜尸体上解剖出来的完整的后表线(作者提供的图片;由解剖启迪实验室进行解剖)。f. 运动动作中肌筋膜经线。图中躯干背伸、屈膝、足跖屈,前表线得到拉伸和延展。右臂后表线支撑手臂于空中,而左臂前深线从肋骨至拇指得到延展。躯干左侧线被缩短,而右侧线则被拉伸。

肌筋膜后表线:见图 2-6、图 2-7。

骨性车站:①趾骨跖面;③跟骨;⑤股骨髁;⑦坐骨结节;⑨骶骨;⑪头项脊;⑬额骨、眉弓。

肌筋膜轨道:②足底筋膜及趾短筋膜;④腓肠肌/跟腱;⑥腘绳肌;⑧骶结节韧带;⑩腰骶部筋膜/竖脊肌;⑫帽状筋膜/颅顶筋膜。

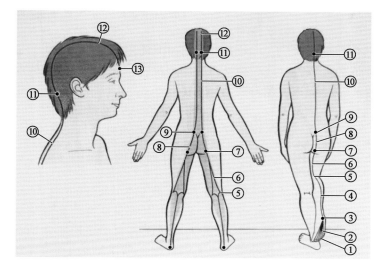

图 2-6　后表线的轨道和车站

阴影区域显示的是其影响区域,以及被更浅的筋膜(真皮、脂肪和深筋膜)影响的区域。

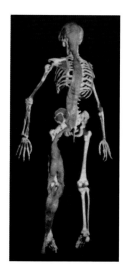

图 2-7　教学用的人体骨架

将与上图同样大小的标本放在教学用的人体骨架上,展示其排列方式。附上标本的部分要比骨架高不少。

（瓮长水　王福根）

第二节　肌筋膜组织结构与功能

肌筋膜组织整体包括皮肤、筋膜、肌肉、肌腱、韧带、软骨、关节囊、神经、血管、淋巴和滑液。主要由纤维和液体组成,具有机体赋形与塑形的功能。大部分纤维彼此平行,并排列成螺旋状。对于每个关节而言,其纤维的螺旋秩序均有特定的方向。人体内约有 70% 水分存于体液中,包含血液、淋巴、脑脊液、滑液、组织间液(细胞外液)。体液的波浪式流动犹如海洋一般,心脏、膈肌和肌肉即是体液流动的动力之源(泵)。

人类生活在螺旋动力的宇宙之中,银河系乃典型的螺旋结构。螺旋也是地球表面空气流动的基本运动形式。覆盖地球表面的海洋占有 71% 面积,也是以螺旋式运动。在镜下人体内肌筋膜、肌腱、韧带及关节囊有胶原纤维平行排列。每个胶原分子是三螺旋结构,从肉眼观察,肌肉和肌腱的大体结构纤维也是螺旋排列。如肩胛提肌,C_{1-4} 棘突后结节到肩胛骨内上角是螺旋走行。肌纤维由肌球蛋白和肌凝蛋白组成,前者都是肌丝双链构成的双螺旋,后者含有螺旋排列的球端。软组织也是以螺旋形式分布在关节周围。当然,DNA 也是双螺旋结构,成为细胞复制结构的基础。

肌筋膜软组织排列。肌肉、筋膜、肌腱、韧带相对于邻近软组织和它们作用的关节都有一个在正常的排列位置。功能障碍及关节损伤会引起关节周围的软组织异常排列。在镜下呈正常螺旋排列的胶原纤维，以及肉眼所见的肌肉、肌腱或韧带的大体部位都会发生排列不整。如跌倒姿势会造成三角肌前部肌束向前移位到异常位置，这个异位会造成力学及神经学的后果。

一、结缔组织结构分类与特性

（一）分类

1. 不规则疏松结缔组织（蜂窝组织） 犹如一张蜘蛛网，由胶原和弹性纤维向各个方向交织而成，其间有大量基质和细胞，将多个结构连在一起，肌肉、动脉、静脉、神经和器官都浮悬在此组织之中。

2. 不规则致密结缔组织 方向不一的粗大的胶原纤维彼此交织成致密的三维结构，纤维之间含有少量基质和细胞，见于肌肉和神经的外层结缔组织被膜以及皮肤的真皮。其三维结构呈编织样，故可以承受来自多方向的力学荷载。

3. 规则致密结缔组织 有大量密集的胶原纤维顺着受力的方向平行排列成束，可以构成韧带和肌腱。宽而扁的肌腱叫作腱膜或扁韧带，不如滑膜关节腔的外层。

（二）特性

1. 基底组织 透明黏稠的液体，外观和强度上犹如生鸡蛋清。它环绕着所有细胞，因其黏稠性使之不易流动。

基本成分是甘油氨基葡糖（GAG）和水。GAG可将水吸引到组织中并与之结合。水约占基底组织70%。是营养物质来源，也是分配水的媒介。使胶原纤维之间保持一定距离并起润滑作用，防止纤维互相粘连。基质有触变性，物质被搅动后流动性变大，而静止不动则固性加大的一种特性。OM治疗可以改变基质的黏稠性，使之由黏胶变成液体。

2. 黏弹性 是软组织的物理性质，既包括弹力纤维，又包括基质即液体凝胶。

（1）弹性：组织被伸长又可复原的能力，犹如一个弹簧。胶原像一个波浪形卷发，可以伸缩。

（2）黏稠性：指液体阻碍流动的性质。液体黏稠性指它流动速度的快慢，所谓"液体摩擦力"。

3. 压电性 组织对机械性作用所产生电位的能力，大部分组织有此特性。

二、肌筋膜组织功能

肌肉力量技术（muscle energy technigue，MET）是利用患者自主努力来收缩肌肉，故高级的大脑功能有利于重构正常的神经冲动。患者积极配合将会大大改变慢性疼痛形式。MET也促进了新生细胞合成及组织的修复，有助于重排及强化结缔组织纤维，并可伸长缩短的组织，扩大关节的活动范围，平衡交叉关节的肌力，有利于关节所受压力的均匀分配。肌肉积极地收缩和舒张是根据周围软组织形成螺旋和解旋。这种软组织张弛也促进了机体深层的细胞和体液的运动，以利于消除滞留，促进组织的重新氧化及清除代谢物。

连接机体所有的部位。除了矿化了的结缔组织——骨质，它形成了器官和血管的结构壁，通过韧带和关节囊连接在一起。肌肉和肌腱周围的纤维结缔组织传递肌肉收缩力。

1. 细胞结构功能 成纤维细胞可构成结缔组织的所有组成部分，含纤维和基质，在炎症发生和修复时期起到较大作用。见于肌筋膜、韧带、肌腱和关节软骨细胞。运输物质，维持骨的结构，并在骨的修复中起到重要作用。故细胞运送营养物质到骨，对骨的进行修复。

运动功能可刺激细胞的正常功能和新细

胞的产生合成。损伤后炎症反应也会提高细胞的活性。

2. 纤维结构功能　分为网状纤维、弹性纤维、胶原纤维。网状纤维用以支持腺体和器官;弹性纤维见于韧带和动脉分叉处;胶原纤维是重要的组织。组织支架,胶原纤维较长,有韧性呈白色。粗纤维由成纤维细胞合成,又构成胶原单位,三链螺旋结构。胶原单位分子并行排列,互相重叠,通过分子内化学链的相互作用而保持平行排列,这些作用力增加了胶原的强度和稳定性。胶原纤维和筋膜正常是平行排列的,当它们受到平行于长轴方向的机械力时,表现出最大的强度。成熟的胶原纤维结构类似于粗绳,由小链组成大链,且互相以螺旋形式缠绕。单个的纤维和胶原束可自由地相互滑动,有基底物质运动及润滑作用来维持。

筋膜是呈平面或管状排列的纤维结缔组织。有的厚且致密,有的则为薄膜。所有筋膜在人体内是相互连接的。浅筋膜位于真皮之下,由疏松的脂肪组织组成;深筋膜结缔组织,包被肌肉并形成筋膜间隔,称为肌间隔。这些筋膜间隔在正常情况下,有较好的润滑性,可使肌肉本身以及肌肉与筋膜表面之间自由地相对滑动。

纤维功能是胶原纤维形成约 80% 的肌腱、韧带和关节囊以及大部位的软骨和骨。它是分布于脑、皮肤和内脏器官等的肌肉、血管和神经纤维的结构支架。韧带、关节囊、骨膜可以抵抗由运动或重力导致关节受压或传递力量,因此胶原纤维可使关节坚固;胶原纤维可由肌肉内的筋膜及通过韧带传递力量而使肌肉收缩;Wolff 定律认为骨组织是沿着受力方向排列的,对于软组织同样适用。以练习或日常活动形式产生的正常外力,促进了胶原的合成。

（白跃宏　叶　刚）

第三节　肌筋膜损害造成神经功能改变

肌肉、肌腱和韧带排列不齐。肌筋膜软组织损伤和功能障碍改变了软组织正常排列关系,继而也改变了邻近关节的功能。肌肉、肌腱和韧带会导致异常扭转。如果软组织由于功能障碍和损伤导致异位,就会发生异常扭转或扭曲。异常扭曲减少了组织含水量,导致软组织及相关关节的粘连和功能异常。

基质损伤可使结合水的 GAG 降低,因而降低了基质所带来的润滑性和间隔性。胶原纤维与纤维之间紧密排列,引起异常交联和粘连,减少了纤维、筋膜、整个肌腱、韧带和肌肉相对于邻近软组织和骨的正常滑动。如果废用或不运动,组织液就会滞留,营养作用下降,从而抑制修复。组织温度下降,基质也变得黏稠了,似乎是凝胶样了,更加剧了僵直感。同时物质循环、营养程度降低,润滑性下降。

纤维失去正常的平行排列。软组织的机械损伤镜下表现为胶原纤维的断裂。由于新生的胶原以任意方向排列,使得修复后的纤维失去了它们的正常平行走向,从而造成了大量的纤维组成的筋膜层之间失去了相对滑动的能力。因此,肌腱、韧带和关节囊中的胶原纤维或筋膜相对滑动的能力降低,导致粘连形成。这些粘连也阻止了肌肉萎缩发生时的肌肉纤维的正常加宽。

液体滞留,降低了细胞的活力。机体的功能障碍和损伤的最初后果是正常液体流量的减少,导致了原发的循环节律的紊乱,使液体以波浪的形式节律性地泵出发生改变。急性损伤后的肿胀也阻止了液体的正常交换。受累肌肉在慢性功能障碍和损伤时会发生收缩和粘连,也会造成液体滞留。而且由于细胞活性的降低及应用不良和代谢产物的积累,使组织自我修复能力下降。

肌筋膜软组织损害导致神经功能改变。庞大的神经网包埋在胶原中粘连,软组织失去正常排列、异位、扭转、液体滞留,不仅会引起疼痛,而且会使肌肉、关节、动脉、内脏器官及中枢神经系统产生异常的神经反射。

一、肌筋膜软组织损害

导致关节功能障碍。软组织移位和扭转会使关节受力异常,导致关节功能障碍和退行性变,又会刺激关节周围的软组织的感觉神经感受器,这种刺激会引起神经反应,抑制或诱发周围肌肉的张力过强,导致协调和力学平衡异常。

肌筋膜软组织损害及功能障碍的机制。可用膝部受到刺激或损伤时举例,典型的膝部损伤会使关节呈负重屈曲。这种体位使膝关节内侧和后部的软组织被异常地后推。这种异位引起膝关节中后部的肌肉、肌腱和韧带异常扭转,并使膝关节后部的腘窝旁侧肌腱肌筋膜变短,并累及股内侧。持续扭转会使此部位流经细胞和体液量减少,修复能力下降。

二、筋膜损伤

由于过度的机械应力或对组织的压力不足而引起。过度的机械应力称为积累性应力或重复性应力。使胶原纤维过度沉积,引起异常交联和粘连,纤维紧密排列,降低了润滑性,因此减少了纤维和筋膜相互滑动。有三个因素。

1. 姿势　如头前倾体位会使头胸关节周围的软组织过度紧张,异常受压,因此此部位摸起来较厚,主要是由于胶原的大量沉积。

2. 动力学行为　反复紧握网球拍柄以及击球时的反作用力,会使肘部、腕部和手,以及它们的连接部位肌肉的胶原纤维变粗。

3. 排列不整　膝关节功能障碍是排列不整的惯例,髌骨向外移而撞击股骨,使胶原纤维大量沉积。不运动或失用会减少胶原纤维的生成,使纤维萎缩及骨质溶解。缺乏运动,使胶原纤维排列无序,紧排在一起或粘连。纤维的萎缩及排列无序使组织及相关的关节不够坚固,功能减退。

筋膜损伤主要表现为镜下胶原纤维撕裂或完全断裂,软组织损伤大致是胶原受损。①引起炎症反应。在炎性细胞修复时期,原纤维和胶原纤维随机排列,而不像正常时的平行排列,这样就降低了它们的强度。纤维排列紧密,形成异常交联和粘连,因此降低了正常滑动。②粘连是滑动表面的结缔组织异常沉积,这些粘连会发生在软组织的任何一个水平,从附着于骨上的韧带或肌腱,到胶原束间或纤维自身都会发生。③粘连还降低了组织的延展性,使组织变得没有弹性、增厚、短缩,会在粘连区出现僵硬。

三、骨膜损伤

当肌筋膜与骨膜交织在一起时,反复的压力可促成骨膜受到过分刺激而产生骨刺,这是运动员常发生足跟骨刺的问题所在。关节的异常体位可对骨膜产生过度压力,增加了胶原的沉积,因而产生了一次交联和转录。胶原沉积的增加同时还可以引起关节僵直,使之不能正常运动以及引起机械感受器的概念障碍,甚至会引起潜在的平衡和协调问题。软组织损伤的常见部位是邻近腱膜关节处,骨膜的畸形撕裂和积累性的微细撕裂可使该部位胶原排列方向杂乱无章,从而形成异常交联和转录。

四、肌腱损伤

称为劳损。典型表现为肌肉肌腱关节、肌腱骨膜关节或肌腱内的胶原纤维撕裂。肌腱容易劳损和退行性变从而导致慢性炎症。由于损伤和不运动使肌腱缺乏正常活动,导致胶原纤维减少,肌腱及周围结构包括腱鞘在内发生粘连,从而降低肌腱强度。

Reidjiang 将肌腱炎分为 5 个功能等级:

Ⅰ级,仅在活动之后疼痛;Ⅱ级,活动时略微疼痛;Ⅲ级,疼痛影响活动;Ⅳ级,休息后疼痛不消失,有明显疼痛和肿胀;Ⅴ级,疼痛影响日常活动,长期反复发作,明显疼痛和肿胀,软组织病变使体征及肌肉功能改变。

肌腱滑膜炎使腱鞘的滑动表面变粗糙。肌腱炎使腱鞘增厚,肌腱变大增厚堵塞了腱鞘(扳机指)。肌腱损伤会导致神经反应。

修复早期的运动可刺激胶原合成,提高肌腱强度,减少粘连。肌腱运动与不运动相比,DNA 和细胞数都较后者多,明显加快了修复过程。通过溶解异常交联和粘连,利用基质的胶质触变效应提高润滑性和应用,有助于修复早期胶原纤维的平行排列。如果有并发症,也可提高慢性期组织的强度,恢复神经功能。

五、韧带损伤

称为拉伤,胶原纤维撕裂。损伤程度分为 3 级:Ⅰ级,镜下少量的纤维撕裂,轻微疼痛,保持稳定性;Ⅱ级,肉眼可见的撕裂,稍微缺乏结构的完整性;Ⅲ级,沿着韧带或它的附着处被完全撕裂。通常大多需要手术。

韧带可固定关节及其潜在的神经感受器结构,因而韧带的损伤大大妨碍了关节功能。韧带类似关节腔,受损伤后可能会变得过度拉伸,失去关节的固定性或会变短,导致僵直,失去关节的正常运动范围。不运动会使胶原含量降低,使韧带萎缩及功能减弱。对韧带刺激或损伤可引起韧带和肌群之间反应性连接,从而引起周围肌肉反应性收缩或抑制。

韧带可扭转成异常扭曲,这是由 Lauren Berry 提出的,如当膝部损伤后,膝关节呈一个负重屈曲的位置,膝中部和后边的韧带随这个负重屈曲被向后推,使之异常扭曲。

(于灵芝　王福根)

第 3 章

疼痛临床理念

第一节　椎管内外软组织损害之间相互作用

椎管内外软组织损害性病变及相互之间关系最初是由骨科前辈陆一农先生提出的,即所谓"离心性机制"与"向心性机制",堪称经典。"离心性机制"如图 3-1 所示。将椎管内外软组织损害描述一目了然,椎间盘退行性变与肌筋膜附着处两者复杂的中间环节,按解剖和力学层次解析,特别是涉及椎间盘是否为椎管内的软组织？引起骨科学界长期的争论。

作者以为,青少年发育阶段,"向心性机制"肌筋膜与骨膜附着处损害是首要的发病因素。因一般 20 岁之前,椎间盘尚未发育成熟,脊柱强力负荷的机会相对也少,而肌肉筋膜的扭闪伤或自体姿势性损伤较为普遍。至中青年阶段,椎管外软组织积累性损伤日渐严重,加之承受负重之结构——椎间盘退变愈益明显,两者之间互相影响,互为因果。俗

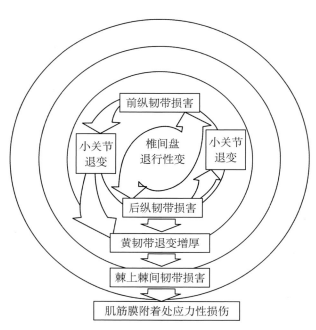

图 3-1　椎管内外软组织损害之间相互作用

称为"鸡下蛋,蛋变鸡"难分先后。然而,临床上则可以区分孰重孰轻,双管齐下,有所侧重。从临床角度,日久失治病情严重者均为混合型病变,绝不可用单项技术治愈。哪怕是高精技术,也须分而治之,有针对性地精确治疗,肌肉筋膜、关节囊韧带应得到区域性或系列性松解治疗。

软组织椎管组成,其病变与椎间盘、神经之间关系。通常所知骨性椎管组成,前壁为椎体及椎间盘后缘,后壁为双侧椎板前侧部,两侧壁为关节突关节、椎弓根内侧壁及椎间孔,而往往忽略软组织椎管的组成及临床意义。实际上在骨性椎管之内壁还有一层软组织附着,前有后纵韧带,后附黄韧带,侧壁有小关节囊及椎弓根内侧壁之间的脂肪结缔组

织。应该说还有后纵韧带下的纤维组织、窦椎神经与交感神经。软组织椎管所致压迫、炎症、失稳的损害更多见,后果远大于骨性椎管病变,所造成的临床症候也极其复杂。图3-2 所示椎间盘与椎管解剖,图 3-3 所示腰椎间盘与椎管 CT 扫描骨窗。

椎管内软组织病变的神经组织受累,按层次为椎间盘内;后纵韧带下隙、窦椎神经、交感神经;间盘突入椎管内,内容物有硬膜囊、神经根鞘袖、脂肪组织;软组织椎管为后纵韧带、黄韧带、关节囊(变性增厚);椎间孔内外占有背根神经节、神经根(出口根)及脂肪组织。如此看来,椎管内软组织损害性病变和椎间盘退行性变同等重要,且相互影响。经过半个多世纪的研究与争论,迄今基本达

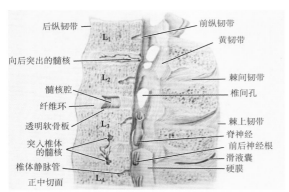
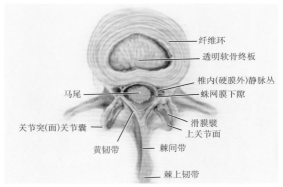

图 3-2　软组织椎管矢状面、水平面解剖结构

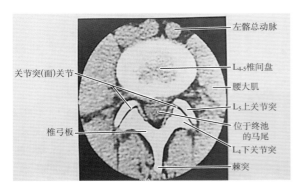
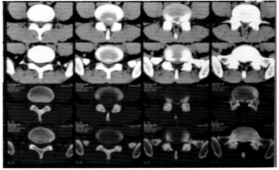

图 3-3　软组织椎管腰椎水平面 CT 扫描与骨窗对比

成共识,即椎间盘保持相当厚度(高度大于正常 2/3)、存有内压力,半胶状髓核依然保持流体理化特性,形态随压力负荷增减而变化。对椎间盘保护性医疗是正确的,尤其对于间盘膨出、中度突出更是如此,非手术治疗应为首先考虑,手术摘除是少数重症病例的选择。

(王福根　卢振和)

第二节　脊柱-骨盆-髋关节力学平衡

新的关节概念得到提升。一般概念是骨关节,而肌筋膜间隔、肌筋膜与骨膜连接、肌肉与肌腱移行处,称为"肌筋膜关节"。与软组织正常纤维平行、螺旋排列,体液节律性流动。静力学与动力学,压痛点与激痛点之间,放射痛与牵涉痛之区别与联系,产生软组织、骨关节、神经互相联系与作用。慢性软组织痛临床特征即缺血性肌挛缩,所谓"筋出槽,骨错缝"周身联络,复杂多变。

一、脊柱力学稳定性能

(一)脊柱静力性力学平衡

椎管内椎间盘病变,神经组织受累。

1. 椎间盘内、后纵韧带下　炎症刺激窦椎神经、交感神经。

2. 椎间盘破口突入椎管内　刺激压迫硬膜囊、神经根鞘膜、脂肪组织。

3. 软组织椎管　后纵韧带、黄韧带、关节囊(变性增厚)。

4. 椎间孔内外　背根神经节、神经根、脂肪组织。

病理因素为压迫、炎症、失稳。放射性疼痛与牵涉性疼痛均可发生。

维持脊柱内部静力学平衡。椎间盘、前后纵韧带、黄韧带、小关节、棘上棘间韧带。

(二)脊柱动力性力学平衡,椎管外软组织损害——肌筋膜损害

脊神经后支范围区域内的肌肉、肌腱、筋膜、关节囊、脂肪组织。

病理因素为炎症、挛缩、缺血。除了坐骨神经出口区软组织损害(臀中小肌缺血挛缩)可引发下肢放射痛而外,大多为牵涉性疼痛。

维持腰脊柱外部动力学平衡。腰背部固有短肌群:棘肌、多裂肌、回旋肌、腰部深层肌;颈腰背部与骨盆、胸廓、头颅、肩胛相连长肌群;斜方肌、头夹肌、上后锯肌、前中后斜角肌、肩胛提肌、菱形肌;背阔肌、最长肌、髂肋肌、腰方肌、下后锯肌。

椎管内外共同构成颈腰脊柱力学稳定系统。通过对应力学补偿/系列力学补偿/多维度(肌筋膜经线)力学补偿,重建脊柱平衡。脊柱小关节是椎管内外中间环节,称为相对独立结构和影响因素。

二、脊柱-骨盆-髋关节之间力学失衡

(一)脊柱失衡

矢状位前后滑移为主,左右侧弯并扭转、滑移为次。

1. 脊柱生理曲线变直(椎管内损害),曲线加深(椎管外损害)。

2. 椎体前后位移,向前滑移程度越大,肌挛缩越重,同时并有椎管狭窄。

3. 腰段脊柱侧弯,凸向患侧(椎管内损害),凸向健侧(椎管外损害)。

4. 腰脊柱扭转,与侧弯往往并存,腰椎X线征提示侧位双边征(椎体后缘)、双突征(小关节突前后不在同一条线)。

(二)骨盆旋移症(flared pelvis syndrome)

属于微动关节,关节面凸凹相嵌,稳定性依赖韧带维持,薄弱环节。依据临床症状、理学检查、X线表现而确定。功能障碍如下。

1. 骶髂关节前错位,仰面摔倒臀部着地或单纯髋关节后伸,髂前上棘向前,高于对侧。

2. 骶髂关节后错位,骶髂韧带损害伴有臀肌筋膜挛缩,髂后上棘隆起,高于对侧。

3. 骶髂关节前旋位,腰部及髋关节向后伸展,股四头肌强力收缩(骶棘肌协同),髂后上棘抬高,患侧下肢变长。骶髂关节"反点头"运动模式,骶骨后旋和髂骨前旋

外移有关。

4. 骶髂关节后旋位,髋关节屈曲(同时腹部收紧),腘绳肌与内收大肌强力收缩(腹直肌协同)。髂后上棘下移,患侧下肢缩短。骶髂关节"点头"运动模式,骶骨前旋和髂骨后旋内移有关。

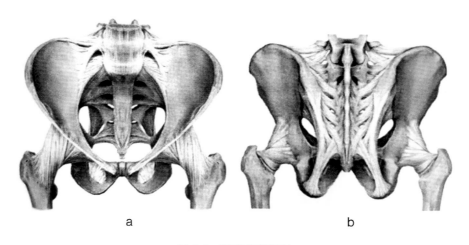

图 3-4　骶髂关节解剖

a. 前方韧带和关节囊结构;b. 后侧韧带和关节囊(格氏解剖学,妥斯维尔)。

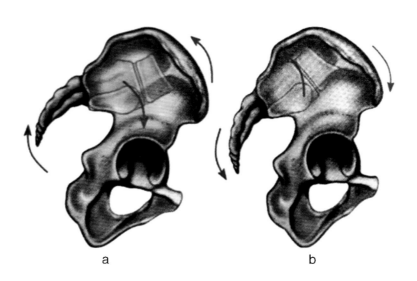

图 3-5　SI 关节运动模式包括点头和反点头

a. 点头涉及骶骨前旋和髂骨后旋,并与髂骨的内移有关;b. 反点头涉及骶骨后旋和髂骨前旋,并与髂骨外移有关。

(三)骶髂关节病变(sacroiliac arthrosis)

下腰痛仍是医疗保健系统的一个重大负担,美国每年约有 1200 万人次的门诊治疗。是致残的主要原因之一,每年经费支出超过 800 亿美元。目前下腰痛的手术治疗成功率各不相同,表明腰背痛的病因是错综复杂、多重因素的,往往是不清楚的或者镇痛方案不够完善。

1. 下腰痛的常见发病原因　骶髂关节(SIJ)疼痛可严重影响患者的生活质量,人们越来越认识到它在腰痛中的作用。在某些情况下,骶髂关节疼痛可局限在某处。然而,在许多情况下,骶髂关节是导致轴性背痛及各式牵涉痛的众多因素之一。研究表明,在 15%～30% 的病例中,骶髂关节病变可能与腰背痛的病因,或可直接导致相关。尽管如此,人们常常忽视骶髂关节才是导致腰背痛的病因。国内朱克闻(1984 年,上海骨科年会论文)临床观察报道,骶髂关节病变与腰椎间盘突出症混同共存,是下腰痛常见的发病原因。这个疾病的主要特点是无腰骶神经根受压表现,从 1975 年以来治疗椎间盘突出的 350 个病例中,初步发现有 30 例有骶髂关节病变的体征。在腰椎间盘突出临床治愈后 3 个月至 5 年内又发生了不属于该症的临床表现,经检查诊断为骶髂关节病变。通常认为这是两种病变的共存,或混同的问题。

要适宜治疗下腰痛,需明确疼痛源同时进行适当的处理。研究表明,下腰痛可能不仅仅来源各式腰椎病变,作为动力链的一部分髋关节或骶髂关节可能也参与作用。有 1 篇分析 1200 多个病例的报道,44% 下腰痛患者的诊断存在少为人知的疾病,如骶髂关节和后方小关节综合征。另外 33% 的患者除了腰椎管狭窄或腰椎滑脱外,还有骶髂关节症状。进一步的研究表明,在因腰痛就诊的患者中,只有 65% 疼痛源于脊柱,而 15%～30% 疼痛不同程度缘于骶髂关节。既往接受腰椎或腰骶融合术患者,骶髂关节退变比例增加。腰椎或腰骶椎固定融合术后邻近节段退变已得到详细报道。不出所料,骶髂关节的邻近节段退变也会发生。一项随访 5 年以上的前瞻性队列研究发现,接受后路脊柱融合术的患者,影像学可见骶髂关节退变的发生率,几乎是年龄匹配非融合对照组的 2 倍。

模拟腰椎融合术后的有限元分析显示,腰骶融合术增加了骶髂关节间的力传递,增加了关节面的角运动及应力。腰骶融合后骶髂关节面应力增加可能加速退变,因为有证据表明三节段腰椎融合术后 4 年内发生骶髂关节退变概率高达 30%。

2. 骶髂关节解剖　骶髂关节是人体内最大的轴向关节,平均表面积约为 17.5 cm^2。理解其复杂的解剖结构是诊断骶髂关节功能障碍的关键。在 1864 年首次提出骶髂关节表面的 70% 以上由囊膜和韧带结构组成,但它的实质却是一个真正的滑膜关节。一层厚的透明软骨层覆盖在骶髂关节的骶骨面。髂骨面覆盖较薄的纤维软骨,富含 I 型胶原的软骨细胞使其表面成为透明软骨的变体。这些表面差异可能会增加骶髂关节的退变。

在人的一生中,骶髂关节会经历明显的形态学变化。发育在成年早期完成伴随形成耳廓或 C 形关节,但最终解剖方向因人而异。退变在成年期是很常见的,一般始发于关节的髂骨侧,然后累及骶骨侧。应当注意的是,非特异性退变是常见的,超过 2/3 的无症状老年人表现出与骶髂关节退变一致的影像学改变。

骶髂关节是组成骨盆环的重要关节。由骶骨的膨大部分(即上面 3 个骶椎)和髂骨之耳形关节面相合而成,整个关节形状好像为一字形。向头侧方向的垂直部较短,其向尾侧方向的为横行走向较长。其关节面有甚多的凹凸部分,互相合适地镶嵌融合,以增加关节的稳定性,故脱位甚为少见。从骨盆上面的入口观之,两侧髂骨后缘突出将骶髂关节包藏在里面,呈 45°倾斜面。该关节一半由滑膜、一半由各韧带联合,尤其有坚厚的骨间韧带,对防止骶骨前滑趋势起主导作用。骶骨关节面的方向为向后向内,前宽后窄,因此,也不易向后脱位。

骶髂关节是由骶骨关节面和髂骨关节面构成。骶椎的轴线与 L 的轴线相交成 110°角。骶骨关节面覆盖层较厚的玻璃软骨,而髂骨面的玻璃软骨则很薄。中年后,关节软骨上逐渐覆有一层纤维软骨,以后有的关节腔甚至完全阻塞。其关节囊极薄,前方幸有髂腰韧带和骶髂前韧带加强。儿童期骶髂关节面较为平坦,至青春期则关节面可见由凹凸不平的骨嵴及沟缝,直至成熟。骶髂关节周围重要的韧带有骨间韧带、骶髂后韧带、骶髂前韧带、髂腰韧带、骶结节韧带及骶棘韧带。髂腰韧带自 L₅ 连接髂嵴之后部。由于 L₅ 在髂嵴平面之下,故该韧带作用犹如脊柱的吊床一样,可抵抗身体重量引起的剪力。

腰骶关节及骶髂关节均为一斜形关节,形成的腰骶关节角,正常为 35°,外观似有使 L₅ 向前滑脱,骶骨下倾及尾骨上翘的趋势。由于有关节突关节的交锁、椎间盘的衬垫及诸多韧带,尤其是骶结节韧带、骶棘韧带及髂腰韧带的限制,而得以防止上述关节不稳或前滑倾向。

该关节活动范围小,持重力大。由下肢经骶髂关节传递到脊柱的重力,关节能稍退让和协调,使震荡减轻。腰骶关节是脊柱底层与骨盆最邻近的关节,负重力也大,也易导致外伤。骶髂关节与腰骶关节损伤时,症状相互混杂,临床上应细心鉴别。

骨盆有两个骶髂关节及一个耻骨联合,在运动中可减少震荡,还有保护骨盆内脏的功能。在不良的体位及肌肉不平衡情况下,身体超量负重的劳力者或多产妇女会引起骶髂关节扭伤或韧带松弛,引发骨盆倾斜。患

侧为减轻疼痛,背部肌肉痉挛,引起脊柱侧弯。同时患侧下肢置于屈曲松弛位。不能久坐久站,走路疼痛,睡眠翻身时困难。耻骨联合对支撑骶髂关节有重要作用,往往会使骶髂关节韧带变得松弛,关节对外来的重力负担承受力降低,容易遭受损伤。

骨盆内两侧的髂耻线和骶骨上缘形成真骨盆(或称小骨盆)的入口,内包藏直肠及泌尿生殖器官。站立时骨盆前倾,其入口的平面与水平线成 60°。女性的前倾大于男性,为了要取得力学平衡,所以加大了腰椎前凸的弧度,使臀部后翘而突出。

骶管下部开口于骶骨裂隙,可通过此裂隙注射麻醉药液至硬膜外隙。有人也在骶骨后孔注入麻醉药液,同样达到硬膜外隙阻滞的目的。骶骨后孔的解剖位置应准确计算,通常由骶骨下缘至 S₄ 后孔的距离为 2cm,S₄ 后孔与 S₃ 后孔之间为 2cm,S₃-S₂ 及 S₂-S₁ 后孔之间均为 2.5cm。S₁ 后孔与正中线距离为 3cm。骶骨裂隙的基底大都位于 S₅,尖部位于 S₄ 平面;少数人的裂隙后壁有缺损或全部敞开。

骶骨的发育变异较多,正常为 5 节,如腰椎骶化可有 6 节,骶椎腰化则只有 4 节。

SIJ 关节囊主要位于关节的前 1/3,有层明显的滑膜,关节囊表面覆盖一条与髂腰韧带汇合的韧带。关节囊后面没有滑膜,但骨间韧带和背侧韧带构成的张力带、骶棘韧带和骶结节韧带共同构成功能性关节囊的背侧。臀大肌、臀中肌、棘肌、股二头肌、腰大肌、梨状肌及腰背筋膜的动态功能提供了额外的辅助稳定。在许多情况下,这些结构与骶髂后韧带结构结合在一起。关节囊和韧带组织的结构完整性至少部分存在性别特异性,如分娩时激素诱导的女性韧带松弛增加,产生必要的骨盆过度活动。

3. 生物力学 骶骨被认为是骨盆的基石。它是脊柱最尾端的组成部分,参与脊椎轴到骨盆的过渡,在将负荷由下肢及骨盆转

移到腰椎的过程中,起着至关重要的作用。骶髂关节的侧压强度是腰椎的 6 倍,轴向载荷是腰椎的 1/20 和剪切力是腰椎的 1/23。尽管骶髂关节一直以来被归类为静态关节,但仍存在少量却又关键的活动度。骶髂关节运动围绕三个轴发生,称为点头运动和反点头运动。点头运动包括骶骨的前旋和髂骨相对于骶骨的后旋。反点头运动是指骶骨向后旋转,随之而来的是髂骨相对于骶骨的向前旋转。运动量很小,通常很难测量,旋转平均不到 4°。骶髂关节的点头和反点头分别与髂骨的内、外侧平移有关,平均为 1.5mm。点头是准备增加骨盆承重的关键,有助于收紧大部分骶髂关节韧带,使髂骨内移和增加骶髂关节上的压力,从而控制剪切力并维持关节稳定。相反,在骨盆不承重的情况下,如仰卧时出现骶髂关节的反点头。有趣的是骶髂关节的活动程度与骶髂关节疼痛的发生没有相关性。

相对于骨盆及腰椎,骶髂关节固有的解剖结构稳定性及活动性的概念似乎自相矛盾,为解释此现象便产生出几个生物力学模型。在直立姿势下腰盆挤压力是稳定所必需的,但却牺牲了活动性。为说明维持骶髂关节稳定的重要性,引入了形成封闭和力学封闭的概念。形成封闭是指密切匹配的关节面表面的、理论上的稳定性,正如骶骨和髂骨之间无须其他外力便可保持舌槽式接合的稳定性。然而,在这种情况下"完美"的配合会使活动变得几乎不可能。而力封闭的概念指的是骶髂关节挤压力,即利用动态侧向力和摩擦力来承担垂直荷载。

通过形成封闭促进骶髂关节稳定性的结构特征包括骶骨的拱形结构背颅式"楔入"髂骨,骶髂关节面完整的嵴和沟,以及广泛附着的韧带复合体的完整性。另外力封闭则通过由韧带、筋膜、肌肉及地面反作用力构成动态网络产生改变后的联合反作用力,产生垂直挤压力,进一步增加骶髂关节的稳定性。形成封闭和力封闭的结合构成一种有效的骶髂关节可调模型,平衡关节中的摩擦和挤压,既提供关键的稳定性又允许必要的运动。稳定性和柔韧性的同时对立状态对骶髂关节关节结构提出了相互冲突的要求,但这些状态的适当平衡允许躯干、骨盆和下肢之间发生有用且高效的力传递。

(四)骶髂关节及骶尾部疾患对邻近脏器及血管、神经的影响

1. 骨盆内贴近骶髂关节前有大血管、神经丛、直肠及梨状肌经过。当骶髂关节有疾病或外伤时,可发生血管和神经损伤、直肠破裂、神经丛性腰腿痛或梨状肌受损引起的干性坐骨神经痛。后两者虽然多表现为腰腿痛,但临床表现各有不同,与根性神经的腰腿痛也不一样,在诊断时要一一区别。骶丛为腰骶干(L_4、L_5)及 3 个骶神经前股与 S_4 神经前股之一半构成,列于骨盆后壁,在骶髂关节的前方,分支有坐骨神经、阴部神经等。骶丛另发小支,其前侧发出者有至股方肌神经(L_{4-5},S_1)、闭孔内神经(L_5,S_{1-2})及盆内脏神经(勃起神经 S_{3-4}),由骶丛后面发出的又有至梨状肌神经及盆膈肌之神经(S_{3-4})。

2. 髂内静脉及各脏器附近的静脉丛,均无静脉瓣膜。椎管内主要在脊髓之前后,有一组很复杂的静脉,称为椎静脉,它们管壁很薄。在每一个椎间隙,这些静脉与骨盆腔、胸腹腔及肩胛带之静脉,均有吻合。当胸腹腔压力增大时,这部分静脉血就可能经过椎静脉上升至颅内静脉窦内,然后再经上腔静脉回至右心,这称为椎静脉系统。椎静脉与盆腔内静脉的吻合,可以解释何以盆腔内的肿瘤细胞(或脓细胞)可以转移到骨盆之骨骼、脊椎及股骨,甚至可转移到脑部,但肝、肺并不一定有转移。

3. 一条神经横跨关节既支配关节又支配其邻近肌肉。骶髂关节神经支配的复杂性和模糊性,在一定程度上是基于希尔顿定律(Hiton's law)。各种形态学、组织学和免疫组织化学研究表明,骶髂关节被神经高度支配,存在多个伤害性感受器和机械感受器。滑膜和关节囊含有用于痛、温觉无髓神经末梢。后关节的神经支配来自 $L_4 \sim S_2$ 根背侧支分支或 L_3 和 S_4 神经根的单独分支。$L_2 \sim S_2$ 根的腹侧支供应的神经一样,前关节的神经支配也有明显的变异性。另外动物研究已经评估了有关腰椎小关节、骶髂关节和腰椎间盘神经支配的伤害性区域的各种痛阈。按机械阈值测量的疼痛敏感度骶髂关节为 70g,明显大于腰椎小关节(6g),低于腰椎间盘(241g)。

相关的周围神经解剖学由 L_5 腹侧支和腰骶丛组成,它们横跨骶髂关节的头侧部分,距离骨盆边缘约 2cm。然后,L_5 神经根沿着骶翼的前侧行走。S_1 腹侧支在骶髂关节更靠尾侧,靠近关节下侧。

三、髋关节力学改变

(一)股骨头转位,下肢不等长

依据理学检查测定下肢,伸直位对比两侧足跟与内踝高低;测量髂前上棘至内踝突起部长度一组对比。

1. 股骨头内旋　患侧下肢缩短,主要由臀中、小肌前部肌腹挛缩所致;辅助肌筋膜为阔筋膜张肌、髂胫束挛缩。临床上比较多见。

2. 股骨头外旋　患侧下肢变长,主要由髂腰肌挛缩所致,股内收肌群挛缩为辅助因素;患侧下肢缩短,臀中、小肌后部肌腹挛缩,臀肌筋膜挛缩为辅助因素。

(二)髋-膝-踝共轭系统反应

可由脊柱-骨盆-髋的力学失衡继而引起,加重膝关节退行性改变。如髌下脂肪垫损害、骨性关节炎,则会导致关节力线改变,进而造成胫骨关节侧向或前后移位甚至变形及滑膜炎,严重影响膝关节屈伸功能。从 X 线分析,膝关节失稳大多表现为因胫侧副韧带损伤、髌下脂肪垫损害及内侧支持带(半月板与侧副韧带之间结构)变性增厚等因素发生关节软骨磨损而关节间隙变窄,内侧变窄要比外侧明显得多。如此,大多发展成为躯体及下肢广泛的压痛点和激痛点。前者乃多数以肌筋膜-骨膜连接形式(脊柱、上肢带、下肢带肌筋膜附着),少数以肌腱-骨膜连接形式(关节周围附着)而产生的压痛点;后者在肌筋膜经线上的肌肉运动终板附近的触发点,且与肌梭功能相关,这样构成一个立体的致痛区域。

膝关节骨性关节炎形成的发生机制、诊断要点、轻重程度分类、治疗路径。一般而言,沿肌纤维采用走向手法牵伸、针刺、药物阻滞或氯乙烷喷雾肌痉挛一旦解除,触发点可即刻消失或缓解。而压痛点的消除比较复杂,因其属于非早期神经病理性疼痛,同时具有外周神经和中枢神经敏化机制,只有肌筋膜软组织挛缩解除、供血改善、炎症消退,神经敏化才能消匿,正常神经通道的调控功能才能重塑。

(王福根　丁　宇)

第三节　软组织损害病理与神经敏化

一、神经损害所致病理性疼痛的感觉神经机制

从异位放电和 HCN 离子通道的例证说起,由于软组织损害发生的组织挛缩缺血,再继而慢性继发性伤害性刺激不断引起脊神经损伤,导致痛觉的传导通路和神经纤维多处改变而致痛。神经损伤后的外周感受器敏化来自损伤神经纤维的异常放电,在神经病理痛的早期发生中起到重要作用。

万有等实验报道,神经病理痛模型 CCI 或 SNL 早期阶段应用神经阻滞完全可以抑

制后续神经病理痛的发展,一旦神经病理痛建立起来,TTX或布比卡因神经阻滞就不再能有效地预防后续的痛行为。神经损伤后HCN₂在CCI模型大鼠坐骨神经的堆积,免疫电镜观察到HCN₂分布的堆积(图3-6)。HCN通道参与异常放电和神经病理痛发生。在神经病理痛大鼠的脊髓背角存在LTP(长时程放点),这种LTP介导神经损伤后的"痛记忆"和慢性痛的维持,脊髓背角WDR神经元"Wind-up"现象,神经损伤后引起DRG异常放电→脊髓后角（Ⅰ/Ⅱ层）

LTP→"痛记忆"→神经病理性疼痛持续发生。阻止脊髓LTP,是否可以减轻神经病理痛行为? 实验证明,2Hz电针刺激或损伤的外周感觉神经异常放电,并有其离子通道改变,可以诱导脊髓背角产生明显的LTP。这种外周损伤的感觉神经异常放电,敏化脊髓背角产生LTP;调制这种LTP可以缓解神经病理痛。因此,在神经病理性疼痛发生过程中,外周感觉神经至关重要。外周神经损伤异常放电可导致神经中枢的神经可塑性变化、中枢敏化及调节改变。

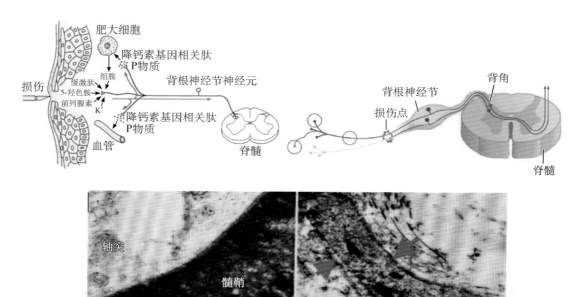

图3-6　CCI(神经通道损伤)模型大鼠坐骨神经免疫电镜观察到HCN₂(氢氰酸)分布堆积

二、神经病理性疼痛的外周与中枢机制

生理性疼痛,阈值高、持续时间短,属于机体的防御反应;病理性疼痛,痛阈低、痛反应增强,为自发性疼痛,所谓好痛(Good pain),即生理性疼痛和持续较短的病理性疼痛,一般组织修复后痛觉过敏消失。所谓坏痛(bad pain),虽然伤口愈合,数月乃至数年后疼痛仍然持续,因为组织细胞的损害难以修复。

三、痛觉过敏外周机制

神经损伤引起的异位冲动DRG神经元多种离子通道表达变化,Na⁺↑、Ca²⁺↑、K⁺↓、Cl⁻?,导致传入神经兴奋性升高,临床上治疗慢性痛的一线药物多为通道的阻断药。神经损伤引起DRG离子通道变化的机制,是痛觉突触传递持续增强,放大痛信号,胶质细胞活化,细胞因子表达异常。究竟是损伤感觉神经,还是运动神经引起外周敏化?从而引起神经病理性疼痛?外周神经损伤引起神经病理性疼痛,但是外周神经包含感觉神经和运动神经,究竟损伤哪类神经可引起神经病理性疼痛?常用的动物模型往往同时损伤感觉和运动神经。疼痛为感觉障碍,人们理所当然地认为感觉神经损伤引起神经病理性疼痛。其实,切断 L_5 后根(L_5-DRT)并不引起机械痛敏和热痛敏。实验证明,切断 L_5-DRT,不引起机械痛敏和热痛敏。

刘先国等(2009)实验报道,损伤 C_{7-8} 背根仅引起短期冷痛敏,对机械和热痛敏无影响(图 3-7),损伤 L_5 腹根,而非 L_5 背根则引起神经病理性疼痛。认为外周敏化是初级传入神经元离子通道表达异常,中枢敏化乃脊髓背角痛觉传递持续增强。胶质细胞、细胞因子、多种信号分子在敏化中发挥重要作用。运动神经或感觉神经均可引起外周敏化,离子通道表达异常,初级感觉神经元兴奋性异

常升高;中枢敏化支配肌肉的神经,而非支配皮肤的神经引起异位放电。L_5-VRT 导致 L_4 脊神经内 25% C 类传入纤维产生自发放电。究竟是损伤感觉神经,还是运动神经引起脊髓背角 LTP?主要是突触可塑性改变,突触在传递信息过程中,自身传递效率会发生改变,出现或长或短的增强或减弱。电刺激或损伤支配肌肉的神经,而非支配皮肤的神经引起脊髓背角晚期 LTP(同突触 LTP、异突触 LTP)损伤支配肌肉的神经可引起皮肤痛敏,而损伤皮神经不会引起肌肉痛敏。结果证实,损伤支配肌肉的神经能否引起脊髓背角 LTP。损伤运动神经上调至 DRG 神经元和脊髓背角 $TNF\alpha$,其减少长时程与神经损伤程度相关,是支配肌肉的 GS 神经损伤,而非腓肠神经上调 DRG 神经元的 BDNF。BDNF 通过激活小胶质细胞直接引起脊髓背角 LTP。

综上所述,感觉神经损伤不会引起慢性神经病理性疼痛,而运动神经损伤则可引起慢性神经病理性疼痛。

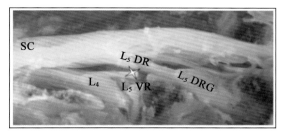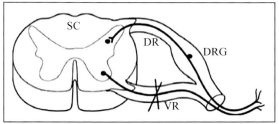

图 3-7　损伤 L_5 腹根 VRT,而非 L_5 背根则引起神经病理性疼痛

L_5DR. 腰背神经根;L_5VR. 腰5腹根神经;L_5DRG. 腰5背根神经节;SC. 脊髓;DR. 背根神经;VR. 腹根神经;DRG. 背根神经节。

（王福根　党靖东）

第 *4* 章

神经系统复杂的痛觉调制

第一节　脊髓环路内兴奋和抑制的平衡

对动物和人类急性痛模型的研究使我们了解到,临床上各种类型的疼痛有不同的神经生理学和药理学基础,损伤位点产生的神经冲动,在传递至中枢神经系统(CNS)的过程中能够发生种种改变。这种可塑性的存在,即损伤后神经元功能发生改变的能力,导致了与痛相关的各条传导通路上的变化。

关于痛觉的外周传导机制,无论是分子水平和细胞水平,我们都有了较为深入的认识,并且已知 CNS 的诸多系统都可以在各个水平增强或减弱信息的传入。许多疼痛源自各式各样的组织损伤,如外伤、手术、关节炎等。和由糖尿病或带状疱疹引起的外周或中枢神经系统外破坏所致的慢性病理性痛一样,它们都涉及中枢的变化。中枢内兴奋和抑制性调节功能的平衡决定了患者的最终感受。镇痛药就是通过改变这种平衡来发挥作用的,如阿片类药物能加强抑制作用,而局麻药则阻断兴奋性传导。在外周和中枢还存在疼痛的放大机制,这种机制使得有时候即便是很小的损伤也会引起剧烈的疼痛。实际上,在关节炎、神经病理性疼痛及纤维肌痛症等多种疼痛状态下,不难看到类似的痛反应增强和痛感受野扩大的现象。

然而,疼痛并不只是一种感觉,它还包含除感觉之外的运动反射和情绪、情感的反应。

虽然疼痛的感觉和心理成分是明显可分的,但是编码痛觉这些成分的神经通路却是相互联系的。本章主要介绍中枢的兴奋和抑制性系统在各个传导通路上对痛觉水平的调节,报道一些关于脊髓和脊髓上系统之间相互作用的新发现,这些相互作用决定了疼痛程度和药物疗效。

一、外周兴奋性推动脊髓的活动

接受外界感觉刺激的初级传入神经元终止于脊髓背角,并且由不同类型的神经纤维组成。急性痛涉及外周 C 和 Aδ 纤维(伤害性感受器)上的受体的激活,它们对伤害性机械和热刺激起反应。Drew 和 Wood 发现,瞬时感受器电位(transient receptor potential,TRP)家族成员——辣椒素受体(vanilloid receptor)负责传递热和冷刺激的信号,但是一旦发生组织损伤或炎症,在损伤区产生的化学物质的作用就变得极为重要。损伤时释放的物质包括前列腺素(PG)、缓激肽(BK)、氢离子、ATP 及 5-羟色胺(5-HT),它们作用于外周 C 纤维上兴奋性受体,参与敏化形成和介导炎症作用。外周敏化(peripheral sensitization)就是由这些物质引发的,它们能够降低感觉神经元的阈值,从而使其被低强度的刺激所兴奋,这也是组织损伤后发生触痛的原因。其他因素如神经生长因子和细胞因子的诱导和改变对痛觉的形成也十分重要。

神经损伤后产生的神经病理性痛主要有两类症状,一类是正向的,包括异常的自发痛或诱发痛;另一类是负向的,主要是感觉的缺失,凭直觉可认为只有后者可以接受。有证据指出,外周神经损伤所致的感觉异常是由外周神经系统的一系列变化引起的。神经切断研究显示,损伤的神经纤维会发生多种变化,包括神经瘤和 DRG 内的异位放电、损伤神经之间的信息交流(旁突触传递),以及钠、钾通道的改变。交感神经还会进一步发芽伸至受损的神经纤维和胞体,感觉神经元也会发生化学上的改变。钠通道在引发小直径感觉神经元活动中的作用,其机制对于开发新镇痛药物可能具有巨大的价值。

神经元过度兴奋既是癫痫的特征,也是炎症和神经病理性痛的特征。米电流是一种神经元特有的钾电流,在调节神经元兴奋性方面具有重要作用;千瓦是由 KCNQ2 钾通道亚单位介导的,它表达于伤害性感受系统中。Retigabine 是上述钾通道的开放剂,在脊髓水平给予 Retigabine 能够抑制 C 和 Aδ 纤维介导的反应,并且减少正常大鼠和脊神经结扎大鼠对于反复刺激产生的"上发条"现象。Retigabine 还能够抑制大鼠足底注射角叉菜胶引起的慢性痛反应。

尽管神经损伤后的外周变化十分重要,但神经病理性痛也只能部分地归结于这些外周改变。简而言之,疼痛与明确的感觉丧失并存的事实提醒我们,神经系统内的兴奋性补偿作用更为重要。

二、脊髓内的调节活动

伤害性信息进入脊髓背角后,能够被大量的行动共同导致脊髓内的变化,从而引起兴奋和抑制性系统所调制,这些系统有的位于局部脊髓内,也有的源于大脑并下行到达脊髓。调制系统的复杂性大大增加了对痛觉和神经元的胞体及末梢上都存在电压依赖的

钙通道(voltage dependent potassium channels)神经释放的递质结合,对调节神经元的兴奋性具有重要作用。VDCCs 有 L、NP 急性痛、神经病理性痛,以及炎性痛有着截然不同的作用。这些通道在上述各种疼痛状态,提示脊髓内递质的释放量增加。

小直径的传入纤维释放神经肽如 SP、降钙素基因相关肽(CGRP)等,同时也释放谷氨酸。神经肽作用于各自的受体,协助 NMDA 受体被谷氨酸激活。NMDA 受体的激活是"wind-up"现象的基础,此时在同样的外周刺激下会出现基线反应的增强和时程的延长。这种背角神经元反应增强可能是中枢敏化(central hypersensitivity),上述过程的激活不仅能增加脊髓神经元的活动,并且使得那些微弱的阈下刺激也能引起神经元兴奋,从而造成神经元感受野扩大。因此,脊髓 NMDA 受体的激活最终导致疼痛强度和范围。用"脊髓反应性增强"也许可以解释损伤后常见的痛强度的增加和范围扩大的现象。NMDA 受体在持续性炎症痛和神经病理性痛中的作用在于它是诱发和维持上调的疼痛状态的关键因素。作用于 NMDA 受体不同位点的激动药,包括氯胺酮(ketamine)等在许多动物模型和人类身上都有镇痛的效果。志愿者和临床试验均支持来自基础研究的观点,提示背角 NMDA 受体在炎症痛和神经病理性疼痛的中枢敏化过程中起到关键的作用。

在兴奋性系统活动的同时抑制性系统也被激活。相对来说,阿片系统几乎没有什么紧张性活动,但是阿片受体被吗啡激活后却可以产生强大的抑制作用。目前为止,已知的阿片受体有 3 类,即 U-、Aδ-和 K-受体。还有第 4 类阿片受体 Ⅰ 型阿片受体样(ORL1)受体也已被成功分离出来。吗啡和绝大多数临床使用的阿片类药物都作用于 U-受体。目前已经确定了这些受体的精细结构,从而对它们所执行的生理功能及在不

同疼痛状态下的作用有了更理性的认识。最为熟知的吗啡作用位点在脊髓和脑干/中脑，阿片类药物在脊髓产生的镇痛作用及其机制包括：①抑制伤害性 C 纤维释放肽类递质和谷氨酸，减少外周痛信息的传入，从而使脊髓内神经元的兴奋性活动减少。②通过突触后抑制阻止脊髓神经元将伤害性信息传递到大脑。阿片类物质的这种双重作用能够完全阻断进入脊髓的感觉信息，这也是它们在脊髓水平发挥镇痛作用的基础。在炎症情况下，还发现了阿片的外周作用位点。

在脊髓以上部位，吗啡能够影响大脑到脊髓下行通路的各个环节，其作用在于减少脊髓的伤害性反应，该过程涉及去甲肾上腺素和 5-HT 的参与。此外，上述通路和递质系统使痛相关的各个方面发生联系，包括情绪、抑郁、焦虑，以及疼痛和镇痛的水平。在阿片研究中，人们最为关心的是有关阿片作用的可塑性的证据。吗啡镇痛的有效程度受脊髓内其他递质系统的调节及外周神经损伤所致病理变化的影响。在病理状态（神经损伤后疼痛）下，吗啡的镇痛作用会被减弱（但依然有效），这种减弱在一定程度上是由于抗阿片肽——胆囊收缩素（cholecystokinin，CCK）水平的升高所导致的。

由下行通路释放并作用于 α_2 肾上腺素能受体的去甲肾上腺素及腺苷，γ-氨基丁酸（GABA）等都属于脊髓的抑制性系统，它们参与调节脊髓对躯体感觉的传递。然而，以此为机制的药物的调节作用却因它们的镇静和心血管效应而变得复杂。

综上所述，持续性痛会同时引起外周和中枢的变化，因此人们的注意力自然而然地集中于各种痛敏的引发和维持机制。然而，近来有证据指出还存在另一种由大脑驱动的易化作用，它能够进一步加强痛觉的脊髓机制，这种作用不受外周和中枢痛敏的影响，但却与之相辅相成。从某种意义上说，痛觉易化系统的作用很可能在于机体损伤后促使人们感受到痛。即使外周感觉纤维损伤导致感觉缺失，仍然有 30％的患者会遭受疼痛的折磨。最近一项对关节炎患者的研究显示，在一些痛敏（炎症以外部位的痛反应性也增强）患者，其下行抑制系统的作用是正常的，这表明中枢的易化作用超过了抑制作用。

三、脊髓背角Ⅰ、Ⅴ层神经元的特性

有髓的 Aβ 纤维主要终止于脊髓背角Ⅲ～Ⅳ层，负责快速有效地传递非伤害性信息。薄髓的 Aδ 纤维主要终止于背角Ⅰ层，负责传递伤害和非伤害性信息。无髓的 C 纤维属于慢反应的伤害性神经纤维，它终止于背角Ⅱ层外侧部以及Ⅰ层的一小部分区域。

脊髓背角基本上可分为 6 层，包含 5 个区域，即边缘层、胶状质、固有核、中央管和周围区以及腹侧角。边缘层是脊髓最靠背侧的灰质，紧邻着胶状质，二者一起构成脊髓背角的浅层。边缘层主要由小神经元和大的带有长树突的蝶形 Waldeyer 细胞组成，它们贯穿脊髓全长。伤害性信息传递的初级突触位于背角Ⅰ层和Ⅱ层，从这里再将信息上传至脊髓以上的系统。边缘层是中枢痛、温觉代表区的基本组成部分，是信号到达大脑的重要中继站。

由背角浅层发出的上行传出纤维要经过Ⅰ层。在猫和灵长类动物中，Ⅰ层的轴突交叉投射到对侧，形成外侧脊髓丘脑束（spinothalamic tract，STT）。参与脊髓自主神经活动调节以及脑干稳态整合的投射纤维主要来自外侧的导水管周围灰质（PAG）和臂旁核（PB）区域。背角Ⅳ～Ⅵ层的细胞分布密度最低，主要包含 STT 胞体，大多数Ⅴ层神经元轴突都伸到背角浅层。有趣的是，一些Ⅴ层神经元发出轴突组成 STT 上行通路及脊颈束和背柱的一部分，从而也参与脊髓的伤害性信息传递。

Ⅰ层主要由模态选择型(modality-selec-tive)神经元组成,绝大多数研究提示Ⅰ层神经元接受的感觉信息主阈阈值的机械感受器,但是有关机械、温度及组胺刺激的研究指出Ⅰ层神经元也接受来自多伤害性感受器的传入。

过去的很多研究工作都集中在猫和猴子的Ⅰ层STT神经元的反应特点上,近来有人研究了脊髓-臂旁核(SpinoPB)神经元的生理特性。有趣的是,Ⅰ层SpinoPB神经元的Ⅰ是不表现上发条的现象,这与背角深层的神经元不同,它们对反复温度刺激观察了大鼠脊髓Ⅰ层神经元的电生理特征,发现61%是NS神经元,13%是对冷刺激反应。然而与之相反,大多数(83%)背角深层(Ⅴ层)神经元是对机械和热刺激都有反应的广动力范围(WDH)神经元,在电刺激下,这些神经元对C纤维传入的反应更强,具有更大的后发放反应,并且产生明确的wind-up现象。

另外一项有价值的发现,是用SP-SAP法破坏脊髓Ⅰ层表达NKI的神经元会造成动物对伤害性刺激的行为反应的缺陷(Nichols等,1995),同时也使背角深层神经元对机械和温度刺激的编码能力减弱(铃木等,2002)。这些发现提示,脊髓背角浅层神经元及其上行纤维对深层(Ⅴ层)神经元的编码能力和反应特性具有强大的控制作用。

脊髓浅层和深层神经元的功能差异可能是由于它们药理学组成的不同造成的。谷氨酸作为主要的兴奋性神经递质,广泛而大量地存在于哺乳动物的中枢神经系统之中,它通过分布在整个大脑和脊髓中的离子型(iGluRs)和代谢型谷氨酸受体(mGluRs)而发挥作用。免疫细胞化学染色研究显示,脊髓Ⅰ~Ⅲ层都有iGluRs亚单位1-4的存在,表明α-氨基3-羟基5-甲基异噁唑4-丙酸(AMPA)受体参与脊髓水平的感觉传导。此外,Ⅰ~Ⅲ层也有海人藻酸(kainate)受体亚单位(iGluR5-7)的分布、DRG神经元含有功能性海人藻酸受体,这一发现强烈地提示脊髓背角浅层的初级传入末梢受到海人藻酸受体介导的突触前调制。大鼠免疫细胞化学研究显示,NMDA受体NMDAR1和NMDAR2B主要分布在背角Ⅰ~Ⅲ层。有趣的是,在脊髓背角中并没有发现NMDAR2A和NMDAR2C的存在,提示这些受体不参与脊髓水平的伤害性信息传递。

四、脊髓神经元的长时程增强:从急性痛到慢性痛

在脊髓神经元可以诱导出比上发条的现象更长时程的变化。Bliss和Lomo(1973)发现,短促、高频的电刺激串可以在海马引起长达几小时的突触传递效能的增加,该现象被命名为突触传递的长时程增强(LTP)。后来科学家们又发现,突触传递也可以被长时间地抑制(即长时程抑制,Long-term depression,LTD)。此后,LTP和LTD就成为现代神经科学研究中最常用的实验模式,并且被认为代表了整个中枢神经系统信息储存的模式。

在过去的十年中,通过在脊髓背角浅层和深层记录场电位,记录深层单个WDR神经元的诱发反应及利用膜片钳技术记录浅层spino-PB神经元的电活动等,研究人员也发现了痛觉相关的LTP。有人提出可以用LTP来解释由传入冲动引发的痛觉过敏,也有人推测中枢敏化可能就是LTP的一种表现形式,或者LTP是中枢敏化的表现形式。

在体和离体情况下对坐骨神经进行重复高频电刺激(HFS)都能诱发Aδ和C纤维突触传递的LTP效应。而且强的伤害性刺激如皮肤烧伤、擦伤、炎症和神经损伤也会导致接受C纤维投射的脊髓背角Ⅱ层LTP的产生。诱发LTP需要多种受体的同时激活,如NMDA受体、NK1受体及mGluRs,LTP持续的时间取决于条件刺激的类型和强度,以

及下行控制系统的活动。给予短促的电刺激或弱的伤害性刺激所引起的兴奋性增强只能维持数分钟（短时程增强），但重复高频电刺激后却能够产生长达12h以上的LTP。对Aδ纤维施以簇状刺激也可以观察到背角浅层Aδ突触处发生LTP。然而，选择性地刺激Aα/Aβ纤维却不影响Aδ和C纤维的突触传递强度。总的来说，LTP只能由参与痛觉情绪传导通路的spino-PB投射神经元的活动引起，而投射到其他脑区Ⅰ层的神经元的活动则不能。由此可以看出，引起脊髓背角浅层LTP的条件刺激和引起痛敏的刺激是十分相似的。而且脊髓LTP和损伤所致痛敏有着共同的信号转导通路、反应时程及药理学特征，这些共同点使得LTP成为研究损伤引起的中枢敏化和痛敏的最受欢迎的模型。

假设脊髓背角浅层初级传入C纤维突触的LTP对于痛敏的发展和维持具有重要意义，那么在伤害性信息传递的更远的通路上，我们也应有趣地发现，LTP在脊髓背角深层WDR神经元上记录到的C纤维诱发的反应，与脊髓背角浅层突触产生的LTP的特征是完全一致的。这些WDR神经元大多数投射到丘脑，其投射纤维构成了STT的主干，后者主要介导痛觉传导通路上的感觉-辨别功能。对坐骨神经施加短促HFS能够使C纤维诱发的反应增强，并且在长达6h的记录期间持续存在。此外，AMPA和NMDA受体拮抗药能够阻断LTP的形成，其中NMDA受体阻断能够使已经形成的LTP减弱，而AMPA受体阻断和阿片受体激活则不能产生上述作用。与正常大鼠相比，在下行控制被切断的脊髓化大鼠，HFS中可以引发更强的LTP。

难以预料的是，引发LTP的高频刺激可以使清醒大鼠热板潜伏期持续延长，该发现被认为是下行控制增强而掩盖了节段性易化作用的结果。但是也有人这样解释，这些行

为学检测是用来评价伤害性热刺激阈值的，而WDR神经元产生的LTP是一种阈上刺激引发的现象。

脊髓中传递伤害性信息的突触能够被外周电刺激和自然伤害性刺激所增强。通常情况下，伤害性刺激越强，突触效能增强的时程也就越长。在完整的动物身上只有极强自然伤害性刺激才能引发LTP，中到高强度的伤害性刺激只能在脊髓化大鼠身上引发LTP。另外有实验证实，下行抑制系统能够阻碍大多数生理性伤害刺激所造成的LTP，这个结果很有说服力。然而，内源性抑制系统的活动会受到患者心理状态的调节，譬如警觉和注意的水平、应激状态及抑郁和焦虑的程度。因此，在这些非愉快的心理状态下，痛觉通路中引发LTP的阈值可能会有所降低。LTP被认为是一种研究学习与记忆的细胞和突触模型，据此有人提出伤害性刺激后伤害性感受和痛觉的记忆痕迹会长时间存留，这种观点是很有创意的，它或许可以解释某些类型的外周痛敏。事实上如前所述，科学假定LTP是中枢敏化的表现形式或相反中枢敏化是LTP的表现形式，它或许是最可能由于解释急性痛如何发展为慢性痛的一种单一现象。

五、5-HT介导的下行易化作用与外周神经损伤

最近发现，外周神经损伤的动物对恩丹西酮的敏感性增强，该结果支持大脑能够通过5-HT环路增强脊髓痛反应的说法。因此，5-HT介导的下行通路不仅对于脊髓神经元对多模态外周刺激的完整编码具有重要意义，而且神经病变后5-HT的功能增强表明了脊髓-延髓-脊髓环路的功能是可变的。这些提示，神经损伤后脊髓上结构主动参与了对脊髓的持续性易化影响，与先前关于慢性痛状态下这些通路的作用的报道是一致的。有趣的是，在神经结扎大鼠模型中，恩丹

西酮对机械诱发痛反应的抑制作用要显著大于对热反应的作用,该现象与脊髓横断(切断脊髓上回路)可以阻断神经损伤引起的触诱发痛,而非热伤害反应的结果。提示触诱发痛的机制之一,在于下行易化作用的影响。

如前所述,经 SP-SAP 处理过的大鼠发生外周神经损伤后对触诱发痛的敏感性下降 (Nichols 等,1999),该发现促使我们进一步研究加巴喷丁(gabapentin)对这些动物的作用。值得注意的是,我们的电生理记录揭示,在 SP-SAP 处理后的神经损伤动物,全身给予加巴喷丁对脊髓神经元的反应不再产生任何影响,这一结果与在对照组动物身上观察到的现象完全相反,后一种情况下 gabapentin 对于机械和热刺激诱发的反应具有明显的抑制作用。SP-SAP 能够通过损毁Ⅰ层神经元而打断脊髓-延髓-脊髓环路,从而造成 5-HT 下行易化作用的缺失,这也许可以解释外周神经损伤后动物痛行为的减弱及加巴喷丁作用的丧失。既然 5HT$_3$ 受体和 VDCCs 都位于突触前膜,那么 5-HT 系统激活的结果之一,就应当是它与外来药物如加巴喷丁之间的相互作用,从而改变递质的释放。因此我们推测,在 5-HT$_3$ 和 VDCCs 共存的突触末梢上存在这两个系统之间的相互作用,并且加巴喷丁作用依赖于 5-HT 受体介导的下行易化通路的活动。5-HT$_3$ 受体激活后的去极化过程会导致 VDCCs 开放时间的延长,从而使得加巴喷丁有机会通过 a2δ 亚单位影响 VDCCs,抑制递质的释放。这一连串事件的发生使得加巴喷丁能够在神经损伤情况下发挥特定的作用,因此,只有在下行易化作用被激活的病理条件下(如炎症或神经病变),加巴喷丁能发挥强大的抗伤害作用,而对正常动物则完全无效。

为了进一步证实 gabapentin 的抗伤害和抗触诱发痛作用需要 5-HT$_3$ 受体易化性活动的参与,研究人员给正常动物的脊髓预先应用 5-HT$_3$ 受体激动药 2-甲基 5-HT。2-甲基 5-HT 的存在使脊髓深层神经元对外周机械和热刺激诱发的反应增强,之后全身注射加巴喷丁,发现对这种增强的反应可以产生显著的抑制作用,这与神经损伤模型中的结果相似。因此,这些结果证实了上述假设,即加巴喷丁的作用可能依赖于突触前膜兴奋性 5-HT$_3$ 受体和 VDCCs 之间的相互作用。

总之,行为学和电生理证据证实了下行易化通路的存在,它起源于 RVM,受脊髓Ⅰ层神经元的驱动。还有很多实验表明,对于初级传入信息存在一种脊髓上的差异性调节系统,它能够使大脑对同模态内不同类刺激的脊髓神经元反应进行调节。在神经损伤等病理条件下,大脑对脊髓的下行易化性控制增强,兴奋性作用占据主导地位,从而导致中枢敏感性增加以及触诱发痛和痛觉过敏的发生。值得注意的是,这一环路在外周末梢水平的激活可能是决定加巴喷丁药效的重要因素。

现在我们确信,当由于创伤、炎症或神经损伤等原因引起外周神经发生病理学改变时,可塑性变化将席卷整个脊髓。VDCCs 变得更加活跃,更大量的神经递质涌向脊髓的神经元,通过背角深层的上发条的作用使之过度兴奋,感受野也随之扩大。持续的外周传入使细胞始终处于 wind-up 状态。高频外周刺激能够引发长达数小时的 LTP。脊髓Ⅰ层神经元发出投射纤维到达 PB/PAG 区,而许多深层神经元的轴突则进入 STT (Todd,2002)。尽管深层和浅层神经元在高频刺激时都会产生 LTP,但 NMDA 受体依赖的上发条现象只出现在前者,在后者则几乎不存在,这表明在疼痛状态而非高频刺激下,脊髓丘脑传入会因 wind-up 效应得以增强,而向情绪脑区的传入则不会被加强。这种情况可能会导致疼痛情绪和感觉成分的分离。然而,Ⅰ层高阈值神经元能够在不依赖于 wind-up 效应的情况下触发由 PB-RVM 介导的下行易化作用,该作用在神经病变后增强,并且能够进一步加强背角深层神经元的活动。这些涉及情绪/情感脑区的环路可能在焦虑、恐惧或其他负性情绪的患者中变得更加活跃,从而进一步提高了大脑感觉辨别系统中痛觉的水平。抑制性控制也十分重要,但实验证据显示在许多情况下易化作用占据主导地位。

谈到抑制性活动,阿片类物质对第Ⅰ层和Ⅴ层神经元具有相同的剂量-反应曲线,因此它们在调节疼痛感觉和情绪方面的能力是相似的。然而第Ⅴ层神经元的反应要更加复杂一些,因为在 wind-up 状态下,阿片类物质

不能针对这种增强的活动做出适当的抑制反应,此时若再发生 LTP 原本能够完全抑制LTP 的吗啡剂量现在却失去了作用。因此,吗啡对发生 LTP 后的反应水平的抑制作用被翻转了。目前认为,加巴喷丁的作用在某种程度上是由下行易化通路的活动水平决定的。外周传入、患者的精神状态,以及镇痛药的疗效与脊髓和脊髓上结构的过度兴奋性之间存在复杂的相互作用,对这一领域的深入研究,将会有效地推动临床治疗的发展。

（罗　非）

第二节　脑干对炎症性痛的调制作用

对于疼痛机制的认识主要在三个领域取得了重大进步。一是感觉编码,即神经系统如何从环境中提取有关刺激特征的信息;二是感觉下行调制,即大脑的控制系统如何调节这些信息的传入;三是依赖于外周激活的可塑性,即损伤后外周神经系统活动的增加如何导致中枢神经系统功能的长期改变。Jean-Marie Besson 及其同事在上述领域做出了重要贡献,尤其是他们关于下行调制方面的理论,成为许多后续工作的基础,所以在这里我们重点讨论大脑的下行调制作用。

外周组织受到损伤后,反映损伤状况的信息进入脊髓,然后上传到更高级的中枢如脑干、丘脑和大脑皮质,最后经过精细加工形成复杂的感觉体验。我们最终会产生何种感受不仅取决于刺激的性质,而且与先前的经验,疼痛对情绪状态的影响,以及疼痛是否危及生命有关。疼痛的下行调制,是指脊髓上结构脑干和前脑如何对痛觉体验进行调节。下行调制是痛觉信息处理的重要组成部分,它通过一个包含注意、动机和认知等因素在内的神经网络来调节我们的痛感受。

自从人们认识到内源性下行痛觉调制系统的存在,至今已 30 余年了。Reyolds

(1969)是第一位提供这方面证据的人,研究证实,刺激中脑导水管周围灰质(periaque-ductal gray,PAG)能够产生强大的镇痛效应,强到足以使大鼠在不应用化学麻醉药的情况下进行脑干其他部位手术。Liebeskind及其同事很快就证实了这个发现,并且得出结论,刺激 PAG 能够激活大脑对疼痛的抑制功能。脑干包括一个重要的下行调制位点——延髓头端腹内侧区(rostral ventro-medial medulla,RVM),它主要由中缝大核(nucleus raphes magnus,NRM)构成,该核接受 PAG 的直接支配,同时也间接接受来自前额叶、杏仁核及前扣带回等前脑结构的信息。Besson 及其同事首先发现,电刺激 NRM 能够产生强大的镇痛作用,表现为能够抑制对动物尾部和肢体用力钳夹所产生的伤害性行为反应,以及改变开颌反射(jaw-opening reflex,JOR)的阈值。

一、双向的下行控制

Besson 和其他人的早期研究确定了下行痛觉抑制环路的存在,该环路将导水管周围灰质(PAG),延髓头端腹内侧区(RVM)和脊髓联系在一起。现在我们知道,除了下行

抑制机制之外，还存在并行的下行易化机制。早年的报道中没有提及下行易化作用，因为它常常被强电刺激或高药物剂量所产生的下行抑制作用掩饰。然而脑干下行通路的确可以在脊髓水平易化伤害性信号的传递。刺激脊髓背外侧索及网状巨细胞核（网状带，nucleus reticularis gigantocellularis，NGC）都能够使背角神经元的活动发生兴奋或抑制。在 NGC，低强度的电刺激或者在微量注射神经加压素（neurotensin），小剂量谷氨酸或高剂量巴氯芬（一种 $GABA_B$ 受体激动药）都能够易化伤害性刺激引起的脊髓水平的活动，以及背角神经元的反应 RVM 神经元对伤害性感受可能也具有双向的调制作用，分别通过下行的 5-HT 能和去甲肾上腺素能通路来实现。另外，刺激迷走神经传入也能够对伤害性甩尾反射和背角伤害性神经元的活动产生易化和抑制作用。

Fields 及其同事（1991）在 RVM 找到了两类痛调制神经元。一类称为开启神经元（on-cell），其特征为在伤害性行为（如对短暂热伤害刺激做出的甩尾反应）启动前活动突然增加；另一类称为关闭神经元（off-cell），其功能相反，表现为恰在甩尾之前活动暂停。off-cell 通常与伤害性行为反应的抑制有关，而 on-cell 则与伤害性反应的易化有关。还有一类神经元称为中性神经元（neutral-cell），其活动与短暂伤害性刺激引起的行为反应无关。

二、持续性疼痛与下行调制作用

下行调制的双重作用往往源自中枢同一部位。然而，这些早期的发现主要是针对急性刺激引起的反应。最近的研究检测了下行调制作用对于组织或神经损伤后持续数小时，数天甚至更长久的疼痛的影响。持续性疼痛涉及神经系统长期的功能改变，并导致脊髓和延髓背角神经元的过度兴奋，也称之为中枢敏化。大量的证据表明，在发生炎症和痛敏的损伤部位，下行性抑制作用增强。下行抑制作用看起来能够抑制脊髓水平中枢敏化的形成。产生抑制作用的发源地位于脑干，局部损毁 RVM 能够使后肢炎症大鼠对伤害性刺激的抬足潜伏期（一种对伤害性行为反应的测量方法）缩短。该发现提示，化学损毁能够减弱炎性痛敏行为模型中产生的下行抑制作用。当脑干其他部位激活时也可以观察到下行易化作用。有研究显示，破坏延髓 NGC 导致抬足潜伏期延长，提示下行易化作用被削弱。RVM 和 NGC 损毁后所产生的行为学改变，与脊髓背角神经元兴奋性的改变是平行发生的。这表明，行为学上的效应（至少部分）是由脊髓所介导的。在另外一些类型的持续性痛中，下行易化作用占优势，特别是那些神经损伤性疾病或炎症部位以外区域的继发性痛觉过敏。

（罗　非）

第三节　疼痛的脊髓-丘脑-皮质传递过程

有多条传导通路介导伤害性信息从脊髓到大脑的传递，包括脊髓丘脑束、脊颈束、脊柱突触后纤维束、脊髓网状束、脊髓中脑束、脊髓臂旁束、脊髓下丘脑束，以及其他一些脊髓-边缘系统传导通路。上述这些通路的活动都可能影响到更高级中枢——丘脑和皮质神经元对疼痛的感知。一般认为，从脊髓到丘脑和皮质的最直接的通路是脊髓丘脑束（STT）。临床研究显示，通过切断脊髓前外侧索中的脊髓信息的上传或通过切断脊髓前联合中断交叉到对侧的轴突，都能够使疼痛缓解数月到数年；想要完全消除疼痛，则需要切断几乎所有的疼痛源嘴侧和对侧的前外侧区纤维。在猴子，这一区域包含了几群 STT

神经元的轴突,其胞体有的位于背角Ⅰ层,有的位于背角深层。虽然通常将疼痛的缓解归因于STT的中断,但切断前外侧索的镇痛效应,在一定程度上也是由于中断了其他的伤害性上行传导束。在一些病例中,当成功切断脊髓前外侧索后,一段时间疼痛又会复发,这可能是由于其他没有被切断的脊髓传导束对伤害性信息传递效能增加的缘故。另外可能的原因是,引发疼痛的原发疾病的扩散或外科手术所致中枢神经病理性疼痛的发展。

一、脊髓丘脑束

在灵长类动物,伤害性STT神经元至少包含3个亚类,其胞体位置,轴突经嘴侧脊髓白质上行的路线,在丘脑的终止部位及神经元本身的反应特性均有所不同。由于某些STT神经元不只是投射到一个丘脑核团,因而这些亚类之间存在部分的重叠。还有一类STT神经元与本体感觉有关。

位于脊髓背角层的STT神经元。有一类STT神经元的胞体位于脊髓背角的浅层,主要是Ⅰ层,这群神经元的树突分支通常呈嘴侧-尾侧方向分布,它们接受初级传入纤维的呈特定躯体分布(somatotopically)的信息。浅层STT神经元的轴突交叉到对侧脊髓,在外侧索的中部上行,当轴突上行至颈髓时,其轴突位置向腹侧发生一定程度的偏移。

通过对VPL神经元进行逆行标记及利用微量刺激产生逆行冲动的技术都发现,背角浅层STT神经元的轴突大多终止于VPL。丘脑的其他部位也发现了Ⅰ层STT神经元的纤维末梢,包括腹后下核、丘脑后复合体及中央外侧核(板内复合体的一部分),追踪到Ⅰ层STT细胞的轴突可终止于一个新划分的丘脑核团,他们将其命名为VMpo(腹内侧核后部)。

猴子脊髓背角浅层的许多STT神经元对于其感受野内一个的机械刺激具有很高的阈值,我们通常称之为"伤害性特异"的STT神经元,其实叫"高阈值神经元"可能更为贴切,因为还有另外一些类型的STT神经元也能传导痛信号。在通常的实验条件下,它们对伤害性和非伤害性刺激都有反应。不过背角浅层的STT神经元有半数以上是广动力型(WDR)的,它们对非伤害性和伤害性机械刺激均有反应,但只有刺激强度达到伤害性时才能够使其产生最大反应。许多Ⅰ层STT细胞也对伤害性热刺激有反应,还有一些对非伤害性冷刺激有反应。看来,背角Ⅰ层的STT细胞群有可能在疼痛和温度感觉方面都发挥作用。这些STT神经元的感受野很小,有助于对疼痛和温度刺激进行空间定位。

二、位于脊髓背角深层的STT神经元

逆向追踪和逆行冲动定位技术显示,灵长类动物的许多STT神经元位于脊髓背角深层(Ⅳ～Ⅶ层),其中有一些位于中间带甚至是腹角(Ⅶ和Ⅷ)。这些STT神经邻近不接受脊髓投射的核团,但没有进入丘脑后复合体,定敏体分布(somatotopical)元的树突通常很大,有时甚至可以向背侧延伸至Ⅰ层。与此相反,背角深层的另外一些STT细胞的树突主要分布于腹侧,到达这些神经元的初级传入纤维没有明显的躯体分布特征。这些细胞的轴突很粗大,通过逆行或顺行标记后可以从胞体处追踪很长一段距离,有时还可以观察到其在距离胞体很近的地方越过中线到达对侧。这些轴突到达对侧后沿外侧索上行,其位置通常要比Ⅰ层STT细胞的轴突更靠近腹侧。

逆向追踪和逆行冲动定位技术显示,背角深层的STT神经元其末梢主要终止于丘脑VPL,其中一些细胞向VPL和中央外侧核均有投射,也可发出侧支到达脑干的核团,如网状结构和导水管周围灰质等。

背角深层的STT神经元对伤害性刺激

（包括机械和温度刺激）的反应非常好。它们表示,大多为 WDR 神经元。但其中也有相当多的高阈值神经元及一小部分低阈值神经元,后者只对非伤害性机械刺激有反应,对非伤害性温度刺激没有反应。这些神经元的皮肤感受野中等大小或比较大。因此它们不像Ⅰ层 STT 神经元那样具有编码伤害性刺激位置的能力。背角深层的 STT 细胞通常会接受来自肌肉关节和内脏感受器传入信息的汇聚,所以它们可能与牵涉性痛（referred pain）的发生有关。

三、投射到中央外侧核的 STT 神经元

第三类 STT 细胞主要位于脊髓背角深层和腹角。这些神经元的轴突交叉后在对侧前外侧区的白质中上行,其末梢到达丘脑中央外侧核。

这群投射到中央外侧核而非 VPL 的神经元通常都具有较高的反应阈值,对作用于皮肤和皮下组织的强烈的伤害性刺激反应最好。这些细胞感受野很大,通常会遍及整个躯体和面部,所以它们不适合编码刺激的位置。相反,它们可能与注意力、觉醒和情感动机方面的反应有关。

影响 STT 神经元活动的突触后递质。在灵长类动物 STT 神经元内注射辣根过氧化物酶的形态学研究发现,与 STT 细胞形成突触联系的神经末梢内含有谷氨酸、γ-氨基丁酸、P 物质、降钙素基因相关肽（CGRP）、5-HT、肾上腺素或去甲肾上腺素。谷氨酸和 P 物质可以由初级传入纤维或中间神经元的末梢释放;CGRP 怎样通常由初级传入纤维末梢释放;含有 5-HT 或去甲肾上腺素的轴突末梢分别起源于延髓中缝核和背外侧脑桥,它们是下行调制系统的组成部分。GABA 能末梢最可能来源于脊髓背角的中间神经元,尽管从脑干下行的 5-HT 能纤维中也有 GABA 共存。

在药理学实验中采用微离子电泳（microiontophoresis）技术发现,一些递质及其激动药或拮抗药能够影响灵长类动物 STT 神经元的反应。通过离子电泳技术释放的兴奋性氨基酸（谷氨酸、门冬氨酸、AMPA、喹啉酸）或 P 物质能够对 STT 神经元产生兴奋效应,而抑制性氨基酸（GABA、甘氨酸）,单胺类物质（5-HT、肾上腺素、去甲肾上腺素）和阿片肽（吗啡、强啡肽、脑啡肽、苯环己哌啶）则产生抑制性效应。有时也会观察到复合的效应。有研究显示了几种可能,如神经递质（谷氨酸、GABA、甘氨酸、5-HT、去甲肾上腺素）及外源性阿片肽（吗啡、甲硫氨酸-氨基脑啡肽、苯环己哌啶）对灵长类动物 STT 神经元的作用。在某些情况下可以利用微透析或离子电泳导入拮抗药来阻断激动药的效应。有研究显示,通过微透析将拮抗药 AP7 注入脊髓背角可以降低或阻断 STT 神经元对 NMDA 和天门冬氨酸的反应,但不会影响它对 AMPA 和谷氨酸的反应。

急性炎症后 STT 神经元的反应变化。炎症或损伤会使相关的 STT 神经元（以及其他的背角伤害性神经元）的反应发生巨大改变。例如在灵长类动物,当皮肤灼伤后,STT 神经元对触觉刺激的反应显著增强,并且对灼伤区以内或以外的非伤害性机械刺激的反应都有所增加。这种增加可能有助于解释损伤区周围继发的触诱发痛的形成。反复的强烈伤害性刺激也可以产生类似的效果,如皮内注射辣椒素。给麻醉的猴子皮内注射辣椒素并记录 STT 神经元的活动,发现可以复制在人类身上发生的多种形式的疼痛反应（如初级机械和热痛觉过敏、次级机械痛觉过敏和触诱发痛等）。近年来许多研究都在致力于探寻究竟是何种神经递质和信号转导机制介导了这些感觉的改变。

神经损伤后灵长类 STT 神经元的反应变化。灵长类 STT 神经元的痛反应变化已经成为研究神经病理性痛的模型。轻度结扎

猴子的 L_7 脊神经,适用于灵长类动物的外周神经源性痛模型,会导致行为的改变,这些改变反映了机械性触诱发痛的形成。在这种外周神经病变模型上记录 STT 神经元的活动,发现机械刺激引起的反应比同一动物对侧或正常猴子的 STT 神经元要显著地增强。此外,这些神经元对热刺激的反应也会增强。

四、丘脑神经元对伤害性刺激的反应

1. 腹后外侧核　记录灵长类动物丘脑 VPL 神经元的活动表明,这些神经元可以对伤害性刺激起反应,在实验中采用了电刺激坐骨神经的方法,刺激强度定为能够激活 Aδ 纤维的水平。在记录到的 110 个神经元中,56 个是低阈值神经元,39 个是 WDR 神经元,其余 15 个是高阈值神经元。在 VPL 内,伤害性神经元的分布与 VPL 的躯体定位分布方式相一致(感受野在后肢的神经元位于感受野在前肢的神经元的外侧)。当电刺激初级躯体感觉皮质(SI)时,除一个神经元外,其余所有 VPL 伤害性神经元都可被逆性冲动所激活。电刺激支配某一感受野的 Aδ 和 C 纤维也可以激活相应的 VPL 神经元。

2. 腹后下核　在丘脑的腹后下核(VPI)也记录到伤害性神经元。与 VPL 一样,在 VPI 中也存在 WDR 和高阈值神经元,其感受野通常比 VPL 的伤害性神经元更大,甚至包括面部在内。VPI 的神经元呈内-外走向的躯体对应分布模式。

3. 腹内核群　中央外侧核和束旁核的伤害性神经元与 VPL 和 VPI 的神经元特征不同,它们的感受野非常大,通常为双侧,并且能够编码伤害性热刺激的强度。在清醒、自由活动的猴子,这些神经元的反应会受到动物对刺激注意程度的影响,麻醉药也会改变它们的反应。腹内核的神经元可能在编码痛觉的情绪反应中发挥作用。

4. 腹内侧核的后部　克雷格等(1994)

在猴子的 VMpo 区记录到了 87 个神经元,其中绝大多数对伤害性刺激或冷刺激有反应,其感受野通常较小,主要位于舌和手部,它们的反应会随着刺激强度的增加而逐渐增强。该部位神经元的躯体对应分布模式呈前-后走向。

五、大脑皮质在疼痛中的作用

20 世纪早期的临床研究得出的结论是,大脑皮质不参与对疼痛的感知。其证据来自于对战争中头部受伤的患者的检查,以及癫痫手术中对人类显露的大脑皮质的电刺激。然而,最近通过对人类大脑的影像学研究和对猴子大脑皮质的电生理记录得出了不同的结论:大脑皮质在疼痛的感知和疼痛的情感-动机形成中发挥着重要的作用。

1. 影像学研究　利用正电子发射断层扫描(PET)和功能性磁共振成像(MRI)技术的影像学研究发现,人类大脑皮质的多个区域对疼痛刺激有反应。被疼痛刺激激活的皮质区域包括初级(S1)和次级(S2)躯体感觉皮质、岛叶皮质以及前扣带皮质。还有一些运动相关的脑区也对疼痛刺激有反应。

2. 皮质伤害性神经元所接受的丘脑传入　S1 和 S2 皮质。丘脑向 S1 和 S2 的投射纤维主要来自于腹后外侧核(和腹后内侧核),有的来自腹后下核和中央外侧核,所有这些核团都接受 STT 的直接投射。

3. 前扣带回　前扣带回接受来自丘脑前核、背内侧核的小细胞部,中央外侧核及束旁核的纤维投射,中央外侧核接受 STT 的直接投射。

4. 岛叶　岛叶前部接受来自丘脑腹后内侧核的小细胞部、背内侧核的大细胞部及内侧丘脑一些核团的投射。岛叶后部则接受来自 VPI、枕叶和膝状体上核的投射及由 S1、S2 和顶叶联合皮质发出的纤维。在岛叶和杏仁核之间存在着双向的纤维联系,STT 发出的纤维直接投在岛叶和杏仁核之间存在着双向的纤维联系,STT 发出的纤维直接投射到 VPI 和丘脑后复合体,S1 和 S2 皮质的伤害性神经元的活动可能反映了 STT 向 VPL 的信息传入。杏仁核向岛叶传入可能会受到脊髓-臂旁核-杏仁核通路及直接的脊髓-杏仁核通路的影响。

（罗　非）

第四节　神经病理性痛:感觉缺失、痛敏和疼痛扩散

20 多年来,对于慢性伤害性刺激和神经损伤引起的伤害性处理过程及其可塑性变化有了越来越多的认识。躯体感觉神经系统受到损伤会导致神经病理性痛,这种疼痛的特点是持续时间长,不但降低患者的生活质量,而且影响患者的工作能力,加重医疗负担。众所周知,外周或中枢神经系统(CNS)损伤后,相应的大脑投射区域会发生一系列解剖和功能的改变。伤害性信息传递系统的损伤通常都表现为敏感性增加。人们现在已经能够从分子、细胞和临床各个水平来探索神经系统的病理变化。

分子水平的变化包括新的离子通道形成、某些受体的上调,以及其他受体下调、新受体表达、新基因诱导,这些变化可单独出现,也可联合出现,最终导致神经系统的过度兴奋。

上述分子水平的变化带来了细胞水平的变化,表现为伤害性感受器的自发放电,胞体去极化阈值的降低,对阈上刺激反应的加强,沉默(silent)伤害感受器的活化,感受野的扩大,细胞形态的改变,以及由此导致的脊髓和大脑中继结构的继发性改变等。这些诸多事件的临床表现还不太清楚,可能有疼痛强度的放大和持续时间的延长,不同类型诱发痛的产生,以及疼痛向非损伤区域的异常扩散等。迄今为止,关于神经病理性痛的发生机制已经提出了一系列假说,但是,我们仍然没有找到适当的方式将各种机制与特定的临床症状和体征联系起来。

由神经元过度兴奋而引起的临床症状应当受到广泛关注,因为这是理解各种神经病理性痛可能机制的窗口,也是从药理学角度治疗疼痛的可行途径。但是目前我们对于症状体征和机制之间的关系并不清楚,因为一种机制可以解释多种症状,而一种特殊的症状也可能由多种机制介导。

神经病理性痛的一个重要临床表现是,信号传递通路损伤导致的感觉缺失和损伤区痛觉过敏现象的共存。这种异常的敏感性有时候仅发生在去神经支配的区域,有时候也会延伸到损伤区域以外。对于外周或中枢神经损伤后受损区域感觉变化机制还存在很多争议。

一、神经病理性痛的病因

神经性痛的病理特征为,外周或中枢神经系统的信号通路损伤,造成神经系统传入信息的部分或完全丢失,相应的外在表现为损伤区域部分或完全的感觉缺失。神经系统损伤引起的传入活动减少也是组织再生和脱抑制的起点,伴随着继发性痛觉过敏的出现,并由此产生多种痛觉异常的症状。

神经病理性痛的病因有很多,有良性的也有恶性的,有创伤性的也有代谢性的,有血管性的,也有免疫性的。Woolf 等(1998)根据发病机制提出了一种分类方法,以期明确每个疼痛患者的特殊机制,例如,触诱发痛是由于伤害性感受器敏化后放电增加引起的。目前关于疼痛机制的理论有很多,其中有些还尚属假说。神经病理性痛的机制可简单概括如下。①背根神经节的伤害性感受器被敏化及沉默感受器被激活导致病理性活动和异位放电增加。过多的传入信息轰击背角神经

元,使之敏化。②细纤维传入严重受损,粗的有髓纤维发出芽枝到达背角浅层的"伤害性区域"引起脊髓结构的重组,导致中枢敏化。③神经干炎症及相应的异位电活动是中枢敏化的起源。④交感神经的活动可以敏化伤害性感受器。⑤脊髓和大脑对痛觉信息的处理过程改变,正常情况下与疼痛无关的脑区也加入进来,使大脑发生了可塑性变化。总之,神经病理性痛的机制相当复杂,这种复杂性体现在各种病理性痛并不共用同样的机制,症状相同的患者其机制未必相同,甚至在同一个患者身上疼痛的机制也在不断发生变化。例如,疱疹后神经痛的患者可能在一段时间内表现为电痉挛样疼痛,而过后又以触诱发痛为主。

二、神经病理性痛的感觉异常

1. 感觉缺失和疼痛　神经病理性痛的一个基本表现是疼痛区感觉功能的部分或完全丧失(表 4-1)。也就是说,对于某些患者来说,感觉缺陷可能比较严重,而对于另外一些患者来说则可能比较轻微。除了针刺之外,用棉签轻划局部皮肤或给予温度刺激通常足以评价感觉缺失的程度。如果感觉功能轻度缺陷,则用定量的心理物理学测量方法,如热像仪、压力测痛计等进行辅助评价。外周神经损伤可能会引起较大范围的感觉异常,包括对多种感觉模态的感受异常。对于中枢神经系统损伤的患者,神经病理性痛的产生与脊髓丘脑信息传递功能的部分或完全缺失有关,其相应的感觉缺陷为温度觉和针刺觉下降,而振动觉和其他躯体感觉保持相对完整。举例来说,大量研究显示在卒中后疼痛的患者,感觉缺陷是疼痛出现的必要,但条件不充分。近来又有研究表明,对于脊髓损伤引起的中枢性疼痛,感觉缺失和痛觉过敏是两大典型特征。但其他类型的中枢病理性痛是否也有类似的表现仍是有待解决的问题。

表 4-1　对神经病理性痛阴性感觉症状和体征的评估

阴性感觉症状/体征	临床检查	实验室测试	扩展检查
对触摸的感觉阈值下降↓	用棉球接触	冯·弗雷丝评级	无
针刺刺激感觉阈值和疼痛阈值↓	针刺皮肤(单刺激)	特殊冯·弗雷丝评级(100g)	
冷/热刺激感觉阈值和疼痛阈值↓	20℃和45℃的温度刺激	温度测试	
振动的感觉阈值和疼痛阈值↓	在踝部使用调音叉刺激	振动计	扩展到受损神经支配区外

评估疼痛的第一步,是要在图纸上描记感觉缺失区域的分布,通过这种分布可以判断受损的神经组织是单根、多根神经,还是神经束、神经根,或是大脑的躯体感觉结构。这种描记图还有助于区分器质性的和非器质性的感觉紊乱,也有利于判断感觉缺失是否是由躯体化障碍(somatization disorder)所造成的。一般而言,不论是中枢损伤还是外周损伤,感觉缺陷都局限于受损的神经系统所支配的区域;而对于躯体化障碍的患者,虽然表现为明显的感觉缺失,但并没有相应的神经解剖结构的改变。通过测量,不仅可以定位感觉缺失的区域,还可跟踪这些区域大小的变化,这种做法有利于记录疾病的发展过程和患者的康复情况。若要实现更为准确的测量,建议采用自动化的描记系统。

2. 感觉过敏和疼痛　神经病理性痛的典型表现有两种,即痛觉过敏(hyperalgesia,对伤害性刺激反应增强)和触诱发痛(allodynia,由非伤害性机械或温度刺激诱发的疼痛)。机械性痛觉过敏包括 3 种形式:①由轻压皮肤诱发的静态(static)痛觉过敏;②由点状刺激引起的点状（punctate）痛觉过敏；③由轻刷皮肤引起的触觉（动态，dynamic）痛觉过敏。冷刺激和热刺激都能诱发异常的疼痛，将其分为由冷刺激引起的冷痛觉过敏和由热刺激诱发的热痛觉过敏。

通过测量疼痛强度、诱发阈值、持续时间和疼痛面积等指标，可以对触诱发痛或痛觉过敏进行定量研究（Jensen 和 Gottrup，2003）。既然刺激能够诱发疼痛产生，说明触诱发痛时传入信息并没有被完全阻断。不过偶尔也会出现神经完全损伤时也有异常感觉产生的情况，表现为去传入肢体的有痛性感觉缺失（anesthesia dolorosa）。产生这种现象的机制有很多种，包括神经芽枝的异常放电、外周神经支配区的改变、失去正常支配区后敏化的中枢神经元感受野扩大等。当然也可能是这些机制的联合作用。在正常人，阻断粗纤维传入可诱发痛觉过敏。他们会将针觉信息的热刺激或冷刺激感知为烧灼痛或挤压痛，说明在正常情况下感觉传入纤维能够抑制背角神经元的活动，当这种抑制被病理性痛机制破坏时就会发生神经病理性痛。

病态痛觉（hyperpathia）是由痛觉过敏、触诱发痛及神经纤维缺失造成神经病理性痛的原发紊乱等组成的疼痛症候群。在这种情况下，将阈上刺激作用于感觉阈值升高的区域时，会突然诱发一种爆发性的疼痛反应。病态痛觉是外周或中枢去传入的表现，由于传入信息的缺失或异常而导致阈值增加和中枢过度兴奋。

3. 感觉过敏的分布　对感觉缺失而言，测量感觉过敏区域的分布以确定所属的神经支配，如神经纤维、神经束、神经根、脊髓节段或者脑支配区等是非常必要的。目前对于这种情况下的感觉分布规律还了解得较少。

一般来说，出现自发或诱发感觉异常的区域与受损神经系统所支配的区域是一致的，不过也可能只是支配区的一部分或在支配区以外。神经病理性痛患者个体之间阳性和阴性症状的差异增加了我们探求其机制的困难程度。例如，某些患者的阳性症状分布区扩大可能是由于外周神经损伤造成某脊髓节段发生中枢敏化的结果；而另外一些阳性症状患者却找不到任何神经损伤的迹象。或许笼统地用"敏化"一词来解释这些现象更好些。这种现象在根据病种来定义的疾病[如颈椎扭转所致肠激惹征（挥鞭综合征）]及弥散性肌肉骨骼紊乱（如肌纤维痛）中也有所描述。尽管伴有和不伴神经损伤的疼痛的机制看起来都是类似的，但是从临床和治疗的角度来看，区分这些完全不同的疾病是非常必要的。

三、不依赖刺激和依赖刺激的神经病理性痛

临床上神经病理性痛的特征有两种：①自发性，进行性疼痛；②多种类型的诱发性疼痛。前者又被称为非刺激依赖性（stimulus-independent）疼痛，后者又被称为刺激依赖性（stimulus-dependent）疼痛，二者都体现了神经系统兴奋性的增高。

1. 非刺激依赖性疼痛　该类型疼痛是自发的，或表现为持续性，或表现为发作性。其性质多样，有冲击痛（shooting）、电击样痛（shock-like）、酸痛（aching）、绞痛（cramping）、压榨痛（crushing）、刺痛（smarting）、烧灼痛（burning）等。发作性疼痛往往持续数秒，为冲击痛、电击样痛或刺痛。典型的发作性疼痛多发生于痛性抽搐（tic douloureux）、包埋性神经病变（entrapment neuropathy）、截肢术后及梅毒性疾病，在脊髓痨（神经梅毒）患者，冲击痛通常被描述为由情绪应激诱发的横贯腿部的闪电样疼痛。冲击痛也发生在神经受压迫的疾病（如椎间盘突出、椎体压缩、肿瘤致神经压迫、包埋综合征等）。

非刺激依赖性疼痛的机制可能在于敏化的 C 纤维放电增加。另外，烧灼感或触物感痛可能与粗的有髓 A 类纤维活动增多有关。

2. 刺激依赖性疼痛　能够诱发疼痛的

刺激类型很多,根据这些刺激类型可以对刺激依赖性疼痛进行分类。在几种类型的诱发痛中,最主要的是机械诱发痛和温度诱发痛。有的患者可能表现为多种症状,而另外一些患者可能只有一种形式的痛觉过敏。例如,神经损伤痛患者或截肢患者对于机械刺激可能存在扳机点(trigger points),但其温度觉却是完全正常的;而神经病变患者可能仅有冷诱发痛一种感觉异常。因此我们必须应用一系列刺激进行测试,以便对患者的感觉异常进行确诊或排除。诱发痛在时程上通常很短暂,只在刺激时出现,但有时也会延续到刺激停止后数分钟、数小时,甚至数天,即所谓的后感觉,在这种情况下,自发痛和诱发痛很难区分。虽然神经病理性痛具有一些特征性的症状和体征,但是迄今为止研究结果显示,单纯利用症状体征来区分疼痛患者有无神经损伤,仍是不可能的。

四、外周神经病理性痛

外周神经损伤后,去神经支配的区域通常会出现感觉缺失现象,在病变区域周围也会有感觉异常,包括痛觉过敏和触诱发痛。截肢患者和神经丛撕脱伤患者,可能还会出现另外一种症状,即患肢和麻痹区的幻觉,这些幻觉既可以是痛性的,也可以是非痛的。此外还有一些患者的感觉异常似乎并不发生在受损神经支配的区域,而是来自去传入中枢邻近的脊髓和脑干节段所支配的区域。脊髓神经元过度兴奋会引起大脑皮质的继发性功能重组。事实上,已有一些研究利用各种影像学技术证实了上肢截肢患者存在大脑皮质的功能重组现象,表现为上肢代表区邻近代表区的扩大,如面部代表区扩展至上肢代表。

1. 初级传入伤害性感受器的敏化   疼痛通常是由无髓 C 纤维和细的有髓 Aδ 纤维激活引起的。正常情况下,C 和 Aδ 伤害性感受器处于静止状态,它们只对高强度的伤害性刺激有反应。利用外周神经损伤模型发现,在没有急性组织损伤、炎症和异常自发性传入活动的情况下,伤害性感受器也会发生敏化。神经损伤模型建立后,外周神经呈现自发活动,它们对各种化学、温度和机械刺激的敏感性增加。这种异常活动不仅出现在外周神经末梢,还会发生在神经干(异位活动)和背根神经节(DRG)细胞。这一模式显示,中枢神经系统所接受的异常传入至少有 3 种来源,即敏化的伤害性感受器、神经干上的异位病灶以及 DRG 神经元的自发放电。

神经损伤后不仅有异位活动的产生,还有离子通道表达的增加,尤其是钠离子通道和受体。钠离子通道和受体在产生异位冲动的部位堆积,可能是引起动作电位阈值降低,以及受损初级传入纤维产生自发活动的原因。

对截肢后幻肢痛的患者进行神经微电图记录,发现被截断的神经表现出自发的传入活动;同样,对机械性痛敏和热痛敏的患者记录也发现,支配疼痛区域的 C 型伤害型感受器发生了敏化。

关于 C 纤维敏化的间接证据是,给疱疹后神经痛患者局部应用 C 纤维兴奋剂——辣椒素后,患者报告疼痛增加。能够阻断异位冲动传导的局麻药利多卡因局部应用可以缓解疼痛。故敏化的伤害性感受器不仅是自发性疼痛的根源,而且是产生各种诱发性痛的环节。

诱发性痛并不局限于表层组织,它也可以表现为深部组织痛,这种疼痛通常很难定位。有急性脱髓鞘性多发神经根炎的患者,往往报告身体近端发作性的深部疼痛,这也是该病最常见的疼痛类型。我们尚不确定这种疼痛是由来自肋间神经的小直径初级传入纤维的异常活动引起的,还是由于中枢敏化造成的。对于中枢敏化来说,皮肤传入纤维终止的第二级神经元,也接受来自深部组织如肌肉的汇聚投射。

2. 中枢敏化　中枢敏化(central sensitizatin)是指感觉通路上二级或更高级神经元的兴奋性发生可塑性改变。它通常发生在组织损伤或神经损伤之后。

(1)外周传入增加：外周损伤引起中枢敏化时，轻触刺激即可引起机械性触诱发痛。一旦 Aβ 纤维介导的触诱发痛型中枢敏化建立起来，则需要 C 型伤害性感受器的传入。用热刺激进一步刺激这些伤害性感受器，不仅会加强进行性疼痛，而且会加剧触觉诱发痛。选择性阻断 Aβ 纤维只能消除触诱发痛，而对进行性痛无作用。并且在中枢敏化的情况下，一个传入纤维得以与二级痛信号神经元发生联系，导致点状机械性触诱发痛甚至冷诱发痛的形成。

很多实验室的研究都表明，伤害性感受器对温度刺激的敏感性与中枢敏化有关，后者表现为对机械性刺激和温度性刺激的触诱发痛。温度觉痛敏有两种形式，即热痛觉过敏(heat hyperalgesia)和冷痛觉过敏(cold hyperalgesia)，前者在神经病理性痛中很少见，而后者却很普遍，并且涉及很多的机制。在有继发性痛敏的外周神经病理性痛患者，鞘内注射 NMDA 受体拮抗药能够减弱触诱发痛，这表明触诱发痛是由脊髓介导的，而非脊髓以上的结构。

(2)外周传入的减少：临床观察发现，外周传入减少同样也能造成神经病理性痛，由于去传入或神经变性导致的 C 纤维输入减少，使背角浅层神经元的突触联系也减少。最近的研究还表明，部分中间神经元死亡可能是造成中枢兴奋性增强的原因。在这种情况下，通常终止于深层(Ⅲ和Ⅳ层)Aβ 机械感受器发出芽，伸入Ⅱ层与失去传入的神经元发生了直接联系。虽然上述发现可以解释，为什么 C 纤维减少或缺失的患者，会出现触诱发痛，但最近更多的实验结果对这种观点提出了质疑。而且尽管在临床上观察到去神经传入会引起中枢兴奋性增强，但相关的实验室证据并不充分。病理学研究显示，对于一些痛性神经疾患如艾滋病病毒，糖尿病和自发性神经病等，都有外周神经纤维，DRG 和脊髓神经元纤维或胞体的缺失。一项研究通过皮肤活检物和全轴突标志物 PGP 9.5 抗体，对疱疹后神经痛(PHN)和不伴有疼痛的带状疱疹患者进行了检查，发现 PHN 患者有严重的患侧树突缺失现象。利用 C 纤维轴突反射(C-fiber 轴突反射反应)，我们对人类皮肤表层 C 纤维的功能进行了更为客观的评价。利用组胺离子电渗法和激光多普勒流式仪相结合的办法来定量检测血管反应，发现在一些 PHN 患者，组胺诱发的轴突反射性血管舒张减弱或消失，皮肤炎症反应区面积减小，并伴随强烈的动态触诱发痛。用定量温度感觉测试(quantitative thermal sensoty testing)来评估 C 和 Aδ 纤维的功能发现，对于有急性带状疱疹和慢性 PHN 的患者来说，在触诱发痛明显的区域其温度觉阈值也呈现异常增高的现象。在乳腺切除术后的神经性痛患者也有类似的表现。

显然有一些神经病理性痛患者存在皮肤 C 型感受器的缺失，并伴随触诱发痛。在这些患者，由于无髓初级传入纤维的中枢端变性而引起背角突触结构的重组，从而使 Aβ 机械感受器和失去正常伤害性传入的背角神经元发生异常的直接联系。

五、中枢神经病理性痛

脊髓损伤造成的神经疾病的一个特征是损伤水平及其以下平面发生神经病理性痛。在损伤水平，疼痛表现为条带样感觉异常；在损伤水平以下麻痹的身体部位，会出现幻觉性疼痛，这种疼痛可能受到损伤节段嘴侧过度兴奋的神经元群的驱动，因为这些神经元与大脑之间的纤维联系是完整的。而在卒中后中枢痛患者，疼痛往往发生在去传入的神经纤维所支配的区域。此时，失去正常传入投射的神经元的过度兴奋，是引发疼痛的原因。

1. 脊髓损伤性疼痛 脊髓损伤（spinal cord injury，SCI）性疼痛通常发生在由于创伤或疾病而引起脊髓损伤的患者，如多发性硬化症、肿瘤、脊髓卒中等。有研究报道，平均 70% 的 SCI 患者伴有疼痛发生，其中 1/3 为剧烈疼痛。SCI 会引起大范围的感觉紊乱，既有阳性症状也有阴性症状。患者主诉为损伤水平或损伤水平以下的持续性自发疼痛或触物感痛（dysesthesia），疼痛可以是烧灼性痛、冰冻样痛、压榨性痛、冲击痛、酸痛、针刺样痛或麻刺感。感觉异常（paresthesia）通常与这些不愉快的感觉同时发生。在脊髓不完全损伤的病例中，刺激依赖性疼痛，可发生于损伤水平或损伤水平以下的身体部位。

将 SCI 性疼痛分为损伤水平和损伤水平以下的疼痛，是因为这两种疼痛涉及不同的机制。损伤水平以下的疼痛属于中枢痛，由脊髓损伤引起，起病时间晚，发生在脊髓损伤后数月或数年；而损伤水平的疼痛既有外周机制（神经根）又有中枢机制（脊髓），疼痛发生较早。两种疼痛的共同点在于，无论何种治疗方法效果都很差。

2. SCI 性神经病理性痛 多分布于感觉缺失的部位。主要的感觉缺陷是由脊髓丘脑功能障碍引起的，导致个体对温度和针刺的敏感性发生改变，但是脊髓丘脑损伤并不足以引起神经病理性痛，因为很多这类损伤都不伴有疼痛。临床检查和定量感觉测试结果都表明，不管是疼痛患者还是非痛患者其温度觉和触觉都有同等程度的严重损伤，但是就诱发痛（如触诱发痛）来说，在疼痛患者更为多见，特别是在产生自发痛的部位。根据这些发现有人提出，神经元过度兴奋是形成神经病理性痛的必要附加因素。在一项 SCI 研究中发现，对于伴有疼痛的患者，在脊髓损伤水平用刷子诱发的触物感痛或针刺引起的痛觉过敏的强度要明显高于不伴疼痛的患者。这些发现提示，损伤水平的神经元过度兴奋（表现为感觉过敏）是产生损伤水平以下疼痛的重要机制。另外磁共振成像研究表明，较之于非疼痛的患者，疼痛患者的受损脊髓节段嘴侧的灰质损伤得更为严重。在实验中损毁动物的背侧中央灰质，会出现感觉过敏和损伤水平周围背角神经元的兴奋性增强。因此推测，由脊髓丘脑束损伤造成的去神经传入加上损伤水平神经元兴奋性增加，可能是损伤水平以下疼痛产生的重要机制。

感觉的改变并不局限于受损伤脊髓所支配的区域。SCI 疼痛患者在邻近脊髓损伤部位躯干处的感觉阈值比非痛患者要低，而远离损伤部位的由三叉神经支配的区域其感觉阈值却显著升高，这说明 SCI 性中枢痛，不是由于普遍的中枢敏化导致阈值普遍降低造成的。相反，我们只在损伤水平附近观察到阈值的降低，说明仅在受损伤节段附近存在神经元的过度兴奋。至于远处部位感觉阈值的增加是否涉及内源性疼痛抑制系统、注意缺陷或脊髓上结构的继发改变，目前并不清楚。

3. 卒中后疼痛 卒中后疼痛（中风后疼痛），以前称之为丘脑痛，是中枢痛的典型代表。该病的特征是脑血管损伤造成身体某些部位的疼痛和感觉异常。起初人们认为，对侧丘脑损伤是引起卒中后疼痛的原因，但后来的研究显示，脑内任何部位的损伤导致感觉传导通路被破坏都可能引起疼痛和感觉异常。现在我们知道，脊髓丘脑束的破坏是中枢痛形成的必要因素，卒中后疼痛可见于外侧延髓梗死、丘脑卒中及各种各样的皮质损伤。虽然中枢性疼痛一度被认为是罕见的疾病，但越来越多的研究表明卒中患者发生中枢性疼痛的病例高达 8% 以上。最常见的主诉为受累躯体的烧灼感、紧束感或挤压感，临床检查显示，感觉异常既有敏感性的增加也有敏感性的降低。敏感性降低反映了损伤导致的去传入改变，而敏感性增强则反映了神经元的过度兴奋，可能也与去传入有关。疼痛特异性地分布于感觉异常的区域,且仅发生在该区域的一部分。基于这些观察有人提出,卒中后疼痛不仅由于脊髓丘脑束至大脑某个区域的传入纤维缺失,还可能反映了失去正常输入(抑制性?)的中枢神经元群的过度兴奋。卒中后疼痛的原因可能是那些正常情况下受控于周围(下图)结构的神经元发生了脱抑制现象。因此,利用抑制中枢神经元的药物来减少中枢性疼痛可能是一种可行的治疗方法。

4. 无神经损伤的痛觉过敏　在没有神经损伤的患者,有时也会出现阳性感觉症状,如慢性肌肉骨骼痛患者(紧张性头痛、挥鞭伤、纤维肌痛等)。对病因不明的痛敏患者应进行认真细致的神经系统检查,这对于确定神经系统是否受到了损伤是非常重要的。电生理和其他实验室技术都有助于神经损伤的确诊。阴性痛觉症状是神经损伤最为可靠的证据,而对于痛觉过敏来说,由于神经系统动态特点,神经元敏感性增强可能出现在非损伤区域,因此,阳性症状在疼痛疾病诊断过程中的价值比较少。

(罗　非)

第 5 章

针灸反射区与经络体系的关系

第一节 针灸治病机制与针灸反射的认识

针灸是一种反射疗法。不只是发生在大脑皮质的条件反射,即中枢反射,而是多层次、具有多重反馈回路,包括长短乃至轴突反射在内的复杂神经-体液机制。不仅针灸治病是反射过程,经络现象也是反射所导致,即身体内具有双向功能的特点。近年来,又对神经免疫反射弧有了一系列新的认识。

在体表穴位的针灸非特异性刺激,能导致 3 大类反射,即疼痛、温度、压力的感受性反射,微创性炎症反射和排异性免疫性反射。第一类反射感受器主要位于体表组织结构内的机械与温度感受器,通过其相应的传入、传出通路,可诱发各种化学、物理效应器的反应。第二类反射是局部针具刺激导致的组织微创性炎症反应。第三类反射是针具等异物刺激所致的局部排斥免疫反应。留针时间越长,如埋针或埋线,这个反应通常越明显。

关于针灸控制炎症的神经机制,近年来日益受到重视。对于炎症伤害的控制,以往的研究视线大多在于体液因素对炎症的影响,而对神经系统的抗炎作用了解甚少。随着研究的深入,人们发现神经系统在炎症的发生发展过程中具有强大的调整作用,其中以迷走神经及其分泌的递质乙酰胆碱所构成的胆碱能抗炎通路的研究最令人瞩目,它与免疫系统共同构成了一个复杂的神经免疫调

节轴,通过其对外界伤害做出的防御反应,保护和维持机体自身内环境的稳定。

简而言之,针灸或中医外治法的治疗机制主要分为两大类:①感觉性刺激调制的神经-体液反射;②微创性刺激导致的神经-免疫反射。通过促进或强化人体固有的自愈机制起作用。各种干预措施都必须遵循此两大机制,审视穴位上实施的各种刺激工具或手段的合理性与选择最恰当的刺激方式或参数。

一、反应点、反射区形成原理的深化理解

解释反应点或反射区的形成机制,须回答两个问题:一是体表特定部位的反应点是如何与所反映的身体器官(内脏、躯体或中枢)发生联系的? 二是反应点上的各种阳性表现(皮肤电阻、皮温、局部压痛、软组织外观及张力变化)是如何出现的? 对于第一个问题,比较清楚的是"脑-皮轴"及同节段神经支配的皮肤与内脏对应的认识。反应点可分为生理性与病理性。前者(多数传统经穴)是身体在内外环境相互作用下特定体表区域的感觉阈值发生异化的结果。至于第二个问题,研究较多的是穴位敏化机制,认为反应点尤其是病理反应点上的各种表现,是在疾病条件下,体表出现的一种以炎性反应为主的病

理生理学变化。具有类似功能的反应点或穴位相聚而成的身体反射区,新的反射区理论是对传统经络学说的继承和发展。

二、反应点是穴位本质的还原

人体作为一个完整的自动控制系统,有多重多级的神经网络结构传递各种内外信息。

身体反射区是对传统经络体系全方位的重构。当身体某器官或组织发生病变时,其信息可在特定的体表反射部位输出信息,以反应点(区)的形式表达。同时在该点或区进行针灸刺激,向人体输入了控制信息,通过人体自动控制系统发挥调整治疗作用。穴位的本质是反应点,具有反映病邪(诊)与祛除病痛(疗)双向功能。

1. 穴位的发现增多与经络体系形成　至今认识的 362 个经穴及多数经外奇穴都在长期医疗实践中从反应点的认识转化而来。包括疾病中出现的局部阿是穴,远端的敏感点。体表的这些位点与病症出现的部位(内脏或躯干肢体)联系起来。随着体表部位的发现愈益增多,先辈观察到,用于治疗相同病症的位点分布具有一定的规律性。于是十四经脉定下了,原先并无固定位置或无名称的刺激点也就有了固定的定位与名称。从腧穴发展和演变的历史来看,这一转变十分重要,从零碎的实践上升至理论,使穴位的分布有了规律可循。但是,忽略了反应点是穴位的本质,忘却了穴位具有反映病邪与祛除病痛双向功能。穴位是“区”,而不是“点”;经脉是“带”,而不是“线”的概念。反射区中的反应点通常与病变部位有简短的联络通道,适当的刺激调整能提高疗效和缩短疗程。

2. 中医经典强调身体内外“交互反映”的理念　《内经·灵枢·海论》指出,“夫十二经络者,内属于脏腑,外络于肢节”,一直只被看作是对经络体系的描述。《内经·灵

枢·筋经》提出,“缺盆中纽痛,不可左右摇。治在燔针劫刺,以知为数,以痛为腧……”,为针灸取穴法则之一。《备急千金要方》说:“有阿是治法,言人有病痛,即令捏其上,若里当其处,不问孔穴,即得便成痛处,即云阿是。灸刺皆验,故云阿是穴也。”《丹溪心法》“有诸内者,必形诸外”“视其外应,以知其内者,当以观外乎诊于外者,斯以知其内,盖有诸内者,必行诸外。”凭借体外的表现来探求内部的变化。

所谓“阿是之法”,并非只是为了找出压痛点,也可以是为了寻找其他的体表反映现象,如按之而现热感而痛止、压麻、压酸、“按之引耳中”等。可以认为,“阿是之法”的意义远远超出“阿是穴”本身。这些中医经典文献强调“反应点”是穴位的本质,本应成为针灸疗法的核心理念,却未成为传统针灸取穴的主流。魏稼教授(1962,江西中医学院)研究中医经典文献发现这一重大失误。

3. 穴位具有成片、成带汇聚分布的特性　穴位或生理反应点可称为穴区或反射区,而病理反应点通常就位于这些穴区的中心。以手少阳三焦经翳风穴为例,牙痛、耳鸣、耳聋、面神经麻痹可在翳风穴处出现硬结反应点,各人出现的位置可稍有不同,所谓上翳风、翳风、下翳风三个部位,就是具有一定面积的翳风反应区,刺中其硬结中心应具有效应。同一个病理反应点,其体表位置可在一定范围内变动,因人而异、因病而异。

还有一个最重要的证据,就是根据反应点来取穴者疗效较好,意识运用,新穴运用,有的刺激靶点冠以不同名称,如压痛点、反应点、敏感点、扎跳点、扳机点、良导点等。所谓穴位就是体内疾病信息在体表的输出部位,也是体表刺激信息的输入部位。反应点是穴位本质的还原,又为刺激靶点的针灸,即所谓反应点针灸。

(肖　京　薛爱荣)

第二节   躯体、内脏反射区与经络的关系

新穴位层出不穷,"同经异治"和"异经同治"表达不清,混淆模糊,束缚了传统经络体系的发展。三大类身体反射区则揭示了传统经络体系的"真相"。

一、躯体反射区

前、后、侧三个区域代表了经络体系的体表循行线路,即十二经脉、奇经八脉、十二经筋、十二皮部、十五络脉等。①前区——足三阴经、手三阴经、足阳明胃经,所属经筋、皮部、络脉,任脉、冲脉及带脉前部,阴维脉、阴跷脉、任别别络。②侧区——足少阳胆经、手少阳三焦经、手阳明大肠经,所属经筋、皮部、络脉,阳维脉、阳跷脉,脾之大络。③后区——足太阳膀胱经、手太阳小肠经,所属经筋、皮部、络脉,督脉、带脉的后面部分,督脉别络。头面部循行的经脉交叉甚多。躯体反射区连续分布于人体周身体表,与经络体系在体表的走行特征是一致的,故是循经感传现象的主要外周基础。

身体两侧对称或相应部位之间存在着交互性躯体反射,通常有4种沟通方式:一是通过脏腑,左右两条经脉络属同一脏腑。二是通过督脉与任脉,手足三阳经交会于大椎穴,而足三阴经都交会于任脉的关元、中极穴,加上同名经经气相通,故左右两侧经脉可共同构成督脉、任脉沟通。三是经脉的左右交叉循行,把人体左右两侧联结成一个有机的整体。如手阳明大肠经"交人中左之右,右之左"。四是通过带脉,由于带脉横于腰腹,环身一周,故它可以把上下循行经过腰腹部位的足三阳经、足三阴经的左右联结、沟通。临床上常用的巨刺或缪刺法就是以此种经络关系作为基础。

二、内脏反射区

从十二经脉在四肢的分布看,手三阴经均经过上肢;足三阳经、足三阴经均经过下肢,此乃人们通过长期无数临床观察与实践的总结。脏腑相连的这些经脉大致与内脏发生器在上肢的分布规律是吻合的。但是也有不一致之处,那就是传统经络体系内认为有大肠经、小肠经的分布,为治疗肠疾病的主要经络,而在下肢则无其分布;另一方面,下肢有胃经分布,乃治疗胃疾病的主要经络,而在上肢无其分布。内脏反射区分布规律提出,肠反射区应在下肢,而不出现在上肢,胃反射区则既可以在下肢,也可以出现在上肢。这是和古典经络体系的两股最大的差别。关于肠反射区位于下肢而非上肢的认识,首先得到古今以来大量临床实践经验的支持。如主治肠道疾病的穴位或反应点多在下肢,足三里、上巨虚、阴陵泉、地机、止泻点、三阴交等治疗腹泻、腹痛、腹胀或痢疾均有极佳疗效,多为临床治疗肠疾的主穴。然而,大肠经、小肠经的穴位治疗肠疾,其疗效远远不如下肢的上述穴位,故一般均不作为主穴。

如何解释关于大肠经、小肠经分布于上肢的经典认识?其一是,肺经与心经分布于上肢,缘于"肺与大肠相表里""心与小肠相表里"的中医理论以得到临床实践的证实,并不需要表里相关的内脏反射区或经脉一定要分布在同一肢体上。其二是,大肠经、小肠经上某些穴位,如曲池、手三里、上廉、下廉、合谷等,也能对肠疾病起到若干治疗作用。可以推测,可能通过与胸背腹部或下肢的运动器官相关联,从而影响相应内脏功能。

大肠经、小肠经乃是躯体反射区的主要分布区,由于肠道功能与人体的运动关系很密切,上下肢各运动器官之间是相互协调、密切配合的,但这种联系可能是间接的。其作用途径可能是通过连续分布于全身的躯体反射区直接作用于直肠等部位,以得到临床研

究与解剖学的支持(针刺十二经脉的不同穴位治疗便秘均有效,提示有一定程度的非特异性);又通过肠反射区重叠的躯体反射区的刺激联系实现其影响。解剖学知识提示,直肠上 2/3 段是内脏平滑肌,而下 1/3 段恰是与骨骼肌相同的横纹肌。直肠是大肠的最后一段,其功能与便秘、腹泻等肠功能都不无关系,可能正是刺激全身十二经络或躯体反射区都可以治疗便秘的一个结合口。

关于胃反射区同时分布在上、下肢的认识,更有大量的临床实践和文献证据报道穴位功能作为支持。如上肢阴面的手三里、内关、间使、劳宫等,主治胃痛、溃疡病、呕吐、急性胃炎;而下肢则有更以足三里为代表的主治胃病的穴位或反应点。因此,传统经络体系把胃经描述为只经过下肢而不经过上肢,显然是不完整的认识,需要纠正与补充。四肢的内脏反射区不是线,而是带状的,都可由两条以上的经络段落之穴位组成,具有类似主治功能。如上肢肺反射区可包括肺经与心包经段落;下肢肠反射区可包括胃经与脾经段落。四肢的内脏反射区与十二经脉段落的关系如下。①肺反射区——肺经、心包经;②心反射区——心包经、心经;③胃经——心包经、胃经、脾经;④肠反射区——胃经、脾经;⑤泌尿生殖反射区——神经、脾经、部分肝经、膀胱经;⑥肝、胆、脾、胰反射区——肝经、胆经、部分脾经。

(相嘉嘉　郭国灿)

第三节　中枢反射区与经络的关系

位于头面及躯干正中线上的中枢反射区与督脉、任脉基本一致。十二经脉在手足末梢的穴位基本属于中枢反射区(身体边缘区)。汇聚于头面部的大多数穴位也位于中枢反射区(头皮区)。处于躯干与四肢阴阳面交界处的经脉段落也都属于边缘区的范畴,如大肠经、小肠经与心经的前臂段,三焦经的上臂段均属于上肢边缘区;胆经与肾经几乎下肢全段,膀胱经与脾经的部分小腿段都属于下肢边缘区。中枢反射区与十四经脉段落的关系如下。①中线区——督脉、任脉。②边缘区——上臂为大肠经、三焦经;前臂为大肠经、小肠经、心经;手部为手三阳、手三阴;大腿为胆经、肾经;小腿为胆经、肾经、膀胱经、脾经;足部为足三阳、足三阴;躯干为胆经;头皮区为督脉、膀胱经、胆经、三焦经、肾经。

一、躯体反射区与内脏反射区的重叠

重叠的主要部位应是四肢肘、膝以下属于阴面的地方,胸腹背部。大腿内侧与上臂内侧也可以是两者的重叠区。人类下肢的前面虽然仍保留内脏反射区(如胃、肠反射区),但由于治理后也具有阳面的功能(肢下伸侧与腰背部共同克服重力、维持直立姿势——腰背痛患者做下蹲动作时大腿前侧股四头肌会引发酸胀疼痛)及属于主要的躯体反射区质疑,故它也是躯体反射区与内脏反射区重叠的主要部位之一。十二经脉、奇经八脉中代表周身的躯体反射区,但某些部位同时可以治疗内脏疾病的经穴(足三里、阳陵泉、内关、手三里)位置,就是与内脏反射区重叠的部位,往往都是重要的、最常用的部位。如见于前臂掌侧、小腿与足内侧的重叠部位。

二、内脏反射区之间的重叠

集中内脏反射区在上肢内侧的重叠现象十分明显。心包经在前臂内侧的部位郄门、间使、内关等穴,既可治疗心脏疾病,又能治疗肺与胃的疾患。这可以解释为它们处于心、肺、胃三种反射区的重叠位置上。在下肢的重叠也很明显,如小腿前内侧胃、肠反射区的重叠，小腿内侧胃、肠反射区与泌尿生殖反射区及肝、胆、脾、胰反射区的重叠。下肢的一些重要穴位如足三里、地机、三阴交等主治功能多样化，就是由于它们处于这种重叠位置。膝内侧曲泉-阳陵泉之间有一块区域，是泌尿生殖反射区与肝、胆、脾、胰反射区及肠反射区的重叠区。

在躯干的内脏反射区也有重叠现象。如腹部肠反射区与泌尿生殖反射区的部分重叠，胸部的心、肺及胃三类反射区的部分重叠，胸部还有肺和胃反射区与肝、胆、脾、胰反射区的部分重叠。背部则有心、肺、胃反射区与肝、胆、脾、胰反射区的部分重叠，肠反射区与泌尿生殖反射区的部分重叠等。腰骶部有一个倒三角区，包括大肠俞、关元俞、次髎、十七椎下、阳关等穴，就可能是肠反射区与泌尿生殖反射区的重叠位置。

三、中枢反射区与躯体或内脏反射区的重叠

位于躯干正中线与四肢末梢阴阳面交界处的中枢反射区，都能与相应部位分布的内脏或躯体反射区重叠。背部督脉及手足末梢的许多穴位可以主治躯体、内脏与中枢三大类疾病。发生于前臂掌侧与小腿、足内侧也有此类重叠。

位于肌肉丰满处的穴位有一定深度，组织结构不止一层。三大反射区的投射层次之间有何差别，不同内脏反射区的投射层次之间又有何差别，还有各反射区的各种重叠，究竟是发生在体表同一层次还是不同层次的组织结构内，至今观察到大量的循经感传与经络现象都已证实。如在针刺足三阴经的每一个经穴时，感传沿着经线均交汇于三阴交穴，而后又分支按本经循行向上传导。经络分布的层次特点在经络体系中，把人体的经筋、皮部也随十二经脉分为十二个系统，肌肉体系、经络在皮肤的分区，还有十五络脉等。它们

基本上与十二经脉循行路线一致，但一般不入内脏。所以，经脉、经筋、皮部、络脉都可以认作为不同层次的反射区。临床上，躯体或内脏疾病出现在体表的各种反应点也经常有明显的层次特点。皮肤过敏、皮疹、皮丘、皮下筋结，以及肌肉肌腱痉挛变硬或增粗，显示深浅之别。由于皮肤和身体表浅部位的痛觉神经末梢分布密集而重叠，痛阈低下，在大脑皮质有明确的代表区，定位精确，多带有针刺或烧灼感，有"疼痛双重反应"。而深部组织、骨膜表面的痛觉神经末梢稀疏，深部组织痛阈由低向高依次排列为肌肉、肌腱、筋膜、关节囊韧带、骨膜，痛阈较高，定位不精确，产生钝痛，不出现"疼痛双重反应"。

当躯体组织或内脏发生疾病时，其反应或投射的深浅似乎因局部反射或远隔反射有所不同。在局部及邻近体表组织的各层由深到浅都可出现反应现象，而在与头额部位出现的反射现象可能有明显的区别。对于躯体组织疾病来说，由于躯体反射区的连续性，其在远隔部位反射层的组织结构经常与患病组织的结构是一致的。临床上对相应组织的反应点或反射区针刺往往有较好的疗效。内脏疾病或功能异常的反射区因不是连续的，具有较明显的节段性，在与远隔部位的反射区可与局部反射区的层次不同。考虑到在体表发生内脏牵涉痛的部位主要涉及的是皮神经，而非肌肉神经，即牵涉痛一般发生在身体表浅部位，远隔部位的内脏反射区可能主要存在于浅层的组织结构。躯体反射区与内脏反射区的投射层次在局部与远隔部位究竟有何区别，不同内脏反射区在投射层次之间是否尚有差别，有待进一步研究。然而，明确提出反射区的分层特征，有利于弄清反射区在体表不同层次投射与重叠的规律，指导临床操作，提高疗效。

（吴士明　单云平）

第6章

慢性疼痛药物的临床应用

慢性疼痛是最常见的就诊原因之一,是由生物、心理和社会因素等共同导致,多数情况下需要多学科联合治疗。除了非药物治疗手段以外,部分患者还需要药物来控制疼痛。本章将讨论不同类型疼痛的药物选择与应用。疼痛一直困扰着人类,是至今尚未完全解决的医学难题之一。自古至今,人们为此大量实践与探索,做出了不懈努力,为控制疼痛取得了前所未有的成就。公元前2250年,阿片类药在人类历史中便有了记载。到公元200年以前,希腊古代医学家盖伦(129—199年)对神经系统解剖功能做了描述,至此人类对疼痛研究进入了一个新的领域。近代崭新的镇痛药物与技术不断研究问世,并应用于疼痛临床。

如今,医学工作者对疼痛的认识已经深入到细胞分子甚至基因水平,这是人类医学史上一大进步。遗憾的是,尽管我们在有关疼痛的病因学、病理生理学及药理学方面取得了很大的进步,但迄今为止,对疼痛的诊治尚不能令人十分满意,疼痛治疗尚不理想。一方面,在于急性疼痛,如术后疼痛患者尤为明显。据一些发达国家的不完全统计,约50%的术后患者存在镇痛不足的现象。而像我国由于包括经济及医疗技术、文化差异等各种原因,对疼痛治疗重视不够。另一方面,现有的医学教育无论在基础理论还是在临床实践上对疼痛治疗都应给予更多的关注,而实际上严重的慢性疼痛性疾病不仅影响患者的劳动能力,甚至可使患者丧失生活的勇气。因此,为了让人类更加美满地健康生活,提供更为清晰的疼痛分类诊断和有效的治疗,是目前疼痛临床康复亟待解决的问题之一。

第一节 疼痛药物选择原则和应用

一、药物选择原则

临床上,镇痛药物的选择取决于疼痛的类型,神经病理性疼痛和伤害感受性疼痛由于其致痛机制不同,其相应的药物选择和治疗方法也不尽相同。对于诊断为伤害感受性疼痛的患者,常规药物治疗无效,应当重新考虑患者是否可能合并神经病理性疼痛,并且调整用药方案。临床上在选择用药时,需要同时考虑患者的全身情况,是否合并其他疾病,如心血管病、肝肾功能异常、认知障碍等。对于同时合并有睡眠障碍、焦虑抑郁等状态的患者,多学科联合治疗可以显著改善患者对镇痛药物的反应。阿片类药物通常仅用于其他药物治疗无效或者禁忌的患者,并且只在能够明显改善患者生存质量时才考虑短时间小剂量用药。

(一)伤害感受性疼痛的药物治疗

NSAIDs 作为前列腺素合成酶的抑制

物,具有镇痛、抗炎、解热的功效,自从它的作用机制得到阐明以来,就一直保持为一种主流的综合性治疗疼痛的药物,在功效上超越最初所用的药物——阿司匹林,并降低其不良反应。不同于阿片类制剂的是,NSAIDs不具有可感知的镇静作用及导致记忆力的下降。但在关于 NSAIDs 的镇痛效果是否来源于它的抗炎功效这一观点上存在着争论,一直在探寻它们所导致的症状及在机体各个器官所发挥的不同功能。

前列腺素家族功能繁多,它主要具有局部功效,并受到神经系统和激素的补充调节。与激素相反,前列腺素被看作是一种"自体有效物质",而激素则是远距离发挥调节作用的。有很多关于前列腺素功能的具有竞争性的讨论已经超出了本章论述的范围,它们主要包括血管舒张、利尿、子宫收缩、柱状细胞活化作用,以及痛觉过敏等。而对于 NSAIDs 在治疗疼痛中所导致的胃出血、胃溃疡及胃穿孔等严重的并发症,前列腺素所具有的保护胃黏膜的特点则显得更为重要。前列腺素能在许多组织中产生,而 NSAIDs 作用的关键,就是阻滞它们的合成。前列腺素合成的几个重要步骤如下。①磷脂前体经磷脂酶 A 作用释放的花生四烯酸,水解后启动前列腺素的合成。②花生四烯酸的氧化和过氧化反应产生前列腺素 G_2(PGG$_2$)和前列腺素 H_2(PGH$_2$)。有环氧合酶 1(COX$_1$)和合酶 2(COX$_2$)这两种同工酶与前列腺素紧密相关。③最终产生由前列腺素 H_2 转变而来的具有生物活性的复合物,即前列腺素 D_2(PGD$_2$)、前列腺素 E(PGE)、前列腺素 H_2(PGH$_2$)和血栓烷 A_2(TXA$_2$)。

非甾体类抗炎药(NSAIDs)是治疗肌肉骨骼疼痛的主要药物。对于多关节受累的肌肉骨骼疼痛患者,如果没有 NSAID 的禁忌证,可以将口服 NSAIDs 作为一线治疗药物。外用 NSAID 可以治疗浅表关节(如手腕、足踝或膝关节)的局灶性关节炎,与口服药物相比,外用可能会以更低的全身药物浓度使滑膜组织中的药物浓度达到治疗水平。局部用药还可以治疗局灶性肌筋膜疼痛。在 NSAIDs 类药物疗效不佳时,应当考虑患者是否合并存在神经病理性疼痛或中枢敏化等情况,如果存在,可以考虑给予抗焦虑抑郁或抗癫痫药物联合治疗。

(二)神经病理性疼痛的药物治疗

对于大多数慢性神经病理性疼痛患者,初始治疗通常为抗抑郁药,即三环类抗抑郁药(tricyclic antidepressant,TCA)或 5-羟色胺/去甲肾上腺素再摄取抑制药(serotonin-norepinephrine reuptake inhibitor,SNRI),或抗癫痫药,即加巴喷丁或普瑞巴林,并对局部疼痛患者加用局部治疗(如局部利多卡因贴剂等)。治疗方案的制订应当充分个体化,综合考虑患者疼痛情况、年龄、合并疾病、药物不良反应、费用等。根据药物效果,判定是否需要联合应用抗抑郁药和抗癫痫药。

阿片类药物仅作为二线或者三线用药,尤其是对于一些可能需要长期用药的患者。由于存在明显的风险且缺乏有力的疗效证据,不推荐常规应用长期阿片类药物来治疗慢性疼痛。如需使用阿片类药物,应采用最低有效剂量并且定期评估疗效相关利弊。儿童和青少年也存在类似问题,但是目前研究尚无定论。应仅在利大于弊时使用阿片类药物,一般是指其他治疗不能充分缓解疼痛及改善功能时。阿片类药物应始终与非药物治疗联用及经常与非阿片类药物治疗联用,还应仔细监测其获益、风险和治疗依从性。长期应用阿片类药物仅适用于以下患者:评估显示药物滥用风险较低、多模式非药物治疗、非阿片类镇痛药和抗抑郁药或抗癫痫药治疗后仍存在持续疼痛,并且推测应用阿片类药物利大于弊的患者。如果患者存在并发症,如睡眠呼吸暂停或其他呼吸功能不全、严重肾功能不全或肝功能不全,会增加阿片类药物相关的呼吸抑制风险,应尽量避免使用阿片类药物。

二、疼痛药物常规应用

(一)非阿片类镇痛药

最常用的非阿片类镇痛药包括 NSAIDs、对乙酰氨基酚、抑制去甲肾上腺素再摄取的抗抑郁药,以及抗癫痫药。

1. 非甾体类抗炎药(NSAIDs)　主要作用机制是抑制环氧合酶,从而阻碍花生四烯酸最终转化成前列腺素类的前列环素。非选择性 NSAID 和选择性环氧合酶 2(COX2)抑

制剂主要适用于轻至中度疼痛,特别是肌肉骨骼疼痛。NSAID 可能对因关节炎等潜在炎症机制而持续存在的慢性疼痛有用。NSAID 的常规剂量、特征和治疗作用见表 6-1。NSAID 与阿片类药物联用于术后镇痛时能够适度减少阿片类药物的剂量,但对慢性疼痛的作用尚不明确。NSAID 的疗效和不良反应个体差异显著。除了药物相互作用,NASID 还会引起消化系统症状、肾损伤、血小板抑制和心血管风险。

表 6-1　非甾体类抗炎药和对乙酰氨基酚(一)

药品	常用镇痛剂量	最大口服剂量/d	选定的特征
双氯芬酸	每 8～12 小时 50mg	对类风湿关节炎高达 200mg(美)高值 100mg(加)	游离酸制剂剂量不同于此处列出的钠盐或钾盐的剂量
依托度酸	每 6～8 小时 200～400mg	1000mg	较低的每日总剂量 600～800mg
消炎痛	每 8～12 小时 25～50mg	150mg 对于风湿病高达 200mg	治疗急性痛风和某些类型头痛 强效抑制肾前列腺素合成 神经中枢不良反应低于其他非甾体类
甲氯芬那酯	每 4～6 小时 50～100mg,3/d,最多用 6d	400mg	用于治疗痛经 胃肠道不良反应发生率相对较高
甲灭酸	每 6 小时 250mg	1000mg	用于治疗痛经,不超过 3～7d 不适用于治疗慢性疼痛或炎症
萘啶酮	每次 1000mg,1～2/d	2000mg	每日剂量≤1000mg,相对 COX-2 选择性和对血小板功能影响最小
奥昔康	每次 7.5～15mg,1/d	15mg	效果持续时间长,起效相对较慢
美洛昔康	每次 5～10mg,1/d(胶囊)	10mg	相对的 COX-2 选择性对血小板功能的影响在较低的 7.5mg/d
吡罗昔康	每次 10～20mg,1/d	20mg	非甾体抗炎药常限于治疗慢性疼痛

2. 对乙酰氨基酚　对乙酰氨基酚在临床中较常应用,但是用于慢性疼痛的临床证据较少,仅有部分患者能获得持续有效的镇痛效果。镇痛机制尚不明确,有时被归为 NSAID,因为有研究提示其主要通过中枢神经系统影响前列腺素合成。尽管证据较少,但对乙酰氨基酚对某些患者仍有镇痛作用,

此类患者可以考虑使用对乙酰氨基酚来辅助治疗轻至中度肌肉骨骼疼痛或急性疼痛发作。

对乙酰氨基酚每日最大安全剂量目前尚有争议,主要与其肝毒性有关。美国 FDA 推荐的对乙酰氨基酚最大剂量为 4000mg/d。较多专家和生产商将长期用药的每日口服最大

剂量限制为3000mg/d(老年患者及伴有肝功能障碍的患者为2000mg/d)。除肝毒性外,长期应用对乙酰氨基酚还可能导致慢性肾病、高血压和消化性溃疡病。

3. 抗抑郁药 抗抑郁药对多种疼痛有效,包括腰背痛、各种原因导致的神经病理性疼痛和纤维肌痛。去甲肾上腺素再摄取抑制药的镇痛作用较强,作用机制为上调疼痛下行抑制通路的传导。通常可能需要给予2～4周的抗抑郁治疗才能产生明显的镇痛(和抗抑郁)作用,许多所谓的治疗失败是由于药物剂量过低和(或)疗程太短,而无法获得有临床意义的改善。

减量及停用抗抑郁药需要提高警惕,突然停药或快速减量可引起多种症状,包括烦躁不安、焦虑、寒战、出汗、头晕、情绪不良、乏力、头痛、失眠、易激惹、肌痛、恶心、感觉异常、鼻溢和震颤。推荐经2～4周缓慢逐渐减量至停药。

三环类抗抑郁药。尽管FDA并没有认证TCA的镇痛适应证,但无论患者是否合并抑郁症,TCA都是各种慢性疼痛状态的主要治疗药物。大多数支持使用TCA的研究比针对SNRI的研究规模更小,且时间更早。在治疗慢性疼痛的应用中,目前研究最为充分的TCA是阿米替林。其他一些较常用的药物包括多塞平、丙米嗪、去甲替林和地昔帕明。除了缓解与慢性疼痛相关的抑郁症状,TCA还有独立的镇痛作用。大多数TCA具有抗组胺不良反应,这对于入睡困难和睡眠质量较差的患者可能有利。

给药方案。应先采用小剂量TCA治疗,然后根据耐受情况逐渐加量。例如,可以先给予10mg/d的口服去甲替林,然后根据疗效和耐受性每周增加10～25mg,直到最大剂量达到75～150mg/d。完成试验性TCA治疗通常需要6～12周,其中包括持续2周的最高耐受剂量。虽然已有研究提示TCA的有效镇痛剂量比治疗抑郁症所需的

剂量更低,但尚无有力证据支持使用这种方法。当小剂量用药无法满足镇痛需求且无明显不良反应时,有时可以采用较高剂量的抗抑郁药治疗,从而避免因药量不足和(或)疗程太短导致的效果不佳。对于老年患者,TCA的起始剂量应减半,在缓慢加量的过程中还应警惕不良反应的发生。

不良反应。TCA可引起多种不良反应,且不同药物的不良反应不同。不良反应与剂量呈相关性,包括抗胆碱能作用、抗组胺作用、α_1肾上腺素能受体阻滞作用和心律失常(即增加心室内传导、QT间期延长、房室结传导延迟)。严重心脏病(尤其是传导障碍)是使用TCA的相对禁忌证,因此推荐治疗前后进行心电图检查,尤其是既往合并心脏病或心律失常病史的患者。

在TCA中,阿米替林的镇静效果最好且抗胆碱能作用也最强。因此,除非患者主诉入睡困难及睡眠障碍,一般不会选择阿米替林治疗慢性疼痛。去甲替林的镇静效果和抗胆碱能不良反应均小于阿米替林,可以作为首选的初始TCA。抗胆碱能不良反应包括口干、直立性低血压、便秘和尿潴留,可以通过睡前先小剂量给药,再缓慢调整至较高剂量来减少。

4. 5-羟色胺/去甲肾上腺素再摄取抑制药 临床上,文拉法辛和度洛西汀已经用于治疗外周神经病理性疼痛,度洛西汀和米那普仑用于治疗纤维肌痛,其中度洛西汀对于慢性肌肉骨骼疼痛的疗效证据最充分。米那普仑是一种比其他SNRI更有效的去甲肾上腺素再摄取抑制药,有望成为更有效的镇痛药。

(1)度洛西汀:该药可以有效治疗痛性糖尿病性周围神经病、纤维肌痛、慢性腰痛和骨关节炎,且已被FDA批准用于上述疾病。除了上述适应证,FDA批准的度洛西汀适应证还包括重度抑郁、焦虑和压力性尿失禁。

其最常见的不良反应包括恶心、口干、失眠、嗜睡、便秘、乏力和头晕。度洛西汀的给药方案为口服每次 30mg、1/d，持续 1 周，然后再增加至常规剂量每次 60mg、1/d，可以减少不良反应。度洛西汀禁用于肝功能不全或严重肾功能不全的患者。推荐逐渐减量至停药，以免出现戒断症状。

（2）米那普仑：米那普仑是一种经 FDA 批准用于纤维肌痛的新型 SNRI，在欧洲和日本用作抗抑郁药。它对去甲肾上腺素再摄取的抑制作用比对 5-羟色胺再摄取的抑制作用更强，因此可能对神经病理性疼痛和中枢性疼痛的治疗更有效。

（3）文拉法辛：文拉法辛可用于治疗急性和慢性神经病理性疼痛。以极低剂量给药时，文拉法辛的效果与 SSRI 相似，但其抑制去甲肾上腺素再摄取的作用会随剂量增加而变得更显著（表 6-2）。

少数患者发生过心脏传导异常，还可出现血压升高，因而心脏病患者应慎用文拉法辛。文拉法辛的半衰期较短，所以停药时较易出现撤药症状。

表 6-2 非甾体类抗炎药和对乙酰氨基酚（二）

药品	常用镇痛剂量	最大口服剂量/d	选定的特征
丙酸	200mg/4～6h	3200mg	急性间质性肾炎和肾病综合征相关
非诺洛芬	400～600mg/6～8h		
氟比洛芬	50mg/6h	300mg	
布洛芬	100mg/8～12h		
酮洛芬	400mg/4～6h	3200mg（急性）	
	600～800mg/6～8h	2400mg（慢性）	
萘普生	50mg/6h		萘普生替代品适用于无心血管风险
	75mg/8h	300mg	
	基础 250～500mg/12h	1250mg（急性）	
	或 250mg/6～8h	1000mg（慢性）	
萘普生钠	275～550mg/12h	疾病发作期增至 1500mg	通常首选用于治疗急性/慢性疼痛
	或 275mg/6～8h	1375mg（急性）；1100mg	更高剂量 500mg，2/d
		（慢性）可增加到 1650mg	比同类药物更少有心血管毒性
异丙嗪	1200mg，1/d	1200mg/1800mg	半衰期（41～55h）
		参考体重调整药量	需几天治疗才能达到稳态效果
阿司匹林	325～1000mg/4～6h	4000mg	高剂量用作抗炎治疗
			极量不可逆抑制血小板功能
			常规剂量对血小板功能无影响
二氟苯水杨酸	500mg/8～12h	1500mg	对胃肠道出血风险相对较低
水杨酸镁	1160mg/6h	4640mg	常规剂量可用于合并阿司匹林相关呼
双水杨酸酯	1000mg/8～12h	3000mg	吸道疾病或假性过敏反应，如哮喘、
	或 1500mg/12h		鼻窦炎

5. 抗癫痫药   在美国 FDA 批准用于神经病理性疼痛的 5 种药物中,有 3 种是抗癫痫药,即加巴喷丁、普瑞巴林和卡马西平。

(1)加巴喷丁和普瑞巴林:加巴喷丁可以有效治疗带状疱疹后遗神经痛和痛性糖尿病性神经病,但对于其他类型神经病理性疼痛的疗效证据有限。普瑞巴林是唯一经 FDA 批准用于治疗脊髓损伤相关神经病理性疼痛的药物。加巴喷丁和普瑞巴林与 CNS α_2-δ 亚基的电压门控钙通道结合。虽然结合位点比较明确,但缓解疼痛的机制可能多种多样。

加巴喷丁的给药方案。应先采用小剂量治疗,然后逐渐加量至疼痛缓解或出现限制剂量性不良反应。加巴喷丁的起始剂量通常为 300mg,睡前给药。

普瑞巴林的给药方案。推荐的普瑞巴林速剂型起始剂量为每日 150mg,分 2～3 次给药,然后根据耐受性和疗效增加至每日总剂量 300mg。如有必要,可在 2～4 周后进一步调整剂量至 600mg/d。普瑞巴林的缓释制剂(1/d)已被 FDA 批准用于糖尿病周围神经病变和带状疱疹后神经痛,但不能用于纤维肌痛。速释和缓释制剂的给药方案都需要根据肾损害情况进行调整,不推荐对肾功能严重受损的患者使用缓释制剂。

普瑞巴林的镇痛作用可能比加巴喷丁更快,因为较低的初始剂量可能有效,且调整至足量给药所需的时间更短。普瑞巴林吸收良好且生物利用度高。

不良反应。加巴喷丁和普瑞巴林可产生剂量依赖性头晕和镇静作用,可以通过先小剂量给药,再缓慢调整剂量来减弱此类作用。值得注意的是,老年患者和同时接受加巴喷丁及其他镇痛药和镇静药治疗的患者可能出现呼吸抑制。加巴喷丁类似物可能增加心理健康障碍(如抑郁、自杀)、意外用药过量及机动车辆事故的发生风险。

(2)卡马西平及其他抗癫痫药:关于使用卡马西平和奥卡西平治疗神经病理性疼痛的数据有限。卡马西平是治疗三叉神经痛的一线药物,经卡马西平治疗无效或不耐受时,也可以尝试奥卡西平治疗。一些短期试验的证据表明,卡马西平对其他慢性神经病理性疼痛中度有效,但其应用可能受不良反应限制。其他抗癫痫药也被用于个别患者及随机试验以治疗各种疼痛,包括托吡酯、拉莫三嗪、左乙拉西坦、苯妥英、丙戊酸钠、唑尼沙胺和苯二氮䓬类药物。其效果证据有限,并且一般来说这些药物应仅用于专科治疗,以及用作患者经其他药物治疗无效或不耐受时的三线治疗。

其他辅助药物。当常规用药方案无效时,可能需要进行一定程度的探索和创新,包括给予其他辅助药物来加强镇痛效果。为了尽量减少多药治疗,间断性给药试验可能有助于确定药物是否有效;未见改善时应停药处理。

6. 局部用药   与全身用药相比,局部用药在治疗疼痛方面有一些潜在优势,包括可在伴有损伤的疼痛部位给药,全身吸收的初始速率较低,故全身作用较少,但也存在血药浓度过高或全身不良反应的可能。局部用药可作为定位非常明确的伤害感受性疼痛或神经病理性疼痛的一线治疗,但更常用于辅助全身性药物治疗。

(1)经皮非甾体类抗炎药:凝胶、喷雾剂或乳膏形式的外用 NSAID 可以缓解急性肌肉骨骼疼痛,并且可能对单关节骨关节炎患者有益。尚无这些药物对其他慢性疼痛有效的证据。与口服制剂相比,外用 NSAID 的全身吸收减少,故胃肠道、肾和心血管毒性风险明显降低。外用 NSAID 的耐受性可能比口服制剂更好,最常见的不良反应为轻度皮疹。

(2)局部利多卡因:局部利多卡因被认为是某些神经病理性疼痛的二线治疗药物。对于慢性疼痛,我们通常使用局部利多卡因贴剂或贴膏。支持局部利多卡因有效的证据较少,有研究表明它可能对带状疱疹后遗神经痛有益,还可能对糖尿病周围神经病变有益。

一片 5% 利多卡因贴剂含有 700mg 利多卡因。24h 内一次最多可以使用 3 片贴剂,最长使用 12h,再次用药需间隔至少 12h。根据这一方案给药时,利多卡因的全身吸收率较低(约为 3%),但局部利多卡因应慎用于肝、肾或心功能障碍患者。

(3)辣椒素乳膏:辣椒素乳膏已用于带状疱疹后神经痛、HIV 神经病变、糖尿病神经病患者,以及有单个或多个关节骨关节炎的患者。

辣椒素是一种源自辣椒的生物碱,有人认为反复使用辣椒碱会耗尽初级传入神经元中的 P 物质。辣椒碱有非处方乳膏制剂(浓度为 0.025% 或 0.1%),还有高浓度处方贴剂(浓度为 8%,以这一剂量给药时需通过局部或注射用利多卡因进行预处理)。辣椒素乳膏须涂抹于整片疼痛区域(3～4/d),最长需持续使用 6～8 周才能获得最佳镇痛效果,而贴剂是需要在医师的密切监督下使用,每次 60min。辣椒素的主要不良反应为用药部位烧灼感、刺痛和红斑,多达 1/3 的患者会不耐受。

(4)肉毒毒素:有文献研究表明皮下注射 A 型肉毒素(botulinum toxin type A,BTX-A)这种强效神经毒素,能够减少严重带状疱疹后神经痛患者的阿片药物用量。

(二)阿片类药物

如需使用阿片类药物,应给予最低有效剂量的速释制剂并结合纳洛酮。缓释或长效阿片类药物应仅用于预计或者确定很可能长期持续应用阿片类药物的患者。联用缓释/长效阿片类药物与速释阿片类药物治疗"爆发性疼痛"的方案应仅限于接受缓释/长效阿片类药物治疗,且治疗计划中包含爆发痛的患者(如癌痛)。对于接受缓释/长效阿片类药物治疗的患者,通常不推荐于疼痛发作时使用速释阿片类药物,因为会导致剂量增加。推荐采用非药物干预处理如上情况,

如认知行为疗法(cognitive behavioral therapy,CBT)和上文讨论的其他身心治疗策略。阿片类药物与镇静药物联用会增加呼吸抑制风险,因此应注意避免使用。

对于长期应用阿片类药物镇痛治疗的患者,如果增加剂量不能有效缓解疼痛或改善功能,而与剂量相关的不良反应影响生活质量,应该考虑逐渐减少阿片类药物至较低剂量或完全停药。

1. 曲马多　曲马多是具有多重作用镇痛机制的阿片类药物,对 μ 阿片受体的亲和力较弱,并且还可以抑制 5-羟色胺和去甲肾上腺素再摄取。与其他阿片类药物一样,它也可以作为纤维肌痛患者经其他初始药物治疗无效时的二线药物。尚不清楚曲马多对其他类型慢性疼痛(包括神经病理性疼痛)的效果。

2. 加巴喷丁　加巴喷丁也是具有多重作用机制的阿片类药物,对 μ 阿片受体的亲和力比曲马多强,但比纯 μ 阿片受体激动药弱,还可以抑制去甲肾上腺素再摄取。是唯一有美国 FDA 特批神经病理性疼痛适应证的阿片类药物(缓释剂型用于痛性糖尿病神经病)。虽然在同等有效剂量下,加巴喷丁的胃肠道不良反应可能少于强效阿片类药物,但作者仅将其用作三线治疗。

与曲马多一样,加巴喷丁与其他 5-羟色胺再摄取抑制药联用,可增加 5-羟色胺综合征/5-羟色胺毒性风险,癫痫发作也可能增多。

3. 丁丙诺啡　丁丙诺啡是一种阿片类药物,也可用于慢性疼痛。在治疗慢性疼痛方面,丁丙诺啡可能具有一定的安全优势,因其产生的生理依赖及阿片导致痛觉过敏少于其他阿片类药物,且与其他长效阿片类药物相比更少引起呼吸抑制。但丁丙诺啡也有与其他阿片类药物相同的安全问题。丁丙诺啡与其他苯二氮䓬类药物、乙醇或其他呼吸抑制药联用时,可引起严重呼吸抑制。而且,丁

丙诺啡可能被滥用。

4. 输液治疗

(1)氯胺酮:是一种 N-甲基-D-天冬氨酸(N-methyl-D-aspartate,NMDA)拮抗药。急诊科室常使用氯胺酮进行急性镇痛(烧伤、骨折和其他创伤、术后疼痛),但近年来人们更常通过静脉输注氯胺酮来治疗 CRPS、神经病理性疼痛和其他顽固性慢性疼痛状态。现有数据表明,连续数日输注数小时氯胺酮可能使疼痛缓解持续数周至数月,其疗效证据在 CRPS 患者中最充分。氯胺酮不仅具有镇痛作用,还可用于难治性单相抑郁和自杀意念。因此,在接受氯胺酮治疗的慢性疼痛患者中,心境改善可能是疼痛评分改善的重要影响因素。

(2)利多卡因:是一种酰胺类局麻药,最常用于局部或区域麻醉,较少用于室性心律失常。静脉输注利多卡因也用于围术期疼痛,并已用于慢性神经病理性疼痛。在门诊中,持续 30～60min 输注 3～5mg/kg 的利多卡因可以在短期内缓解神经病理性疼痛,并且对部分患者有持续镇痛效果。经静脉输注利多卡因治疗有效,有时可作为继续口服其他局麻药(通常为美西律)或其他钠通道阻滞药的指征。最佳剂量、给药方案和患者选择尚不明确。输注利多卡因治疗应仅用于经其他治疗无效的患者。

(三)疼痛阶梯治疗方案

最常用的非阿片类药物临床应用和疼痛的阶梯式治疗方案,已得到普及应用。口服给药通常用于有疼痛、炎症或特定特征的成年人。见表 6-3、表 6-4。

表 6-3　非甾体类抗炎药和对乙酰氨基酚(三)

药品	常用镇痛剂量	最大口服剂量/d	选定的特征
选择性 NSAID			与 NSAID 相比胃肠道毒性风险低
抗炎药 COX-2			对血小板功能无影响
塞来昔布(西乐葆)	200mg/d 或 100mg/12h	400mg	心肾风险类似于非选择性 NSAIDs 可用于不能耐受其他 NSAIDs 患者
非 NSAID 镇痛药		3000mg	非炎性疼痛有效可减少阿片类药量
对乙酰氨基酚(扑热息痛)	325～650mg/4～6h 或 1000mg/d 最多 3/d	避免 4000mg/d,老年人能增加肝毒性风险,如饮酒,营养不良,器官功能障碍	≤2000mg/d 不会增加胃肠道并发症风险,不影响血小板功能,过量服用会引起肝毒性,警示羟考酮-对乙酰氨基酚联合处方中避免其过多含量

表 6-4　疼痛的阶梯式治疗方案

疼痛类型	初期治疗	增强处理	效果不佳追加处理
急性			
轻度疼痛	对乙酰氨基酚、阿司匹林或其他 NSAIDs	可待因、羟氢可待酮、右丙氧芬或口服喷他佐辛(镇痛新)	重新评估导致疼痛的原因
剧烈疼痛	消化道以外途径应用或口服阿片类	消化道以外途径应用羟嗪,增加类阿片剂量或加用 NSAIDs 口服,另外可考虑应用三环抗抑郁药	重新评估导致疼痛的原因

（续 表）

疼痛类型	初期治疗	增强处理	效果不佳追加处理
慢性			
钝痛	对乙酰氨基酚、阿司匹林或其他 NSAIDs	追加辅助性镇痛药物或次数,尽量少口服混合性抗兴奋类阿片制剂	考虑神经外科或麻醉过程中导致的疼痛
剧痛	对乙酰氨基酚、阿司匹林或其他 NSAIDs 合用或不用羟氢可待酮、可待因、右丙氧芬或喷他佐辛	替换为口服吗啡制剂、氢吗啡酮、美沙酮(美散痛)或与其他口服类阿片,同时用哌替啶或考虑经皮用芬太尼	消化道以外途径加用类阿片、硬膜外或鞘内类阿片注射PCA或辅助性镇痛药物

（徐仲煌 张 娇）

第二节 神经病理性痛分类和药物治疗选择

神经病理性疼痛可谓临床综合征,其特征分别为周围神经性、神经根性及中枢性神经源性疼痛。神经病理性疼痛（neuropathic pain）又称去神经性疼痛、神经源性疼痛,是神经遭受损伤或神经功能异常的结果。疼痛可源自周围神经病损、脊髓功能障碍及中枢神经系统直接损伤。神经源性疼痛与感受伤害性疼痛（nociceptive pain）二者截然不同。后者的疼痛起源于非神经源性组织,是由于周围感受器受到刺激、伤害引起的疼痛,可急性或潜在起病（慢性）。

疼痛可发生在躯干或内脏部位,以慢性背部和颈部最常见,它的病因分器质性（躯体）和非器质性（心理、社会因素）。在慢性腰背部疼痛综合征中存在很多器质性原因,诸如腰椎间盘突出、骨折、肿瘤及腰部手术失败综合征（FBSS）。以下列举周围性和中枢性神经源性疼痛临床类型名称或综合征。①周围性神经源性疼痛:腕管综合征,感觉异常性股痛,糖尿病神经变性,乙醇/营养性神经变性,急性/亚急性根痛（L_1-S_1）,（C_{4-7}）,三叉神经痛,三叉神经变性,非典型面痛麻痛,外伤后神经变性,疱疹后神经痛;腰部手术失败综合征,根袖套纤维化,蛛网膜炎,臂丛神经变

性/撕脱,切口神经痛,乳房切除后疼痛综合征,开胸术后疼痛,灼痛,格林-巴利综合征,幻肢痛,反射性交感神经营养障碍（RSDS）。②中枢性疼痛综合征:丘脑综合征（卒中、肿瘤）;多发性硬化（三叉神经痛、痛性强直性抽搐）;Wallenberg（延髓外侧血栓）综合征;外伤后中枢性疼痛。

一、神经病理性痛分类

（一）周围神经性疼痛

多为周围神经不完全损伤引起,如正中神经、胫神经或坐骨神经,多见于战伤,上肢多于下肢,发生率为 1.8%～13.8%。发病机制可能是周围神经早期受到损伤后束内压增高,或慢性瘢痕压迫,使交感神经纤维和感觉纤维产生过度兴奋,向上传导激惹丘脑和大脑皮质感觉区产生局部剧烈、烧灼样疼痛。有的学者认为,部分受损的神经膜及神经瘤样芽枝对去甲肾上腺素变得异常敏感,以至发生伤害性冲动,这种传入冲动作用于脊髓侧角的交感神经细胞,由后者再发出异常冲动至周围,反射性地引起的各种自主神经症状。

临床表现主要是持续的烧灼样疼痛,即

所谓灼性神经痛,或不定型刺痛或刀割样疼痛,痛的部位不一定明确,一般是在神经支配区的末梢部分,例如正中神经损伤,疼痛可在手掌、手指;坐骨神经损伤则表现在足底和足趾。疼痛部位也可超越神经支配区域,波及整个肢体。半数患者在伤后24h内起病(Barns,1954),一部分患者可在受伤后1个月内起病,少数患者可在伤后2个月后发病。患侧肢体的皮肤几乎都有过敏现象,患者不敢与任何物体接触,不慎碰撞,即使很轻微,疼痛立时加剧,难以忍受。喧哗、光亮也会加重疼痛。突起的关门声、金属坠地声、楼板脚步声,甚至报纸翻动声或微风吹拂都可成为剧痛的诱因。患者本人也不敢高声讲话,阳光直射、情绪紧张都可使疼痛加重。疼痛剧烈时可见患者坐卧不安,周身出汗,瞳孔散大。局部湿敷可减轻疼痛,因此患者喜用湿毛巾绕手或裹足,在阴暗处独坐,起坐缓慢,以避免患肢遭受震动或接触。慢性痛患者常并发心理变态、关节僵直、肌肉萎缩(失用)或纤维化。患肢皮肤可表现为潮红、凉湿、多汗、青紫、毛发脱落、指甲畸变或骨质疏松等。

周围神经性疼痛为位于背根神经节(DRG)的远侧,即节后神经,如神经肿瘤、瘢痕压迫或痛性神经瘤,可考虑病灶切除。如果疼痛局限在一根神经分布区,又无直接的治疗方法,可先选用经皮刺激(TNT)。如果神经深在,可考虑做周围神经刺激电极(PNS)植入术。通常TNT和PNS都因解剖关系无法应用,如疼痛范围分布很广,或者病变累及多根神经,应用则受到限制,这类患者可选用经皮脊髓背柱电刺激(SCS)。少数患者可考虑做后根入口区(DREZ)电凝毁损术。后根入口区切断术的最佳适应证,疼痛为阵发性或(和)浅表皮肤痛觉敏感(Allodynic),疗效比较理想。如果患者的疼痛为持续性(固定不变),则疗效不佳。

(二)神经根性疼痛

根性疼痛是指神经的病损位于背根神经节的近心侧,如神经丛撕脱损伤,对这类患者需做电生理学检查,包括神经传导速度和体感诱发电位来明确损伤是完全性或不完全性。

如果患者的疼痛是神经根完全中断后引起,后根神经节轴突发生Wallerian退行性变,脊髓后柱纤维相继发生类似变化。对这种患者做周围神经和后柱电刺激无效,相反做后根入口区显微切断术却十分有效,特别是臂丛和腰骶丛撕脱及马尾损伤病例,疗效十分显著。如果神经中断为部分性的,如疱疹后神经痛,因为脊髓后柱内还保留有很多有功能的轴突,做脊髓后柱刺激法有一定疗效。有的患者虽然只有部分神经损伤,但临床表现出明显的阵发性疼痛和皮肤浅表痛觉过敏,此类患者据Sindu(2000)著作所介绍的做后根入口区显微切断术也十分有效。

带状疱疹病毒侵犯皮肤及脊神经后根,引起该脊神经感受区内疼痛,并在有关部位有皮肤群簇水疱丘疹,以水疱为主。病初有发热、倦怠、食欲缺乏、全身不适等前驱症状,历经3~4d。疱疹初为小水疱群,而后融合干燥结痂,一般7~10d疱疹消失。在疱疹形成期患者便可发生急性疼痛,有一部分患者疱疹消失后疼痛继续存在,是为疱疹后神经痛,数天至数月逐渐好转,顽固的可持续数年之久或绵延终身。严重患者因长期疼痛而丧失自制能力,走向自尽末途告别难以忍受的病痛。

疱疹后神经痛(PAN)是老年人常见的慢性疼痛,50%的患者年龄在60岁以上,疱疹常沿神经走向分布,好发部位依次为肋间神经、三叉神经(以眼支为主),以及腰、颈、骶脊神经分布区。

PAN临床上可分两型:一型表现为平稳的烧灼样疼痛或非烧灼样痛;另一型是发作性刀割样疼痛。局部轻触、衣服摩擦可出现感觉过敏,使疼痛加重,相反,重压反可使疼痛缓和。疼痛沿神经走向放射,持续存在或间歇加重。

检查时可见患处疱疹遗留下来的瘢痕,局部丧失痛觉、温觉和触觉。奇怪的是皮肤痛区或敏感区的范围反较瘢痕区大,而且局部对抚摩、捏夹无痛,只有一种麻木感。

临床特殊类型如下。

1. 疱疹性肋间神经炎 受累肋间神经支配区疼痛,疱疹沿肋间神经走向呈带状分布。

2. 眼面部疱疹 疱疹发生在前额、上睑、结膜、角膜(三叉神经第一支范围),可产生角膜溃疡、视神经炎,有剧烈眼痛。

3. 膝状神经节疱疹 疱疹发生在鼓膜、外耳道、耳廓、舌体前 2/3、软腭弓,有剧烈耳痛,伴面神经麻痹。

4. 上颈神经节疱疹 疱疹常发生在后枕部毛发中(图 6-1),有剧烈的后枕部痛。疱疹后神经痛如治疗得当,70% 患者可获得满意疗效,30% 患者称为顽固难治性。

(三)中枢性疼痛

脊髓型与神经根型一样,重要的是要确定后柱内是否存留有足够的、有功能的神经纤维可供脊髓刺激做有效的治疗。神经电生理学检查对是否选用这种治疗起重要作用。

据 Sindou 介绍,若疼痛始于脊髓损伤节段平面之下则 DREZ 无效,即使对所有感觉疼痛的脊髓节段都做 DREZ 手术,疗效也不令人满意。如果患者疼痛的位置只局限在脊髓损伤节段平面上,而且有相当数量的丘脑系粗纤维支配疼痛节段,做脊髓刺激是有效的。另一方面,在损伤的节段范围内仍保留有一定量的丘脑系纤维支配,也可选择 DREZ 手术,也一样有效。这样的病例可考虑做中央前运动区皮质刺激术。

中枢感觉神经系统自脊髓后角至大脑皮质(脊髓-丘脑通路或后索-内侧丘系)任何水平的完全或不完全损伤都可产生中枢痛,约 25% 患者发病后即时或 1 个月后出现中枢痛,部分病例可在数年后出现疼痛症状。疼痛部位多发生在原感觉减退或丧失的范围内,个别患者既往从未有感觉缺乏的病史而出现中枢性疼痛。

中枢性疼痛的临床表现各异,疼痛程度不一。疼痛剧烈者可达无法忍受程度,轻者只是在受到伤害性刺激时才表现一定程度的疼痛或痛觉过敏。正常非伤害性刺激(如凉水、温热刺激)可以引起不适或疼痛(Allodynia,痛觉敏感)。中枢痛一旦出现后,其程度可逐年递增,痛的范围和性质也可发生变化。

中枢性疼痛最常见的是丘脑综合征,继发于丘脑纹状体动脉或丘脑膝状体动脉供血区(丘脑腹后核)的脑梗死。临床表现为脑卒中对侧躯体弥散性、难以忍受的持续疼痛,可突然加剧,也可因外界或内脏刺激所激发。肢体触碰、冷、热、针刺等刺激都可引起弥散的异常不适感或剧痛,且可在停止刺激后相当时间内继续存在,称为感觉过度;不同于感觉过敏。

中枢神经系统内几乎任何部位的任何病理损害都有产生中枢痛的可能;但另一方面,中枢神经系统内相同结构的相同病理都只有一部分患者出现中枢痛,每 1500 个脑卒中患者中可能仅有 1 人发生中枢痛。可以认为,中枢痛的产生还与个体特异体质有关,可能与遗传因素有关。

脊髓空洞症、动脉血栓形成、多发性硬化、外伤或肿瘤累及脊髓、延脑、脑桥或中脑内感觉神经通道结构时,也可出现性质和丘脑疼痛相类似的中枢性疼痛。

此外,大脑皮质为中枢神经系统最高结构,尽管电刺激正常皮质不会引起疼痛,切割皮质也不影响痛阈。然而在少数大脑肿瘤、损伤、血管性疼痛的患者中,当病变侵及皮质第 1 感觉区或第 2 感觉区时,临床可出现中枢性疼痛,有的表现为肩臂痛,有的与坐骨神经痛相似。

尚有一部分中枢性疼痛发生在手术毁损

痛觉传导通路以治疗恶性疼痛的患者,以丘脑和中脑手术后发生中枢痛的概率最高。

二、治疗药物选择

在半个世纪之前,各国神经外科医师在试图通过脑手术解除疼痛领域中做了很多尝试,但很少能取得持久的疗效。最近文献中出现一种很有希望的新手术,称为中央前回(运动)皮质刺激术,对卒中后痛觉过敏(post-stroke hyperpathic)疼痛、三叉神经痛可取得持久的疗效,特别适用于其他治疗方法无效时。

(一)急性带状疱疹疼痛

水痘-带状疱疹再活化作用,加上其他因素是发展成疱疹后神经痛的关键,因此,早期采用抗病毒药十分重要。

1. 阿昔洛韦(Acyclovir)　阿昔洛韦是一种强有力抑制带状疱疹病毒药物,其分子能抑制病毒复制,使其DNA链终止,但对非感染细胞无影响。

Crooks(1991)对阿昔洛韦做双盲安慰剂对照随机试验分析表明,一个疗程的阿昔洛韦治疗(每次800mg,每日5次,共7d)结果显示,带状疱疹相关疼痛时间缩短50%以上。阿昔洛韦是治疗带状疱疹的首选抗病毒药,然而其药理学不足之处在于:①在体外,它只有中度抗水痘-带状疱疹病毒活性;②口服后生物利用度仅为15%～20%。

2. 威昔洛韦(Valaciclovir)　威昔洛韦是阿昔洛韦的变构体,近期被用于临床。该药是阿昔洛韦酯,口服很容易吸收,在体内水解为阿普洛韦。通过这种方式,阿昔洛韦的生物利用度增加了3～5倍,采用每日3次剂量可取得明显优于阿昔洛韦的效果。

3. 法昔洛韦　它是口服喷昔洛韦(Pencilovir)的前体,其作用方式是不使DNA链终止。此药的长期毒理学目前没有结论。

近来,有不少无对照研究报道,少数带状疱疹患者每日用40～60mg泼尼松治疗2～4周,可使带状疱疹后神经痛减少。

(二)慢性神经源性疼痛

1. 抗抑郁药　一些特殊类型的抗抑郁药,如TCA和SNRI是目前临床上神经病理性疼痛的一线治疗药物。即使对于不合并情绪障碍的患者,也可以使用TCA或SNRI来治疗疼痛。抗抑郁药的镇痛作用和抗抑郁作用是分开的,因此对于非抑郁患者也有镇痛作用,对于抑郁患者的情绪改善作用也会促进疼痛的缓解。

在控制疼痛的方法中加入抗抑郁药可增强止痛效果,此做法已被大家广泛接受。早期有人曾尝试使用过咖啡因、右旋苯异丙胺,甚至联合使用可卡因和阿司匹林。后来人们发现,抗抑郁药可阻止5-羟色胺和去甲肾上腺素的摄取,且因为这些胺类在中枢神经系统中有调节疼痛的作用,因此抗抑郁药会产生潜在的轻微疼痛。此作用中可能包括脑啡肽的中间神经元,这种神经元可阻止来自外周的感受伤害的信息。最初推出的抗抑郁药为第三代胺类,即TCAs。通常,它们阻止5-羟色胺的摄取要多于去甲肾上腺素的摄取,此特征在今天看来非常关键,其他的tricyclics或其他抑郁药也许一样有效。

Woodforde(1965)首先发现阿米替林(Amitriptyline)能缓解慢性疱疹后疼痛(PHN),报道了14例治疗结果。因为这组患者全都处于抑郁状态,这是他们选择阿米替林的理论基础。开始剂量为1日4次,每次10mg,逐步增量至每次25mg。结果11例患者在1～11个月内疼痛缓解良好。Taub和Collins报道用阿米替林75mg和氟吩嗪(Fluphenazine)1mg,1日3次治疗PHN共17例,也取得良好疗效,随访3～6年,残留轻度疼痛。

Wason(1996)提出阿米替林对PHN有缓解疼痛作用,单独使用吩噻嗪(Phenothiazine)是无效的。而且据Watson观察,认为除了个别患者外大多数患者并无明显抑郁症状。Watson 对 24 例 PHN 患者应用阿米替林进行一次双盲、安慰剂对照交叉试验。入组患者的病史都超过 3 个月。结果 24 例中有 16 例（67%）治疗效果良好，多数患者并无抑郁症状，疼痛缓解并不改变患者抑郁的级别。这项研究表明阿米替林可用来治疗神经源性疼痛，与它的抗抑郁作用无关。

阿米替林的镇痛剂量较治疗抑郁剂量低（中值量为 75mg），Watson 对采用中值量 22 例患者随访 12 个月，结果 12 例（55%）仍保持很好的疗效，一般开始时用小剂量（10～25mg），逐步增加剂量，很少发生明显的不良反应。其他作者（Max，1988）的临床试验也进一步证实它的镇痛疗效。

鉴于阿米替林长期使用的不良反应，因此它的应用受到了限制，而且它很少能完全消除疼痛。阿米替林有加强中枢神经系统内 5-羟色胺和去甲肾上腺素的作用。Watson 在随后的研究中探索选择性 5-羟色胺能（Sertonergic）或去甲肾上腺素能药物是否会更有效和较少的不良反应。

Watson（1988）使用 5-羟色胺药物，包括氯丙咪嗪、氯哌三唑酮、Nefasodone、氟苯丙胺及 Zimelidine 等治疗 PHN，结果令人失望。与此相反，去甲肾上腺素能药物的研究结果使人信服。虽然迄今为止尚无去甲肾上腺素能药物去甲替林（Norriptyline）对照试验用于临床的报道，据 Watson 应用结果是有效的。有趣的是它是阿米替林的代谢产物。

1992 年 Watson 做麦普替林（去甲肾上腺素能药）与阿米替林的随机、双盲实验比较，试图确定这两类药物对 PHN 有更大的镇痛效果。结果 9 例两种药物疗效相同，7 例只对麦普替林有效，对 PHN 的平稳疼痛、刺痛及皮肤触痛都有效。但这两种药物的不良反应都影响疗效。

根据这些研究结果和临床应用经验，PHN 的最初或首选药物是阿米替林或去甲替林。如果这些药物无效，可试用去甲肾上腺能药物，如去甲丙咪嗪（Desipramine）或麦普替林。

2. 抗癫痫药 抗癫痫药包括卡马西平、苯妥英钠及丙戊酸钠等。患者经过抗抑郁治疗无效可考虑应用抗抽搐药，一线药物为卡马西平，适用于糖尿病神经性刀割样疼痛、多发硬化的各种疼痛综合征，包括痛性强直发作。卡马西平的开始剂量为 1 日 3 次，每次 100mg，在 1～2 周内增至每日 2～3 次，每次 200mg，苯妥英钠的开始剂量老年人为临睡前 100mg，年轻人为 300mg，服药期间做药物血液浓度测定指导治疗。

3. 阿片制剂 过去 25 年中，随着对阿片药物药理研究的重视，人们在控制疼痛方面已取得显著进步。

（1）内生阿片肽：人体可产生 3 种和阿片受体具有亲和力的不同的肽类，它们被称为脑啡肽、内啡肽和强啡肽。每种肽在人体中都有各自的解剖分布。这些肽类的前体与促黑素细胞激素、肾上腺皮质激素及 β Lipotropin 有关。它们和神经激素的作用一样，可对神经递质进行调节。毋庸置疑，这些肽能控制人体产生的疼痛。因此，在众多的阿片肽类中还没有一种被制成药物用于临床，尽管其各方面的效力均超过小分子的外源性阿片类药。但是，这些内生肽已经成为证明阿片受体生理和分布的有效工具。同时，它们也被用来减轻阿片类药物产生的剧烈的戒断症状。

（2）多种多样的阿片类药物受体：阿片受体可分为 μ、κ、γ 三型和若干亚型，每种阿片药物可选择相应的受体。由于不同的受体其功能不同，因此阿片药物表现出多种作用。如受体主要在大脑和脊髓中起镇痛作用，其他大部分阿片镇痛药也有此效应。但是，κ、γ 受体及其亚型也可参与呼吸和消化方面的神经功能调节。人们已复制出一些阿片受体并对其完整结构有所了解。强大的分子生物技术将制造出更加有效的镇痛药,其不良反应尤其是成瘾性将被降至最低。

用阿片制剂治疗非癌性疼痛的意见不一,然而主张应用的学者在不断增加。临床经验指出用阿片制剂治疗疼痛发生药瘾的风险<0.5%。对阿片制剂一概持否定态度是一种偏见,用阿片制剂治疗的目的是使患者对疼痛提高忍受性,改善生活质量,特别对一些严重神经源性疼痛患者,阿片制剂是唯一一种缓解疼痛的良药,可取得满意的镇痛效果。阿片制剂包括吗啡、缓释吗啡、水化吗啡、氨苄度冷丁、羟甲左吗喃、可待因及羟二氢可待因酮。有一些医师则喜欢用扑热息痛与可待因或阿司匹林的混合制剂。

阿片制剂治疗 PHN 疗效较好,但没有能达到全部消失,与抗抑郁药的情况类同。一般短时阿片制剂的镇痛时间 2～4h,在严重疼痛患者因连续应用,容易出现不良反应,不能进一步镇痛,剂量逐步升级,失去疗效。当患者对一种短时镇痛药有效时,可改用作用较持久的阿片制剂(如 MS Contin),以减少药物的不良反应,对慢性患者应同时处方一些止呕药和粪便软化剂。还可以与抗抑郁药联合应用,对老年人开始剂量宜小。用于一般处方药的阿片制剂和用于一般阿片制剂协同处方药,见表 6-5 和表 6-6。

表 6-5　用于一般处方药的阿片制剂

| 药物 | 相等镇痛剂量(mg) | | | 持续作用 (h) | 比较效应 | | |
	肌内注射	口服	半衰期(h)		镇痛	呼吸抑制	生理依赖
吗啡	10	60	2～4	3～7	++	++	++
左吗喃	2	4	12～16	4～8	++	++	++
盐酸二氢吗啡酮	1.5	7.5	2～3	4～5	++	++	++
氧吗啡酮	1	6		3～6	++	++	+++
美沙酮	10	20	15～30	4～6	++	++	++
枸橼酸芬太尼	0.1		1～6	1～2	+	+	
可待因	130	200	3	4～6	+	+	+
氧可酮		30		4～6			
氢可酮		5	3.3～4.5	4～6	+	+	+

表 6-6　用于一般阿片制剂协同处方药

药物	每天口服剂量(mg)	体内持续时间(h)	5-羟色胺阻滞	抗胆碱	镇静作用
阿米替林	75	4	++++	++++	+++
米帕明	75	4	++++	++	++
多塞平	150	4	++	++	+++

(三)三线药物临床应用

摘自《疼痛治疗手册》,由著名神经外科专家吴信康教授报道推荐,受到好的疗效,值得推广。

1. 一线药物治疗

(1)抗癫痫药物:如引起头晕和镇静,用缓慢滴定使其最小化;老年患者剂量酌减,不可与阿片类药物同用,避免呼吸抑制。

①加巴喷丁：IR,300～1200mg,口服次/d;ER,600～1800mg,口服 2/d。以低剂量开始治疗,一般为每晚睡前口服 300mg;逐渐增加直到疼痛减轻或不良反应明显。

②普瑞巴林：150～300mg,口服,2/d。以低剂量开始治疗,通常为 150mg,每晚口服。

③卡马西平：100mg,口服,3/d,在 1～2 周内增至每次 200mg,口服,2～3/d。

（2）抗抑郁药：属于 5-羟色胺-去甲肾上腺素再摄取抑制药。

①度洛西汀：IR,60～120mg,口服,1/d。

②文拉法辛：ER,75～225mg,口服,1/d。

（3）三环类抗抑郁药（TCAs）：以低剂量开始治疗,每隔 1 周缓慢增加剂量;可能需要 6～8 周,包括 2 周的最大耐受剂量,达到稳定。

①去甲替林：25～75mg,口服,1/d。因 TCAs 镇静作用,抗胆碱能作用较小,常为首选。

②阿米替林：25～125mg,口服,1/d。镇静作用最明显的 TCA。

2. 二线药物治疗

（1）8%辣椒素皮贴：每 3 个月在疼痛部位贴 1～4 片,持续 30～60min,治疗外周疼痛。无长期安全用药方案推荐。

（2）利多卡因肤贴：取 1～3 片贴在疼痛部位,每日＜12h,治疗外周疼痛。

（3）曲马多：速释型,100～200mg,口服,3/d;缓释型,100～200mg,口服,2/d。

3. 三线药物治疗

（1）A 型肉毒菌素：每 3 个月皮下注射 50～200U 至疼痛部位,用于外周疼痛。

（2）强阿片类药物：个体化给药,仅在最低有效剂量下使用,持续评估风险和收益,不推荐常规用于慢性疼痛。

（徐仲煌　张　娇）

第三节　自控镇痛发展现状及应用

通常根据患者病情的需要间断或连续地用药,虽可取得一定的治痛效果,但研究表明口服、肌内注射或静脉注射各种药物的镇痛方法不符合药代动力学原则,所以治痛效果难以肯定。按以往使用常规剂量药物进行镇痛治疗,存在用药量不足或剂量过大的风险,而新研制的镇痛药物试用并未从根本上提升镇痛效果。此外,由于条件所限,目前尚不能及时准确地测定患者血药浓度,并根据个体最低有效血液药物浓度而应用。因此,临床上简便安全和有效的用药原则是根据患者疼痛程度推测其血中镇痛药物浓度,用以指导药物使用、调节药物剂量,即所谓按需镇痛和患者自控镇痛（patient controlled analgesia,PCA）。

按需镇痛在一定程度上避免了临床镇痛药应用的盲目性,但与常规剂量间断给药相比较,医护人员工作量明显增加,同时频繁地要求用药也增加了患者的心理压力和精神负担。因而,Sechzer 于 20 世纪 70 年代初期提出了 PCA 的治疗方法,即患者感觉疼痛时主动通过计算机控制的微量泵按钮向体内注射定量的药物,在遵循"按需止痛"的原则前提下,减少医护人员操作,减轻患者心理负担。PCA 是现代镇痛治疗的最佳方式,随着 PCA 应用在病理生理学、心理学、药代动力学及治疗学方面的深入研究,PCA 范畴不断扩大,治疗效果不断提高,PCA 是目前疼痛治疗的重要手段之一。

一、PCA 发展现状

这里介绍患者自控镇痛术（PCA）的思路和过程。在疼痛临床实践中,我们认识到临床上镇痛不足的现象,往往不是由于缺少良好的镇痛药物,而是缺乏适当的药物使用方式。这种观点是在对传统的甚至仍是目前较为常规的肌内注射镇痛方式认识而反思的基础上而得到的。为此，我们有必要对肌内注射镇痛的历史与现状进行回顾。

肌内注射镇痛往往采用定时、由医师或护士给药的方式，其不足之处显而易见：①给药剂量、途径、时间及方法过于机械，忽视了患者的个体差异。②医师或护士获得的疼痛反馈信息容易产生主观和客观错误。这样有效镇痛药浓度往往不能维持于一个相对稳定的水平。与此同时，传统观念上对阿片类药使用的畏惧心理和对疼痛治疗的保守态度，也是医师或患者不愿使用"过"多镇痛药物的原因之一。在英文中，Pain（疼痛）的拉丁文词根"Poena"，意思是"惩罚"，便是这一心理的一种反映。此外，人们认为疼痛是一种人体生理信号，有一定生物学意义，即便是患者遭受着持续、剧烈的疼痛，也往往出现治疗不足的情况。但实际上，不完善的镇痛，尤其是对急性疼痛不进行积极处理，将造成一系列临床不良后果，如创口愈合延迟、免疫功能受损、急性应激反应、自主神经功能紊乱，以及可能发展成慢性疼痛等。至今，人们对此都有了愈发清醒的认识，并对传统镇痛方式镇痛的效果提出了质疑。

虽然人们认识到了传统镇痛方法的不足之处，但尚缺乏有效的镇痛技术对此加以改进。到20世纪60年代，Roe发现阿片类药小剂量静脉给药比传统肌内注射方式可提供更为有效的镇痛，同时药物用量明显减少。至此，所介绍的患者自控镇痛术才出现了改进镇痛治疗模式思想上的萌芽。而到1968年，Sechzer首次提出了"按需镇痛"（demand analgesia）的概念，其核心思想是"由护士根据患者的疼痛需要静脉给予小剂量阿片类镇痛"。但这一方式的缺点是，由一个护士面对众多患者，其给药依据或判断往往容易发生误差。Sechzer同时观察到，不同患者对有效镇痛药剂量的要求变化很大，但具体到某

一患者则相对固定。此种镇痛方式虽然只能说具备了PCA技术的雏形，但它的成功之处在于为PCA的进一步完善提供了思路。在20世纪60年代后期，许多专家学者如Forrest Keen-Sranto，包括Sechzer本人都对此进行了更加深入的探索和研究。直到1976年，随着第一台PCA泵，即Cardif Palliato（Gmseby Dynamics Lad）问世，并通过Welsh National School of Medicine的审定和改进，PCA技术才以相对成熟、安全、有效的面孔出现在世人面前。同时，也标志着疼痛治疗进入了一个新的境界，不夸张地说，它是疼痛治疗方法学上的一个里程碑。PCA泵的出现使患者可以根据自己的镇痛需要自我控制给药，在方便快捷、反应迅速的同时，将对镇痛药用量的个体差异性降到了最低的程度。与传统肌内注射镇痛相比，不仅镇痛较为完善，而且使阿片类药用量大大减少，同时其剂量相关性不良反应的发生率也得以降低。

随后进行的PCA相关药理学研究也对PCA的用药原则及镇痛优点进行了深入的验证和阐述。1980年，Austin等发现，镇痛药物的最小有效镇痛浓度（minimum effective analgesic concentration，MEAC）在不同患者当中个体差异性很大，因此他们提出，要达到有效镇痛的目的，必须先满足两个条件：①个体MEAC的确定；②维持相对稳定的MEAC。而传统的肌内注射镇痛方式几乎无法达到这一点。此后，人们逐渐认识到确定MEAC对镇痛剂量个体化的必要性，研究重点开始转移到药理学参数对个体镇痛剂量的影响上。1982年，Tamsen等报道，一些药代动力学变化，包括容积、分布及清除速率对剂量需求几乎没有影响，但个体每小时的阿片类药剂量与其血药浓度明显相关。在采用PCA镇痛的患者中，其阿片类药血药浓度基本上稳定地维持在MEAC水平或稍稍偏上。Tamsen进一步发现患者的个体MEAC与其脑脊液中的内源性阿片物质含量有关。从

这一点上来说,只有患者自己才可以准确地决定镇痛药的用量。PCA 的原则也真正体现了这一观点。

在理论和技术可行性上得到确认后,PCA 技术便进入了其繁荣发展期。近 20 年来,不断有新型 PCA 泵问世,在这方面,微电子技术的进步大大推动了 PCA 技术的发展。目前,一台标准的 PCA 泵一般具有以下基本特征。①一个贮药器,可以重复给药而无需医师或者护士参与。②一套输注设备,能精确地输注预先设定的药物剂量。③一个按钮装置,当患者需要给药时,按钮即可。④可以设置满足特殊要求单次剂量(demand bolus)的电子程序。⑤可以设置锁定时间(lockout interval),以免患者在按钮给药起效前再次给药。⑥一套管道连接系统。

通过这样一套系统,患者即可根据需要自我控制给药,最大限度地减少药代动力学和药效学个体差异对镇痛药剂量的影响。在技术手段成为现实时,药物选择对 PCA 技术施行时能否达到预期的良好镇痛效果无疑具有重要的意义。理想的阿片类 PCA 镇痛用药应具备以下药理学特性。①起效迅速,这样可以缩短患者等待镇痛起效的时间,避免患者重复多次无效按钮。②高效镇痛,往往这因为可以根据需要调整单次剂量的大小而被忽视。③中等的作用时间,有助于提高镇痛的可靠性。④不至于产生药物耐受或其他药物不良反应。⑤不良反应小,与其他药物之间相互作用少。

虽然尚未发现一个理想的镇痛药物,但我们可以从现有的多种镇痛药物中选择较为合适的应用于 PCA 疼痛治疗。从现有的文献报道看,吗啡(morphine)和哌替啶(meperidine)是两种应用较多的临床 PCA 镇痛药物。相对于 PCA 技术的小剂量给药方式,美沙酮(methadone)和盐酸叔丁啡(buprenorphine)作用时间过长,而芬太尼(fentanyl)则太短。但即便如此,阿芬太尼和舒芬太尼(sufentanil)在结合背景输注(background infusion)的情况下,也可较好地完成 PCA 按需镇痛的要求。但由于其短效的特点,按钮按压次数将明显增多。同样,相当剂量下阿片类药不良反应的大小也是选择 PCA 镇痛用药的一个重要原则。多数阿片类药物在 PCA 技术中的应用已被众多专家学者研究并加以评估,其优缺点不尽相同。其中,部分激动-拮抗药,如布托啡诺(butorphanol)、纳布啡(nalbuphine)等的作用被很多人所重视,与单纯 μ-受体激动药相比,其呼吸抑制等不良反应的发生率明显降低。近几年,一些局麻药如罗哌卡因、布比卡因也开始与阿片类药联合应用于硬膜外 PCA 镇痛,在镇痛良好的前提下,一方面降低了阿片类药用量及其剂量相关性的,诸如嗜睡、恶心呕吐、瘙痒、呼吸抑制等不良反应;另一方面,在减少手术应激反应的同时,能使患者保持活动能力,同时疼痛刺激大为减轻。非甾体类抗炎药如酮咯酸(ketorolac)、α_2 肾上腺素能激动药如可乐定(clodine)、天门冬氨酸(N-methyl-D-aspstate,NMDA)受体拮抗药如氯胺酮(ketamine)等镇痛辅助药物也纷纷用于 PCA 镇痛治疗,并使阿片类药的镇痛作用更为完善,而用量却大为降低。

与此同时,作为临床实践先导的疼痛基础理论研究也进入了一个新的阶段。对于疼痛的形成、发生和进展,在已有理论的基础上,一些与临床实践紧密相关的新概念、新理论也开始影响疼痛治疗领域,如"中枢敏化""外周敏化""神经可塑性"等。由此而产生的疼痛治疗新观念如"平衡镇痛""超前镇痛"也开始影响并促进 PCA 技术的应用与发展。

二、PCA 应用

各项参数指标及其意义。

负荷剂量(loading dose)指 PCA 开始时首次用药剂量。静脉给予负荷剂量药使镇痛的血药浓度迅速达到最小有效镇痛浓度

（MEAC），患者迅速达到无痛状态。如果在开始 PCA 治疗前不加以负荷剂量，则镇痛效果延长。不同患者间 MEAC 值可相差 4～5 倍，不同药物的 MEAC 值亦不同，再加上 MEAC 值还随手术种类、时间和患者的活动情况而变化，所以 MEAC 值差异性较大。故负荷剂量大小最好根据镇痛效果来决定。椎管内麻醉患者 PCA 开始前椎管内所注入的麻醉药可视为负荷剂量。

单次给药剂量。PCA 开始后，患者疼痛未能完全消除或疼痛复发时所追加的药物剂量，此剂量是患者自己通过按压 PCA 装置上的特殊按钮来给药。该剂量的目的在于维持一定的血浆镇痛药物浓度，使其保持在最低有效水平。因此，单次给药剂量（bolus）不可过大，以免造成血药浓度骤升，产生过度镇静等不良反应；但 bolus 亦不能过小，如过小必然会增加用药次数，造成镇痛效果不佳。由于不同人之间的疼痛忍耐力和对镇痛药的反应差异十分显著，使得 bolus 剂量的个体差异很大，故根据每个患者的情况对其进行调整十分重要，如果患者在足够次数的给药后仍觉镇痛不完全，则将剂量增加 25%～50%，如过度镇静则将剂量减少 25%～50%。PCA 所采用的小剂量 bolus 多次给药目的在于维持一定的血浆镇痛药物浓度，但又不产生由于血药浓度骤升所引起的过度镇静等不良反应。

锁定时间。锁定时间（lock time，LT）指的是该时间内 PCA 装置对患者再次给药的指令不作反应，即 2 次给药时间间隔，LT 可防止在前次所用药物峰效应之前重复用药而造成过量中毒，是一种自我保护措施，LT 将减少患者无意中过量给药的潜在危险性。LT 的长短需根据药物的起效速度，以及 PCA 不同给药途径而定。LT 还受 bolus 大小影响。bolus 给药剂量大 LT 较大，此外，LT 可反映药物在作用部位达到足够镇痛浓度所需的时间。

连续给药或背景剂量。为了减轻患者的操作负担，有人试行 PCA 在一定的基础上进行，即在连续给药的基础上由患者施行 PCA。然而基础剂量亦可引起某些敏感患者镇痛药物过量，所以这种方法在某种意义上违反了 PCA 的原始构思。但在患者 PCA 时选择性地应用连续给药有以下优点。①使血浆镇痛药物浓度更稳定；②提高镇痛效果，尤其适用于患者睡眠期间的镇痛维持；③患者易于通过间断启动 bolus 追加药物，达到满意的镇痛效果。但常规使用连续给药亦有一定的缺点，如由于个体差异，难以确定合适的给药速度，尤其睡眠状态的患者，可能出现药物过量。此外，大量研究表明，与单纯的 PCA 相比较，PCA 加上连续给药的患者用药量明显增加，而镇痛效果差别不大。因此目前的观点认为，避免采用连续给药，在特定情况下如需用连续输注可按患者 bolus 量的 30%～50% 作为连续给药量。

最大给药量（maximal dose）。是 PCA 装置的一种自我保护措施。由于患者间个体差异较大，为防止反复用药造成过量中毒，PCA 期间多以 1h 或 4h 为间隔限定最大单位时间使用量，其目的在于对单位时间内超过最大给药量的情况引起注意并加以限制。如国外，吗啡静脉注射最大剂量为 10～30mg/4h，哌替啶 100～300mg/4h 或硬膜外给予丁丙诺啡 0.12～0.2mg/h。

PCA 技术发展到今天，由于优点明显，其应用广泛性在某种程度上甚至超过了人们当初的预料。不仅静脉 PCA 可以使用不同的阿片类药以满足不同患者的镇痛要求，而且可以通过肌内注射、胃肠道、皮下或者椎管内等多种给药途径应用 PCA 技术，其优势各不相同。由于 PCA 使疼痛治疗安全性大大提高，因此不仅可以在住院患者中使用，一些门诊疼痛患者由于 PCA 的出现，在家中也可以得到有效镇痛，这给一些老年或行动能力差的患者无疑带来了极大的便利。另一方面,PCA 技术不但可以应用在疼痛治疗领域,而且在某些科研工作中,作为有效的评估手段,其科研工具的作用也十分明显。

在我国,PCA 技术尚有待于进一步普及。其原因不外乎经济因素的考虑、对阿片类药使用的传统偏见等。其中一个重要原因,就是人们对 PCA 的认识和了解不够,而让大家尤其是医务工作者对 PCA 技术有较为清楚的认识,也是本书的宗旨之一。尽管如此,PCA 对临床疼痛治疗带来的新气象及 PCA 技术本身具有的与传统镇痛方式对比明显的优点,必然会被人们领略、接受并推广。到目前为止,PCA 技术不仅已应用于北京、上海、广州等大城市的一些医院,在全国范围内甚至一些边远省份及地区也不断有开展 PCA 的消息,国内 PCA 相关研究报道也逐年增多。

总之,从 PCA 的有效性、安全性、不良反应发生率等方面看,它的出现代表着疼痛治疗的一大进步。阿片类药物通过 PCA 系统给药镇痛方式,在不远的将来,一定程度上将代替传统的间断肌内注射镇痛方式而成为标准的镇痛方法。当然,PCA 技术也存在这样或那样的不足之处及不良反应,了解不同镇痛方法相关的潜在危险性,以及进一步提高其镇痛效果,必将有助于更为安全、有效地进行疼痛治疗,从这一角度出发,尚有许多方面需要我们做进一步的努力和探索,使 PCA 技术日臻完善,从而在疼痛治疗领域发挥其应有的作用。

(徐仲煌　段玉生)

第四节　自控镇痛微囊化牛嗜铬细胞异基因移植疗法

建立海藻酸钠-聚赖氨酸-海藻酸钠(APA)微囊化牛肾上腺嗜铬细胞(BCCs)异种移植作为长效镇痛方法的技术,评价其有效性、安全性及可行性,了解其可能的作用机制。

一、研究方法

(一)牛嗜铬细胞的形态特征及增殖活性

1. BCCs 的活率与纯度　光镜下见新鲜分离出的牛嗜铬细胞(BCCs)呈圆球形,胞质内含有许多粗大的颗粒。锥虫蓝染色法显示细胞存活率≥95%。SPG 单胺荧光染色见≥90%的细胞其胞质呈现黄绿色荧光。

2. BCCs 的特染　光镜下见培养 7d 的 BCCs 贴壁生长,胞体呈多极形、三角形或梭形,伸出类似于神经细胞的突起。BCCs 呈 SPG 单胺荧光染色、TH 免疫细胞化学染色、D3H(多巴胺 β 羟化酶)或 ENK(脑啡肽)免疫细胞化学染色阳性细胞。显示 BCCs 为单

胺能、脑啡肽能细胞;在离开肾上腺皮质细胞的作用时,具有"神经元化"趋势。

3. BCCs 周期的检测　PI 荧光染色、流式细胞仪检测显示,17.85%的牛嗜铬细胞处于 S 期(增殖期),72.41%的细胞处于 G0-G1 期。表明体外培养的牛嗜铬细胞处于低增殖状态。

(二)APA-BCCs 的形态

体外培养的 APA 微囊化 BCCs,光镜下见包裹 BCC 的 APA 微囊呈圆球形、表面光滑,直径为 $100\sim300\mu m$;每个囊内含 80～120 个嗜铬细胞,细胞分散分布于微囊内,呈圆形;锥虫蓝染色见囊内≥95%的细胞为拒染的活细胞。SPG 单胺荧光染色见囊内细胞呈现黄绿色荧光。采用 GMA 包埋、切片、HE 染色,显示 APA 微囊完整,形态无明显变化,细胞散在分布于微囊内,细胞呈圆形,胞核清楚。体外培养 120d 时,APA 微囊形态无明显变化,囊内 BCCs 形成团块状,细胞数量无明显变化。

(三)APA-BCCs 的分泌功能

1. 单胺类物质的刺激分泌　在培养液中加入高浓度钾离子,可刺激诱使 BCCs 分泌出高于低浓度钾离子 3～72 倍的单胺类物质;在培养液中加入尼古丁,可刺激诱使 BCCs 分泌出高于未加尼古丁的基础组 0.93～3.92 倍的单胺类物质。

2. 阿片肽类物质的刺激分泌　在培养液中加入尼古丁,可刺激诱使 BCCs 分泌出高于未加尼古丁的基础组 1.49～1.64 倍的亮氨酸脑啡肽(L-EK)。

(四)APA-BCCs 植入对疼痛模型大鼠痛阈值的影响

实验分别测定了各组大鼠左、右后肢足爪部的非伤害性触痛觉刺激阈值(触痛阈值)和 CO_2 痛阈值。未接受右侧坐骨神经结扎术的 C 组大鼠右侧和左侧的 2 种阈值在观察的 42d 间没有明显差异($P>0.05$)。接受右侧坐骨神经结扎术的 CCI 组大鼠结扎后 7d 时,结扎侧 2 种阈值均明显低于非结扎侧($P<0.05$),结扎后 14d、21d、28d、35d 和 42d 时更显著低于非结扎侧($P<0.01$);同时,在观察的 42d 内,CCI 组结扎侧 2 种阈值亦显著低于 C 组,表明坐骨神经结扎术可明显地稳定地降低大鼠的非伤害性触觉刺激阈值和 CO_2 痛阈值,引起感觉异常和痛觉过敏。

接受 APA 空微囊移植的 APA 组 CCI 大鼠,在移植前与移植后 7d、14d、21d、28d、35d 和 42d 时,结扎侧 2 种阈值均明显低于非结扎侧($P<0.05$);亦明显低于 C 组($P<0.05$);表明不含嗜铬细胞的 APA 空微囊植入脊髓蛛网膜下隙,不能升高 CCI 大鼠的非伤害性触觉阈值和 CO_2 痛阈值,即不具有纠正该类感觉异常和痛觉过敏的效应。

接受 APA-BCCs 移植的 APA-BCCs 组 CCI 大鼠,移植前结扎侧 2 种阈值均明显低于非结扎侧($P<0.05$);在移植后 7d、14d、21d、28d、35d 和 42d 时结扎侧 2 种阈值均与非结扎侧无显著差异($P>0.05$);但结扎侧 2 种阈值均明显高于 CCI 组和 APA 组($P<0.01$),而与 C 组无显著差异($P>0.05$)。表明含嗜铬细胞的 APA 微囊植入脊髓蛛网膜下隙,能够迅速地升高 CCI 大鼠的非伤害性触觉刺激阈值和 CO_2 痛阈值,具有纠正该类感觉异常和痛觉过敏的效应,并且其效应持续超过 42d。

(五)APA-BCCs 在宿主体内的形态

将 APA-BCCs 植入正常大鼠腰段脊髓蛛网膜下,移植后 1、2、3、6、9 个月时进行组织学检查。植入 42d 时宿主大鼠移植区的病理学检查可见,植入的 APA-BCCs 存在于脊髓和脊膜之间,APA 微囊完整;囊内可见呈 TH 免疫组化染色阳性的 BCCs;移植区脊膜呈 DBH 和 ENK 免疫组化染色呈阳性。表明 APA-BCCs 可较长时间地在大鼠脊髓蛛网膜下隙内微囊完好存在、细胞存活并分泌。

二、结果分析

(一)APA-BCCs 植入对脑脊液中镇痛相关物质含量的影响

APA-BCCs 植入致使羊脑脊液中儿茶酚胺和亮氨酸脑啡肽含量的变化。

分别将 APA 空微囊、BCCs 或 APA-BCCs 植入正常羊的脊髓蛛网膜下隙内,在移植后 1、7、14、28、60 和 90d 时抽取脑脊液,检测 NE、E 及 L-EK 的含量。移植后 1d、7d 时 BCCs 组、APA-BCCs 组羊 CSF 中 NE、E 和 L-EK 的含量较移植前明显升高($P<0.05$);APA-BCCs 组移植后 14、28、60 和 90d 时,羊 CSF 中 NE、E,特别是 L-EK 的含量仍较移植前明显升高($P<0.05$),而 BCC 组移植 14 或 28d 后,羊 CSF 中 NEE 和 L-EK 的含量与移植前无明显差异($P>0.05$);蛛网膜下植入 APA 空微囊未引起羊 CSF 中 NEE 和 L-EK 的含量的明显变化($P>0.05$)。表明将 BCCs 植入蛛网膜下隙,可明显升高宿主脑脊液中儿茶酚胺类物质和脑啡肽类物质的含量;APA 微囊包裹能够明显延长该两类物质含量升高的时间。

(二)APA-BCCs 植入脊髓蛛网膜下引起大鼠脊髓镇痛相关神经元的变化

1. APA-BCCs 植入对 CCI 大鼠痛阈值的影响实验分别测定了移植前后各组大鼠左、右后肢足爪部的触诱发痛阈值和 CO_2 痛阈值。移植前、后 C 组大鼠左、右侧的 2 种痛阈值均无明显差异;移植前各组大鼠结扎侧 2 种痛阈值均明显低于非结扎侧及 C 组($P<0.05$)。移植后 7d 时,CCI 组、APA 组大鼠结扎侧 2 种痛阈值均明显低于非结扎侧($P<0.05$),亦明显低于 C 组($P<0.05$);APA-BCCs 组大鼠结扎侧 2 种痛阈值与非结扎侧无显著差异($P>0.05$),明显高于 CCI 组和 APA 组($P<0.01$),与 C 组无显著差异($P>0.05$)。表明坐骨神经结扎术可明显地降低大鼠的触诱发痛阈值和 CO_2 痛阈值,引起感觉异常和痛觉过敏;APA 微囊化 BCCs 植入脊髓蛛网膜下隙,可纠正 CCI 大鼠的机械感觉异常和热痛觉过敏;而 APA 空微囊植入脊髓蛛网膜下隙则不具有此作用。

2. APA-BCCs 植入对 CCI 大鼠脊髓中 nNOS 活性的影响,nNOS 免疫细胞化学染色显示正常大鼠脊髓组织中 nNOS 阳性神经元主要分布在脊髓背角浅层和中央管周围灰质,其胞质被染成棕黄色,圆形的细胞核被苏木素染成淡紫色。大鼠脊髓组织中 nNOS 阳性神经元平均光密度值:CCI 组明显高于 C 组($P<0.01$);APA 组亦明显高于 C 组($P<0.01$),CCI 组和 APA 组间无显著差异($P>0.05$);而 APA-BCCs 组 nNOS 阳性神经元平均光密度值明显低于 CCI 组和 APA 组($P<0.01$),与 C 组无显著差异($P>0.05$)。表明一侧坐骨神经结扎后可引起大鼠脊髓组织中 nNOS 神经元活性升高;APA-BCCs 植入脊髓蛛网膜下,可明显降低 CCI 大鼠脊髓中 nNOS 的活性,而不含

BCCs 的 APA 空微囊则不具有此作用。提示 APA 微囊化 BCC 蛛网膜下隙移植的镇痛作用可能与脊髓 NO 通路相关。

3. APA-BCCs 植入对 CCI 大鼠脊髓组织 $GABA_A$ 受体 α_2、γ_2 亚单位 mRNA 表达量的影响,采用电泳法检测各组大鼠脊髓总 RNA 含量,从大鼠脊髓组织总 RNA 电泳图可看到完整的 18s 和 28s,A260/A280 为 1.8～2.0。表明提取的总 RNA 无明显降解,纯度较高。采用电泳法检测各组大鼠脊髓 $GABA_A$ 受体 α_2、γ_2 亚单位 mRNA 表达量的变化。CCI 组、APA 组大鼠脊髓 $GABA_A$ 受体 α_2、γ_2 亚单位 mRNA 表达量较 C 组明显降低($P<0.01$),两组间无明显差异($P>0.05$);APA-BCCs 组大鼠脊髓 $GABA_A$ 受体 α_2、γ_2 亚单位 mRNA 表达量与 C 组无显著差异($P>0.05$),明显高于 CCI 组和 APA 组($P<0.01$)。表明坐骨神经损伤后脊髓 $GABA_A$ 受体 α_2、γ_2 亚单位水平出现下调;APA-BCC 移植可使下调的 $GABA_A$ 受体 α_2、γ_2 亚单位的恢复至接近正常水平。提示 APA-BCC 移植镇痛的效应可能与提高脊髓 $GABA_A$ 能神经元的活性有关。

4. APA-BCCs 植入对 CCI 大鼠脊髓 L_4、L_5 背根神经节 SNS/PN3 mRNA 表达量的影响,采用本研究组合成的 SNS/PN3 基因 RNA 探针,用原位杂交法测得大鼠 L_4 和 L_5 背根神经节 SNS/PN3 杂交信号。CCI 组 SNS/PN3 杂交信号较 C 组明显降低($P<0.01$);APA 组亦较 C 组明显降低($P<0.01$),两组之间无显著差异($P>0.05$);APA-BCCs 组 SNS/PN3 杂交信号较 CCI 组和 APA 组明显升高($P<0.01$),与 C 组无显著差异($P>0.05$)。表明体外转录合成的 SNS/PN3 mRNA 探针可成功用于 DRG 原位杂交;CCI 大鼠背根神经节 SNS/PN3 mRNA 表达量较正常大鼠降低,而 APA 微囊化 BCC 移植可使 SNS/PN3 mRNA 表达量恢复正常。提示 APA 微囊化 BCC 蛛网膜

下隙移植的镇痛作用可能与促进 DRG 中 SNS/PN3 mRNA 表达的恢复有关；BCC 分泌的 GDNF 等神经营养因子可能是 SNS/PN3 mRNA 表达恢复的原因。

（三）APA-BCCs 植入对癌痛患者的镇痛效应

1. 疼痛缓解程度   APA-BCCs 注入脊髓蛛网膜下第 1、第 2 天开始，22 例患者的疼痛均得到不同程度的缓解。移植后 7d 内，疼痛得到完全缓解、停用镇痛药者 14 例，占 63.63%；疼痛明显缓解者 4 例（18.18%）；疼痛得到中、轻度缓解者 4 例（18.18%）；即 81% 的患者疼痛得到明显缓解。

2. 镇痛有效时间   在一次移植后（3/22 例在第一次移植后 7d 进行了第二次移植），20/22 例疼痛得到中度以上缓解的患者，在未用任何免疫抑制药的情况下，疼痛消失并停用镇痛药时间超过 300d 以上者 2 例，超过 200d 以上者 3 例；有 4 例患者，镇痛作用持续时间短于 15d。

3. 脑脊液中儿茶酚胺和亮氨酸脑啡肽的测定   APA-BCCs 移植后 7d 与移植前比较，癌痛患者脑脊液中去甲肾上腺素和肾上腺素含量显著升高（$P<0.05$），亮氨酸脑啡肽含量亦显著升高（$P<0.01$）。表明 APA-BCCs 可分泌儿茶酚胺类和脑啡肽类镇痛物质至癌痛患者脑脊液中；APA-BCCs 的镇痛效应与该类物质水平的提高有关。

4. 不良反应   移植后部分患者出现腰部酸胀、便意等轻度马尾神经刺激症状，3d 内可自愈。有 2 例患者移植当日出现一过性发热。

总之，BCCs 可刺激分泌单胺类、脑啡肽类镇痛相关物质。APA 微囊膜可截割 >7 万 KD 的分子；可发挥免疫隔离作用。APA-BCCs 植入脊髓蛛网膜下可较长时间地提高模型大鼠的痛阈值；升高羊类及癌痛患者脑脊液中单胺类及阿片肽类物质的含量；引起大鼠脊髓镇痛相关神经元的变化；并对癌痛患者产生长时间的镇痛效应。APA-BCCs 植入未引起宿主动物、患者生理、生化、免疫及病理学异常。提示 APA 微囊化 BCCs 异基因移植于脊髓蛛网膜下，可安全、迅速、有效地发挥长时间镇痛效应。

（薛毅珑）

第 7 章

超声引导下药物注射技术

为了提高治疗的精准度,目前疼痛治疗多在影像引导下进行。常见的影像引导方法包括超声、X线或CT。X线对软组织的显示较差,且X线与CT都存在放射危害。

医用超声用于分辨直径在1mm以上的结构。利用超声分辨软组织、血管、神经,以及引导疼痛治疗,其优点在于可对病变目标及穿刺路径、穿刺针移动实时可见,便携,避免放射暴露风险,并缩短操作所需时间。超声在有着诸多显著优点的同时也具备一定局限性。超声对骨骼及深部组织的显示往往不佳,而超声引导下疼痛治疗对于操作者水平、手法、熟练程度及对解剖结构的掌握要求较高。

第一节　超声引导下颈神经根注射

颈神经根注射是治疗神经根型颈椎病、头颈部及上肢带状疱疹后神经痛等疾病的常用方法,是疼痛科常用技术。传统技术采用X线引导,选择性颈神经根注射的靶点为椎间孔后外部,而超声引导下选择性颈神经根注射的靶点为颈椎前后结节之间。有研究表明,治疗神经根型颈椎病,两种引导方法疼痛缓解程度的差异无统计学意义。由于超声可以看到血管等软组织,可以极大避免损伤血管的并发症。超声引导下注射可实时观察药物扩散情况,不需注射造影剂,对造影剂过敏或者肾功能不全的患者更有优势。

超声引导下颈神经根注射的适应证:颈椎间盘突出症、头颈部及上肢带状疱疹后神经痛、顽固性呃逆、颈部肌肉紧张痉挛引起的疼痛、颈部,以及上肢围术期麻醉与镇痛等。

一、应用解剖

颈神经根出椎间孔后分为前支和后支,前支走行于相应节段颈椎的横突前后结节之间,后支绕横突后结节与上关节突的交界处向后走行。因此在横突前后结节之间注射局麻药,准确地说是阻滞颈神经根前支。

C_2-C_6横突有前后结节,颈神经根前支走行在相应横突的前后结节之间。C_5、C_6横突前后结节之间夹角较小,呈V字型或U字型,自C_4开始向头侧的横突前后结节之间夹角逐渐变为钝角,至C_2横突前后结节之间的夹角已经接近180°。C_7横突前结节往往缺如,只有后结节,C_7神经根前支走行于C_7横突浅处、后结节与椎动脉之间。

约90%的人群椎动脉走行于C_7横突前方然后进入C_6横突孔内,但这也说明仍有约10%的情况下在C_6横突水平椎动脉是显露在横突孔之外的,椎动脉在C_5或更高水平才进入横突孔。做颈神经根注射之前需特别注意避免损伤椎动脉。

二、超声影像

颈部神经根注射前需先确定神经根节段，常用方法为先扫描 C_6，然后向足侧移动定位 C_7，再逐渐向头侧移动探头可定位其他颈椎节段。

首先，平环状软骨横向放置探头，由内向外扫描。直至看到颈动脉、颈内静脉、颈长肌、高回声的 C_6 横突前后结节。C_6 横突前后结节之间低回声圆形或类圆形结构为 C_6 神经根前支。C_3-C_6 神经根前支均走行于相应的颈椎横突前后结节之间。逐渐由 C_6 向足侧移动探头，可以看到颈动脉、颈内静脉、颈长肌、C_7 横突及后结节、C_7 神经根前支、椎动脉，在该层面可同时看到臂丛神经的 C_5、C_6 部分。C_7 无前结节，因此 C_7 横突呈"沙滩椅"样图像，且 C_7 水平椎动脉未进入横突孔，C_7 神经根前支位于椎动脉和 C_7 横突后结节之间。根据这些特点可以定位 C_7，从 C_7 向头侧扫描可以依次定位 C_6、C_5 等。自 C_4 向上的颈椎横突前后结节夹角逐渐变钝，C_2 的前后结节夹角接近 $180°$。见图 7-1。

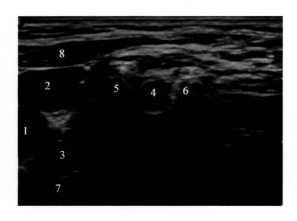

图 7-1 C_6 神经根超声影像

1. 颈动脉；2. 颈内静脉；3. 颈长；4. C_6 神经根；5. C_6 横突前结节；6. C_6 横突后结节；7. C_6 横突；8. 胸锁乳突肌。

三、超声引导下注射

(一)操作前准备

患者可采取平卧位或侧卧位。平卧位铺巾时有可能覆盖患者口鼻，侧卧位患者会感觉更舒适。

1. 体表定位标志 环状软骨。

2. 穿刺用具 碘酒、乙醇、一次性穿刺包、一次性无菌手套、5ml 注射器 1 个、10ml 注射器 1 个、超声探头保护套 1 个、24G 穿刺针 1 个。

(二)超声设备的选择

1. 探头的选择 高频线阵探头（5～12MHz）。

2. 超声参数的调节 一般选择深度 3～4cm，4cm 最为常用，频率 10Hz。

(三)注射药物的选择

1. 药物浓度的选择 0.2%～0.5% 利多卡因或罗哌卡因。倍他米松 1.75～7mg，或曲安奈德 10～40mg。

2. 推荐使用剂量 镇痛：2～3ml。超声引导下行 C_5、C_6、C_7 神经根阻滞，每根神经分别给予 1ml 和 4ml 造影剂，1ml 组造影剂均未进入硬膜外间隙，4ml 组 24.5% 患者造影剂进入硬膜外间隙。在新鲜尸体上超声引导下分别在 C_5、C_6、C_7 神经根给予 2ml 蓝色染料，硬膜外腔及神经内未见染料。

(四)穿刺技术

做颈神经根前支阻滞时平面内进针或者平面外进针均可，如果拟行颈神经根前支脉冲射频，需采用平面内进针使射频针电极垂直于神经。注意平面内进针时由后部向前部进针，由前向后进针易损伤大血管。进针路径需避开血管和神经等重要结构。颈部血供丰富，建议穿刺前常规做彩色多普勒以辨认进针路径有无血管。注意椎动脉走行于颈神经根深部的横突孔内，进针时注意避免过深损伤椎动脉。在 C_6 水平有近 10% 的人椎动脉未进入横突孔，椎动脉的超声影像为圆形低回声，易与神经根影像混淆，需特别注意鉴别。

穿刺 C_7 神经根前支时建议平面内由外向内进针,平面外进针操作不熟练时易损伤浅表处的臂丛神经(C_5、C_6 部分)和内侧的椎动脉。平面内进针穿刺针经过中斜角肌时需注意避免损伤走行在中斜角肌内的胸长神经和肩胛背神经,同时避免损伤浅表处的臂丛神经(C_5、C_6 部分)。

穿刺针到达颈神经根周围后先注射生理盐水,目的是确认针尖位置并观察液体在神经根周围扩散情况。理想的药液扩散应包裹在颈神经根周围,低回声药液呈现为新月形或环形包绕在神经根周围,如果药液扩散不理想应重新调整针尖位置。需注意避免进针过深造成神经内注射,如果注射药液后低回声的神经根变得肿胀、横截面积变大、注药阻力大或患者主诉疼痛不适,出现以上任何一种情况均应立即停止给药,退针并重新调整针尖位置。

如果采用超声引导结合神经电刺激技术时,水定位针尖位置时不应使用电解质溶液,而应当改用灭菌注射用水或 5% 葡萄糖,以免电解质溶液导电影响操作者判断电刺激效果。

四、常见并发症及预防

和所有其他注射治疗一样有穿刺部位感染的风险,应注意消毒铺巾。

局麻药浓度过高可能出现一过性上肢乏力,应嘱患者避免持重物或易碎物品,避免驾驶机动车或者做其他精细运动。C_3、C_4 和(或)C_5 神经根阻滞后可能影响膈肌功能,因此不能同时做双侧 C_3、C_4、C_5 神经根阻滞,避免膈肌无力后出现呼吸困难。

颈部血液循环丰富,因此在穿刺前规划进针路径时应常规做彩色多普勒,识别穿刺路径上及附近的血管,穿刺时注意避开。颈神经根有伴行动脉,同样应当避免损伤。如果误入血管未能及时发现,注射局麻药后会出现局麻药中毒反应。如果误穿椎动脉,即使未给予局麻药,也可能由于椎动脉痉挛出现一过性脑缺血。

如果药物容量过大,可能进入硬膜外腔,有阻滞对侧神经的可能性。如果进针过深,或者患者有解剖变异,针尖进入神经根袖内而未发现,给予局麻药后会出现全脊麻。应避免进针过深,给药前和给药过程反复回吸。给予造影剂可降低全脊麻的风险。

(崔旭蕾)

第二节　超声引导下肩关节腔注射

超声检查可发现肩关节骨质、滑囊、肩袖等各种周围结构的异常,除方便易行、价格低廉外,其优势还在于动态检查、配合患者的运动可提供更多信息,如动态观察肩峰撞击征。超声引导下注射可以将药物精准给到病变部位,对于富含血小板血浆、高糖、玻璃酸钠等对给药部位精准性要求高的特殊药物尤为适用。超声引导不仅限于药物注射,也可用于辅助聚焦式体外冲击波、小针刀等精准定位。超声引导下后入路盂肱关节注射准确性显著高于盲穿。超声引导下与 X 线引导下盂肱关节注射准确率差异无统计学意义。对于粘连性关节炎,尽管有研究表明肩峰下滑囊注射和关节间隙注射有效,盂肱关节内注射仍是最常用的方法,因为这时关节囊缩窄是最主要的病因。

适应证:盂肱关节炎、盂肱关节积液等。

一、应用解剖

盂肱关节是典型的球窝关节,盂唇环绕关节盂的边缘,构成肩关节的关节窝。盂肱关节是人体诸多关节中活动范围最大的关节,也是稳定性最差、最常发生脱位的关节。盂肱关节的稳定性主要依靠关节囊、韧带和肩关节周围的肌肉来维持。盂肱关节上方由肩胛骨、喙肩韧带和喙突组成的喙肩弓保护，肩袖从前、后、上方加固肩关节。盂唇是基底环绕关节盂边缘的纤维软骨环，它加深了关节窝，保护肱骨头并防止肩关节脱位或半脱位。前关节囊复合结构包括盂肱韧带、前盂唇、关节囊前部、关节窝边缘、隐窝、肩胛下肌腱和滑囊。后关节囊复合结构包括后盂唇、关节囊后部、冈下肌、小圆肌及其肌腱。肩关节囊在肩胛骨附着处多有变异，有直接附着于盂唇的基底部，也有起源于肩胛颈，滑膜沿肩胛颈前部延伸，直至喙突根部，形成滑膜隐窝。关节囊前部位于肩胛下肌肌腱深面，肩胛下肌肌腱纤维与关节囊紧密交织。在结节间沟，伸展到结节下缘，并反折包绕肱二头肌长头腱，形成腱鞘脏层。关节囊后部直接嵌入盂唇。关节囊向下沿解剖颈反折至肱骨头关节软骨周围。

二、超声影像

(一)盂肱关节前部

患者坐位或卧位，充分显露患侧肩关节。盂肱关节前部较深，建议使用低频凸阵探头。在喙突水平横轴位放置探头。

在肱骨头和前关节盂之间可见盂肱关节。关节囊壁超声显示为骨质强回声线前方均匀分布的低回声（内层滑膜）及其外侧细带状高回声（外层纤维膜），正常肩关节囊结构清晰。关节炎患者可表现为肩关节囊壁明显增厚、毛糙、结构不清，也可表现为内回声增强，分布不均匀，结构紊乱，或表现为囊壁粘连，低回声区消失，或者回声降低，正常低回声带明显水肿增厚。见图7-2。

(二)盂肱关节上部

患者坐位，充分显露患侧肩关节。探头冠状位放置于冈上窝。上盂肱关节位于肩峰下，需使用低频凸阵探头，较宽的视野有助于看到上部盂唇。

超声下可见肩峰、肱骨头、上部盂唇和盂肱关节间隙。见图7-3。

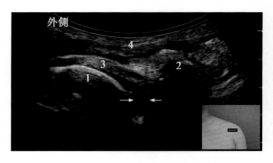

图7-2　盂肱关节（前部）超声影像

1. 肱骨头；2. 喙突；3. 肩胛下肌腱；4. 三角肌；箭 . 盂肱关节腔。

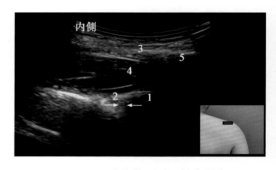

图7-3　盂肱关节（上部）超声影像

1. 肱骨头；2. 盂唇；3. 斜方肌；4. 冈上肌；5. 肩峰；箭 . 盂肱关节腔。

(三)盂肱关节后部

患者坐位，充分显露患侧肩关节。探头置于肩胛冈下方，与肩胛冈平行。位置相对较深，常用低频凸阵探头。在肱骨头和后部关节盂之间可见关节间隙。见图7-4。

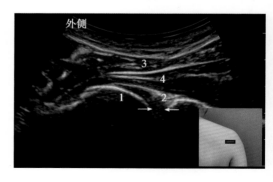

图7-4　盂肱关节（后部）超声影像

1. 肱骨头；2. 盂唇；3. 三角肌；4. 冈下肌；箭 . 盂肱关节腔。

超声可敏感显示盂肱关节腔内积液,但无特异性。由于肱二头肌长头腱腱鞘与肩关节相通,且坐位时处于最低位,因此肱二头肌长头腱腱鞘内较容易探及积液,积液多位于腱鞘内侧。从盂肱关节的后隐窝也可探及积液,即关节后盂唇与冈下肌之间,如关节后盂唇与冈下肌之间距离大于 2mm,则说明关节腔内有积液。

三、超声引导下注射

(一)操作前准备

1. 路径　①盂肱关节前入路:患者坐位或卧位。体表定位标志:喙突。②盂肱关节上入路:患者坐位。③盂肱关节后入路:患者坐位。体表定位标志:肩胛冈。

2. 穿刺用具　碘酒、乙醇、一次性穿刺包、一次性无菌手套、5ml 注射器 1 个、20ml 注射器 1 个、超声探头保护套 1 个、24G 穿刺针 1 个。

(二)超声设备的选择

1. 探头的选择　低频凸阵探头。

2. 超声参数的调节　一般选择深度 4～6cm,频率 5Hz。

(三)注射药物的选择

1. 药物浓度的选择　0.5%～1% 利多卡因,或 0.2%～0.5% 罗哌卡因。倍他米松或曲安奈德。

2. 推荐使用剂量　根据具体情况单纯盂肱关节腔内注射时 10～20ml。如为粘连性关节炎,需行盂肱关节囊水分离时,报道的容量为 20～90ml。

四、穿刺技术

(一)盂肱关节前入路

可采取平面外进针,由足侧向头侧进针。不建议由头侧向足侧进针,因为可能损伤臂丛。也可采取平面内进针,由外向内进针。这种路径进针时可能受到肱骨头遮挡,而且进针角度陡峭显像不够理想,对操作者要求较高。

针尖靶点为肱骨头和关节盂之间的间隙。

(二)盂肱关节上入路

通常患者有盂唇前上和后上损伤时建议在盂肱关节上部注射,有文献报道在此处注射富含血小板血浆或葡萄糖有助于促进修复。由内向外平面内进针,直至针尖越过上部盂唇的外侧缘。

(三)盂肱关节后入路

平面内注射,一种方法是由内向外进针直到针尖穿过后部盂唇外侧的关节囊。另一种方法是由外向内进针穿透冈下肌,直至针尖到达肱骨头关节软骨与后部盂唇外侧缘交界处。由外向内进针时进针角度较另一种入路更低平,针身显像较好,但肱骨头有可能遮挡进针路线。

关节囊内压力大时应缓慢注药,以免关节内压力过大将针尖顶出关节囊,造成关节外注射。超声引导下前入路盂肱关节穿刺与后入路相比,前入路定位时间更短,但后入路疼痛缓解更明显。

五、常见并发症及预防

和所有其他注射治疗一样有穿刺部位感染的风险,应注意消毒铺巾。穿刺时应注意进针靶点和路径,避免暴力操作损伤肱骨头软骨和盂唇。

(崔旭蕾)

第三节　超声引导下肱骨外上髁注射

肱骨外上髁炎,又称为网球肘,是常见的上肢慢性疼痛疾病。肱骨外上髁炎是由前臂伸肌腱反复或过度使用、退变、微小撕裂等原因造成,伸肌肌腱重复不断的损伤、修复,形成慢性炎症,最终导致疼痛和功能障碍。患者常感肘关节外侧局限性酸痛,可向前臂桡侧及腕部扩散,少数放射至上臂及肩部,一般在做握持、伸腕或前臂内翻疼痛加重(如拧毛巾、扫地、拖地、刷牙等动作)。部分患者有夜间疼痛伴睡眠障碍。体格检查时,肱骨外上髁无红肿现象,严重者局部可有微热及微肿胀,局部隆起。病程长者偶有肌萎缩。肱骨外上髁或下部触诊到压痛点,仔细触诊会发现此处可能存在条索状伸肌腱增厚,前臂旋转活动明显不利,旋转功能受限。严重者伸指、伸腕即可诱发疼痛。前臂旋后及屈肘时疼痛常可缓解,患者握力一般会减弱,Mill征阳性。Mill征阳性:检查者固定患者前臂,嘱握拳、伸腕,检查者握住患者拳头与其伸腕对抗,用力让其转换成屈曲位,此时突然出现剧烈的疼痛则强烈提示网球肘。常和桡管综合征及 C_6、C_7 脊神经根病变相混淆。肱骨外上髁炎和桡管综合征可以通过触诊最痛点来进行鉴别。

肱骨外上髁炎患者触诊最痛点在肱骨外上髁,而桡管综合征患者触诊最痛点在桡骨头远侧,抗伸中指试验阳性,神经电生理检查对确诊本病有帮助。颈椎脊神经根病和桡神经损伤有可能同时存在,通常称之为"双挤压"综合征。双挤压综合征最常见于脊神经根病变与腕部正中神经卡压或者腕管综合征共同存在的双重卡压,肌电图和神经传导速度检查可以帮助区别肱骨外上髁炎和颈椎脊神经根病变。X线平片、超声影像、磁共振成像可以应用于所有肱骨外上髁炎患者,需排除包括肱骨外上髁和肘关节的隐匿性的骨性病理改变,并鉴别有无隐匿性骨折或肿瘤。肱骨外上髁炎影像学检查多为阴性,偶见肱骨外上髁处骨质密度增高,或在其附近可见浅淡之钙化斑、肱骨外上髁不光整等。超声是肱骨外上髁炎的诊断工具之一,特异性高。超声检查可发现肌腱弥散增厚、低回声区、线性或复杂肌腱撕裂、肌腱内钙化和可见肱骨外上髁骨皮质不

光滑,通过彩色多普勒评估新生血管。双侧对比检查有利于发现和诊断病变。网球肘的治疗包括非手术治疗法和手术治疗方法。疼痛科医师最为关注的是非手术治疗中微创治疗。目前超声引导下肱骨外上髁药物注射,自体血、PRP注射、经皮射频调控治疗是应用较广泛可靠的微创治疗方法。机制可能与抑制炎症反应、营养病变组织、促进愈合、加速生长有关。超声引导下注射与解剖定位注射相比,能清晰地辨识肌腱,精准注射,防止肌腱内注射等并发症,提高治疗安全性。

一、相关解剖

桡侧腕短伸肌和尺侧腕伸肌肌腱及在肱骨外上髁的附着点是网球肘的主要病变部位。附着在肱骨髁顶部的桡侧腕长伸肌腱也有可能被累及。桡神经穿经肱桡肌,在肱骨外上髁上方分为深支和浅支;浅支沿着手臂伴随桡动脉继续走行,支配腕部背侧、手掌及示指、中指背侧一部分的感觉,深支主要支配前臂伸肌的主要运动功能。

二、超声技术

对肱骨外上髁超声扫查,嘱患者仰卧位,肘关节屈曲 $75°$,前臂放置于腹部,此体位肱骨外上髁最易被识别。把高频线阵超声探头置于肱骨外上髁最痛触点的纵轴位置,便于观察伸肌总腱。分别向近端和远端扫查,直到外上髁和伸肌总腱起始处能清晰地显示,并使肱骨外上髁的高回声影及其上方的伸肌总腱全部处于超声影像的正中位置。此处肱骨外上髁超声影像为高回声斜影,其上方为伸肌总腱。桡骨头超声影像为山丘样高回声(图7-5)。仔细检查肱骨外上髁伸肌腱附着点区域并评估炎症及撕裂程度,肌腱撕裂表现为肌腱内存在低回声区域。仔细评估肌腱内部有无裂纹、钙化、异常包块和结晶沉积。彩色多普勒超声可以通过观察肌腱附着点有无新生血管来鉴定肌腱的炎性病理变化(图7-6)。

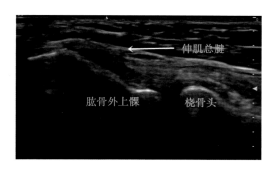

图 7-5　桡骨头超声影像为山丘样高回声

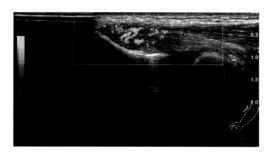

图 7-6　伸肌总腱附着点新生血管、肌腱炎性病变

三、超声引导下治疗

(一)操作前准备

1. 患者取仰卧位或坐位,伸出患侧手臂内旋,肘部屈曲 75°,前臂手掌向下。体表定位标志:肱骨外上髁。

2. 穿刺用具,碘酒、乙醇、一次性穿刺包、一次性无菌手套、5ml 注射器 1 个、超声探头保护套 1 个、24G 穿刺针 1 个。

(二)超声设备的选择

1. 探头的选择　高频线阵探头(6～15MHz)。

2. 超声参数的调节　一般选择深度 1～3cm,2cm 最为常用,频率 15Hz。

(三)治疗药物的选择

局麻药的选择及配比,0.25% 盐酸利多卡因注射液和注射用曲安奈德 10mg,共 3～5ml 注射液。

(四)穿刺技术

超声探头置于肱骨外上髁和桡骨头纵切位,显示伸肌总腱的长轴切面。采用长轴平面内穿刺技术。超声探头外侧 1cm 处由远端向近端穿刺进针,在超声实时引导下调整穿刺路径,针尖到达伸肌总腱的肱骨外上髁附着处表面注药。当针尖到达满意位置,在超声实时监测下给予小剂量的局麻药和激素混合液,以确认针尖位置正确。确认无误后,回抽无血液,缓慢注入剩余药液,确保肌腱附着点的所有区域都有药物扩散。注射药液时阻力应极小。

(五)并发症

穿刺针位置不当所引起的病变肌腱的断裂,还会损伤桡神经,导致肢体的持续性麻木。

(崔旭蕾)

第四节　超声引导下膝关节疼痛注射

一、相关解剖

膝关节由股骨髁和胫骨髁之间的关节面及前方的髌骨共同构成,包括 3 个关节,即股胫关节、髌股关节、上胫腓关节。关节注射主要涉及前两个关节。与其他滑膜关节类似,膝关节也由关节囊包裹并有数个关节韧带加强,是人体关节腔最大的关节。膝关节后方由腘窝韧带及后交叉韧带支持,前侧交叉韧带支持前方保持关节稳定。膝关节内、外侧的支撑由内、外侧副韧带提供。在股骨和胫骨之间的间隙中存在两个月牙形的纤维软骨,分别为内侧半月板和外侧半月板,半月板分隔关节腔,它的主要作用包括稳定膝关节、传导压力、吸收震荡力,以及避免股骨和胫骨的髁突相互研磨。前后交叉韧带为关节内结构,位于滑膜外。交叉韧带位于关节腔中部,因此在中线方向进针时可能被损伤。膝关节滑膜囊向髌骨上方囊袋样突出,使得自膝关节上外侧穿刺进针成为可能。自内侧行髌股关节穿刺较外侧更容易,因为股骨外侧髁前表面相对更加突出。髌骨下方,髌下脂肪垫位于滑膜前方,属于滑膜外结构。脂肪垫的厚度及这一区域膝关节缺乏滑膜囊,使得该处进行滑膜间隙注射相对困难。因此膝关节

的上外侧入路是关节内穿刺进针的最佳路径。

(一)股骨内外髁软骨

在膝关节最大屈膝位,探头横放于股骨两髁之间,可观察到股骨髁和髁间窝软骨呈前后缘锐利的一个清晰的低回声或无回声带,软骨-骨界面回声比软骨-滑膜腔界面回声强。正常厚度 1.2~1.9mm,一般股骨内髁软骨较外髁及髁间窝软骨薄。见图 7-7。

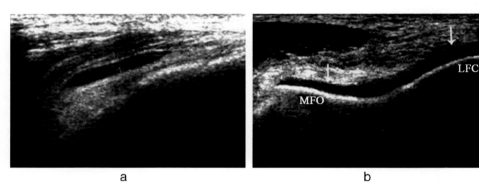

图 7-7　股骨内外髁软骨
a. 股骨内髁软骨;b. 股骨外髁软骨。

(二)侧副韧带

1. 内侧副韧带　起自股骨内侧髁,止于胫骨内侧髁,长轴断面呈"条索"样的双层强回声结构,强回声之间为薄层低回声带。伸膝位时,韧带呈紧张状态,更易显示。韧带浅

层宽扁,直接与皮下脂肪层接触,深层与内侧半月板的周缘相延续。见图 7-8。

2. 外侧副韧带/股二头肌腱　探头置于股骨外侧髁与腓骨头之间,可显示外侧副韧带的长轴断面,呈带状强回声。韧带近侧端

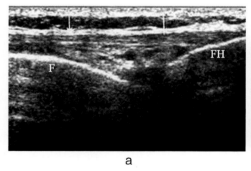
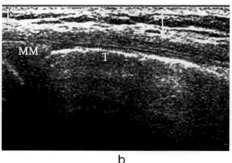

图 7-8　侧副韧带
a. 关节内侧副韧带;b. 关节外侧副韧带。

深方为腘肌腱,后者附着于股骨外侧髁。韧带远端在附着于骨之前与股二头肌腱融合,二者形成联合腱附着于腓骨头。超声检查时以腓骨头为解剖学标志,探头足侧固定于腓骨头,先显示股二头肌腱长轴断面,后探头头侧向髌骨侧旋转约 20°即可清晰显示外侧副韧带。见图 7-8。

(三)半月板

检查半月板前角和体部时,患者采用坐位或仰卧位,膝关节屈曲 70°~90°,检查后角时患者采用俯卧位。内外侧半月板位于股骨、胫骨髁之间,因半月板边缘厚,内缘薄,在膝关节伸直时,膝关节间隙较小,声像图上半月板显示不理想。声像图上半月板为三角形强回声结构,内部回声均匀,三角形尖端指向关节中央,基底朝向皮肤,其尖端即为半月板内缘,基底为外缘。内侧半月板紧贴内侧副韧带,当内侧副韧带急性撕裂时,常将内侧半月板损伤,甚至牵拉出关节腔。正常外侧半月板后角亦呈三角形强回声结构,其边缘与关节囊不相连,中间隔以腘肌腱,腘肌腱在声像图上呈现为低回声或无回声区。半月板侧角即中间部无论是在伸直位还是在屈曲位都不易显像。但在膝关节屈曲 15°~30°将膝关节内翻或外翻,加大关节间隙,半月板侧角可显示。见图 7-9、图 7-10。

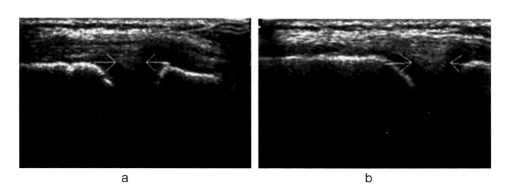

a　　　　　　　　　　　b

图 7-9　膝关节

a. 外侧半月板外缘与内缘;b. 内侧半月板外缘与内缘。

(四)髌韧带及髌下脂肪垫

髌韧带起自髌骨下缘,止于胫骨粗隆。由于髌韧带外形宽扁,检查时必须纵断面和横断面结合扫查,以避免边缘处(如细微撕裂)漏诊。髌韧带纵断面呈典型的纤维条带样强回声,骨附着处增厚,髌骨端相对更为粗大;横断面为一扁椭圆形强回声,边界清晰。髌韧带的深方有 Hoffa 脂肪垫,呈强弱相间回声。远端髌韧带深方与胫骨之间可见髌下深囊,正常人该囊内可有极少量滑液。正常情况下,髌下浅囊不显示。见图 7-10。

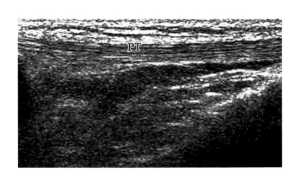

图 7-10　膝关节(髌韧带及髌下脂肪垫)

（五）髌内侧/外侧支持带

髌内/外侧支持带均由深浅两层构成。股内侧肌腱沿髌韧带向下延续，止于胫骨上端的内侧面形成髌内侧支持带浅层。股外侧肌腱沿髌韧带外侧下行止于胫骨上端的外侧面，与部分髂胫束共同形成髌外侧支持带浅层。髌内/外侧支持带的深层由关节周围韧带和筋膜加强而成。超声显示髌内/外侧支持带为边界清晰的双层强回声结构。见图7-11。

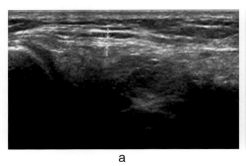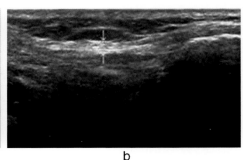

图 7-11　膝关节
a. 髌内侧支持带；b. 髌外侧支持带。

二、适应证

骨性关节炎产生疼痛可以行膝关节腔注射，如存在积液，可以进行穿刺抽吸。

三、操作步骤

膝关节积液时，髌上囊是观察积液和穿刺抽吸的最直接部位。患者取仰卧位，将枕头或支持物垫在膝部下方，使膝关节屈曲约30°。采用高频线阵探头（6～13MHz），平行股骨放置于髌骨上极，在附着于髌骨上极的四头肌肌腱深面可见髌上脂肪垫，在髌上脂肪垫深面即为髌上囊，髌上囊与膝关节腔相通，囊内存在少量关节腔液为正常现象，无须进行抽吸。在髌上囊内注射药物，药物可以进入到膝关节腔内。在髌上囊的深面，可见股骨前脂肪垫附着于股骨表面。将探头旋转90°，使探头垂直于股骨长轴，使用平面内穿刺方式，将穿刺针由膝关节外上方向内侧进针，穿刺过程中避免穿过股四头肌肌腱，当针尖进入髌上囊后抽吸积液并注射药物。注射药物过程中阻力较小，且可见髌上囊明显扩张，说明针尖所处位置正确。

当膝关节无积液时，上方入路显示关节隐窝不甚清晰，因为关节上隐窝并未扩张，只是一个潜在的腔隙，以致难以显示。同时，股四头肌肌腱、髌上脂肪垫、关节滑膜和深面的股骨前脂肪垫呈等回声结构，无法区别。此时可以行膝关节前内侧入路进行穿刺。患者取仰卧位，将枕头或其他支持物垫在膝关节下方，膝关节屈曲约30°。将高频线阵探头放置于髌骨内侧中部和股骨内侧髁之间，超声图像上显示髌骨内侧缘构成关节隐窝的上边界，股骨内侧髁构成关节隐窝的下边界，线性高回声的髌内侧支持带附着于髌骨内侧缘和股骨内侧髁之间，髌内侧支持带深面即为关节囊，呈线性低回声结构。采用平面内穿刺技术，穿刺针由股骨内侧髁位置进针，直接推进至髌骨深面的关节腔内。此处注射药液，阻力小。

四、注意事项

行外上入路穿刺时，需避免穿刺针在股四头肌肌腱内穿行，以减少肌腱损伤，同时减轻穿刺产生的疼痛。注射药液时必须明确针尖位于髌上囊内，可以先注射少量局麻药物观察髌上囊的扩张情况，不要误将药物注入股四头肌肌腱或脂肪垫内。

前内侧入路进行穿刺时，局麻药物注射可以通过药液推开软组织的征象来寻找穿刺针尖。药物注射后，当针尖位于关节囊内时，内侧支持带即向外膨隆。穿刺过程中仔细辨认髌骨内侧缘表面的关节软骨，避免在穿刺过程中损伤。

行膝关节穿刺前须严格消毒，避免造成关节腔内感染。穿刺过程中避免损伤血管及神经。

（崔旭蕾）

第五节　超声引导下胸腰神经根疼痛注射

一、胸神经根注射

（一）相关解剖

胸段脊髓在椎管内发出前根和后根，前根和后根汇合成胸神经根，后根在交汇前形成背根神经节，背根神经节位于椎间孔内，主要由感觉神经元胞体和神经纤维构成，因此其在疼痛治疗中扮演着重要的角色。胸神经根出了椎间孔后分出前支、后支和脊膜支，胸神经根发出后支的同时也会发出两支交通支联系到前方的交感神经节。在胸椎旁间隙内寻找到的结构可能是胸神经根，也可能是胸神经腹侧支；由于在此处注射小剂量药物可以向椎间孔内扩散，因此仍被称作胸神经根注射。

（二）适应证

肋间神经痛、带状疱疹神经痛、胸部慢性术后疼痛综合征等。

（三）操作步骤

患者取侧卧位、阻滞侧朝上或俯卧位。采用低频凸阵探头（2～5MHz）。行胸神经根阻滞前，首先要准确定位进行穿刺的胸椎节段。将低频超声探头平行棘突连线放置于颈胸交界最高棘突外侧 4～5cm 处，在超声图像上可以看到依次排列的各胸椎肋骨的短轴影像，各肋骨短轴影像特征为城垛样表面高亮、深面无回声的独立骨骼声影，在各肋骨之间滑动的高亮线状回声影是胸膜，其中最头端、位置最深的为第 1 肋骨。当探头向外侧移动，由于第 1 肋短小且弯曲向前，其声影很快从图像上消失，此时便能准确定位第 1 肋及第 2 肋；随后探头向尾侧移动，依次定位出现的每根肋骨，直到定位到所需要穿刺的胸椎节段。

通过上述定位肋骨节段的方法，找到目标节段的肋骨，旋转探头使其与该节段肋骨走行方向一致，在超声图像上弧形的骨骼声影结构即为肋骨。探头随后沿肋骨走行向后正中线移动，当探头接近后正中线时，超声图像上出现特征性胸椎骨骼声影：正中高高耸立的是棘突（中胸段为上一节段胸椎的棘突），棘突外侧低平的声影是椎板，椎板外侧向背侧隆起的声影是横突，横突外侧出现形似"断裂"的间断声影即为肋横突关节，横突通过肋横突关节与外侧弧形的肋骨相连。此时胸椎旁间隙在横突的前方，被肋骨头所占据。

得到上述肋骨长轴切面图像后，探头稍向尾端平行移动，放置于肋间隙，此时超声图像上弧形的肋骨消失，椎板外侧仅剩向背侧隆起的横突声影。在横突的外侧缘可以看到两条高亮的回声，较深面的一条是胸膜，较浅面的是肋间内膜，在胸膜和肋间内膜之间可见低回声间隙是肋间隙。

在获得横突水平切面后，探头继续平行向尾端移动，此时超声图像上可见向背侧隆起的横突声影消失，仅剩平坦的椎板骨骼声影，探头继续向尾侧略微平行移动，可以看到平坦的椎板外侧缘会向前方略微倾斜，该切面便是下关节突切面。在原先横突消失部位的深面出现线状高回声影是肋横突上韧带，在肋横突上韧带深面可以看到高亮且随呼吸滑动的弧形回声影是胸膜，在肋横突上韧带与胸膜之间低回声的间隙为胸椎旁间隙。此时略微调整超声探头，可在此间隙内观察到一类圆形蜂窝状回声，即为胸神经根或者胸神经腹侧支。

进行超声引导胸神经根阻滞时，通常选用由外侧向中线平面内穿刺技术，当针尖接近神经根或者胸神经腹侧支时注射小剂量药物进行阻滞。见图 7-12。

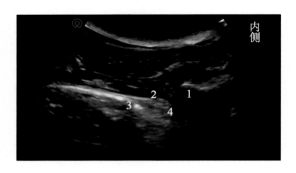

图 7-12　胸神经根超声图

1. 下关节突；2. 肋横突上韧带；3. 胸膜；4. 胸神经根。

（四）注意事项

胸神经根阻滞针尖显影较困难，应该始终保持针尖在视野内，避免穿刺过深，针尖突破胸膜导致气胸。操作过程中患者出现突发性咳嗽或者突发性胸痛时应警惕气胸发生。

二、腰神经根注射

（一）相关解剖

腰神经根自脊髓发出，经同序列椎骨下方的椎间孔穿出向前、外、下斜行。椎间孔的顶部和底部是相邻椎体的椎弓切迹；前界为相邻椎体后缘、椎间盘、后纵韧带外侧延伸部分；后界为上、下关节突，黄韧带外侧延伸部分。在横突尾侧，下关节突水平，腰神经根从椎间孔上缘穿出，进入到腰椎旁间隙内；在其穿出椎间孔外口后发出后支，因此超声扫查时可能扫到的是其前支，然而于椎间孔外口

处注药，通常可以阻滞整支腰神经，故而仍被称作腰神经根阻滞。

（二）适应证

各种原因引起的根性神经痛、累及腰神经的带状疱疹神经痛等。

（三）操作步骤

患者取侧卧位、阻滞侧朝上或俯卧位。采用 2～5MHz 低频凸阵探头。行腰神经根阻滞，首要步骤是准确定位目标节段。先将探头平行棘突连线放置于髂后上棘近端，获取长轴超声图像。超声图像上，尾侧可见一块连续平坦的骨骼声影，这便是骶骨。在骶骨的头侧，可见一条块状骨骼声影结构，此即为第 5 腰椎横突。第 5 腰椎横突与骶骨不连续，两者之间存在声窗。找到第 5 腰椎横突后，探头向头侧移动，超声图像上依次出现第 4、第 3、第 2、第 1 腰椎横突声影。

通过上述方法定位各节段腰椎横突后，将目标节段横突影像放置于超声图像中央，探头旋转 90°，使超声探头与棘突连线垂直并放置于棘突上偏阻滞侧部位。此时在超声图像上呈现 3 个骨骼声影，由内到外依次分别为棘突、关节突和横突。操作者需要将探头由头端向尾端做一个平移或者倾斜，避开横突的阻挡，使超声扫查平面位于两个横突之间的间隙。当横突声影消失，在原本横突声影部位出现相应组织的回声。在横突声影消失部位的顶端可以看到小条状肌肉影和高回声线状影，即为连接邻近横突的横突间肌和横突间韧带。在横突间肌、横突间韧带的浅面的肌肉影是竖脊肌，在其外侧相连的肌肉影是腰方肌，在其深面的肌肉影是腰大肌。腰大肌、横突间肌、横突间韧带、腰方肌围起来的区域就是腰大肌间隙。在腰大肌间隙内，紧贴关节突声影外侧部位看到类圆形蜂窝状高回声结构，该结构即是腰神经根或神经前支。见图 7-13。

通常选用由外向内平面内穿刺技术，针尖到达腰神经根或神经前支附近，注射少量药物。

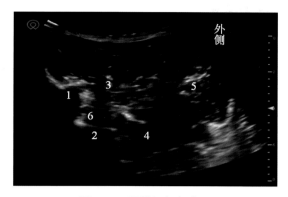

图 7-13　腰神经根超声图

1. 下关节突；2. 椎体；3. 横突间肌、横突间韧带；4. 腰大肌；5. 腰方肌；6. 腰神经根。

(四)注意事项

超声扫查时可能扫到的是腰神经前支，因此进行精准的腰神经根注射，还需要通过 X 线或 CT 造影来进一步确认针尖是否准确抵达腰神经根位置。腰神经根阻滞可能发生出血、感染、神经损伤等并发症。另外，穿刺过程中如针尖距离椎间孔外口过近，注射药物可能顺着椎间孔扩散至硬膜外间隙，导致硬膜外阻滞。穿刺针显影不清，可能直接穿入硬膜外间隙甚至蛛网膜下间隙，导致硬膜外阻滞甚至全脊髓麻醉的发生。此处有腰动脉分支走行，疼痛治疗时误将颗粒状激素注入腰动脉可能随血流进入脊髓供血动脉，而造成其供血区域缺血，引起截瘫；刺到腰动脉也可能引起血管痉挛，造成脊髓缺血；局麻药物注入血管，可能引起局麻药物中毒症状的出现。部分患者肾下极位置较低，有可能位于第 3～4 腰椎水平，甚至更低节段，因此穿刺过深可能造成肾的损伤。

（崔旭蕾）

第六节　超声引导下骶髂关节注射

一、相关解剖

骶髂关节是可动关节，由骶骨外侧的关节面和髂骨的后内侧构成关节，其中骶骨的关节面由透明软骨覆盖。关节由后方的骶髂韧带、骶棘韧带、骶结节韧带加强稳定。关节后面的头侧部分含有骨间韧带，没有真正的关节囊结构。与关节的骨性结构相比，骨后及骨间韧带是维持关节强度的主要因素，骶髂关节注射时必须突破这些韧带。骶髂关节承担躯干的重量，易发生拉伤或关节炎。随着年龄的增长，关节腔变窄，使关节内注射的操作难度加大。韧带和骶髂关节本身接受 L_3～S_3 的神经支配，以 L_4 和 L_5 为主，这种多神经支配的特点可能是引起骶髂关节痛不同症状的主要原因。骶髂关节活动范围小，其所致疼痛与活动、体位改变和关节负重所致的关节受力变化有关。

二、适应证

对非手术治疗，如制动、适当休息、理疗和抗炎药物等方法无效的骶髂关节疼痛患者，可行骶髂关节注射治疗。

三、操作步骤

患者取俯卧位，小腹部位垫枕使髋关节轻度屈曲。采用高频线阵探头（5～10MHz）。将超声探头横向放置于髂后上棘略偏内侧，此时超声图像显示外侧高耸弧形骨骼声影即为髂骨，髂骨声影距离皮肤较近，其内侧相连接的低平骨骼声影为骶骨；二者之间即为骶髂关节。仔细分辨可见骶髂关节呈现一斜行裂隙，有时可分辨覆盖其表面的后骶髂韧带。继续向远端平移探头，也可以扫查到骶骨和髂骨接近同一深度的平面，此处为偏远端的骶髂关节，有时也需要进行注射。采用平面外或平面内穿刺技术，使针尖尽可能突破骶骨与髂骨间韧带，进入骶髂关节间隙，注射少量药物即可。见图 7-14。

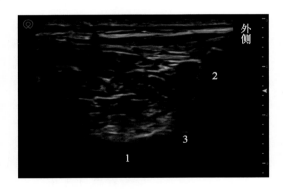

图 7-14　骶髂关节超声图示
1. 骶骨；2. 髂骨；3. 骶髂关节。

四、注意事项

一旦穿刺针针尖进入关节囊深处，就很难显影针尖，并且骶髂关节处有骶外侧动脉的髂骨支走行；因此操作过程中应尽量避免穿刺到血管，注药前也应反复回抽确认。开始注射药物时，彩色多普勒血流显像能够显示注射液体流动信号自骶骨和髂骨之间的低回声缝隙发出，帮助判断注药部位正确与否。

（崔旭蕾）

第七节　超声引导下腰方肌筋膜注射

一、腰背肌筋膜解剖

腰背肌筋膜在胸背区覆于竖脊肌表面，向上续连项筋膜，内侧附于胸椎棘突及棘上韧带，外侧附于肋角，向下至腰部区域分为 3 层。

1. **后层**　附于腰椎棘突，骶正中髂嵴和棘上韧带。

2. **中层**　内侧附于腰椎横突尖和横突间韧带，下侧附着于髂嵴，上附于第 12 肋下缘及腰肋韧带。

3. **前层**　覆于腰方肌表面，附于腰椎横突前面，向下附于髂腰韧带及附近的髂嵴，向上形成外侧弓状韧带。

后层和中层在竖脊肌外侧缘汇合后，在腰方肌外侧缘处再与前层汇合，从而形成腹横肌腱膜的起点。当今多数学者认同中层与后层的结构观点，覆盖在腰方肌腹侧面的前层筋膜被认为是腹横筋膜。丹麦学者 Børglum 认为腰方肌与腰大肌之间的致密筋膜是由腹横筋膜延伸而形成，依然属腹横筋膜。

依据腰方肌阻滞药液扩散理论，如果注药层次无误，药液是没有机会扩散到 $L_2 \sim L_4$ 腰丛位置，如果有，最多只能是通过渗透，由作者腰方肌阻滞染色结果所证实。腰方肌和腰大肌之间的筋膜非常致密，称之为"鞘"，认为"渗透"这一途径其实难以证实。腰方肌筋膜阻滞有以下几点考虑：①不会产生明显的腰丛阻滞；②腰肌筋膜阻滞平面向胸段扩散，可扩散到 T_{10}；③可以阻滞交感神经，产生部分内脏痛镇痛效果。

二、操作步骤

腰方肌阻滞新入路。国内超声专家崔旭蕾推荐超声引导的肋下腰方肌阻滞，很有临床价值，值得应用。于第 12 肋下后旁正中位放置超声探头，相对于竖脊肌（ES），背阔肌（LD 和腰方肌（QL）之间肌位置关系。矢状位显示超声探头相对于肾、肾周脂肪和第 12 肋的位置。于超声探头下侧穿刺进针，见图 7-15、图 7-16。

三、注意事项

须掌握正确的穿刺位置、方向与深度，以免伤害肾。临床上腰背肌筋膜药物注射与银质针导热组合治疗腰方肌筋膜引起的中重度腰臀痛、腰背腹痛具有明显的疗效。两者交替合用，各用 2 次治疗即可，值得推广应用。

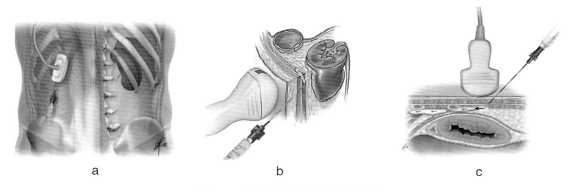

图 7-15　探头放置位置下侧穿刺进针

a. 后旁正中位。b. 矢状位切面。c. 正中长轴横扫描；L_1 横突外侧 6～8cm，第 12 肋骨下，向头侧穿刺。

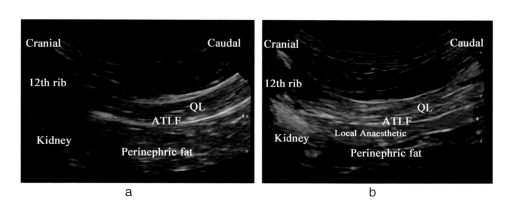

图 7-16　超声图像显示

Cranial. 头侧；Caudal. 尾侧；12th rib. 第 12 肋；Kidney. 肾；Perinephric fat. 肾周脂肪；ATLF. 胸腰筋膜前层；QL. 腰方肌；Local Anaesthetic. 局麻阻滞药。

（崔旭蕾）

第 8 章

椎管内外药物注射

第一节　椎管内硬膜外隙药物注射

一、经骶管硬膜外隙药物注射

(一)应用解剖

1. 骶骨由 5 节骶骨融合　呈三角形,上与 L_5 下关节突组成腰骶关节;S_{1-4} 棘突连成骶中嵴,骶骨嵴下端突起的骶角,S_5 下关节突与尾骨角组成骶尾关节;两骶角间缺口形成骶管裂孔,被骶尾韧带所覆盖。

2. 骶中嵴两侧 4 对骶后孔　下关节突与尾骨角组成骶尾关节,形成骶管裂孔,被骶尾韧带所覆盖。后支组成臀中皮神经,布于髂后上棘至尾骨尖、臀内侧皮肤;骶骨前面 4 对骶前孔 SN 前支出口与 T_{12}-L_5 前支共同组成腰骶神经丛,分布于会阴部、下肢肌肤;骶管裂孔至 S_1 为骶管腔,S_2 水平为硬膜囊末端,其容积为 $15\sim60ml$。骶管裂孔解剖学变异 20%,严重畸形或愈合约 10%。见图 8-1。

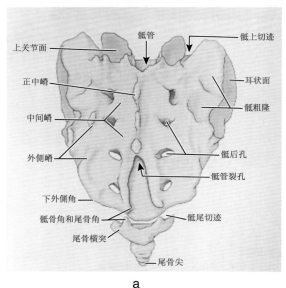

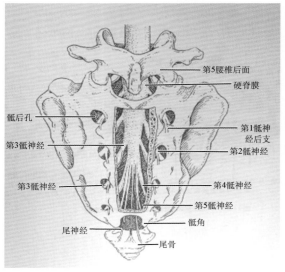

a

b

图 8-1　**骶骨解剖图示**
a. 后面观;b. 骶管内神经分布。

(二)适应证与禁忌证

1. 适应证　腰椎间盘突出症,急性神经根炎,根性压迫,神经根损伤性炎症,腰椎滑移,椎管狭窄,骶管囊肿。

2. 禁忌证　对麻药、皮质激素过敏,凝血功能障碍(血小板<100 000/mm³),月经期,妊娠,重度高血压病,糖尿病。

(三)技术操作

1. 体位　患者俯卧位,臀部薄枕垫高,尾骨下塞一块纱布,以防消毒液流入会阴。扪及骶裂孔及骶角,两骶角连线中点为穿刺点,尾骨尖距骶裂孔 4～5cm。

2. 操作　皮肤及骶尾韧带局部麻醉。术者一手持为 4cm 长穿刺针头的注射针管,另一手固定好穿刺处皮肤,将针垂直刺入皮内后,以约 30°向头端经骶尾韧带刺进骶裂孔,感觉阻力消失即进入管腔内,回吸无血,然后缓慢注入药物。如穿刺针触及骨质阻挡进针,应退回重调角度,女性穿刺角度为 25°～35°,大于男性 10°。药物注射完毕,拔出针头以纱布压迫 3～5min。见图 8-2。

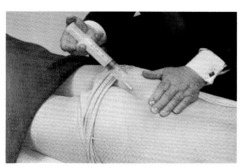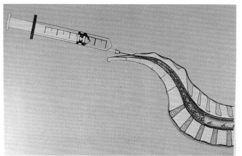

图 8-2　骶管硬膜外隙药物注射图示

患者俯卧位,下腹部垫枕,臀部垫高,进针角度 15°～25°,深度为 2.5～3.0cm。

(四)注意事项

穿刺成功后常规回抽针管是否有回血或脑脊液,缓慢注入镇痛药物(1min 注毕);边注入边观察面色、心率、头晕、疼痛反应;注药完毕保持俯卧 1min,平卧 5min,即可起床;注意患者下肢肌力(局麻药浓度过高)。

老年人、糖尿病、高血压病、溃疡病患者须谨慎用药注射。

(五)注射药物组成

胞二磷胆碱注射液 0.5g[0.25g/(支·2ml)],甲钴胺注射液 1.0mg/(支·1ml),地塞米松棕榈酸酯注射液 4mg/(1ml·支),2%利多卡因注射液 3ml[100mg/(支·5ml)],0.9%氯化钠注射液 10ml(混合液总量 20ml)。

二、颈椎硬膜外隙药物注射

(一)应用解剖(图 8-3、图 8-4)

7 个颈椎序列十分重要,寰椎分为前弓、前结节,后弓、后结节。下方与枢椎连接组成寰枢关节,完成颈椎旋转活动角度 80% 以上。除了两侧上下关节面组成颈椎关节突关节,另有特殊结构即是钩椎关节,由椎体钩状突与上个椎体外下缘组成,增加颈椎的稳定性,并减少椎间盘突出对神经根的影响。横突前结节、后结节之间为脊神经沟,行走根与伴行血管通过。侧面观第 7 颈椎棘突最长,C_{6-7} 棘突间隙、椎板之间距离最宽,侧卧位颈椎前屈,适合做硬膜外腔隙穿刺及药物注射。

(二)适应证与禁忌证

1. 适应证　颈椎间盘突出症,颈神经根

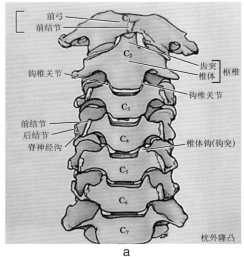
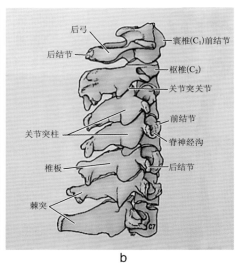

图 8-3　颈椎正、侧位图示

a. 颈椎正位（前面观）；b. 颈椎侧位（侧面观）。

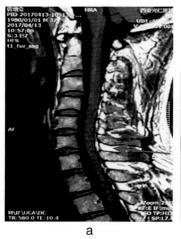
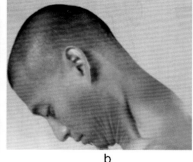
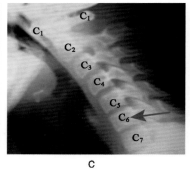

图 8-4　颈椎药物注射图示

a. 侧位 C_{6-7} 棘突间隙；b. 颈椎前屈（加宽棘突间隙）；c. C_{6-7} 进针点。

炎，眩晕反复发作，血管神经性头痛，颈椎管内病变，偏侧肢体感觉发木，雷诺症。

2. 禁忌证　严重心脑肾器官疾病，精神与心理障碍者，高血压，糖尿病。

（三）技术操作

1. 体位　侧卧位。健侧向上，颈椎前屈，加大棘突间宽度，颈枕高度适宜。

2. 定位　选择 C_{6-7} 棘突间为进针点，椎板间距较其他节段宽。

3. 局麻　皮肤及棘突间注射 1% 利多卡因注射液 2ml 达椎板处。

4. 穿刺　粗针头穿入扩张进针点（纱布

压迫止血），硬膜外穿刺针，一手拇示指捏住针体，另一手握持针柄。逐层推进，从项韧带、棘突间韧带针头直达椎板处深度约 3cm。再用稳力稍向深层穿入硬膜外隙 2mm，阻力消失有落空感。

5. 注药　先用 5ml 玻璃针管做负压测定，证实穿刺针到位，然后缓慢注射 1min，神经消炎镇痛药物，可使硬膜外隙药物浸润 4～5 个节段。见图 8-5。

（四）注意事项

针尖突破黄韧带进入硬膜外腔，感到"阻力消失"，即将针尖旋转使斜面朝向头部患侧，衔接药物针管。药物针管回抽无血液、脑脊液，方可缓慢推药 30s。局麻药浓度为 0.2%，高于此浓度者，易发生呼吸抑制、血压下降、心律失常或肢体麻痹。注射后留观 10～15min。操作时须戴口罩与消毒手套，有条件也可戴上手术帽。

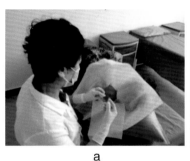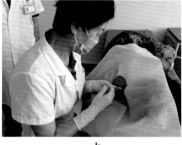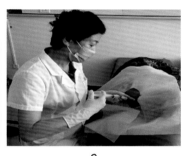

a　　　　　　　　b　　　　　　　　c

图 8-5　颈椎硬膜外隙药物注射
a. 定位（局麻）；b. 穿刺达硬膜外隙（负压，无脑脊液）；c. 缓推药物（无痛）。

（五）潜在并发症

激素作用（血糖或血压升高、过敏反应）、神经根损伤、硬膜外血肿、硬膜外穿刺后头痛。

（六）注射药物配方

地塞米松棕榈酸酯注射液 4mg（1ml/支），甲钴胺注射液 1.0mg（1ml/支），2% 利多卡因注射液 1ml/20mg，0.9% 氯化钠注射液 7～9ml。混合药液共 10ml/0.2% 利多卡因注射液。

（七）药物应用技术分析

1. 局部麻醉药的种类

（1）酯类药：可卡因，普鲁卡因，丁卡因。特点是在血浆中被假性胆碱酯酶水解，半衰期较长，可水解成对氨基苯甲酸，导致过敏反应及成瘾。

（2）酰胺类药：利多卡因，丙胺卡因，布比卡因，罗哌卡因。特点是在肝中代谢，肝血流量决定清除能力。生物转化是乙基被从叔胺上裂解，脱烷基反应。

①利多卡因：中效局麻，氨基乙胺在肝脏内通过氧化酶脱烷基。低浓度用于镇痛，广泛用于周围神经阻滞。丙胺卡因无扩血管作用，中枢神经毒性低，引起高铁血红蛋白血症，可用亚甲蓝静点（1～2mg/kg）解除不良反应。

②布比卡因：长效局麻药，心脏毒性作用大，以引发高碳酸血症。部分由中枢神经介导，诱发室性心动过速。低氧血症增强其毒性作用，用于椎管硬膜外麻醉。

③罗哌卡因：长效局麻药，99% 通过肝代谢。通常浓度控制 <0.75%，强效，对心脑毒性低，适用于周围神经阻滞。

2. 神经阻滞技术并发症　文献报道并发症发生率 1%～5%。病因学为多因素，单纯局麻所致较少，与潜在性神经疾病和手术损伤有关。

（1）主要原因：是椎管内硬膜外神经阻滞后神经损伤；神经机械性创伤由穿刺针所致；神经内高速注射；神经缺血；穿刺针刺入非目标区域；局麻药神经毒性作用；感染。

（2）临床症状：治疗效果消退后48h内出现，剧烈程度、持续时间各异，数周／月／年；感觉异常、丧失、持续疼痛；运动无力、灼痛、交感神经营养不良、肢体怕凉、肌肉萎缩。

（3）损伤机制：周围神经血管网提供丰富血供，神经内膜毛细血管内皮呈"紧密连接"，类似一种外周性"血-脑脊液屏障"，血管床由交感神经调节。神经纤维高度依赖有氧代谢，维持具有重要功能物质轴突转运，与受体和神经递质有关的蛋白与前体物质。技术操作所致创伤，可使其结构功能发生障碍或永久性丧失，组织学见有神经束严重脱髓鞘改变。

（4）预防措施：避免高压快速注射，防止神经损伤，局麻药扩散至脊髓或通过刺破的血管淋巴管进入体循环；防止神经缺血，避免神经内注射加入肾上腺素；避免感染，严格无菌技术；穿刺长度合适，缓慢推进或后退，局麻药分次注射；避免出现注射异感，注射时出现严重疼痛和不适感，意味穿刺针刺入神经内，应绝对避免继续注射。

（翟淮伟　邓　芳）

第二节　腰椎间孔外侧神经药物注射

此项技术优点在于，一次注射选择1～2个神经节段部位，作用于2～3个节段；利多卡因注射剂浓度低，安全便捷，每个节段8～10ml；地塞米松棕榈酸酯药液，缓释，抗炎消肿作用5～7d，共注射2次。国外临床观察报道，对高位腰椎间盘病变所致神经根损害，疗效优于经骶管药物注射、腰椎后路硬膜外药物注射。

一、腰椎间孔应用解剖（图8-6）

（一）椎间孔范围

$L_1 \sim S_1$ 有5个椎间孔，最高最大为 L_{2-3}，高度最小为 $L_5 \sim S_1$，椎间孔内的出口 L_{1-5} 神经根逐渐增大。椎间孔范围是上壁为椎间弓下缘，下壁为椎间弓上缘；前壁为椎体与椎间盘，后壁为椎板与关节突；内壁为椎弓根内缘连线，外壁为椎弓根外缘连线。

（二）椎间孔分区

高度界定11mm，其分区：上区为出口根、根动静脉；椎间盘区高度4mm，为行走根（在于 $L_{4-5}/L_5 \sim S_1$）；下区为侧隐窝外缘，可能出现Hoffmann微细韧带。

二、适应证与禁忌证

1. 适应证　腰椎间盘突出症，急性神经根炎，带状疱疹病毒感染，神经根损害，胸腰椎挤压性骨折，腰椎管狭窄，腰椎滑移。

2. 禁忌证　对局麻药、皮质激素过敏，凝血功能障碍（血小板＜100 000/mm³），月经期、妊娠期。

三、操作步骤

1. 体位　俯卧位，腹部垫薄枕，定准椎间孔外穿刺点，关节突上缘画出横线与相应横突末端下缘竖线相交点。

2. 穿刺　碘伏消毒，皮肤局麻。带针芯腰椎穿刺针，向内前方沿着上腰椎横突下缘，触及关节突，针尖退出至原点，加大向前角度，穿刺针直达椎间孔外上半部，可能触及神经根，稍作后退。

3. 推药　缓慢注药，观察局部与肢体反应。见图8-7。

4. 注射药物配方　胞二磷胆碱注射液0.5g（0.25g/1ml/支）；地塞米松棕榈酸酯注

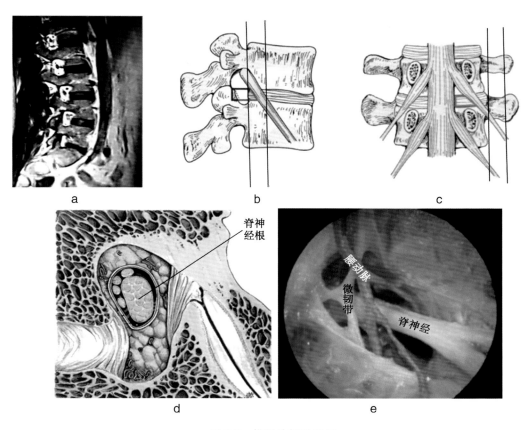

图 8-6 **椎间孔解剖图示**

a. MRI 腰椎侧位显示 L_{2-3} 椎间孔最高大，$L_5 \sim S_1$ 最小；b. 椎间孔前壁为椎体与椎间盘，后壁为椎板与关节突；c. 内壁为椎弓根内缘连线，外壁为椎弓根外缘连线；d. 椎间孔纵切面显示脊神经根、动静脉、脂肪组织、黄韧带；e. 椎间孔解剖所见神经根与动脉血管走行，微细韧带。

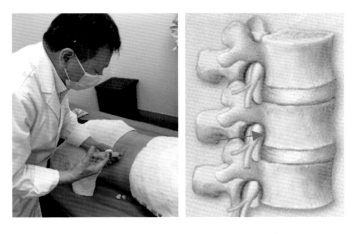

图 8-7 L_{4-5} **腰椎间孔神经药物注射（椎间孔上半部区域）**

射液 4mg(1ml/支);甲钴胺注射液 1.0 mg（1ml/支）;2% 利多卡因注射液 3 ml/60mg;0.9% 氯化钠注射液 12 ml;混合药液共 18～20ml/0.35% 利多卡因注射液,分2 个节段。具有抗炎、消肿、抗病毒、抗胶原作用。一个椎间孔注射节段,可作用于 2 个神经根束节段,通常一次药物配方分 2 个节段注射完成。

四、注意事项

穿刺成功后常规回抽针管是否有回血;缓慢注入镇痛药物（1min）边注入边观察面色、心率、头晕、疼痛反应;注药完毕变换平卧位 5～10min 即可起床;观察患者下肢肌力（局麻药浓度过高）。

（支满霞　章云海）

第三节　自体富含血小板血浆（PRP）疗法

现今 PRP 的临床应用越来越广,已有大量 PRP 学术报道,特别是在各个领域的基础研究和临床应用 PRP 越来越广。近十几年来,PRP 发展迅速,已应用到骨和软组织修复,随后 PRP 用于骨组织修复中取得良好的治疗效果。肌腱韧带、慢性软组织创面难以愈合伤口,1997 年 Whitman 和 1998 年 Marx 将 PRP 应用于临床上修复骨组织,口腔颌面外科,取得了良好的临床疗效。1982 年 Matras 将纤维蛋白胶（FG）应用于颌部。见图 8-8。

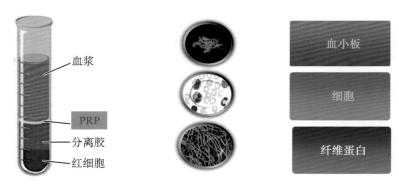

图 8-8　纤维蛋白胶（FG）

一、PRP 生长因子功效

主要源于血小板,血小板作为一种多功能细胞,不仅在血栓形成和止血中发挥作用,而且在血管发生、组织修复和炎症过程中也扮演着重要的角色。血小板被激活后,可释放多种生物活性物质,在促进组织愈合方面起重要作用。见表 8-1。

表 8-1　血小板释放的生长因子和细胞因子

名称	功效
血小板衍生生长因子	促进多种细胞增殖生长,诱导成纤维细胞趋化和有丝分裂 调节胶原酶分泌和胶原合成
转化生长因子 β	诱导内皮细胞趋化和血管生成,调节其他生长因子促有丝分裂效应,抑制巨噬细胞和淋巴细胞的增殖
表皮生长因子	诱导内皮细胞趋化和血管生成,调节胶原合成,刺激内皮细胞间质细胞增殖

（续　表）

名称	功效
血管内皮生长因子	刺激血管内皮细胞有丝分裂和血管的发生,提高单层内皮通透性
碱性成纤维细胞生长因子	促进软骨细胞和成骨细胞的生长和分化,促使间质细胞软骨细胞和成骨细胞的有丝分裂
纤维母细胞生长因子	刺激细胞生长,还促进血管再生,胶原蛋白合成和伤口收缩
胰岛素样生长因子-1	加强胶原蛋白的合成,促进成纤维细胞分化

二、适应证与禁忌证及 PRP 作用时间

1. 适应证　①慢性运动损伤,如网球肘,跟腱炎,足底筋膜炎。②股骨头坏死,骨关节炎,骨折延迟愈合,骨髓炎。③神经痛,带状疱疹后神经痛。④椎间盘源性腰痛,周围神经损害。

2. 禁忌证　①血液系统疾病(白血病、血小板功能障碍综合征等)或血流动力异常的患者。②慢性肝病、自身免疫系统疾病、恶性肿瘤等慢性病的患者。③急慢性感染及败血症的患者(应等感染完全控制至少 2 个月以后)。④正在接受抗凝治疗的患者。⑤孕期及哺乳期女性慎用。

3. PRP 的作用时间　PRP 直接释放的生长因子,激活后 90% 在 1h 内释放,体外 3d,体内 5~7d。诱导巨噬细胞到局部释放大量的生长因子 7~14d。高浓度的生长因子对于组织细胞的刺激可增加自分泌及旁分泌 2~4 周。发现持续最久的是 TGF-β。骨不连应用 PRP 其在 6 个月测定组织中的水平仍增高 1 倍。

三、膝关节骨关节炎临床治疗研究

好发于中老年人,尤其是 65 岁以上的人群中,有超过一半为 OA 患者。估计将成为第四高致残性疾病,将给患者、家庭和社会均造成巨大的经济负担。中国健康与养老追踪调查数据库的结果显示,我国膝关节症状性 OA 的患病率为 8.1%,女性高于男性,且呈现明显的地域差异,即西南地区(13.7%)和西北地区(10.8%)最高,华北地区(5.4%)和东部沿海地区(5.5%)相对较低。从区域特征来看,农村地区的膝关节骨关节炎患病率高于城市地区。

据国外报道,大量实验表明 PRP 对骨性关节炎是真实有效的。

1. 安全性　首先,PRP 的自体来源保证了 PRP 技术的安全性,既不会出现免疫排斥反应,也不存在传播疾病的风险。另外,细胞因子作用于细胞膜而非细胞核,不影响其基因表达,也保证了其临床应用的安全性。PRP 中还含有较高浓度的白细胞,从理论上讲其具有防止感染的作用。针对安全性的问题,Patel 等研究($n=78$)显示,注射 PRP 的两组受试者均出现有少数出现轻微的并发症,如恶心、头晕,未报道严重不良事件的发生。Kavadar 等研究($n=102$)显示,1~3 次注射 PRP 的 3 个组除了轻微的局部一过性疼痛或肿胀外,无严重不良事件发生。在透明质酸关节腔注射前是否抽吸积液对应用透明质酸疗效和安全性的影响,结果显示,应用透明质酸前对积液进行抽吸,可以更好地缓解疼痛以及改善功能。

2. 方法及疗程　患者取仰卧位,患侧膝关节略屈曲位,根据影像学表现选取注射部位并常规消毒,于髌骨外侧或内侧方进针,经皮由关节间隙穿入关节腔,回抽出少量关节液。如关节腔内有较多积液时可先抽出部分积液。注射后拔出针头,用消毒敷料覆盖针孔处,并协助患者缓慢活动膝关节数次。每

3 周注射 1 次,3 次为 1 个疗程。伴有髌上囊积液的轻中度膝 OA 患者,每月注射 PRP 1 次,连续 3 个月,结果显示注射 2 次后临床效果明显。

3. 术后注意事项　①术后患侧关节 24h 限制活动,此后可轻微活动,但严禁剧烈运动。②嘱患者 3d 内避免注射部位触水,以防感染。③术后止痛药首选对乙酰氨基酚类镇痛药。④告知患者术后疼痛及肿胀等属人体正常反应,可局部冰敷以消肿止痛。

4. PRP 分代　1 代 PRP 分离。2 次离心,抽血 50ml,手动分离、误差大,富含红细胞和白细胞,离心机大、费用昂贵。2 代 PRP 分离。2 次离心,手动分离误差大,富含红细胞、白细胞,血小板回收率低。3 代 PRP 分离。1 次离心,抽血 8 ml,高红细胞清除率及特异性剔除炎性白细胞,血小板回收率高。见图 8-9。

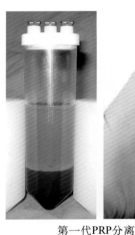
第一代PRP分离

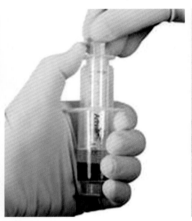
淡黄色血浆层
乳白色血小板、白细胞层
深红色血红细胞层
第二代PRP分离

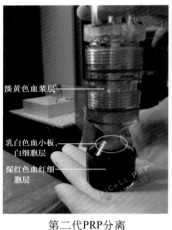
第三代PRP分离

图 8-9　PRP 分离发展过程
离心清晰,分离红白细胞,提取 PRP。

红细胞(RBC)有血红素毒性,自由基,延迟修复。白细胞(WBC)在治疗慢性创面和骨髓炎中发挥了明显的抗炎灭菌和清除坏死组织的作用。然而,在 PRP 治疗肌腱病和 OA 时,因炎性细胞会促进软骨和肌腱等细胞的凋亡,建议使用不含白细胞的 PRP。少含 WBC 的 PRP 用于肌腱、骨关节炎及关节镜手术;富含 WBC 的 PRP 用于骨不连接、骨髓炎、伤口难愈合。

5. PRP 治疗膝关节骨性关节炎的机制
促进软骨基质合成,可提高滑膜组织中血小板衍化生长因子和血管内皮生长因子的免疫组化表达,从而对软骨基质生成有一定的积极作用;PRP 可促进软骨细胞增殖和分化,从而对软骨修复和重建产生积极作用;PRP 刺激内源性因子,可能通过刺激内源性 HA 生成起到一定的抗炎和促进组织修复作用。见图 8-10、图 8-11。

作者在随访 6 个月的 50 例患者中,80% 患者的 PRP 注射后治疗效果评估为非常好(所有 VAS 降低>3 分时适用),表现优良(所有 VAS 降低≥4 分时适用)或完全康复(所有 VAS＝0 或 3、VAS＝0 和 1、VAS＝1)。在随访 3 个月的 18 例患者中,72.2% 改善;3 例表现为完全愈合,另有 10 例患者表现出改善。结论为患者平均愈合时间可能在 4 个月内。

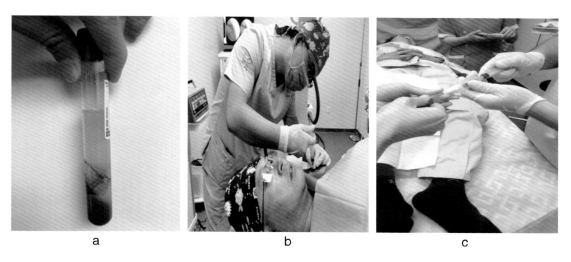

图 8-10　a. 离心机分离出 PRP；b. PRP-肌腱袖注射；c. PRP-KOA 注射治疗

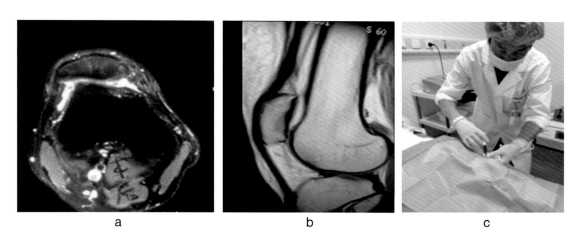

图 8-11　a. PRP-髌骨软化治疗；b. MRI 髌骨髌下脂肪垫；c. PRP 髌骨治疗

（段玉生　党靖东　薛爱荣）

第 9 章

脊柱关节整复技术

第一节 脊柱整复技术发展简史

一、我国传统推拿技术

我国传统医学已有数千年悠久历史,它总结了中华民族诊治疾病的宝贵经验,推拿医学是其中重要组成部分。推拿疗法是在中医药理论指导下,根据患者不同的疾病症候,在适当的部位和穴位,选用各类不同手法,辨证施治的一种疗法。我国古代将推拿称作"按摩",明代以来著作始称推拿这一名称。《医宗金鉴》中记载:"推者谓之以手推还归处,拿者两手或一手捏定患处,酌其轻重,缓缓焉以复其位也。"古代医家对推拿作用早有精辟的注释,如《素问·血气形志篇》中说:"形数惊恐,经络不通,病生于不仁,治之以按摩醪药。"王太仆注:"惊则脉气并,恐则神不收,故经络不通,而病不仁,按摩者开通闭塞,导引阴阳。醪药,谓药酒也,养正祛邪,调中理气也。"《内经·举痛论》中说:"按之则热气至,热至则痛止。"脊椎整复医学源于中医骨伤学,但已经从中脱颖而出,其不再是以骨折脱位为治疗重点,而是以解除关节、软组织损害和疼痛为治疗目的,有其明确的、独立的临床疾病症候。尽管因为时代变迁、流派不同、病名各异,但是基本手法雷同。据《中华推拿医学志》记载,目前我国有文字记载的推拿手法已 130 余种,成为认同的流派有 30 余门,以不同方式传承至今,弟子广布,术精气盛。

作者在治疗骨伤及急慢性疼痛性疾病的大量临床实践中,发现有以下问题需要商榷。一是某一种疑难痛症由流派或某一类手法是难以处理或解决好临床问题的,尤其是广泛的、多发部位的病痛需要运用综合手法;二是每一个部位的病损,可以采用多种治疗手法,但应选择最佳治法,做到得心应手,安全有效,这就需要消除"门户之见";三是脊椎整复医学发展至今,仍然还处在经验阶段,基础实验研究比较薄弱,可谓凤毛麟角。历代整复推拿手法流派之所以称之为"法",乃属样板或标本也。故现今临床脊椎手法治疗若不能脱离俗套,难以推陈出新,创立崭新的体系。基于以上弊端,50 余年来,吾应用民间正骨医疗经验,不断地与现代医学知识交融,并通过临床与实验研究紧密结合,使我对于骨伤推拿医学这份宝贵遗产备感珍惜,博采众长,并愈加推崇,将多种手法反复精选、提炼改进、综合应用,已融会贯通,焕然一新。如此,凝练而成的三十八种脊柱关节整复手法,经过多位专家大量临床和实验研究,兼有科学性和实用性,形成了较完整的脊柱整复推拿医学理论体系与临床诊疗技术,并坚信植根于我国民间的这门古老医术,定会枝繁叶茂,不断得到弘扬发展。在治疗脊柱骨关节软组织损伤与慢性疼痛性疾病方面,经反复临床验证,疗效显著,被患者所乐道,获得了"除疼痛于顷刻之间"的赞誉。

二、脊柱整骨疗法

脊柱整骨疗法是从伤科正骨推拿疗法发展演变而来,源远流长。古代中医有正骨八法,即摸、接、端、提、按、摩、推、拿等法。而近代中医正骨经验大多流落于民间,尚分散掌握在众多伤科泰斗老前辈手中,不少宝贵的正骨经验已经失传。新中国成立以来,国家卫生部门十分重视对这份宝贵遗产的发掘和整理。1959 年,由中医研究院段胜如专家等最早整理出了骨伤科杜自明前辈的正骨经验《中医正骨经验概述》。杜自明从 1902 年始就医治跌打损伤的患者,在四川、北京地区享有盛誉。他对于软组织损伤、骨折与脱臼的症状与诊断有系统的分类,整复手法独特自成一派,并能与伤科用药、体功疗法紧密结合。杜氏治疗软组织损伤的四种手法,即理筋分筋、点穴按摩、滚摇升降与弹筋拨络;治疗骨折的四大手法,即牵、卡、挤、靠,已经成为当今中医正骨的经典手法之一。伤科名家王子平(1889—1973 年),是我国北方地区伤科正骨推拿的重要流派之一,其伤科整骨治疗经验十分丰富,见解独到。如提倡三步手法治疗,即先用轻柔手法,后施行矫正手法,再以整理手法收功。手法治疗中,重视"以痛为腧",肌肉起止点与经络走行和肌肉群区域分布的有机结合,即注意点、线、面相结合进行治疗。手法治疗时强调刚柔相济,以柔克刚,心明手巧,主张用"寸劲"、勿施蛮力。王氏也是很早提倡手法与练功相结合,预防复发的医家之一。王子平整骨推拿经验影响深远,具有重要研究价值。郑怀贤(1897—1981年)于 1978 年总结整理了 55 个经验穴位,都是郑氏在人体上逐个点穴与讲解,拍照记录而整理出来。并将传统的古典穴位与伤科经验穴位融为一体,用于骨伤科和运动创伤的各种痛症疾病,临床疗效灵验。郑氏的学术思想独树一帜,弟子甚多,遍及西南地区乃至全国。郑氏所著《运动创伤学》《伤科诊疗》等书流传于国内外,具有很高的学术价值和临床指导作用。曹锡珍(1898—1978 年)以脏腑经络学说为指导辨证施治,以经穴推拿为主要手法,强调"治病以治经为主",遵循补、泻、和三法则,顺经为补、逆经为泻、平补平泻为和。治疗骨伤后遗症、软组织损伤和疼痛病症时,应用"整形八法""运动八法"或"治筋八法",伤痛病症各有其不同,治法也运用自如。他的《外伤中医按摩疗法》等专著流传很广,为推拿学科的发展作出了很大贡献。刘绍南(1903—1978)传承"一指禅"伤科整骨推拿十七法,即旋臂抬举法、对肩法、旋后屈肘法、缩颈牵臂法、足抵上臂法、屈肘牵拔法、缠肘法、双手扣腕法、拔指法、屈髋牵伸法、叠膝法、扳踝法、扳颈法、拔颈法、屈膝提踩伸腰法、抬腿屈腰法、牵腰理脊法等,适用于骨关节和软组织错扭移脱损伤,理正错骨,散其瘀血,舒其肌筋,从而达到治疗之目的,至今仍有指导作用。中医骨伤老医师黄乐山擅长治疗陈旧性关节脱位、四肢骨折、软组织损伤。对腰腿痛病、腰椎间盘突出症、颈椎病的治疗有独到之处。《黄乐山骨科临床经验选》中总结的正骨八法,即手摸心会、离拽分骨、旋转捺正、交错捏合、推拉提按、屈伸折顶、抖颤扣挤、理肢顺筋等法;整骨推拿十二法,即捏、弹、按、压、揉、点、推、疏、摇、牵、搬、盘等法,成为现在治疗骨折和软组织损伤的常用整复手法。我国近代著名伤科前辈魏指薪,较早提出并重视肌肉痉挛可引起疼痛的见解。他将不同解剖类型的肌肉(长肌、阔肌、扇形肌等)施以不同手法。对于在一个区域内(颈部、肩部)肌肉痉挛引起的疼痛,则分解成每一块肌肉进行手法治疗,效果显著。他最早提出"骶髂关节错位"的病名概念与致伤机制,并施以整复手法。魏氏"背法"治疗中医"闪腰岔气"、腰椎间盘突出症是伤科界公认的经典治法,至今仍有临床应用价值。还有众多骨伤科名家治疗疼痛性疾病,留下了宝贵的重要著作和诊治经验,如北京中医学院(1960)编著的《刘寿山正骨经验》、李国衡(1960)编著的《伤科常见疾病治疗法》、李墨林编著(1974)的《按摩》、冯天有(1976)编著的《中西医结合治疗软组织损伤》、潘之清(1980)主编的《颈椎病》、邵萱与许竞斌(1992)主编的《实用颈腰背痛学》等书籍,均对伤科痛病,即脊柱源性疼痛、慢性软组织疼痛和关节痛病的病因、发病机制、症候、诊断分类与治疗做了详尽的描述,引入了现代的疾病概念,给予我国古老的整骨推拿医术注入了新的活力,成为骨伤科与疼痛科治疗的重要组成部分,在国内颇具影响;对推动脊柱整骨疗法的临床应用,造福于广大慢性疼痛疾病患者起到了重要作用。国内李义凯(2001)主编的《脊柱推拿的基础与临床》,书中研究提供脊柱推拿的各种作用机制、脊柱源性疼痛的神经解剖学知识、脊柱手法相关的生物力学基础及评价方法,做了较全面的、系统的叙述。

三、国外整骨推拿技术

欧美近代整骨推拿史是从19世纪开始发展起来的。早期学者中较著名的是英国爱丁堡大学的 Edward Harrison。他是脊柱稳定性理论的倡导者,最早提出脊柱韧带的松弛失衡可引起椎体移位,进而导致脊柱变形,使脊柱固有的稳定性降低,其结果会产生脊柱的变形。在此种异常体位上,稳定脊柱的韧带重新塑形。如果不能代偿而长期失衡,脊柱将会发生永久性变形。Harrison 还是牵引治疗床的发明者,牵引时可使用辅助器械直接作用于患者脊柱的病变部位,类似于瞬间的推压手法,来矫正患者的脊柱变形。牵引操作完成之后,用绷带紧绑患者脊柱,直到相关的韧带重新塑形。据说不少脊柱变形的患者治疗后获得了矫正。Andrew Dods(1824)在 Harrison 理论基础上,提出脊柱相关肌肉的不平衡会对椎体产生反向作用,可

以导致脊柱变形,主要表现为引起脊柱的旋转和弯曲变形。Dods 理论的推荐者、伦敦著名的医师 Little(1868)撰写出版了《脊背无力与脊柱弯曲》一书,书中支持 Dods 的见解及其治疗方法。James Paget 在 *British Medical Journal* 杂志上发表文章呼吁医学界应当重视整骨疗法,提出正骨师(欧洲对推拿师称为正骨师)的精华及实用的治疗手法值得推广和应用。英国著名的骨科医师 Wharton Hood(1871)在有影响力的医学期刊 *Lancet*(《柳叶刀》)杂志上谈了观看正骨师治疗后患者症状缓解的神奇效果,并于1882年召开的第五十届英国医学会年会上,成功地推动会议公开讨论正骨疗法。19世纪的美国对于正骨疗法的开展和应用比较普及。到了19世纪后叶,出现两名颇具影响的代表人物。一位是 Andrew Tailor Still,被公认为现代整骨术的创始人,他认为大多数疾病是由于机体结构功能障碍造成的,组织结构异常可导致神经血管功能的变化。Still 首创仰卧位头颈部牵引法治疗头痛患者,获得了明显的效果,轰动了当时的医学界。他坚持自己的理论,认为人体内各系统都是相互联系的,以整体的观点诊疗疾病。强调肌肉、筋膜等软组织在关节功能障碍病变过程中起的重要作用,而这些病变能用整骨术(osteotherapy)来治疗。有关整骨术的动物实验研究始于1898年,正规的研究机构成立于1911年,主要研究肌肉骨骼功能异常与内脏-躯体疾病的关系,其中最著名的学者是 Louisa Burns。另一位是 Daniel David Palmer,他于1895年创立了按脊疗法(chiropractic),其理论基础是人体脊柱关节机构异常,如脊柱扭曲或脊椎椎体移位可影响脊神经的正常生理传递功能,由此导致相应组织的病理性损伤,从而引发临床症状。按脊疗法与整骨术的区别在于前者强调的是脊柱及其所影响的神经系统。Palmer 认为按脊疗法是一种独特的诊疗手段,他在对一名听力丧失17年的耳聋患者进

行脊柱胸椎推拿复位时,意外地使其听力得到了恢复。采用 Palmer 所介绍的治疗方法,使众多患者获得了痊愈,引起了医务界的重视。他的历史性的功绩就是建立了第一所专门讲授按脊疗法的推拿学校,并开设专门的诊所,高年级学生可在诊所内实习,从此整骨推拿术受到了正规的教育。

当今在脊柱整骨推拿的基础研究与临床应用结合方面,国内外学者均进行了比较深入的探讨,这是整骨推拿疗法得以生存发展、推广传承的理论基础。由李德淳等(2003)主译的,美国学者 Xuezhe、克莱(Clay,J. H.)、庞滋(Pounds,D. M.)编著的《基础临床按摩疗法》(Basic Clinical Massage Therapy)是西方现代临床按摩实践应用中人体解剖学与治疗学相结合的最好的范例。该书最大的特点是通过说明安嵌在活体模特照片内部的组织结构,可确切地透视到肌肉的位置并理解它所起的作用,还列出肌肉引起的典型疼痛部位,从而可作为临床医师触诊和治疗的参考。治疗上介绍了肌肉的基本治疗技术,如拨法(stripping)、按压法(compression)、肌筋膜牵张法(myofacial stretching)等,治疗效果评价有客观的方法(按 Leon Chatow 法),这些都是十分宝贵的。由英国骨科学家Cyriax(1993)编著的《矫形外科学图解手册》(Cyriax's Illustrated Manual of Ortho-paedic Medicine)是集西方脊柱整骨疗法大成的权威著作。书中详细叙述各种脊柱、骨关节与软组织疼痛性疾病的症状、体征和治疗。作者匠心独运,将肌肉软组织药物注射疗法与手法相结合,手法治疗与脊柱骨关节、肌肉、神经解剖紧密结合,内容深入浅出、通俗易懂,图解说明淋漓尽致。此书在欧美国家影响广泛,作为矫形外科学教科书之一。

人类进入 21 世纪,医学的发展模式不断转变,现代高科技成果不断地应用到医学领域,脊柱医学也正在不断地向"微创化"迈进。但是,人们更加崇尚回归自然,返璞归真,愿意接受非手术治疗,而保持人体器官的完整性。尤其是严重影响人类健康的慢性疼痛性疾病和伤科疾患,采用外科手术治疗并没有给广大患者带来福音。相反,无论是中国的脊柱推拿医术,还是欧美的整脊疗法,正在不断交融,向深层次推进和广泛应用。应当相信,人们在丰富的实践基础上,通过相关理论研究成果的不断推出,脊柱整复疗法这门古老医术一定会发出新芽、结出硕果,必将成为现代脊柱医学的重要组成部分,也将成为人类战胜慢性疼痛性疾病的重要临床技术手段。

(王福根)

第二节　脊柱整复疗法机制、治疗原则与分类

脊柱关节整复疗法是通过手法作用于人体脊柱与四肢骨关节的特定部位,以矫正其解剖位置异常与调节肌肉与关节系统功能状态的一种力学疗法。不仅如此,它还可以根据具体病情,运用相应的手法,调节神经血管系统的功能,来调整人体脏器失常的生物信息以至人体全身的功能平衡。对于人体软组织疼痛(传统医学称为"筋经病"),脊柱整骨疗法具有独特的疗效。人体发病率颇高的颈腰背痛病大多由软组织损害所引起,病变处软组织会产生损伤性无菌性炎症,继而引起相应部位的肌肉筋膜痉挛与脊柱关节移位等系列变化,形成慢性疼痛。传统医学认为病机是经络壅阻,气血不通,"不通则痛"。运用脊柱关节整复疗法的手法技巧与思路,经过多种调节机制,可达到"通则不痛"。

一、脊柱整复疗法机制

(一)舒筋活络,解痉消炎镇痛

人体肌肉筋膜、肌腱、韧带及关节囊等软

组织受到损害后,在其与骨膜相连处必然产生损伤性无菌性炎症反应,引起急性疼痛,继而造成肌痉挛或肌挛缩,逐渐演变为慢性疼痛。由此认为,炎症、疼痛与肌痉挛是软组织损害性疼痛病理生理机制中三个主要环节,互为因果。脊柱整骨疗法通过牵扳、牵压、拔伸、推扳、扭转、顿拉、捏拿、点穴等手法具有独到的解除肌肉痉挛、改善病变软组织血供与提高局部组织痛阈的综合治疗作用。整骨推拿疗法中经穴推拿对于通达经络、舒筋活血具有独特的效果,伤科经验穴位分布多在肌束之间、肌筋膜间隔、肌肉与肌腱交接处、肌肉的起止点,以及神经干支走行中易受到刺激压迫之处(所谓神经卡压点),采用不同深度力度的按、揉、推、运、压、弹等点穴手法,诱发出循经感传现象,即能松解区域性肌肉痉挛,从而达到"松则通"之目的。

(二)整复关节,重建力学平衡

人体脊柱与肌肉系统无时不受到各种外力的作用,人体的力学结构,包括脊柱与上肢带(肩胛与肩关节)、脊柱与下肢带(骨盆与髋关节)、肌肉组织之间在正常情况下,保持静力或动力平衡状态。如果由于外伤、积累性损伤、长期不良姿势或风寒湿环境因素的影响,一旦人体力学结构失去平衡,就会造成颈背肩臂部和腰骶臀腿部疼痛,以及与疼痛相关的脏器功能失调的症状。脊柱力学平衡破坏,最重要的因素是因为肌肉痉挛产生的异常应力及其导致的脊柱关节的失稳,临床上表现为脊柱小关节移位,骶髂关节错位与髋关节股骨头转位。脊柱整骨疗法通过手法细心触诊及 X 线辅助诊断,可以发现由软组织损害引起的脊柱小关节、骶髂关节及髋关节等解剖学力线位置的异常改变。再用相应的整复手法分筋理筋,消除软组织损害导致的肌肉异常应力,顷刻之间使移位、转位或错位的关节达到正常的解剖或功能复位,重建脊柱与关节的力学平衡,从而达到"顺则通"之目的。

(三)调整气血,改善脏器功能

人体软组织损害性病变经躯体内脏反射可引起相应的内脏功能改变,临床上表现为很多自主神经功能紊乱的征象,如头面痛、头晕、眩晕、眼胀、眼痛、视力减退、耳鸣、牙痛、舌麻、胸痛、心悸、气短、假性心绞痛、腹痛、腹胀、腹泻、尿频、尿急、痛经、月经不调或生殖器痛等症状。正如古代陆师道在《正体类要·序》中所提出的"肢体损于外,则气血伤于内,营卫有所不贯,脏腑由之不和"。脊柱整骨疗法以深在的手法作用于特定的软组织压痛点或相关的脊椎节段腧穴处,会产生实时的生物信息,经过神经和经络系统传递输入到相关的脏器,调整与改善失常的脏器功能。根据神经生理学观点,强刺激手法可引起中枢神经兴奋,而外周神经受到抑制,交感神经处于优势状态;较长时间的刺激手法可使中枢神经抑制,而外周神经兴奋起来,副交感神经处于优势状态。所以,临床上要针对不同部位的疼痛及脏器功能改变,采取相应的、适宜的整复手法治疗。

二、治疗原则

(一)整体治疗,筋骨并重

软组织损害性颈腰背痛病的发病机制中存在两个主要环节:其一是急性损伤后遗或慢性劳损引起的疼痛,其好发部位多位于肌肉与筋膜在骨膜附着处,局部形成有规律的压痛点,病理基础是无菌性炎症,这些压痛点构成一个立体的致痛区域。其二是疼痛引起的肌痉挛和肌挛缩,人体通过对应补偿调节与系列补偿调节,若仍不能保持脊柱的动力性平衡与稳定,病变日久,一侧腰痛可继发为对侧腰痛或腰腹痛。而单独的腰痛可向颈项、肩背及锁骨上窝部延伸发展产生颈背肩臂疼痛;或向骶尾、臀髋及大腿根部延伸发展产生腰骶臀腿疼痛。所以,颈腰背痛病的治疗不能"顾其一点,不及其余"或"腰痛医腰,颈痛治颈",要着眼于整体系统治疗。应视发病部位的先后,躯干上下部症状的轻重进行治疗。通常,首先针对原发部位的损害,然后逐一解除继发部位的症状。做到系统彻底,一个不留。

颈腰背痛病按病因与发病部位区分为椎管内型、椎管外型和椎管内外混合型三种损害。在椎间盘突出症、椎管狭窄症或腰椎滑移症的病例,一方面,椎管内神经根受到来自骨性的压迫与刺激,可以产生相应节段的痛性肌痉挛,可引起神经根性放射性下肢疼痛,临床上表现为典型的坐骨神经痛;另一方面,由于有椎窦神经分布的外层纤维环、后纵韧带、硬膜囊与硬膜外脂肪结缔组织受到炎性刺激,可引起牵涉性放散性下肢疼痛,临床上表现为非典型的坐骨神经痛,切不可误认为椎管外软组织损害性牵涉性下肢痛。因此,临床上椎管内神经根压迫性损害,要适宜采用脊柱椎间盘减压的手法,如腰部脊柱牵扒手法、牵压手法、颈部定点伸引手法达到神经根减压与松解之目的。椎管外软组织损害性病变,则适宜采用肌肉筋膜松解的手法,如分筋理筋、拔伸、顿拉、捏拿等手法,方能达到治疗目的。对于椎管内外混合型病变,则一般是“筋骨并重”、先内后外的处理原则,每可收到事半功倍的疗效。当今,纵观骨伤推拿学界同道的脊柱整骨手法,有上述见解者为数不多,而“整体治疗,筋骨并重”这恰恰是手法治疗颈腰背痛病的首要原则。

(二)标本兼治,动静结合

有神经根性损害的颈腰背痛病,往往为椎管外软组织损害因素和椎管内骨性因素两者并存,始发因素为颈背腰臀部软组织劳损性病变,继而引起脊柱的应力异常,导致脊柱小关节与椎间盘损害。如果在外力因素的作用下(扭伤、突然姿势改变等),结果会产生脊柱节段性失稳,临床上表现为急性脊神经后支和脊神经根性疼痛。此时,肌痉挛与无菌性炎症反应明显,即所谓“表证”急重,治疗时必须遵循“急者治其标”的原则。须消除椎管

内硬膜囊外和神经根鞘膜外脂肪组织无菌性炎症与解除椎管外肌肉痉挛两个发病环节,从而消除脊柱异常应力的影响,纠正脊柱节段间的椎体失稳与移位。脊柱整骨手法此刻确有整复解痉镇痛的作用,“妙手回春”除疼痛于顷刻之中。当然,若辅以椎管内硬膜外隙神经阻滞和椎管外软组织痛点消炎镇痛药物注射,疗效会更佳。经过短期卧床休息后,就要进一步治疗椎管外软组织损害及其压痛点,或者椎管内导致神经根压迫性损害的椎间盘突出与椎管狭窄因素,以解决张力性刺激和缺血性病理因素问题。也就是说,发病期急性疼痛缓解后,脊柱整骨手法还要同其他疗法联合应用,如与银质针导热疗法、脊柱介入疗法、硬膜外隙药物注射疗法中药贴敷等协同治疗,有利于较彻底地消除椎管内外组织的损伤性无菌性炎症,修复病变组织。这就是“治痛必求其本”“本标兼治”的原则。

颈腰背痛病的完整治疗方案应该包括整复、稳定、练功三个阶段,做到动静结合。急性软组织损伤、脊椎小关节扭伤或椎间盘突出炎症期,脊柱整骨手法一旦成功后,短期内使脊柱处于稳定阶段是必不可少的。该阶段应采取静卧、佩戴支具(颈托、腰围)、中药贴敷或配合物理治疗。但是,医师往往对此认识不足,不能像对待新鲜骨折那样重视,常嘱咐患者过早地下地负重甚至功能锻炼,其结果适得其反,反而使椎管内外组织损伤性炎症迁延缠绵,日久成为疼痛经常复发的病理基础。正确的方案应该是,无论是腰椎小关节扭伤或急性肌筋膜损伤还是颈腰椎间盘突出症病例,脊柱整复手法一旦成功后,颈部或腰部脊柱深层肌肉获得松解,脊椎小关节移位得到纠正,脊柱受到的异常应力也已消除,就须静卧1～2周,使椎间结构、脊椎小关节与椎管外肌肉组织避免异常应力(轴向应力、剪切应力)的影响,损害组织可以得到充足的血供和修复,从而减少今后复发的机会。颈腰背痛缓解或消失后,或者处于慢性损害阶

段(发病间歇期),一般适宜早期进行颈腰背部肌肉锻炼,可以伸展肌肉、滑利关节、改善血供,促进物质代谢,修复病变组织。这也是巩固疗效,减少复发的康复措施。应当指出,康复锻炼要由经治医师视患者的具体病情制定出合理的方案,在科学原则指导下进行。

(三)因人施治,恰到好处

每个患者因为病情、年龄、体质及有无并发症等不同,脊柱整复手法的选择应当有所区别,要因人施治,也就是说要个体化治疗。首先,要视病情选择针对性手法。如腰椎间盘突出症则要依据突出物的部位属于中央型还是侧旁型选用腰椎牵压手法或者牵扳手法;骶髂关节错位则要依据错位的前后类型采用相应的整复手法;腰椎小关节移位则要依据病情及位移程度选用侧卧位腰部推扳手法或者俯卧位腰椎牵伸手法。颈椎间盘突出症则要选用颈椎定点伸引手法,而不可采用颈椎旋转手法;颈椎小关节移位或"落枕"则可选用颈椎定点牵扳手法。对于年老体弱、有心脑血管疾病、肺部疾病者尽可能应用轻巧柔和的手法,一般先用点穴按摩手法作准备,然后再用快速轻巧的、带有牵伸力的手法,如定点牵压、定点牵扳、定点牵伸等手法,最后再用轻柔手法放松病变部位周围软组织,这样施行手法治疗比较安全。

脊柱整复手法施力轻与重,必须恰到好处,当轻则轻,当重则重。要视损害部位深浅、病程长短、肌肉痉挛范围与程度及患者体质强弱而定。对于深部病变、病程较长、肌痉挛明显或体格强壮者,施力宜偏重些,尚可并用多种手法来增强功效。但通常而言,脊柱整复手法切忌使用暴力,治疗椎间盘突出症和脊柱小关节移位时,采用大力扭转手法或重压手法要特别慎重,很有可能使纤维环受损,造成椎间盘突出加重甚至破裂,结果导致神经根和马尾神经损害加重;还有可能造成脊柱小关节骨折,酿成严重后果。临床上,因手法运用不当而发生脊柱与神经血管损伤的病例屡见不鲜。作者认为,任何推拿手法,尤其是脊柱整复手法治疗符合人体生物力学原理,要充分考虑到骨关节和软组织所能承受的载荷,合理使用各种应力(拉伸应力、剪切应力、扭转应力)和复合应力于患部,这样才能做到运用自如,恰到好处。

三、整复手法分类

脊柱与关节整复手法有 10 种常用基本手法,初学者必须练习掌握,逐渐达到运用自如、炉火纯青的层次。常用者乃临床实际应用频次较多,屡屡奏效;所谓基本手法,即其他临床应用的手法均由此演变而来,是学习者掌握脊柱整复疗法的基本功。

(一)肌筋膜关节推拿手法

此类手法轻巧柔和,应力作用主要在肌肉筋膜或关节周围韧带肌腱上,适用部位比较浅,可作为整复手法治疗的准备手法,亦可单独应用或作为疾病后期的康复治疗。临床上可以交替与重复应用。

1. 指压法　又称点穴法或指针法,以指代针,对经穴或深部压痛点(含激痛点)进行按压点揉,由轻至重,持续片刻。熟练者可由点到线,沿经络走行点揉、按、压。此法可用于人体任何部位,尤其对神经干支行经的部位,具有良好的解痉镇痛作用。在治疗疼痛性疾病中可单独应用,亦常与其他手法联合应用。

2. 弹拨法　又称分筋法或拨筋法,用拇指或示指与肌肉肌腱走行交叉往返拨动,此法多用于颈背肩胛部或肢体长条形肌肉或肌腱,如前中后斜角肌、肱二头肌长腱与短腱、肩胛提肌等,具有松解组织粘连、减轻肌肉挛缩的作用。此法通常在临床上治疗慢性软组织疼痛性疾病,作为脊柱整复手法的先行准备手法,急性损伤或痛病发作期切忌应用。

3. 提捏法　又称拿法,以拇指与另四指对掌呈钳形,将人体浅层部位之扁形肌肉,如斜方肌、腹内斜肌、股内收肌等,形成合力反复捏拿提起,一紧一松,达到松解肌痉挛之目的。此法可用单手或双手操作,作用范围较大,临床上常与指压法或整复手法联合应用,发挥更好的治疗作用。

4. 摇晃法　又称摇法,用于肩关节、髋关节、腕踝关节等部位的关节位移与软组织粘连,如肩关节周围粘连(肩冻结)、股骨头缺血坏死引起的髋关节周围软组织痉挛、舟状骨半脱位、跗骨半脱位等。手法的要领是,关节的环转运动范围逐渐加大,速度要稳而慢,连续数十次。使上述球窝关节、腕骨或跗骨关节周围组织获得松解,以利软组织修复与关节稳定。慢性损伤者应先采用中药热敷或熏洗,然后用该手法治疗。

5. 将顺法　又称理筋法或顺筋法,在单(双)拇指、四指近端指间关节(呈握拳状)或腕掌按压的同时,沿着肌肉肌腱的走行,推持顺滑,一般从肌肉的起点走向止点,反复数遍。常用于肩胛腰背部、臀部及下肢后部等深层的肌肉,与书中记载的"一指禅滚法"相类似,前者为边按揉边走行,后者为边滚压边走行,作用力的轻重深浅可由医者视病变情况而掌握。

(二)脊椎关节整复手法

此类手法强劲有力,点受力上可以有两种或三种应力,主要作用在深在的软组织损害部位,通过力的作用使脊柱小关节及深层肌肉痉挛得以松解,达到脊柱关节及序列整复的目的。临床应用时要因人、因病和因部位而异,发力稳准而迅速,恰到好处。一般需要助手配合,少有重复施用。

1. 推扳法　又称扳法,是在颈部与踝部侧扳的基础上发展而来,用于颈椎或腰椎小关节移位和深部软组织痉挛的治疗。手法的特点是运用力的大小相等而方向相反的剪切应力或扭转应力,使腰椎或颈椎关节产生松动。传统推扳手法,如侧卧位腰椎推臀扳肩法(国外称作唧筒柄手法),作用在腰椎上的剪力由于缺少支点,所以应力不能集中。倘

若在病损部位增加一个支点,变为侧卧位腰椎定点推扳法,则会收到事半功倍之效。又如坐姿颈椎定点牵扳法、俯卧位腰椎定点牵扳法皆从推扳手法演变而来,借此可在治疗部位产生拉伸、扭转与剪切三种应力,临床上应用广泛,疗效确切。

2. 牵伸法　又称拔法,是在牵引的基础上变化而来,用于治疗颈椎、胸椎或腰椎、肩关节或髋关节部位的肌肉及肌腱的痉挛。在上述部位选择一个脊椎节段或治疗点(即压痛点),医者用单或双手手指按压作为支点,助手渐渐用稳力牵引脊柱、肩关节或髋关节,待拉伸应力传到医者手指之时,迅速瞬间发力牵伸,然后松手还原,从而使关节离合复位。此种顺势快速的拉伸应力,具有很强的肌肉肌腱松解作用,临床上颈椎定点伸引法、腰椎定点牵压法、肩关节定点牵伸法与髋关节回旋牵伸法等治疗颈椎病、腰椎间盘突出症、肩痛及上肢痛、髋痛及下肢痛疗效十分显著。

3. 回旋法　又称旋法,主要用于颈椎寰枢关节移位、骶髂关节错位和髋关节周围软组织损害引起的股骨头转位的治疗,上述关节及周围软组织损害后功能活动受限可得到显著改善。如寰枢关节旋转移位,医者以一手从患者后方托起枕部将颈椎伸引,并用拇指按住枢椎之棘突;用另一手从患者前方托住下颌。嘱患者前倾 15°,此刻医者用两手向棘突偏移一侧方向瞬间用力回旋,即可达到整复之目的。又如骶髂关节前错位,医者一手向下按压患者骨盆前方之髂前上棘,另一手扶住患侧下肢膝部作屈髋屈膝动作;两手同时向后向下用力按压,使髂骨(髂前上棘)与坐骨(坐骨结节)产生反向运动(回旋),骶髂关节达到整复。

4. 顿拉法　又称顿法,主要用于腰方肌及腰背筋膜损害、臀肌筋膜损害、下后锯肌损害引起的腰痛或腰臀痛。手法的独到之处,是在患者侧卧位姿势下,采用将患侧上肢或

下肢由屈曲到伸直的双关节运动（顿拉），产生沿患者躯干与肢体长轴的瞬间的拉伸力，从而使腰方肌及筋膜或臀中小肌及筋膜获得松解。此手法的成功，还得益于局部点受力，也就是说在 L_3 或 L_2 横突处，臀中肌前部或后部处医者要用双手拇指按压作为支点，才能做到应力集中而达整复目的。对于髋关节前方的髂腰肌或内收肌群的松解，则可采用仰卧位髋关节回旋顿拉手法来达到整复之目的。

5. 归挤法　又称合法，用于脊柱小关节、肘腕关节、踝关节等部位的关节位移，如颈胸腰椎小关节移位、桡骨小头半脱位、远近端桡尺关节分离、舟状骨半脱位、距骨半脱位等。分为手掌或双手拇指呈半握拳姿势，瞬间发力，连续数次，使上述贴靠关节或鞍状关节整复，以利软组织修复与关节稳定。慢性损伤者应先采用中药热敷或熏洗，然后用该手法治疗。

（三）适应证、禁忌证及注意事项

脊柱整骨疗法对颈腰背痛病具有独到的良好疗效。其中对头颈背肩臂部和腰骶臀腿部软组织损害性疼痛，脊柱源性疼痛，关节伤痛，与上述痛病相关的血管神经功能障碍均有明显的疗效。

1. 适应证　以下病症可列入适应范围：颈源性头痛、颈源性眩晕、颈背肩胛部软组织痛（含落枕）、颈椎综合征、肩周炎、冻结肩、肱骨外髁炎、桡骨小头半脱位；肋软骨错位（岔气）、腰椎间盘突出症、腰椎小关节移位、腰方肌及腰背筋膜损伤（闪腰岔气）、腰骶臀髋部软组织痛、骶髂关节错位、股骨头转位、慢性膝关节痛病、足跟痛症等。

2. 禁忌证　一般而言，脊柱整骨疗法无绝对禁忌证，但对脊柱骨与关节结核、肿瘤、骨髓炎，椎管内占位性病变，应列为排除标准之内。皮肤软组织感染，妇女妊娠及月经期间，重症心脑血管病患者，老年骨质疏松症，血小板减少症或有出血倾向者，不宜施治手法。

3. 注意事项

（1）患者体位，采取便于手法操作的舒适体位，颈背肩胛部的治疗采取端坐体位，胸腰臀髋部的治疗则采取仰卧或俯卧体位。

（2）医师手法操作要全神贯注，法从心出，手随心转。手法做到由浅入深、由轻到重、缓中有力、外柔内刚。

（3）需要多人组合的复合应力手法，则要训练有素，默契配合，得心应手，使患者除痛于顷刻之中，所谓"妙手回春，手到痛除"。

（王福根　路　刚）

第三节　颈部应用解剖与手法操作技术

一、应用解剖

（一）肌肉与骨性标志

1. C_7 棘突最长，明显突起，而 C_2 棘突最长大，通过由上而下或由下而上触诊可辨明各椎体序列及棘突排列。C_1（寰椎）侧块在乳突下前方与下颌角连线之间，可用手指摸到。

2. 枕后下部可摸到 3 个骨性突起，即枕骨后部正中枕外隆凸及两侧的上项线，两侧耳后乳突及后上方的下项线，乳突下缘平面相当于 C_1 平面。

3. 枕寰关节是脊椎关节中活动幅度最大的关节，其与枢椎联合活动的范围更大。枢椎棘突最宽大，用手指自枕外隆凸沿中线向下凹陷处可触及骨突起，即为枢椎棘突与寰椎后弓结节相连之处。枕下小肌，包括大直肌、小直肌、上斜肌与下斜肌四条肌肉，除下斜肌附着于寰椎横突-枢椎棘突外，另三条肌肉均附着于枕骨隆凸上项线，分别止于枢椎棘突、寰椎后结节、寰椎横突。其功能是控制头部上下动作(点头)、旋转与侧弯。枕下小肌损害是头痛和头晕的常见原因之一。

4. C_6 横突位于颈外浅静脉外方,环状软骨平面线向外延伸的骨性突起即为 C_6 横突之后结节。自耳后乳突与 C 横突间做一连线,在其线前方约 0.5cm 处做一垂直线,为 C 横突末端标志点。

5. 斜方肌起自枕外隆凸,沿着后正中线延伸至 T_{1-2} 棘突,分为上、中、下三部分,肌纤维不同走向分别止于锁骨外 1/3 上缘、肩峰、肩胛冈上缘。肌上部(上项线至 C_5)功能是后拉并抬起锁骨,肌中部(C_6-T_3)功能是肩胛骨内缩,肌下部(T_4-T_{12})功能是肩胛骨内收。斜方肌上中部,一侧肌肉收缩可使颈部向对侧旋转,两侧收缩可使颈部后伸。

6. 颈部侧方胸锁乳突肌后缘与颈外浅静脉交叉处顶端,手指向下压时可触及前、中斜角肌间沟,其间有臂丛神经上干与中干经

过。胸锁乳突肌的功能是一侧肌肉收缩可使颈部向对侧旋转,两侧同时收缩使头颈部前屈。前斜角肌起自 C_{3-6} 横突前结节,止于第1肋骨内侧缘上的斜角肌结节;中斜角肌起自 C_{2-7} 横突后结节,止于第1肋骨面上,两肌与第1肋共同组成斜角肌三角,其间锁骨下动脉从中通过。斜角肌能稳定颈椎以限制侧向活动,收缩时可提升第1肋骨,两侧收缩还可协同颈椎前屈。

7. 头夹肌与颈夹肌在斜方肌深层,头半棘肌之浅层,起自 C_3-T_6 棘突,头夹肌止于耳后乳突及下项线,颈夹肌附着于 C_{1-4} 横突。单侧收缩使头颈部向同侧旋转,两侧作用则使头颈部后伸。头半棘肌起自 C_{4-6} 关节突与 T_1-T_6 横突,附着于枕骨上、下项线,其功能是使头部伸直并转向对侧。颈半棘肌起自 T_1-T_3 横突,横跨 4~5 个脊椎,止于 C_{2-5} 棘突,其功能是使颈部伸直并转向对侧。见图 9-1。

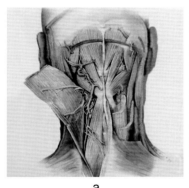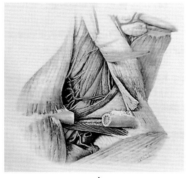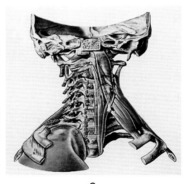

a　　　　　　　　　　b　　　　　　　　　　c

图 9-1　头颈后部(a)、外侧区域浅层(b)至深层肌肉神经分布(c)

(二)颈椎关节突关节(图 9-2)

1. 除 C_{1-2} 及骶椎外,各椎体之间均有椎间盘相连。其作用是有利于脊椎活动、缓冲震荡及衬垫作用。

2. 关节突间关节,每一椎骨有上、下两对关节突,上一椎体的下关节突与下一椎体的上关节突各自相互组成关节。颈椎上关节

突的斜面向上向后,下关节突面则向下向前,两者呈叠瓦状,视为冠状位关节,有利于颈椎伸屈活动。

3. 枕寰关节与寰枢关节,寰椎无椎体结构,寰椎与枕骨组成的关节为枕寰关节。C_{1-2} 间有两侧的寰枢侧方关节,并有枢椎齿状突与寰椎前弓后面所组成的寰齿关节。枕

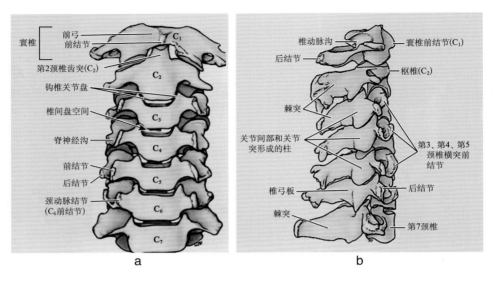

图 9-2　颈椎前面(a)和侧面(b)的间盘空间、寰枢关节、关节突间关节、钩椎关节

寰关节便于点头活动,寰枢关节则便于转头活动。

4. 钩椎关节(Luschka 关节),即指颈椎椎体外侧部、上下相互间组成的椎体半关节。当钩椎关节增生严重时,可能发生神经血管刺激或压迫症状。

5. 颈椎关节的韧带,如项韧带、棘突间韧带、黄韧带及前、后纵韧带连结与组成关节功能有密切关系。

6. C_{1-6} 横突均有一小孔,贯穿椎动脉入颅。颈椎骨质增生或先天性横突孔窄小时,椎动脉可能受到刺激或压迫。

(三)脊神经和椎动脉

1. 解剖上脊神经与脊椎序数的关系　成人脊神经自脊髓所发出的起始处,并不恰好穿过其序数相同的椎间孔,愈往下,则与椎体序数相差数目愈大。通常颈椎脊神经自颈椎椎间孔穿出的位置与颈椎的序数是相同的。颈后乳突与枢椎棘突连线的中点为枕大神经压痛点,乳突后方胸锁乳突肌肌止后缘处为枕小神经压痛点。

2. 椎动脉　其起于锁骨下动脉、甲状腺下动脉、无名动脉或主动脉弓,穿经 $C_6 \sim C_1$,

的横突孔,从 C_1 横突上面弯向后内侧,穿过寰枕后膜、硬脑膜与蛛网膜,经枕骨大孔的后外侧入颅腔,左右椎动脉从延髓侧面逐渐转至前面,并向前至脑桥下缘会合成基底动脉。主要供应脑干、小脑结构,也有分支供应枕叶内侧面及间脑后半部。椎动脉全程走行可分为 4 段:①自起始处到 C_6 横突孔,位于前斜角肌与颈长肌之间,前邻颈总动脉、椎静脉,后方邻近 C_7 横突、颈下交感神经节与 C_7 神经前支。②自 C_{6-1} 横突孔,伴有椎动脉交感丛。③自寰椎横突孔至寰枕后膜下方,位于枕后三角中,为头半棘肌、斜方肌所覆盖。椎动脉自寰椎横突孔穿出后,先在寰椎侧块的外侧弯曲向后,经寰枕后弓上面的椎动脉沟至寰椎后膜下方。④穿过寰枕后膜及硬脑膜、蛛网膜,经枕骨大孔的后外侧入颅腔。见图 9-3。

二、手法技术操作

(一)坐姿定点牵扳法(适于 C_{3-7} 节段)

1. 操作方法

(1)患者取坐位(低凳),医者站立于其身后偏右侧。先行准备手法,用点穴法松解颈

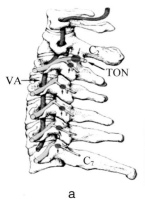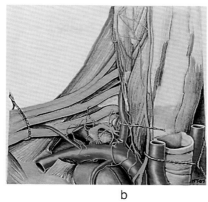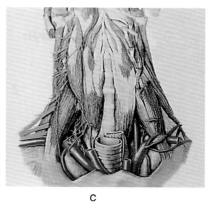

图 9-3　头颈部神经血管局部解剖

a. 颈椎侧位 No.3 枕神经（TDN），脊神经后支内侧支，椎动脉（VA）；b. 颈外内静脉，颈外动脉，迷走神经，喉上神经，颈总动脉，锁骨下动脉，锁骨上神经；C. 面神经，耳大神经，枕小神经，副神经。

椎棘突旁椎板及小关节附着处颈部深层肌肉（颈夹肌、颈半棘肌）与颈椎横突附着处前、中斜角肌。以右侧为例，如果施术部位在右侧 C_{5-6} 处，则用左手扶住患者右侧颈根部，腕掌向前，虎口向上，拇指与四指分开，用拇指指腹从后方压住右侧 C_{5-6} 小关节以作为支点，余四指放于左侧颈部；右侧臂部、肘部及手掌呈三点式从患者侧方将其头部及面颊抱住，肘窝部托起患者下颌。助手蹲坐位于患者右侧，用两手握住其右臂以稳力固定制动。

（2）嘱患者随医者挟持头部之手缓缓前屈并向健侧（左侧）侧屈，达到最大的前屈与侧屈限度，在此方向缓缓牵伸患者头颈，按压右侧 C_{5-6} 小关节的拇指指腹向前施压，助手同时牵拉患者右臂，待指下感到小关节松动，此刻医者用右臂肘手将其头颈部迅速向右、后、上方旋扳，指下每可觉小关节跳动并闻到其"咯嗒"弹响声。

（3）医者之右手臂将患者头部扶正，然后，沿中立位颈椎轴线用肘部托起下颌并轻轻牵伸头颈部，伸引之时用左手拇指指腹再向前上方推顶，手法告毕。

（4）镇定片刻，用点穴法松解枕后小肌，捏拿法松解两侧斜方肌与肩胛提肌，以改善颈椎的稳定性。见图 9-4。

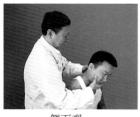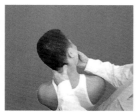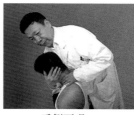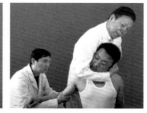

| 侧面观 | 后面观 | 后侧面观 | 前面观 |
| a | b | c | d |

图 9-4　坐姿定点牵扳法（a、b、c、d）：腕掌法（小三点）（a、b）；肘臂法（大三点）（c、d）

2．手法要领

（1）定点准确，要在施术颈椎节段小关节后方。

（2）施术过程中，牵扳之手要先缓后速，先柔后刚，发力有度，恰到好处，以颈椎小关节松动为宜。

（3）患者颈椎伸引方向的前倾角设定，通常颈上节段（C_{2-3}）为 10°、颈中节段（C_{3-5}）为 20°、颈下节段（C_{5-7}）为 30°。助手牵臂使患者肩外展角度与上述颈椎节段的前倾角相适应，分别为 30°、45°、60°。如此医者与助手互相形成反向拉伸应力，且可以达到稳固制动。

3．注意事项

（1）病例选择要以颈椎管外软组织损害性病变引起的肩臂及手指麻木为宜。

（2）此手法为三维平面的复合应力，有一定的旋转度，颈椎管内神经急性炎性病理性损害列为禁忌。

（3）颈椎管内神经急性炎症控制后，方可采用此手法。

（4）每个颈椎节段仅需施行 1 次手法，两次手法间隔时间为 1 周，其间辅以颈椎牵引。

（二）坐姿定点侧扳法（适于 C_{5-7} 节段）

1．操作方法

（1）患者取坐位，医者站立于其身后。先行准备手法，松解患侧颈椎横突附着的前中斜角肌，以增加向健侧侧屈程度。如果施术

部位在右侧 C_{5-6} 处，则右手扶住患者右侧颈根部，腕掌向下，虎口向左，拇指与四指分开，用拇指指腹从侧后方压住 C_{5-6} 小关节以作为支点；左肩抬起屈腕下垂呈弧形，置于患者头顶部，从上向下用手掌心按扶右侧头部。助手蹲坐位于患者右侧，用两手握住其右臂以稳力固定制动。

（2）嘱患者随医者按扶头部之手缓缓向健侧（左侧）侧屈，如此重复 3 次，达到最大的侧屈限度，此刻用按住患者头部之左手腕掌向健侧施压，可感到小关节松动，并可闻及其"咯吱"弹响声。

（3）医者之左手将患者头部扶正，然后以左臂肘部挟住患者下颌并托起头颈部，伸引之时用右手拇指指腹再向前上方推顶，手法告毕。这样使小关节沿着颈椎中轴线进而松动达到整复之目的。

（4）用双手轻轻引伸患者头颈部，镇定片刻，用捏拿法松解两侧斜方肌与肩胛提肌，以改善颈椎的稳定性。见图 9-5。

2．手法要领

（1）定点准确，要在 C_{5-6} 或 C_{6-7} 小关节侧后方，而不是正后方处。

（2）侧扳施术中先缓后速，先柔后刚；发力有度，恰到好处，以颈椎小关节松动为宜。

（3）头颈部侧扳的方向，是向健侧偏后方而不是偏前方。

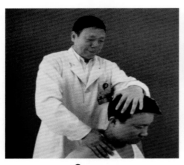 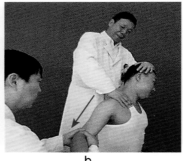 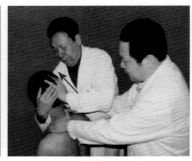

图 9-5　a、b. 坐姿定点侧扳法：单人操作（a）和双人操作（b）；c. 坐姿定点伸引法：双人操作

3．注意事项

（1）病例选择要以颈椎管外软组织损害性病变引起的肩臂及手指麻木为宜。

（2）颈椎管内神经急性炎性病理性损害此手法列为禁忌。

（3）颈椎管内神经急性炎症控制后，通常先施行坐位或卧位定点伸引手法（颈椎椎间盘减压），然后再采用此手法。

（4）两次手法间隔时间为 1 周。

（三）坐姿定点伸引法（适于 C_{2-6} 节段）

1．操作方法

（1）患者取坐位，医者站立于其身后，先行准备手法，松解颈椎棘突旁椎板及小关节附着的颈部深层肌肉（颈夹肌、颈半棘肌）。如果施术部位在右侧 C_{4-5} 处，医者则用右手扶住患者右侧颈根部，腕掌向下，虎口向左，拇指与四指分开，用拇指指腹从后方压住 C_{4-5} 小关节以作为支点，左手拇指指腹按住 C_5 棘突旁椎板处，两手拇指指腹一内一外，左右手掌及余四指分别放于两侧颈根部，以示制动。助手站立于患者右侧（患侧），从右侧方用双手抱其头部，并以肘部托起下颌。

（2）嘱助手抱扶头部之手缓缓伸引，头部前倾角为 30°。待医者按住颈椎小关节的拇指指腹感觉有轻微牵动感时，令助手迅速用力向前上方拔伸，每可闻及小关节的弹响声，而后助手轻轻将患者头部徐徐松回，手法告毕。这样使小关节沿着颈椎中轴线进而松动达到整复之目的。

（3）医者用双手轻轻引伸患者头颈部，镇定片刻，用点穴法松解附着在上项线的斜方肌肌起与下项线的头夹肌，捏拿松解两侧肩胛提肌，改善颈椎的稳定性。

2．手法要领

（1）定点准确，两手拇指指腹要分别按住棘突旁椎板和小关节，以使第 5 颈椎及其上关节突获得制动固定。

（2）助手缓慢伸引，快速拔伸要与医者配合默契，发力有度，恰到好处，达到小关节松

动目的为宜。

（3）患者颈椎伸引方向的前倾角设定，通常颈上节段（C_{2-3}）为 10°、颈中节段（C_{3-5}）为 20°、颈下节段（C_{5-7}）为 30°。

3．注意事项

（1）此手法比较缓和，无对颈椎施加旋转扭力。虽然比较安全，适合颈椎管内外各种痉挛性或压迫性损害，但是仍不适宜于颈椎管内神经急性炎症性病理损害。

（2）对于颈椎管内神经急性炎症性病理损害的病例，一般要首先在手法治疗之前 1 周内用消炎镇痛药物（静脉点滴或硬膜外神经阻滞）控制无菌性炎症，然后方能施行该手法。

（3）两次手法间隔时间为 1～2 周。可辅助颈椎牵引，每日 1 次，牵引重量为 12～15kg，每次 20min，共 10 次。

（四）俯卧位定点伸引法（适于 C_{3-7} 节段）

1．操作方法

（1）患者取俯卧位，上胸部垫一薄枕，以便使其头部保持前屈位，双臂及手放于躯干两侧，掌心向上，下肢自然伸直。一助手位于患者头侧，用一手置于其面颌下部轻轻托住，另一手腕掌抱住患者后枕部，两手使患者头颈部制动固定。医者站立于患侧，如果施术部位在右侧 C_{4-5} 处，医者则用右手扶住患者右侧颈根部，腕掌向下，虎口向左，拇指与四指分开，用拇指指腹从后方压住 C_{4-5} 小关节以作为支点，左手拇指指腹按住 C_4 棘突旁椎板处，两手拇指指腹一内一外，左右手掌及余四指分别放于两侧颈根部，以示制动。另一助手位于患者足侧用双手紧握其患侧下肢足踝部，此处可用适宜宽度的布巾缠绕，以免双手滑脱。

（2）嘱另一助手紧握其下肢足踝部之双臂徐徐牵伸，待医者指感到小关节有力地传导时，助手抱头，医者指压、另一助手同时向足侧快速拔伸。此刻，脊柱轴向牵伸应力会迅速传递到施术部位的颈椎节段，每可闻

及 1～2 个小关节的弹响声,手法告毕。

(3)医者松手离位,一助手依然抱住患者头部,另一助手分别用手紧握患者双踝,两者作适度短时的反向伸引,镇定片刻。然后,用

点穴法松解附着在乳突后方下项线的头夹肌,捏拿法松解两侧肩胛提肌,以改善颈椎的稳定性。最后,平卧约 10min,可以起坐或行走。见图 9-6。

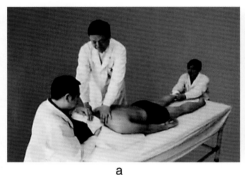 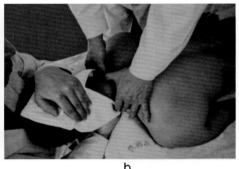

a　　　　　　　　　　　b

图 9-6　俯卧位定点伸引法

a. 三人整体操作,术者手指定点,助手 1 手掌固定患者头部,助手 2 做患侧下肢缓缓牵引,发力拔伸,医者双指感觉关节跳动。b. 定点施压操作近观。

2. 手法要领

(1)施术颈椎节段定点准确,医者与助手对患者头部和颈部的制动固定要确切到位,另一助手做伸引时应把握好发力时机,三者配合默契,恰到好处。

(2)上胸部垫入薄枕之目的,是使助手抱头时颈椎尽量充分向前屈曲,尤其是下颈节段(C_{5-6}/C_{6-7})处,这样的体位可使治疗的颈椎节段应力集中,也是手法得以成功的关键之一。

(3)施术之前应引导患者不要紧咬牙关,以免施手法时对患者颞下颌关节压力过大。同时不要屏住呼吸,令全身及下肢放松,切莫与手法的牵伸力相对抗。

3. 注意事项

(1)此手法力度较大,但无对颈椎施加旋转扭力,仍较安全。适合于颈椎管内外各种痉挛性或压迫性损害,但是不适宜于颈椎管内神经急性炎症性病理损害。

(2)对于颈椎管内神经急性炎症性病理损害的病例,一般要首先在手法治疗之前 1

周内用消炎镇痛药物(静脉点滴或硬膜外神经阻滞)控制无菌性炎症,然后方能施行该手法。

(3)如果两侧有临床症状,可以接着治疗对侧相应颈椎节段。

(4)少数患者并有腰椎脊柱旁软组织损害者,手法完毕后会出现腰部或背部疼痛,此时可以对头夹肌肌止与骶棘肌肌起进行点穴按摩,即可缓解疼痛,无须特殊处理。

(5)两次治疗间隔时间为 1～2 周。可辅助颈椎牵引,每日 1 次,牵引重量为 12～15kg,每次 20min,共 7～10 次。

(五)仰卧位定点伸引法(适于 C_{3-7} 节段)

1. 操作方法

(1)患者取仰卧位,颈项部垫入适宜的厚枕,使其头部保持前屈位。双臂及手放于躯干两侧,掌心向下,下肢自然伸直。以右侧为例,医者位于患者头侧用右手腕掌置于其面颌下部,呈弧形屈曲轻轻托住面颊部;左手腕掌向上,从其颈项部伸入,呈半握拳状轻轻将其托住,拇指和余 4 指分开放于患者项部两

侧,用左手中指与环指指腹在右侧施术颈椎节段小关节侧后方处向前内方按住制动。两手使患者头颈部固定。助手(坐位)位于患者足侧用双手紧握其下肢足踝部,此处可用适宜宽度的铺巾布缠绕,以免双手滑脱。

(2)嘱助手紧握其患侧下肢足踝部之双

臂徐徐用力,同医者做反向牵伸,待医者感到指下小关节有力地传导时,医者手指加压、助手双臂及手同时向足侧快速拔伸。此刻,脊柱轴向牵伸应力会迅速传递到施术部位的颈椎节段,每可感到小关节跳动或闻及"咯嗒"弹响声,手法告毕。见图9-7。

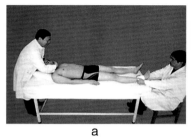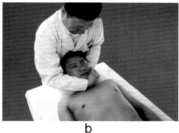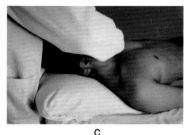

a　　　　　　　　b　　　　　　　　c

图9-7　仰卧位定点伸引法

a. 脊柱反向牵引;b、c. 术者双手抱头并按压颈椎关节定位。

(3)医者依然用手抱住患者头部,助手则分别用手紧握患者双踝,两者做适度短时的反向伸引(1min),镇定片刻。然后,用点穴法松解两侧附着在乳突后方下项线的头夹肌肌止和附着在肩胛骨内上角的肩胛提肌肌止,以改善颈椎的稳定性。而后平卧约10min,可以起坐或行走。

2. 手法要领

(1)施术颈椎节段要定点准确,医者对患者头颈部的制动固定要确切到位,助手作伸引时应把握好发力时机,两者配合默契,恰到好处。

(2)后颈项部垫枕之目的是使患者颈椎充分向前屈曲,尤其是下颈节段处(C_{5-6}/C_{6-7}),这样的体位可使治疗的颈椎节段应力集中,手法容易成功。

(3)施术之前应引导患者积极配合,不要紧咬牙关,以免施手法时对患者颞下颌关节压力过大。同时不要憋气,全身及下肢放松,切莫与手法的牵伸力相对抗。

3. 注意事项

(1)此手法力度较大,但对颈椎无施加旋

转扭力,仍较安全,适合于颈椎管内外各种痉挛性或压迫性损害,但是不适宜于颈椎管内神经急性炎症性病理损害。

(2)对于颈椎管内神经急性炎症性病理损害的病例,一般要首先在手法治疗之前1周内用消炎镇痛药物(静脉点滴或硬膜外隙神经阻滞)控制无菌性炎症,然后方能施行该手法。

(3)如果两侧有临床症状,可接着治疗对侧相应颈椎节段。

(4)少数患者并有腰椎脊柱旁软组织损害者,手法完毕后会出现腰部或背部疼痛,此时可以对头夹肌肌止与骶棘肌肌起进行点穴按摩,即可缓解疼痛,无须特殊处理。

(5)两次治疗间隔时间为1~2周,可辅助颈椎牵引,每日1次,牵引重量为12~15kg,每次20min,共10次。

(六)坐姿定点旋扳-卧姿头仰伸引法(适用于寰枢关节移位)

1. 操作方法(2种手法巧妙相结合)

(1)患者取坐位(低凳),医者站立于其身后偏右侧。先行准备手法,用点穴法松解颈椎棘突旁椎板及小关节附着处颈部深层肌肉（颈夹肌、颈半棘肌）与上项线附着处枕后小肌（大小直肌、上下斜肌）。

（2）以右侧为例，施术部位在右侧 C$_{1-2}$ 寰枢侧方关节处，则用左手扶住患者右侧颈项部，腕掌向前，虎口向上，拇指与四指分开，用拇指指腹从后方压住右侧 C$_{1-2}$ 寰枢侧方关节以作为支点，余 4 指放于左侧颈部；右手掌心向上，拇指与四指呈半握拳状，连同手掌向上托起患者下颌部，此时拇指指腹按压住患者面颊之颧弓下侧。助手蹲坐位于患者右侧，用两手握住其右臂以稳力固定制动。

（3）医者用双手引导患者颈部前屈约 15°，然后，左手拇指与右手掌指徐徐用力向前上方伸引颈椎，以使 C$_{1-2}$ 寰枢侧方关节轻微松动。此刻，医者两手形成力偶将患者头颈部迅速向右侧（患侧）方向旋扳，指下有寰枢侧方关节跳动感并可闻及"喀嗒"弹响声，立即复正头颈部，手法告毕。见图 9-8。

（4）医者然后于患者卧位头后仰，用双手托起患者头颈部，向上做短暂牵伸，镇定片刻。然后，用点穴法松解两侧附着在乳突后方下项线的头夹肌肌止和上项线附着处枕后小肌（大小直肌、上斜肌）。以改善颈椎的稳定性。而后平卧约 10min，戴上颈围后可以起坐或行走。

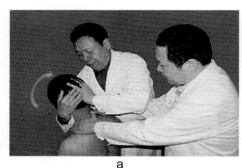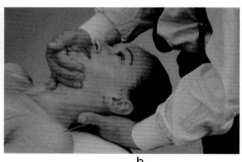

a　　　　　　　　　　　　　　b

图 9-8　a. 坐姿定点旋扳法；b. 卧姿头仰伸引法

2. 手法要领

（1）此手法针对 C$_{1-2}$ 寰枢侧方关节，属于颈椎高位节段，需有较大幅度的旋转，故施术要定点准确，头颈部手法支点要确切到位。

（2）医者的两手必须形成力偶，左手拇指既有向上的顶推之力，又有旋扳之时的扭转之力，这是和牵扳手法的区别之点，旋和扳同等重要。

（3）助手牵伸患者右臂，既有制动肩部和躯干的作用，又有对颈部伸引作用，不可或缺。

3. 注意事项

（1）该手法适用于寰枢侧方关节半脱位，对于寰枢齿突关节半脱位和齿状突先天性不连者列入禁忌。

（2）对于有严重椎管狭窄或伴有严重心脑并发症者，应该慎重处理。

（3）手法治疗后应即刻让患者平卧片刻，用小枕垫于颈下，使其颈椎轻度过伸，保持寰枢关节稳定。

（王福根　江亿平　刘红力）

第四节　肩关节和肩胛部应用解剖与手法操作

一、应用解剖

(一)肌肉与骨性标志

1. 锁骨皆露在皮下,呈"S"形,外端向后与肩峰相接。肩峰尖端顺其外缘向后内 5cm 处,即与肩胛冈相连。肱骨头在肩峰下,由前、外两面向外突出,其上覆盖三角肌,呈圆形轮廓。

2. 肩胛骨喙突在三角肌前缘之深面,适对锁骨外中 1/3 交点之下 2cm 处,用指端顺三角肌与胸大肌间的肌间沟,向后下方按压即可触及。其内下缘有胸小肌肌止附着,外侧缘有肱二头肌短腱与喙肱肌肌止附着,其功能使肘关节屈曲并协助前臂旋后动作。

3. 肱骨大结节突出于肩峰之外侧方,为肩部最外侧之处。其内上缘有肌腱袖(冈上肌腱、冈下肌腱与小圆肌腱联合腱附着),司肩关节外展和旋转功能。肱骨小结节位于喙突尖外下侧 2.5cm 处,指端置于其上并同时做肱骨内外旋转时,可觉其在指下滑动,有肩胛下肌肌止附着,其下为大圆肌肌止附着,两者可协助肩关节内收、内旋活动。

4. 肩胛骨后面,可摸到内上角,为肩胛提肌肌止处,该肌司肩胛骨向内下转动,并上提肩胛,协同颈椎向同侧旋转;两侧肌肉同时收缩,则可限制颈部的前屈活动。肩胛骨下角及脊柱缘可摸到大、小菱形肌肌止,腋窝缘可触及大、小圆肌肌起。菱形肌功能使肩胛骨内收并使其内下转动(肩胛盂转向下方)。

(二)肩关节

狭义概念乃指肩肱关节,其实际活动功能应包括三维 6 个方向范围。

1. **肩肱关节**　由肩胛骨的关节盂及肱骨头关节面所组成。关节间接触面很浅小,

不稳固,但活动灵活,属于球窝关节。

2. **胸锁关节**　由锁骨内端连接一侧胸骨柄及同侧第 1 肋软骨所组成。胸锁二骨之间有一软骨盘借此可减少活动中胸骨之震荡。肩关节向各方活动时,都需要胸锁关节的协同。当肩抬高、上臂外展时,锁骨呈上举(30°～40°)、后倾(约 35°)及旋转活动(约50°),故该关节因损害而固定不活动时肩部活动整体上会受到一定限制。

3. **肩锁关节**　由肩峰内端与锁骨外端组成。关节内软骨盘往往在老年时完全分化成丝状。该关节可使肩胛骨向上下、内外及前后活动。上臂外展时,并有旋转活动,但动幅度不大。当此关节受累僵硬时,肩部活动障碍并不明显。

4. **肩胛骨与胸廓间结构**　由肩胛骨之胸面与胸廓后壁间组成。由于大圆肌、大菱形肌、斜方肌及前锯肌等存在,对整个肩关节活动起着很大作用。当肩肱关节僵硬时,它可起到类似关节作用,维持一定幅度的肩部代偿活动,如肩部上提、下压、肩胛骨在胸壁转动等,借此可代偿上臂外展动作。

5. **喙锁韧带**　即为联系肩胛骨喙突与锁骨之间的韧带机构。它不仅能稳定肩锁关节,而且在上臂外展时,维持锁骨旋转的惯轴运动。锁骨上臂外展时,锁骨惯轴运动障碍能影响肩关节功能。锁骨内端有胸锁乳突肌附着,外端后曲部有喙锁韧带附着,当上臂外展时,肩胛骨在胸廓上呈外旋活动,肩胛下角外移,此时喙突相应地向下移动,牵拉喙锁韧带使锁骨沿其长轴向后方旋转;同时胸锁乳突肌向上收缩,与喙锁韧带牵拉方向相反,此现象与机器中之惯轴运动相仿,这一运动帮助了肩外展幅度,使肩关节完成整个外展上举动作。

6. **肩峰肱骨间关节**　由肩峰下与肱骨

头间组成,其间有肩峰下滑囊。肩关节各项活动功能均与上述关节密切关联,其中任何一个关节损害时,即可不同程度影响整个关节活动。肩痛和活动僵直的临床征象,可来自肩关节本身疾病,还可因颈椎病、肌筋膜痛或肿瘤所引起。见图9-9。

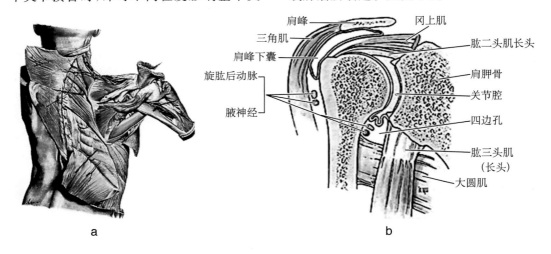

图 9-9　肩背部肩关节解剖图示

a.肩背部肌肉:斜方肌,背阔肌,肩胛提肌,小菱形肌,大菱形肌,三角肌,冈上肌,冈下肌,小圆肌,大圆肌,肱二头肌长腱,肱三头肌长腱;b.肩峰、肩关节与周围肌肉、肌腱、滑囊及血管神经分布。

二、手法操作技术

(一)坐姿定点顿拉法(适用于肌腱袖、肱二头肌长头与短头)

1. 操作方法

(1)患者取端坐位,患肢(以右侧为例)肩部外展(肌腱袖、肱二头肌长头或短头分别外展 60°、45°、30°)。助手站立于患者前方,两手并行,掌心向下,虎口相对,以拇指指腹压住肱骨大结节(肌腱袖)或肱骨结节间沟(肱二头肌长腱)或肱骨喙突(肱二头肌短腱)作为顿拉手法(双关节伸展运动)的支点。医者用双手紧握患肢腕部与手部,使患肢掌心向后,呈肩外展屈肘屈腕姿势。

(2)令患者在肩外展姿势下做伸肘伸腕运动。在患者肘腕接近伸直时,医者两手顺势迅速助力,此刻可闻及肌腱的弹响声,手法告毕。见图9-10。

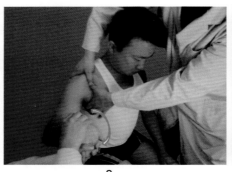
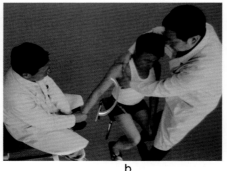

图 9-10　坐姿定点上肢顿拉法

a. 肱二头肌长腱入关节囊点;b. 肱二头肌短腱止点喙突。

（3）医者用掌揉法松解患者肩部与肩胛部肌肉，再用点穴法松解其 $C_{4\sim6}$ 横突处前、中斜角肌，有明显的镇痛作用。

2. 手法要领

（1）助手双手拇指定点要准确，医者两手顺势助力要掌握时机，快中有稳，顿拉有度。

（2）施术部位不同，患者肩外展角度亦异，有利于肌腱的松解效果。

（3）患者从屈肘屈腕姿势到伸肘伸腕自主运动，是肩肘关节联合伸展运动，施术之前须训练几次。以求配合。

3. 注意事项

（1）此法用于肩周肌腱损害的慢性痉挛性疼痛期，每次治疗一个部位，一旦肌腱松解后，不必重复治疗。

（2）可以配合银质针导热疗法、中药热敷或物理治疗，效果更佳。

（3）治疗后 1 周内不必制动，逐步进行肩关节功能锻炼。

（二）侧卧位定点牵伸法（适于肩胛提肌、菱形肌）

1. 操作方法

（1）患者健侧卧位，躯干略向前屈曲。助手双手掌心向前，五指伸开，拇指相对呈"八"字形，以指腹向前上方按住患者肩胛骨内上角（肩胛提肌肌止）或者肩胛冈脊柱缘（小菱形肌肌止）肌附着处。医者站立于患者头侧前方，用双手分别握住患肢手腕与手指，向其头部颞侧方向准备牵伸姿势。

（2）令患者患侧上肢徐徐向前上方举臂，待即将伸直时，医者借势迅速发力将患肢拔直，助手双手拇指用力按压，此刻顿觉肩胛松动之感，手法告毕。见图 9-11。

（3）掌揉冈上肌、冈下肌、大圆肌、小圆肌及大菱形肌，使肩胛骨保持松解，平卧片刻。

2. 手法要领

（1）助手双手拇指定点准确，医者两手借势助力要掌握时机，恰到好处，切忌用力过猛。

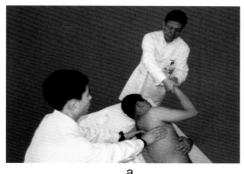 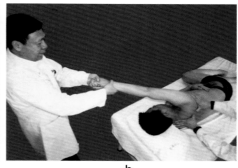

a　　　　　　　　　　　　　b

图 9-11　侧卧位定点上肢牵伸法

a. 菱形肌肌止，肩胛骨脊柱缘按压；b. 菱形肌肌止，肩关节引伸，直举。

（2）患肢前伸上举的角度<165°，沿着头部耳前颞侧方向，切忌沿着耳后方向拔直，以免伤害肌腱袖。

3. 注意事项

（1）此法用于肌筋膜损害的慢性痉挛性疼痛期，手法松解不必重复治疗。

（2）肩胛提肌与小菱形肌是稳定颈脊柱的肌肉，常与颈椎综合征发病有关，可作为其辅助治疗。

（三）仰卧位冻结肩三维松解法（适用于肩关节周围粘连症-冻结肩）

1. 操作方法

（1）高位臂丛麻醉

①药液配制：2%利多卡因注射液 10ml

加 0.9％氯化钠注射液 5ml 混合后（即 1.3％利多卡因注射液 15ml），抽入 20ml 注射器（7号针头）备用。

②体位与穿刺点：患者仰卧位，患侧肩胛部用薄枕垫起，头部旋向健侧，充分显露前、中斜角肌。于患侧胸锁乳突肌后缘前、中斜角肌肌间沟 C_{5-6} 处定为穿刺点。

③操作：碘伏消毒，铺好洞巾。医者一手中指指腹沿肌间沟定住穿刺点，另一手拿注射器行皮下注射浸润 0.5 ml 后，针尖直达 C_{5-6} 肌间沟骨膜处，患者如感到有向患侧上肢闪电样麻木感，直至拇示指，即为穿刺到位。随后注射麻药 10～12ml，患者此时会感到患臂及上肢无力，拇、示、中指麻木 5min 后待麻醉充分，即可施行解冻手法。

（2）解除肩前部粘连（以右侧为例）：医者站立于患侧，用右手拇指伸进胸大肌肌腹外上部并向头侧扳住；左手掌心朝向患侧胸廓并按靠其肩胛骨腋窝缘，两手拇指相对压住肱骨头顶部。助手以双手分别握拿患肢腕部及手掌，掌心朝向健侧，迅速顿拉拔直肩臂，此刻可闻肩前部"咯嗒"声响，手法告成。然后将患肢伸直放回躯干旁侧。

（3）解除肩上部粘连（以右侧为例）：医者面朝患者，令其患肢屈肘，以左手拇指在上，其余四指在下，手掌按住患肩上部以固定肩胛骨；右手握住其上臂近端内侧，并以医者前臂托起患肢上臂远端及肘部。然后医者左手制动，右手将患肢渐渐做外展运动，待近外展 90°时，两手反向用力，此刻可闻及肩上部"咯嗒"声响，手法告成。然后将患肢伸直放回躯干旁侧。

（4）解除肩后部粘连（以右侧为例）：医者以左手掌心向患侧，虎口对向头侧，拇指朝后从三角肌肌腹前缘伸进腋窝并扣住肱骨头内下方，其余四指按于肩上部；右手拿住患肢肘上部，并向前提起患肢上臂用力将其推向健侧肩部，左手拇指同时向后外方扳住肱骨头，使肩关节内收内旋，此刻可闻及肩后部"咯嗒"声响，手法告成。然后将患肢伸直放回躯干旁侧，镇定片刻。见图 9-12。

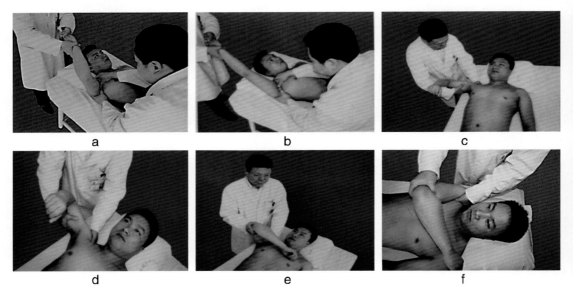

图 9-12　仰卧位冻结肩三维松解法——肩关节前伸上举、外展、水平内旋

a. 肩关节向前上举；b. 肩关节向前上举 165°；c. 肩关节外展位 90°；d. 肩关节外展达 90°；e. 肩关节水平位；f. 肩关节水平位内旋 45°。

以上三步手法操作后,再用一手按住肩部制动肩胛骨,另一手拿住患肢肘上部,做肩关节多维环转运动,直至肩部运动时闻不到异常声响为止,以示肩关节周围软组织松解,即肌腱袖、肱二头肌长腱与肩关节囊之间粘连完全解除。

2. 手法要领

(1)此手法为三步联合手法,彼此连接,有机整合。三步手法的每一步均表示一个平面方向(两个自由度),先后为矢状面、额状面与冠状面,如此做到三维平面的立体松解。每一步手法均有支点和力点,支点要固定住,力点要施力适度,恰到好处。

(2)医者与助手要配合默契,同步操作,把握好肩关节运动方向,以免发生关节损伤。如第一步手法患肢提举顿拉拔直须循头部颞侧方向,切忌超过耳后,否则可招致肩关节脱位或肱骨大结节撕脱骨折;第二步手法的支点要选在肱骨头内下方,切勿选定于肱骨干,

以免发生肱骨外科颈骨折。

(3)三步手法完成后,必须要做肩关节多维环转运动,以彻底解除肩周粘连。

3. 注意事项

(1)高位臂丛神经麻醉必须完善,要做到定位准确,注射到位,药液浓度与剂量足够。

(2)有严重心肺疾患者,应慎重处理。

(3)手法治疗前拍摄 X 线片,除外肩关节积液、结核、肿瘤等病变。

(4)手法后镇痛采用神经阻滞,关节药物注射理疗(磁疗法、经皮神经电刺激)或口服镇痛药物等方法。

(5)手法后,肩关节康复功能锻炼要从手法当日开始进行,一般经过 2～3 周的练习即能巩固手法效果。常用练习姿势有拱手上举、外展上举、手指爬墙、双手叉腰、平举扩胸等。

(王福根　杨立东　曹东波)

第五节　胸背部应用解剖与手法操作

一、应用解剖

(一)肌肉与骨性标志(图 9-13)

1. 人体直立时,正常脊柱以胸椎后凸最明显。其棘突在皮下,可沿此后凸正中线摸到相应的棘突,确定胸椎棘突的序列与脊椎的正常位置。

2. 胸部,胸骨柄上缘切迹处相当于 T_2 平面,胸骨角相当于 $T_{4～5}$ 平面,胸骨体与剑突连结处相当于 T_9 平面。

3. 背部,两侧肩胛冈之间所连结的水平线,相当于 T_3 棘突平面。两侧肩胛骨下角之间所连结的水平线,相当于 T_7 棘突平面。与胸骨及胸椎前、后连结的肋骨,较为稳定,而且均可在皮下摸到。只有第 11 肋骨与第 12 肋骨前端游离,较为活动。第 12 肋骨往往长短不一,不易摸到。

4. 胸脊椎旁肌群可分为浅、深两层。浅层为长纤维伸直肌群(竖脊肌),深层为短斜伸直旋转肌群(横突棘肌)。

浅层肌群中,位于内侧的胸最长肌是脊椎旁肌中最长的肌肉,起于髂嵴后 1/3、髂后上棘内缘及骶骨背面(与髂肋肌、棘肌混合),下部附着于腰椎横突与腰背筋膜前叶,上部主要附着于所有胸椎的横突及邻近的第 1～10 肋骨。位于外侧的胸髂肋肌是腰髂肋肌向上的延伸,附着于所有肋骨的肋骨角上及 C_7 横突,与颈髂肋肌相连续。两条肌肉的功能是,单侧作用能使脊柱侧弯并向同侧旋转,两侧作用可以伸直脊椎,弯腰时有抗衡地心引力的作用。当脊椎直立或完全向前弯曲或脊椎没有屈与伸的状态下侧弯时,竖脊肌的功能活动性最大。

深层脊椎旁肌内上方附着于脊椎棘突的

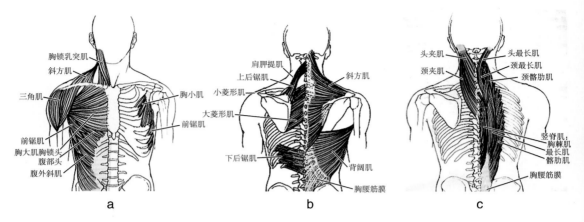

图 9-13   胸部肌内解剖示意图

a. 胸部肌（前面观）；b. 胸腰筋膜、背阔肌、斜方肌；c. 背部肌深层（后面观）。

基部,外下方附着于胸腰椎的横突。其空间分隔为三个组成部分:横跨 5～6 节脊椎的胸半棘肌(向尾端延伸至 T_0),横跨 2～4 节脊椎的多裂肌(胸腰椎区域)和连接相邻脊椎的回旋肌。胸腰椎深层肌单侧收缩时可使脊椎转向对侧,两侧作用时则可伸直脊柱。该肌群的损害可发生相应节段的脊椎后凸与旋转(伴有侧突)变化。

(二)胸椎关节

1. 胸椎骨为 12 块,椎体间均有椎间盘连接。胸椎骨间有许多坚强韧带互相联系,在形式上有关节样功能,如棘突间韧带、黄韧带及前纵、后纵韧带等。

2. 胸椎的关节突几成垂直,正好位于以椎体前侧为中心的圆圈上。其上关节突面是向后向外,下关节突面则向前向内,便利于脊柱的旋转及侧弯活动。

3. 胸椎与肋骨间的关节,有肋椎关节与肋(小头)横突关节。肋骨与胸骨间的关节,为胸肋软骨连结(胸肋软骨滑膜关节)。肋骨头与椎体间组成肋椎关节。在肋骨头与胸椎间盘间有一关节内韧带。这样即将此小肋椎关节分成两个关节腔,一般是上关节面大于下关节面,活动度大、变异多、易出现病损。

除第 1 肋外,自第 2～12 肋骨及关节活动度依次增加。

4. 胸椎的棘突细长,向后下的方向呈倾斜样排列。其棘突末端的平面延长线,则正经过下一节胸椎的椎间孔;但自 T_0 以下,则棘突倾斜度减少,其末端的平面延长线,相当于同一胸椎椎间孔处。横突坚强,呈杵状突出,并向背侧翻起,自上而下地逐渐变细。T横突接受肋骨的横突关节面朝向前方;T_{7-10} 接受肋骨的横突关节面则渐渐朝向上方,并呈扁平状。当呼吸运动时,上方诸肋骨在横突上呈旋转式活动,而下方诸肋骨则为滑动式活动。

5. 胸椎关节的稳定性强,活动范围较颈腰椎为小,以侧弯和旋转活动为主。当脊柱某段生理弯曲有改变时,邻近的脊椎可发生代偿性弯曲,维持功能。胸椎较长,常易发生脊柱侧弯。

(三)椎管、脊髓与神经

1. 胸椎椎管管腔较窄,最窄的节段为 T_4～T_9,脊髓血液供应最差,往往因外伤或血管栓塞导致血供障碍,而使脊髓软化,引起截瘫。

2. 脊髓与脊椎管的长度并不相等,前者

短而后者长,故脊神经始发点并不恰好相对于其相应之椎间孔。胸椎上段,其脊髓节段比其相应的脊椎高出 1～2 个椎体,在胸椎下段则要高出 2～3 个椎体。12 对胸神经,自 C_7～T_9 脊椎段发出。

3. 胸脊神经前根与后根,在椎间孔邻近相合为脊神经,出椎间孔后,随即分为前支、后支及脊膜返支。前支前行成肋间神经,不组成神经丛为其特点。后支又分为内侧支和外侧支。除 T_{1-2} 的后支较粗外,其余各脊神经的后支均比前支细。胸神经后支的内、外侧支均分布到脊柱后部肌肉及椎旁皮肤。

自 T_2 发出的脊神经后支外侧支,先是沿椎旁下降,至 T_6 水平处再转向上方,最后分布可远至同侧肩胛骨肩峰处。自 T_7 发出的脊神经后支外侧支,同样向下降至 T_{11-12} 处时,分布至第 11～12 肋软骨角以内的后侧皮肤。自 T_{12} 处发出的脊神经后支外侧支,也向下降,并经过髂嵴后外方后,最后分布可远至同侧臀部上方的外侧皮肤。以上神经的分布特点,有助于分析某种不同的疼痛部位与不同胸椎间的关系。如一侧 T_{2-3} 神经出口处受压,除引起原有的背痛外,还可出现同侧肩痛。

二、手法操作技术

(一)坐姿掌推法(适用于 T_{4-5} 节段)

1. 操作方法

(1)患者取端坐位。医者站立于其身后,先行准备手法,用点穴法松解患者上部胸椎棘突旁椎板及小关节附着处背部深层肌肉。以右侧为例,医者用左手从患者左侧肩上部伸向其右侧肩前部并扶住制动,再用右手小鱼际肌向前按压住患者背部 T_{3-6} 小关节处,以 T_{4-5} 节段为中心,向前上方做掌推姿势。

(2)令患者挺胸,深呼吸 3 次,待呼气末时,医者两手一前一后用力,向前上方掌推之右手小鱼际肌可感觉胸椎小关节跳动,手法告毕。见图 9-14。

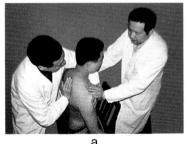 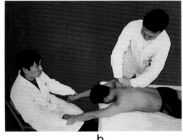 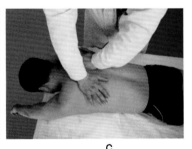

a　　　　　　　　b　　　　　　　　c

图 9-14　a. 坐姿掌推法;b. 单侧手掌鱼际肌施压;c. 双侧手掌鱼际肌施压

(3)医者用点穴法松解患者侧椎旁背伸肌与右侧头枕部下项线头夹肌、头最长肌附着处,改善胸椎的稳定性。

2. 手法要领

(1)胸椎小关节以 C_{4-5} 节段为中心,定位要准确。

(2)医者用右手小鱼际上方掌推患者胸椎小关节之时机,应为患者深呼气末。此刻,肋骨处于充分降肋状态,向前上方掌推发力不会对肋骨产生异常应力而发生岔气症状。

3. 注意事项

(1)此法适用于颈胸椎管外软组织损害性胸背痛病例,对于胸椎管内占位性病变、胸椎间盘突出者不宜采用此种手法。

(2)此手法属于整个颈肩背部软组织松解手法治疗的组成部分,通常是在颈椎手法治疗后应用,且对侧也予以治疗,疗效较好。

(3)对于背部软组织损害严重的病例,可先用中药热敷或银质针导热治疗后,再辅以该手法治疗。疗效更佳。一般不要重复进行手法治疗。

（二）俯卧位掌压法（适用于 T_{3-6} 节段）

1. 操作方法

（1）患者取俯卧位，胸部垫入薄枕，两臂向上伸直越过头部，双腿自然放平。医者站立于患者患侧，先行准备手法，用点穴法松解患者上部胸椎棘突旁椎板及小关节附着处背部深层肌肉。以右侧为例，医者用左手小鱼际肌朝下（向躯干前方）沿右侧棘突旁沟按压住患者背部 T_{3-6} 小关节处；用右手掌心朝下，与左手虎口交叉，手掌压住左手，以 T_{4-5} 节段为中心，做向前上方掌推姿势。助手站立于患者头侧，两手握住其双手腕部，做牵伸姿势。

（2）令患者做缓慢深呼吸 3 次，待呼气末时，医者两手掌用力向前上方滑动推压，助手同时适度用力牵伸患者双臂。此刻，医者向前推压的左手掌小鱼际肌可感觉胸椎小关节跳动，或可闻"咔咔"声响，手法告毕。见图 9-14。

（3）医者用掌揉法松解患者两侧胸椎旁背伸肌与两侧肩胛骨脊柱缘菱形肌附着处，进而松解背部深肌。之后，患者应平卧片刻。

2. 手法要领

（1）胸椎小关节以 T_{4-5} 节段为中心，定位要准确。

（2）医者左手掌小鱼际肌向前上方推压胸椎小关节之时机，应为患者深呼气末。此刻，肋骨处于充分沉降状态，向前上方掌推发力不会对肋骨横突关节产生异常应力而发生

"岔气"症状。

（3）医者的手掌不是垂直向前推压，而是向前上方滑动施压；助手默契配合，同步牵伸患者上臂。

3. 注意事项

（1）此法适用于颈胸椎管外软组织损害性胸背痛病例，对于胸椎管内占位性病变、黄韧带肥厚、脑椎间盘突出者，不宜采用此种手法。

（2）此手法属于整个颈肩背部软组织松解手法治疗的组成部分，通常是在颈椎手法治疗后应用，且对侧也予以治疗，疗效较好。

（3）对于背部软组织损害严重的病例可先用银质针导热，再辅以该手法治疗，疗效更佳。通常不必重复手法治疗。

（三）俯卧位胸背部定点牵压法（适用于胸背部关节）

1. 操作方法

（1）患者取俯卧位，胸部垫入薄枕，两臂向前伸直，双腿自然放平。医者站立于其患侧，先行准备手法，用点穴法松解患者上部胸椎棘突旁椎板及小关节附着处背部深层肌肉。以左侧 T_{4-5} 小关节为例。医者用右手拇指指腹向前压住 T 棘突及椎板，左手拇指指腹压住 T_{4-5} 小关节处，双手用力对此胸椎节段固定制动。一助手坐于患者足侧，两手握住其左侧足踝部，做下肢牵伸姿势。另一助手坐于患者头侧，双手分别握拿其两上肢前臂，与足侧助手形成对拉牵伸姿势。见图 9-15。

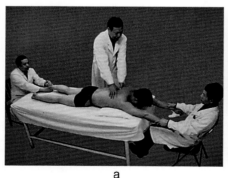
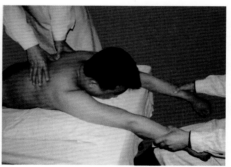

a　　　　　　　　　　　　b

图 9-15　俯卧位胸背部定点牵压法

（2）令患者做缓慢深呼吸 3 次，待呼气末时，嘱两助手快速适度用力牵伸患者左侧下肢，医者两手拇指同时用力向前推压。此刻，医者向前推压的双手拇指指下可感觉胸椎小关节跳动，或可闻"咔咔"声响，手法告毕。用同法治疗右侧胸椎节段。

（3）医者用掌揉法松解患者两侧胸椎旁背伸肌与肩胛骨脊柱缘菱形肌附着处，进而松解背部深肌。医者平卧片刻，即可下地行走。

2. 手法要领

（1）胸椎小关节以 T_{4-5} 节段为中心，医者两手拇指定位要准确，一手拇指定于胸椎椎板处，另一手拇指定于胸椎小关节。

（2）两助手牵伸患者上肢、下肢和医者推压胸椎小关节之时机，应为患者深呼气末。此时，患者背部深层肌肉处于放松状态。

3. 注意事项

（1）同俯卧位掌压法。

（2）因该手法不是掌压法，而是指压定位制动，虽然应力集中，定位准确，但手法松解范围局限。所以，每次治疗可以松解两个胸椎节段，通常为 T_{4-5} 与 T_{3-4} 或者 T_{4-5} 与 T_{5-6} 节段。

（四）仰卧位上肢顿拉法（适用于胸肋关节或肋软骨联合部）

1. 操作方法

（1）患者仰卧位。医者面向患者站立于其健侧，用双手拇指指腹分别按压于胸骨之肋骨切迹上下缘（胸肋关节错位），或用双手拇指指腹分别按压于凹陷的肋软骨联合部左右两侧缘（肋软骨联合部错位），以示固定。助手面朝患者立于其床头，双手握住其患侧前臂及手腕，向前外上方提起上臂。

（2）嘱患者深呼吸，于深吸气末，令助手用力顿拉上肢，如为胸肋关节错位，医者双手拇指觉有指下肋软骨跳动感，触患处胸肋关节复平即可；如为肋软骨联合部错位，医者双手拇指觉有指下肋软骨向前跳动感，触肋骨与肋软骨交接处复平，即肋软骨嵌入正常位置。

（3）将患者的患肢放平，令其平卧片刻，做缓慢扩胸活动或深呼吸，观察其疼痛和"岔气"有无消失或缓解。见图 9-16。

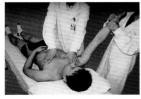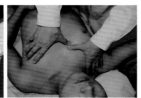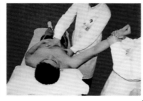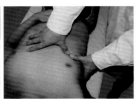

图 9-16　a. 仰卧位上肢顿拉法（胸肋关节）；b. 仰卧位上肢顿拉法（肋软骨联合部）

2. 手法要领

（1）医者双手指对位准确，对胸肋关节错位只能按于胸骨肋骨切迹上下缘，不能按于下陷的肋软骨胸骨端。同样对肋软骨联合部错位只能按于肋软骨联合部左右两侧缘，不能按于下陷的肋软骨与肋骨交接处。

（2）助手做顿拉上肢时机，以患者深吸气末为宜，此刻肋骨提升以利于复位。

3. 注意事项

（1）肋软骨如已复位，应于移位的软骨上放置一块硬纸垫，内衬纱布棉花，用 5～6cm 宽胶布予以固定，胸前背后应超过正中线。或用中药炼制的膏药贴敷，2 周后去除固定。

（2）嘱患者 2 周内不要坐沙发、搬提重物或体育活动，每日进行轻微的扩胸运动，以利患处受损组织的修复。

(五)坐位定点膝顶法(适用于 T$_{4-5}$、T$_{3-4}$肋横突关节)

1. 操作方法

(1)患者端坐位,两手合叉抱于枕后,抬头挺胸。医者站立于患者背后,双手从其肩上部伸过向后扳住肩前部,以一侧下肢屈膝,膝盖部顶于患侧移位的肋横突关节(右膝盖顶住右侧患部),足尖蹬在坐凳后端。

(2)嘱患者深呼吸,于深呼气末,医者用膝盖用力向前顶压,同时两手向后扳肩,使其充分扩胸,此刻可闻"咔嚓"声响,手法告毕。患者抱头之双手自然放下。

(3)掌揉法松解背部肩胛间区肌肉,镇定片刻,令其做缓慢扩胸活动或深呼吸动作,观察其疼痛和"岔气"有无消失或改善。见图9-17。

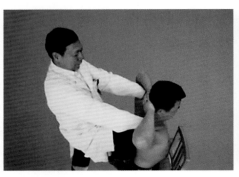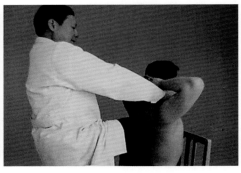

图 9-17　坐位定点膝顶法,扳肩扩胸,肋横突关节 T$_{3-5}$

2. 手法要领

(1)医者膝盖顶住患处的位置要准确,一般以 T$_4$ 或 T$_5$ 为中心。

(2)膝盖前顶与双手扳肩同时反向用力,以深呼气末为宜,此刻肋骨下降以利于肋骨复位。

3. 注意事项

(1)如肋横突关节已复位,应用中药炼制的膏药贴敷,2 周后去除固定。

(2)嘱患者 2 周内不要伏案工作搬提重物或体育活动,每日进行轻微的扩胸运动,以利患处受拍组织的修复。

(六)侧卧位上肢顿拉法(适用于 T$_{5-7}$ 肋横突关节)

1. 操作方法

(1)患者健侧卧位,患侧下肢髋膝屈曲。医者面向患者背侧站立,用双手拇指指腹按压于肩胛间患侧胸肋关节后方压痛点,以示固定。手面朝患者立于其床头,双手握住其患侧前臂及腕,向前外上方提起上臂。

(2)患者深呼吸,于深吸气末,令助手沿着前外上方用力顿拉上肢,医者双手拇指指下觉有肋跳动感,触患处肋横突关节复平即可,即肋骨小头嵌入正常位置,手法告成。

(3)将患肢放平,平卧片刻,掌揉患部松解肌肉。令患者做缓慢扩胸活动或深呼吸,观察其疼痛和"岔气"有无消失或缓解。见图9-18。

2. 手法要领

(1)医者双手拇指放置定位要准确,只能按于肋骨小头与胸椎横突后缘,不能按于胸椎小关节处。

(2)助手做顿拉上肢的时机,以患者深吸气末为宜,此刻肋骨提升以利于复位。

3. 注意事项

(1)如肋横突关节如已复位,应用中药炼制的膏药贴敷患处,2 周后去除固定。

(2)嘱患者 2 周内以平卧为主,不要伏案工作、搬提重物或体育活动,每日进行轻微的扩胸运动以利患处受损组织的修复。

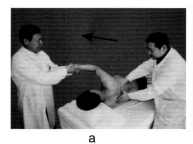 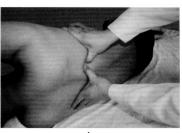 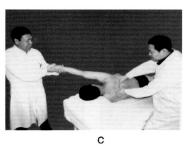

a b c

图 9-18 侧卧位上肢顿拉法,肋横突关节 T_{5-7}

（王福根　李浩炜　汪和进）

第六节　腰部应用解剖与手法操作

一、应用解剖

(一)肌肉与骨性标志

1. 腰椎的棘突都可自皮下摸到,其计数和确定序列的方法有两种　一种为自头至尾法,即先摸到第 1 肋骨下缘,再沿着向下即为 T_{1-2} 棘突,然后再依次向下即为 L_1 棘突。有时第 12 肋甚短或缺如,则先摸到的为第 11 肋。另一种为自下而上触诊,在腰骶部先摸到最高突起的骨嵴,其头侧棘间凹陷甚深,即为 S_1 棘突,头侧棘间深凹陷的上个邻近的较小棘突,即为 L_3 棘突。

2. 以骨性标志定位脊椎

(1)从后面观:两髂嵴最高点之间的平行线,通过 L_4 棘突或 L_{4-5} 棘突间。两侧髂后上棘之间的平行线,通过 S_2 骨嵴,且相当于骶髂关节之中心,为蛛网膜下隙终末之处。骶棘肌缘与第 12 肋交界处稍下方,向内侧处可触及 L_3 横突尖端。在臀部髂骨后方两旁,有两个对称的凹陷小窝,即相当于两骶髂关节部位。小窝附近小骨突部,即为髂后上棘的标志。

(2)从侧面观:第 10 肋骨末端的平行线相当于 L_2 平面。脐部的平行线相当于 L_3 平面。沿髂嵴后缘向前摸,其两旁外侧的最高处即为髂骨嵴;再顺次向前向下摸,至最前端的骨突起为髂前上棘;沿髂嵴向后摸至末端肥大的隆起处为髂后上棘,通常髂前上棘恰与髂后上棘在一个平面上。

3. 正常的腰椎生理曲度　为腰椎前凸,最凸出段位于 L_{3-4} 前缘处,于站立位时更加明显。如前凸部位上移或下移或变直,甚至变为后凸,应视为异常。腰椎棘突也较其他棘突大,呈水平位排列,但 L_5 棘突较小,末端圆钝而向下弯,L_{1-3} 逐渐增长,L_3 横突最长;L_4 横突最短,且尖端指向上方;L_3 横突粗壮,朝向椎体,呈现一个明显的角度,肥大时常与骶骨间形成变异或假关节。

4. 腰部肌肉　分为三个部分,见图 9-19。

(1)背部深层肌群:由竖脊肌、腰大肌与髂肌组成。竖脊肌起自髂嵴后 1/3 区与骶骨背面及腰椎棘突,分成三个部分,分别止于 $T_1 \sim L_2$ 横突、头枕骨下项线的最长肌,止于 $T_3 \sim T_8$ 棘突的棘肌,止于 $T_7 \sim T_{12}$ 肋骨角的胸髂肋肌。依赖该肌维持躯干直立、使脊柱后伸,单侧收缩使脊柱向同侧侧屈。腰大肌起自 $T_{12} \sim L_4$ 椎体侧面与横突,髂肌起自髂

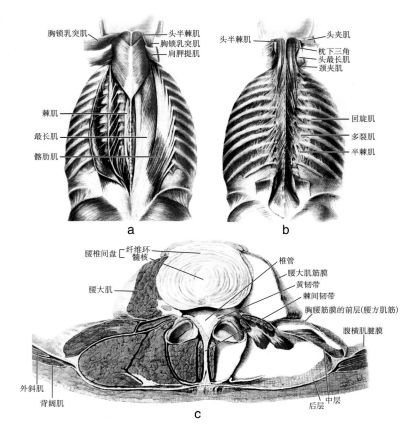

图 9-19　腰背部深层肌解剖

a. 竖脊肌：髂肋肌，最长肌，棘肌；b. 半棘肌、多裂肌与回旋肌组成横突棘肌群，其分别跨越 5、3、1 个肋间隙，从下胸部延伸到颈部，多裂肌从骶骨一直到延伸至 C_2 棘突；c. 腰背肌及筋膜（横切面）：右侧肌已从鞘内去除，胸腰筋膜前层是腰方肌深筋膜，中层、后层为腹横肌腱膜、腹内斜肌后部腱膜。

窝上内侧面，两肌连合以髂腰肌腱止于股骨小粗隆，司髋关节屈曲、外旋功能。

（2）腹前外侧肌群：腹前侧由腹直肌与棱锥肌组成。前者起自第 5～7 肋软骨及剑突，止于耻骨上缘与联合部，使脊柱前屈、维持腹压；后者起自耻骨上支，止于腹白线，辅助增加腹压。腹外侧由腹外斜肌、腹内斜肌与腹横肌组成，是背部伸肌的拮抗肌，单侧收缩可使躯干转向对侧。

（3）腰后外侧肌群：由背阔肌、下后锯肌与腰方肌组成。背阔肌起自 T_7 至骶骨背

面，斜向外上方止于肱骨小结节嵴，有稳定脊柱及单侧收缩使躯干转向对侧的作用。下后锯肌起自 T_{11}～L_1 棘突，止于第 9～12 肋骨后侧下缘，司降肋作用。腰方肌起自髂嵴后部内唇、髂腰韧带，止于第 12 肋骨内侧半下缘 L_{1-4} 横突、T_{12} 椎体，司脊柱侧屈（单侧）和降肋（双侧）功能。

（二）腰椎关节

1. 椎体间关节，椎体间由腰椎间盘与前后纵韧带连接。

2. 关节突间关节（又称小面关节），由上

一椎体的下关节突与下一椎体的上关节突各自相互组成关节。其上部腰椎的关节突呈矢状面,其上关节突面向内,下关节突面向外;在下部腰椎的关节突则逐渐改变为前后关节,至 L₅ 时,其下关节突已向前,这样便利于脊椎的前后屈曲活动。此外,L₁₋₃ 的两侧上关节突间的距离,较两侧下关节突间的距离大;至 L₄ 时,这种差别很小;待至 L₅ 时,则两侧下关节突间的距离较大。

3. 韧带的联系,腰椎间也和其他椎体一样,有许多坚强的韧带互相联系,形式上虽不是关节结构,但在功能上与组成关节有密切的关系,如棘突间韧带、黄韧带与后纵韧带等。

4. 上关节突的后缘有一卵形突起,称为乳突;横突根部后下方有一骨性小结节,称为副突。副突与乳突之间有一骨筋膜管或沟槽,其中有脊神经的后支内侧支通过。骨沟槽狭窄或外伤时,亦可为痛的原因。

5. 腰椎的上下关节突之间的一段椎弓,称为椎弓峡部。该处经常发生断裂或不连,引起脊柱失稳,甚至形成椎体滑脱,此情况常见于 L₅。

6. 腰椎椎孔有椭圆形、三角形及三叶草形。自上而下至 L₄₋₅ 椎孔时,逐渐形成三叶草形。这些现象与关节突的距离位置和椎弓根的长短有关。例如,不管关节突间距离较大或较小,但其椎弓根都较长时,则椎孔均呈椭圆形;如关节突距离较大,但椎弓根较短时,则椎孔呈三角形;如关节突距离较小,椎弓根又较短,则椎孔即呈三叶草形。

7. 下腰部是先天性脊椎发育畸形的好发部位,且与腰腿痛有一定解剖结构与生物力学方面的联系。该畸形包括转移性脊椎(腰椎骶化、骶椎腰化)、脊椎裂、水平骶椎、不对称性腰骶关节突间关节(双侧呈半月形关节的占 12%,扁平关节的占 57%,一侧为半月形、另侧为扁平形的不对称关节占 31%)、骶骨愈合不坚、吻合棘突、半椎体及融合椎体等。见图 9-20。

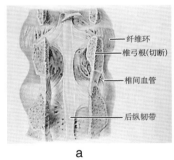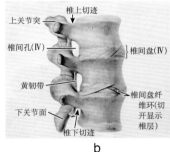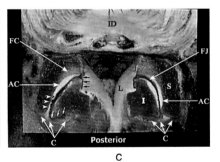

图 9-20　**腰椎管、椎间盘与小关节解剖**

a.b.腰椎正侧位解剖图示。椎管、椎间盘与小关节;c.尸体椎间盘水平轴位冰冻显微切片图。上(S)下(I)关节突弓形关节面,关节皮质(FC)及关节软骨(AC)组成小关节;滑膜小关节(FJ)衬于小关节面之间,白色小箭头显示受侵蚀的小关节软骨(骨关节炎),小关节后隐窝延伸至下关节突,前隐窝延伸至下关节突前缘与黄韧带之间;小关节后纤维囊(C)、椎间盘(ID)、黄韧带(L)。

先天性发育畸形本身并非是腰腿痛的直接原因,但其与解剖及力学传导机制相联系。如腰骶关节是由活动的腰椎前凸,转变到固定的骶椎后凸移行区域,又是生物力学应力集中的部位。该畸形所存在的组织结构变异或缺如,无疑地削弱了腰骶部的稳定性和应变能力,易遭受损伤。腰骶神经根位置异常、神经紧张度增加或直径增粗等改变,相对地降低了对腰骶部活动的适应能力而易受挤压,形成潜在的致病因素。

（三）脊髓及脊神经的特点（图 9-21、图 9-22）

1. 腰骶神经根可有先天性异常，包括：①神经根从硬膜囊发出的部位比正常高；②有的比正常低；③两个以上神经根紧靠硬膜囊起始部发出；④两个神经根合成一个神经干；⑤两个神经根之间有吻合支连接。作者还发现另两种异常，即神经根横行走向及两神经根同入一个椎间孔等。

2. 相应节段的脊神经前后会合出间孔，分支前支粗大，组成腰丛、骶丛。其他还分出外侧皮支（主感觉）及前支（混合支）。后分布

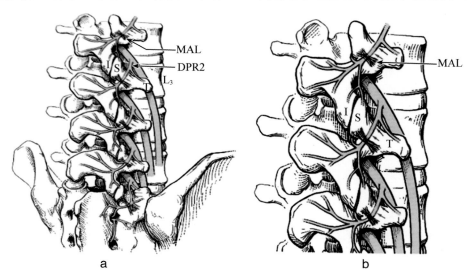

图 9-21　腰椎神经后支内侧支的药物靶区解剖

a. 腰骶椎右后斜位图示小关节右侧面神经支配为 L.2 N. 后支（DRS2）内侧支；各节段内侧支阻滞靶区位于横突乳状突上方（MAL）；下关节突（I）、上关节突（S）、横突（T）；b. 以 L₃ 为中心近距离观察示意图，显示腰椎神经后支内侧支的药物阻滞靶区。

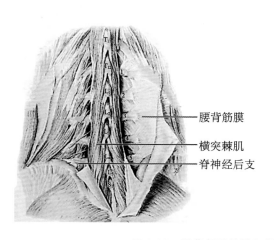

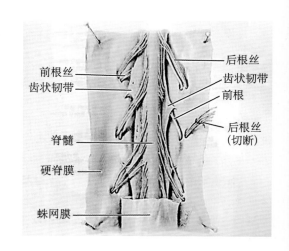

图 9-22　腰背部肌筋膜与脊神经后支，硬膜内脊髓与神经分布

于背腰部,分为内侧支(分布于小关节至棘突连结之间部位,大都主感觉)及外侧支(分布于小关节连线外侧腰背部,大都主运动)。交通支分灰白支,连结脊神经与交感神经节。白交通支存在于胸段及上腰段,灰交通支存在于所有脊神经中。脊膜分出后再经椎间孔返回椎管内,分布于硬脊膜囊、骨膜、小关节囊、后纵韧带、黄韧带、纤维环后血管壁等。脊膜支内还混有节后交感神经和传入纤维。

3. 脊髓白质纤维的局部定位和排列次序,脊髓丘脑束的外侧部传导来自下部节段(腰骶段)的感觉,而内侧部传导来自上部节段(胸颈段)的感觉。此与锥体束的排列相同,而与后束(深感觉)则恰巧相反。如髓内病变从灰质向侧柱发展,则痛温觉的传导障碍,从病变节段逐渐向下扩展。髓外病变从

外侧开始,传导障碍就从下肢向上扩展。

二、手法操作技术

(一)俯卧位腰部定点牵扳法(适用于 $L_3 \sim S_1$ 节段侧旁型椎间盘突出)

1. 操作方法

(1)患者俯卧位,腹部垫入适宜高度的枕头。一助手坐于患者头侧,以一条折叠式宽布带或特制的胸椎牵引带将其胸部固定于床头,并拿住备做牵引用;另一助手坐于患者足侧,紧握患侧的小腿及足踝上部,备做向足端对抗牵引用。医者站立于患侧(以右侧为例),右手掌心向下,虎口朝足端,拇指指腹按压在损害椎间节段的小关节处,其余四指放于健侧腰部;左手臂伸进健侧下肢膝上部将其抱住并提起,使患侧髋部后伸,此时腰椎由屈曲位转变为过伸位。见图 9-23。

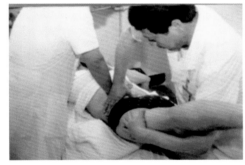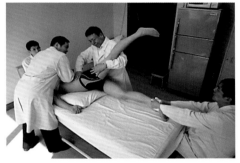

图 9-23　俯卧位(腰脊柱腹部垫枕)屈曲位定点牵扳法

(2)令患者躯干与四肢放松。嘱两名助手渐渐发力做反向牵引,待医者拇指指下小关节有牵开感觉时,提起健腿之手迅速施力向患侧斜扳,使腰部过伸并扭转,此刻拇指下有小关节跳动感及伴连续的"咔咔"声响。拇指松开,将健侧下肢放于原位,手法告毕。

(3)患者仰卧位平躺片刻,医者用捏拿法放松其下肢肌肉,然后徒手小重量牵伸其两下肢 1min。患者戴上腰围方可下床行走。

2. 手法要领

(1)医者拇指定位准确,损害椎间节段小

关节处既是椎旁痛点,又是腰椎侧弯后凸起点。

(2)医者斜扳手法过伸扭转腰椎的时机,要待损害节段小关节牵伸张开时同步施行,医者与助手要训练有素,配合默契,动作敏捷,恰到好处。

(3)腹部垫枕之目的,在于手法过程中患者的腰部由屈曲到过伸,医者拇指指下部位产生三种应力,即拉伸应力、扭转应力与剪切应力,不会伤及腹部肌肉和髋部伸侧肌肉。

3. 注意事项

(1)该手法用于治疗腰椎间盘突出症,治疗前要用手法进行腰部肌肉的充分松解,以利治疗成功。

(2)手法整复后要卧硬板床休息1周,以宽腰围制动1个月,辅以腰骨盆牵引,隔日1次。

(3)一般该手法为一个腰椎节段治疗1次,常与骶管注药或腰椎硬膜外隙注药联合应用,即2次注药后做1次手法。这样可以减轻手法整复后疼痛反应,提高治疗效果。

(4)伴有腰椎管外软组织严重损害者,应给予肌肉手法松解或银质针导热疗法。

(二)俯卧位腰部定点牵压法(适用于 $L_2 \sim S_1$ 节段中央型椎间盘突出)

1. 操作方法

(1)患者俯卧位,腹部垫入适宜高度的枕头,两臂自然放于躯体旁侧。一助手坐于患者头侧,以折叠式宽布带或特制的胸椎牵引带将其胸部固定于床头,并拿住备做牵引用;另一助手坐于患者足侧,紧握患侧小腿及足踝上部,备做向足端对抗牵引用。医者两手掌心向下,虎口朝足端,拇指指腹于棘突两旁按压在受损害椎间节段的小关节处,其余四指放于两侧腰部。见图9-24。

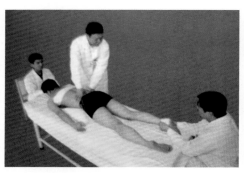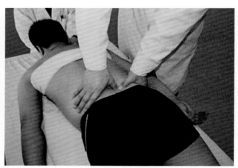

图9-24　俯卧位(腰脊柱腹部垫枕)屈曲位定点牵压法

(2)令患者躯干与四肢放松。嘱两名助手渐渐发力做反向拉伸,待医者拇指指腹下小关节有牵开感觉时,此刻由助手瞬间发力,拉伸力可达到约120kg,医者同步用拇指迅速向脊柱损害节段前下方施压,指下有小关节明显跳动感并伴有连续的"咔咔"声响。而后缓慢放松使拉伸力消失,拇指松开,即所谓脊柱关节归位,手法告毕。

(3)患者仰卧位平躺片刻,医者用捏拿法放松患者下肢肌肉,然后徒手小重量牵伸其两下肢1min。患者戴上腰围方可下床行走。

2. 手法要领

(1)医者双手拇指按压定位须准确,助手启动拉伸牵引要缓慢匀速,瞬间发力做到同步施压,配合默契。

(2)手法操作时,腹部垫枕使腰部脊柱始终处于屈曲体位,拉伸力能作用到脊柱后柱部位的椎间盘与小关节处,产生瞬间负压,有利于间盘突出物充分变位,减轻对硬膜囊和神经根的刺激与压迫。

(3)此手法为拉伸应力与剪切应力的复合应力,剪切应力是点受力,用力须稳准到位、恰到好处,此乃手法成功之关键。

3. 注意事项

(1)手法后卧床3d,每日平卧位下肢徒手牵引2次,每次5min,保持脊柱稳定性,1个月内不能弯腰和负重。

(2)腰腿痛麻症状严重,腰脊柱牵引拉伸时不能耐受疼痛者,可先采用硬膜外神经阻滞后可再施行牵压手法。

(3)老年、体弱患者对脊柱拉伸力耐受性

低,可采取左右分别牵压,以免发生不良反应。

（4）伴有腰椎管外软组织严重损害者,治疗后期应给予银质针导热疗法。

（5）对于中央性腰椎间盘突出或者轻中度腰椎管狭窄的病例,则可采用俯卧位两侧定点双下肢牵压手法。此手法具有椎间盘减压与神经根松解作用。

（三）侧卧位定点牵伸法（适用于 $L_3 \sim S_1$ 节段小关节移位）

1. 操作方法

（1）患者健侧卧位（患侧向上）,健侧下肢屈髋屈膝 $90°$,患侧下肢伸直。一名助手站立于患者侧,双手从其患侧腋窝下穿过交叉,紧紧抱住患侧肩胛骨部,以示制动躯干上部。另一名助手站立于患者背侧,用双手拇指指腹按压患者腰椎病损节段的小关节处。医者站立于患者足侧,面向患者,用两手并列紧握其患侧小腿之足踝上部,提起患侧下肢使其外展 $30°$。

（2）令患者躯干与四肢放松。嘱助手按压到位。医者握患侧小腿足踝上部之手,沿患侧下肢长轴缓缓牵伸。待助手拇指指腹下小关节有牵开感觉时,此刻由医者瞬间发力牵伸拔直,拉伸力可达到约 $60kg$,助手拇指下有小关节明显跳动感并伴有"咔咔"声响,而后缓慢放松使拉伸力消失,拇指松开,即所谓脊柱关节归位,手法告毕。见图 9-25。

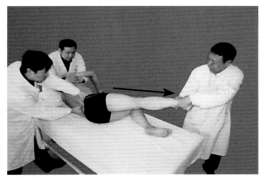

图 9-25　腰部侧卧位,定点牵伸法 $L_3 \sim S_1$ 关节突关节附着点

（3）患者仰卧位平躺片刻,医者用捏拿法放松患者下肢肌肉,然后徒手小重量牵伸其两下肢 $1min$。患者戴上腰围方可下床行走。

2. 手法要领

（1）助手双手拇指按压定位须准确,医者启动牵伸要缓慢匀速,瞬间发力做到与助手同步施力,配合默契。

（2）手法操作时,健侧屈髋屈膝使腰部脊柱始终处于屈曲体位,拉伸力能作用到脊柱后柱部位的椎间盘与小关节处,产生瞬间负压,有利于椎间盘突出物充分变位,减轻对硬膜囊和神经根的刺激与压迫。

（3）此手法为拉伸应力,用力须稳准到位、恰到好处,不能施以暴力。

3. 注意事项

（1）手法后卧床 $3d$,每日平卧位下肢徒手牵引 2 次,每次 $5min$,保持脊柱稳定性。1 个月内不能弯腰和负重。

（2）腰腿痛麻症状严重,腰脊柱牵引拉伸时不能耐受疼痛者,可先采用硬膜外隙神经阻滞后再施行牵伸手法。

（3）老年、体弱患者对脊柱拉伸力的耐受性低,用力要适宜,以免发生不良反应。

（4）伴有腰椎管外软组织严重损害者,应配合银质针导热疗法。

（四）侧卧位定点推扳法（适用于 $L_2 \sim S_1$ 节段小关节移位）

1. 操作方法

（1）患者健侧卧位,双下肢髋膝关节屈曲。助手站立于患者背面头侧,以一手从患侧臂部内侧向前穿过腋下（患侧为右肩则用右手）,在肩部之前与另一手呈双手交叉;医者也站立于患者背面腰部,以左手掌心向前,虎口朝向患者头侧,拇指顶压在棘突旁患侧病损的腰椎小关节处,其余四指放于对侧腰部;右手手掌朝前按于患侧臀上部髂骨翼处。

（2）令患者躯干保持不动,医者与助手配合默契,助手两手徐徐用力向后扳肩,医者右手缓缓用力向前推臀,待患者腰部脊柱扭转至最大限度时瞬间发力,左手拇指顺势向前顶推,此时拇指指下会有明显的小关节跳动感或闻及"咔嗒"弹响声,手法告毕。见图 9-26。

（3）患者平卧位,双下肢屈曲。医者一手四指并拢,掌面向下,于患者侧腹部由浅入深轻揉,直至触及患侧腰椎椎体与横突前侧的腰大肌,约 30s 后松开按压之手。

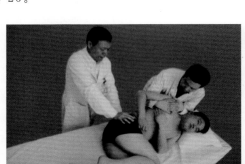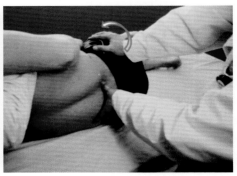

图 9-26　腰脊柱屈曲位定点推板法,L_{4-5}/L_5-S_1 关节附着点

2. 手法要领

（1）此手法主要产生扭转应力和剪切应力,医者的一手拇指顶推定位必须准确,点受力要在病损小关节的后侧,而不是在棘突或椎板处,否则手法不能达到应力集中之目的。

（2）医者与助手要配合默契,手法在患者腰椎徐徐扭转活动至最大限度两者同时发力,恰到好处。

（3）助手双手向后扳动肩部时勿使患者头部向后移动,可用臂肘挡住其颈项部。否则会抵消腰部的扭转幅度,减小扭转应力,手法难以成功。见图 9-27。

3. 注意事项

（1）手法后患者平卧片刻,嘱其左右自行翻身、直腿抬高动作自如后,方可下地行走。通常手法后,患者腰部立刻感觉轻松,疼痛顿觉缓解,收到立竿见影的功效。但是,还必须对邻近腰椎节段小关节进行手法松解,以巩固疗效。

（2）急性腰椎小关节扭伤错位,考虑伤部组织有充血、肿胀等炎性反应,手法之前应用脊神经后支阻滞可以提高疗效。

（3）腰小关节移位多伴有腰管外软组织

严重损害,应在治疗后期配合银质针导热疗法,可以比较好地修复受损害的腰部深层肌肉与韧带,解除肌痉挛和肌挛缩,取得远期疗效。

（五）侧卧位定点顿拉法（适用于 L_{2-4} 横突处腰背肌筋膜损害）

1. 操作方法

（1）下肢顿拉法:患者健侧卧位,两侧下肢髋膝关节屈曲 90°。医者站立于患者背侧,面向患者足侧,以两手虎口向骶尾侧,拇指指腹按于 L_3 横突末端,其余四指置于腰部两侧,以示制动。助手站立于患者腹面下肢侧,以双手握拿患侧足踝上部,用稳力将患侧屈膝之下肢向后下方迅速顿拉拔直,使髋膝双关节瞬间完成屈伸动作。此时,医者拇指指下有肌肉筋膜的牵张感,手法告毕。此手法可重复操作一遍。见图 9-27a。

（2）上肢顿拉法:患者健侧卧位,两侧下肢髋膝关节屈曲 90°。医者站立于患者背侧,面向患者头侧,以两手虎口向第 12 肋骨,双手拇指指腹按于 L_2 横突末端,手掌与其余四指置于腰部两侧,以示制动。助手站立于患者腹面头侧,以双手握住患侧上肢腕部,使

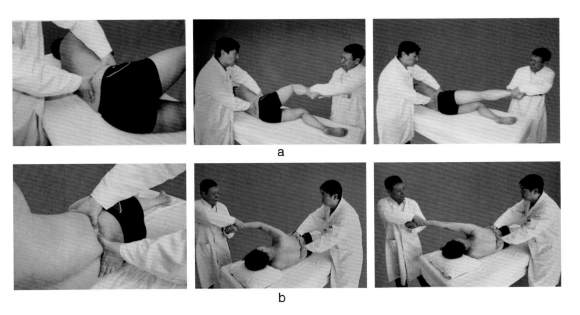

图 9-27　腰背肌筋膜顿拉法
a.L₃ 横突附着点下肢顿拉法；b.L₂ 横突附着点上肢顿拉法。

其掌心向下，用稳力将患侧上臂向前上方迅速顿拉拔直，使肩肘双关节瞬间完成屈伸动作。此时，医者拇指指下有肌肉筋膜的牵张感，手法告毕。见图 9-27b。

（3）患者体位：取侧卧位，双下肢伸直。医者用双手拇指或手掌沿患者骶棘肌外侧缘按压捋顺肌筋数遍，进而松解腰部肌肉痉挛。再嘱患者平卧位，医者一手四指并拢，掌面向下，于患者侧腹部由浅入深轻揉直至触及患侧腰椎椎体与横突前侧的腰大肌，约 30s 松开按压之手。

2. 手法要领

（1）助手的站立姿势与用力方向必须到位。能够顺应患者髋膝关节、肩肘关节从屈曲到伸直的运动轨迹，发力顺手。

（2）此手法主要产生拉伸应力，医者的双手拇指按压定位必须准确，点受力要在 L₂₋₃ 横突末端（应力集中处），而不是小关节处，否则手法不能达到松解腰方肌及腰背筋膜之目的。

（3）让患者下肢放松，医者与助手要配合默契，无论下肢顿拉或上肢顿拉，均要运用稳力，恰到好处，切忌使用暴力。

3. 注意事项

（1）手法后患者平卧片刻，嘱其自行翻身后方可下地行走。通常手法后，患者腰部立刻感觉轻松，疼痛顿觉缓解，可收到妙手回春的功效。

（2）对急性腰背筋膜损伤严重者，考虑伤部组织有明显充血、肿胀等炎性反应，在手法之前，应采用脊神经后支和腰椎横突末端神经药物阻滞，可以提高疗效。

（3）伴有腰椎小关节移位者，应在治疗后配合银质针导热疗法，解除肌痉挛和肌挛缩，使受损害的腰部深层肌肉与腰背筋膜得到较好的修复，取得远期疗效。

（王福根　付国信　郭国灿）

第七节　骶髂关节应用解剖与手法操作

一、应用解剖

（一）肌肉与骨性标志

1. 两侧髂嵴最高点间的水平线适通过 L_4 棘突；两侧髂后上棘的水平线适通过 S_2 骨嵴，相当于骶髂关节中心，为蛛网膜下隙终末之处。

2. 骨盆后面为骶骨，骶骨后面的上、下部各有一缺损。上部缺损为腰骶间隙，大都呈"V"字形；下部为骶尾间隙，呈倒置"V"字形。

3. 骶髂关节邻近的梨状肌位置，可从骨盆后侧的臀部表面标志出来，自髂后上棘到股骨大转子顶端之直线，乃标志梨状肌之上缘，有臀上动脉、静脉穿出；自尾骨尖至髂后上棘连线之中点起，至大转子顶端再画一直线，即代表梨状肌下缘，下缘有臀下动脉、静脉及坐骨神经、阴部神经、阴部内动脉、股后侧皮神经和在闭孔内肌之神经等穿出。

4. 髂总动脉与髂外动脉在腹部及骨盆部的表面标志，先自耻骨联合与髂前上棘之间画一连线为第 1 线；再自脐部（其平面相当于 L_3）左下方 1.5cm 处（其平面相当于 L_4）向第 1 线中点画一连线为第 2 线。第 2 线之上 1/3 即相当于髂总动脉之行程标志，下 2/3 相当于髂外动脉之行程标志。髂外动脉沿腰大肌内侧缘在骨盆向下行，经腹股沟韧带之深面而入股动脉。髂内动脉为髂总动脉之内侧末支，起自腰骶关节，向下行则在骨盆骶髂关节之前面经过。

（二）骶髂关节（图 9-28）

1. 骶髂关节是组成骨盆环的重要关节。由骶骨的膨大部分（即上面 3 个骶椎）和髂骨之耳形关节面相合而成。整个关节形状好像为一"L"字形。"L"向头侧方向的垂直部较短，包容 S_1；其向尾侧方向的为横行走向，较长，包容 L_{2-3}。其关节面有甚多的凹凸部分，互相合适地镶嵌融合，以增加关节的稳定性，故脱位甚为少见。从骨盆上面的入口观之，两侧髂骨后缘突出，将骶髂关节包藏在里面，呈 45°角的倾斜面。该关节一半由滑膜、一半由各韧带联合，尤其有坚厚的骨间韧带，对防止骶骨前滑趋势起主导作用。骶骨关节面的方向为向后向内，前宽后窄，因此，也不易向后脱位。

2. 骶髂关节是由骶骨关节面和髂骨关节面构成。骶椎的轴线与 L_5 的轴线相交成 110°角。骶骨关节面覆盖一层较厚的玻璃软骨，而髂骨面的玻璃软骨则很薄，中年后，关

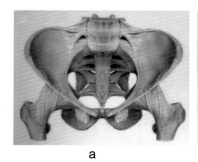
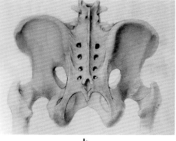
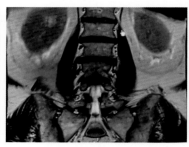

| a | b | c |

图 9-28　骶髂关节解剖

a. 前方韧带和关节囊结构；b. 后侧韧带和关节囊结构；c. 髂腰韧带、腰骶韧带、骶髂关节韧带呈三角形态（格氏解剖学，爱思唯尔）。

节软骨上逐渐覆有一层纤维软骨,以后有的关节腔甚至完全阻塞。其关节囊极薄,前方幸有髂腰韧带和骶髂前韧带加强。儿童期骶髂关节面较为平坦,至青春期则关节面可见有凹凸不平的骨嵴及沟缝,直至成熟。

3. 骶髂关节周围重要的韧带有骨间韧带、骶髂后韧带、骶髂前韧带、髂腰韧带、骶结节韧带及骶棘韧带。髂腰韧带自 L_5 连接髂嵴之后部。由于 L_5 在髂嵴平面之下,故该韧带作用犹如脊柱的吊床一样,可抵抗身体重量引起的剪力。

4. 腰骶关节及骶髂关节均为一斜形关节,形成的腰骶关节角,正常为 35°,外观似有使 L_5 向前滑脱、骶骨下倾及尾骨上翘的趋势。由于有关节突关节的交锁、椎间盘衬垫及诸多韧带尤其是骶结节韧带、骶棘韧带及髂腰韧带的限制,而得以防止上述关节不稳或前滑倾向。

关节运动模式。骶骨前旋(点头)和骶骨后旋(反点头)。点头涉及骶骨前旋和髂骨后旋,并与髂骨内移有关;反点头涉及骶骨后旋和髂骨前旋,并与髂骨外移有关。

该关节活动范围小,持重力大。由下肢经骶髂关节传递到脊柱的重力,关节能稍退让和协调,使震荡减轻。腰骶关节是脊柱底层与骨盆最邻近的关节,负重力也大,也易导致外伤。骶髂关节与腰骶关节损伤时,症状相互混杂,临床上应细心鉴别。

5. 骨盆有两个骶髂关节及一个耻骨联合,在运动中可减少震荡,还有保护骨盆内脏的功能。在不良的体位及肌肉不平衡情况下,身体超量负重的劳力者或多产妇女会引起骶髂关节扭伤或韧带松弛,引发骨盆倾斜。患侧为减轻疼痛,背部肌肉痉挛,引起脊柱侧弯。同时患侧下肢置屈曲松弛位。不能久坐久站,走路疼痛,睡眠翻身时困难。耻骨联合对支撑骶髂关节有重要作用,往往会使骶髂关节韧带变得松弛,关节对外来的重力负担承受力降低,容易遭受损伤。

6. 骨盆内两侧的髂耻线和骶骨上缘形成真骨盆(或称小骨盆)的入口,内包藏直肠及泌尿生殖器官。站立时,真骨盆前倾,其入口的平面与水平线成 60°角。女性的前倾大于男性,为了要取得平衡,所以加大了腰椎前凸的弧度,使臀部后翘而突出。

7. 骶管下部开口于骶骨裂隙,可通过此裂隙注射麻醉药液至硬膜外隙。有人也在骶骨后孔注入麻醉药液,同样达到硬膜外隙阻滞的目的。骶骨后孔的解剖位置应准确计算。通常由骶骨下缘至 S_4 后孔的距离为 2cm,S_4 后孔与 S_3 后孔之间为 2cm,S_3 与 S_2 及 S_2 与 S_1 之间均为 2.5cm。S_1 后孔与正中线距离为 3cm。骶骨裂隙的基底大都位于 S_5,尖部位于 S_4 平面,一部分人的裂隙基底位于 X_1;少数人的裂隙后壁有缺损或全部敞开。

骶骨的发育变异较多,正常为 5 节,如腰椎骶化可有 6 节,骶椎腰化则只有 4 节,如 X_1 与骶椎相合并则骶骨可多至 7 节。

(三)骨盆关节及骶尾部疾病对邻近脏器及血管、神经的影响

1. 骨盆内贴近骶髂关节前有大血管、神经丛、直肠及梨状肌经过。当骶髂关节有疾病或外伤时,可发生血管和神经损伤、直肠破裂、神经丛性腰腿痛或梨状肌受损引起的干性坐骨神经痛。后两者虽然多表现为腰腿痛,但临床表现各有不同,与神经根性腰腿痛也不一样,在诊断时要加以区别。骶丛为腰骶干(L_4、L_5)及 3 个骶神经前股与 S_4 神经前股之一半构成,列于骨盆后壁,在骶髂关节的前方,分支有坐骨神经、阴部神经等。骶丛另发小支,其前侧发出者有至股方肌神经(L_{4-5}、S_1)、闭孔内神经(L_5、S_{1-2})及盆内脏神经(勃起神经 S_{3-4}),由骶丛后面发出的又有至梨状肌神经及盆膈肌之神经(S_{3-4})。

2. 髂内静脉及各脏器附近的静脉丛,均无静脉瓣膜。椎管内主要在脊髓之前、后,有一组很复杂的静脉,称为椎静脉。它们管壁很薄。在每一个椎间隙,这些静脉与骨盆腔、胸腹腔及肩胛带之静脉,均有吻合。当胸腹腔压力增大时,这部分静脉血就可能经过椎静脉上升至颅内静脉窦内,然后再经上腔静脉回至右心,这称为椎静脉系统。椎静脉与盆腔内静脉的吻合,可以解释何以盆腔内的肿瘤细胞(或脓细胞)可以转移到骨盆之骨骼、脊椎及股骨,甚至可转移到脑部,但肝与肺并不一定有转移。

二、手法操作技术

(一)前错位整复手法

1. 操作方法   见图 9-29a。

(1)患者仰卧位,医者站立于患侧(以右侧为例),左手五指自然分开呈半握拳状,大鱼际肌远端部及掌心按于患侧髂骨之髂前上棘处,手掌虎口朝下,拇指置于股外侧,其余四指轻扶于腹股沟处;右手拇指与其余四指相对,扶持膝关节下部。

(2)嘱患者自然屈膝并屈髋 90°,然后两手用稳力垂直向骨盆髂骨后方冲击性推压,可重复 2 次,此刻手下会有髂骨移动的感觉,然后将患侧下肢伸直放平。

(3)医者用指压法点揉患者髂前上棘与下棘的股四头肌、缝匠肌肌起处,并以薄枕垫于患侧膝部下方,以利骶髂关节稳定。通常手法后,患者腰骶部和骶髂部会立刻感觉轻松,平卧位疼痛顿觉缓解。

2. 手法要领

(1)此手法主要产生剪切应力,使患侧的髂骨向后平移而与骶骨之间的错位整复。医者一手按压髂骨的定位必须准确,受力点要在髂前上、下棘处;另一手按压患侧膝部。作用力垂直沿着股骨向后推压,如此才能使骶髂关节整复。

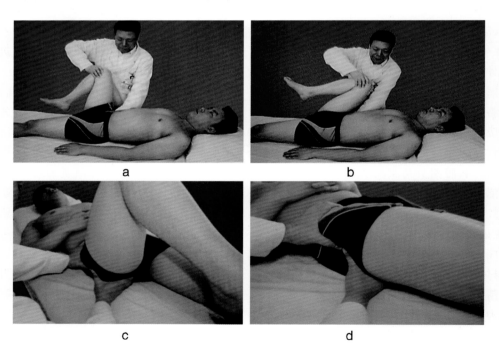

图 9-29   骶髂关节前错位、前旋位整复手法
a. 骶髂关节前错位整复;b~d. 骶髂关节前旋位整复。

(2)让患者下肢放松,医者两手同时瞬间施压,稳健有力,恰到好处,切忌使用暴力。

3. 注意事项

(1)手法后患者平卧片刻,在膝部下方垫置枕头,放松股四头肌与缝匠肌对髂骨的牵拉。

(2)对于慢性患者,应在骶髂关节处配合银质针导热疗法或者贴敷膏药,解除肌痉挛和韧带挛缩,使受损害的肌肉与韧带得到修复。

(二)前旋位整复手法

1. 操作方法　见图 9-29b、c、d。

(1)患者仰卧位,医者站立于患侧,两手按放位置同错位整复手法。

(2)嘱患者自然屈膝并屈髋后,医者两手同步用稳力垂直向骨盆后方推压;继而扶膝部之手用力使髋关节充分屈曲,同时按髂骨之手向骨盆后下方施压,使髂骨以骶髂中心部位为核心方向旋转,从而达到关节整复。此刻,可感觉到明显的骶髂关节松动。

(3)医者双手改变放置,拇指相对,按住患侧股骨大转子顶部,合抱大腿后外侧近端,托起坐骨结节后,令患者由髋膝屈曲变为伸直,医者双手用力托推骨盆,使骶髂关节后旋。

(4)医者用指压法点揉患者腘绳肌、内收大肌肌起与股四头肌、缝匠肌肌起处,并以薄枕垫于患膝部下方,以减轻上述诸肌对髂骨的牵拉,利于骶髂关节稳定。

2. 手法要领

(1)此手法主要运用扭转应力,使患侧的髂骨向后旋转而与骶骨之间的错位整复。医者一手的髂骨按压定位必须准确,点受力要在髂前上、下棘处;另一手按压患侧膝部,作用力垂直沿着股骨向后压,如此才能使骶髂关节整复。

(2)让患者双下肢放松,医者两手要同时瞬间施压,做到稳健有力、恰到好处,切忌使用暴力,可重复施行 1 次。

3. 注意事项

(1)手法后患者平卧片刻,膝部下方仍垫入枕头,放松股四头肌与缝匠肌对髂骨的牵拉。

(2)对于慢性患者,应在股四头肌、缝匠肌肌起处(髂前上、下棘)和腘绳肌、内收大肌肌起处(坐骨结节)配合银质针导热疗法或者贴敷药,解除肌痉挛和韧带挛缩,使受损害的肌肉与韧带得到修复,取得远期疗效。

(三)后错位整复手法

1. 操作方法　见图 9-30a。

(1)患者健侧卧位,健侧下肢伸直,患侧下肢髋膝屈曲。医者面对患者站立于其背侧躯干部,以一手(与患侧为同侧)掌根及鱼际肌按放于骶髂关节后侧髂骨端,另一手掌心按放于患侧肩前部,呈推臀扳肩姿势。

(2)嘱患者自然放松,医者两手同步反向(按髂骨之手向前推,按肩部之手向后扳)徐徐用稳力施压,待腰部脊柱与躯干扭转到适当程度时,按住髂骨之手用力向前推压,从而达到关节整复。此刻按压髂骨之手下可觉有明显的骶髂关节松动感。

(3)医者用指压法点揉患者臀大肌、骶棘肌肌起处,其下腰部垫枕,以利骶髂关节稳定。

2. 手法要领

(1)此手法主要运用剪切应力,使患侧的髂骨向前而与骶骨之间的错位整复。医者一手按压髂骨的定位必须准确,受力点要在髂后上、下棘处。另一手向后扳肩要能带动躯干,使整个腰骶部制动。

(2)嘱患者双下肢放松,医者两手要同时瞬间施压,做到稳健有力,恰到好处,切忌使用暴力,可重复施行 1 次。

3. 注意事项

(1)手法后患者下腰部垫入枕头,并须平卧片刻,以放松骶棘肌、臀大肌对髂骨的牵拉。

(2)对于慢性患者,应在骶棘肌、臀大肌

肌起处(髂后上棘内缘及髂嵴后 1/3)配合银质针导热疗法及中药熏洗或热敷,解除肌痉挛和筋膜挛缩,使受损肌肉与筋膜得到修复,取得远期疗效。

(四)后旋位整复手法

1. 操作方法　见图 9-30b、c、d。

(1)患者健侧卧位,健侧下肢髋膝屈曲,患侧下肢屈膝伸髋位。医者面对患者站立于其背侧下肢部,以一手(与患侧为对侧)掌根及鱼际肌按放于骶髂关节后侧髂骨端,另一手虎口向前握拿患侧下肢足踝部。

(2)嘱患者自然放松,医者两手同步反向(按髂骨之手向前方推压,握拿足踝之手向后拉伸)徐徐施力,待患侧髋关节到伸展位时,两手瞬间用力反向施压,使髂骨向前下旋转,达到关节整复。此刻按压髂骨之手下可觉有明显的骶髂关节松动感。

(3)医者用指点压臀大肌肌起和腹内、外斜肌肌止,其腰部垫枕,以利于骶髂关节稳定。

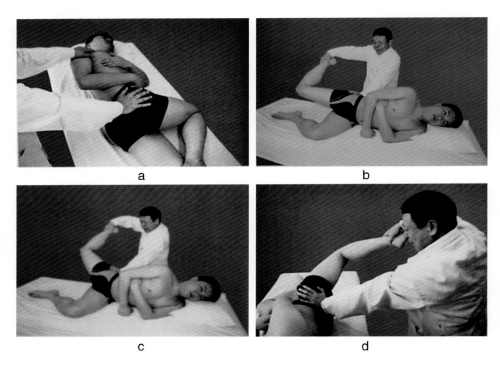

图 9-30　骶髂关节后错位、后旋位整复手法

a. 骶髂关节后错位,推扳整复;b. 骶髂关节后旋位,髋过伸,前侧面;c. 骶髂关节后旋位,髋过伸整复,前侧面;d. 骶髂关节后旋位,髋过伸整复,后侧面。

2. 手法要领

(1)此手法主要运用扭转应力,使患侧髂骨的髂后上棘向前上、髂前上棘向后下转动,使骶髂之间的错位整复。医者一手的髂骨按压定位必须准确,点受力要在髂后上、下棘处。另一手握住患侧下肢足踝使髋过伸,从而骶髂部转动。

(2)医者两手要同时瞬间施压,做到稳健有力,恰到好处,切忌使用暴力。此法亦可在患者俯卧位由助手协同操作。

3. 注意事项

(1)手法后,在患者下腰部下方垫入枕头,并须平卧片刻,以放松臀大肌对髂骨的牵拉。

（2）对于慢性患者，应在臀大肌肌起处（髂后上棘内缘与骶骨外缘）和腹内、外斜肌肌止（髂嵴前中 1/3）配合银质针导热疗法或者中药熏洗或热敷，解除肌痉挛和筋膜挛缩，使受损害的肌肉与筋膜得到修复。

（王福根　程万强　路　刚）

第八节　臀部和髋关节应用解剖与手法操作

一、应用解剖

（一）肌肉与骨性标志（图 9-31）

1. 髋前部　髂骨嵴上缘仅有肌肉与腱性深筋膜附着，皆可在皮下摸到。髂前上棘在髂骨嵴前端之上部，为缝匠肌肌起，腹股沟韧带外侧端也连于此；髂前下棘为股直肌肌起；耻骨上支前面为内收长肌与耻骨肌肌起，耻骨下支为内收短肌、内收大肌肌起。股内收肌群损害是髋前痛及下肢疼痛的常见原因之一。耻骨结节为腹股沟韧带内侧端附着处，向内即为耻骨嵴及耻骨联合。

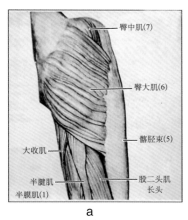
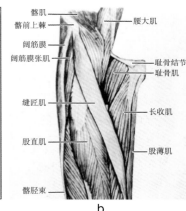
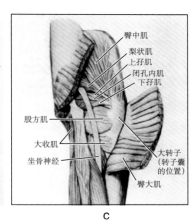

图 9-31　臀部区大腿后肌群、坐骨神经走行
a. 臀大肌、腘绳肌群；b. 大腿前肌群、内侧肌群；c. 坐骨神经支配腘绳肌群。

股骨头在腹股沟韧带中点之后下方。若用手指在其上稍微加压，并使下肢旋转活动时，可觉股骨头在指下滑动。浅面可触及股动脉搏动，其外侧为股神经，内侧为股静脉与淋巴结。

2. 髋外侧部　股骨大转子恰于髂嵴结节下方，为其最突出部位。其后上部为大转子尖，相当于髂前上棘至坐骨结节连线之中点，亦适对股骨头中央之平面及髋关节中心。大转子的上缘为阔筋膜，紧附于髂骨嵴与大转子之间，故不易触及。若使大腿外展而阔筋膜松弛时，则大转子尖就容易被触及，并可将手指插入至转子间窝内。

3. 臀部　髂后上棘在髂骨嵴之后端，位于臀后上方的小凹陷内，自髂前上棘沿髂骨嵴向后触摸即达该处。其小凹陷之平面相当于 S_2 平面、蛛网膜下隙终末处、骶髂关节中间部。

坐骨结节站立时为臀大肌覆盖，沿臀下皱襞内侧微向上处即可触及。其下端之位置与股骨小转子在同一平面，同时也是股方肌与内收大肌坐骨部之分界线。顺坐骨结节可触及坐骨与耻骨下支。尾骨尖在距肛门后上约 3cm 处可触及。

（1）臀大肌表面边界：自尾骨尖至坐骨结节画一直线，其延长线约止于股骨干中、上 1/3 处，此线以示臀大肌下缘；再自髂后上棘与上述直线画一平行线，此线示为臀大肌上缘。若使大腿内旋，于髂前上棘外下方可见隆起的阔筋膜张肌。髂骨外侧缘下方髂骨翼乃臀中、小肌肌起，该两肌止于股骨大粗隆上面及内侧面，臀中肌是臀部重要肌肉，且能稳定骨盆，兼有髋关节外展、内旋与外旋特殊功能。该肌损害也是坐骨神经痛的重要原因。

坐骨神经的表面位置在坐骨结节及股骨大转子间连线的中点偏内侧或在连线的中内 1/3 交界处。

（2）梨状肌的表面标志：自髂后上棘至股骨大转子顶端之连线，乃是梨状肌上缘标志，有臀上动、静脉穿出；自髂后上棘至尾骨尖连线之中点，其再至大转子顶端做一直线，即示梨状肌下缘，除有臀下动、静脉外，还有坐骨神经、阴部神经、阴部内动脉、股后侧皮神经及闭孔内肌的神经等穿出，神经、血管若受压迫时，则会出现相应症状。闭孔内肌起自闭孔内侧面闭孔筋膜，止于股骨大粗隆内侧面；股方肌起自坐骨结节外侧面，止于粗隆间嵴后面，该两肌均有髋外旋作用。

（二）髋关节

由股骨头与髋臼组成，为全身最深的关节。髋臼围绕一圈纤维软骨，即髋臼唇增加了髋关节的深度与稳定性。其有坚强的关节囊与韧带附着。髋关节的滑膜衬垫于关节囊之内层，在远端附着部则反折至股骨颈，圆韧带亦为其所包围，故股骨颈及圆韧带皆位于髋关节囊内、滑膜之外。

1. 髋关节主要功能是负重，同时要维持一定范围关节活动及减轻身体振荡。股骨头与髋臼环抱得很合适，若将髋关节周围肌肉均行切除，股骨头也不易脱出。髋关节周围肌肉虽坚强有力，但其后侧的关节囊较为薄弱，尤其在屈髋 90° 并内收时，此时股骨头大部不抵触在髋臼内，若膝前方发生直接外力作用时，髋关节很易发生后方脱位。

2. 髋关节位于全身的中间部分，其所受生物力学的杠杆作用最为显著，因此由于髋关节疾患所导致其活动度减少者（如<30°活动范围），则很容易引起髋关节疼痛。一侧髋关节疾病时，如关节活动限制、僵硬或缩短畸形等，常由对侧髋关节及腰椎来代偿一部分功能；如为两侧髋关节活动受限则其腰椎的代偿活动更加增大，易引起腰痛。

3. 股骨颈生物力学作用，股骨颈与股骨干所构成的角度，称为股内倾角（颈干角），成人正常为 125°（110°～140°）。如果超越或少于此角度者，称为髋外翻或髋内翻畸形，影响髋关节功能。股内倾角的存在，有助于下肢的重力分布和活动功能，可使体重分布在更广阔的基底部；反之，如果股内倾角消失、股骨颈变短，则躯体的重力由髋臼近乎垂直地直接传达到股骨干上，大大地增加了股骨头所承受的压力。

4. 髋关节有外旋畸形存在时，则可从膝屈时所出现的姿势来证实，即患者站立膝屈曲位时，正常足后跟部应触及并指向同侧臀部；如果触及或指向对侧臀部时，则表示该侧髋部或肢体有外旋畸形。

5. 髋关节有外展、内收或前屈畸形时，可从骨盆倾斜度来判定。

（1）髋外展畸形：患者两下肢直立时，骨盆明显地向患侧倾斜，健侧髂前上棘上升。若将患肢处于外展位，两侧髂前上棘即在同一平面。

（2）髋内收畸形：患者两下肢直立时，骨盆明显地向健侧倾斜，患侧髂前上棘上升。若将患肢处于内收位，两侧髂前上棘即在同一平面。

（3）髋前屈畸形：患者直立时，骨盆明显地向前倾斜，此时腰前凸增大。若将患肢向前提起,则骨盆前倾即行消失,腰前凸程度减小。

6. 腰椎、骶髂关节、髋关节相互关联。腰椎疾患,如腰椎间盘突出、腰椎化脓性脊柱炎等,往往在疾病早期,仅表现为髋关节痛;如骶髂关节炎、结核等,往往也表现为髋关节痛或股骨大转子处疼痛,导致误诊者并不少见。髋关节疾患,如股骨头缺血坏死、髋关节结核、股骨头骨软骨炎等发病早期,往往主诉膝关节痛而非髋关节痛。髋关节邻近疾患,如股二头肌坐骨结节附着处损伤或炎症,则可引起足跟痛。假如髋关节僵硬,应注意腰部及膝关节的补偿功能是否健全,否则会引起腰痛。见图 9-32。

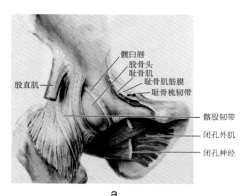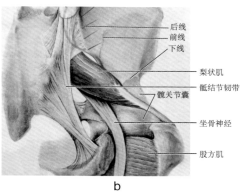

图 9-32　**髋关节深部肌肉、韧带、神经**
a. 闭孔外肌、髂股韧带、闭孔神经;b.梨状肌、股方肌、骶结节韧带、坐骨神经。

(三)髋关节神经、血管

髋关节神经、血管支配由三方面供给均来自同一脊髓节段。①股神经关节支:由关节囊前面进入关节。②闭孔神经关节支:由其下内方进入关节。③坐骨神经关节支:由后方进入关节。

1. 髋关节的神经支配与膝关节有同源性。股神经关节支(来自股肌支),由关节囊前方进入。闭孔神经关节支,由关节囊后面进入。来自坐骨神经之胫神经与腓总神经关节支,由关节的外侧面及后面进入。所以,髋关节疾患临床上往往先出现膝关节痛,诊断上易出现误诊。一般来说,来自髋关节疾患的膝关节痛,若疼痛发生在膝关节前方及髌骨之一侧者,大多由股神经引起;而疼痛在关节后侧者,大多由闭孔神经或坐骨神经引起。以上情况,应排除膝关节本身的疾病所表现的类似疼痛。

2. 耻骨肌位于股动脉的内侧,起自耻骨上支,向下、外、后走行,止于股骨小转子的下方。耻骨肌构成股三角的底部,股血管位于其浅侧和外侧。因此,股动静脉血管是定位耻骨肌一个解剖学标志。患者仰卧,髋部外旋外展,膝屈曲45°,呈屈膝分髋蛙式位。见图 9-33。

二、手法操作技术

(一)仰卧位髋外展拔伸旋转法(适用于臀中、小肌或股内收肌痛)

1. **操作方法**　见图 9-34。

(1)患者仰卧位,患侧下肢外展。一助手面朝患者站于其头侧,两手于患者腋下,掌心相对分别挟持患者肩胛,以示固定。另一助手一手掌心向下、虎口朝上按住髂骨前方固定骨盆。医者于患者足侧与助手相对坐于椅子上,肩关节轻度外展并屈肘,以一手掌心向上握住患者足踝部,另一手掌心向下拿住其足背部,呈牵伸姿势。

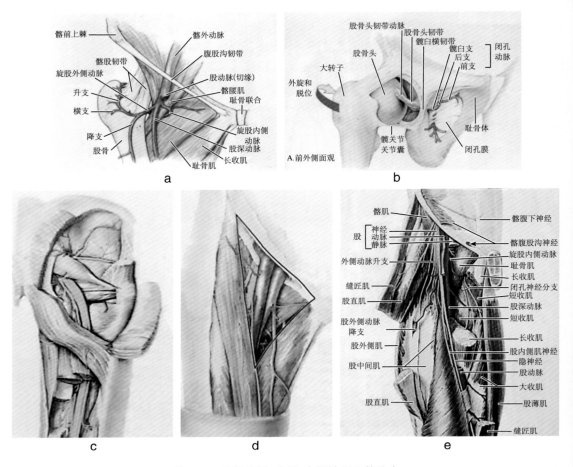

图 9-33　髋部外侧、前侧、内侧神经血管分布

a. 旋股内、外侧动脉、股深动脉；b. 髋臼窝、股骨头韧带血管；c. 髋外侧神经血管；d. 髋前侧神经血管；e. 髋内侧神经血管。

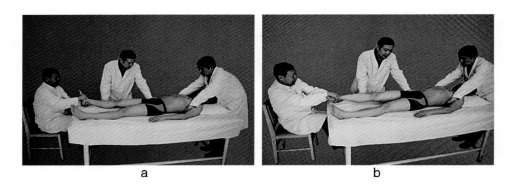

图 9-34　仰卧位髋关节外展旋转、拔伸法

a. 仰卧位髋关节外展外旋拔伸法；b. 仰卧位髋关节外展内旋拔伸法。

（2）嘱患者放松，医者与助手徐徐对抗牵伸，遇到髋关节固有阻力时，医者瞬间发力将髋关节拔伸。此刻可闻及关节弹响声，同时握足踝之两手迅速将髋关节内旋或外旋，然后使髋关节归回中立位，手法告毕。

（3）医者用指压法点揉患者股内收肌肌起、髂腰肌肌止小粗隆处或臀中、小肌肌止大粗隆处，在其膝关节下方垫枕，以减轻对髋关节牵拉。

2. 手法要领

（1）此手法主要运用拉伸应力与扭转应力，使患侧髋关节股骨头转位，达到股内收肌、髂腰肌或臀中肌、臀小肌松解，髋关节整复。

（2）医者与助手两者之间要配合默契，同步发力。拉伸与扭转两步手法紧密衔接，拉伸到髋关节松动至出现弹响声，随即旋转股骨头，再松手归位。

3. 注意事项

（1）手法后，患侧膝部下方垫枕，并须平卧片刻，以放松髋部肌群对髋关节的异常牵拉。

（2）对于慢性患者，应在股内收肌肌起、髂腰肌肌止处（耻骨上下支、股骨小粗隆）和臀中、小肌肌止处（股骨大转子及转子间窝）配合银质针导热疗法或者中药熏洗或热敷，解除肌痉挛和筋膜挛缩，使受损肌肉与筋膜得到修复。

（3）手法治疗后 2 周内，做髋关节外展位牵伸，每日 2 次，每次 5～10 min。

（二）仰卧位下肢回旋顿拉法（适用于臀中肌、股内收肌、股二头肌肌痛）

1. 操作方法　见图 9-35。

（1）患者仰卧位，患侧下肢髋膝屈曲位。医者站立于患侧，面朝患者头侧，以一手虎口向上扶住其膝盖前侧或虎口向下拇指伸向腘

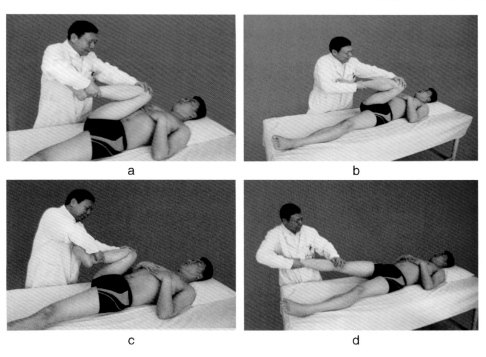

a

b

c

d

图 9-35　仰卧位下肢回旋顿拉法

a. 下肢回旋顿拉，屈髋；b. 下肢回旋顿拉，髋内旋；c. 下肢回旋顿拉，髋外旋；d. 下肢回旋顿拉，伸髋顿拉。

窝扣住腓骨小头上侧股二头肌腱止点,另一手握拿患侧下肢足踝部。

(2)嘱患者放松,医者双手用力使患侧髋膝关节充分屈曲,然后徐徐将髋关节超度内翻(臀中肌痉挛)。若股二头肌腱痉挛者,扶膝之手拇指要紧紧抵住腓骨小头上缘(股二头肌腱止点)或将髋关节超度外翻(股内收肌痉挛)。感觉髋关节松动后,随即瞬间发力迅速顿拉下肢。犹如做"问号"式或"反问号"式整复。此刻可闻及关节弹响声,医者将髋膝关节拔直,手法告毕。

(3)医者用指压法点揉患者股内收肌肌起、髂腰肌肌止处或臀中、小肌肌止,其膝关节下方垫枕,以减轻对髋关节牵拉。

2. 手法要领

(1)此手法主要运用扭转应力,使患侧髋关节股骨头转位,达到股内收肌、髂腰肌或臀中、小肌松解,髋关节整复。

(2)医者双手首先要下压患侧膝关节,使患侧髋膝充分屈曲,然后超度内翻或外翻,随即顿拉下肢。三步手法层次清晰,衔接紧密,步步到位。

(3)股二头肌腱痉挛者,扶膝之手除下压膝部外,拇指要紧紧抵住腓骨小头上缘。

3. 注意事项

(1)手法后患者平卧片刻,在患侧膝部下方垫枕,以放松髋部肌群对髋关节的异常牵拉。

(2)对于慢性患者,应在股内收肌肌起、髂腰肌肌止处(耻骨上下支、股骨小粗隆)或臀中、小肌肌止处(股骨大转子及转子间窝)配合银质针导热疗法或者中药熏洗、热敷,解除肌痉挛和筋膜挛缩,修复受损肌肉。

(3)手法治疗后2周内,做髋关节外展位牵伸,每日2次,每次5~10 min。

(三)侧卧位臀部定点下肢顿拉法(适用于臀中、小肌肌筋膜痛)

1. 操作方法

(1)患者健侧卧位,双下髋膝屈曲位。医者站立于患者背侧,面朝其足侧,双手半握拳呈弧圈状,拇指相对按压于患侧股骨转子间窝或者坐骨大孔上缘处。助手站于患者腹侧靠下肢旁,面朝其头侧,两掌心相对,并排握拿患侧下肢足踝部。见图9-36a、图9-37a。

(2)嘱患者放松,医者双手用力按压患侧股骨转子间窝或者坐骨大孔上缘处,令助手发力做患侧肢顿拉,由轻到重,连续施行3次,医者指下感觉臀中肌前部或后部肌腹松解,手法告毕。随即让患者平卧。见图9-36b、c,图9-37b、c。

2. 手法要领

(1)此手法主要运用拉伸应力,使患侧髋关节伸展,达到臀中、小肌松解,髋关节整复。

(2)医者双手按压部位必须准确,助手顿拉下肢要由轻到重,在患者下肢松弛状态发力,所谓出其不意,达到肌肉松解。

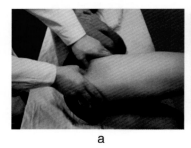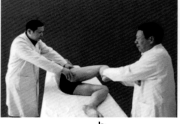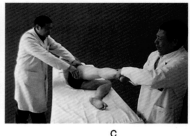

| a | b | c |

图 9-36　侧卧位臀前部定点下肢顿拉法

a. 侧卧位,臀前部定点下肢顿拉;b. 侧卧位,屈髋屈膝下肢顿拉;c. 侧卧位,伸髋伸膝下肢顿拉。

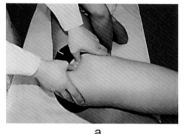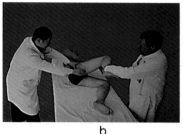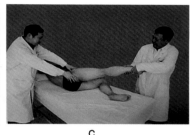

图 9-37　侧卧位臀后部定点下肢顿拉法

a. 侧卧位，臀后部定点下肢顿拉；b 侧卧位，屈髋屈膝下肢顿拉；c. 侧卧位，伸髋伸膝下肢顿拉。

3. 注意事项

（1）手法后平卧片刻，在患侧腰部下方垫枕，以放松臀部肌群对髋关节的异常牵拉。

（2）对于慢性患者，应在臀中、小肌肌止（股骨大转子及转子间窝）配合银质针导热疗法或者中药熏洗、热敷，解除肌痉挛和筋膜挛缩，使受损肌肉与筋膜得到修复。

（王福根　付国信　郭国灿）

第九节　膝关节应用解剖与手法操作

一、应用解剖

膝关节是人体最大负重、最复杂的关节，由股骨下端股骨髁、胫骨上端平台及髌骨构成。分为两个部分关节，即胫股关节和髌股关节。膝关节的辅助支持结构有滑膜、韧带、滑囊和半月板等。活动范围只能做屈伸/旋转二维运动，不能行内收外展侧方运动。

1. 膝关节肌肉　前方有股四头肌，后方有腘窝上方的股二头肌、半膜肌和半腱肌，以及下方的小腿三头肌。坐骨神经在腘窝处分为胫神经和腓总神经。在股骨内、外髁和胫骨内、外髁关节面之间有两块半月板形的软骨板，即内、外侧半月板。半月板的主要功能是缓冲股骨与胫骨间的撞击力，保护膝关节的稳定。半月板外周缘厚，内缘锐薄，呈半环形。内侧半月板呈 C 形；外侧半月板呈 O 形。

2. 滑膜与关节囊　上方附着在股骨内、外侧髁关节面周缘及髁间窝的后缘，下方前部绕过髌骨至胫骨内、外侧髁的前缘，后部位于交叉韧带的前方和两侧。滑膜裱衬除关节软骨及半月板以外的所有结构。半月板将关节腔再分为上下两层，上下、内外各部彼此相通。见图 9-38a～c。

3. 膝关节韧带　包括内侧副韧带、外侧副韧带、前交叉韧带、后交叉韧带、髌韧带、髌内侧支持带、髌外侧支持带。前、后交叉韧带将关节腔分为内、外两部分。

4. 关节周围滑液囊　①膝前滑液囊：髌上囊、髌前皮下囊、髌下皮下浅囊、髌下深囊。②膝后或腘窝滑液囊：包括腘肌囊、腓肠肌内侧囊、半膜肌囊、腓肠肌外侧囊。③膝内侧囊：鹅足腱囊。④膝外侧囊。

关节前侧提示，股四头肌肌腱、髌上囊、髌腱、髌下脂肪垫。关节内侧提示，胫侧副韧带、内侧髌支持带、鹅趾及滑囊。关节外侧提示，腓侧副韧带、外侧髌支持带、髂胫束、股二头肌腱及腘肌腱。关节后侧提示，腘窝、腘血管神经、半膜肌-腓肠肌内外侧头及滑囊及腘肌。见图 9-38d。

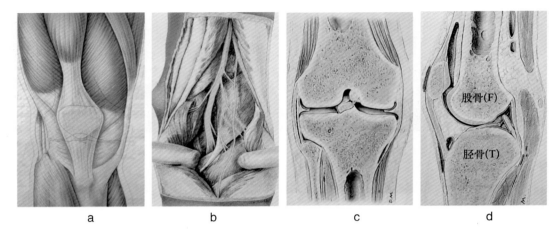

图 9-38　膝关节应用解剖图示

a. 股四头肌、缝匠肌、髌骨；b. 腘窝部肌肉神经；c. 膝关节冠状面；d. 膝关节矢状面。

二、手法操作技术

（一）腓肠肌内外侧头松解手法（图 9-39）

患者俯卧位，医者与助手相互面对，站立于患者患侧躯体下部。医者面朝其足端，双手握住大腿下部，拇指先后分别按住腓肠肌内外侧头，助手向前屈腰肩扛其足背并拱手按压小腿上部（三头肌部）。一般先松解腓肠肌外侧头，后松解腓肠肌内侧头，两者用力使患者屈膝牵伸松解腓肠肌一侧，两侧分别以手法达到整复目的。

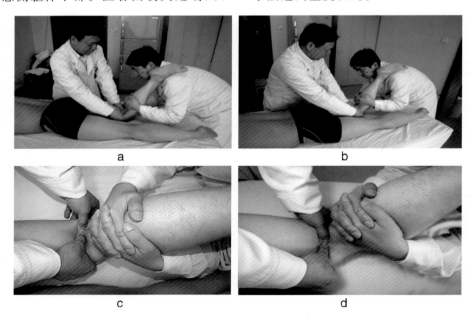

图 9-39　腓肠肌内/外侧头松解整复

a. 腓肠肌外侧头松解（全观）；b. 腓肠肌内侧头松解（全观）；c. 腓肠肌外侧头松解（局部观）；d. 腓肠肌内侧头松解（局部观）

(二)膝关节整复矫正手法

1. **手法操作**

(1)点推髌骨,松解髌垫。医患坐位,医者双手半握拳式,四指分别勾住小腿腓肠肌内外侧头;拇指左右按住髌骨下缘内外侧,向上推按 3 回,每回 10 次,主要松解髌下脂肪垫,此组织为关节囊与滑膜之间缓冲结构,约占膝前痛 80%(图 9-40a)。

(2)点推胫股关节间隙,整复矫正半月板(左侧为例)。医患坐位,患者屈膝着地。医者左手半握拳式,用四指勾住左侧(患侧)小腿腓肠肌外侧头,拇指端顶住腓侧胫股关节间隙外侧半月板前角(有的患者此处半月板先前突起),右手半握拳式以虎口向上侧推住髌骨,增扩腓侧胫股关节间隙。然后同时发力,连续 5 次,矫正半月板位置。通常须分别完成双侧关节间隙,达到整复之目的(图 9-40b)。

(3)膝关节屈曲位,矫正胫股关节侧方与前后错位。医患坐位,患者屈膝着地,医者左右手掌展开抱住小腿上端两侧,手臂发力使胫股关节左右侧向晃动数次,一般 3~5 次即可。而后双手夹住胫骨前后快速移动数次,一般 3 次即可。达到膝关节屈曲位松解矫正,增加活动范围(图 9-40c、d)。

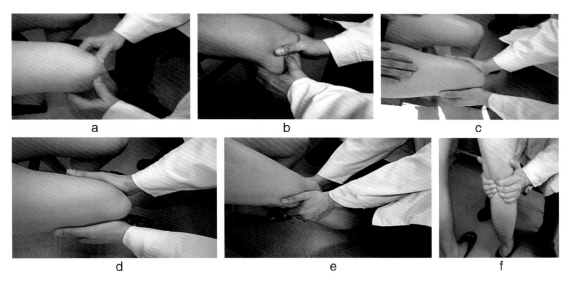

图 9-40　矫正胫股关节错位(左右、前后)

a. 松解髌下脂肪垫;b. 松动胫股关节间隙;c. 矫正左右错位(屈曲位);d. 矫正前后错位(屈曲位);e. 矫正前后错位(坐位伸直);f. 矫正前后错位(站立伸直)。

(4)膝关节伸直位,重复矫正胫股关节前后错位。患者先后分坐位与站立位,医者双手捧住胫骨上端两侧,用力使关节由屈曲到伸展,再到关节过伸,重复 2~3 次即告毕。然后令患者坐下起立活动 2 次,其会感觉轻松消除疼痛(图 9-40e、f)。

(5)松解膝关节周围软组织肌筋膜。采取拇指点揉、捋顺松解内收肌管(内收长肌肌止)、腓骨长肌肌筋膜。股外侧肌肌止(髌骨外上缘),每一个部位手法 1min,增强膝关节力学稳定。

2. **手法要领**

(1)此手法主要运用点压、推按、摇晃和拉伸应力,使患侧膝关节伸展松解,矫正关节达到解剖位置,关节错位得到整复。

(2)医者双手按压部位必须准确稳定,助手发力使患者膝关节微屈快速变成屈曲位,达到腓肠肌内外侧头牵张松解。

（3）膝关节屈曲位与伸展位，前后、左右矫正整复发力做到控制稳妥，不能过分用力而造成关节损伤。

3. 注意事项

（1）手法后即可让患者起立，10m 内来回行走 2 遍，如果觉得关节轻松，令其做下蹲动作 2 次，能否消除或缓解膝关节下蹲痛。也可完成 1 次上下楼梯活动，与治疗前进行比较。

（2）对于慢性髌下脂肪垫损害、膝骨关节炎患者，配合银质针导热疗法或者中药熏洗、热敷，解除肌痉挛和筋膜挛缩，使髌下脂肪垫受损、关节囊与滑膜炎症、肌筋膜挛缩逐步得到修复。

（王福根 江亿平 刘红力）

第 10 章

脊柱与关节介入治疗

当今影像引导下的脊柱介入技术在椎间盘源性疼痛的临床诊断与治疗中发挥着重要作用,其科学性、先进性越来越凸显。由于介入治疗具有简捷、经济、安全等优点,颇受临床医师的青睐。迄今,该领域的介入技术仍在不断地改进与完善。十年来,血管介入技术在骨科康复领域的应用也逐步受到重视,高选择药物灌注血管介入治疗股骨头坏死取得了一定进展,有望成为髋关节置换手术治疗前的辅助手段,部分患者因此获益而延迟手术年龄或者免除手术之虞。

第一节　经皮椎间盘激光汽化减压疗法

经皮激光椎间盘汽化减压术(percuta-neous laser disc decompression,PLDD),是指在 C 形臂 X 线或 CT 扫描的引导下,用 16 G/18 G 穿刺针刺入病变颈/腰椎间盘,通过穿刺针套管导入直径为 $200\sim800\mu m$ 光纤。然后启动半导体激光治疗系统发射激光,控制治疗剂量将椎间盘汽化,从而使其局部消融、降低椎间盘内压力,达到减轻对硬膜囊和神经根减压之目的。PLDD 的减压依据是高能激光将少量的髓核汽化从而使椎间盘内压力降低,其汽化后的产物为二氧化碳和水。$1\sim7d$ 髓核组织局部形成气腔与炭化的边缘,外围组织蛋白变性和空泡样变;$2\sim4$ 周后可见纤维组织与软骨细胞生长,8 周后空腔及周边髓核组织被胶原纤维与软骨细胞所替代。Choy(美国)1983年最早进行了实验研究,1986 年临床报道此项技术,迄今 PLDD 介入技术已在各国广泛应用。

一、半导体激光技术简介

(一)激光器的种类

第一代医用激光器是以红宝石激光器、铷玻璃激光器为代表,用以治疗皮肤病和眼底病。20 世纪 70 年代始,第二代医用激光器,如 CO_2 激光器、Nd:YAG 激光器、He-Ne 激光器、Ar^+ 激光器,使激光技术深入到医学各个学科,解决了医学中许多难题。这些激光发射的特点是,以连续激光为主,低功率,波长单一,体积大,激光管寿命短,限制了临床应用范围。20 世纪 80 年代后期,低强度半导体激光应用于临床,可以做局部体表照射,治疗各种皮肤病、皮肤溃疡与伤口,还可以治疗内脏疾病和慢性疼痛。高强度半导体激光,波长较宽,从蓝绿光 490nm 到 980nm,功率 20W 到 60W。多种操作模式,有连续脉冲、单脉冲和重复脉冲,临床上有不同用途。目前已广泛应用于临床各科各类腔镜/内镜手术,特别是用在脊柱微创介入治疗中,借用导入绝缘光纤,产生自动脉冲式激光,使椎间盘髓核汽化,可达到减压的目的,可治疗颈/腰椎间盘突出症。半导体激光器成功应用于临床,将医用激光器推进到了发展的第三阶段。

(二)低功率半导体激光生物作用原理

低强度半导体激光其波长为 $650 \sim 830nm$,功率为 $500 \sim 1000mW$,有很高的安全系数,损伤阈值 $>20W/cm^2$。不吸收水分和血红蛋白,对组织的穿透力高,可达 7cm。有良好的生物作用和热效应。体外局部照射,能提高组织细胞中 DNA/RNA 比值,促进细胞再生,改善血液循环,激活巨噬细胞系统,有消炎消肿止痛、调节机体免疫的作用。还通过组织内吗啡样物质的释放,使 5-羟色胺含量减少,降低末梢神经兴奋性,从而产生镇痛效应。

(三)高功率半导体激光治疗作用机制

高功率激光可汽化一定量的椎间盘组织,椎间盘的内压力也随之降低,从而减轻对神经根与硬膜囊的压迫与刺激,达到缓解或消除临床症状的目的。据报道,经皮激光椎间盘减压术后,椎间盘内压可下降 $50\% \sim 80\%$;实验动物犬的椎间盘部分髓核组织经激光汽化后,不同节段的椎间盘内压力可下降 $10\% \sim 55\%$ 或 $40\% \sim 69\%$。但是,实验同时证明椎间盘量减少并不能解决纤维环凸出,所以其疗效机制还待进一步研究。

有实验研究报告显示,兔、猪、犬经皮激光椎间盘减压术的椎间盘组织在不同时期的变化,1d 至 1 周内髓核局部产热变性和气腔形成,周围组织炭化;$3 \sim 4$ 周时可见肉芽组织长入、纤维组织与软骨细胞增生;8 周时则可见髓核几乎全部被纤维组织所代替或可见骨化现象。临床上约 3 个月后经 CT 或 MRI 影像检查发现,术后椎间盘突出还纳或部分回缩,很可能是由于椎间盘组织学变化的缘故。

椎间盘周围组织的温度效应,实验证明激光总能量在 640 J 时,后纵韧带、神经根、椎间盘前缘及椎间孔外缘组织的温度为 $30℃$,表明 PLDD 对椎间盘周围组织是安全的。

二、适应证和禁忌证

(一)适应证

1. 腰椎间盘突出症　①腰腿痛、跛行、感觉异常且腿痛重于腰痛等临床症状明显;②有脊神经受压体征,如直腿抬高试验、腰脊柱屈伸试验、足背伸/𧿹背伸肌力减弱等;③临床症状和体征与 CT/MRI 影像学诊断一致;④经非手术治疗 3 个月无效或反复。

2. 颈椎间盘突出症　①颈肩臂痛和麻木、颈背肩胛痛、颈源性眩晕/头痛症状顽固;②有颈神经/椎动脉受压体征,如椎管/椎间孔挤压试验阳性、颈椎旋转诱发试验阳性、肱二头肌肌力/拇指对掌功能减弱;③临床症状和体征与 CT/MRI 影像学诊断一致;④症状反复,经非手术疗法久治无效。

(二)禁忌证

①合并椎间隙明显狭窄、骨赘形成等严重退行性变者;②合并骨性椎管狭窄、黄韧带肥厚、侧隐窝狭窄者;③椎间盘突出已钙化/骨化,且出现症状超过 1 年以上者;④影像学检查提示突出髓核有明显粘连者;⑤纤维环及后纵韧带破裂,游离型髓核脱出者;⑥突出物过于巨大,压迫硬膜囊/脊髓超过 50% 以上者;⑦有严重肌力下降、足下垂者;⑧有手术史或药物溶核术史者;⑨合并出血性疾病或椎管/椎体肿瘤等病变者;⑩合并椎体滑脱者;⑪心脑肺等重要器官功能不全者;⑫有严重心理障碍者。

以上 $1 \sim 7$ 项采用经皮激光介入减压术后疗效较差,属于相对禁忌证,$8 \sim 12$ 项采用经皮激光术后不仅无效,还会延误治疗或引起不良后果,故为绝对禁忌证。

(三)医用激光器特殊器材

多选用半导体激光治疗系统。波长

808～980nm，最大功率 20～40W，0～40W 连续可调，颈椎间盘在 8～10W，腰椎间盘在 12～14W；指示光为 5mW，635nm，红色半导体激光。光导纤维 1 根，直径为 200～1500μm，双接口光纤。观察镜 1 个，监视激光发光，16G/18G 15cm 长带芯穿刺针 1 根，"Y"型三通管 1 个。由上海高品医疗设备公司提供意大利产 40W、波长 808nm 半导体激光系统仪器。

三、介入治疗

激光汽化椎间盘减压术前无特殊准备。

①消毒穿刺器械和房间；②给患者及家属说明治疗原理、过程、疗效及可能出现的并发症，以获得患者配合与理解，并要求签署知情同意书；③对情绪紧张的患者可给予镇静药；④术前应做出凝血时间、心肺肝肾功能检查；⑤颈椎间盘病变治疗前 30min 应皮下注射阿托品注射液 0.5mg，以防止治疗操作时咳嗽，并减少咽喉分泌物。

（一）腰椎间盘突出症

1. 患者俯卧或侧卧位，X 线投射下定位，在病变椎间隙后正中线患侧旁开 8～12cm，标记穿刺进针点。见图 10-1。

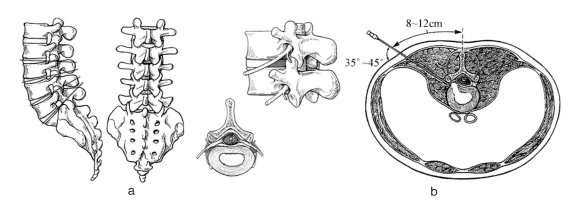

图 10-1　a. 腰椎正侧、水平面解剖图示；b. 腰后部正中线患侧旁开 8～12cm，标记穿刺进针点

2. 常规消毒、铺巾，1% 利多卡因注射液 5ml 局部浸润麻醉。

3. 用 18G 穿刺针在 C 形臂 X 线或 CT 引导下取与身体正矢面约 45°角进针，刺入病变椎间隙中心部，正位位于棘突中线附近，侧位位于椎间隙中后 1/3 处。见图 10-2a。

4. 正侧位透视证实穿刺针定位准确后，退出穿刺针芯，安装置入激光光纤，使光纤纤头裸露并超出穿刺针尖端 3～5mm，并用三通管将光纤固定穿刺针内。见图 10-2b。

5. 汽化髓核，将半导体激光器功率调至 12～14W，脉冲时间 1.0s，脉冲间隔时间 2.0s，激光总能量可根据椎间盘突出的大小和变性程度，控制在 800～1200J。

6. 在汽化过程中可有稀薄的烟雾从针管冒出，术者可嗅到焦煳味。患者有胀痛感时应及时经三通管抽出气体，或通过延长脉冲时间让气体自然向外弥散逸出，以减低因气体集聚引起的椎间盘内压力骤升所造成的疼痛不适。

7. 汽化过程中要调整光纤的深度，一般要再选择推进或退出 3～5mm 为汽化点，重复一次操作，以便能在预设能量范围内扩大汽化腔。一般汽化腔直径在 1cm 左右为宜，要尽量使椎间盘后部髓核汽化。达到治疗能量后退出光纤/穿刺针，包敷穿刺点部位。见图 10-2c。

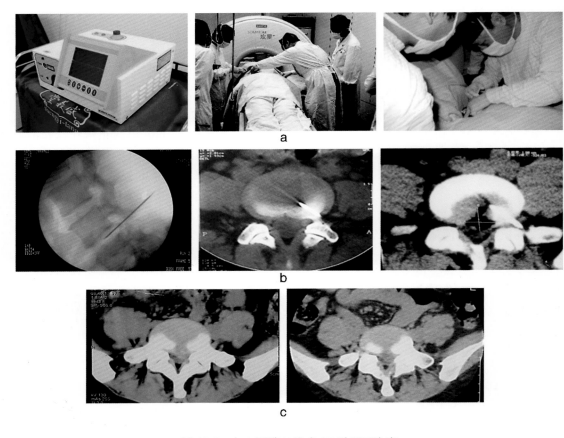

图 10-2　在 C 形臂 X 线或 CT 引导下治疗

俯卧位,取与身体正矢面约 45°角进针,治疗当即与治疗后椎间盘突出大小变化。

a. C 形臂 X 线机/CT 扫描机引导下用骨圆针定位,平行于间隙;b. 定位穿刺 L_{4-5} 椎间盘,置入激光光纤,汽化髓核;c. C_5-S_1 椎间盘突出;C_5-S_1 椎间盘突出回缩。

(二)颈椎间盘突出症

1. 操作步骤

(1)患者仰卧位,颈胸段脊椎下方垫置小型低枕,使头部后仰利于操作。

(2)定位,胸锁乳突肌前缘与颈椎间盘中段投影线之交点为穿刺点,在血管鞘(颈总动脉、颈静脉、迷走神经)与内脏鞘(气管、食管)之间入路。

(3)放置头部支架,常规消毒铺巾,1‰利多卡因注射液 2ml 局麻,直抵椎前筋膜。

(4)用 20G 带芯穿刺针,术者以一手拇指或中指将胸锁乳突肌前缘深处血管鞘拉向外侧方,并压住椎前筋膜;另一手拿穿刺针约与颈椎矢状面成 30°角直入抵达距椎体及椎间盘正中线旁开 5mm 处(影像定位点)。然后向后侧进入椎间盘内中后 1/3 区域。取出针芯,植入激光光纤,调节好针尖光纤裸露端长度 3mm。

(5)激光仪功率调制至 8~10W,脉冲时间 1.0s,脉冲间隔时间 2.0s,激光总能量控制在颈椎间盘 400~600J,其后操作同腰椎间盘病变部位。见图 10-3。

2. 术后处理

(1)卧床休息 1~3d,观察体温、血压与脉搏;术后 3~5d 出院,视患者情况而定。

(2)预防使用抗生素 1d,因激光汽化是高温治疗,感染的机会很少。

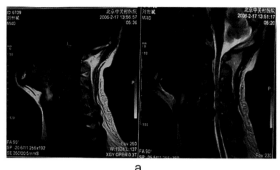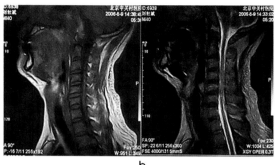

图 10-3　a. 半导体激光介入治疗颈椎间盘突出 C_{5-6}；b. 治疗前后 2 个月 MRI 比较，椎间盘回缩

（3）激光剂量过大或者穿刺针管与椎间盘轴位平面成角，可能伤害软骨终板。此类情况，应延长卧床天数（12 周），并要使用抗生素以防感染。

（4）由椎管外肌肉筋膜损害合并引起的颈腰痛可采用银质针导热疗法和康复治疗。

四、半导体激光对人游离腰椎间盘作用的实验研究

观察 808nm 40W 意大利进口半导体激光，不同能量级作用下对腰椎间盘组织的刺激后的物理化学变化，同时对三种不同组织，即椎间盘、椎板骨和黄韧带在此激光作用下汽化切除范围的观察。

半导体激光椎间盘减压术（PLDD）与臭氧（Ozon）髓核消融术的临床治疗剂量观察，分析剂量与疗效之间的关系。采用北京 SMT-Ⅲ型高频移动式 C 形臂 X 线机介入定位，QUANTA（意大利）980nm 半导体激光治疗仪和 MEDOZON（德国）臭氧发生仪联合或单独进行髓核消融术。激光输出功率设定颈椎为 9W，腰椎为 11W；臭氧的治疗浓度设定为颈椎间盘为 50%，腰椎间盘为 60%。按《临床技术操作规范·疼痛学分册》半导体激光椎间盘减压术操作要求和不同病情进行治疗。用改良 MacNab 方法评定治疗效果。

作者半导体激光临床治疗突出椎间盘 91 个节段，其中颈椎间盘 25 个节段，腰椎间盘 66 个节段。治疗剂量分布：①颈椎间盘突出联合治疗 23 节段，激光共计 8601J，平均 374J/个；臭氧共计 340ml，平均 15ml/个。单独 PLDD 治疗 1 个节段，520J；单独臭氧治疗 1 个节段，20ml。②腰椎间盘突出联合治疗 38 个节段，激光共计 28 990J，平均 762.9J/个；臭氧共计 745ml，平均 19.6ml/个。单独 PLDD 治疗 10 个节段，共计 8127J，平均 812.7J/个；单独臭氧治疗 18 个节段，共计 525ml，平均 29.2ml/个。

疗效评定优良率分别为颈椎间盘突出联合治疗 87.0%（20/23）；腰椎间盘突出联合治疗 86.8%（33/38），单独 PLDD 治疗 80.0%（8/10），单独臭氧治疗 77.8%（14/18）。

观察及分析认为，PLDD 与臭氧髓核消融术联合治疗椎间盘突出症具有互补作用，可以明显地提高疗效，并可减少半导体激光的治疗剂量，增加微创介入治疗的安全性。一般认为，颈椎间盘治疗剂量平均为 500J，腰椎间盘治疗剂量平均为 1200J。本文病例分别为 374J 和 762.9J，均达到消融减压效果。

具体实验方法为收集临床手术切除的人腰椎间盘、椎板骨及韧带 3 种组织各 3 块标本。其中腰椎间盘组织是髓核与纤维环混合物，构成 3 组每组重量各为 2g（天平称），其

中 A 组用福尔马林液固定，B 组用冰冻处理，C 组为新鲜椎间盘组织仅做冷藏保存。

操作程序步骤：①用意大利产 40W 半导体激光对 A、B、C 三组经处理的椎间盘组织以不同功率（能量）点状接触持续作用，观察从组织汽化至炭化的功率变化范围大小。②3 种不同组织：椎间盘（A 组）、椎板骨（B 组）、黄韧带（C 组）其厚度均为 3mm。以不同功率接触持续作用，观察各种组织汽化切除范围的直径（mm）大小。

结果：游离椎间盘不同组织别从汽化至炭化的功率变化范围分别为 A 组 110～164J；B 组 122～209J；C 组 112～198J。见表10-1。

表 10-1　三种不同组织激光汽化切除范围(直径 mm)所需的功率(J)

组别	汽化范围直径			
	1mm	2mm	3mm	4mm
A. 椎间盘	22	44	66	/
B. 椎板骨	88	132	198	/
C. 黄韧带	86	99	176	/

本实验得出以下结论。

1. 不同处理的椎间盘组织被半导体激光作用，汽化至炭化的所需功率各异。

(1)福尔马林浸泡固定后所需的功率最小，汽化开始的功率 110J，出现炭化的功率为 164J，说明此椎间盘组织的水分含量已经大部丢失，易被激光辐射作用而干涸汽化乃至炭化。

(2)冷冻后椎间盘组织因为细胞内水分保存较多，虽然经过化冻后再受激光辐射作用，但被完全汽化的所需功率仍较高，而出现炭化时功率并不高，略低于新鲜椎间盘标本组织。

(3)冷藏的新鲜椎间盘组织，细胞内水分含量低于冷冻后椎间盘组织细胞，而细胞间质的水分较多，明显高于另外两组，胶原、蛋白多糖、非胶原蛋白和细胞密度则相差无几，故汽化完全所需功率小于 B 组。

2. 三种不同组织被激光汽化切除，相同的范围所需的功率，由小而大依次是 A 组（椎间盘）、C 组（黄韧带）、B 组（椎板骨）。均随激光功率增大而切除范围加大，呈正相关。从理论上讲，本实验结果，椎间盘被汽化切除范围（直径）达 3mm 则所需功率为 66J，临床上要切除直径 15mm 范围的椎间盘仅需330J 即可。实际上则应为此功率能量的 3～4 倍，其原因是离体椎间盘组织不同于活体的状态，人体间盘组织含水量要大得多（年龄越小越多），故临床中采用多大的功率为适宜，应视年龄、病程、椎间盘损害及退变程度等情况而定。

3. 本实验结果表明，半导体激光汽化切除椎间盘组织作用确实、安全可靠，认为临床上激光汽化的切除能量不宜过大，更不需达到炭化所需的能量。

（王福根　翟淮伟　冯传有）

第二节　经皮椎间盘射频热凝疗法

椎间盘因外力或自体损伤，导致其纤维环磨损、断裂及破裂等病变。在病变椎间盘内可观察到瘢痕组织、向内生长的神经纤维、窦椎神经脱髓鞘及 P 物质表达现象，推断椎间盘病变是引起慢性腰痛的主要原因之一。因此，修复损害的纤维环与灭活受累的感觉神经纤维能消除盘源性疼痛。腰椎间盘内视频热凝疗法（intradiscal electro-thermal treatment，IDET）就是在 C 形臂 X 线设备监视下经皮穿刺导入针管后，再经导管置入特殊的电热丝，沿着纤维环内壁行走至病变部位。利用电热能使盘内胶原组织发生固缩，凝固病变至纤维环，同时使向内生长的肉芽组织发生变性固缩，灭活受累的感觉神经纤维，从而达到治痛之目的。

一、治疗原理

1956 年，瑞典资深神经外科教授、伽马刀创始人 Leksel 提出椎间盘射频热凝治疗理念，1992 年瑞典医科达公司推出数字化神经射频仪，1994 年 Elekta 在欧洲市场上市，得到了飞速的发展，在神经外科、放射技术、疼痛治疗领域引领不断技术更新。国内应用于椎间盘源性疼痛治疗的射频仪——XJ-08-3 射频控温热凝器是由西安西洁医疗设备公司研发，通过手术电极和负极板构成一个回路。由射频控温热凝器数字化、智能化控制，发出高频率射频电流，由于手术电极端电力线高度集中、密度大，交替变化电场足以使水分子随着交替变化的电场产生高频振荡而摩擦生热。从而使该部分组织温度升高，让细胞在不同的温度值产生热凝调节、失去生物活性或发生物理化学性质变化，灭活致痛因子、炎症因子和消除水肿等的不同改变。热凝毁损靶点区组织、神经，破坏痛觉传导或者解除神经压迫，从而达到治疗目的。见表 10-2。

表 10-2　热耐受力程度差异表

神经纤维	分类	直径（μm）	髓鞘	70～75℃（120s）
Aα	运动觉	10～20	有	不变性
Aβ	触压觉	5～12	有	不变性
Aδ	痛觉	5～10	薄	变性
Cd、Cv	痛觉	0.4～1.2	无	变性

盘内感觉神经纤维末梢之痛觉感受器集中分布于椎间盘纤维环的外 1/3，且逐次向髓核内分布。业已证明，神经纤维在 45℃ 以上温度的作用下会发生不可逆的损害，于纤维环外 1/3 部位在 46～50℃ 时，即可灭活分布于纤维环的痛觉感受器。因椎间盘内相对缺少血管分布，在治疗过程中能够一定时段连续加热，而通过椎体松质骨血供及盘外硬膜囊内脑脊液循环吸收其余热量，不至于伤及患部的神经根、硬膜和后纵韧带。同时通过热能作用，使胶原组织固缩增厚及纤维环得到修复，增加了腰椎的稳定性，从而在一定程度上减轻了椎间盘所承受的应力载荷，达到消除疼痛的功效。不同的温度值对人体组织产生不同的热凝效应，在利用热凝效应对人体进行治疗之前，必须了解相应的临界温度，才能有效地指导治疗和预防危险的发生。

（一）热凝效应临界温度

1. 45℃　45℃ 以下人体组织不产生不可逆的伤害，45℃ 开始痛觉神经纤维开始变性，产生不可逆伤害。

2. 75℃　75℃ 时痛觉神经纤维完全变性，运动神经纤维开始变性。

3. 85℃　生物活体组织产生物理体积收缩。

4. 95℃　升温过快或热凝时间过长，热凝毁损区域可能产生结痂、热气泡爆裂现象。腰椎间盘或颈椎间盘内的热凝临界温度分别控制在 80～90℃ 或 75～85℃，以达到治疗效果，避免操作风险。

(二)控温热凝射频仪

控温热凝射频仪治疗模式分为三种治疗模式,即标准 RF 模式、脉冲 RF 模式和刺激模式。标准射频模式温度与阻抗实时显示,可远距离观察变化,微创介入治疗过程可安全操控。脉冲 RF 模式脉宽和频率均可适时调整,选择 42℃的可逆损毁温度可达到最小的创伤与最小的神经反应,适合于腰椎椎间孔外侧神经根脉冲射频治疗,且辅以神经营养药物注射治疗,有利于治痛。随着不断实践与临床研究,理念得到提升。椎间盘内采用标准 RF 模式,设置温度为 65℃ 30s、75℃ 30s、80℃ 1min、85℃ 1min、90℃ 30s。温度逐渐升高使椎间盘内髓核纤维环达到热凝程度。80℃是热凝起始点,时间控制在 1min,椎间盘高度损失<1/3 者,最高温度可控制到 90℃,精准、安全、有效。见图 10-4、图 10-5。

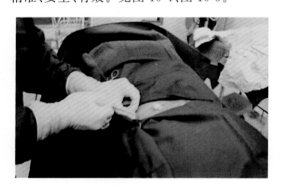

图 10-4　射频热凝定位穿刺

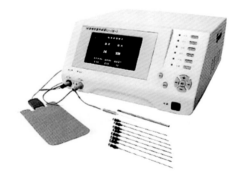

图 10-5　XJ-08-3 视频热凝器

二、适应证和禁忌证

(一)适应证

1. 持续性下腰痛超过 6 个月,椎间盘源性腰痛病史,不能耐受久坐与站立,无明显下肢放射痛,可有下肢牵涉痛(类似于模糊的根性疼痛);腰部棘突和椎板间有压痛,直腿抬高试验常为阴性。部分中央型椎间盘游离突出病例也取得良好疗效。

2. 外周神经支配区域疼痛、三叉神经痛、带状疱疹后遗痛、脊神经后支区域疼痛、慢性疑难痛症等。至少 3 个月非手术治疗无效,包括服药(非甾体类消炎药、神经安定药)、神经阻滞治疗、理疗等。利用热凝调节交感、副交感神经纤维,还可治疗自主神经病变引起的各种病痛,如多汗症、失眠、雷诺病、丛集性头痛等。

3. 影像学检查,椎间盘高度要保持在原先 50% 以上,MRI 的 T_2WI 图像显示纤维环后部有高信号区(HIZ),椎体无明显挤压性损伤或椎管狭窄,轻度的包容性椎间盘突出。

(二)禁忌证

1. 凝血性疾病。如血小板减少症(< 50 000/mm³)、血友病。

2. 椎间盘巨大突出引起压迫改变,有严重神经根性疼痛症状。

3. 非椎间盘性病理改变,如椎管狭窄、腰椎滑移、椎间盘高度丢失 60% 以上。

4. 有影响术后康复指导的心理障碍;妇女妊娠、穿刺区域皮肤感染、炎性皮疹。

5. 广泛的脊柱后路融合手术,或有过病变节段椎间盘手术史者。

三、操作方法

(一)导针穿入椎间盘

如同一般介入手术,患者术前 4h 禁食,术前 3~4d 须停用甾体类消炎药与青霉素类药物。取俯卧位,常规消毒铺巾及局部麻醉。在 C 形臂 X 线设备监视下经皮穿刺,选择

17G(15mm)或 17G(23mm)穿刺导针,后者适用于身材高大的患者。针管进入时应紧贴小关节面以避开神经根,通常在椎间盘外缘相当于 3 点或 9 点位置穿过纤维环进入椎间盘内。然后拔出针芯,经导管置入电热丝或热疗导管。

(二)电热丝或热疗导管放置

热疗导管进入髓核后,沿着纤维环内壁行走至病变部位。准确定位既可提高疗效,又可减少神经损伤等并发症的发生。必须在电热丝放入位置准确无误的情况下方可进行操作。

(三)加热方法

热疗导管连接到射频发生器上,打开电源,调节好参数,即开始传递热能。标准的加热方案是,以每 30 秒升温 1℃的速率在12.5min 内使电热丝(热疗导管)从 65℃升高至 90℃。然后维持 90℃的温度 4min,整个治疗步骤自动完成。见图 10-6。

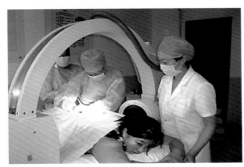
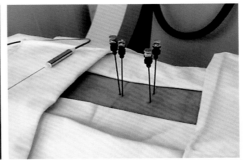
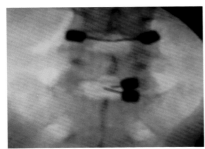
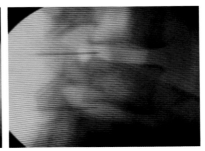

图 10-6 "靶区双极多点"标准 RF 模式

(四)治疗观察

作者观察"靶区双针多点"标准 RF 模式治疗腰椎间盘突出证临床疗效。双极射频用两根穿刺针,在 CT 扫描下确定穿刺到达突出物,采用瑞典医科达公司生产的 Leksell射频治疗仪,将消毒好的射频电极插入穿刺针内,分别用单极测试感觉和运动神经,先用100Hz 电流 3mA 感觉测试,2Hz 电流 3mA运动觉测试,确认无神经根刺激症状后,双极射频热凝术可选择椎板间隙小关节内侧缘与小关节外侧安全三角穿刺进入椎间盘内,经CT 确认双穿刺针前端距离为<1.0cm 分别用单极测试感觉和运动神经,无神经刺激后,主电极插入压迫神经的突出物,依次用各治疗 60℃、70℃ 60s,各治疗 70℃、80℃ 60s,各治疗 90℃ 30s,各三次连续射频治疗。见图10-7。

1. 临床资料 病例选择腰椎间盘中度以下突出者,排除椎间盘巨大型突出、椎管重度狭窄及有马尾神经损害者。本组 478 例,男性 296 例,女性 182 例;年龄 32—67 岁,平均 44.5 岁;病程 3 个月~4 年,平均 1.5 年。单节段腰椎间盘突出 119 例,L$_{4-5}$ 57 例、L$_5$~S$_1$ 62 例、双节段椎间盘突出 286 例,L$_{3-5}$ 214

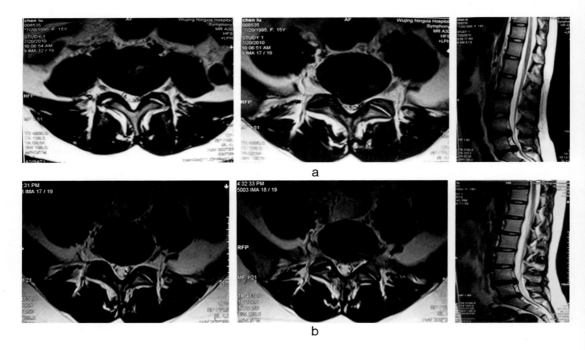

图 10-7　L_{4-5}，$L_5 \sim S_1$ 椎间盘突出症

a. 射频热凝治疗前；b. 射频热凝治疗后 1.5 年。

例、$L_4 \sim S_1$ 72 例；三个节段 $L_3 \sim S_1$ 椎间盘突出 73 例；中央型突出 172 例，中央偏旁型突出 125 例，侧旁型突出 119 例，外侧型 62 例。所有病例均拍摄腰椎正侧位 X 线片、CT 扫描或 MRI 检查，影像学资料与临床征象一致，均符合腰椎间盘突出症，突出为中度大小，非巨大突出（脱出）或游离型。

2. 分组　将本组 478 例腰椎间盘突出症患者分为 2 组，A 组（靶区双针多点治疗）248 例，B 组（靶区单针治疗）230 例。射频热凝治疗后 3 个月评定疗效并进行统计学分析。结果 A 组临床治愈 159 例（64.1%），显效 82 例（33.1%），好转 6 例（2.8%）；B 组临床治愈 96 例（41.7%），显效 115 例（50.0%），好转 19 例（8.3%），两组治愈疗效之间差异显著（$P < 0.05$）。

3. 结果与结论　标准射频 RF 模式治疗腰椎间盘突出症，采用靶区双针多点模式疗效显著，临床治愈率优于常规的射频热凝治疗。其理念为定位精准，双针穿刺入路，热凝范围扩大贴近靶区，射频治疗剂量满足需求，值得推广应用。

四、术中、术后处理

1. 如何判定导管的加热部分（电热丝）没有放置到正确部位？在开始热疗时，患者即出现感觉异常或疼痛；或者在治疗过程中，患者出现不同于往常的典型疼痛与不适，应该意识到放置部位有误，必须暂停或终止热疗过程，重新调整导管位置。如在髓核内向前放置一段距离或者再试用不同的路径穿过髓核。

2. 治疗结束后，可经导管给予抗生素，缓慢注入头孢唑林 2mg 到椎间盘内。

3. 患者送入康复病房观察，至少平卧 4h，每 30 分钟测定 1 次血压、呼吸、脉搏、心率。因纤维环张力减弱可引起损伤性椎间盘突出，术后 4 周内应避免负重，6 周内避免使用甾体类药物。2周后,即可对椎管外腰臀部软组织损害进行治疗,以提高疗效。

4.注意感染,尤其是椎间盘炎的发生。5～7d内,若有发热、寒战、穿刺部位发红肿胀、出现与往常不同的腰部或肢体疼痛,且腰痛明显加重,应高度重视,及时处置,包括卧床制动、抗生素、营养支持及对症处理。

（王福根　马　珂　黄接云）

第三节　经皮椎间盘低温等离子体疗法

射频也称为"无线电频率",是一个频率较高的电磁波频段,该频段的电磁场可以不依赖导体而直接在大气或真空中传播,故主要应用于无线电广播通讯。随着科技发展,后来被用于医疗,适用于椎间盘源性下腰痛,适用于纤维环完好的患者。用等离子刀头在髓核中打出多个通道的方法来消融掉一部分组织;在打孔的同时对组织进行热凝。通过调整电压实现不同的效能;在消融和热凝时,温度始终在40～70℃;通过在分子水平上的分解作用在52℃左右消融组织;通过组织的传导热进行热凝。

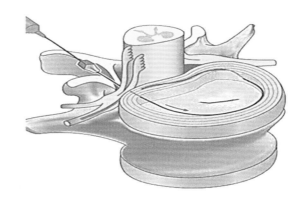

图 10-8　等离子体隧道消融椎间盘图示

主机结构为刀头、电缆和脚控踏板。100kHz射频(RF)电场是产生低温等离子体的基础。RF频谱范围很宽,所有的"射频"并不相同。它们的特性随频率和电压能量输出改变,等离子态是除了气态、液态和固态以外,物质的第4种存在方式。

等离子态定义为含有大量自由带电粒子,具有较大的电导率,而且运动状态主要受电磁力支配的物质状态。高温等离子态:加热使粒子获得动能,电子摆脱原子核的束缚,物体转为高温等离子态。人工等离子体对气体或液体施加强射频电场可将其变成低温等离子态。Coblation低温等离子消融技术应用就是低温等离子技术。见图10-8、图10-9。

消融和切割原理。通过100kHz的强射频电场,一是使电解液变为低温等离子态,在电极形成厚度为100μm的等离子体薄层;二是强大的电场还使等离子体薄层中的自由带

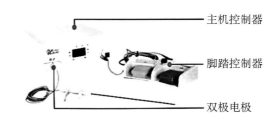

图 10-9　SD-2000 等离子体主机控制系统

电粒子获得足够动能,打断分子键,使靶组织细胞以分子为单位解体,在低温下形成切割和消融效果。经等离子体作用,组织被分解成简单的分子或原子,低分子量气体(氧气、氮气、氢气及二氧化碳)。当射频电场的能量作用于组织(包括血液)时,组织的阻抗会导致热效应,从而产生组织皱缩和止血作用。其优点与以往通过高温使组织坏死的热皱缩技术不同,等离子刀可以将温度精确控制在60～70℃,既确保使胶原蛋白分子

螺旋结构皱缩，又保持了细胞的活力。见图 10-10。

组织加温范围。低温区（＜35℃），中心体温区（35～42℃），低温消融区（42～60℃），胶原紧缩区（shrinkage collagen）（60～70℃），凝固变性区（coagulation denaturization）（70～100℃），细胞液汽化蒸发区（vaporization）（100～450℃），组织热切割区（thermal cutting）（450～600℃），组织汽化区（pyrolysis）（＞600℃）。

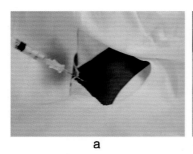 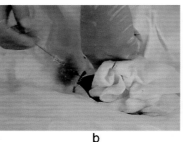 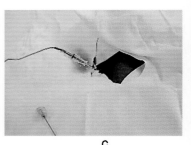

图 10-10　低温等离子体消融术

a. 定位穿刺；b. 等离子刀头在髓核内打出通道；c. 消融切割。

腰椎间盘容积为 1.5～2.5ml，压力为 400～500kPa，等离子刀头可消融部分椎间盘髓核组织，并利用热凝功能将刀头附近髓核加温至 70℃，使其体积缩小以达到治疗目的。

低温等离子体消融术与微波、射频区别。

射频电场→等离子体（100kHz）→低温分解→实时消融（53℃）。实时消融、切割、止血，精确可控治疗区域；工作温度为 40～70℃。

微波、射频（＞200kHz）→加热组织→组织变性→逐渐吸收（约 100℃）。无切割功能，＞100℃，需凭经验确定治疗区域。

等离子体与半导体激光治疗特点的比较见表 10-3。

表 10-3　等离子体与半导体激光的比较

技术	组织变化	治疗温度	损害	致痛
等离子体	组织分解	40～70℃	热损伤小	轻微疼痛
半导体激光	细胞蒸发	300～600℃	热损伤较大	轻微疼痛

经皮椎间盘低温等离子体疗法，作者在临床上针对腰椎间盘突出症，取得比较理想的疗效。但是对于间盘脱出，或伴有椎管狭窄、椎体滑移者不宜应用，要考虑采用脊柱内镜微创技术解决病痛根源。

（姚本礼　秦续江　王云霞）

第四节　选择性血管药物灌注疗法

股骨头缺血坏死（avascular necrosis of the femoral head，ANFH）是临床上常见的一种疑难病症，可导致髋关节疼痛和功能障碍，严重的造成终身残疾。临床上以 30—55 岁中青年居多，具体发病率尚不详。股骨头缺血坏死的治疗方法很多，成功率差异较大。

人工股骨头和髋关节置换术已被广泛应用，但尚有大量早中期患者仍未得到及时治疗。非手术方法包括药物和电刺激治疗，其疗效尚未完全确定。尤其对于不适合施行髋关节置换术的年轻患者，非手术治疗缺乏有效的手段。股骨头缺血的药物灌注介入疗法是近10年来国内开展起来的微创治疗，选择灌注的血管部位和所用药物不同，疗效各异。尤其是远期疗效的观察资料还不多。

一、股骨头血供的应用解剖、病因和病理生理

（一）应用解剖

成人股骨头的血液供应主要来自股深动脉的旋股内、外侧动脉。在粗隆水平相互吻合（由臀下动脉、股深动脉的第一穿支参与）干骺血管。

股骨头的血管分布。由髂外动脉系统延续而来的股深动脉分支旋股内动脉分出上支持带血管和下支持带血管。上支持带血管延续发出外侧骨骺血管和上干骺血管。下支持带血管发出支配下干骺的血管。

由髂内动脉系统发出的闭孔动脉髋臼支继续延续成为股骨头圆韧带动脉，其分支成为内侧骨骺血管。股骨颈髓内血管向上走行于骨皮质下供应股骨颈近段的血供。

外侧骨骺血管供给股骨头骨骺区外上2/3血供，内侧骨骺血管供给股骨头其余1/3血供。下干骺血管是股骨颈部最重要的血管。上支持带血管是股骨头最重要的血供来源。由闭孔动脉的分支股骨头圆韧带血管所延续的内侧骨骺血管可与外侧骨骺血管吻合，多数学者报道一致。这样，从理论上提供了一个再血管化的血供源泉。见图 10-11。

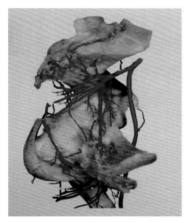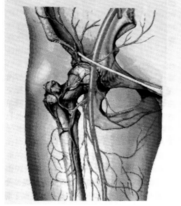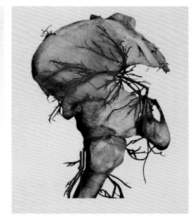

图 10-11　髂内动脉、髂外动脉及其分支；旋股内侧动脉、旋股外侧动脉及其分支

（二）病因和病理生理

股骨头缺血坏死确切的机制不清楚，可能与多种因素有关。所有因素中，90％与肾病、应用激素和酗酒有关。外伤性患者病理机制清楚，如髋关节脱位，往往股骨头动脉损伤。实际的机制还可能包括近年来的凝血机制变化。可能是由于股骨头的血液循环障碍，血管阻断、血栓形成、血管壁损伤、动脉压增加，引起髓内压增高，髓内微循环的淤滞，脂肪栓塞和静脉闭塞，静脉回流障碍，导致骨坏死。因此，改善股骨头的血液循环成为治疗股骨头无菌坏死的理论依据。股骨头缺血坏死的原因各个不同，但基本病理变化是相似的。最初的缺血后，骨和骨髓坏死，然后修复开始。除非损伤小（＜15％的股骨头受损）或者在中间位置，否则这个修复过程无效。

一个成熟的骨修复反应,像骨折后成、破骨细胞修复过程,并不能有效的在损伤的各层发挥作用。网络的过程削弱了骨皮质下的骨,不断的压力性骨折,最终,造成关节面的塌陷。对修复过程已进行了许多研究。损伤早期正常黄骨髓周围组织纤维化坏死出血。有局部骨髓脂肪细胞和微血管及血液成分的改变。骨坏死愈合过程中的血供和血管生成。总之,股骨头坏死可能与缺血、骨内压增加、骨退变、软骨下破坏和关节韧带损伤有关。

二、临床治疗操作技术

(一)临床资料

解放军总医院康复医学科自 2001 年 6 月至 2009 年 4 月,选择经临床、X 线平片、CT 或 MRI 检查的 ANFH 患者 53 例进行超选择性大剂量药物灌注介入治疗。其中男 39 例,女 14 例,年龄 12－52 岁,平均 32 岁;按 Ficat 标准分型,Ⅰ期 24 例,Ⅱ期 29 例;双髋 10 例。49 例随访 6 个月至 3 年,平均 17.6 个月。影像学检查:术后 6 个月,12 个月进行 X 线摄片,观察坏死骨吸收及新骨生长。CT 检查,观察新骨生长情况。骨扫描,观察坏死的股骨头同位素浓集情况。疗效评定分 6 个月、12 个月、3 年各随访一次。

(二)适应证与禁忌证

1. 适应证　①由髋关节创伤,如股骨颈骨折、中心性骨折、髋关节脱位闭合性复位后引起的股骨头坏死,Ficat 分期在Ⅱ期以内,股骨头尚未塌陷者疗效较好。②长期服用甾体类药物或嗜酒者引起的股骨头坏死,饮酒过多过频者疗效差。③髋关节骨性关节炎所致股骨头坏死,也有一定的疗效。

2. 禁忌证　①血凝性疾病,如血小板减少症、血友病。②强直性脊柱炎、类风湿关节炎、血栓闭塞性脉管炎。③治疗部位局部皮肤有炎症感染。

(三)操作方法

采用 Seldinger 法穿刺技术,经对侧股动脉插管,用 Cobra 4F 导管,经相应导丝引导,先插至患侧髂内动脉,选择性分别插管到旋股内动脉、旋股外动脉;然后插至患侧髂外动脉,选择性将导管引入闭孔动脉及髋臼支。先行靶动脉的血管造影,观察股骨头的血供情况,再灌注银杏叶提取物(金纳多)注射液 179mg,5% 葡萄糖注射液稀释成 20ml。见图 10-12、图 10-13、图 10-14。

三、疗效评价

治疗后患肢疼痛缓解分为 4 级,即＞75%,50%～70%,25%～50%,无效。并用 VAS 疼痛评分表让患者进行自我疼痛评价。

治疗前后患肢活动程度的变化,即患肢外展、内收、内旋、外旋功能。①活动范围明

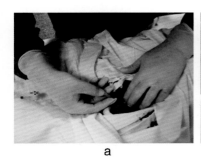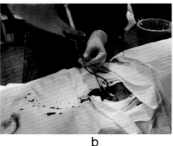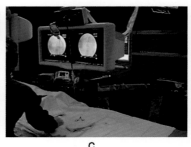

図 10-12　血管药物灌注
a. 股动脉穿刺置入导管达旋股外内动脉;b. 注射药物;c. 观察视频。

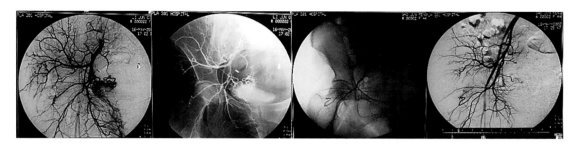

图 10-13　髂内动脉、旋股内外动脉;髂外动脉、闭孔动脉髋臼支,观察血管及分支通道闭塞

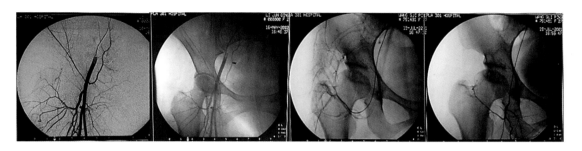

图 10-14　髂内动脉、旋股内外动脉闭塞股骨头坏死区域范围

显改善,定为 2 级;②活动范围轻度改善,定为 1 级;③活动范围基本无变化,定为 0 级;④活动范围缩小,定为 −1 级。治疗前后患肢无痛(或其他感觉)。

行走距离的变化:①明显延长,定为 2 级;②中度延长,定为 1 级;③基本无变化,定为 0 级;④距离缩小,定为 −1 级。其中明显延长指行走距离较治疗前延长 1 倍以上,中度延长指行走距离较治疗前延长 1 倍以内。

(一)临床检查评分:100 满分

1. 疼痛(25)　无(25),酸(20),轻(15),中(10),重(0)。

2. 功能(20)

(1)跛行:无(7),轻(5),中(3),重(3)。

(2)行走:无限制(7),<1000m(5),<200m(3),室内(1),卧床(0)。

(3)支具:无需(4),手杖(2),单拐(1),双拐(0)。

(4)肢体短缩畸形:<3cm(1)。

(5)Trendelenburg 征阴性(1)。

3. 关节活动度(15)　屈曲>90°(9),>60°(5),>30°(2);外展>30°(3),>15°(2),>5°(1);内旋>20°(3),>10°(2),>5°(1)。

4. 影像学检查(40)　Ficat 分期:0~1 期(35~40),2 期(30),3 期(25),4 期(20)。

囊性变数量减少或体积变小,有不同程度的骨密度增高,骨质修复,破坏区囊性变周围区出现骨质硬化带,应该加分。术后 6 个月、12 个月进行 X 线摄片,观察坏死骨吸收及新骨生长。CT 检查,观察新骨生长情况。骨扫描,观察坏死的股骨头同位素浓集情况。

(二)治疗结果:疗效评定 6 个月、12 个月各评定一次

大部分患者(32/49)治疗后临床症状均有改善,患肢活动范围改善和无痛行走距离增加,14 例髋部疼痛完全消失;X 线片分析,19 例骨密度增加;CT 发现 17 例囊性变周围出现骨钙化；骨扫描发现 14 例患侧同位素浓集下降，用 VAS 疼痛评分表让患者进行自我疼痛评价，采取自身对照方法，用 VAS 评价治疗前后的症状改善情况，影像学的变化。

提高分值百分比＝（术后得分－术前得分）÷术前得分×100％。优＞30％；良＞20％；可＞10％；差＜10％。疗效评定分 6 个月、12 个月各随访一次，因为患者随访的时间跨度不完全相同，故结果中计算的均为平均值。统计分析采用 t 检验。见表 10-4、图 10-15。

表 10-4　49 例随访患者治疗前后相比症状改善程度

症状改善程度	6 个月（19 例）	12 个月（17 例）	＞3 年（13 例）
疼痛减轻	55.6％±4％	57.5％±5％	66.7％±5.9％
活动范围改善（级）	0.95±0.16	1.5±0.19	1.44±0.28[a]
行走距离改善（级）	0.82±0.18	1.4±0.22	1.56±0.18

[a] 行与术前相比 $P<0.01$；其余各行与术前相比 $P<0.001$。均有显著差异。

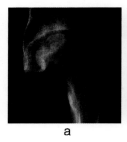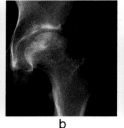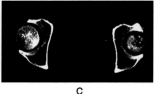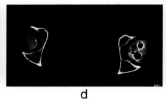

a　　　　　　b　　　　　　c　　　　　　d

图 10-15　治疗前后疗效评定

a. 治疗前股骨头囊形变；b. 治疗半年后有不同程度骨密度增高，骨质修复；c. 治疗前，左髋股骨头破坏区骨细胞坏死，囊性变；d. 治疗半年后，破坏区囊性变周围出现新月形新骨，呈高密度，骨小梁贯通。死亡骨小梁被新骨包住，可能不被吸收；死亡骨小梁成为新骨沉积的支架。

（三）选择性药物灌注治疗分析

在美国，每年约有 15 000 例新发患者，因患股骨头缺血坏死占总髋关节置换术 200 000 例中的 10％，其中需要置换的一半人年龄小于 40 岁。遗憾的是，这些患者置换术后的效果并不理想。平均 5 年随访，失败率达 10％～50％。尽管髋关节置换的技术和设备不断改进与更新，但置换的假体持续 40 年关节持重是不可能的。因此，对于这些年轻患者，采取各种治疗方法，延迟髋关节置换时间，极为重要。股骨头缺血坏死治疗方法很多，成功率变化也很大。非手术方法包括药物和电刺激治疗。手术方法包括股骨头髓芯减压（core decompression）、非血管化骨移植、带血管骨膜移植和骨切除等。这些方法没有一种确定完全有效。既往手术治疗效果不佳，尤其对于不适合施行髋关节置换术的年轻患者，非手术治疗缺乏有效的方法。

非手术疗法。适用于青少年、股骨头病变属Ⅰ～Ⅲ早期。避免负重（持拐、用助行器、坐轮椅），理疗、卧床、下肢牵引，中药口服与外敷，有促进成骨作用。

作者曾经报道超选择旋股内、外动脉和闭孔动脉髋臼支动脉，应用金纳多注射液大剂量药物灌注的经血管介入治疗股骨头缺血坏死近期疗效优良率近 70%,优于其他非手术方法,包括药物治疗和物理治疗。目前姑息性手术治疗,包括髓芯减压术、带血管蒂骨膜移植术、血管束骨内移植术等不仅手术较为复杂,而且疗效也并不理想,近年来少见报道。人工髋关节置换术及全髋置换术,仅适用于晚期患者。血管介入治疗介于非手术和手术疗法之间,其原理是通过一定的途径,灌注高浓度的溶栓药、血管扩张药,溶解血栓,解除输入通道血管痉挛,从而促进血液循环,有可能重建坏死股骨头的血供,重建有利于新生骨生成修复骨坏死的微环境。国内自 1995 年开始报道的经动脉介入治疗股骨头无菌性坏死其优良率可达 85%,有较好的疗效。

本组治疗有以下特点。一是插入导管细,供超选择性动脉可达 3~4 级血管,使药物直接到达病变缺血部位。二是注射药物浓度高,大于静脉用量 6~8 倍的药量,一次性分别灌入旋股内、外、闭孔动脉髋臼支等 3 支血管,且仅用一种药物,有利于观察治疗效果。三是髋关节内外结合,应用银质针导热松解髋关节周围肌肉,消除静脉阻滞的因素,有利于静脉回流,从而降低股骨头内高压。

选择旋股内侧动脉、旋股外侧动脉、闭孔动脉进行药物灌注,促进和增强互相间血管吻合。所采用的药物为小分子肝素和金纳多,具有扩张血管、抗凝溶栓、降血脂等作用,改善股骨头流入血管的血液供应。银质针髋关节周围软组织松解术,解除关节周围股内收肌群、髂腰肌、臀中小肌、阔筋膜张肌等肌肉痉挛,改善股骨头流出血管的血供。关节内外的共同治疗作用达到改善股骨头血供之目的。

激素导致股骨头缺血坏死的发病机制。①骨生成减慢,吸收增加,骨质疏松,微小骨折,压迫毛细血管;②末梢动脉炎,形成血栓,骨坏死;③脂质代谢紊乱,高脂血症,在关节软骨下骨质内微血管脂肪栓塞,股骨头缺血坏死。血清学检查、组织学检查、电镜检查支持此学说。金纳多药液是否具有成骨作用?骨形成蛋白-2(BMP-2)能使多潜能的中胚叶的原始细胞分化为成骨细胞或软骨细胞,产生碱性磷酸酶和骨钙蛋白。金纳多能否激动其中某个环节有待进一步研究。

辅助治疗。银质针导热疗法、中药口服方剂,与本疗法乃是最佳的组合,为轻中度股骨头坏死提供优先治疗,已得到较多病例的证实,得到一定的推广应用。

四、发病机制探讨

近 20 年来常被采用的手术有如下几种。①股骨头钻孔减压及植骨术,人工髋关节置换术,新鲜胎儿软骨移植术,经粗隆旋转截骨术。②各种显微外科治疗,旋股外侧动静脉及松质骨植入术,吻合血管的腓骨移植术,带血管蒂的髂骨骨膜移位术,带血管蒂骨瓣+镍钛记忆合金网球植入术等。③除前两项手术外,其余手术远期疗效尚不肯定。作者认为,选择性药物灌注治疗股骨头缺血坏死应用前景预计看好,尤其是与银质针导热疗法、中药特定处方并用,针对损伤所致股骨头坏死Ⅰ~Ⅱ期、Ⅲ期以内疗效更佳,但其治疗作用机制尚未阐明,有待进一步研究。

引起 ANFH 的病因十分复杂,前置因素大致有以下几种。①髋关节外伤(股骨颈骨折,髋关节脱位,股骨头骺损伤);②长期服用激素(红斑狼疮、眼科疾患、肾病等);③过度饮酒、酗酒(每次饮酒 500ml,持续 1 年以上);④Legg-Calve-Perthes 病;⑤减压病或潜水病;⑥血红蛋白病(镰状细胞贫血、镰状细胞血红蛋白 C 病、地中海贫血);⑦放射病;⑧血管疾病;⑨胶原系统疾病;⑩其他(高血压、肝病、胰腺炎、痛风)。

目前比较认同的损伤机制为:①初期原因为股骨头供应动脉血管壁损伤,凝血机制发生改变,导致股骨头软骨下血管内血栓形成、脂肪栓塞。②继而引起股骨头骨内高压，发生静脉血液循环障碍，首先是静脉闭塞，骨髓内微循环的淤滞，输出血流障碍，继而导致动脉压增加，动脉流入障碍。③关节外继发性机械性压力因素，髋关节周围软组织痉挛，直至变性挛缩，这也是股骨头缺血坏死的重要机制。

股骨头缺血坏死的原因各不相同，但基本病理变化是相似的，大致分成两个阶段。一是骨死亡：密质骨陷窝、空虚，骨髓凝固、液化、萎缩，但是骨小梁结构、矿量未变。二是骨修复：①血管再分布，骨小梁被吸收，纤维组织取代；肉芽组织进入坏死区（X线透亮带围绕死骨），死骨内有透亮点。②再骨化，骨小梁宽度、体积增大；死亡的骨小梁被吸收；骨密度增强、骨硬化、"潜行"替代。③死骨吸收。与血管再分布、再骨化同时进行。

（王福根　高　谦　江亿平）

第五节　脊髓电刺激镇痛术

临床支持"门控理论"的神经外科医师 C Norman Shealy，始于 1967 年，首次在脊髓鞘内植入单极脊髓电刺激器，开创了脊髓刺激术的新疗法。来自我国疼痛学专家张德仁、肖礼祖主译的《经皮穿刺脊髓电刺激镇痛术》一书（著者 Paul G. Kreis and Scott M. Fishman，美国）中报道，当时首位病例是晚期癌症神经病理性疼痛患者。近 30 年脊髓电刺激被用来治疗慢性疼痛，是一项颇有调控功能治疗慢性顽固性神经病理性疼痛的技术，确实能改善认知和神经功能。置入脊髓电刺激系统包括两个程序，即定位置入刺激电极到硬膜外腔隙；置入一个可编程的脉冲发生器于皮下。由于计算机交互程序的广泛应用使刺激的模式变得多样，发展了单独刺激和多频率与多电极排列刺激，均增加了脊髓电刺激的安全有效和优质性。迄今，脊髓电刺激镇痛技术已为众多慢性神经病理性痛患者带来新的希望。

一、脊髓电刺激的作用机制

关于脊髓电刺激的作用机制有许多理念，包含闸门控制机制的激活、脊髓丘脑通路的传导阻断、脊髓以上神经通路的激活，并激活影响交感传出神经的中枢抑制性机制，以及某些神经递质和调质的激活或释放等。

（一）闸门控制理论新的认识

Ron Melzack 和 Patrick Wall 在 1965 年公开发表了"闸门控制理论"（门控）。该理论认为，在外周，伤害性信息是通过直径较细的有髓鞘的 Aδ 纤维和无髓鞘的 C 纤维传入脊髓的。是由中等直径、细髓鞘轴突组成，C 纤维是由小直径无髓鞘轴突组成。疼痛信号传导速度 Aδ 纤维为 40m/h，C 纤维为 3m/h。这类纤维终止于脊髓背角的胶质，即脊髓的"门"。同时，其他的感觉信息，如触觉或振动觉，是由较粗大的有髓鞘的 Aβ 纤维传导的，它们也会聚、终止于脊髓的这个"门"粗纤维传递的信息，如触觉和振动觉的信息，将关闭接受细纤维信息的"门"，使痛觉减轻。如对脊髓后柱的 Aβ 纤维进行电刺激，也可逆行抑制同节段脊髓对细纤维传递的痛觉信息的接受。Melzack 和 Wall 将其称为脊髓后柱刺激（dorsal column stimulation，DCS）。迄今指出，这种电刺激抑制痛觉的现象不仅存在于脊髓后柱，在脊神经后根部以及脊髓的其他部位也存在，故"脊髓后柱刺激（DCS）"现已为"脊髓电刺激（spinal cord stimulation，SCS）"所取代。

对外周神经进行电刺激，以及对皮肤进行机械刺激，均可产生类似 DCS 的神经抑制作用。对麻醉猫的单侧背角神经元进行研究发现,电刺激皮肤有鞘传入神经纤维,可对背角多觉神经细胞(既对有害的辐射热刺激有反应,也对低阈值皮肤机械刺激感受器的刺激产生反应性放电具有抑制作用)。但在脊髓后柱受到损伤的情况下,在损伤平面以下进行 DCS 就不再产生神经抑制作用,损伤侧柱则没有影响。

1. 脊髓上位神经元发生变化　脊髓电刺激节段性地抑制疼痛。刺激阻断了脊髓丘脑通路上的信号传导。可能是受刺激的神经元产生某些抑制性递质,导致痛觉神经传导功能受阻。

刺激脊髓可使脊髓上位神经元发生变化,影响痛觉的传导或调制。Saade 等研究了刺激脊髓上位中枢可能产生的效应,在刺激电极所在部位的尾侧端切断后柱,应用两种类型的大鼠疼痛试验模型(甩尾试验和甲醛试验),分别代表了两类不同的神经生理机制,即相位性疼痛与紧张性疼痛。结果显示,脊髓以上电刺激对于两种痛觉试验模型所代表的相位性疼痛与紧张性疼痛均有明确的镇痛作用,表明镇痛作用与激动脊髓上位的痛觉调制中枢有关。

2. 交感传出神经的中枢抑制性机制　在动物模型与人体试验中,都观察到 SCS 引起类似血管舒张的现象,推测这可能与 SCS 激活了影响交感传出神经的中枢抑制性机制有关。这些血管舒张反应可能继发于 SCS 对细小的传入纤维的逆向影响,或者继发于 SCS 对脊髓节段交感神经生理功能的直接作用。

SCS 反应性血管舒张的另一种可能机制是,SCS 可以使血管舒张物质如血管活性肽、P 物质或者降钙素基因相关肽释放出来。最近 Croom 等发现,高频刺激时的外周血管舒张,实际上是高频刺激逆行激动了后根内的 C 纤维,引起外周降钙素基因相关肽的释放所致。见图 6-1 脊髓电刺激镇痛术作用机制,摘自张德仁、肖礼祖主译的《经皮穿刺脊

髓电刺激镇痛术》一书第 5 页。

SCS 在动物实验中引起的血管舒张,在临床应用该项技术治疗外周血管疾病性疼痛时得到了很好的验证。血管闭塞性或血管痉挛性疾病患者,应用 SCS 治疗后疼痛明显减轻,疼痛性缺血性溃疡明显愈合。一项 SCS 治疗 34 例重度肢体缺血患者的研究中,大部分患者都有休息时疼痛和缺血性溃疡,其中 26 例患有动脉硬化性外周血管疾病,7 例患有重度的血管痉挛性疾病,1 例患有 Buerger 病。治疗组 94% 的患者疼痛得到缓解,50% 的患者溃疡愈合。平均为期 16 个月的随访,治疗组中只有 38% 的患者后期进行了截肢手术,而相应的无刺激的对照组,该值高达 90%。在欧洲,外周血管疾病已成为当前 SCS 的主要适应证。进一步的研究表明,施行 SCS 后体循环的改变似乎微乎其微,但皮肤毛细血管密度却显著增高,反映 SCS 治疗后微循环获得显著改善。

3. 神经递质或调质的激活或释放　应用 SCS 后患者疼痛缓解时间常较实际的脊髓刺激效应超出数小时分或数天,甚至长达 1 个月,这种现象提示,脊髓电刺激之所以具有较长的刺激后效应,与刺激导致中枢释放某些神经递质或调质,造成长时间的痛觉缓解有关。有研究发现,应用 SCS 后脑脊液中的肾上腺素、P 物质、GABA、5-HT 及其代谢产物 5-HIAA 增多。也有证据表明,应用 SCS 后,部分脑脊液内 β-内啡肽和 β-促脂解素含量增加,有利于调控疼痛。

为了确保脊髓电刺激对大多数神经病理性疼痛的有效治疗,受脊髓电刺激的区域应该出现感觉异常或刺痛。传入纤维和脊髓损害的患者,由于神经结构遭到破坏,SCS 治疗无效。

(二)电生理特点

1. SCS 电极可分为经皮穿刺电极和手术片状电极

(1)经皮穿刺电极:是用聚亚氨酯材料制

成的一种可弯曲的圆柱状导管,其远端均衡分布着圆柱形白金触点。经皮电极按白金触点的长度、宽度、间距及数量分类,有 4、8 或 16 个触点 3 种。电极触点由白金合金组成(白金和铱),长 3~6mm,宽 1~12mm。多个触点有利于电极发生移位后的调控,可产生 360°的电场,并可能刺激硬膜外腔周围组织,如小关节囊、黄韧带而产生痛感。

(2)手术片状电极:其远端为扁平状,最多可以有 16 个矩形触点,触点朝向单侧,其产生的电刺激为朝向脊髓单向刺激。有证据表明,单向刺激可消除经皮电刺激刺激脊髓周围组织所产生的不适感。由于外科电极的形状不适合穿刺置入,需要进行椎板切除手术后置入。

要针对不同电极分别调整刺激模式,以达到最佳刺激,不会在其周围形成纤维化而上升电阻。如果刺激不能很好地覆盖,则可以调控电流刺激方向和脉冲间隔。置入时间:电阻在置入后 4~5d 最小,其原因是在置入电极周围组织水肿形成,几周后随着局部纤维化形成,电阻可逐渐增加。

2. 硬膜外腔各个节段大小不一问题黄韧带同样厚薄不均。在脊柱内硬膜囊和黄韧带间距离不等,硬膜囊和黄韧带间距上胸段为 3~4mm,下胸段逐渐增加。成年人中,L_2 段硬膜囊和黄韧带前后间距最大为 5~6mm。C_{3-7} 的硬膜囊和黄韧带间距逐渐减小,C_7 间距为 1.5~2mm,其原因是该节段脊髓膨大。下胸段硬膜外腔大,电极距离硬膜囊较远,因此,下胸段电阻大于颈段。颈段硬膜外腔较小,电阻也较小,脉冲发生器所耗能量比胸段也小,因此,其电池使用寿命较长。临床上通过正侧位 X 线定位电极位置,可较好确定头尾与左右位置,但不能准确判断电极和脊髓腹背侧的理想位置。事实上,在下胸段使用外科电极更合理,因下胸段外科片状电极可直视下置入硬膜囊背侧。从长期看,由于纤维化的形成,不同节段电阻可逐

渐接近。对慢性疼痛患者,电极和脊髓间距是感知阈值和所需能量的决定因素。

脑脊液厚度影响到感知阈值。是脉冲发生器发出的电刺激被患者首次感知的最小幅度为感知阈值。脑脊液是良好的导体,会弥散刺激电流,导致神经根的刺激而有不适感。具体个人不同节段脑脊液厚度不同,感知阈值也就不同。通常 T_{3-6} 节段脊髓直径最小而脑脊液最厚,感知阈值在上胸段最大,上颈段最小。

3. 振幅、频率和脉宽 脉冲幅度、频率和脉宽为脊髓电刺激的 3 个变量,调控首先选择正负极,然后通过调控 3 个变量达到理想的覆盖。

(1)振幅:脉冲幅度是指刺激的大小,幅度增加而刺激强度和影响神经纤维范围增加。刺激强度通常从 0 开始,缓慢增加到患者第一次感觉麻木或麻刺感的幅度为感知阈值,增加到患者不能耐受的幅度值为最大值。两者之间的幅度为舒适区,理想的比值应>1.4~1.5。

(2)频率(Hz):为每秒发出刺激次数,可影响患者的感受,但不影响刺激区域的变化。腰腿痛刺激频率为 40~70Hz,CRPS 可高达 80~250Hz。

(3)脉宽:为刺激持续的时间,临床常用范围为 175~600ms。刺激需要足够的强度和时间才能产生神经元去极化和产生动作电位。刺激强度降低,刺激时间必须增加才能达到刺激效果,较粗或较细的神经纤维的强度-时间曲线是不同的,一般有 3 个特点:①细神经纤维去极化阈值高。②刺激脉宽增加,粗纤维和细纤维之间的差异变小。③低强度、长脉宽患者耐受更好。

脊髓电刺激脉宽增加不仅是单纯的扩大刺激范围,同时也增加所刺激的神经纤维数量,低脉宽首先刺激粗神经,脉宽增加后细神经纤维才被刺激。脊髓背柱内侧神经纤维相对较小,增加脉宽倾向于刺激脊髓中

间的神经纤维。临床上从 250ms 开始,依据患者感受缓慢增加,有研究报道可增加到 1000ms。

双电极优点。电极侧移位发生的时候可以通过程控的方式重新获得理想覆盖;双侧下肢痛患者可较好获得理想覆盖;单电极先前可以覆盖下腰痛,但一旦发生移位则将导致失去作用。

二、脊髓电刺激的适应证和具体操作

(一)适应证

慢性难治性疼痛(chronic intractable pain)是 SCS 最佳选择的适应证。而对疱疹后神经痛、幻肢痛、周围神经损伤、三叉神经痛、癌痛、血栓性脉管炎、脊髓损伤、反射性交感性营养不良等痛症均有不同程度的镇痛效果。其中效果较好的病种是癌痛和灼性神经痛,其次是糖尿病神经病变性疼痛,效果较差的是疱疹后神经痛、血栓性脉管炎和肋间神经痛综合征。幻肢痛和慢性脊髓损伤性疼痛的疗效最差。SCS 重要适应证如下。

1. 外周血管性疼痛(PVD)　尤其是 Fontaine Ⅱ期阻塞性动脉疾病,或慢性局部缺血,目前被认为是 SCS 最好的适应证,既可减轻疼痛,又能使肢体恢复。在 20 世纪 90 年代末人们对此观点提出了质疑,原因为缺乏前瞻性的研究支持。最近几年一些重要的前瞻性研究和 Cochrane 广泛的回顾性研究明确证实了 SCS 在治疗慢性局部缺血性血管性疼痛中的作用。

2. 腰背部手术失败综合征(FBSS)　是 SCS 重要的适应证之一,尤其是从 20 世纪 90 年代后期开始,由于双导电极的使用,使其不仅能够成功地治疗根性痛,也可治疗轴性痛(axial pain)。FBSS 多在椎板切除术后发生,发生率为 5%～15%。脊椎手术后的持续性、反复发作性疼痛常由手术瘢痕等引起。一般认为,再次手术会加重他们的临床

症状和表现。这些患者中有 60% 可通过 SCS 明显地减轻疼痛,并明显地提高生活质量。

我国疼痛学专家张德仁、肖礼祖主译的《经皮穿刺脊髓电刺激镇痛术》一书(著者 Paul G. Kreis and Scott M. Fishman,美国)中报道,重度椎管狭窄症引起的顽固性疼痛常见的治疗是阿片类药物鞘内输入。2000 年,Chieti 大学医学院开始对重度椎管狭窄症未手术且对传统药物治疗、运动康复无效的患者采用 SCS 治疗,结果令人兴奋。至 2004 年 6 月,34 个年龄 59－85 岁的患者中有 23 例随访至少 12 个月。所有患者的 VAS 评分均有明显改善,药物的消耗量下降,生活质量明显提高。

3. 复杂性区域痛综合征(CRPS)　CRPS Ⅰ型(反射性交感神经萎缩)和 Ⅱ型(灼性神经痛)的治疗常较困难。理想的治疗应是多模式的(心理、物理、康复治疗和疼痛控制),疼痛应能迅速控制。SCS 能充分地改善并使得自主神经功能恢复正常,提高生活质量。尤其当其他方法(药物和阻滞)不能很好地控制疼痛时,SCS 应尽早进行。

(二)具体操作

1. 技术设备　脊髓电刺激术是一种脊柱介入的镇痛技术。手术包括在硬膜外腔隙需要的节段植入临时电极,然后连接体外临时刺激器进行测试,患者原先疼痛区域被一种麻刺感完全覆盖,即提示解剖功能定位都已确定,然后固定电极,测试 1 周。观察测试成功,植入永久性电极和刺激器,打通皮下隧道,连接电极和刺激器的导线。

分为全植入式和半植入式,前者是指电极、导线和刺激器/接收器都埋在机体内,置于体外的控制器发射脉冲射频信号控制皮下刺激器,使其发出刺激电流。后者是指只有电极植入体内,刺激器携带在身上,两者以导线相连,故导线一半在体内,一半在体外。现在的控制器、刺激器采用集成电路,体积很

小,但功能齐全,大多数是多通道、程控化的。最著名的刺激器是 Medtronic-QUAD 系统和 ITREL-Ⅱ 系统。与其他低频电流多是恒流型不同,SCS 系统一般为恒压型。早期的电极体积大,需要行椎板切开术才能植入。经过不断改进,目前的电极已有多种多样,如导管电极(catheter electrode)、双极电极(bipolar electrode)、三极电极(tripolar electrode)等。由于双通道的三极或四极电极的强度输出范围宽(感觉阈与运动阈相差大)、不易移位、可输出更大的电流、更易控制皮肤的异常感觉,其应用越来越多。电极的形状细长,一般用铂-铱合金作电极材料,外面涂以环氧树脂绝缘材料,多股铂-铱合金丝绕制成电极导线,导线直径在 $80 \sim 250 \mu m$,尖端裸露 $2.5 \sim 5.0 mm$ 即为电极。导线亦可用不锈钢钢丝绕制,长度 22.5cm 左右。双极电极 2 个电极的极性可以交替变换。见图 10-16。

电极分为经皮穿刺放置导管型电极和手术植入平板型电极两种。目前经皮放置型电极为 4 导或 8 导。一般使用 1 条或 2 条 4 导电极治疗肢体痛,使用 1 条或 2 条 8 导电极治疗中轴区疼痛。平板型电极需手术置入,需要切除很小的一块椎骨。

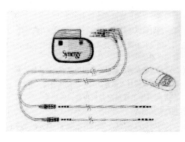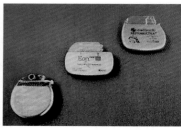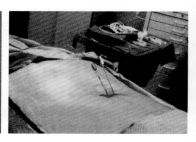

图 10-16 刺激器、相关设备、正确进针角度

(摘自我国著名疼痛学家韩济生、樊碧发主编的《疼痛学》专著,第 245 页;张德仁、肖礼祖主译的《经皮穿刺脊髓电刺激镇痛术》一书第 6-7 页)。

刺激器分为脉冲发生器(IPG)和射频驱动接收器(RF)两种。完全植入型脉冲发生器以锂电池为动力,患者可通过随身携带的小遥控器来控制开关及一定范围的刺激参数调整,整个程序的调整需医师手里的程序控制器来完成。射频驱动接收器(RF 系统)系由皮下植入的信号接收器及体外携带的镍碱性电池为动力的传感器构成,使用时需将传感器天线置于信号接收器表面的皮肤上,再与传感器相连接,就可以经皮传递刺激信号。

2. 手术步骤

(1)筛选测试:首先进行测试刺激。患者取俯卧位,局麻下进行电极硬膜外植入。SCS 测试成功的关键是将刺激电极准确地植入到疼痛相应的脊髓节段。寻找患者主诉整个疼痛区都出现异常感觉的电极位置,然后固定电极并与体位刺激器相连进行临时测试。疼痛评估采用视觉模拟评分法(visual analogue scale,VAS),若疼痛缓解达 50% 以上,生活质量显著改善,镇痛药物用量明显减少,则表明测试成功,可进行永久性埋植于神经刺激系统。刺激参数:刺激频率多在 $5 \sim 500 Hz$,电压 $0.3 \sim 1.5V$,波宽 $0.1 \sim 1.0 ms$。以患者自觉疼痛缓解,感觉舒适为宜。少数患者经 1 周左右测试刺激后,镇痛效果维持较长时间而未再复发。似乎刺激本身打断了产生疼痛的病理性神经通路,达到治疗目的。

(2)具体步骤:术前向患者进行全面的健康教育,尤其是宣讲疼痛学方面的相关知识,使患者充分认识到疼痛的多样性。疼痛由感觉和情绪两方面因素组成,这一点在评价疼痛缓解度方面极为重要。术前检查方面,除一般的外科术前检查外,要着重了解患者的椎管内情况,特别是拟定穿刺间隙及刺激电极走行方向是否通畅,相应脊髓节段有无病变等。

采取俯卧位。开放静脉,进行循环呼吸监测,常规消毒铺巾,用 C 形臂 X 线透视法确定适合的穿刺椎间隙,并在皮肤上做相应进针穿刺点标记。

局部麻醉后,从标记的椎间隙穿刺 Tuohy 针向头部进针,倾斜角度＜45°。在透视下确认进针位置。如果患者疼痛范围较大,可选择使用两个电极,这时需要穿刺两根 Tuohy 针,两根穿刺针可以平行或者相差一个节段。应用阻力消失法及 X 线监测确认穿刺针进入脊椎硬膜外腔。

导入临时测试电极,并在透视下确认位置。若临时刺激电极植入困难,可小心使用硬膜外导丝,在 X 线引导下按预定方向探路,然后撤出导丝,再行电极植入。电极植入成功后,将电极末端与体外临时延伸导线、体外刺激器连接。进行测试:寻找患者主诉整个疼痛区都出现异常感觉的电极位置,即刺激所产生的麻刺感能完全或基本覆盖患者主诉疼痛范围。

测试成功后,固定临时电极,准备 1 周的连续体位测试。测试后疼痛程度明显缓解(VAS 评分降低 50％以上)、生活质量明显提高,可考虑进行永久电极植入。

(三)手术重点注意的问题

手术植入电极的测试方法中,成功放置测试电极(可用永久性电极)后,在穿刺针的周围行局部麻醉,并切开皮肤及皮下组织,在棘上韧带处用"锚"固定电极,临时电极延长线从手术切口处引出,到皮肤外。此电极延长线需要无菌敷料覆盖,并预防感染。如果测试成功,剪掉体外电极延长线,重新切开背部伤口,取出临时电极,植入永久性电极,或者将用于测试的永久性电极与新的延长线连接,打通皮下隧道,与植入的脉冲发生器(IPG)连接。

手术植入电极的优点是电极位置较为固定,不易移位。经皮穿刺植入电极方法的优点是创伤较小,可以避免测试期间伤口和术后疼痛,而这种疼痛可以在测试期间干扰患者,妨碍判断疗效。经皮引出的电极延长线因与硬膜外腔相通,有感染的危险,所以必须固定好体外延长线,并且需要注意无菌处理。测试成功的标准,是疼痛缓解≥50％,还包括功能活动的改善,以及减少服用药物。

脉冲发生器(IPG)、射频驱动接收器(RF)通常在下腹部或者臀部的外上象限皮下埋植,最好埋植在患者的"利手"容易接近的位置,以便患者手持遥控器即可调整刺激器的参数。不论植入脉冲发生器还是射频驱动接收器,取决于以下几个因素:如果患者疼痛的模式在测试期间需要应用多个电极、大功率装置,则应该考虑植入射频驱动接收器。脉冲发生器的电池寿命取决于使用方式及参数选择(电压、频率、波宽等),最新生产的脉冲发生器在使用平均功率情况下可以持续几年时间。

程序编制。神经电刺激中有 4 个基本参数,分别为波幅、脉宽、频率和选择电极正负极。通过调整这些参数,可使患者疼痛区域产生感觉异常,因而可减轻患者疼痛感。

(四)可能出现的并发症

脊髓电刺激并发症的发生率＜10％,一旦出现就会导致治疗失败。常见并发症如下。

1. 感染　脊髓电刺激最常见的并发症是局部感染,发生率约 3％。感染通常累及植入的脉冲发生器和射频接收器,以及连接电极的导线,偶尔亦可累及硬脊膜外腔。感染可发生于植入后数天至数年内,表现为植入装置表面区皮肤出现顽固性红肿及压痛。对于这种顽固性感染的最终处置为完全取出植入装置,并静脉应用 6 周的抗生素。

2. 继发性脊髓压迫损伤　SCS 的最致命的并发症是植入过程中的神经根或脊髓损

伤,或椎管内血肿造成的继发性脊髓压迫损伤。

3. 顽固性的脑脊液漏　可发生于经皮或切开板式电极植入后,临床表现为头痛和脉冲发生器植入处的脑脊液积聚。简单的治疗方法是让患者使用有充分张力的腹带 2～3 周,以压迫脉冲发生器及导线所经的路径。如果简单方法治疗无效,则可将少许自体血注入椎管硬脊膜外腔以促进粘连发生,或尽早行手术探查并修补漏口。

（张德仁　冯晓波）

第 11 章

脊柱微创技术

第一节　脊柱微创技术发展史

腰椎管内病变,尤其腰椎间盘突出、椎体退变引发椎管狭窄和椎体滑移是刺激或压迫硬膜囊、神经根所表现的一种综合征,为腰腿痛最常见的原因之一,具有代表性的结构变化。传统的椎间盘摘除术治疗腰椎间盘突出症虽然减压彻底,但存在手术创伤大、影响脊柱稳定性、并发症多、术后恢复时间长、费用高等缺点。迄今,经皮脊柱内镜技术在创伤性、安全性、精确性、恢复时间、并发症等方面比传统手术具有明显的优势。近年来,随着脊柱内镜腰椎间盘切除手术(PELD)技术的不断成熟及内镜器具的研发改良,PELD 的手术入路也在不断改进。针对不同形态及位置的腰椎间盘突出,采取合适的手术入路,不仅可取得最大的手术效果,风险也能降到最低,同时扩大了手术适应证。目前临床上最常采用的是经椎间孔入路和经椎板间隙入路两种,然而国内外有学者报道了针对某些特殊类型的腰椎间盘突出可以采取经髂骨、经对侧椎间孔的手术入路。

一、YESS 技术与 TESSYS 技术

自 1975 年 Hijikata 等报道,经皮椎间盘髓核切除术以来,该技术得到了飞速的发展,1977 年 Yeung 研制出了多通道、广角的脊柱内镜系统(Yeung endoscopic spine system,

YESS),称为 YESS 技术,用于经皮后外侧入路椎间盘切除术。该技术的最大特点是由内向外技术(inside-out technique)。直视下切除椎间盘内的髓核组织,比传统的微创椎间盘切除术更加安全可靠。但由于 YESS 技术穿刺针定位是椎间盘的中后 1/3。其工作通道很难调整进入椎管内,更难以取出脱出、游离于椎管内的椎间盘髓核组织,难于直视下对神经根进行直接松解减压,仅为间接解除神经根的压迫。针对 YESS 技术存在的不足,Hoogland 等在 YESS 技术的基础上发明了一套椎间孔脊柱内镜设备,以环钻为突出特点,操作中逐级切除关节突,扩大椎间孔,使工作管经扩大的椎间孔插入椎管内。在硬膜外腔直接进行椎管内的椎间盘摘除、神经根松解和减压,即经椎间孔内镜系统(transforaminal endoscopic spine system,TESSYS),称为 TESSYS 技术,能顺畅摘除脱出或游离于椎管内的髓核组织,从而使椎间孔脊柱内镜下技术治疗腰椎间盘突出症得到了深入发展。见图 11-1。

YESS 技术和 TESSYS 技术为目前临床上最常采用的经皮椎间孔入路。虽然这两种技术均为经皮脊柱内镜下行腰椎间盘切除术,但在手术理念、操作要点、适应证及并发症等方面有所不同。在设计理念上,YESS 技术强调先行椎间盘内减压;而 TESSYS 技

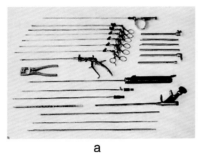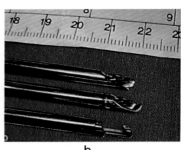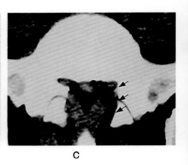

a   b   c

图 11-1 用于脊柱微创技术的器械与术后 CT 显示

a. 用于复杂内镜手术的系列内镜器械；b. 用于骨切除的磨钻和骨钳；c. 经椎板间入路内镜下手术后 CT 扫描显示良好的减压。箭所示经侧隐窝切除减压至椎管底部（图片由 Richard Wolf Medical Instruments Corporation 提供）。

术强调直接行椎管内的椎间盘摘除、神经根的减压松解。在操作技术上，YESS 手术的工作套管经 Kambin 三角区进入椎间盘内，而后 TESSYS 手术的工作套管已经扩大成形的椎间孔直接进入椎管内。手术操作过程中，YESS 手术首先在操作要点、适应证及并发症等方面有所不同，其首先所见是椎间盘内组织，减压过程中仅能看见手术视野顶部的后纵韧带；而 TESSYS 手术直视下可见突入或脱入椎管内的椎间盘组织，减压后可见椎管内的神经根和硬脊膜囊。因此，YESS 手术主要适应证为包容性椎间盘突出或部分后纵韧带下型椎间盘脱出；而 TESSYS 手术适应证为巨大型、脱出型、游离型和伴有椎间孔狭窄的腰椎间盘突出。

周跃等回顾性研究 201 例腰椎间盘突出症患者分别采用 YESS（150 例）和 TESSYS（51 例）椎间孔镜手术治疗，YESS 组优良率 87.5%，TESSYS 手术组 88.4%，两组差异无统计学意义。YESS 手术组复发 4 例，复发率 3.4%；TESSYS 手术组复发 2 例，复发率 4.7%。两组复发率差异无统计学意义。两组均无永久性神经根损伤、大血管损伤和硬脊膜囊撕裂等并发症。YESS 手术组每例患者 X 线照射次数平均为 9 次（4～19 次/例），TESSYS 手术组平均 23 次（14～32 次/例），说明 TESSYS 手术操作步骤更多，操作的精确性要求更高。YESS 手术操作相对简单，不易损伤椎管内的神经根、硬脊膜囊和血管，因此适合初期开展腰椎间盘微创手术的医师。根据不同类型和不同部位的腰椎间盘突出，正确选择 YESS 技术。见图 11-2。

二、脊柱内镜微创外科手术基本原则

由周跃教授主译的《微创脊柱外科——技术、循证与争论》一书中提到，微创脊柱外科之目的是最小化医源性创伤的前提下进行有效的"靶向手术"。为了到达目标部位，需要建立一条竖着的手术通道。手术通道的建立还是病灶的切除，均可通过微创方式达到目的。

所谓 AOSpine 原则，即四项通用基本原则，适用于各种病变类型的诊治。

1. 稳定 脊柱手术的目的都是为了重建并保持（脊柱）节段的稳定，从而达到特殊的治疗目的。多年以来，脊柱手术一直认为稳定等同于对脊柱节段的坚强固定，如融合。然而，近十年来，随着保留活动度的动态稳定

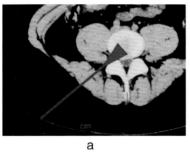 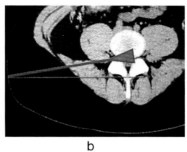 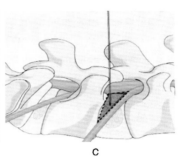

a   b   c

图 11-2　YESS 技术操作图示

　　a. 内镜下后外侧入路（皮肤进入点），该入路提供的工作区域，最适合于椎间盘内病变处理；b. 内镜下经椎间孔入路（皮肤进入点），该入路工作区域进入椎管内；c. 内镜下经椎间孔技术采用和走行神经根之间的 Kambin 三角后外侧入路进入，通过出行神经根安全区达到椎间盘位置（图片由 Richard Wolf Medical Instruments Corporation 提供）。

技术和内植物的出现，这一观点已经有所改变。

　　2. 序列　是指使脊柱在三维层面上恢复平衡。多年以来，恢复脊柱序列的重要性，特别是在脊柱融合手术中一直被低估。外科医师在进行脊柱畸形矫正时，才第一次意识到了矢状面平衡的重要性。未将脊柱序列充分考虑在内的脊柱节段融合手术，将影响患者术后的脊柱三维平衡。

　　3. 功能　正常的脊柱功能，是建立在如脊柱稳定和良好序列等因素基础上的。保留和重建适宜的功能，避免残疾，是脊柱手术治疗的主要目标。

　　4. 生物学　AOSpine 的这一原则是要关注病变和疾病的病因学和发病机制，强调重视手术中或手术后对神经的保护，以及组织的愈合。

　　上述 AOSpine 原则都可以根据不同的病理类型进行调整与应用，如退变、创伤、畸形、肿瘤、感染，或代谢、炎症、遗传类疾病。微创脊柱外科（MISS）的原则并不总是与 AOSpine 的原则完全一致。但是，使用 MISS 技术时必须考虑 AOSpine 原则，并在合适的情况下应用。

　　当面对髂嵴较高、骶椎腰化、横突肥大的腰椎间盘突出患者，经椎间孔入路常导致建立工作通道失败。与其他间隙不同，L_5/S_1 节段具有解剖特殊性，L_5/S_1 椎板间隙是在所有节段里是最宽大的，Boon 等测量发现 L_5/S_1 椎板间隙垂直高度为 9.95～13.24mm，水平宽为 25.75～31.89mm，而且表面只有黄韧带覆盖；S_1 神经根较其他节段的神经根走向更加垂直，并且 S_1 神经根自硬膜囊发出的部位在 L_5/S_1 前方更偏向头侧，因此 L_5/S_1 椎间盘突出多为腋下型，腋下型椎间盘突出可将 S_1 神经根挤至关节突关节的下方，从而在神经根和硬膜囊之间形成一个潜在的空间，经椎板间隙椎间盘切除术正好利用这一空间进行手术操作。

　　经椎间孔入路是适应证最广的脊柱内镜手术入路，但在处理高髂嵴、横突和关节突增生肥大的下腰段腰椎间盘突出时存在较大的困难。椎板间入路作为椎间孔入路对下腰段腰椎间盘突出治疗的补充，对处理下腰段伴有高髂嵴、横突肥大、脱垂游离型的腰椎间盘突出取得了较好的临床效果。但此入路在初期刚开展时有增加术中神经根损伤的风险，且对于向头侧移位脱出较远的外侧型、极外侧型突出物难以通过此入路处理。Choi 等在 2009 年首次报道了 2 例采用经髂骨入路治疗髂嵴较高的向上移位型下位腰椎间盘突出患者，取得了理想的疗效。

三、展望前景

PELD 作为一种新型的脊柱微创技术，具有安全、微创、高效等诸多优点，应用于腰椎间盘突出症患者时取得满意疗效。随着内镜工具的改良、手术技术的成熟，以及新手术入路的开发，PELD 技术已拥有了较为广泛的适应证。在面对不同类型的腰椎间盘突出症患者时，正确手术入路的选择是 PELD 能否成功实施的关键。要求在临床开展该项技术时，严格掌握适应证，术前进行体位练习、定位目标椎间盘、通过术前影像确定穿刺角度、体表标记线，做好充分的术前准备。制订合理的穿刺路径，对于提高手术的安全性和疗效具有重要意义。

周跃教授提示如何最大限度地降低手术并发症，能否开发出更适合于 PELD 技术的内镜工具，如何降低该技术陡峭的学习曲线，以更好地普及该项技术。PELD 治疗腰椎间盘突出症拥有良好的近中期疗效，但远期临床疗效尚需进一步的随访并观察。作者认为，尤其是要关注脊柱椎管外肌筋膜软组织损害所致顽固性腰背臀腿疼痛。只有严格掌握该项技术适应证，并在临床实践中不断总结探索，伴随着新的器械、先进影像设备和手术技术的不断发展，该项技术必将迎来一个更大的发展空间。

在微创脊柱外科技术的发展中，微创的融合技术使微创脊柱外科在过去单纯微创减压的基础上走向了微创减压和脊柱融合的道路，包括各种从早期的小切口到后来的包括可扩张通道、微创管道等，都需要显微内镜的辅助才能完成。当前的微创融合技术，做出最大贡献、同时影响最大并且应用最广泛的就是微创下的经椎间孔入路腰椎椎间融合（minimally invasive surgery-transforaminal lumbar interbody fusion，MIS-TLIF）技术。

MIS-TLIF 技术是在微创的通道下实现神经减压、椎间植骨或椎间融合器植入，以及经皮节段性固定。这一技术避免了传统脊柱后方较长切口肌肉韧带剥离带来的创伤。同时，腰椎侧前路微创融合技术包括经侧方入路腰椎椎间融合（direct lateral lumbar interbody fusion，DLIF）、极外侧入路腰椎椎间融合（extreme lateral interbody fusion，XLIF）、前侧入路腰椎椎间融合（anterior lumbar interbody fusion，ALIF），以及侧前方的斜外侧入路腰椎椎间融合（oblique lumber interbody fusion，OLIF）技术也在不断得到临床推广和应用。

（王　文）

第二节　脊柱微创治疗技术

1972 年 Parviz Kambin 首次提出了三角安全工作区的概念。该安全工作区的前方是出口神经根，下方是下一椎体的终板，后方是下一椎体的上关节突，内侧是行走根和硬膜囊，根据该解剖特点首次提出了侧后路经皮安全三角入路治疗腰椎间盘突出的概念。Parviz Kambin 一生致力于脊柱微创技术领域的开拓和探索，发表了超过 55 篇论著，在骨科领域做出的卓越贡献，也得到国际学术界认可。他于 2000 年获美国神经科和骨科医师协会"终身成就奖"，同年进入美国微创脊柱医学和外科学会"微创名人堂"，2005 年获英国皇家外科医学院"终身成就奖"，2008 年获世界微创脊柱外科手术和技术大会"终身成就奖"。1997 年 Yeung 发明了 YESS 系统，经后外侧椎间孔入路切除椎间盘髓核组织,成为最早的经皮脊柱内镜腰椎间盘切除术(PELD)。该系统的发明为现代经皮腰椎内镜技术的发展奠定了基础。2002 年,Hoogland 发明了 TESSYS 技术,是一种侧后路经皮椎间孔入路椎管内行镜下椎间盘摘除的直接减压技术,比 YESS 技术有更广泛的适应证。但在 TESSYS 运用于临床的过程中,锋利的外齿型铰刀易导致神经根和硬脊膜的损伤,且穿刺定位不够精确。为解决这些问题,2007 年,Hoogland 对 TESSYS 的第一代产品 Joinmax 进行全面改进和升级,发明了第二代椎间孔镜 Max More Spine,将第一代的锋利外齿型铰刀或环锯改为带神经保护钝头的安全骨钻,新型 TOMshidi 插入针(定位器)和新型调节套筒可更准确地定位到突出所在位置,使其安全性和精确性得到极大的提高,使椎间孔镜技术趋于成熟。从而使经皮后外侧椎间孔入路脊柱内镜下治疗腰椎间盘突出在国内外广泛开展。

一、微创手术入路由来

经椎间孔入路是适应证最广的脊柱内镜手术入路,但在处理高髂嵴、横突和关节突增生肥大的下腰段腰椎间盘突出时存在较大的困难。椎板间入路作为椎间孔入路对下腰段腰椎间盘突出治疗的补充,对处理下腰段伴有高髂嵴、横突肥大、脱垂游离型的腰椎间盘突出取得了较好的临床效果。但此入路在初期刚开展时有增加术中神经根损伤的风险,且对于向头侧移位脱出较远的外侧型、极外侧型突出物难以通过此入路处理。

1. 微创手术体位问题　经皮椎间孔镜手术可采用俯卧位或侧卧位,但对于体位的要求可能跟手术医师的习惯特点有关。俯卧位的优点是该手术体位为传统腰椎手术体位,临床医师能够较快适应;局麻下俯卧位可保持更高的稳定性,可提高操作安全性;对于部分需要双侧减压的患者,俯卧位可进行双侧穿刺,提供灵活的术式选择;术中透视正侧

位时比较稳定。但俯卧位对患者的呼吸影响较大,并且该体位下患者腹部的压力较大,部分患者可能无法耐受,尤其对于老年人,术中冲洗液残留在椎管内的量较侧卧位会明显多。而侧卧位的优点是健侧朝下,腰下垫枕,使患者腰椎尽量后凸,有利于开放患侧椎间孔,椎间孔截面积增大,从而提高经椎间孔穿刺的安全性,避免损伤出口神经根;侧卧位可以使硬膜囊偏向对侧,特别对于经椎板间隙入路时更有利于术中操作,手术安全性相对较高。侧卧位的局限性在于只能对患者进行单侧操作,两侧椎间盘突出患者不宜采取侧卧位。故临床上应根据术者的操作习惯和患者的具体情况选择合适的体位或 TESSYS 技术是手术成功的关键。

2. 微创手术适应证问题　TESSYS 腰椎间盘摘除术最佳适应证为脱出、游离和巨大椎间盘突出所引起的根性症状。对于中小型的包容性椎间盘突出,应用此技术反而加重创伤,应用其他微创治疗技术可以取得良好的疗效。应制订个性化的治疗方案,以最小的创伤来达到最佳的治疗效果。此技术为椎管内操作,强调手法娴熟、轻柔和飘逸,不可损伤椎管内的任何组织,特别是后纵韧带不可轻易破坏。对于突出较大,纤维环未完全破裂的病例,操作中应在后纵韧带外侧寻找"凸起点"是神经根压迫或刺激点,也是纤维环最薄弱点。可在"凸起点"处摘除髓核组织,或后纵韧带下切除椎间盘髓核组织。这样既摘除了突出的椎间盘组织,又有效地保护了脊柱的稳定结构。

二、不同手术入路

(一)经皮后外侧椎间孔入路

1. 适应证　随着手术医师操作技术的熟练及内镜器械的发展,经皮后外侧椎间孔入路脊柱内镜下治疗腰椎间盘突出的适应证越来越广,主要适应证如下。①通过严格非手术治疗无效的单纯腰椎间盘突出症;②极

外侧或脱垂游离不明显的椎间盘突出；③复发性腰椎间盘突出症（包括经传统开放手术治疗后复发者）；④腰椎间盘突出伴椎管狭窄、椎间孔狭窄。

2. 手术方法

（1）体位：患者体位有 2 种，一是取侧卧位，于可透 X 射线手术台上，患侧在上，健侧髂腰部垫高，保持腹部悬空，两侧均有症状者取病情较重一侧在上；二是俯卧于手术台上，腹部垫枕。

（2）操作：在 C 形臂 X 线机或 CT 正位透视辅助下用带有刻度金属尺划出后正中线及侧位透视下划出病变间隙横向平分线，二者交点即为椎间盘的中心。在病变间隙横向平分线上距后正中线旁开一定的距离即为进针点，一般 L_5/S_1 进针点与正中线的旁开距离为 13～15cm（高于椎间隙平面 3～5cm），L_{4-5} 为 11～13cm（高于椎间隙平面 2～3cm），L_{3-4} 为 8～10cm（高于椎间隙平面 1.5～3cm），L_{2-3} 为 7～9cm（高于椎间隙平面 1～2cm）。一般肥胖者比瘦弱者的旁开距离远，男性比女性稍远。对于 L_{4-5} 椎间盘，针尾向头侧倾斜约 30°，与矢状面呈约 30°；对于 L_5/S_1 椎间盘，针尾向患者头侧偏约 50°，与矢状面呈约 40°；对于 L_{3-4} 椎间盘，穿刺点向内向上各移位约 1cm；L_{1-3} 病变少见，需要根据实际情况测量进针点、皮下组织和定位点局部浸润麻醉，随即正、侧位 X 线透视下，18 号或 22 号穿刺针经椎间孔穿入椎间隙或脱出椎间盘内，C 形臂 X 线证实位置正确后注入 1ml 造影剂（碘海醇）和亚甲蓝混合液（4:1）行椎间盘髓核示踪染色。诱发试验确定责任椎间盘后，做 8mm 皮肤切口。置入导针，沿导针逐级插入骨钻，去除部分上关节突，扩大椎间孔，建立工作通道，置入工作套管，放入椎间孔镜显露病变椎间盘。髓核钳去除碎片、突出椎间盘、骨赘、黄韧带等。

（二）经椎板间隙入路

1. 适应证 L_5/S_1 腰椎间盘突出，包括中央型和旁中央型腰椎间盘突出症，腋下型和肩上型腰椎间盘突出，游离脱垂型腰椎间盘突出（包括向头端上翘或向尾端脱垂）、复发性腰椎间盘突出、腰椎间盘突出伴钙化、黄韧带肥厚等。但腰椎间孔型、极外侧型椎间盘突出症，椎间盘突出伴骨性椎管狭窄，椎间盘突出伴节段性不稳等患者应列为禁忌。

2. 手术方法

（1）体位：患者取俯卧、腹部悬空屈髋屈膝位，以增加椎板间隙宽度；或者侧卧于手术台上，患侧朝上。

（2）操作：C 形臂 X 线透视下确定手术间隙。皮肤穿刺点选取 L_5/S_1 棘突旁的患侧，1% 利多卡因局部浸润麻醉。穿刺针朝向 L_5/S_1 椎板间隙的外上象限至小关节突上，向内下即可到达椎板间孔，腋下型椎间盘突出时穿刺方向应对准椎间盘的下方、S_1 神经根的腋下，这样有助于避免穿刺损伤神经根；肩上型椎间盘突出时，突出的椎间盘将 S_1 神经根朝硬膜囊方向推向内侧，穿刺方向应直接对准位于椎弓根内上方的突出物。穿刺入黄韧带时有突破感，此时特别注意患者有无患侧神经根放射性疼痛，避免穿刺时损伤神经根，沿导针切开皮肤约 8mm，经导针置入扩张管，纵行撕开黄韧带。因黄韧带是 L_5/S_1 节段神经组织的唯一保护屏障，保护其完整性和连续性非常重要。当工作套管和内镜退出后黄韧带裂口会自动闭合，重新恢复保护屏障的连续性采用扩张管逐级扩大黄韧带裂口，打开黄韧带，沿扩张管置入工作套管，透视确定间隙和深度正确后连接椎间孔镜，通过监视器用微型髓核钳取出突出椎间盘组织。观察神经根松解是否彻底，生理盐水反复冲洗后拔出器械并缝合。

（三）经对侧椎间孔入路

1. 适应证   对于一些向下移位脱出较远、突出物位于椎弓根中央和同侧椎间孔狭窄的腰椎间盘突出症患者，经后外侧椎间孔入路行 PELD 手术较困难,工作通道很难到达突出物所在位置,并且穿刺建立工作通道过程损伤神经根的风险很大。若取对侧椎间孔入路,工作通道可达突出物所在位置,并且降低了损伤神经根的风险。

2. 手术方法 患者取侧卧位于可透 X 射线手术台上,与后外侧入路不同的是,患者取健侧在上,患侧髂腰部垫高;或者平卧于手术台上,腹部悬空,从健侧取进针点。皮肤进针点取正中线旁开 13～15cm 处,较传统后外侧入路更偏外侧。在正位透视下内镜工作通道的头尾向角度应较传统后外侧入路更大。为使工作通道更靠近向下移位脱出的对侧突出物,可将工作通道朝向对侧椎弓根方向推进。余操作步骤与传统后外侧入路相同。

(四)经髂骨入路

1. 适应证 下腰段伴有高髂嵴、横突肥大、脱垂游离型的腰椎间盘突出;向头侧移位脱出较远的外侧型、极外侧型突出物,可采用经髂骨入路治疗髂嵴较高的向上移位型、向下脱垂型腰椎间盘突出患者。

2. 手术方法 患者行持续硬脊膜外麻醉后(也可行局麻配合镇痛镇静药)取俯卧位于可透 X 射线手术台上,在 C 形臂 X 线正位透视下可见终板为一重叠线,标记穿刺节段及脊柱中线、髂嵴的皮肤上投影连线,进针点和旁开距离取决于患者的体型和突出的类型,旁开距离通常 10～14cm。在侧位 X 线透视下针尖应位于 Kambin 安全三角范围中相邻椎体后缘连线上。18 号穿刺针从进针点穿入达髂嵴后外侧皮质,采用后外侧方向与水平面成角 15°～25°,透视提示前后位上穿刺方向满意后,引入导丝达髂骨,顺导丝引入钝头扩张器,然后引入不同型号的骨钻,手动从小到大逐级扩开臀部软组织,在髂骨上开孔,髂骨孔道的大小应略大于工作管道的外径,可在髂骨孔道内调整工作管道放置的角度(腹、背侧、头尾端方向),为控制髂骨出血,最后使用的骨钻在髂骨孔上放置 1～2min,适当压迫骨面。取出骨钻,自髂骨孔内放入穿刺针进行穿刺。X 线前后位片上,穿刺针头端应位于上下椎弓根连线的中分;在侧位上,针头位于椎体后缘的连线上,然后向椎间盘内注射 2ml 造影剂行椎间盘造影。将 0.8 mm 的钝头导丝通过穿刺针引入椎间隙并拔出,然后植入带有 3.8 mm 的工作管道的 7.5 mm×6.5 mm 内镜系统进入目标椎间盘。通过适度扩大的髂骨孔可以调整工作管道放置的方向(背、腹侧),双极射频电极处理增厚的黄韧带和椎间孔韧带,以便较好地观察椎管内情况及向内进入椎间盘内了解盘内情况,达到彻底的减压。退出工作套管并缝合。

(王 文 丁 宇 秦续江)

第三节 经脊柱内镜椎间孔入路腰椎间盘摘除术

自 20 世纪 70 年代后,微创技术治疗腰椎间盘突出症不断问世。由于微创治疗腰椎间盘突出症具有创伤小、出血少、并发症少、不破坏脊柱稳定性、患者痛苦小、恢复快和疗效满意等优点,深受医患的欢迎。但其适应证主要是以包容性椎间盘突出为主。对于巨大突出、脱出、游离型椎间盘突出症,仍然以开放手术为主。因此,传统的微创治疗方法在手术适应证上受到极大的限制。TESSYS 进行椎间盘切除术,完全解决了传统微创椎间盘切除术的不足与缺憾。其优势在于经皮内镜直视下切除脱出、游离、巨大突出的髓核组织,对受累神经根直接进行减压,不破坏脊柱生物力学稳定性,疗效确切。

全内镜下腰椎间孔入路椎间盘摘除术临床研究

一、临床研究

(一)临床资料

2010年9月—2011年12月,王文等学者采用 TESSYS 治疗腰椎间盘突出症277例,术后经4~13个月(平均6.8个月)短期随访,优良率为95.8%。277例患者,男191例,女86例,平均年龄46.5岁(17—79岁)。所有患者术前均有不同程度的腰骶部疼痛和下肢放散痛,棘突旁深压痛并向下肢放散痛。211例小腿外侧、足背外侧感觉减退。203例踇背伸力弱。1例双下肢肌力Ⅰ~Ⅱ级,大小便失禁,性功能障碍。269例直腿抬高试验阳性(15°~45°),病程最短3个月,最长106个月,平均43个月。单间隙突出244例,双间隙突出30例,3间隙突出3例。其中 L$_{1-2}$ 椎间盘突出1例,L$_{2-3}$ 椎间盘突出3例,L$_{3-4}$ 椎间盘突出18例,L$_{4-5}$ 椎间盘突出210例,L$_5$~S$_1$ 椎间盘突出43例。腰椎间盘突出类型:椎间孔内型27例,椎间孔外型11例,旁中央型221例,中央型18例。巨大突出型198例,脱出型74例,游离型5例。

(二)手术器械设备

1. 德国产 Spine Dos Think 脊柱内镜。
2. Eliman 射频手术系统。
3. C 形臂 X 线机。
4. 多参数心电监护仪。

(三)手术方法

1. 病变椎间盘定位划线　患者侧卧位于可透 X 线的手术床上,克氏针于体表投影纵行放置在腰椎棘突中央点,透视下划一条棘突连线,即中线。再标定病变椎间盘轴位线,两条线的中点即为椎间盘的中央点。克氏针侧位透视下标定椎间盘轴位的侧位线,正位椎间盘轴位线与侧位线两线相交点即为穿刺点。如果在 L$_5$、S$_1$ 椎间盘穿刺,应在正位透视下标定髂骨翼最高点和经 L$_5$~S$_1$ 椎间盘上缘的水平线,侧位透视下,标定 S$_1$ 上关节突到椎体后缘的侧位线,侧位线与髂嵴最高点连线交点为穿刺点。根据患者的胖瘦来调整棘突旁开距离,患者较瘦,棘突旁开8~10cm;患者较胖,旁开12~14cm。

2. 穿刺造影　常规皮肤消毒铺单,1%利多卡因15ml逐层穿刺通道浸润麻醉至关节突部位,X线透视下以16G穿刺针沿皮肤画线穿刺至下位椎体的上关节突前下缘,拔除针芯,将22G穿刺针尖端弯成15°沿16G针孔刺入椎间盘中后1/3处,注入欧乃派克+亚甲蓝注射液(体积比4:1),透视下观察造影剂的分布情况。

3. 建立工作通道　拔除22G穿刺针,将导丝沿16G穿刺针插入至硬膜外前侧间隙或椎间盘内,拔除16G穿刺针,以导丝为中心做皮肤切口8mm至深筋膜。沿导丝插入2.6mm、4.1mm、5.1mm 序列扩张管。留置导丝和 2.6mm 直径的扩张导杆,沿2.6mm 的导杆插入一级保护套管,插入5.1mm 直径的环钻,切除上关节突外侧缘的部分骨质。正位透视见环钻位于上下椎弓根连线内侧缘,侧位透视环钻位于下位椎体后上缘。保留导丝,将环钻、导杆和保护套管分别取出再沿导丝插入41mm 直径的导杆。将二级保护套管沿 4.1mm 直径导杆插入,沿导杆插入 6.6mm(二级)环钻,缓慢扩大切除上关节突外侧的骨质。保留导丝,将环钻、导杆和保护套管分别取出,再沿导丝插入5.1mm 直径的导杆,沿导杆插入三级保护套管,沿导杆插入 76mm(三级)直径环钻,再次扩大切除上关节突的部分骨质。正侧位透视下如环钻未达到理想部位,锤击环钻尾端之后,正位透视下见环钻未超过上下椎弓根连线的内侧缘,侧位透视下环钻位于下位椎体后上缘部位。拔除环钻和导丝及三级保护套管,沿5.1mm 导杆插入 7.5mm 直径前端呈斜面的工作套管,斜面朝向椎间盘侧。见图11-3。

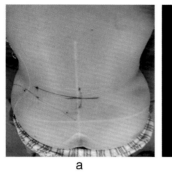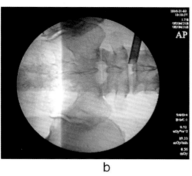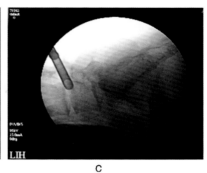

a　　　　　　　　b　　　　　　　　c

图 11-3　PELD

a. 穿刺定位；b、c. 建立工作通道，刺入椎间盘中后 1/3 处（正侧位）。

4. 置入内镜切除椎间盘　将连接好的内镜置入工作套管内（镜长 181mm、直径 6.3mm、工作腔内径 3.8mm、视场角 80°、视向角 30°、放大倍数 10 倍）用 3000ml 生理盐水＋庆大霉素 24 万 U 连续冲洗下，镜下使用大小不同型号的髓核钳，摘除突入椎管内的椎间盘组织，并沿破裂的纤维环摘除椎间盘中后 1/3 处的髓核组织。椎间盘中前 2/3 髓核组织，使用低温等离子射频进行髓核固缩成形。探查和松解神经根，用前端可屈曲的双极射频止血和修整纤维环裂口。镜下见无活动出血，硬膜囊搏动良好，手术结束，切口缝合 1 针，敷料包扎。见图 11-4、图 11-5。

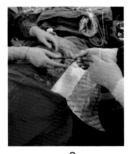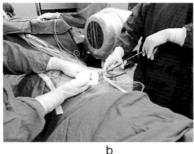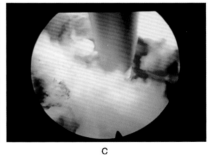

a　　　　　　　　b　　　　　　　　c

图 11-4　PELD

a. 脊柱内镜经皮椎间孔置入椎间隙；b. 摘除腰椎间盘操作；c. 视频。

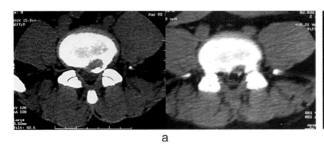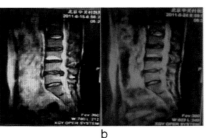

a　　　　　　　　　　　　　　　　b

图 11-5　脊柱内镜下摘除椎间盘 L_{4-5} MRI 治疗前后对比

a. 水平位；b. 矢状位。

本组病例无硬膜囊撕裂和神经根损伤，无术中大出血，无术后复发再次手术病例。有 3 例术后一过性下肢痛觉过敏，经对症治疗 2 周后恢复。其中 1 例术前双下肢肌力Ⅰ～Ⅱ级、大小便失禁、性功能障碍，术后双下肢肌力恢复至Ⅳ～Ⅴ级、生活可自理、性功能恢复，可行轻度工作。平均手术时间 45min（30～70 min），平均住院时间 7d（5～10d）。277 例均获得随访，随访时间 4～13 个月，平均 6.8 个月。下肢神经支配区域疼痛 VAS 评分，术前 8.8±1.0 分，术后 5d 时 2.5±1.4 分，末次随访 1.3±1.0 分。术前、术后结果行配对 t 检验有显著性差异（$P<$ 0.01）。参照 MacNab 疗效评定标准，优 211 例，良 54 例，可 12 例，差 0 例。优良率 95.8%。术后 48 例经过 MRI 复查显示突出的椎间盘明显缩小。

二、如何评价该项技术

（一）解决术中关键点

经皮内镜椎间孔内口入路椎管减压术（full endoscopic total spinal canal decompression，FE Endo-LOVE）关键点：经椎板间隙成形，内镜技术常规为内镜手术切口＜10mm，增生内聚下关节突，上位椎板下缘黄韧带附着点，上关节突内侧-侧隐窝，下位椎板上缘与关节突移行部—神经根管内口，增生肥厚黄韧带，突出椎间盘。

1. 手术要点　穿刺点垂直下关节突，位于椎板间隙上部椎板向外侧移行部扇形、潜行减压。椎板间隙过小时，可应用舌形套管及环锯定位或内镜下寻找黄韧带定位。镜下手术器械：包括椎板咬钳、骨刀、动力磨钻、可视环锯、钬激光、超声骨刀等。

2. 有限元模拟 Endo-LOVE 技术进行生物力学分析　全内镜下，减压精准，范围可控验证保留小关节 1/2 以上或关节面相接触＞5mm，不影响节段稳定性，而在保证减压效果的同时，有效维持节段生物力学特性。

如何处置以下关键点。

（1）髓核切除多少为宜：椎间孔脊柱内镜下技术治疗腰椎间盘突出症与其他微创治疗腰椎间盘突出症技术相比较，其最大优势是适于巨大突出、脱出、游离型椎间盘。工作套管可以经扩大的椎间孔进入硬膜外腔前侧间隙。直视下直接在硬膜外腔对神经根进行松解和减压。神经根周围的髓核组织已被切除，见硬膜囊波动良好，说明椎管内减压已完成，只摘除椎间盘后 1/3 残存的髓核组织，即达到减压目的。也可保留椎间隙相对高度，有益于远期疗效的巩固。如果过多地切除髓核组织，会造成椎间高度丢失，椎间继发性失稳或滑脱。

（2）关节突如何切除：作者体会要看椎间孔大小，如椎间孔不窄，行软道扩张，可不必切除关节突。通道扩张后工作套管也能准确地插入硬膜外腔的前侧间隙。如关节突增生、内聚，椎间孔狭窄，此种情况必须多切除一些关节突，以便工作套管能够插入椎管的前侧间隙。

（3）术中出血并发症问题：出血有三种情况，即皮下血管出血、肌肉血管出血、椎管内血管出血。通常情况下皮下和肌肉血管出血镜下止血困难，应用工作套管前后左右压迫寻找出血点。当镜下视野清晰，说明此方向压迫止血位置准确，以此压迫位置完成手术。椎管内血管出血如应用射频仍不能止住，可用镜子压迫或加大水流量。如仍不能止住，应用可吸收止血纱布或止血棉 3～5min 后将其取出，找到破裂血管，用射频将血管封住，术后放置引流管。

（二）脊柱内镜微创技术优势

1. 经皮内镜微创全椎管减压技术优势　全内镜操作打开手术视野，操作水介质较好的照明条件，利用内镜的放大图像观察术野，操作更为安全、精细可以实现有效、多平面减压，手术成功率与开放手术无异。针对重度腰椎管狭窄，可配合 TUBE IN TUBE

大通道,操作更为灵巧、高效解决了 PEID 内镜置管过程中"灯下黑"的问题,可有效磨除增生内聚关节突,操作较为简单有效,省时省力,精准精巧精细,有待远期随访。见图 11-6、图 11-7。

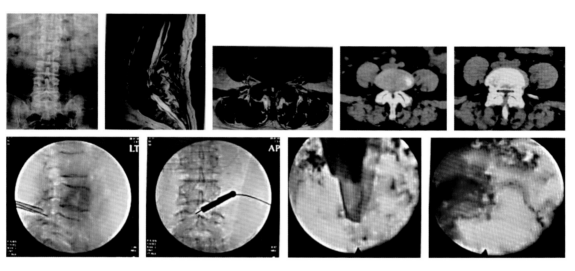

图 11-6 X 线、CT、MRI 提示内镜微创减压技术

L$_{4-5}$脊柱侧弯,腰椎管严重狭窄,关节增生,黄韧带肥厚。

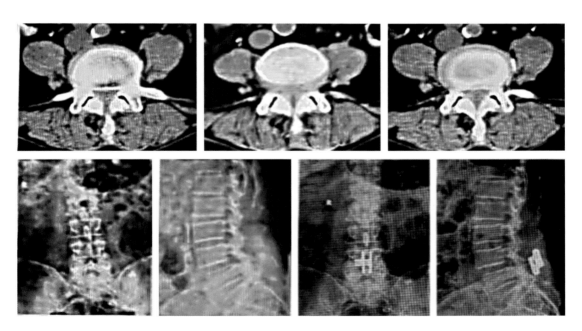

图 11-7 L$_4$ 腰椎Ⅰ°滑脱,伴有椎管狭窄

FE-椎板切除,超越顶端,背侧减压融合。

2. 与传统椎板开窗减压（LOVE 技术）比较　Endo-LOVE 手术优势为切口小，且钝性剥离椎旁肌肉损伤更小，较好地保护了腰大肌、多裂肌、回旋肌、半棘肌等椎旁深层稳定肌创伤小，减少了椎旁肌肉去神经化及去血管化发生率，有利于术后快速康复术中影像透视观察，兼顾上下关节突部位，适当切除内聚增生骨质，降低了医源性节段不稳发生率。结合与局麻状态下患者的良好沟通，可有效避免神经损伤。水介质镜下操作避免了常规开放手术中因出血所致视野不清的缺点，冲洗作用有利于减少术后感染的风险。

数字化减影人工智能（AI）机器人辅助下应用椎间孔镜技术治疗腰椎间盘突出症是 21 世纪脊柱微创外科的核心技术。这一开创技术在我国刚刚起步，其优点是定位精准、创伤轻、出血少，相对安全，恢复时间缩短，并发症少，因而备受骨科与疼痛科学界关注。缺点乃是机器臂辅助，而不是由机械手操作，所以仍旧离不开术者的操作。

迄今为止，由于种种原因，临床应用此项技术的专科医师依然缺乏。北京中国科学院中关村医院于 2023 年 11 月开始应用此技术辅助进行脊柱手术，至 2024 年 1 月，共 800 例。其中颈椎间盘突出症合并神经根管狭窄 2 例，腰椎间盘突出症合并椎管狭窄症 598 例，微创和开放手术后翻修手术 200 例，绝大多数为四级技术。临床上取得良好的治疗效果，受到众多患者的信赖与好评，值得推广应用（图 11-8）。

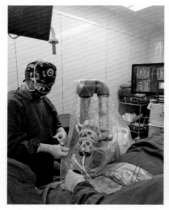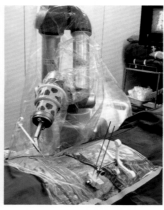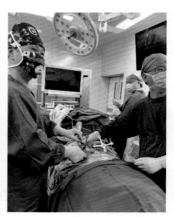

图 11-8　数字化减影人工智能（AI）机器人辅助下腰椎间盘微创技术

（王　文　王晓英　王思群）

第四节　脊柱内镜微创技术治疗颈椎管病变

一、脊柱内镜经后路椎间孔扩大成形术治疗神经根型颈椎病

神经根型颈椎病（cervical spondylotic radiculapathy，CSR）是常见临床病症，其发病率约占颈椎病的 40%。多数患者经系统的非手术治疗均可治愈，仅有少部分经非手术治疗无效或症状反复者须开放手术治疗。以融合术为代表的颈椎前路切开减压植骨融合术是治疗神经根型颈椎病的传统术式，疗效可靠，已成为此病治疗的"金标准"，但融合术后加速邻近节段退变的结果已经引起了国内外学者的高度重视。以非融合技术为代表的颈椎人工椎间盘置换术，短期内疗效较好，

但存在假体松动,假体周围骨化形成等并发症,特别是颈椎间盘置换术后发生椎体前后缘骨化等并发症的报道较多。经后路开窗减压髓核切除术是治疗神经根型颈椎病的一种简单而有效的方法,此技术历史较久,且比较普及,其优点是既松解了神经根,又能保留颈椎的运动节段,其缺点是需广泛地剥离椎旁肌,极易造成椎旁肌的去血管神经化,术后出现潜在顽固性轴性痛。

针对以上问题,作者自 2013 年 5 月—2016 年 5 月在局麻经后路脊柱内镜下椎间孔成形部分椎板,切除小关节治疗神经根型颈椎病 56 例,临床疗效满意。56 例患者中男 38 例,女 18 例,年龄 34−78 岁,平均 61.6 岁,其中 C_{3-4} 节段 10 例,C_{4-5} 节段 9 例,C_{5-6} 节段 27 例,C_{6-7} 节段 8 例,$C_7 \sim T_1$ 节段 2 例。所有患者均有颈部疼痛、臂痛、一侧上肢及手指疼痛、麻木,肌力不同程度的下降。经过系统的非手术治疗 6 周以上症状无明显缓解或缓解后症状反复。

1. 手术纳入标准　①有典型的神经根型颈椎病的临床症状与体征,并与影像学表现相一致;②经系统的非手术治疗无效或症状反复;③单间隙侧方软、硬性根性压迫症状;④多节段根性颈椎病;⑤单节段或多节段双侧根性软、硬压迫症状。

2. 手术排除标准　①中央型颈椎间盘突出症;②颈后路开放手术史;③脊髓型颈椎病;④颈后部皮肤感染;⑤有节段性不稳定者。

3. 手术方法

(1)患者俯卧位于手术台,颈部前屈,颈椎 X 线透视下定位病变椎间隙,棘突中线旁开 1.5cm 做进针点标记,以 1% 利多卡因 15ml,逐层浸润麻醉至病变节段上椎板下缘,颈椎穿刺针刺入椎板外板,正侧位透视,见穿刺针位于病变节段上椎板下缘,棘突外侧 1.5cm 处,拔除穿刺针。

(2)沿穿刺针孔纵行切开皮肤 5mm 至深筋膜下,自切口处插入双通道铅笔头式导杆,沿导杆插入工作套管,直至椎板外板,取出导杆,置入脊柱内镜。在水媒介下镜下清晰可见组织结构,应用髓核钳咬除椎板外组织,使用等离子刀头消融处理椎板外的纤维组织,显露出上椎板的下缘。再应用等离子刀头自侧块向中央切割,直至显露椎板内三角,在两端均显露到侧块。应用高速磨钻磨除上下椎板外板外侧部及关节突内侧,应用椎板钳切除上下椎板内板,显露出术区黄韧带,在黄韧带的外侧缘,用神经拉钩掀起黄韧带,显露出神经根。

(3)应用篮钳切除黄韧带,充分显露神经根,应用神经剥离子充分显露神经根下的致压物,然后应用各型髓核钳将软、硬致压物彻底切除,应用等离子刀头在切除创面处成形,此时可见神经根和硬膜囊波动良好,神经根表面血液循环恢复,充盈良好,然后应用神经拉钩探到上位椎弓根下缘和下位椎弓根上缘,彻底止血,置入引流条,切口缝合一针,手术告毕。

4. 术后处理　术后卧床 12h 后佩戴高分子颈围下床活动。如果术中有神经根牵拉反应或神经根粘连分骨刺激较重,可静脉滴入甘露醇、地塞米松。术后常规应用标准剂量的抗感染药,有疼痛反应者给镇痛药,7d 拆线出院。患者恢复日常工作依照个人耐受力而定。经后路脊柱内镜下椎间孔切开减压术术前术后 MRI 对比,见图 11-9。

5. 手术结果　见表 11-1。

表 11-1　手术前后颈椎曲度与病变节段椎间高度变化的比较($n = 56, x \pm$ SD)

时间	颈椎曲度	病变节段椎间隙高度
术前	8.7 ± 0.7	5.3 ± 0.5
术后	11.6 ± 1.0	5.1 ± 0.5
t	2.668	1.298
P	< 0.01	> 0.05

与术前比较,$P < 0.01$;与术前比较,$P > 0.05$。

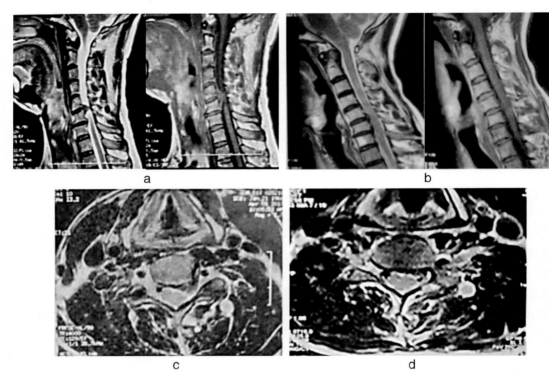

图 11-9   脊柱内镜下矢状位

a. 治疗前；b. 治疗后横断位；c. 手术前；d 手术后。

6. 讨论　经后路脊柱内镜下椎间孔扩大成形减压术与其他技术相关性的比较,神经松解术治疗神经根型颈椎病是德国医师 Ruetten 2008 年首次报道,取得了较好的疗效。此技术在德国是一项先进而崭新的脊柱微创技术。与传统的手术方式相比具有明显的优势:①与颈前路脊柱内镜下椎间盘切除相比较,可以避免血管、食管、气管、甲状腺的损伤;②与颈后路开放手术相比较具有创伤小、出血少,避免了颈后椎旁肌去血管神经化,从而明显降低了轴性痛的发生率。

此项技术优良率 95% 以上,缺点是手术适应证相对较窄,不适用于中央型颈椎间盘突出症,不能解决颈椎不稳定或畸形,对多节段突出或双侧减压手术更加复杂,以及增加手术难度。虽其适应证相对狭窄,但此项技术仍值得推广应用。

二、脊柱内镜经颈椎前路治疗颈椎间盘突出症

颈前路开放椎间盘切除手术治疗颈椎间盘突出症技术已十分成熟,也收到了较好的临床治疗效果,但受到手术风险、疗效、经济比等诸多因素的影响。

(一)手术举例

微创化的颈椎内镜技术治疗颈椎间盘突出症受到越来越多的重视,但是关于全内镜下经前路颈椎间盘切除治疗颈椎间盘突出症的临床研究尚未见报道,针对此项技术,我们进行了疗效分析、并发症等方面的临床研究。

1. 手术方法

(1)术前准备:①术前 1 天双肩下垫枕,头后仰训练,以适应手术体位,并进行气、食

管复合体推拉练习。②碘剂过敏试验。③向患者介绍手术流程,局麻下在意识完全清醒状态下手术需患者密切配合,签订手术知情同意书。

(2)体位:患者仰卧位,双肩下垫 10 cm 高的软枕,使头后仰以达到充分显露颈前部。C 形臂 X 线机引导下侧位确定病变椎间隙,标记穿刺点。常规消毒铺巾,浸润麻醉。

(3)操作:16GX 10 cm 颈椎穿刺针于动脉鞘与内脏鞘间隙直至病变椎间盘中后 1/3 处。正侧位透视,穿刺针位于椎间盘的轴位。拔除针芯,注入复合造影剂 1～2 ml(2:2:1,即欧乃派克 2ml、0.9％生理盐水 2ml、亚甲蓝 1ml),透视下观察椎间盘突出的形态及纤维环是否破裂,造影剂是否进入硬膜外腔。口服硫酸钡透视下观察食管与穿刺针的关系。沿针套插入导丝,拔除穿刺针后贴导丝沿皮纹做 3.0mm 切口,逐级扩张至纤维环外层,旋入工作套管,插入颈椎镜,环锯切开纤维环后,缓慢旋入工作套管至椎间盘中后 1/3 处。应用髓核钳逐一将中后 1/3 的髓核组织切除。残余髓核应用双极双频射频刀头或颈椎等离子刀头将其消融。有髓核脱出者将工作套管旋入椎体后缘,逐一切除。镜下无活动性出血,将工作套管连同颈椎镜同时缓慢拔出,术毕,切

口缝合一针,辅料包扎,切口处按压 5～10min。术后禁食水 12h,第 2 天在颈托保护下下床活动,5～7d 出院。

2. 术后 7 个月 JOA 评分　上肢运动及感觉显著好转,下肢运动功能和膀胱功能治疗前后无显著性差异。术后 28 例行检查,结果显示脊髓、神经根受压基本解除(表 11-2、图 11-10)。本组 37 例手术时间 30～50 min,平均 40 min。出血量 3～15 ml,平均 8 ml。无脊髓及脊神经根损伤、无椎间隙感染,无局部血肿、无气管、食管及颈动脉损伤。切口一期愈合。12 例出现一过性轻度咽痛,颈肩部疼痛、沉重感、无力等症状明显减轻或消失,上肢异常感 14 例症状消失,4 例胸背部束带感消失。5 例双足踩棉花感中 3 例恢复正常,2 例改善。

表 11-2　患者治疗前后颈椎 JOA 评分比较($n=37$, $x\pm SD$)

JOA	治疗前	治疗后
上肢运动功能	2.4±0.33	3.6±0.38[*]
下肢运动功能	3.2±0.17	3.5±0.22
感觉	3.2±0.17	3.5±0.22
膀胱功能	2.1±0.59	2.6±0.27

[*] 治疗前后相比,有显著性差异($P<0.05$)。

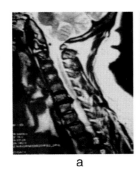 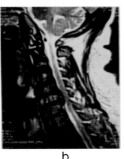 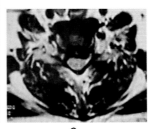 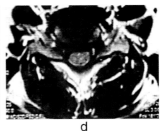

a　　　　b　　　　c　　　　d

图 11-10　治疗前后 MRI 影像学比较;矢状位
a. 术前;b. 术后,横断面;c 术前;d. 术后。

3. 讨论　前路颈椎间盘切除术的关键点。在穿刺 C_{4-5}、C_{5-6}、C_{6-7} 椎间盘时手指尖尽可能触及到颈总动脉并用指腹加以保护，避免颈总动脉的损伤。在穿刺 C_7-T_1 椎间盘时尽可能不在左侧穿刺，因此节段平面有胸导管横过，且常有解剖变异。镜下切除盘内髓核是安全的，但对纤维环及后纵韧带破裂，髓核脱入硬膜外腔的病例应格外小心。镜下辨认不清时，极易损伤脊髓或神经根，甚至硬膜外腔血管破裂出血，造成硬膜外血肿产生严重的并发症。

内镜下经前路颈椎间盘切除术可做到损伤轻、出血少、并发症少，不破坏颈椎生物力学的稳定性，恢复快，明显缩短住院时间，减轻了家庭与社会的负担。然而，内镜技术同样存在困难与不足，如颈椎内镜下技术不同于直视下开放手术那样直观和有立体感，手术方式较局限，不能满足较大范围的组织切除，因此特别强调靶点切除是本技术的优势所在，可作为颈椎间盘突出症较为理想的治疗方法之一。

(二)脊柱微创技术评价

能保守的不微创，能微创的不开放。治疗方法通常为两大类，即非手术治疗(对症)、手术治疗(对因)。什么情况下选择非手术治疗？对于症状较轻、不明显影响工作和生活质量，不是神经根、马尾神经受压可行非手术治疗。非手术疗法应用广泛，如各种理疗，牵引、按摩、中药热敷等。经过系统的非手术治疗后约 80% 的患者症状都可以得到缓解，也有少部分患者经系统的非手术治疗后症状得不到缓解或症状出现反复，影响工作和生活质量的可以选择微创治疗，微创治疗方法很多，如射频、等离子、激光等。这些方法是有限的椎间盘内减压，也属于间接减压，有一定的适应证限制。另一种是椎间孔镜，应首选椎间孔镜技术，椎间孔镜技术能直接进行神经减压，比较彻底，选择好的适应证，此技术可以完全取代传统的开放手术。对于症状严

重的，如脊髓型颈椎病，且有多节段脊髓变性，马尾综合征及原发性骨性中央管狭窄要选择开放手术治疗，开放手术的方法也有很多，有小开窗和内固定等，内固定也有诸多方法，如前、侧、后路融合，形成了所谓的脊柱 360° 融合。总之颈椎病、腰椎间盘突出症的治疗上选择哪一种方法好，要根据症状、体征、影像学表现及年龄等综合因素考虑，选择适合自己的治疗方法就是好方法。

腰椎间盘突出症治疗方法较多，怎样科学地筛选治疗方法，不论是医师还是患者都应遵循一个治疗理念，即以最小的创伤成本、风险系数，换取最大的治疗效果。非手术治疗、微创治疗、开放手术，原则上能保守不微创，能微创不开放，根据病情选择适合自己的治疗方法。在去除病因治疗中，首先选择椎间孔镜治疗。为什么首先选择椎间孔镜治疗，与开放手术相比有哪些优势？首先是可视微创，这是 21 世纪的核心技术，它的优势在以下几方面。①安全，局麻下手术，对重要器官无干扰，避免了全麻、腰麻、硬膜外麻醉所带来的风险。②创伤轻，手术切口 5～7mm，经通道内置入椎间孔镜，在水媒介下可放大 60 倍，手术视野宽广，清晰可见神经及病变椎间盘组织，准确无误切除致压物。③恢复快，由于微创，对人的整体干扰极少，对脊柱生物力学稳定结构基本不破坏，手术后即刻下床活动，很快恢复正常工作。当然，任何一种高新技术都是一把双刃剑，与开放手术相比较，技术要求更高，须有熟练操作技巧与经验，否则小切口也会出现大问题。

腰椎间盘突出症的治疗应以自身状态为主，影像学表现为辅，结合病史、症状、体征及影像学表现就能明确颈椎病、腰椎间盘突出症的诊断。值得注意的是，有些患者的影像学表现(MRI、CT、X 线片)很重，但自身的症状却很轻，说明椎间稳定，椎管内还有一定的神经躲避、退让空间，所以症状不明显。另一种情况是有些患者影像学表现(MRI、CT、X

线片)很轻,但自身症状很重,说明椎管内空间狭小,神经与脊髓的躲避与退让空间有限,所以症状表现重。然而,临床中对有的患者过于注重影像学表现,如一看片子受压较重,就觉得自己病情较重,往往选择了不科学的治疗方法——给片子看病。当然也有特殊情况,颈椎病中央型压迫(软、硬)和马尾受压的早期,由于自身的代偿功能,可能没有明显的症状,这种情况宜动态观察,一旦出现症状,宜病因干预治疗,不应选择改善症状的治疗。病因治疗的方法为内镜微创治疗与开放手术治疗。

椎间孔镜技术引入我国已 10 余年,临床应用已经较为成熟,与开放手术比较,创伤轻、风险低、恢复快、并发症少,所以这属于颠覆传统开放手术的一种创新性技术。与其他微创治疗技术相比,具有直接、量化、可视的优点。其他方法属于间接减压、物理和化学因素可造成软骨终板损伤,且不是针对神经根减压,而是椎间盘有限的减压。20 年前,作者已经做过颈椎病、腰椎间盘突出症的微创技术,那时只能局限在椎间盘内间接有限地减压,虽然能透视在椎间盘,但在椎间盘内仅凭手感,相当于闭着眼睛做手术,而今天是在小切口大视野在放大 60 倍的前提下完成手术,手术更精准,治疗效果更可靠,更安全。

腰椎融合技术通常有两大类。一类是传统的开放手术融合,另一种是内镜技术下腰椎融合手术。内镜下融合技术也有 2 种,一种是椎间盘镜下融合(MED),另一种是椎间孔镜技术下融合术。首先简单谈一下传统的腰椎融合手术,根据病情可以从前、中、后入路即 OLIF、ALIF、XLIF、TLIF、PLIF,形成所谓的腰椎 360°融合技术。这些融合技术创伤大,风险系数高,恢复慢。腰椎间盘镜下融合术属于创伤小于开放手术融合,但创伤大于椎间孔镜技术下融合术。融合技术种类较多,但医疗技术就是大浪淘沙的过程,经过时间证明,最终现代的要淘汰传统的,先进的淘汰落后的,这个规律谁也无法改变。下面重点介绍,椎间孔镜技术下腰椎双侧入路双枚 Cage 融合技术,主要适应证:①退变性腰椎滑脱症<2°滑移;②腰椎间盘突出、椎管狭窄、脊柱不稳;③软骨终板炎所引起的腰椎顽固性轴性疼痛。

与开放手术融合相比的优点。

1. 安全　手术在局麻下完成整个手术过程,术中患者清醒,稍有不适即会传递给医师,避免神经等损伤。

2. 创伤轻　手术部位的切口腰椎两侧各有 1.5cm 的切口内镜下切除各种致压组织,Cage 最小高度植入,膨胀式撑开,牢固稳定进入椎间隙如同膨胀螺丝。

3. 精准植入撑开　可按要求恢复椎间高度,椎间左右双枚 Cage 与上下终板受力面积大避免 Cage 翻转与塌陷,有利于融合。无椎旁肌损伤,避免肌肉去血管神经化形成瘢痕而引起顽固性腰痛。手术时间短,约 60min。

4. 功能恢复快　操作痛苦少,术后患者即可下床活动,远期效果好,但邻近节段退变无明显降低,仍是治疗腰椎退变治疗的好方法。

(王　文　王思群　王晓英)

第12章

脊柱软组织松解手术

第一节　人体软组织松解术概述

我国软组织外科学创始人,骨科前辈宣蛰人教授1965－1985年所治疗的800多位腰腿痛病例,经过平均17年的观察,远期疗效的治愈显效率为95％。术前及术中证实有筋膜紧张变性的患者,按传统标准诊断的腰椎间盘突出症、腰椎管狭窄症、腰椎滑移症、髋关节骨关节病等所引起的疼痛被软组织松解手术治愈,说明其发痛原因仍属腰臀部和大腿根部病变的软组织所引起。《宣蛰人软组织外科学》是当今唯一的一部人体软组织疼痛学的经典传世之作,软组织松解手术2007年编入中华医学会《临床诊疗操作技术·疼痛学分册》,在全国推广应用。知名学者王全美教授等在1974－1985年,共治疗120例顽固性头颈肩臀痛,取得92％远期治愈显效率。许多按传统标准诊断的椎动脉型、神经根型、交感神经型或混合型颈椎病等引起的疼痛被软组织松解手术治愈,说明其疼痛原因仍属头颈肩部和锁骨上窝病变软组织所引起的。凡是肌肉与筋膜挛缩、变性、增厚的患者,手术松解后疗效较确切,临床表现非神经根性的脊柱侧弯,脊柱序列改变,腰骶角增大,压痛点刺激有跳跃征,触及结节样或条束样肌筋膜条敏感物。手术中发现筋膜增厚、挛缩、变性、高张力等,手术后常收到立竿见影的效果。

20世纪70年代,国内知名骨科专家、软组织外科学奠基者之一陆一农教授认为,在重症颈背腰腿痛患者中,有哪些病情适合施行软组织松解术?该问题是目前讨论的一个主要方面,在重症腰腿痛患者中有些是因为椎管外软组织损害引起的慢性炎性病变,而且为数众多;还有是腰椎间盘突出症,即腰椎间盘突出症继发为重症的软组织损害。这些患者反复发作,病情逐渐加重,在诸种对症治疗无效时,亦适于手术。我们从临床实践中体会,以下三种原因的重症腰腿痛病患者适于做软组织松解术。①因创伤后引起的重症肌筋膜炎和肌挛缩。②以重症肌筋膜性疼痛为主要特征的混合型腰椎间盘突出症。③以腰部、臀部深部疼痛为主要特征,并有交感神经功能紊乱的颈腰椎间盘突出症,在做软组织松解术的同时做椎间盘突出髓核的处理。在有些患者中,创伤后引起的重症肌筋膜炎,用单纯软组织松解术,其中有的做腰部软组织松解,有的做臀部软组织松解,也有的做腰臀部联合软组织松解术。

以肌筋膜疼痛为主要特征的原椎间盘突出症患者,和以腰臀部深层疼痛为主要特征,并有交感神经功能紊乱的腰椎间盘突出症,在做软组织松解术的同时做髓核突出物的处理;在这些患者中,创伤后引起的重症肌筋膜炎性病变用单纯软组织松解术,其中有的做腰部软组织松解,有的做臀部软组织松解,也有的做腰臀部软组织松解。以肌筋膜性疼痛为主要特征的腰椎间盘突出症患者,和以腰部、臀部的深部疼痛为主要特征,并有交感神经功能紊乱的腰椎间盘突出症患者将根据疼痛的程度和部位,则在椎间盘髓核摘除术的同时做相应的软组织松解术,或单纯选择软组织松解术。因此,软组织松解术在治疗重症腰腿痛患者的使用中,有的是作为唯一手段,有的是作为主要手段,有的是作为辅助手段。

软组织松解术以切痕、切开、切断、分离、游离或剥离的方法,放松了有无菌性炎症病变的肌肉、筋膜、韧带、关节囊、骨膜、脂肪等软组织及血管神经鞘周围结缔组织,特别是解除了难以治愈的肌痉挛。这是其他疗法所不及的对因治疗,是建立在软组织损害性病变的发病机制和病理过程认识基础上的,因而治疗作用比较彻底,具有显著的远期疗效。通过消除外周神经的刺激或压迫,阻断了疼痛信号的传导,打断发病过程中的反馈机制,改善病变部位的血供和代谢,加速损伤性炎症的消退。软组织松解术不仅能阻断椎管外疼痛的传入,而且能干扰所谓“椎间盘源性疼痛”。硬脊膜、后纵韧带和后部纤维环均由窦椎神经所支配,其由脊神经后支的起始端发出返回椎管内,窦椎神经受到痛觉刺激可向心传入至前角细胞,经由中间神经元神经反射弧通路,将冲动则沿脊神经前根到达相应节段肌肉,导致痛性肌痉挛。这种“肌性疼痛”或肌节痛又通过感觉径路返回脊神经后根。所以,腰臀部软组织松解术通过解痉与阻断痛觉传导,对椎管外软组织疼痛与椎管内硬脊膜囊、后纵韧带疼痛都具有明显的止痛作用。

在术前,认真分析原发性软组织损害的部位及继发性损害的部位。临床发现许多病例将原发性软组织损害部位手术松解后,继发性损害部位的症状明显缓解或消失,而免于对继发性损害部位的手术。原发性损害与继发性损害的鉴别要根据病痛的首发部位、症状的演变过程、压痛点的分布、有无压痛敏感物、生理解剖功能等。腰臀部软组织易发生原发性损害,腰部肌筋膜同背、肋、颈、项、肩有解剖上的联系,慢性腰痛引起腰背部肌筋膜挛缩可引起颈肩背胸痛;而且腰臀部肌筋膜紧张、挛缩可刺激腰部脊神经的后支与坐骨神经、臀上神经、臀下神经及其分支而引起臀部痛、骶尾部痛、下肢痛与膝踝部软组织疼痛。手术松解腰臀部软组织后,颈肩背部痛、臀骶尾部及下肢痛也可缓解或消失。

软组织松解手术的具体内容,从广义上包括:①松解软组织粘连;②松解肌肉和肌筋膜挛缩;③松解神经干支嵌压。在皮下组织和肌筋膜之间,在肌筋膜之间,是疏松结缔组织所联的“间隙”,这些疏松结缔组织是保证正常的各软组织肌筋膜间的正常滑移所必需的,这种正常滑移是为了适应人体各肌组在变换体位、运动等位移时所必需的,但在遇到创伤后,因创伤性渗出而致粘连,或炎症后渗出而致的粘连,从而粘连带来程度不等的生理位移的受限或丧失,以致代偿也不能完成正常的生理位移。尽管目前还未曾见到有关临床提供粘连的范围、程度,到出现临床症状之间的时间和空间的距离(即是不是凡是有粘连就有临床症状?粘连到多大范围才出现症状?发生粘连要多久以后才出现症状等)。但是,已有临床疼痛症状,并观察和检查到软组织已有广泛粘连的患者,在软组织松解术以后可解除疼痛。通过相互之间观察交流,陆一农教授等认为以下几点应该得到认同。

1. 无菌性炎症引起肌筋膜之间粘连,加上炎症具有的致痛物质,是造成一系列临床疼痛症状的基础,消炎措施能使疼痛得到缓解便是具体证明。

2. 无菌性炎症对感觉神经分布集中和丰富的部位的刺激,是好发疼痛的常见部位。临床上也可以检查到一些比较固定的压痛点。

3. 体检中可检查到皮下有炎症反应性水肿的部位,常是局部压痛点比较明显的部位。

4. 软组织粘连很大部分是发生在肌筋膜内或皮下,或肌筋膜间,在神经穿出肌筋膜处及有些神经干周围。

5. 软组织炎性粘连也多见发生在人体活动时,移位比较大,应力集中,易致损伤的部位,如腰背筋膜中叶常因转动腰段有向上向下牵拉的应力;如臀大肌、臀中肌在坐位、蹲位时向上,向后下牵拉的应力;如肩胛骨的脊柱缘及外侧缘因上肢高举时有向内向外牵拉的应力等。基于这些特点提示,软组织松解时要注意到的重点内容和重点部位。通过松解剥离或切除可以达到止痛的目的。

软组织松解术还对肌肉和肌筋膜因炎症而致的肌痉挛或挛缩情况,起到调整和缓解作用。这些因炎症而致的肌痉挛或挛缩在重症腰腿痛患者中,常起到既是疼痛的原因,又是结果,相互影响,形成一个向着病情加重方向的循环。通过软组织松解手术以后起到"以松治痛,祛痛致松"的作用。

(王福根)

第二节　腰部深层肌和腰背筋膜后叶松解术

对在髂后上棘与腰椎之间的骶棘肌筋膜有明显疼痛者,可将骶棘肌和腰背筋膜后叶筋膜松解。术中常可发现筋膜肥厚且难以推开粘连甚紧。这部位的松解可以达到缓解和消除下腰段重症腰痛。可以松解对坐骨神经的压力和刺激,其解除疼痛的直接或间接的作用机制为:①松解肌附着点的紧张区域;②松解肌痉挛、肌挛缩或无弹性的肌肉的紧张性;③松解肌筋膜或韧带的紧张,恢复正常张力。

在肌附着点处存在有无菌性炎症反应,将由炎症而产生该肌的自动收缩或被动牵拉而产生疼痛,体检时会有明显的局部压痛点。所以,压痛点是指出病变的部位,即在其骨膜下,在肌起止点处通过骨膜进入骨的腱纤维中,有小面积的炎性浸润(从术中取出物的病理检查,显微镜下观察有小圆细胞浸润。有含铁血黄素等所见)。松解这部位做骨膜下剥离,能缓解肌肉紧张性疼痛症状。

因无菌性炎症的纤维织炎的病变,可以导致肌肉纤维组织的增生,同时也可使肌腱附着处的感觉过敏,从而增加肌张力。在病变的开始阶段,因肌痉挛而可以压迫静脉,在受累的肌肉中静脉显然是比动脉易致压缩,也因此而致肌肉出现程度不等的充血现象,又导致肌肉肿胀和发热,循环相应的缓慢和瘀滞,进而发生刺激纤维组织的增生。病变也因而转入慢性,肌肉的弹性减退,肌牵拉阻力增大等病理改变。对这些肌肉做骨膜下剥离,可以达到缓解症状,缓解肌痉挛,减少附着在骨质上的无弹力的肌肉紧张度,从而解除疼缩。

一、手术操作技术

(一)术前准备、体位、麻醉

腰部软组织松解手术,根据 L_3 棘突旁和第 12 肋骨下缘软组织有无压痛点而选用腰部至骶部软组织松解手术或 $L_2 \sim S_4$ 部软组织松解手术。患者俯卧,持续硬膜外麻醉。胸前妥垫气圈,以利于呼吸。骨盆前方的两侧连腹部,其两侧各以一狭长枕纵行垫高,可免腹内血管受压,且可使腰脊柱保持于变直位置,便于手术。在腰椎棘突至骶中嵴的正中线,用龙胆紫画一直线皮肤切口的记号。

(二)操作步骤

选引自《宣蛰人软组织外科学》专著图示,见图 12-1、图 12-2。

1. 切开皮肤、广泛钝性剥离左侧皮下组织，显露腰背筋膜后叶。此筋膜不可剥破，否则会造成剥离困难。剥离范围上起 T_{10} 棘突（包括部分斜方肌筋膜），下至髂嵴下方 1cm 处；外侧自第 12 肋骨开始，向下沿背阔肌内缘，直至髂起部（在腰三角区外缘），完全显露腰三角区内侧脊神经后支的外侧皮支在腰背筋膜后叶出口处，即臀上皮神经出口处。显露完毕，按次进行操作。

2. 腰椎横突尖显露，先将此筋膜纵行偏斜地直线切开。切口自上内方（位于胸棘突附着的筋膜，包括部分斜方肌筋膜在内）直至下外方（脊神经后支的外侧皮支在腰背筋膜后叶出口处），位于腰三角区的外缘。显露骶棘肌，抽除后方肌肉中肉眼能见到的脊神经后支的外侧支。在腰脊中部将骶棘肌和多裂肌沿腰背筋膜前叶向内推离并拉后内方，先显露 L_4 横突尖再切开剥离其后方的肌附着处并向上下扩展，完全显露腰椎横突尖的软组织附着处。有关 L_2 横突尖和 L_3 横突尖的显露，均按操作步骤 2 与 3 处理，便于最后施行腰椎横突尖的切痕剥离。

3. 骶棘肌下端切开剥离，拉开外侧皮肤切口，显露左骶棘肌的髂后上棘内上缘和骶髂关节内侧缘等附着处。先向下切开腰背筋膜后叶和骶棘肌，并向内、向下沿髂后上棘内上缘至骶髂关节内侧缘上 1/2 段再切开两者的附着处；以后向外切开骶棘肌下端连同部分腹肌在腰三角区的髂嵴附着处，包括髂后上棘内上缘外段未彻底分离的诸肌附着处，最后向内下方与骶髂关节内侧缘上 1/2 段的切口完全贯通，致骶棘肌放松；此时把此肌拉向后内方，就可显露腰椎横突尖。

此横突尖紧靠髂嵴前上方，为髂腰韧带附着处而不是腰背筋膜的附着处，因未受腰部深层肌牵拉应力所影响，故 L_2 横突尖上附着的软组织不像 L_3 横突尖那样容易继发软组织无菌性炎症病变，无须进行手术处理，详见后述。接着钝性推离上方的骶棘肌，就可

显露 L_2 横突尖。

4. 腰部深层肌游离，上述两处手术后就完全暴露了 L_{2-5} 横突尖，暂不作切痕剥离。可把骶棘肌的横突背面分别向内做钝性推离，直至 L_5 后关节突包括骶背面完全显露为止。以后将腰椎棘突至骶中嵴附着的腱性组织切开，自侧方紧靠骶骼做切痕剥离；并用圆头骨膜剥离器将腰背筋膜后叶、骶棘肌、多裂肌、旋椎肌等自棘突和骶中嵴由内向外地钝性推离；直至完全显露腰椎板至骶骨背面和 L_5 后关节突为止。

5. 第 12 肋骨下缘和腰椎横突尖软组织松解，显露腰横突尖以后，拉起并切开左第 12 肋骨后方覆盖的肌肉层，显露第 12 肋骨的后方骨面，向内沿骨膜下钝性分离其后内方直至该肋骨的肋结节韧带为止。以后仍用圆头骨膜剥离器沿此肋骨后方的骨膜下，向紧靠下缘的腰背筋膜前叶附着处做细致的、逐步钝性剥离与切痕，使自第 12 肋骨后内侧（靠近肋结节韧带）至后外侧大部分肋骨下缘筋膜附着处分开。第 12 肋短小者，可将其远端一并适度游离。须注意切勿损伤胸膜，以免气胸形成。以后进行腰横突尖松解，即在紧靠每一横突尖上、下外方附着的腰背筋膜中叶前因各有一小 V 存在，在横突尖上软组织附着处进行切痕时便容易出血，故在操作前也应先做电凝止血。单独游离腰横突尖就可。见图 12-1、图 12-2。

二、术后观察

通过大量病例和远期疗效的观察，后期并无残留征象出现。实践验证，横突尖的骨组织本身并非腰痛或腰腿痛的发病因素，而真正的发病因素是在 L_3 横突尖上附着的继发性损害之软组织。当上述两处松解手术完毕后，就使挛缩变性的腰背筋膜前叶进一步放松。特别是 L_2 横突尖与第 12 肋骨下缘之间变性挛缩的束条样筋膜拉紧清晰可见的状态完全消失。

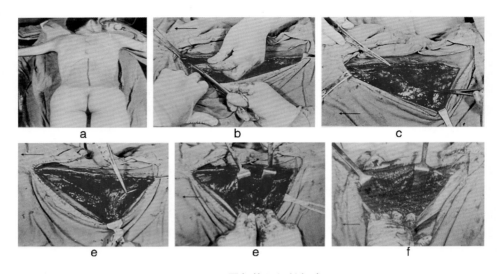

图 12-1　腰部软组织松解术

　　a. 定型腰部软组织松解手术，体位，皮肤切口标记。b. 将腰背筋膜后叶纵行切开，上起 T_{10} 棘突筋膜附着处，下起脊神经后支的外侧支在腰背筋膜后叶出口处。c. 腰背筋膜后叶完全切开。d. 切开髂嵴附着的腰背筋膜后叶和骶棘肌，直至沿髂后上棘内上缘至骶髂关节内侧缘上 1/2 段的骶棘肌附着处。e. 切开骶棘肌下端及部分腹肌在腰三角区的髂嵴附着区，包括髂后上棘内上缘外段未彻底分离的诸肌附着处，并向内下方分离，使髂嵴段的切口与骶髂关节内上缘上 1/2 段的切口完全贯通，致骶棘肌放松；此时拉开此肌就暴露 T_3 横突尖。f. 将骶棘肌自个别的横突背面向内做钝性推离，直至 L_{2-4} 后关节突及 S_4 背面完全显露。

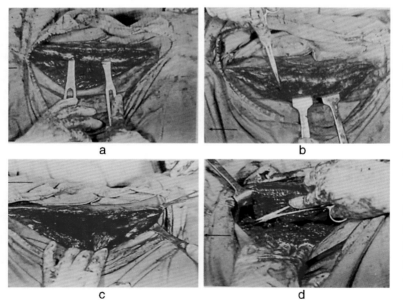

图 12-2　腰部软组织松解术

　　a. 继续将 T_{10} 棘突至 S_4 中嵴的腱性组织切开，自侧方紧贴骨骼做切痕剥离。b. 用骨膜剥离器将腰背筋膜后叶、骶棘肌、多裂肌、旋椎肌等自棘突和骶中嵴由内向外钝性推离，完全显露 T_{10} 椎板～S_4 背面的骨质。c. 再继续向外推离，直至 L_{1-5} 后关节突显露为止。d. 在腰部深层肌向后拉起时彻底分离下段腰骶部肌肉，直至 S_4 为止；以后彻底分离上段腰部肌肉，直至 T_{10} 水平的骨骼完全显露。

（王福根　董浩然　付国信）

第三节 臀部肌筋膜松解术

一、臀部肌筋膜松解(图 12-3)

把臀筋膜附在髂嵴后部到髂后上棘以下的一部分筋膜切开,并直到骨膜下做剥离,同时达到臀上线和坐骨大孔切迹上缘,并同时剥离髂后上棘到骶骨的内侧,向下到达髂后下棘,把附丽在髂骨上的骶髂长韧带松解开来。

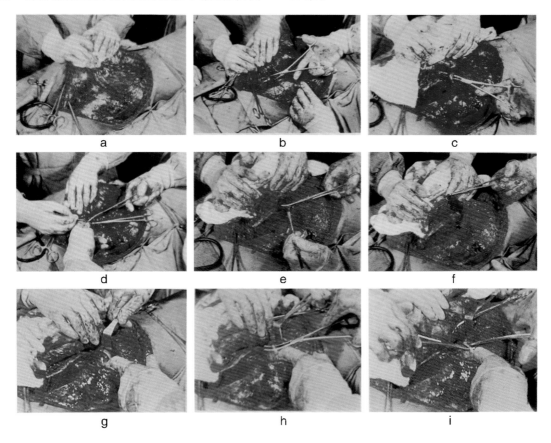

图 12-3　臀部肌筋膜松解术

a. 直至臀大肌自髂后上棘外缘至髂骨翼外附着处的切痕剥离面积达 3cm 长。b. 横过坐骨神经上的臀下动、静脉分支的周围脂肪结缔组织常因继发性无菌性炎症病变而变性挛缩,形成一束状环,紧压或嵌压神经干。图示为止血钳探入分离操作。c. 将此梨状肌外段近股骨大粗隆的肌腱用止血钳挑起。d. 先用止血钳钝性分离已经暴露的部分坐骨神经,用示指在其鞘膜外向上探入,以松解此束状环和细心分离出其中的血管,用细丝线结扎期间的血管后切开此束状环,禁用电灼止血。e. 在其外侧将肌腱夹紧切断。f. 把梨状肌拉向内、后、上方,就完全显露坐骨神经干。g. 臀上神经松解。位于梨状肌外上方并介于臀中、小肌之间,用示指将臀中肌拉向外上方,可在臀小肌表面见到此神经支。h. 用一止血钳端钝性游离臀上神经后将其挑起。另一止血钳端在神经支上轻轻弹拨,发现阔筋膜张肌、臀中肌和臀小肌一齐出现反应性收缩者,证实为臀上神经。i. 再以另一止血钳先沿臀上神经支方向的前侧由外向内探入,直至到达其在坐骨神经分出处,再做钝性扩张分离,使之松解。

1. 臀大肌外端附着处切开剥离　术者用指甲面向上位置的示、中两指,自股骨大粗隆部后方的髂胫束深层面下探入;改变手指为螺面向上的位置后,边向上深入边松解其间的炎性粘连组织,并向上逐渐分离达到臀大肌上缘的深层筋膜的前方。以后助手用右手示、中指将此肌拉向内、后、下方;手术者也用这两个手指在其上方探入,将臀中肌筋膜拉向外、后、上方。在两者相对拉紧下切开臀肌间隔,并同时将此两者相对地做使劲拉开的撕裂性分离,直至髂后上棘外缘臀大肌附着处;再用刀尖切开髂后上棘附着的臀大肌腱性组织,直至骨骼。

2. 臀部肌筋膜分离术　以向后、向内方向拉开臀大肌,彻底松解其间的继发性炎性粘连组织,才能显露坐骨神经和梨状肌。横过坐骨神经上的臀下动、静脉分支的周围脂肪结缔组织常因反应痛出现变性挛缩,形成一束状环,紧压或嵌压神经支。先用止血钳钝性分离已经显露的部分坐骨神经,用示指在其鞘膜外向上探入,松解此束状环和细心分离出其中的血管以后,用细丝线结扎其间的血管并切开束状环(因接近坐骨神经支而禁用电灼),就消除此种机械性压迫和无菌性炎症的化学性刺激。

坐骨神经松解以后再行臀下神经的松解。即在梨状肌内下方的坐骨神经内侧当此神经刚要进入臀大肌处,术者一手执止血钳找到臀下神经支并挑起,再用另一手的示指端在前方探入把它抬起。以止血钳端在神经支上做轻轻弹拨,发现臀大肌出现反应性收缩者,证实为臀下神经。彻底松解其周围粘连的继发性炎性脂肪结缔组织直至其在坐骨神经的分出处后,改用示指末节完全探入使此神经支做过度伸引,达到臀大肌内的深部臀下神经支鞘膜与周围脂肪结缔组织之间也进一步间接的钝性扩张分离。彻底松解后可使臀下神经支完全自由。

臀下神经松解后,即进行臀上神经的松解。此神经在梨状肌外上方并介于臀中肌和臀小肌之间,可用手指把臀中肌拉向外上方,就在臀小肌表面见到此神经支。用止血钳端钝性游离出臀上神经后挑起;用另一止血钳在神经支上轻轻弹拨,发现阔筋膜张肌、臀中肌和臀小肌一并出现反应性收缩者,证实为臀上神经。再以另一止血钳分别沿此神经支方向的前侧和后侧由外向内探入,直至到达其在坐骨神经的分出处再做钝性扩张分离,使之松解。此处操作要细致,要求一次完成,否则容易渗血。但无须止血,只要用生理盐水纱布填塞,压迫片刻后就会自行止血。以上这些软组织松解手术的主要步骤不可遗漏。尽管这些神经支周围的炎性粘连脂肪结缔组织全属继发性,当臀部软组织的原发病因治愈后多会自行消失,仅极少数患者会残留后遗征象。

二、阔筋膜张肌、髂胫束的松解(图12-4)

阔筋膜张肌是起始于髂嵴外缘的前部及其下的骨面,受阔筋膜的包围,此肌覆盖着臀中肌和臀小肌的前缘,肌纤维又与臀小肌的肌纤维相混合,又起自臀筋膜深面,肌长15cm,宽约5cm,属中等圆度。肌纤维向下走行在大粗隆稍下方处终止于阔筋膜上,这部分阔筋膜即为髂胫束。它向下附着于腓骨头外方,其间,紧密地连接着大腿肌间隔和股骨嵴。髂胫束越向下越增厚,通过纤维前而与髌骨外缘连接,向后与股二头肌的前纤维相连。阔筋膜张肌和髂胫束虽然跨越髋、膝两个关节,但它并不直接控制膝关节的活动,只起稳定作用。阔筋膜张肌的功能是屈曲内移大腿,在大腿半屈时,其对屈曲作用更为重要,假如大腿固定,将使骨盆屈曲、外展、外旋;软组织松解时,将肌肉从起点处松解下来,或将髂胫束切断,均不至于影响上述功能。

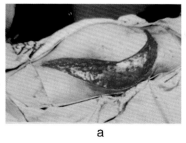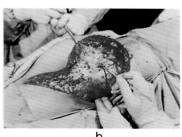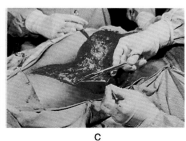

a　　　　　　　　　b　　　　　　　　　c

图 12-4　阔筋膜张肌、髂胫束的松解术

a. 切开皮肤和钝性剥离皮下组织，显露髂胫束。b. 髂胫束 T 形切开手术，在髂前上棘下方一横指宽处将髂胫束横行切开，切口后段包括臀大肌筋膜的部分边缘也切开少许，以显露臀大肌外侧部。c. 再把髂胫束切口下缘用有齿镊夹住拉起，在此下缘中线用组织剪把下方髂胫束纵行部分切开，形成一个 T 形切口。

髂胫束 T 形切开术的操作步骤：位于髂前上棘下方 1 横指宽处将髂胫束横行切开，切口后段应包括臀大肌筋膜的部分边缘也切开少许，以显露臀大肌外缘的部分肌肉组织。用组织剪沿此横切口下方的髂胫束下探入，做隧道式扩张分离；以后把髂胫束切口下缘用有齿镊夹住拉起，用组织剪把下方髂胫束中间纵行的部分剪开，形成一 T 形切口。

阔筋膜张肌和髂胫束在功能上是一个整体，它延展超越两个关节，在超越它的正常的应力负荷下工作，将导致提早发生退行性改变（肌腱脂肪变或粥样病变）。虽然这些过度的应力是由逐个非病理的刺激逐步积累而成的过分负担，结果也将导致附着处创伤性无菌性炎症的反应及因而引起一系列疼痛综合征。所以，人体软组织松解术是有效的。

（董浩然　王福根）

第四节　颈部软组织松解术

在椎间盘及颈椎退变的同时，软组织也有不同程度的无菌性炎症病变存在，是慢性疼痛的重要来源，而过去未被认识。对手术病例来讲，手术区软组织的病变已是极为严重，不再是非手术疗法可逆性无菌性炎症的早期反应，其软组织附着处与软组织本身已经形成了非手术疗法非可逆性的质变。脊柱源性疼痛，主要分为椎管内、外两类区域，中间环节是关节突关节，共同维持脊柱静力性和动力性力学平衡，尤其是节段性"锁链稳定"神经调控。原属椎管外病变组织部分在手术中无意识地同时被松解，从而缓解了症状，由于忽视了它的重要性，有的则未被松解，以致形成术后某些或重或轻的残余痛，日后仍需进一步治疗才能消除症状。通过不断的临床实践，认识到孤立地用前斜角肌切断加臂丛神经松解术来代表整个锁骨上窝部软组织损害的治疗是具有片面性的，应该改为锁骨上窝部软组织松解术比较合适，契合于客观实际。现将以往软组织外科创始人宣蛰人先辈所定的颈、肩、臂、背痛的软组织松解手术经典式式介绍如下。

一、颈椎棘突旁软组织松解术（图 12-5）

局部麻醉，必要时气管内插管静脉复合麻醉或气管内乙醚麻醉。患者俯卧，调节手术台，使身体保持于稍偏头高腿低位置。胸

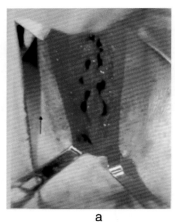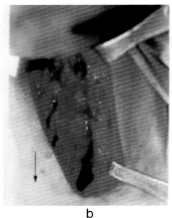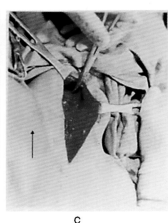

a
b
c

图 12-5   颈椎棘突旁软组织松解术

a. C_2-T_1 棘突旁肌附着处切开剥离。b. 手术切口上的下方显露 T_1 棘突。c. 手术切口的上方显露 C_2 棘突和寰枢后结节(箭所示为头颅方向)。

前妥垫气圈,有利于呼吸。头颅超出手术台端,置于头托架上。使颈脊柱适度前屈与保持水平位置,便于手术。在项正中线自 $C_{2\sim7}$ 棘突处做一直线皮肤切口,适度剥离皮下脂肪,显露筋膜与棘突端。以刀尖在棘突旁,紧靠骨骼做切痕松解,用圆头骨膜剥离器做骨膜下剥离,将斜方肌腱质部、小菱形肌、上后锯肌、头夹肌、头半棘肌、颈半棘肌、棘间肌等沿棘突与椎板向外推离,剥离至大部分椎板显露为止,使所属肌肉放松。枢椎棘突上外方有头后大直肌与头下斜肌附着,也应完全切开。必须彻底显露棘突,否则常会出现残余痛。椎板间有一小动脉穿出,损伤时会喷射出血,操作中应加以注意。此处过去我们做常规剥离,现在放弃了这一操作,也无残余痛发生。寰椎后结节较枢椎棘突短小,无须彻底切痕松解。以往常将其上附着的头后小直肌切开,现在也放弃这一操作。头夹肌劳损是颈部疼痛原因之一,当颈椎棘突旁肌肉自 $C_{2\sim7}$ 沿棘突与椎板向外剥离后,还得常规地进行头夹肌横行切断手术,以放松变性挛缩的肌纤维和消除术后的残余症状。棘间韧带即使破裂也不需切开或修补,因为术后无一例因此而产生后遗

症象。采用电刀可以显著减少术中渗血和缩短手术时间。彻底电凝止血后,创腔内放置一根负压引流橡胶管,从创口旁容易引流通畅的皮肤上另做一小切口(约 1cm)引出。引流管必须在引出部位的小切口上做一针缝线的皮肤紧密缝合,并与引流管结扎在一起,以防止此管漏气或滑脱。最后仅缝合皮下脂肪与皮肤。在颈椎棘突部位常规地将切口皮肤用一针细钢丝加纽扣做减压缝合。此钢丝当术后 10d 拆除缝线后再继续保留 1 周,以免肩背部活动时用力过猛,引起创口豁裂的可能性。

二、锁骨上窝部软组织松解术

(一)麻醉、体位、切口

局部麻醉,必要时持续硬脊膜外麻醉或气管内插管静脉复合麻醉。患者仰卧,患侧肩下以沙袋垫高,头向健侧旋转,患侧上肢伸直紧靠胸壁,使锁骨上窝部充分显露,便于手术。沿胸锁乳突肌外缘直至锁骨下缘做一直线皮肤切口(约 8cm)。剥离皮下脂肪,拉开皮肤,显露颈阔肌。沿皮肤切口方向再切开此肌,并向锁骨上窝部松解术的皮肤切口拉开,才能显露其下的肌肉、神经和血管(图 12-6)。

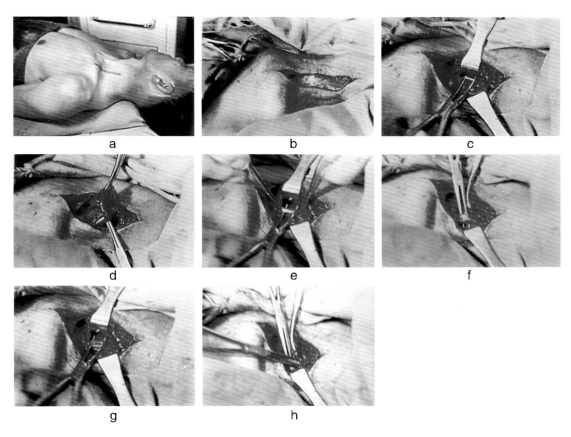

图 12-6　锁骨上窝部软组织松解术

a. 患者仰卧在手术台上，行锁骨上窝软组织松解手术。b. 经前外方皮肤切口记号，切开皮肤，分离皮下组织，显露颈阔肌。c. 用弯头止血钳小心地游离出膈神经支，并将其挑起。d. 用止血钳将前斜角肌及附着挑起。e. 并将前斜角肌肌腹分成束状，用止血钳挑起分开，使肌束成紧张状态下分次离断，不让有一丝肌纤维束遗留。f. 把臂丛神经上、中干混合支用止血钳挑起。g. 游离分出，再用止血钳一并挑起。h. 另一止血钳探入上、中神经干周围鞘膜扩张分离、松解。

（二）操作步骤

先将胸锁乳突肌的锁骨头外半部在附着处切开（暂留内半部、以作拉钩牵拉时的固定点），向内前方翻起，即显露肩胛舌骨肌，它从前内上方至后外下方斜贯而过。此肌下层有一块脂肪组织，再下层即为前斜角肌。膈神经就在前斜角肌上，自后外上方至前内下方斜贯而过。先将肩胛舌骨肌牵向外上方，再钝性松解脂肪层，在前斜角肌上仔细游离出膈神经，轻巧地牵向内方，勿使损伤，就使前斜角肌显露得更清楚。胸膜、颈总动脉、锁骨下动脉、臂丛神经等均在前斜角肌的内侧，操作中应加强注意。以后用止血钳将肌腹分成束状挑起，分次切断。必须使整个前斜角肌完全离断，不让有一肌纤维保留下来。要绝对当心在其内后方的锁骨下动脉和胸膜，勿使损伤。

为了安全起见，在肌腹挑起后，常在直视下用两把无齿镊将肌纤维相对地一点一点撕断，可避免发生并发症。前斜角肌切断后游离臂丛神经，先用弯头止血钳细致地钝性分离臂丛神经的周围炎性结缔组织与鞘膜，臂丛神经的上干和中干常合成一支,而下干单独成一支,按次挑起,以止血钳沿神经鞘膜下探入、向上向下各做扩张分离,完全游离这段松解所及的神经干。最后牵开内侧颈阔肌,钝性游离胸锁乳突肌的胸骨头,连同此肌锁骨头附着的内半部一并切开,完全放松,彻底电凝止血。创腔内放置橡皮引流管。缝合皮下脂肪与皮肤。

作者自20世纪80年代,在宣蛰人前辈的指导下开展人体软组织松解术,92例颈背肩胛、锁骨上窝、腰臀髋及膝踝疼痛部位分别实施软组织松解术,取得了优良疗效,提高了对人体肌筋膜痛的深入认识。验证了急慢性顽固性颈腰背痛病的椎管内外病变分类的正确性,分别给予针对性处置。椎管外软组织严重损害须以针对性治疗,人体软组织松解术具有一定的应用前景,慢性顽固性腰背臀痛而非独自采用脊柱内镜微创技术摘除椎间盘而获得解除。脊柱椎管外软组织松解术,施行操作过程比较细致复杂,腰背臀部操作须全身麻醉,备血200~600ml,手术创伤面较大,创腔内放置腹压引流橡胶管,其近端贯穿整个创腔,远端从另一个皮肤小切口引出体外,将引流橡胶管与负压引流玻璃瓶相连接,使创腔内渗血引出滴流入瓶中。脊柱与肩胛部松解,要有2条引流管,术后引流时间一般为3~4周。所以只有极端严重软组织损害情况下,尤其是针对下腰部手术失败者,才能考虑选择此项手术。肢体软组织松解术操作比较简便,局麻又不输血,如股内收肌群、阔筋膜张肌与髂胫束、髌下脂肪垫、踝管等部位,可以推广应用。自20世纪80年代后期开始,继承与创新银质针导热疗法,治疗慢性颈背肩胛部和腰背臀部肌筋膜痛病,采用分区域分次进行密集型银质针导热治疗,部分病例并用神经营养药物,逐步替代人体软组织松解手术治疗,取得优良的疗效。但是,整个诊治思路和临床实践,首先须是软组织疼痛的理论指导与阶梯分级治疗。非严重、顽固性颈腰背痛病可采用"现代三项组合疗法",即脊柱关节手法整复、神经营养药物注射(硬膜外隙或椎间孔外)、银质针温控导热,是椎管内外病变的疑难痛症克星,大多数患者获得优良疗效,起到与脊柱微创介入并驾治疗作用。

(王福根　商卫林　施　锋)

第 13 章

脊柱减压稳定手术治疗

第一节　颈椎减压稳定手术入路与术式

因颈椎间盘退行性病变本身及其继发性改变所致失稳,突出椎间盘或骨刺压迫邻近组织而引起一系列症状和体征。颈椎的运动单元包括骨性结构和软组织系统。颈椎位于头颅和胸椎之间,为了较好地支撑和活动头部,必须具备静态支撑和运动结构。颈椎的运动单位也称为功能单位,由许多单位组成,其最上两个即枕寰与寰枢单位比较特殊,没有椎间盘,其余的均由相同的运动单位组成,即椎间盘与椎体联合体、椎间关节(亦称后关节、小关节或关节突间关节)和椎间韧带、椎管外肌筋膜软组织系统。近20年来,对椎间盘结构与功能的描述,国内外学者得到了共识,将椎间盘纳入椎管内特殊的软组织结构与动态功能,如此,由前向后与后纵韧带、小关节囊、黄韧带形成了软组织性椎管,临床上所谓椎管狭窄,多数非为骨性椎管狭窄。国际骨科权威 MacNab 著作《麦氏腰腿痛》中作出了明确的观点和解释。

一、颈椎间盘结构和运动生理

椎间盘与椎体形成一个不可分割的联合体,其间有一软骨板,也称为椎体终板,两者牢固结合,成为脊柱的一个能动、有弹性和具有消除震荡作用的装置。椎间盘由两种完全不同的结构——髓核和纤维环组成,其外壁是纤维环,由斜向交错、互相缠绕的弹力纤维

网构成,排列成"洋葱皮"状,紧密地连结在椎体的骨环上,并深入到椎体终板中。交错缠绕的结构可允许一个椎体在另一个椎体上产生侧向滑动、旋转和水平方向的运动。椎间盘的弹性源于纤维环,而不是髓核的液体成分。然而髓核的半流体性质在椎间盘的密闭容器中却符合液体受压定律,即任何增加1个单位面积的外力可均匀地传递至容器内的每一单位面积。故液体能形成一种椎间盘的内在压力,以保持纤维环纤维的紧张和椎体间的正常间隙。髓核的液体是一种胶质,由黏多糖组成,能吸收外界的液体,以保持其内在的平衡,其营养液体借助于椎间盘弹性容器的压缩与松弛,通过椎体终板的淋巴渗透与胶质吸收特性而获得。故脊椎是由纤维环、液压性消震器连接和分开,而椎间压力完全由不可压缩的髓核来传导,因而纤维环和椎体平台应具有抵抗这种压力的能力。髓核内强大的压力具有分开椎体间隙的倾向,使纤维环的纤维延长。由此,弹性抗力所产生的相反力量又使椎体有相互靠近的趋向,这样就维持着椎体间的内在平衡。颈椎间的各肌群的协调运动,称为椎体间的动态平衡。

椎间盘与椎管外软组织系统承担了节段性或上下椎体联合体运动,包括矢状面运动——前屈后伸,额状面运动——左右侧屈,

以及以脊柱为轴心的水平面运动——左右旋转。然而这些椎间运动又为联结运动单位的椎间关节和椎间韧带所限制，椎间关节具有确定运动方向的作用，既是导向器，又有限制运动的作用——制动器，关节囊纤维在紧张时能限制运动的幅度，然而颈部脊柱的关节面并非紧密接触，运动幅度较大，因而关节所承担的应力增加，椎间韧带则具有限制运动幅度的功能。故与椎间关节一样，也称为制动器。软组织系统包括颈部各组深浅肌群、筋膜和韧带，是动力性稳定因素。

从上述这些概念出发，去理解椎间盘解剖与生理学的基本情况，就会加深了解颈椎病变的演变过程。颈椎是脊柱活动度最大的部分，肌肉劳损先于其他部分，先有椎管外肌肉等软组织损害，后有骨性结构退变。颈椎容易发生磨损，使其退化变性速度加快，尤以 C_{4-5}、C_{5-6} 椎间最易出现病变。颈椎变性，早在 20 岁以前就已开始，正常椎间盘的血管闭塞，其营养借助于椎间盘弹性容器的压缩与松弛，通过椎体终板的淋巴渗透与胶质吸收特征而获得。变性首先发生在椎间盘，随着年龄的增长，变性程度逐渐加重。一般认为是一种生理性退化变性现象。如果变性超出了相应的年龄范围，则成为病理性改变。

二、发病机制和病理特点

(一)颈椎病变的发生发展

颈椎病变的发生发展须具备以下条件。一是以颈椎间盘为主的退行性变。二是退行性变的组织结构必须对颈部脊髓、神经、血管等器官或组织构成压迫或刺激，从而引起临床症状。三是椎间盘是无血供的组织，由于软骨板营养代谢的改变致使髓核、纤维环发生退行性变。一方面退行性变的髓核后突，穿过破裂的纤维环直接压迫脊髓神经根。另一方面髓核脱水，使椎间盘的高度降低，椎体间松动，造成椎体后缘骨赘形成。椎体间的不稳定还引起钩椎关节，后方的小关节突以

及黄韧带增生。此外，外伤、劳损、炎症等因素也可加重颈椎的退行性变并直接诱发症状。

(二)颈椎病变发展分期

颈椎病变发展分为三个阶段，即变性期、损害期和失稳期。

1. 变性期　椎间盘的变性从 20 岁开始，椎间盘退化是一个自然的生理过程，成人 25 岁左右髓核含水量就开始下降。髓核是一种胶体，含水量很高，吸湿性很强；由于其内在压力和渗透压的改变而能吸收和排出水分；其营养靠椎体内血液的弥散作用，通过椎体终板来供应。髓核发生变性后，其中的硫酸软骨素和含水量逐渐减少，膨胀力和弹性均减退，易被压缩；髓核的胶质结构变得不均匀，呈泥浆样，此种改变在 60 岁以上的老年人可视为正常变化，与年龄不相称而早期出现时，则为异常改变。纤维环变性后，其纤维相互分离，形成裂隙或断裂，失去牵张力和弹性，在此期间，髓核容易穿过裂隙向外突出，多数人椎体内形成 Schmorl 结节。如突向椎管或椎间管，则引起临床症状，称为颈椎间盘突出症，是本病早期发生的病症。

(1)致病原因：纤维环变性所造成的椎节不稳是髓核退行性变加速的主要原因。可见纤维变性、肿胀、断裂及裂隙形成，以及髓核脱水、弹性模量改变、裂纹形成，导致变性的髓核向后方突出。

(2)骨质增生(骨刺)形成：骨赘来源于椎间盘韧带间隙血肿的机化、钙化或骨化。骨赘见于两侧钩突，小关节边缘及椎体后缘。后期可见广泛的骨质增生、后纵韧带、黄韧带增生。

2. 损害期　单纯的退行性变不一定产生临床症状和体征，这也是颈椎退行性变与颈椎病变的区别。只有当以上两个病理阶段的变化对周围组织产生影响而引起相应变化时才具有临床意义。脊髓的受压可来自前方和后方，也可两者皆有。前方的压迫以椎间

盘和骨赘为主；前正中的压迫可直接累及脊髓前中央动脉或沟动脉；前中央旁或前侧方的压迫主要累及脊髓前角与前索，并出现一侧或两侧的锥体束症状；侧方和后侧方的压迫来自黄韧带和关节突关节，症状表现以感觉障碍为主。椎间盘的抗压缩力明显减弱，纤维环膨出更加明显，椎间隙狭窄，椎体后缘的骨赘明显，突向椎管内，引起继发性（退变性）节段性椎管狭窄。当椎体后骨赘超过3mm 时，可引起脊髓压迫症状。如果患者原有发育性椎管狭窄，脊髓在椎管内的缓冲间隙变小，一旦椎体后缘骨赘形成，很易早期出现脊髓压迫。由于椎间隙狭窄，相邻横突孔间距相应缩短，引起椎动脉扭曲变形，或椎间关节和钩椎关节骨赘横向增生，使椎间管变形，可以刺激或压迫脊神经根及椎动脉，引起神经根型或椎动脉型颈椎病。另一方面，由于椎体前、后缘骨赘增生，使病变节段日趋稳定，椎骨间的活动小甚至僵直。同时，上下邻近的椎骨间活动却代偿性增大，病变程度加重，波及的节段也日益增大。X 线像显示椎间隙变窄，并有骨赘形成，椎管矢径变小，呈节段性椎管狭窄改变。

脊髓的病理变化取决于压力的强度和持续的时间。急性压迫可造成血流障碍，表现为充血、水肿，久压后血管痉挛、纤维变性血管壁增厚，血栓形成。脊髓灰白质萎缩，以灰质为明显，出现变性、软化和纤维化，脊髓囊性变，空洞形成。神经根的压迫主要来源于钩椎关节及椎体后缘的骨赘。

3. 失稳期　椎管外软组织损害性病变起到重要作用。

增生和压迫导致椎动脉狭窄很少见，由于磁共振及血管造影技术的发展，目前发现椎动脉在颈椎退行性变的过程中有的发生扭曲，甚至呈螺旋状。椎管外软组织损害引起肌筋膜挛缩，颈椎节段活动时刺激椎动脉发生不同程度的痉挛，使颅内供血减少，产生眩晕甚至猝倒。椎间盘变性后，该节段由于纤维环的耐牵伸力和耐压缩力减退，髓核的结构不均匀，椎体间的活动失调，活动不均匀而且活动度增大，容易影响椎动脉和其周围的交感神经。由于纤维环周缘部纤维的牵拉，椎体在其上下缘韧带附着部发生牵拉性骨，但骨较小。椎间盘受压挤时，纤维环向四周隆凸。在此期间易于受伤、劳损，甚至椎间关节发生半脱位，引起项背疼痛。疼痛可位于不稳的椎骨部，也可牵扯到肩胛区，可能系窦椎神经受刺激引起的感应性疼痛。

关节不稳定及椎间盘侧后方突出，神经根受到持续牵拉或压迫，早期神经根袖处发生水肿、渗出等反应。继之发生蛛网膜炎，蛛网膜粘连。后方小关节的松动和变位，关节软骨的破坏、关节突增生、关节囊的松弛和肥厚均可刺激关节周围的末梢神经纤维而产生颈部疼痛。纤维环、后纵韧带松弛和变性可刺激颈椎间盘后壁的神经末梢而产生颈部疼痛和不适。

三、颈椎病变临床表现和手术治疗原则

颈椎病变的手术治疗术式，根据病因及临床分类、影像学特征、诊断及鉴别诊断，对其选择合理的治疗方案。治疗可分为非手术和手术疗法两类。非手术疗法，如脊柱关节整复、颈椎硬膜外隙药物注射、银质针导热"现代三项疗法"，配合头颈部牵引、固定与制动，其他药物治疗等均可使症状减轻或明显好转，甚至治愈，对早期病例尤其如此。手术治疗，对症状严重且经严格非手术无效的病例可选用适当的手术治疗。由于是在颈脊髓周围进行手术，有一定并发症和风险，须全面掌握好手术指征。手术原则：一为对脊髓、神经根及椎动脉的减压松解；二为节段性稳定。手术入路：分前路和后路两种途径，各有其手术适应证。在决定手术入路、制订手术方案时应考虑以下情况：病变部

位、受累节段、有无先天性畸形、椎管狭窄及范围、节段不稳定、颈椎弧度改变等,选择最佳术式和入路。

(一)临床表现

1. 神经根损害型　此型由于椎间管区有突出物压迫颈神经所致,是各型中最常见者,多为单侧发病,也可为双侧。多见于椎间盘的抗压缩力明显减弱,纤维环膨出更加明显,椎间隙狭窄,椎体后缘的骨赘明显增生,突向椎管内,引起继发性(退变性)节段性椎管狭窄。当椎体后骨赘超过 3mm 时,可引起脊髓压迫症状。如果患者原有发育性椎管狭窄,其脊髓在椎管内的缓冲间隙或称储备间隙很小,一旦椎体后缘骨赘形成,很易早期受压,起病缓慢,多无外伤史。男性多于女性,以重体力劳动者为多见。急性发病多见于 40 岁以下,系颈椎间盘突出所致,多有颈部外伤史。

(1)症状体征:颈痛和颈部发僵常是最先出现的症状,颈部活动时常感有嘶哑音,以后出现肩痛、肩胛骨内侧缘部疼痛、上肢放射痛,有时前胸、后背部疼痛。颈部活动、咳嗽、喷嚏、用力,甚至呼吸都可使疼痛加重。患者上肢有沉重感,握力减退,有时持物坠落。可有血管运动神经症状,如手肿胀等。晚期可见肌萎缩及肌肉颤动。检查可见颈僵直、颈活动受限,患侧颈部肌肉紧张。棘突、棘突旁、肩胛骨内侧缘部,以及受累神经根所支配的肌肉有压痛。患侧臂丛部可有压痛,椎间孔部亦有压痛,并使上肢疼痛加重,这对确定病变部位有一定意义。牵拉试验(一手扶颈,一手将患侧上肢外展、两手反方向牵拉,如有放射痛或麻木感即为阳性)和压头试验(患者头略后仰或偏向患侧,用手向下压迫头部,出现放射痛即为阳性)阳性。

(2)一般检查:观察感觉、腱反射和肌力变化,对确定病变部位有所帮助。C$_5$ 神经根受压时,疼痛在颈部、肩胛骨内缘、肩部、上臂外侧,很少至前臂;上臂外侧可有麻木感及感觉减退区;三角肌、肱二头肌、冈上肌和冈下肌肌力减弱;肱二头肌腱反射减弱。C$_6$ 神经根受累,疼痛在颈部、肩胛骨内缘、肩部、前胸部、上臂外侧及前臂桡侧;拇指麻木并感觉减退,示指亦可有麻木感但较轻;肱二头肌、肱桡肌及腕伸肌肌力减弱;肱桡肌腱反射减弱或消失。C$_7$ 神经根受压,疼痛部位如 C$_6$ 神经根,前臂疼痛是在背侧,示指麻木并感觉减退,中指亦麻木,但较轻;肱三头肌、桡侧腕屈肌及指伸肌肌力减弱,肱三头肌腱反射减弱或消失。C$_8$ 神经根受累时,疼痛在颈部、肩部、肩胛骨内缘、前胸部、上臂尺侧和前臂的尺侧;小指和环指麻木并感觉减退,有时中指轻微麻木;肱三头肌、尺神经支配的指深屈肌分尺侧腕屈肌、尺侧腕伸肌、拇指和示指的伸肌和手的内在肌肌力减弱、手及腕的功能障碍较为严重,一般无腱反射改变,偶见有肱三头肌腱反射减弱。值得提出的是,上位神经根(C$_{4-6}$)受累时,可引起尺神经支配区的功能障碍,可能由于继发性前斜角肌痉挛所致。肌电图检查对判断肌肉损害有帮助。X 线像可见颈椎前凸消失或反张、椎间隙变窄、骨质增生,过伸、过屈侧位像示椎间不稳;斜位像示椎间孔变形且缩小。

(3)影像学检查

①X 线:颈椎正位片显示钩椎关节增长;侧位片所见颈椎生理前凸减小,有的变直或成"反曲线",椎间隙变窄,病变椎节有退行性变。如颈椎前缘或后缘骨刺形成。颈椎过伸过屈侧位,可见有颈节不稳。病变椎节平面常见项韧带骨化。

②CT 及 MRI:CT 可见病变节段椎间盘侧方突出,椎体后缘骨质增生。MRI 可见椎间盘侧方突出,硬脊膜囊受压。若合并有脊髓功能损害者,可见到脊髓髓内异常信号。

(4)鉴别诊断:凡具有颈、肩、上肢并有颈神经受累体征的疾病,均应与本病进行鉴别。有些疾病如颈肩部肌筋膜炎、肩周炎、网球肘和腕管综合征等的发病可能与颈椎病有关,应当排除这些致病因素。对下列诸病亦应予以鉴别：①胸廓出口综合征；②肺上沟瘤；③进行性肌萎缩；④神经炎；⑤心绞痛。

2. 软组织损害型　此型症状颇为复杂，最重要的发病因素乃是椎管外软组织损害、肌筋膜变性、挛缩与缺血，严重影响到节段性颈椎不稳，甚至导致脊柱失衡。

（1）症状体征：临床上主要表现为头颈痛、颈背肩胛痛或颈肩臂痛；颈项部肌筋膜僵硬，颈部活动受限，尤其是颈部前屈、侧屈受限；颈项部肌筋膜压痛点为：屈肌——前中斜角肌、胸锁乳突肌、菱形肌；伸肌——斜方肌、头夹肌、头半棘肌、头最长肌；侧屈肌——前中斜角肌、菱形肌；旋转肌——斜方肌、胸锁乳突肌（对侧）、头夹肌、颈夹肌、椎枕肌（同侧）。以上诸肌的肌起或肌止即为压痛点。

重度患者产生交感神经刺激症状，可有患侧偏头痛、枕项痛，产生复杂多变的交感神经刺激症状，如面部麻木、视物模糊、畏光、流泪、眼球胀痛、瞳孔缩小或扩大、眼睑下垂、眼球下陷、耳鸣、听力下降、声音嘶哑、咽部异物感、胸痛、心律失常、血压波动，Horner 征（＋）。

（2）影像学检查

①X 线：颈椎正位片也可显示钩椎关节增长，侧位片所见颈椎生理前凸增大，有的伴有椎管内病变，可以曲线变直，发展为椎管内病变为重，则可呈后凸——"反曲线"。部分患者可伴有颈椎节段有退行性变、椎间隙变窄，但病变椎节平面少见项韧带骨化。

②CT 及 MRI：偶尔可见病变节段椎间盘中央膨出或突出，硬脊膜囊部分轻度受压。中老年患者椎体后缘骨质增生。若合并有脊髓功能损害者，MRI 可见到脊髓髓内异常信号。

（3）鉴别诊断：区别颈椎管内外病变，有神经挤压和牵拉刺激的不同反应。颈椎管外软组织损害表现：①颈椎管挤压试验（－），颈

肩臂放射性痛；②举臂耐力试验（＋），半分钟以内手掌面由红色转为黄色，直至为白色，手指出现麻木；③颈椎侧屈牵拉试验（＋），臂丛神经受到刺激产生肩臂放射疼痛；④无肩臂神经根损害麻木区域，肱二头、三头肌腱反射正常。

3. 脊髓损害型　较神经根损害型为少见，临床症状较多，既有脊髓受损症状，也有颈神经根受累症状。急性发病者多因外伤而产生颈椎骨折与颈椎间盘突出，发生偏瘫或截瘫。一般发病缓慢。

（1）症状体征：最初感觉下肢肌力减弱、发紧、发麻、行走困难；继之，一侧或两侧手麻木与肌力减弱，手部活动不灵活，持物容易坠落。时而先出现上肢症状，而后出现下肢症状。常有胸部或腹部躯干紧束感，严重时下肢痉挛卧床不起，生活不能自理，尿便功能障碍。多无颈肩、肩背部疼痛。颈椎活动无明显限制，也无颈部肌紧张。

（2）一般检查：可见上、下肢呈痉挛性瘫痪，但上肢在病损节段可出现弛缓性瘫痪。四肢肌张力增高，四肢腱反射亢进，出现髌阵挛及踝阵挛，如上肢腱反射减弱或消失，表示病损在该神经节段水平。腹壁反射和提睾反射消失。病理反射如 Babinski 征、Chaddoke 征、Hoffmann 征及手的 Rossolimo 征均呈阳性，胸式呼吸常减弱，有时感觉呼吸困难。Queckenstedt 试验呈部分或完全梗阻；有时无梗阻但脊髓碘油造影却显示有梗阻。脑脊液蛋白稍高于正常。

（3）影像学检查：X 线平片侧位多显示颈椎的生理前弧消失或变直，椎体退行性变，表现为前后缘骨赘形成，椎间隙变窄，过伸过屈侧位片显示受累节段不稳定，相应平面的项韧带有的有骨化。椎管矢状径可＜13mm 或椎管与椎体矢状径比＜0.75。颈椎断层 X 线照像对后纵韧带骨化者有意义。CT 检查显示椎体后缘骨刺，椎管矢状径的大小，后纵韧带骨化，黄韧带钙化及椎间盘突出。MRI

矢状位可见硬脊膜囊受压，椎间盘后突。脊髓有变性者，可见其变性部位信号异常，以至空洞形成。

（4）鉴别诊断：引起颈脊髓病变的疾病很多，应注意与下列疾病相鉴别。①椎管内肿瘤；②多发性（脊髓）硬化；③脊髓空洞症；④肌萎缩性侧索硬化；⑤颈椎后纵韧带骨化。

4. 椎动脉损害型　正常人头向一侧歪曲或转动时，同侧椎动脉受到压挤，对侧受到牵张，甚至在头后仰时椎动脉的血流减少。颈椎椎骨间不稳及椎间隙狭窄时，能使椎动脉扭曲并受压挤。钩椎关节和椎间关节的骨赘增生能压迫椎动脉或刺激其周围的交感神经，使椎动脉痉挛，管腔变小，血流发生障碍，引起椎-基底动脉供血不全。

（1）症状体征

①头痛：由于椎-基底动脉供血不足，使侧支循环血管扩张引起头痛。头痛部位主要是枕部和顶枕部，也可放射至两侧颞部，跳痛或胀痛多见。常伴恶心、呕吐、出汗等自主神经症状。

②眩晕：头颅旋转时引起眩晕发作是本病的最大特点。正常情况下，头转向的一侧如右侧椎动脉的血流量减少，而对侧即左侧的椎动脉血流量增加以代偿供血量。若一侧椎动脉受挤压，血流量已明显减少，而当头转向健侧时，可引起椎-基底动脉供血不足，产生眩晕。

③视力障碍：突然弱视或失明，数分钟后恢复视力，也可出现复视幻视等。此系大脑后动脉供血障碍所致，如面部感觉异常，感觉障碍，如麻木感，针刺感，口周或舌发麻，单肢、双肢或四肢感觉减退。偶有幻听幻嗅。

发作性头晕、复视，有时出现恶心、呕吐、耳鸣甚至聋。肢体麻木感，可出现一过性瘫痪，发作性昏迷。下肢突然无力而猝倒，但意识清醒，多在头颈处于受限体位时发生。少数病例发生猝倒，是本病的一种特殊症状。发作前无预兆，多发生于行走或站立时，头颅部过度旋转或伸屈时易发生。猝倒前出现下肢无力而倒地。但意识清醒，视听语言功能无障碍。

（2）影像学特征：MRI椎动脉成像检查，必要时行椎动脉造影可发现椎动脉扭曲或狭窄。多数患者一过性痉挛缺血，发作过后，椎动脉恢复正常口径。所以，一次MRI椎动脉影像或造影无阳性发现时不要立即排除本病的存在。

（3）鉴别诊断

①Meniere综合征：系内淋巴回流受阻引起本病特点，如发作性眩晕、耳鸣、感应性聋。

②颅内肿瘤：第四脑室或后颅凹肿瘤，可直接压迫前庭神经及其中枢引致眩晕。本病多伴有颅内压增高症状，CT或MRI可以明确诊断。

③内听动脉栓塞：内耳药物中毒，链霉素对内耳前庭毒性大，多在用药后2～4周出现眩晕。伴耳蜗症状，如头昏、头晕、耳聋。行前庭功能检查可以鉴别。

④锁骨下动脉缺血综合征：也可出现椎-基底动脉供血不足的症状和体征。但其患侧上肢血压较健侧低。患者桡动脉搏动减弱或消失，患侧锁骨下动脉压有血管杂音。血管造影发现患侧锁骨下动脉第一部分狭窄或闭塞、血流方向异常。

⑤眼源性眩晕：有明显屈光不正，闭眼后眩晕可缓解。

⑥神经官能症：常有头痛、头晕、头昏，记忆力差等一系列大脑皮质功能减退表现。女性多见，主诉多而客观检查无明显阳性体征。症状的出现与情绪波动有关。

（二）治疗原则

分为非手术和手术疗法两类。

1. 非手术疗法　多数颈椎病变患者应用非手术疗法，如采用枕颌带牵引、颈椎整复手法、硬膜外隙药物注射、银质针导热疗法、头部固定与制动、理疗康复等,均可使症状减轻或明显好转,甚至治愈。对早期病例尤其如此。

2. 手术疗法　对症状严重且经严格非手术无效的病例可选用适当的手术治疗。由于是在颈脊髓周围进行手术,有一定并发症和危险性,所以必须全面考虑,认真对待,掌握好手术指征。一为减压松解,包括对脊髓、神经根及椎动脉的减压;二为局部稳定,如有节段不稳定,在减压的同时予以植骨融合,使局部稳定。

颈椎病变的手术入路,分前路和后路两种途径,各有其手术适应证。在决定手术入路,制订手术方案时应首先了解患者以下情况。①病变主要来自前方还是后方。②受累节段多少。③有无先天性畸形或颈椎椎管狭窄及狭窄的范围。④有无节段不稳定。⑤颈椎弧度改变。

如患者系椎间盘突出或椎体后缘骨赘在 3mm 以上、病变主要来自椎管前方、椎管矢状径 12mm 以上、存在椎间不稳定或过度活动、颈椎后凸或变直者,宜行前路减压后行椎间植骨融合;骨赘<3mm 或有黄韧带肥厚或黄韧带骨化、椎管矢状径<12mm,病变主要为发育性颈椎管狭窄的基础上轻度退行性变,或压迫物主要来自后方者,应采用后路手术;有的患者存在复合性病变,椎管矢状径 12mm 左右,椎管前方和后方均有程度相近的病变,此时应根据患者症状、体征及特殊检查,判断引起损害的主要部位来自何方,从而选择适当的手术入路;如果手术后神经症状改善不满意,可选用另一手术入路,行减压手术。颈椎后凸畸形患者,由于脊髓紧贴挤压于椎体后缘,后路减压效果不佳,应采用前路手术。

1958 年 Cloward 及 Smith-Robinson 分别报道了颈椎手术减压的方法和效果。国内 20 世纪 60 年代相继由我国骨科权威屠开元、杨克勤先辈开展颈椎病变手术治疗,具有指导性作用,影响深远。解放军总医院骨科泰斗段国升教授于 20 世纪 70 年代初改良颈椎病变手术治疗,采用 Cloward 器械行颈前入路术式,治疗脊髓型、神经根型颈椎病变手术,以及经后路行椎管成形术。手术在显微镜下施行,使用了微型电钻等器械。我们认为采用 Cloward 器械及术式显露充分,减压彻底,植骨可靠稳定。此项术式及操作技术得到广泛应用。

（三）并发症及其防治

1. 前路或前外侧手术的并发症及其防治　根据颈椎病前路手术并发症总结材料发生率为 12.7%,并发症共分 8 类。

（1）植骨块脱出:与骨槽壁的形状、软骨板切除与否、植骨块大小的适度,以及术后石膏围领的穿戴等综合因素有关。植骨块半脱位不必处理,其突出部分可在 6～18 个月吸收。而植骨块脱位者则有吞咽时的顶压感,有可能刺破食管引起纵隔感染者则宜及时处理,无症状者植骨最终完全自行吸收,但可出现椎间隙变窄及序列改变,继而影响椎管矢状径,易早期出现或加重脊髓压迫。

（2）植骨不融合:异体骨融合率较低,在颈椎病前路手术中已很少应用。但自体髂骨移植也有不融合者,多属技术性因素引起,如骨槽壁保留软骨板、骨槽壁刮除过多形成无效腔、多节段切除等,影响植骨血供所致,植骨不融合发生率最高。

（3）椎间盘不合理的切除:上下椎间盘有病变者切除时,中间正常的一节予以保留,术后由于颈椎代偿性活动集中到这节正常椎间盘上,加速退行性变,出现迟发性脊髓压迫现象。

（4）椎间盘漏切或错切:短颈者椎体相互靠拢、手术野显露不佳、定位不准确、手术者经验不足,以及多节段病变切除病例,其结果有可能出现椎间盘漏切或错切的现象,脊髓压迫未获即时解除。

(5)植骨区感染:见于骨槽壁渗血未做引流者,长期低热,红细胞沉率快。需用抗生素及石膏背心加头颈部固定,4～6个月至骨性融合为止。

(6)脊髓震荡:由于手术体位、颈过伸及椎体开槽时敲打过猛所致。

(7)神经损伤:包括神经根、脊髓、交感神经、喉上神经、喉返神经,以及器械性脊髓损伤等。对发育性椎管狭窄者使用环钻开槽具有损伤脊髓的危险,应特别注意。

(8)椎动脉损伤:清除椎间盘时,刮匙超出纤维环,容易伤及横突间穿行的椎动脉;用环钻切除钩椎关节或用咬骨钳咬除钩椎关节后外方的骨赘时,也易误伤椎动脉分支椎间动脉。局部填塞止血无效时应即打开出血点上、下方的横突孔前壁,找出椎动脉,检查出血点,多数因解剖位置关系不易修补而需同时结扎出血点上、下方的椎动脉。如果椎动脉本身无血管病变,单侧结扎一般不致影响基底动脉供血问题。

2. 后路手术的并发症及其防治

(1)血肿:颈椎后路手术切口深,剥离面广,椎管内椎静脉丛丰富,壁薄易出血,术后常规放置负压引流可以避免血肿。

(2)感染:项背部毛发多,因摩擦压迫,易受感染而致毛囊炎,故术前应严格要求,避免术后伤口感染。

(3)脊髓或神经根损伤:椎板切除的每一步操作都与硬脊膜有关,椎管狭窄患者硬膜外腔隙甚小,更增加椎板切除术的难度。为此,采取揭盖式椎板切除有预防意义。近年应用气钻做椎板切除则更为安全。

(4)颈椎不稳:广泛性椎板切除后容易发生颈椎不稳,出现鹅颈。故宜适当保留椎间关节,以减少其发生,也可同时采取脊椎融合术以防其发生,或做颈椎前路手术。

(四)手术疗效的评估

神经根损害颈椎病变的手术疗效优良,诊断明确的椎动脉型颈椎病手术结果也很满意。脊髓型颈椎病除症状较轻者可采用非手术治疗外,一般经确诊后,应早期接受手术治疗,国内外对脊髓损害手术疗效的报道不同,优良率介于50%～90%。据统计的优良率为95%,而1983年远期疗效追踪结果下降至61.6%。有关报道的优良率出入很大的原因较多,但可能与病例的严格选择和疗效评价标准不统一有关。对颈椎病变前路手术疗效不良的因素有下列几方面。

1. 年龄与病程长短 颈椎病系中年以上的常见病,由于年龄不同,手术效果也有差异。表现在术后出现"脊髓减压后水肿"的治疗反应上,年龄在50岁以下的恢复较快,而且疗效较好;50岁以上的恢复慢而且疗效差,可能与脊髓血管硬化有关。对脊髓损害早期手术很重要,病程最好不要超过2年,因脊髓或神经长期受压可以发生神经纤维脱髓鞘病变和灰质血管梗死病变。若不及时减压,当病变已为不可逆再接受手术时,其疗效不会令人满意。

2. 椎管狭窄程度 发育性或退变性椎管狭窄为前路手术后脊髓压迫症状恢复不良的常见原因。后路椎板减压可以改善症状,提高疗效。黄韧带肥厚发生皱褶,椎管内突向前;颈椎后纵韧带骨化为椎管狭窄引起脊髓压迫症的常见病因,易于漏诊。骨化组织可以不随前路椎间植骨而吸收或减小;相反,还可以继续增大,使椎管继续变窄,而症状渐进性加重。

3. 多节段椎间盘突出 椎间盘病变漏切或错切。

4. 植骨不融合 颈椎不稳,引起椎体前或后骨赘增生。

5. 诊断错误 椎管内或颅内肿瘤、颅颈区先天畸形,如颅底凹陷症、寰枢椎脱位、短颈畸形;脊髓本身病变,如脊柱结核等均可出现脊髓症状,易与脊髓型颈椎病相混淆。

(程东源　商卫林)

第二节 颈前路自锁式椎间融合器治疗多节段颈椎病变

自 20 世纪 50 年代 Smith Robinson 和 Cloward 等报道颈椎前路手术以来，颈前路减压植骨融合术（ACDF）已成为治疗颈椎病的有效术式。多节段颈椎病是指在影像学上存在连续或不连续多个节段颈椎椎体后缘骨赘形成，以及椎间盘变性、突出等，造成颈脊髓或硬膜囊多个平面受压，并有相应临床表现的一类颈椎病变。传统的次全切除多个椎体的长节段减压术式由于并发症相对较多，而多节段椎间盘切除减压并植骨融合固定术式凸显其优点。然而，多节段钛板固定需扩大显露范围，安装较难，可能出现钛板并发症。于 2011 年 10 月起采用颈前路椎间盘切除减压、自锁式椎间融合器植入术治疗多节段颈椎病，维持节段稳定性好，现对其早期临床疗效进行分析。

（一）临床资料与手术方法

1. 临床资料 2011 年 10 月—2012 年 10 月，手术治疗多节段颈椎病患者 46 例。年龄 34—73 岁，平均 50.1 岁。2 节段 23 例，3 节段 21 例，4 节段 2 例。共植入 MC＋椎间融合器（由法国 LDR 公司提供）117 枚，其中 C_{3-4} 16 枚、C_{4-5} 39 枚、C_{5-6} 40 枚、C_{6-7} 22 枚。

连续型多节段颈椎病变患者中，脊髓型 32 例、神经根型 6 例、混合型 8 例。不伴有连续型后纵韧带骨化，无发育性颈椎管狭窄。

2. 手术方法 颈前路常规术前准备，气管插管全身麻醉，颈部轻度后伸位约 15°。右侧横切口，显露手术节段。C 形臂透视定位，使用 Casper 撑开器撑开椎间隙，依次切除病变节段的椎间盘及后缘骨赘，所有病例均常规切除后纵韧带，至减压显露硬膜囊。刮除软骨终板，保留上下骨性终板至点状渗血。试模测量后，取相应型号的填塞人工骨的 MC＋椎间融合器植入椎间隙，C 形臂透视位置满意后，将固定片打入下位椎体上终板。常规留置引流，关闭切口。术后 48h 内拔除引流，患者佩戴颈托下地活动，颈托保护 1 个月。见图 13-1。

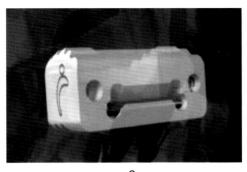
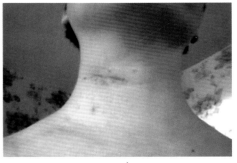

a b

图 13-1 a. MC＋自锁型椎间融合器（法国 LDR 公司提供）；b. 手术切口

（二）疗效评价

1. 评价方法 临床疗效根据术前及末次随访时 VAS 评分、JOA 评分、NDI 评分评估。

影像学评价于术后 1、3、6 个月复查颈椎正、侧位及前屈、后伸位 X 线片。

根据术前后颈椎侧位 X 线片测量整体颈椎曲度（C_2、C_7 椎体下缘四线法 Cobb 角）、椎间隙高度（手术间隙上下终板中点间距)变化。评价手术间隙融合情况,融合标准为融合器与椎体终板间的界面变模糊,有连续的骨小梁通过连接上下骨终板;前屈、后伸位椎间角度变化<2°。在末次随访时观察相邻节段退变情况,包括相邻节段椎间隙高度,椎体滑移以及椎间角度变化。

2. 评价结果　46例手术经过顺利,患者均获得随访,随访时间2~12个月。手术时间45~160min,2节段平均65min、3节段平均89min、4节段平均147min。术中出血量为30~380ml,2节段平均60ml、3节段平均142ml、4节段平均350ml。有2例3节段患者术后出现吞咽不适,术后1个月症状均消失。

14例神经根型及混合型颈椎病患者术后1、3、6个月VAS评分较术前均有明显改善,差异存在统计学意义($t=11.63$、11.73、11.77,$P<0.05$)。40例脊髓型及混合型颈椎病患者术后1、3、6个月JOA评分较术前均有明显改善,差异存在统计学意义($t=-6.87$、-6.86、-6.81,$P<0.05$)。全部46例患者术后1、3、6个月NDI评分较术前均有明显改善,差异存在统计学意义($t=10.63$、10.64、10.73,$P<0.05$)。见表13-1。

术后末次随访时的整体颈椎曲度及椎间隙高度均较术前有明显改善,差异均存在统计学意义($t_1=12.01$,$t_2=9.28$,$P<0.05$)。术后1、3、6个月随访时颈椎曲度及椎间隙高度测量值组间比较,差异无统计学意义($P>0.05$)。见表13-2。

表 13-1　患者术前、术后评分系统情况($\bar{x}\pm s$)

评分	例数	术前	术后1个月	术后3个月	术后6个月
VAS[a]	14	6.5±1.3	1.5±0.8	1.3±0.6	0.8±0.5
JOA[b]	40	7.9±1.6	14.5±1.0	15.0±0.9	15.2±1.2
NDI[c]	46	42±13.6	21.6±11.3	18.1±8.9	17.2±9.2

VAS、JOA、NDI评分手术前后比较:[a]$P<0.05$、[b]$P<0.05$、[c]$P<0.05$。

表 13-2　患者术前、术后颈椎曲度、椎间隙高度情况($\bar{x}\pm s$)

评分	例数	术前	术后1个月	术后3个月	术后6个月
颈椎曲度[a]	46	8.0°±8.2°	17.4°±9.3°[c]	17.3°±9.6°	17.4°±10.2°
椎间隙高度[b]	117	5.4±1.3mm	7.5±1.1mm[d]	7.4±0.9mm	7.4±1.2mm

颈椎曲度、椎间隙高度各手术前后比较:[a]$P<0.05$、[b]$P<0.05$;术后颈椎曲度、椎间隙高度组间比较:[c]$P>0.05$、[d]$P>0.05$。

全部117个手术间隙在末次随访时均未观察到融合器移位、下沉,屈伸位X线片未见手术间隙活动度>2°。随访时间超过3个月的间隙均可观察到连续的骨小梁通过并连接上下终板。1例3节段手术患者出现下位相邻节段C$_{6-7}$椎间隙高度减小25%,但无新的颈椎病症状产生。典型患者影像学资料见图13-2。

病例介绍:患者男性,58岁。主因"间断颈肩部疼痛不适5年,加重伴双手精细动作变差,行走踩棉花感3个月",以脊髓型颈椎病入院。术前X线片提示患者颈椎退变,生理弯曲变直,局部后凸畸形,C$_{5-6}$间隙塌陷,C$_{4-5}$、C$_{5-6}$、C$_{6-7}$骨质增生。患者术前MRI提

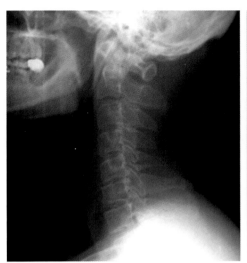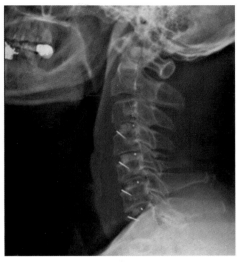

图 13-2　颈椎曲度、椎间隙高度(手术前后明显改善)

示颈椎间盘多节段突出，C_{4-5}、C_{5-6}、C_{6-7} 相应节段硬膜囊及脊髓受压，局部椎管狭窄；C_{4-5}、C_{5-6}、C_{6-7} 相应节段硬膜囊及脊髓受压；行 3 节段颈前路 C_{4-5}、C_{5-6}、C_{6-7} 椎间盘切除减压，自锁型椎间融合器植入术。患者术后 6 个月 X 线片提示植入融合器位置良好，未见移位、松动、下沉，颈椎曲度纠正，椎间隙高度恢复，手术间隙已融合，相邻节段未见退变表现。近几年来，自锁式椎间融合器又有了进展，使颈椎间盘突出、椎管狭窄、椎体

滑移混合型病变得到颈椎曲度合理纠正，椎间隙高度恢复接近正常，手术椎间隙可得到接近融合，达到生理学标准，临床效果满意。见图 13-3、图 13-4。

(三)讨论分析

1. **自锁式椎间融合器的使用符合生物力学原理**　对于脊髓前方受压为主的多节段颈椎病手术治疗，3 个或以上节段者早期均采用颈后路椎板开门式式治疗。颈后路手术无法直接去除致压物，颈椎曲度及椎间隙高

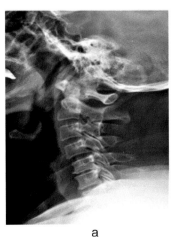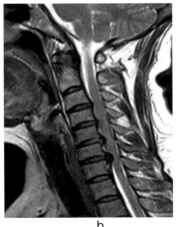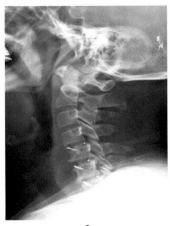

a　　　　　　　　　　b　　　　　　　　　　c

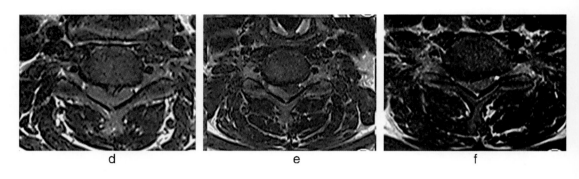

图 13-3   患者手术前后 X 线、MRI 片图示

　　a. X 线侧位 C$_{5-6}$ 间隙塌陷，C$_{4-5}$、C$_{5-6}$、C$_{6-7}$ 骨质增生；b. MRI 矢状位颈椎间盘多节段突出，C$_{4-5}$、C$_{5-6}$、C$_{6-7}$ 相应节段硬膜囊及脊髓受压，局部椎管狭窄；c. X 线侧位颈椎曲度纠正，椎间隙高度恢复，手术间隙已融合，相邻节段未见退变表现。水平位；d～f. C$_{4-5}$、C$_{5-6}$、C$_{6-7}$ 相应节段硬膜囊及脊髓受压。

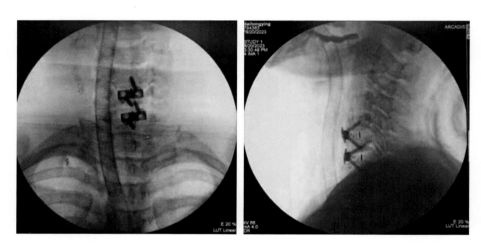

图 13-4   新型自锁型椎间融合器植入 C$_{6-7}$ 恢复椎间高度、曲线

度无法有效维持，术后出现颈椎后凸畸形概率高。目前更多学者倾向于直接行前路减压、融合手术治疗脊髓型颈椎病。既往对于多节段颈椎病前路手术常联合采用前路钛板固定，以防止手术间隙微动、促进植骨融合、恢复颈椎生理曲度、维持椎间隙高度。但钛板内固定亦存在继发软组织损伤、钛板螺钉松动脱出、吞咽不适等并发症，增加对相邻节段椎间盘侵袭加速退变。同时增加手术时间及出血量，并于长节段固定时增加显露难度。陈德玉等运用颈椎前路带锁钢板治疗 167 例患者，出现了 26 例次包括螺钉进入椎间隙，单一螺钉退出、钢板拔出及食管瘘等并发症。Lee 等研究表明椎前切迹的高低与术后吞咽困难的发生率呈正相关。

　　本型融合器采用 PEEK 材料，其弹性模量与骨的弹性模量相近，可减少界面间的下沉、塌陷，维持椎间隙高度。固定片的嵌入设计可以保证术后即刻稳定性，防止术后微动。本组病例未观察到融合器下沉与椎间隙高度再次下降，亦无食管并发症的产生。

　　2. 多节段手术融合率和颈椎曲度　　多

项研究表明,手术节段增加,融合率逐渐下降,假关节发生率逐渐增高。Barsa 等通过 3 年以上的随访发现,颈椎的微动是导致术后植骨不融合的主要原因。MC＋椎间融合器可以保证术后即刻稳定性,防止术后微动,避免假关节的形成。手术中正确处理终板,确保融合器上表面与椎体下终板穹隆部最大接触面积,术后颈椎曲度的恢复及保持改善了颈部力线,均是提高融合率的重要因素。

本组病例中所有随访时间达到 3 个月的手术间隙均观察到了骨小梁通过间隙,且无微动产生。椎间隙高度术后较术前差异有统计学差异,而术后测量值组间无差异。均表明采用 MC＋椎间融合器治疗多节段颈椎病可获得较高的融合率。

多节段椎间盘切除及融合能增加前中柱的高度,有利于恢复颈椎生理前凸。Katsuura 等对 42 例患者进行 9.8 年的随访,仍有 25% 的患者发生融合节段后凸或鹅颈畸形。主要原因为融合节段间隙的塌陷及植骨块的骨质吸收。因 MC＋椎间融合器由 PEEK 材料制成,可降低应力遮挡,促进植骨融合,有利于维持颈椎曲度。术中患者保持颈部轻度后伸,适当撑开椎间隙状态下植入合适型号的融合器,避免融合器植入过度靠后,可将颈椎曲度纠正满意。研究表明,颈前路椎体间植骨术后 6～12 个月椎体可完全融合,颈椎曲度也于该时期形成,以后不会继续进展。本组病例在末次随访时手术间隙均已融合,颈椎曲度较术前改善明显,且术后无明显丢失。

3. 手术融合后相邻节段退变问题 相邻节段退变的确切原因尚不明确,但融合节段可以增大相邻节段的椎间应力及活动度,这被认为是导致或加快相邻节段退变的主要原因。Schwab 等研究表明,在低位颈椎节段 C_{5-7} 行融合手术时,下位相邻节段的代偿更多。Hilibrand 等报道,颈椎融合术后相邻节段发生退变的相对危险度不同,C_{5-6}、C_{6-7}

节段为高度危险。

颈前路手术治疗颈椎病,减压是否彻底直接影响疗效。减压融合节段的增加导致融合率的下降,且多节段减压融合手术牺牲了多个节段的活动度,增加了相邻节段活动度及应力,减小颈椎整体的活动度。长节段颈椎病患者往往合并较严重的颈椎退变,并发症多,病情复杂,所以责任节段的确定对手术疗效意义重大。故应严格掌握手术适应证,明确责任节段,做到充分减压,同时避免不必要的过多融合。

可以认为,采用颈前路自锁式椎间融合器治疗多节段颈椎病可直接去除来自脊髓前方的致压物,获得良好的减压效果及临床疗效。椎间融合重建颈椎稳定性,有效恢复椎间隙高度及颈椎生理曲度。但由于随访时间较短,对于该手术的中远期疗效尚不能进行评估,对于相邻节段退变的发生率尚需进一步研究。

4. 与非融合技术治疗多节段颈椎病的比较 近些年颈椎非融合技术即颈椎人工间盘置换在手术治疗颈椎病上获得了广泛的应用,并取得了良好的早期疗效,与融合技术治疗颈椎病相比较,颈椎人工间盘置换术可以保留颈椎节段的运动功能,防止或减缓由于颈椎融合固定而容易出现相邻节段的退变,重建了椎间隙高度,保持了颈椎的生理性前凸,符合正常人体的生理功能。但该技术应用时间较短,目前还无法获得较多的术后中远期临床随访资料来评价疗效,术后出现异位骨化概率较高。随着该技术的逐渐广泛开展和总结经验,我们发现非融合技术在治疗多节段颈椎病的适应证选择是决定术后疗效的重要因素。

与非融合技术相比,采用自锁式椎间融合器治疗多节段颈椎病的手术适应证更广,手术操作简单易掌握,作者认为对于影像学伴有严重颈椎退变及椎间隙高度降低、椎间孔狭窄,临床以髓性压迫症状为主的多节段颈椎病不是非融合技术的适应证,自锁式椎间融合器治疗多节段颈椎病是一种较好的减压手术方法。其疗效满意,稳定性可靠,能重建颈椎曲度并维持椎间隙高度。

(王 磊 丁 勇)

第三节　经皮椎弓根螺钉微创手术治疗胸腰椎骨折

脊柱骨折是临床常见的一种创伤,其中胸腰段骨折发病率最高。发生此损伤者男性多于女性,一般是由于间接的外力所导致。主要特征为慢性脊柱疼痛、畸形,对脊髓也会造成不同程度的伤害。脊柱骨折还常伴有神经功能损伤,如想达到痊愈,具有一定的挑战性。常规的开放性内固定手术,有助于患者降低因创伤所导致的脊柱畸形,同时可尽早恢复脊柱功能。有研究报道,这种常规治疗方式具有一定的风险性,会对患者的身体造成创伤,影响预后。近年来,开展的经皮椎弓根钉微创手术风险小、恢复快、术后脊柱稳定性良好,缓解疼痛,有助于早期康复,且也适用于中老年患者,有取代传统的开放性手术的趋势。本节介绍作者采用传统开放内固定手术和经皮椎弓根钉微创手术治疗效果对比,证实后者在术后脊柱稳定性和疼痛康复更为有效。

一、临床资料

2016年12月—2019年3月收治的脊柱骨折患者86例,随机数字表法分为两组,对照组43例,男性29例、女性14例,年龄26—42岁,平均年龄33.2岁;因交通事故受伤者16例、高空坠落受伤者19例、间接外力受伤者8例;T_{12}骨折22例、L_1骨折14例、L_2骨折7例。研究组43例,男性31例、女性12例,年龄23—39岁,平均年龄31.4岁;因交通事故受伤者13例、高空坠落受伤者16例、间接外力受伤者14例;T_{12}骨折20例、L_1骨折12例、L_2骨折11例。两组患者资料有可比性($P > 0.05$)。

二、纳入与排除标准

1. 纳入标准　①患者无心脑血管疾病;②无肾功能不全;③有脊柱不稳定表现;④通过X线及CT检查,并根据患者的临床症状确诊为脊柱骨折,有手术指征;⑤所有患者知情此次研究,签署同意书表示自愿参与;⑥骨折按AOspine分型为A1或A2型,不伴有神经损伤表现。

2. 排除标准　①恶性肿瘤;②语言沟通障碍和意识功能障碍;③伴有多椎体压缩性骨折;④凝血系统疾病。

三、手术方法

1. 适应证　①有明确脊柱损伤病史;②胸腰段椎体单节段压缩骨折;③影像学提示脊柱后凸Cobb角10°,椎间隙高度椎体骨折前缘相对高度35%;④非多节段及骨质疏松所致压缩性骨折。

2. 对照组　在手术过程中密切关注患者的生命体征变化,对患者实施气管插管、全身麻醉。患者俯卧位,在髋及胸部的位置垫上软垫,术前使用C形臂确定骨折的位置,常规局部皮肤消毒,以伤椎为中心,行背部后正中切口切开皮肤,分离皮下组织及深筋膜,沿棘突向两侧剥离椎旁肌显露伤椎及上下邻近椎体关节突关节及横突,取横突中点与上关节突交界点为椎弓根进钉点,分别置入国产威高公司生产的椎弓根螺钉,在螺钉尾部安装连接杆及螺帽,进行撑开及加压给予骨折复位,C形臂X线透视骨折复位满意后拧紧螺帽,手术结束后冲洗伤口,放置引流管,逐层关闭伤口。术前半小时预防应用抗生素,以防感染。

3. 研究组　患者俯卧位,将腹部悬空。给予全身麻醉,术前使用 C 形臂确定患者伤椎及上下邻近椎体椎弓根位置,皮表做出相应的标记,每个标记行横行切口约 2 cm,切开皮肤,分离皮下组织及深筋膜,锐性剥离肌肉显露至椎弓根进钉点,将穿刺针置入椎弓根中,在置入的过程中通过 C 形臂导引对穿刺针深度、方向和角度进行调整,满意后将穿刺针内芯全部取出,使用专用丝锥和导丝扩张穿刺针道,之后置入合适规格的椎弓根螺钉,将导丝取出后,将两根连接杆从皮下进入穿过肌肉层,分别放入两侧椎弓根螺钉尾槽并拧入尾帽预锁紧,使用套筒固定椎弓根螺钉长尾后在螺钉之间用撑开器进行撑开及加压操作,给予骨折复位,拧紧尾帽,C 形臂透视见骨折复位满意后,掰除长尾最终拧紧尾帽,手术完成后将各切口缝合,无须引流,术前半小时应用抗生素预防感染,两组患者术后均进行 6 个月随访。见图 13-5、图 13-6。

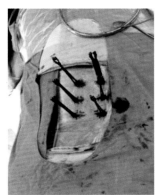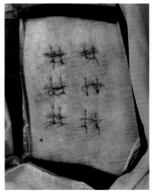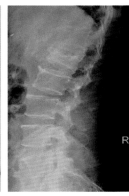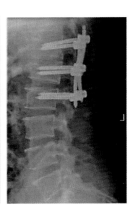

图 13-5　微创手术椎弓根螺钉固定,切口缝合,X 线侧位片术前、术后 L_1 挤压骨折

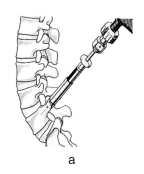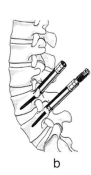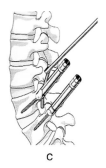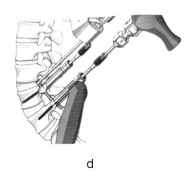

　　a　　　　　　　　b　　　　　　　　c　　　　　　　　d

图 13-6　图示经皮/小切口置入椎弓根螺钉的器械和步骤

　　根据术中正位透视正好在关节突外缘做小切口。a. 椎弓根准备,通过正侧位透视或其他形式导航置入导丝;b. 下一步通过导丝进行开口和丝攻;c. 带外鞘的空心椎弓根螺钉置入,放置棒;d. 通过对抗扳手锁紧尾帽。

四、观察结果

1. 两组治疗优良率对比　研究组优良率高于对照组（$P<0.05$）。见表 13-3。

2. 两组手术期指标对比　研究组手术时间高于对照组（$P<0.05$），术中出血量、住院时间均低于对照组（$P<0.05$）。见表 13-4。

3. 两组伤椎影像学指标对比　研究组后凸 Cobb 角、椎间隙高度、椎体前缘相对高度均高于对照组（$P<0.05$），见表 13-5、表 13-6。

表 13-3　两组治疗优良率对比（%）

组别	例数	优	良	差	优良率
对照组	43	21(48.8)	13(30.2)	9(21.0)	79.0
研究组	43	23(53.5)	19(44.2)	1(2.3)	97.7
t	/	/	/		5.744
P	/	/	/	/	<0.05

表 13-4　两组手术期指标对比（$\bar{x}\pm SD$）

组别	例数	住院时间(d)	术中出血量(ml)	手术时间(min)
对照组	43	13.7±3.41	48.9±13.3	59.9±8.2
研究组	43	8.1±2.3	74.4±10.6	60.4±7.8
t	/	11.482	12.444	13.785
P	/	<0.05	<0.05	<0.05

表 13-5　两组伤椎影像学指标比较一（$\bar{x}\pm SD$）

组别	后凸 Cobb 角(°) 治疗前	治疗后	t	P	椎间隙高度 治疗前	治疗后	t	P
对照组	14.4±2.7	8.3±1.3	11.968	<0.05	5.1±0.9	9.1±2.2	13.645	<0.05
研究组	14.8±2.7	8.6±1.2	12.605	<0.05	5.2±0.6	9.2±1.3	14.586	<0.05
t	1.355	11.375	/	/	1.928	12.692	/	/
P	>0.05	<0.05	/	/	>0.05	<0.05	/	/

表 13-6　两组伤椎影像学指标比较二（$\bar{x}\pm SD$）

组别	椎体前缘高度 治疗前	治疗后	t	P
对照组	42.2±7.5	91.8±11.4	15.578	<0.05
研究组	42.5±6.6	92.5±10.2	16.682	<0.05
t	1.238	13.973	/	/
P	>0.05	<0.05	/	/

五、临床分析

作为临床中常见疼痛疾病之一，脊柱骨折多发生于青壮年男性，这是由于间接外力所引起的移动性损伤，从高处落下后，患者臀部或足部着地，冲击力上传至脊柱节段，导致腰椎、胸椎骨折，也有部分患者是因重力压伤、骑车压撞伤、火器伤等造成的骨折。根据研究发现，如果患者发生骨折后，病情会比较严重，甚至可能导致截瘫等发生。如果仅是单纯压缩性骨折，并且没有及时地进行治疗，可能会产生遗留慢性腰背痛，生活质量会受到影响。患者骨折后，还会因为脊柱的畸形、不全瘫痪、活动受限、局部疼痛、压痛等临床表现，并且没有得到有效并且合理的治疗，会限制脊柱活动、脊柱生理弯曲消失等，所以脊柱骨折要早期诊断和治疗，才能尽快地恢复。

脊柱骨折通常实施开放性手术治疗，传统开放性内固定治疗是首选的手术方式。其主要机制是，患者会因椎管狭窄和椎体移位造成神经压迫，会促使脊柱失去正常活动功能，所以通过将椎体恢复到正常的稳定性和椎间隙高度，帮助患者解决烦恼。具体内容为，通过外科手术开放内固定治疗脊柱骨折，使用各种器械帮助骨折的椎体固定和复位，恢复塌陷的椎体高度，促使脊柱生理弯曲现象尽快恢复，能有效地减轻身体的疼痛感、解除脊髓神经受压、矫正脊柱后凸畸形，从而增进患者日常活动。此种手术方式操作过程比较复杂，会给躯体造成一定的损伤，手术过程中为减少肋间血管、节段动脉的结扎，考虑到各脏器会对其阻挡，为了避免伤害胸膜和神经根，手术难度会因而增加，结果并不理想。并且这种手术属于开放式手术，切口会比较大，出血量也会随之增加，引起各种并发症，故而术后恢复时间较慢。

当今外科微创技术正进入成熟时期，经皮椎弓根螺钉置入微创手术治疗脊柱骨折，可以对脊柱的后凸畸形进行有效的矫正，恢复伤椎椎间隙高度，改善椎体前缘相对高度，有助于患者的身体早期恢复。并且优势还在于手术过程中出血量较少，避免输血，可降低因输血造成的交叉感染，缩短住院时间，减轻家庭负担。

本研究结果证实，研究组手术时间高于对照组（$P < 0.05$），术中出血量、住院时间均低于对照组（$P < 0.05$）。研究组是通过经皮椎弓根钉治疗，与开放式手术相比，手术较为复杂，所以手术时间较长，术中在 X 线透视下，清晰地看到脊柱骨折的位置，做到加强对神经与关节突关节的保护，减少切口的大小，所以研究组患者住院时间、出血量会少于对照组。但是在实施手术过程中，需要由临床经验丰富的医师操作，严格掌握手术适应证。置入椎弓根螺钉无误后，鼓励患者早期下床活动锻炼，加快疾病康复。研究组总体健康、躯体疼痛、生理和社会功能、情感职能均高于对照组（$P < 0.05$），说明经皮椎弓根螺钉微创手术可以提高患者的生活质量，减轻因疾病带来的困扰等现实问题。研究组后凸 Cobb 角、椎间隙高度、椎体前缘相对高度均高于对照组（$P < 0.05$），说明微创手术能有效地调节椎体的角度和高度，改善活动能力，恢复到骨折前的状态。见图 13-7。

研究组疗效优良率高于对照组（$P < 0.05$），并发症发生率低于对照组（$P < 0.05$），验证了经皮椎弓根钉微创手术对脊柱骨折患者的有效性，更加有利于改善预后。这是因为此项微创手术，利用经皮椎弓根钉对骨折的椎体进行固定，增加恢复的速度。与对照组相比，具有一定优势。再利用术中 C 形臂透视对受伤部位进行定位、引导，利用导丝和穿刺针进入身体，用椎弓根螺钉复位固定，可减少在手术过程中造成的损伤。

研究组 VAS 评分低于对照组（$P < 0.05$），经皮椎弓根钉微创手术是借助透视技术对患者实施手术，切口小，软组织肌肉损伤

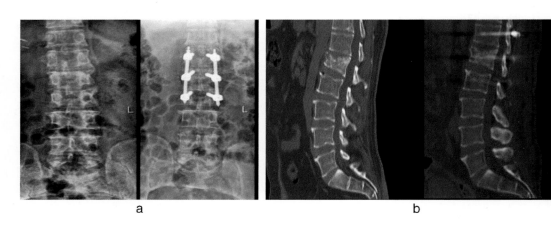

图 13-7 微创手术影像图

a. L_1 骨折术前、术后 X 线正位片；b. L_1 骨折术前、术后 CT 扫描侧位片。

少,可以经皮直接定位椎弓根位置然后置钉,这样可以更好地减轻患者因为切口长、肌肉损伤多引起术后局部疼痛。

综上所述,对于脊柱挤压骨折患者的治疗,经皮椎弓根螺钉微创手术治疗更为有效,可以做到和开放手术一样明显改善患者伤椎影像学指标,且软组织损伤小,预后恢复快,并发症少,尤其是此项微创技术确能增加脊柱的稳定性,对于伤后脊柱源性疼痛和功能康复能得到有效控制。其治疗机制有待进一步研究。

（王 磊 商卫林）

第四节 腰椎管松解术治疗顽固性腰椎间盘突出症

1981 年 1 月—1986 年 6 月,作者采用脊柱后路腰椎管松解术,共做腰椎间盘摘除手术 386 例,其中对病程长、病情重、长期多种非手术治疗无效的 252 例顽固性椎管内外混合型腰椎间盘突出症,采用了腰椎管松解术治疗,取得了满意的效果。因为单纯腰椎间盘突出摘除术远期效果不佳,故选择全椎板腰椎管内松解手术治疗腰椎间盘突出症。包含以下内容:全椎板切除、黄韧带剔除,解除椎管后侧方致压因素;硬膜外脂肪组织清除,消除无菌性炎症;椎间盘摘除、小关节部分凿除,彻底骨性减压;椎管外肌筋膜松解术十分重要,脊柱稳定性良好,预防继发性椎管狭窄神经功能恢复完好。

一、临床资料

1. 性别及年龄 男 174 例,女 78 例。20—30 岁 42 例,31—40 岁 87 例,41—50 岁 85 例,50 岁以上 38 例,平均 41.2 岁。病程,最短 6 个月,最长 30 年,2 年以上者占 84%,平均 8.1 年。腰椎间盘突出节段分布,L_{3-5}、$L_4 \sim S_1$,2 个节段 43 例;L_3-S_1,3 个节段 3 例。

2. 疗效 本组 252 例中疗效为优者 177 例,良者 68 例,可者 7 例,差者无。近期优良率为 97.2%。我们对 1985 年 3 月前做的 150 例患者进行了随访。其中最短 1 年,最长 6.3 年,平均 4.1 年。随访 5 年以上的 62

例,占随访病例的 41.3%。其效果为优 108 例,良 37 例,可 5 例,无效果差的病例。远期优良率为 96.7%。

二、手术方法

麻醉、体位、切口及显露同常规腰椎管探查手术。

1. 椎板切除,均为病变椎间隙上下全椎板。切除的椎板数视病变范围而定,一般需切除 1~2 个全椎板。

2. 黄韧带切除,病变间隙的黄韧带多有不同程度的增厚,需全部切除。特别要注意把椎管侧方及小关节前方的黄韧带细心地剔除干净。

3. 摘除突出的椎间盘组织,如椎体后缘有骨赘也同时切除。

4. 对硬膜外及神经根周围的炎症组织,特别是压迫神经根的粘连束带及畸形扩张的血管要仔细清除。

5. 在切除了椎管侧方黄韧带及突出的椎间盘后,如神经根管前后径大于神经根直径不足 2mm 者,我们定为神经根管狭窄,则用小平凿斜行凿去相应神经根管顶背部的下关节突内侧面与上关节突顶端,以扩大神经根管。把腰椎管内所有的病变去除后放置引流缝合切口。

三、术中观察

本组有 298 个椎间盘突出,其中同时有两处突出者 43 例(17.1%),同时有三处突出者 3 例(1.2%),突出物已突破后纵韧带进入椎管呈游离型者 67 例(26.6%),突出物有软骨化或骨化者 68 例(27.0%)。本组中有神经根管狭窄者 204 例(80.9%),共有 346 个神经根管有不同程度狭窄。有小关节增生肥大者 96 例(38.1%)。病变间隙椎体后缘有明显骨赘压迫硬膜囊及神经根者 102 例(40.5%)。病变间隙上、下椎板有增厚(7mm 以上)者 87 例(34.5%)。以上主要病理改变的分布情况见表 13-7、表 13-8。

表 13-7　术中所见腰椎管内病理改变的分布

部位	腰椎间盘突出前后径 3~9mm			黄韧带肥厚 4~6mm			
	侧旁	中央	合计	6~8	8~10	>10	合计
L$_{3-4}$	12	10	22	6	8	7	21
L$_{4-5}$	94	98	192	37	68	46	51
L$_5$~S$_1$	45	39	84	33	33	25	91
合计	151	147	298	76	109	78	263

表 13-8　术中所见腰椎管狭窄骨性因素分布

部位	神经根管狭窄	小关节增生	椎体后缘骨赘	椎板增厚
L$_{3-4}$	20	13	13	17
L$_{4-5}$	241	47	48	46
L$_5$~S$_1$	85	36	41	24
合计	346	96	102	87

另外,本组病例中还有明显的硬膜外及神经根周围炎症粘连者 194 例(77.0%),其中有 38 例(15.1%)在神经根根部有粘连索带紧卡神经根。合并有中央椎管狭窄 35 例(13.8%)。硬膜外血管畸形扩张 34 例(13.5%)。有马尾神经炎症粘连成团状者 9 例(3.6%)。

四、临床分析

1934 年 Mixter 等报道了手术治疗腰椎间盘突出症,为腰腿痛的治疗开辟了一条新途径。1947 年起我国也开展了此项手术,即腰椎间盘摘除术。但由于对顽固性腰椎间盘突出症的病理实质没能全面认识,因此,有部分腰椎间盘摘除术未能达到理想的效果。近 6 年来,我们根据术中观察,结合术前检查所见和术后疗效,从中认识到顽固性腰椎间盘突出症并非是单纯的突出物压迫神经根所致,而是腰椎间盘退变、损伤、劳损所引起的腰椎管内一系列复杂的病理改变所致的综合病症。其病理机制见图 13-8。

关于诊断问题。顽固性腰椎间盘突出症的病理机制、临床表现错综复杂。患者的症状与体征大多和腰臀部软组织劳损性病变相似。而且不少患者同时也合并有不同程度的腰臀部软组织劳损。本组中有 54 例(21.4%)属此类情况。我们体会到,宣蛰人提出的腰椎侧弯试验和腹部垫枕试验及我们所创用的腰椎屈伸位臀上神经压迫试验对诊断本病症颇有价值,腰椎管内碘水造影及 CT 检查对本症的确定有重要价值。

关于腰椎管松解术的体会。①松解要彻底,手术时要对椎管内的病理因素细致探查,全部去除。②操作要仔细,避免不必要的损伤。用神经根拉钩牵拉神经根时要轻,如时间长时,中间要放松数次。扩大神经根管时,用小凿斜行进入,只凿去靠近神经根的部分,尽可能多保留小关节。③要重视术后功能锻炼。因神经根长时间受压,腰臀腿肌肉均有相应的萎缩,长时间的腰腿痛,脊柱侧弯,使脊柱内、外平衡受破坏,腰臀部软组织(包括健侧)大多有不同程度的劳损。这些均要靠术后积极而有步骤的功能锻炼来调整和恢复。

关于术后的脊柱稳定性。腰椎管松解术要切除多个椎板、棘突及其间的韧带,大部分患者还需凿除部分小关节,这样术后脊柱的稳定性一直是许多学者所担心的问题。我们认为,人体脊柱的稳定,一是靠骨性结构的支持,二是靠脊柱周围(包括腹部、髋部)肌肉、韧带坚强而平衡的拉力和张力。这在一定的情况下后者在脊柱稳定中是起主要作用的。好似一根电线杆,如杆子本身已有伤痕,但只要四周上下牵拉的绳子平衡有力,这根电线杆照样很稳定。我们从这个认识出发,指导患者在术后进行积极而正确的锻炼,使脊柱周围的肌力倍增。这坚强而平衡的肌力使脊柱的稳定性得到了意想不到的加强。从本组随访的 150 例中还没有发现在术后出现椎体滑脱、歪斜等脊柱失稳的情况。反而原有椎体倾斜的病例,因手术去除了病因,均在术后的锻炼中自行调整恢复正常。

附:病例介绍。患者男,55 岁,公务员。1995 年 9 月因重症腰痛、并伴有左侧臀部痛及下肢后外侧痛麻 2 个多月入院治疗。主要临床表现为 L_{4-5},$L_5 \sim S_1$ 棘突旁椎板与关节压痛及下肢放射痛,腰脊柱屈伸试验(+),脊柱侧弯试验(+),双侧胫神经弹拨试验(+)以左侧为明显。直腿抬高试验左侧为 30°(+)、右侧为 60°(−)。足背伸肌肌力左侧 3 级,右侧 4 级;足屈蹈指背伸肌力左侧 3～4 级,右侧 5 级;足趾左侧 3 级,右侧 4～5 级。

X 线检查:术前 X 线片(1995.9)脊柱正位腰段向左侧弯,L_{4-5},$L_5 \sim S_1$ 椎间隙宽度接近正常;脊柱侧位腰椎生理弯曲变直,L_{4-5} 椎间隙后缘增宽。术后 X 线片(2009.10)脊

柱正位 腰段椎体曲线左右对称恢复正常，L$_{4-5}$椎板切除，下关节突内侧/上关节突顶端部分凿除；脊柱腰椎生理弯曲恢复正常，L$_{4-5}$、L$_5$～S$_1$椎间隙宽度保持原先位置。

手术术式及内容：L$_{4-5}$全椎板切除、黄韧带剔除，解除椎管后侧方致压因素；椎管内硬膜外脂肪组织清除，消除无菌性炎症；L$_{4-5}$、L$_5$～S$_1$椎间盘摘除，小关节突部分凿除，彻底骨性减压；接着椎管外骶棘肌起始部和腰背肌筋膜中后叶松解术。术后引流渗出血24h，第5天可下地行走，第9天拆线，卧床休息2周出院。X线片见图13-8。

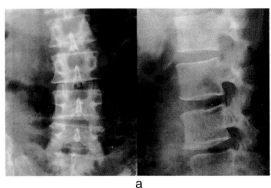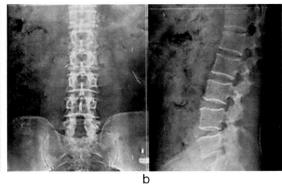

図 13-8　**腰椎间盘突出症的病理机制**

a. 术前 X 线片，正位片示脊柱向左侧弯，侧位片示生理弯曲变直；b. 术后 X 线片，正位片示腰脊柱侧弯纠正，侧位片示生理曲线正常、椎间隙高度恢复正常。

2009年8月随访，14年来，腰臀腿痛消失未见复发，腰脊柱功能活动自如，自由行走，恢复正常工作。腰脊柱 X 线片正侧位，腰椎生理曲线及侧弯恢复正常，髂嵴平衡线对称，无骨盆倾斜。L$_{4-5}$、L$_5$～S$_1$椎间隙高度维持正常，全椎板切除、椎管容积维持正常，提示硬膜囊及神经根处于生理状态。

（王福根　施　锋　付国信）

第14章

疼痛康复理念和原则

人体和一切生物的生命过程，就是身体内部能量不断消长变化的过程，才有新陈代谢和物质不断变化。能量消耗殆尽，即细胞、组织、器官停止工作，生命即将终止。临床和康复医学领域，仅是单纯改变或重组人体结构的认识与技术是不完整的、片面的，更重要的应是改善和增补能量与功能。直接或间接地不断补充各种能量，以利用化学或物理手段调整体内能量系统，增强活力。尤其是大脑思考能力、神经系统调节全身脊柱、关节、软组织椎管内外力学平衡；控制胸腹盆腔脏器功能，心脏泵血（收缩与舒张）功能、肾的滤血与排尿功能、胃肠消化吸收功能、肝的制造与解毒功能、脾的储存血液、肺呼吸功能、内分泌免疫功能、性腺功能活动等。突出的一点是组织细胞产生、传递、消耗能量的过程，信息传导与控制是决定性因素。疼痛临床康复的含义就是不断调节、补充、优化组织结构、改善机体器官功能，以达到其组织结构修复、有利于机体康复之目的。银质针导热治疗技术，既能松解肌挛缩调整脊柱关节力学平衡，又能直接提供并传导热能、改善组织缺血状态，这是真正"现代针灸"的新技术、新疗法。

第一节　疼痛康复理念

2015年，国际疼痛学会与世界卫生组织有关专家组编撰《国际疾病分类第11次修订本（ICD-11）》，为慢性疼痛分类提出方案，简称"IASPICD-11分类方案"。基于慢性疼痛的疾病属性，方案将慢性疼痛分为7个亚类，包括：①慢性原发性疼痛；②慢性癌症相关性疼痛，③慢性术后疼痛和创伤后疼痛，④慢性神经性疼痛；⑤慢性头痛和颌面痛；⑥慢性内脏痛；⑦慢性肌肉骨骼疼痛。IASPICD-11将慢性疼痛分为慢性原发性疼痛和慢性继发性疼痛综合征两大类。

慢性原发性疼痛为一级诊断和二级诊断，二级诊断如下。①慢性弥散性疼痛；②复杂性区域疼痛综合征；③慢性原发性头痛或颌面痛；④慢性原发性内脏痛；⑤慢性原发性肌肉骨骼疼痛。每个二级诊断可再分为若干个诊断类别，可终极到若干个四级诊断类别。

慢性继发性疼痛综合征为一级诊断，再分为：①慢性癌症相关疼痛，②慢性术后或创伤后疼痛，③慢性神经性疼痛，④慢性继发性头痛或颌面痛，⑤慢性继发性内脏痛，⑥慢性继发性肌肉骨骼疼痛，6个二级诊断类别。

慢性原发性肌肉骨骼疼痛，为人类慢性主要疼痛。疼痛临床康复是治疗慢性原发性疼痛病症的主要研究与康复技术手段，经疼痛医学半个多世纪的努力实践，深入研究，因而取得较大进展。

一、疼痛康复理念

疼痛康复理念包含与疼痛临床融合衔接，软组织、骨关节、神经结构修复与功能改善。针对急性创伤后遗、慢性疼痛性疾病衔接疼痛临床；与前期临床治疗连续衔接；缓解疼痛、改善功能、修复组织结构、康复伤病；与预防医学融合，参与养生保健，提升精力、脑力、体力和情感、情绪。

提升传统"针、手、药"的概念，为现代"银质针导热、脊柱关节整复、神经药物营养"治疗理念。针对神经、脊柱关节、肌筋膜系统全面调整恢复机体正常功能。

治疗范围与部位，分为局灶性、区域性、全身性。最常用的是区域性治疗，按照全新的经络反射重叠理论概念划分区域。如躯干上部为头颈背部、颈背肩胛部、颈肩臂部、颈胸背部；躯干下部为腰背部、腰骶髂部、腰臀髋部、腰腹股部。疼痛症状、脊柱肢体功能障碍，或伴有其他多项症状各有区别。临床上繁多的常见症候，如头痛头晕、眼胀耳鸣、牙痛、视物模糊、听力减退、失眠；胸闷气短、心悸头晕、恶心呕吐、肩部痛；头晕眼花、多汗、颈项强硬、胸部不适；头痛头胀、眩晕恶心、听力下降、胸痛、心搏加快等，排除脏器病变及功能障碍外，几乎与肌筋膜软组织、脊柱与关节、神经结构与功能变化相关，提高了我们的理念和认识。

临床疼痛不仅是单一疾病或是某一特定疾病的名称，而是由多种疾病所致的慢性疼痛性病症。涉及解剖、生理、病理、生物化学、生物力学、药理学、神经病学、骨科学、医学心理学等多学科的综合知识。由于致病原因和发病机制复杂，尤其是对于头面痛、颈腰背痛及肢体疼痛，诊断上尚无特异性检测方法，治疗上还缺乏根治手段，当今在学术界大多还归因于心理学疼痛，建立了"镇痛"的临床治疗理念。疼痛康复治疗现今尚无规范性方案，甚至还缺乏一种符合客观的康复评估标准。

某些治疗方法仍存有争议，如严格卧床休息曾被认为是下腰痛的标准化治疗手段，依照生理学观点认为卧位是腰椎间盘承受压力最小的体位，患者躺下后可有短暂的疼痛减轻。美国华盛顿大学医学院疼痛治疗中心研究结果，分别卧床 3d、7d、3 周和 3 个月，后 2 组的治疗结果没有区别，唯一的区别是卧床的时间越长而丧失的工作日越多。而疼痛的剧烈程度、持续时间长短及理学检查异常发现均不能作为预测患者需要卧床时间长短的依据。国外的另一项依据表明，颈腰背痛患者尽量维持正常的活动组，较按照强迫训练组和绝对卧床组的正常工作时间要短，治疗费用也少。所以在现代，绝对卧床休息或加强训练的治疗方式已逐渐不被提倡。当今发达国家医学界已认识到慢性疼痛性疾病机体康复的重要性，因为仅有临床发病阶段的治疗是不完整的，不能消除临床后期存在的发作性致病因素，因而仍有可能导致疾病的复发，难以得到控制。所以，如何研究提高慢性疼痛疾病的康复治疗手段与技术，乃是当今疼痛治疗的重要理念。

二、疼痛康复目的

疼痛康复目的在于使患者恢复健康状态、工作能力、职业技能并参与社会。任何疾病的发展过程并非与临床表现的时间相符。国外学者建议将医学康复分为 5 个阶段：①康复预防阶段，患者处于临床前期（亚健康期）；②住院阶段，临床发病期；③门诊阶段，临床不完全缓解期；④疗养阶段，处于临床完全缓解期；⑤代谢康复阶段，临床后期（无症状期）。医学康复的观念也适合疼痛性疾患恢复至良好的健康状态。

对于疼痛性疾病来说，我们不能仅仅注意到临床发病期的症状和体征变化，缓解或不完全缓解，更要仔细观察和询问临床前期，即康复预防阶段，可导致疾病的进展和临床发病的危险因素,如精神紧张、过于疲劳、不适当的体位、有害的运动、强力的持重,不良的环境气候等。尤其要重视临床后期的康复措施。该期代谢康复阶段的特点是临床症状已消失,在保持细胞与亚细胞水平层次已经变化的功能结构上临床痊愈,但是在神经中枢、脊柱椎管内外软组织及周围神经某一部位,或部分出现膜水平的结构变化,就可能导致疼痛的发生。因此,慢性疼痛性疾病,尤其是颈腰背痛病的医学康复的目的应该是既能消除导致疼痛发生发展的病理性因素,如神

经血管受到机械性刺激压迫因素,软组织无菌性炎症反应,不同水平的神经调控机制障碍等;并能消除临床后期无症状期的发病因素,为从临床前期已存在的代谢障碍与结构改变正常化创造条件,阻断病理过程,使脊柱、软组织、神经恢复功能,机体恢复健康。由此看来,疼痛康复是慢性疼痛性疾病现代康复医学概念的重要组成部分,康复医疗是临床医疗的不断延伸与深化。

（王福根）

第二节　疼痛康复运用原则

由我国临床医疗实际状况可知,慢性疼痛性疾病患者大多只能在门诊处置,所谓的住院阶段与门诊阶段是难以划分的。作者根据临床诊治实施观察和积累的经验,认为将疼痛康复分为3个阶段较为适宜,即临床发病期、临床缓解期和临床康复期。体现一下康复的早期介入,而又与康复预防(属于预防医学范畴)相衔接。任何疾病的临床康复期都十分重要,慢性疼痛性疾病也不例外,只有在临床前期已存在的结构损害与代谢障碍通过康复医疗手段获得缓解和痊愈,才有可能不会导致疼痛疾病的复发。

一、疼痛康复的原则

疼痛康复的原则包含病因治疗与对症治疗,尤其重视病因治疗,对于发病原因确定者应尽可能消除致病因素,特别要提防脊柱、骨关节、软组织部位患有结核、肿瘤、风湿类疾病、多发性骨髓瘤等特异性病变与极端情况,必须予以排除或专门处置。对于疼痛严重者,则需进行及时和有效的对症治疗。"镇痛"与"治痛"结合及常规处理措施,值得提倡的是"现代三项组合治疗",即通过神经药物注射、银质针导热、脊柱关节整复疗法,部分病例再选择性加以理疗、中药外敷、肢体制动

互相有力配合,消除椎管内硬膜囊外和神经根鞘膜外病理性反应,松解椎管外肌筋膜软组织挛缩,减轻对脊柱节段性的异常应力,增强神经中枢和周围神经对疼痛的调制作用,从而达到控制与祛除疼痛的目的。经过40余年采用"现代三项组合治疗"急性或慢性疼痛病症,确实针对肌筋膜软组织、脊柱骨关节和神经系统,消除无菌性炎症、解除肌肉筋膜组织挛缩、增加热量与血供、调节神经控制信息,迄今可认为,"现代三项组合治疗"是一组得到临床实践证实优选的临床康复治疗手段。对于慢性疼痛患者要重视精神心理因素的作用,及时矫治焦虑、抑郁、恐惧等心理也有一定的辅助作用。康复医疗后期恰当运用运动疗法与医疗体育,增强健身练功,可以巩固疗效,回归社会,重返职业岗位。

二、注重整体协调性

基于颈腰背痛疾病的原因多数由软组织急性损伤后遗症和慢性损害所致,往往形成多部位的立体致痛区域,不可能局限于单独部位。也就是说,人体存在多处原发性损伤与继发性损害部位,作为医疗体育理应考虑到整体性和协调性。另外,人体的运动如果是某种姿势下单调地重复动作,会导致关节

磨损和损伤,而不能达到增加体能和修复组织的目的。从临床康复的实际效果来看,全身性的、有节奏的康复训练的效果,比单纯地活动某一个或几个关节的效果为好。颈椎病或肩周炎患者,如果单独实施颈椎小关节或肩关节的运动疗法,腰椎间盘突出症临床康复期进行单纯的腰部背伸肌训练,不如做全身性的脊柱伸展练习、伸展与伸引联合练习,如仰卧位双手抱膝屈髋动作,站立位仰头双臂上举伸展腰背部动作,仰卧位双足交替蹬空动作,双手单杠悬吊动作、游泳、颈椎或腰椎牵引等。整体协调性康复训练,能保障脊柱与关节的静力性和动力性力学平衡,即脊柱关节稳定与动态平衡。

三、采用减荷训练方式

脊柱椎骨附着处的肌肉及其筋膜软组织损害除了受到外部应力作用外,很大程度上取决于人体躯干重量的影响。此种负荷越大,肌肉痉挛越重,局部血供也越少,损害的软组织修复的可能性就越小。因此,对于颈腰背痛病来说,如何在康复训练中尽量减小训练部位的应力及轴向应力的载荷,这是临床康复值得研究的问题。按照这个原则,对于颈腰背痛病患者来说,采用卧位拱桥式腰背肌力锻炼的模式是不可取的,这样做的后果可能会导致或加重腰椎间盘后部纤维环受压,不能恢复间盘损害。当然,登山、跳高、球类运动也应纳入不适宜的项目,尤其是保龄球、高尔夫球、网球或羽毛球则更要引起康复医师的重视,应对患者讲明道理。同样,髋膝关节痛患者不宜做站桩练习,以床上练习腰部及髋膝动作(见后章节介绍)为宜。待到机体的体能有所增强而达到要求时,再逐步增加练功,从而提高肌力、肌张力,改善脏腑血供与功能。

四、循序渐进、因人而异

首先要把握好医疗康复的时机,须在临床康复期及时采用,而非在临床发病期或症状缓解期过早地进行,操之过急则欲速不达,反而促使疼痛复发或加重。所谓循序渐进,就是要制订出一个合理的康复应对方案,运动量由小到大,渐渐达到最佳运动状态,以患者不感到疲劳和疼痛为限。不盲目地追求运动速度和强度,而求提高体能和耐力。因人而异也很重要,要根据不同的年龄、疾病轻重、体质强弱、有否脏器功能障碍等,对于较为适合的正常关节与肌力训练应是游泳(中老年)、健身操(各种体态)、小型球类活动(中青年)。

选择适合自身的运动方法与锻炼强度。一般而言,年老体弱或有心血管疾病者,在医师指导下,宜采用床上锻炼方式,或进行定时定量式的康复训练器械运动,达到祛除疼痛、组织修复和功能正常之目的。

（毕　胜）

第 15 章

组织通道学说

我国《微循环学》开创者田牛教授，由1970—2008年对人体组织通道进行了30余年深入研究。电镜观察9种动物、33种器官、9种病理形态、4种药物治疗。收藏2994张电镜底片，具有创新性实验和丰富的经验，获得了组织通道的初步系统认识。

人们对血管、淋巴管的认识比较充分、全面和系统。而对组织液通道则无系统研究和认识。血管、淋巴管、组织液通道都是直接参与组织、细胞的物质、能量、信息传递的通道和媒介，都是机体内器官、组织横向连接系统。细胞是生物基本生命活动的最基本的结构和功能单位。组织液流动的通路就是组织通道。

第一节　基本的生命活动——物质、信息、能量传递

生殖、发育、代谢、呼吸、循环、消化等无一不是生命活动。最基本生命活动需同时符合三个条件：一是细胞、组织、器官、系统、整体各层次都离不开的生命活动；二是从生、长、成、老、危，都不中断的生命活动；三是机体与环境之间都在不断调整、和谐运转的生命活动，都离不开物质、信息、能量传递。故物质、信息、能量才是属于人类和动物最基本的生命活动，是在机体与环境间、机体内系统间、器官之间、组织间、细胞间进行的物质、信息、能量传递。

一、对物质、信息、能量传递的认识

如果没有物质、信息、能量传递，人和动物就失去了发育、生存、交流、工作和繁衍后代的能力。此种生命活动在器官间、组织间、细胞间的媒介是血液、淋巴液和组织液，其流通均通过血管、淋巴管、组织通道来实现的，其中只有组织通道直接接触实质细胞。

发明显微镜之后，人们认识到"细胞乃是生物最基本的结构和功能单位"。通过细胞分化，许多形态相似结构、功能相同的细胞和少量细胞间质中的无形基质、纤维及有关细胞联合在一起，组成的结构就是组织。不同的组织按照一定秩序排列联合，相互联系，并共同完成相同功能的结构是器官。多个器官相互协调，共同完成一种或几种生理功能，组成器官系统。多个系统相互联系、互相协调，完成物质代谢、能量和信息的传递，保证生命活动，构成统一的生命结构与功能就是生物体的5个层次。

组织、器官、系统间的纵向和横向联系。细胞的生存、发育、分化和完成各种功能，必须不断地获得物质、能量、信息。细胞间的相互传递，而与外部环境直接接触的细胞都要同其进行物质交换、能量转换、信息传递。多细胞动物进化到哺乳动物，机体内部、外界环境之间形成一个统一整体。这不仅需要由细

胞-组织-器官-系统-机体的纵向联系与协调，而且在不同来源的细胞间、器官内不同组织间、系统内不同器官间、机体内不同系统间尚需要横向的适时适度联系、协同调整、同步统一地活动。血管、淋巴管、神经系统、组织通道就是机体内横向联系的 4 个系统通道。

血液是传递物质、能量、信息的主要载体，血管是血液流动的通道。人类形成完整的心血管系统。大、小动脉是压力输送血液的管道；大、小静脉是血液低压收容输送管道。只有细动脉、毛细血管、细静脉是直接参与组织细胞物质、能量、信息传递的区段，向组织、细胞输送热量、提供组织氧和营养物质，传递激素、抗体、细胞活性物质及细胞等，运走二氧化碳和代谢产物。淋巴管源自组织液，淋巴管是运送淋巴液的通道。

二、组织通道学的初步形成

17 世纪以来，首次发现淋巴管，如结肠淋巴管、肺淋巴管、子宫淋巴管、肝淋巴毛细管（1622－1787）；以后证实癌症转移有淋巴参与（1865）；炎症红肿是淋巴液和机体防御机制及发挥作用的结果（1892）。20 世纪以后，由于现代科技的迅速发展，细胞病理学、生物化学，尤其是电子显微镜应用于细胞物质超微结构的深入观察，取得了突破性进展。我国著名放射医学、微循环学专家田牛教授，神经病学专家罗毅教授做出了突出的贡献，创建了"组织通道学"这门新兴的前沿科学。为人体网络系统又增添了一个人体新的广泛联络的模式——组织通道。也可以说，更为完整地替代或解释了古代朴素的经络学说中关于血、津、液的理念与述说，在逻辑思维指导下，使中医药进一步走向现代化。

古代《黄帝内经（灵枢）（素问）》能区分血、津、液是明智的认识。《灵枢》"人受气于谷，谷入于胃，以传与肺，五脏六腑皆以受气，其清者为营，浊者为卫；营在脉中，卫在脉外"。《素问》"卫者，水谷之悍气也，其气慓疾滑利，不能入于脉也，故循皮肤之中，分肉之间，熏于肓膜，散于胸腹"。传统医学理论认为，血管（血液）、淋巴管（淋巴液）、神经，是各系统间、各器官间、各组织间横向联系的 3 个系统。组织通道中神经周围间隙、血管周围间隙、淋巴管周围间隙，沿着神经、血管、淋巴管走行，各间隙内流动的组织液流动至全身，横向联系机体的系统、器官、组织，称为第四个横向联络系统。

（王福根）

第二节　组织通道学简介

何为组织通道？简单而言"组织液流动的通路就是组织通道"。乃为基本生命活动最早、最原始的媒介，包括无血管的海绵动物、寄生虫、哺乳动物精子，受精卵在输卵管子宫内运送期间，胚胎 2 周内无血管-血液，由不同形式的组织液，完成物质、能量、信息的传递，进行基本的生命活动。组织通道没有固定位置；组织液难以观察；无形基质、纤维、间充质细胞辨别不清；对组织液压力、流量与阻力的测量困难。其实一生都在活动的眼前房、关节腔、椎间盘，以及皮下黏膜水肿、皮下药物注射，都应认为是组织通道。

医学、生物学的传统理论解释不了的 5 大问题。①最微小的毛细血管、初始淋巴管、实质细胞间不直接连通，血液、淋巴液和实质细胞之间如何完成物质、能量、信息的传递？②精子、受精卵往返于子宫、输卵管间，既无血液、又无淋巴液围绕，如何获得物质、信息、能量？③动物进化、胚胎发生，在无出血血管之前，细胞如何获得营养、能量、信息，又如何输出细胞的代谢产物、废物？④母体和胎儿之间，血管、神经不直接连通，胎儿是如何获得营养、信息、能量，又如何输出细胞的代谢产物、废物？⑤眼角膜没有血管，为了功能、结构的完整，角膜是如何获得营养、信息、能量，又如何输出细胞的代谢产物、废物？

实验证明，组织通道是有结构、有形态的实体。获得图像：肉眼可见的眼前房是一种有腔有壁的组织通道；有腔无壁的组织通道是客观存在的实体（皮肤、肝组织）；甲皱襞、舌唇、球结膜的组织通道。舌乳头固有层的组织通道，舌是内脏，其乳头的活体观测，能获得有关上皮层、固有层、血管的清晰图像，在上皮层、血管、淋巴管之间就是舌乳头组织通道的空间。分布：一般组织通道不侵占相邻的实质细胞、血管淋巴管、神经位置，而是弥漫性分布在它们之间的空间位置。

具体说，组织通道除了弥散分布外，以3种形式布局。①围绕血管，成为血管周围间隙，沿血管走行，又超出血管终端之外。②围绕淋巴管周围间隙，沿淋巴管走行，又包绕初始淋巴管的开口之外。③围绕神经，成为神经周围间隙，沿神经走行，又超越神经，连通细胞间隙。总体而言，组织通道遍布周身，在机体内广泛分布。表里内外，无处不在。

组织通道确实是由无形基质、纤维、细胞构成。

1. 无形基质　包括水、电解质及细胞外无形基质。是由水化的生物大分子构成的无定形胶状物——蛋白多糖（黏蛋白）、糖蛋白（结构性糖蛋白），成分极其复杂多样，并具有重要的生物学功能。细胞外基质直接包绕细胞，两者相互影响、相互依存，并能结合许多生长因子和激素，给细胞提供诸多信息，调节细胞功能，影响细胞的形态结构，调控细胞的迁移、增殖、分化、代谢等，称为细胞的微环境。组织液不是静止、被动的液体，而是十分活跃、具有多种潜能的活性物质。间质间隙内的组织液与胶原纤维相互作用，能演化出多样的活动。组织液充盈在胶原纤维、细胞周围和组织之间的间隙里。正常成人组织液

的容量占体重的15%～25%。不同的组织和器官中组织液的容量不同，骨骼肌组织液的容量为100～200ml/kg；皮肤和肌腱为350～400ml/kg。个体发育的不同阶段，组织液的容量也不同，进入成年、老年阶段组织液的容量逐步减少。

2. 纤维　清晰观察到有网状纤维、弹性纤维、胶原纤维，胶原纤维粗大、纵横交错，并与较细胶原微纤维互相移行。弹性纤维分支穿行。网状纤维细小，都主要分布于血管周围。固定的纤维细胞细长突起互相连接成网络，其包围的组织细胞、浆细胞、单核细胞、淋巴细胞、嗜酸性粒细胞、肥大细胞附着在毛细血管壁。

网状组织由网状细胞及其产生的网状纤维组成，构成网状支架，分布于组织通道与其他组织交界处，如基膜、毛细血管周围、造血器官、内分泌器官、肝。最基本功能是构成这些器官的支架。

弹性纤维含量较胶原纤维少，但分布广泛，遍及全身，如主动脉、肺、弹性软骨。弹性纤维富于弹性，但韧性较小，与胶原纤维浑噩交织在一起，使疏松结缔组织兼有弹性和韧性，有利于所在器官和组织保持形态和位置的相对恒定，又具有一定的可变性。胶原纤维刚性大、韧性强，器官的抗张强度与胶原纤维的数量、直径及排列有关，器官的功能、代谢状态对胶原纤维的形态也有调节作用。在电镜下观察，胶原纤维由更细的胶原原纤维集合而成，其原纤维直径为20～90nm，有明暗交错的横纹。胶原纤维的合成、分解经常处于不断更新、动态平衡之中，分解主要通过胶原酶发挥重要的作用，白介素1β降低其合成。借此，能维持机体胶原纤维的数量和功能的稳定，保证组织、器官功能结构的完整。

3. 细胞　成纤维细胞是组织通道的主要细胞。细胞扁平，多突起，呈星状，胞质较丰富、呈弱嗜碱性。成纤维细胞既合成和分泌胶原蛋白、弹性蛋白，生成胶原纤维、网状

纤维和弹性纤维,也合成和分泌糖胺多糖和糖蛋白等基质成分。

巨噬细胞是体内广泛存在的、具有强大吞噬功能的细胞。形态多样,随功能状态而改变,通常有钝圆形突起,功能活跃,常伸出较长的伪足而形态不规则。在组织通道内的巨噬细胞又称为组织细胞,常沿着纤维散在分布。巨噬细胞本身也是免疫效应细胞,活化的巨噬细胞能杀伤病原体和肿瘤细胞。其分泌的某些生物活性物质如白介素Ⅰ、干扰素等也参与调节免疫应答。

网状细胞核呈三角形,核质四个方向伸出突起,包绕退变的红细胞和粒细胞。

肥大细胞(组织嗜碱细胞)比较大,呈圆形或卵圆形,胞核小而圆,多位于中央。胞质内充满异染性颗粒,其易溶于水。肥大细胞分布很广,常沿细小血管和小淋巴管分布。

浆细胞通常在组织通道内较少。电镜下,胞质内含有大量平行排列的粗面内质网和游离的多核糖体。发达的高尔基复合体和中心体,位于核旁浅染区内。

高等脊椎动物血液中的蛋白质、大分子物质,甚至退变的红细胞等渗漏至毛细血管外,污染了组织通道,阻碍了组织液的流动,发生组织通道淤积,影响细胞组织的正常功能,导致结果的破坏。组织通道内大分子物质、细胞碎片等,进入淋巴管前腔隙、初始淋巴管,由淋巴系统排出,清洁组织通道,以维持内环境的稳定。

组织通道对组织结构起支持、屏障作用。胶原蛋白、角蛋白和弹性蛋白等纤维状蛋白,属于结构蛋白,对细胞结构和功能起着支持、屏障作用。组织通道中基质对微血管和微淋巴管具有支持和屏障作用。细胞外基质中透明质酸含量似乎是其屏障功能的一个主要决定因素。

(王福根　尤浩军)

第三节　组织通道结构类型

组织通道结构,一类是有腔无壁的组织通道,类似于疏松结缔组织,但两者又不等同;另一类是有腔有壁的组织通道。组织通道的结构形态随着动物进化、胚胎发生而又明显差别,与血管、淋巴管、器官的演化有密切关系。器官内有腔无壁的组织通道无内皮的网络系统,分布于全身。此种网络不仅只是从一条毛细血管到另一条毛细血管或初始淋巴管之间的联系,而是具有较广泛的联系。它们的长度可从几 μm 到数 $k\mu m$。胶原纤维、间质间隙相互依存,不可分割。

一、有腔无壁组织通道的类型

有腔无壁组织通道的无形基质主要是组织液,容量大、充溢全身;3 种纤维中胶原纤维大、弹性纤维细长、网状纤维细软;6 种细胞有纤维细胞、成纤维细胞、网状细胞及其突起,组织嗜碱细胞、巨噬细胞、浆细胞。此外,尚有血源性细胞如淋巴细胞、单核细胞、粒细胞等。

胶原纤维和间质间隙是有腔无壁组织通道最原始的形态及功能单位,相互依存,不可分割。演化形成"溪、河、江、川;泡、池、湖、海"等组织通道淤积的多种形态。

(一)不同类型结构

1. 细胞膜间隙　是多个细胞间最早出现的物质、能量、信息传递通路,即最简单的组织通道。不同器官、不同功能状态下的细胞膜间隙有明显的差别。见图 15-1。

2. 血管周围间隙　是在血管周围的一种特殊形态,它与弥散分布形式的组织通道紧密相连,在很多器官内都存在。如皮肤、肾上腺、甲状腺、垂体、脑皮质的血管周围组织间隙。见图 15-2、图 15-3。

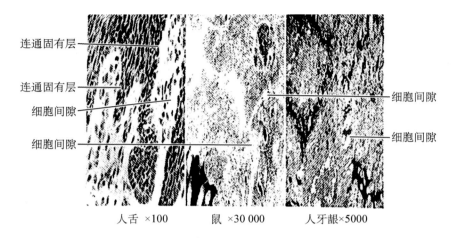

连通固有层
连通固有层
细胞间隙
细胞间隙
细胞间隙
细胞间隙

人舌 ×100　　　鼠 ×30 000　　　人牙龈×5000

图 15-1　光镜、电镜下细胞间隙图

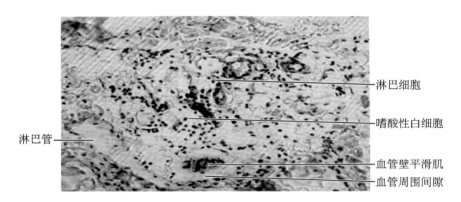

淋巴细胞
嗜酸性白细胞
淋巴管
血管壁平滑肌
血管周围间隙

图 15-2　血管周围间隙图（猪皮肤炎症）
（HE 染色×200：墨汁黑色，肌肉红色）

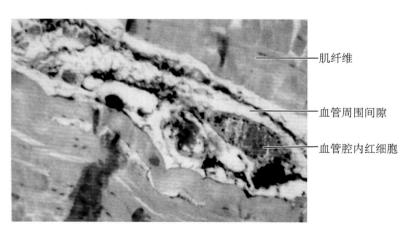

肌纤维
血管周围间隙
血管腔内红细胞

图 15-3　小静脉、细静脉、毛
细血管周围间隙
（HE 染 色×200：墨汁
黑色，肌肉红色）

3. 淋巴管周围间隙 电镜观察在形态上可明确显示,组织通道与淋巴管开口相连通。如胸腺毛细血管后细静脉周围,淋巴小结、脾小体毛细血管后细静脉周围,这类组织通道是淋巴细胞由血管周围间隙流向淋巴管的流出通路。见图 15-4。

4. 神经周围间隙 在脑、脊髓内存在沿神经纤维分布的脑室、神经周围间隙,此种组织通道结构在其他器官很少见到。电镜下神经周围间隙图像见图 15-5、图 15-6。

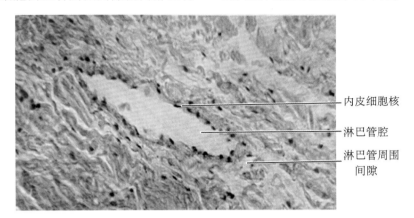

内皮细胞核

淋巴管腔

淋巴管周围
间隙

图 15-4 淋巴管周围间隙(猪皮肤)

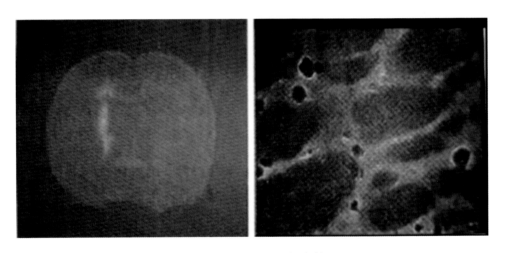

图 15-5 神经周围间隙(电镜)

5. 边界明确、结构清晰的组织通道 小肠绒毛固有层、舌乳头、肝窦周围间隙、细胞间隐窝及其细胞与基质形成结构比较清晰的组织通道(图 15-7)。

6. 特殊结构 伸长细胞是中枢神经系统中一种主要位于第三脑室底部腹侧壁和正中隆起处的室管膜上的特殊分化的星状胶质细胞,与局部的脑脊液、血液、神经元均有密切联系,与脑血管周围间隙密切接触,形成特殊结构的组织通道就是血-脑脊液屏障、脑-脑脊液神经体液回路和神经-免疫-内分泌网络共同的组成部分。并且参与成年哺乳动物下丘脑内自然发生的轴突再生过程。研究发现,伸长细胞具有促进中枢神经元轴突再生

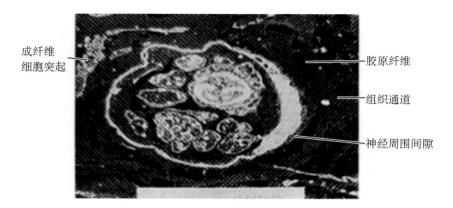

成纤维
细胞突起

胶原纤维

组织通道

神经周围间隙

图 15-6　神经周围间隙(口唇)电镜×5000

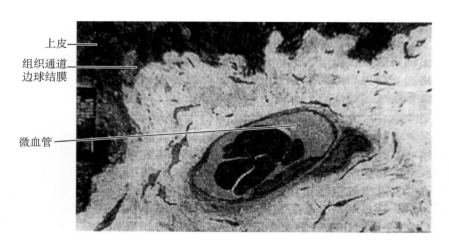

上皮

组织通道
边球结膜

微血管

图 15-7　边界清晰的组织通道,电镜×2500

的功能。

(二)有腔无壁类型组织通道的分布

有腔无壁类型组织通道分布于分隔型器官和混杂型器官。前者由基膜将器官实质细胞和间质分隔,两者不能直接接触,如肠、肝、肺等。它们主要分布在固有层,占据的空间远大于固有层血管、淋巴管、神经的空间。属于有腔无壁的组织通道。后者没有基膜,实质细胞和间质混杂存在,两者直接接触。如骨髓、淋巴结、脾、胸腺、脑等。混杂型器官的组织通道分布在实质细胞、细胞突起、纤维之间,没有固有层,组织通道所占的空间较小,主要结构是网状细胞、网状纤维,正常状态很

少看到集束存在的胶原纤维,基本也属于有腔无壁类型的组织通道。

二、有腔有壁组织通道的形态和类型

(一)有腔有壁组织通道的来源和出现

来源于卵裂球、胚泡或囊胚。单细胞、群体细胞的体积较小,体内物质的运输和外界环境的物质交换靠细胞质的流动及细胞膜就可以完成。随着细胞数目的增多、体积的增大,体内的物质、能量、信息的传递和外界的沟通就难以达到。为了解决这一问题,动物体内形成了腔和管。

1. 所有的组织类型都源自胚盘的三个胚层 每个胚层均有一定的任务,但却没有组织发生的专一性或特异性,因为同是一种组织却可以源自不同的胚层。例如,三个胚层均可产生上皮组织;由外胚层发生神经组织,但中胚层小胶质细胞却除外,它们是源自中胚层。从中胚层发生出结缔组织、支持组织和肌组织,但虹膜肌肌腺的肌上皮却除外,它们是源自外胚层。

2. 无体腔、假体腔、真体腔 是有腔有壁组织通道发生的 3 个阶段,桑椹期的动物没有腔,海绵动物出现中央腔,腔肠动物出现消化循环腔,腔中充满体腔液,假体腔内充满液体或具有间充质细胞的胶状物;腔内的液体和物质出现简单的流动循环,可以使内脏器官自由运动,身体自由运动,出现完全消化道为内脏器官的发展提供了空间;能更有效地完成体内物质的循环和运输,更有效地调节和维持体内的水分平衡。体腔有线形动物(蛔虫、蛲虫)的原体腔,其他动物的真体腔、混合体腔,管有肠管、血管、气管和生殖管道等。从动物进化和胚胎发生角度来看,有腔有壁组织通道的体腔出现很早,如胚外体腔、初生体腔、次生体腔、围心腔等的壁和腔都是早期的组织通道。在无血管、淋巴管时期,体腔中流动的体腔液、水淋巴、血淋巴,完成物质、能量、信息传递功能,体液支撑、加固组织器官。有些体腔结构参与组织、器官功能的完成。体腔与器官存在特殊的相互依赖性,其形态因位置、器官、部位而又有差别。

(二)有腔有壁组织通道的类型:成长的哺乳动物体内早期形态的体腔已不存在

1. 特殊体腔 ①关节腔:源自中胚层的纤维层和滑膜层包绕,两层膜构成关节囊。关节腔、滑液是传递物质、能量、信息的特殊组织通道。②眼前房:乃在晶状体前面的疏松间充质中逐渐出现裂隙,不断扩大,形成前房。腔内充盈房水,直接参与角膜和晶体的物质、能量、信息传递。在维持眼压、晶体角膜的透明中有重要作用。③脑脊髓腔:脑室、脊髓中央腔源自室管膜母细胞的室管膜细胞围绕,腔内充盈脑脊液。脑脊液和室管膜细胞直接参与脑、脊髓神经元和胶质细胞的物质、能量、信息的传递。

2. 退化体腔 进化至脊椎动物,胚胎 3 个月后,次生体腔退化。源自中胚层的横膈膜将体腔分为腹腔和胸腔,围心腔退化为心包腔。此 3 种退化的体腔已经不能完整地执行物质、能量、信息的传递功能,但尚保留组织通道的部分功能。退化体腔的主要功能是缓冲外来震动对主要器官的冲击、对抗重力,保护支撑、滑润主要器官,部分参与免疫、物质的储存和运送。

3. 转化体腔 动物进化和胚胎发育过程中,体腔失去原有形态,原有的功能退化,主要参与完成器官的特殊功能,这就是转化体腔。高等动物的肾腔、生殖腺腔及肾上腺皮质都是由残余体腔转化而成。有腔无壁组织通道和有腔有壁组织通道各种类型并不相互排斥,一个器官可以存在两种以上形态的组织通道,并且器官不同部位的组织通道可呈现不同的形态。

三、关于古代"三焦"论述

《黄帝内经》云:"三焦者,决渎之官,水道出焉。"其意是"三焦"为中空之府,出入贯布周身,是体内流通津液的器官,是津液流通的渠道。它的主要职责是管理津液流通,是体内的一套水道网络系统。古人将体内流通津液的水道划分为三段,故称为"三焦"。从胸部到头顶为肺的重点主管区域,津液在这一部位气化,产生一种"雾"的状态,这一段水道称之为"上焦",故有"上焦如雾"之说。从胸部到脐部为脾的重点主管区域,在制出津液时出现如"沤"的状态,这一段水道称之为"中焦",故有"中焦如沤"之说。从脐部到足为肾的重点主管区域,津液在此部位浓缩收集,集聚成为"渎",这一段水道称之为"下焦"，故有"下焦如渎"之说，由肾负责管理控制。

古典论述"三焦"和现今的组织通道的关系密切，津液相当于现代的组织液，津液流通网络相当于组织通道，而"三焦"相当于今天的体腔。应该认真学习，真正领会"三焦"的深刻涵义。今后有待对组织通道的超微结构、生理功能、分子生物学、免疫学方面进行深入研究，不断探索，就会深刻认识复杂的人体生命活动。

（王福根　于灵芝）

第 16 章

物质、能量、信息的理念

第一节　酶是细胞生存的基础

酶是生物体内产生的具有催化功能的蛋白质,是细胞赖以生存的基础。细胞新陈代谢所包括的各种化学反应都是在酶的催化下进行的。哺乳动物的细胞就含有几千种酶。存在于细胞内的酶为胞内酶,而在细胞内合成、再分泌到细胞外的酶称胞外酶。酶的催化化学反应能力叫酶活力(酶活性)。酶活力可受多种因素的调节控制,从而使生物体能适应外界条件的变化、维持快速新陈代谢的生命活动。胃肠内有各种消化酶,食物须在这些酶的作用下降解为小分子,才能透过胃肠壁被消化吸收和利用。酶有两个重要特性:一是催化效率非常高。酶活力一般是非酶催化剂的 10^7 倍,与没有催化剂的化学反应相比,最多可高出 10^{17} 倍。例如,碳酸酐酶催化二氧化碳与水合成碳酸的反应,每一个酶分子每秒钟可以使 10^5 个二氧化碳分子发生水合反应。如果没有这个酶,二氧化碳从组织到血液,然后通过肺泡呼出体外的过程——正常呼吸,就远远不能完成。二是催化作用的专一性。脂类、酰胺和糖苷等化合物在酶的催化下水解需要借助各不相同的专一的酶。专一性具有两种含义:①对于被作用的底物(酶所催化的对象物,如蛋白酶的底物是蛋白质);②对于被催化的反应也是专一的。在各自的代谢途径的特定位置上发挥专一功能,保证新陈代谢有规律地进行。

根据化学动力学的过渡态理论,酶催化的作用机制可理解为一个反应的发生总是有些键断裂,另一些键生成。介于两者的中间状态称为过渡态。反应物的基态和过渡态所处的能量状态是不同的,这个能量差叫能垒。在一定温度下只有一部分分子的能量能达到能垒顶部的水平,从而使这部分分子形成过渡态,再转变成新的产物。当有酶参与时,由于酶与过渡态中间物结合紧密,稳定了底物的过渡态结构,从而降低了底物形成过渡态时所需克服的能垒,提高了反应速度。

新陈代谢是生物体组成物质通过合成和降解不断更新自身的过程和能量交换过程的总称。有合成和降解两种方式。一方面,生物体必须经常合成其组成部分以补充消耗;另一方面,除组成部分不断消耗外,还须通过对食物的降解以摄取能量,用于体内负熵的耗损。人体血液中的红细胞平均寿命为 120d,血小板平均寿命只有 $7\sim14$d。肝参与造血,它是新陈代谢旺盛的脏器。实验证明,肝内蛋白质的种类和数量虽然基本不变,但构成这些蛋白质的氨基酸却在不断更新,其半衰期为 $5\sim6$d,即实质上已有一半蛋白质进行了自我更新。生物体从外部摄取能量的方式可有种种不同,但最后的供能形式,都是靠一种极易释放自由能的化合物,即腺嘌呤核苷三磷酸（ATP），简称三磷腺苷，由腺嘌呤、核糖和3个磷酸基团连接而成。水解时释放能量较多，是生物体内最直接的能量来源。这3个磷酸基团有焦磷酸键连接。焦磷酸键在形成时须吸收较高的能量，在逆反应的分解时，也可以释放出相等的能量，故ATP在合成和分解过程中可完成在机体内输送较高能量的任务。例如，当ATP分解成二磷腺苷（ADP）和磷酸时，能释出的能量为每克分子31.40～32.24kJ（7.5～7.7kcal）；当ADP分解成一磷腺苷（AMP）和磷酸时，能释放出的能量为每克分子26.80kJ（6.4kcal）。

制造ATP的主要场所是细胞中的线粒体。在线粒体内，合成1克分子ATP约需62.8kJ（15kcal）能量。将1克分子葡萄糖完全氧化可以放出约2872.145kJ（686 kcal）的能量，用此能量理论上可合成45克分子的ATP，但实际上线粒体只能合成36～38克分子的ATP。可见这个能量利用率已经很高。线粒体是通过一系列的氧化磷酸化反应来合成ATP的；而叶绿体则是植物在吸收光量子后，通过一系列的光合磷酸化反应来合成ATP的。不管是在植物或动物体内，在通过这样合成的ATP使其他分子磷酸化，进行能量转移以推动生物体内的各种蓄能反应，施行细胞的各种功能活动。因此，人们把ATP看作细胞里的"能量通货"。

生物体的新陈代谢通常都是通过酶来实现调节控制的，而酶本身的活性是高是低，则是又要通过激活剂或抑制剂来调节控制。生物体内的生化过程非常复杂，有些牵涉到单独酶的作用，有些牵涉到一群酶的一系列有序影响。已经发现许多有节奏的生物化学过程，有的是自催化的，有的是自组织的，生物钟就是这种生物界耗散结构的一类表现形式。生物系统获取能源的方式，除了光合作用（植物通过光合磷酸化合成ATP）和呼吸链（动物通过氧化磷酸化合成ATP）外，还有酵解一途。在酵解过程中，能量并非总是平稳地产生，而是以一定的节奏震荡，在这一过程中的中介物浓度也同样地震荡。ATP的浓度在时间上的起伏，决定了周围的细胞外ADP的数量。细胞中的ATP和ADP是同时存在的。如果ATP的数量较少（ADP数量较多），酵解之门就打开，制造所需的ATP分子；如果细胞中的ATP多了，酵解之门就被关闭。这种转换是由单一的酶（磷酸果糖激酶，PFK）控制的，它是一种含磷酸的化合物，利用ATP把磷酸基团挂在糖分子上，从而使ATP转化为ADP；而ADP本身又是激活此酶的因素。每当ADP浓度足够高时，PFK就打开，而当ATP浓度足够高时它就关闭。这种机制恰恰就是自组织所需要的自催化非线性过程，是生物钟的一种形式，称为"糖钟"，这种酵解节奏是生物界耗散结构自组织机制的第一公认的实例。

如果没有酶的催化，糖酵解只能以很低的速率进行，远远满足不了新陈代谢所要求的高节奏供能需要。所以，酶在生物体内为维持生命活动的耗散过程是不可缺的"亚稳麦克斯韦妖"。酶是较大的分子，如FI-ATP酶，分子量达380 000，而底物的分子量小，催化时仅酶分子的一部分与底物接触，此处是酶的活力部位，底物通过静电或疏水力吸附于酶表面。酶本身在催化过程中也要消耗能量（负熵），所以酶也是一种耗散系统。在其活性发生作用的过程中，需要负熵支撑，也需要信息支撑。自然界的信息都是与信息的原始载体融合在一起的，由于高等动物思维作用才把它们从原始载体中分离出来。以"糖钟"为例，PFK酶的活性与其周围环境中的ADP的化学浓度相关，ADP的浓度就成为促发PFK活性的信息。德国生物化学家曾提出有关酶催化反应速度与底物浓度的关系的著名的米氏方程。她的基本出发点是两者之间正相关，即当酶分子上所有的活性部位都被底物占据后（酶是大分子,底物附着于酶分子接受催化作用),反应速度达到最大值。这也说明底物浓度作为一种化学信息,实际上起到了加强酶活性的信息作用。

可以认为,小到酶分子或更小的生物微小单位,只要它是在按照物质能量耗散的规律活动,就必须不断从周围环境中汲取能量和信息。

(毕　胜　陈　华)

第二节　生物信息的重要性

信息是与物质、能量一起构成生物体的三大要素之一。按照生物学的观点,信息是调节和控制生命活动的信号。生物信息涵盖范围很广,遗传物质、激素、神经传导的电脉冲、生物体发出的声音、气味、颜色及生物行为都含有信息,它们都对生物的某部分、生物个体的整体、生物群体及其他类群产生影响,与生物的生存、发展和进化密不可分。

通讯系统理论中把信息看成具有知识的秉性的东西,它能消除信宿认识上的不确定性。维纳则针对信息的本质指出,"信息就是信息,不是物质,也不是能量"。这个观点容易引导人们从物质、能量之外去寻找信息的本质,这又导致一些人去探索信息究竟是精神的,还是物质的?经过反复认识,认为信息既是精神的,又是源于物质的,但归根结底是物质的。信息的实质就是事、物的运动状态和存在方式的反映。一切事、物既然都是由物质和能量构成,所以信息也是物质和能量的运动状态和存在方式的反映。信息可分为客观信息和主观信息两大类。客观信息经人的大脑的收集、综合和加工,经由人们的实践、验证,去伪存真,形成主观信息,从而产生精神。

一、生物信息分类

生物信息大致可分遗传信息、神经和感觉信息、化学信息三大类。

各种生物都有特异碱基序列构成的DNA 和 RNA,遗传信息存在于这些 DNA或 RNA 上。这些遗传物质具有一定的化学结构和特殊的空间结构。碱基在 DNA 长链上各自排列成对,这种严格配对排列的规律及它们在长链上的有序排列蕴藏了全部遗传信息。由于碱基对排列顺序不同,就构成了DNA 分子的多样性。虽然每个多细胞生物所有的细胞都来自同一个受精卵,似乎具有同样的遗传信息,却可以分化为肝细胞和神经细胞等,其原因是在发育过程中遗传信息在转录和翻译上是按照不同的严密有序的规则来调节控制的。这就保证了生物体的继承(遗传)特性。同样,也可由 DNA、RNA 的碱基序列的突变选择和积累,演化出形形色色的生物种类,这就是创新(进化)特性。从严格的逻辑推理来说,遗传信息不仅在物质空间上存在于 DNA 或 RNA 上,而且在时间(变化顺序)上存在于细胞在生物体内形成过程的严密有序的调节控制机制中。如果这个调节控制机制(严格的顺序)有误,就无法兑现全部遗传信息。所以,遗传信息这个概念,应该是一个具有时-空结构的概念。

神经和感觉信息是生物信息中最重要的一类信息。它们是靠神经系统电脉冲和神经递质携带和传递的。这类信息对于有机体的生存及正常生活起着至关重要的作用。它们的载体就是生物体的神经系统,故它们的传递机制与生物体的神经系统的特征密切相关。感觉系统是神经系统中直接与内外环境联系的部分。感觉系统的终端就是感受器,后者把外界刺激变为神经电信号,实现能量形式的转换。这样输出的信息,经过多次神经交换,最后投射到大脑皮质,形成不同的感觉区,引起皮质相应感觉区的电变化,形成皮质诱发电位。这种信息传递速度很快,感觉器官向神经中枢提供的有关外界环境和体内功能状态的信息量可达 10^9 b/s,但有机体只接收其中最有用、最重要的信息,并用最有效、最经济的办法处理加工。动物的感觉系统在长期进化过程中,形成了十分有效的信息处理系统。一方面,由于这类信息通过感觉系统被从原始信息载体(包括各种自然信息的载体)中分离出来,并被编码转换成神经电信号,有利于神经系统的处理和加工,从而为这类信息在生物体神经系统中的交叉综合创造了无限可能性,滋生出各类新的信息和概念,在相对短暂的时间内对生物界的行为和生物与自然界的交互影响产生巨大作用。另一方面,由于既然已从原始载体中由感觉器官按各自功能特点分离提取出来,经过复杂的信道编译、传输和加工,其片面性和噪声干扰也就产生了失真,信息在生物体内的储存也会导致失真和湮灭。

上述两类生物信息虽然它们的载体也都属于化学性质,但第三类生物信息即化学信息是特指除这两类信息以外的化学物质所携带和传递的信息。在生物体内,从真核细胞中合成的蛋白质通过细胞膜(通过内质网膜或通过线粒体膜、叶绿体膜或核膜)运送是一个典型的化学信息传递过程;在生物体外,昆虫分泌到体外的化学物质也是化学信息的一种,称为昆虫信息素。它能引起同种或异种昆虫的生理或行为反应,故昆虫信息素也称社会激素。哺乳类动物和鱼虾类也产生信息物质,它们有交配、产卵、迁移、集结、分散、自卫、示踪,以及生长发育等多种生物活性。

二、生物的感受器特性

生物的感受器具有种种特性。如单个感受细胞的输入-输出静态特性,一般服从对数规律。令视觉系统中的输入量即光照强度是 I,其输出量即发生器电位(单位时间内的神经脉冲数)为 f,则有如下关系:$f = 10 \lg I + a$。

式中 a 为常数。这种对数关系不仅在视觉系统成立,不限于单个视觉感受细胞,而且在其他感觉系统整体及单细胞输入-输出关系上也成立。感受细胞对于外来刺激的时间变化十分敏感。感受器的脉冲发放率与刺激强度及刺激强度的变化率有关。如果刺激强度保持不变,则感受器发出的电位将逐步降低,脉冲频率也将逐渐变稀疏。这种动态现象在神经生理中称为适应现象,是感觉适应的生理基础。各类感受器都具有这种对刺激的动态反应特性,称为适应性,不过不同感受器的适应速度不尽相同而已。我们了解了感觉系统的这种刺激效应递减特性,就不得不联想一句反映客观事理的古话:"入鲍鱼之肆,久而不闻其臭。"推而广之,人们对新旧事物的态度,也在一定程度上受这一特性的影响。同样,生物体的环境适应性的形成,也有赖于这一特性的帮助。

人的大脑在结构形态上是左右对称的,但是在功能上并不对称。有人证明,人脑左右两半球在处理信息的内容和能力上是有分工的。左半球长于处理抽象信息,如语言、逻辑和数学;右半球长于处理形象信息,如艺术和美术等。神经系统最大特点之一,是在个体发育中和学习过程中的结构可变。神经系统的可塑性即指环境因素对神经系统结构和功能的影响。这一特性在幼小动物身上表现得特别明显,所谓关键期,就是小动物出生后可塑性特别大的那一个时期。据研究,猫的关键期是生后 24~36d,猴是 28~42d,人是 4 岁前后。比较得到普遍承认的理论认为,人在学习和记忆时,神经的突触联系就发生变化;它是按一定规律随输入的变化而变化的。

有所谓细胞膜受体,它是指细胞表面的一种或一类分子,它们能识别并结合专一的生物活性物质(称配体),生成复合物。这种复合物能激活和启动一系列物理化学变化,从而导致该物质的最终生物效应。"受体"这个概念早在 20 世纪初就被提出,后来逐渐扩展到药物以外的其他信息分子作用于细胞的过程。为了解释细胞膜上传递信息的机制，20 世纪 60 年代曾提出第二信使的假设。认为生物体内的激素是第一信使，它与细胞膜受体结合后并不进入细胞；结合激素的受体能使位于膜上的腺苷酸环化酶激活，从而使 ATP 转化成环（化）腺苷酸（cAMP），后者就被称为第二信使，它能引发细胞内一系列生化反应而产生最终生物效应。

三、环（化）腺苷酸（cAMP）的重要性

cAMP 是生物界极为普遍地存在的一种化学物质，它的作用是充当邻近细胞之间的信使，相当于号召各个细胞组织起来的军号。以一种叫黏菌的奇怪生物为例，它介于一堆单独的细胞和一个有机整体之间。它有时单独行动，各不相关；有时又像一个遗传一致的整体，由不自私的许多单元为着集体利益组织在一起。第二信使发出的信号是以数微米每秒的速度传播的。当黏菌细胞接到信号后，便开始向着 cAMP 浓度高的方向蠕动，同时把信号放大、传递，形成非线性机制，使更多的细胞向这个方向集合。细胞一旦汇集成团，便开始分化，形成一个尖顶，整个一团组织成了一个光亮的、多细胞的"鼻涕虫"，具有头、尾，向前蠕动，找光，找水。这群细胞形成身长 1～2 mm 的简单有机体，前后共需数小时。这个有机体在尖头引导下爬行；往后它又能竖立起来，形成一根杆子，杆顶托着含有孢子的囊袋；最后囊袋破裂，风把孢子吹往远处。如果孢子停落地点适当，就会发芽，重复这奇怪生物的另一次循环。为黏菌生命活动提供信号的就是第二信使 cAMP。在黏菌细胞周围介质中已有的 cAMP 又激发腺苷酸环化酶，使从 ATP 中产生出更多的 cAMP，这就出现了自催化过程，形成每几分钟产生一次振荡的自行组织行为。

（毕　　胜　章云海）

第 *17* 章

神经-肌肉的相互作用

本章摘自知名神经生物学家刘湘梅教授《神经生长的生物学与病理学》一书（1985年）中有关内容。高等动物的神经系统极其复杂，以往忽视了神经系统虽然复杂，但它却是一个连续的整体；又忽视了神经系统神经细胞与非神经细胞之间具有高度相互依赖的作用性。被遗传因素和环境因素所决定的神经组织的行为有它内在的规律，通过研究神经系统的最初形成直到其细胞的死亡，才能合理地认识。这些观念能指导疼痛临床工作者的实践与研究，不断改进提高治疗技术，创新优良的疗法。

第一节　神经元的成熟过程

动物或人类的胚胎早期，神经元和肌肉是从不同地方发生的，早期发育是互不依赖的。当进入成熟和细胞分化阶段时，它们就有了一些生化特性，使其得以互相识别并互相作用。其结果是建立了一个功能的整体和代谢上的相互依赖。

运动神经元的成熟和移行及神经管闭合的顺序相同，也是从头侧向尾侧进行的。鸡胚形成脊髓运动神经元开始于孵化的第二天，臂神经元比腰神经元要早几小时（Hamburger，1977）。估计鸡胚孵化 2～4d 内，产生了 95% 的运动神经元，在第 6 天就有了全部。

成神经细胞开始于室管膜下区生发细胞的分裂，它们沿着辐射状胶质细胞（径向神经胶质）移行，到达套带，外套层（地幔区），研究了早期组织学变化，发现在 3～4d 时，从神经管侧方和前方发生的成神经细胞聚会到脊髓的腹侧部。这些神经元的移行是按照皮质神经元那样的内面—外面的方式进行的，在第

5 天，脊髓的运动神经元就在腹侧区聚集成组。在脊髓全长腹内组都是连续的，它支配躯干的肌肉。外侧组只存在于供应肢体肌的脊髓节段（Hamburger，1977；Romanes，1964；Wenger，1951）。在躯体运动神经元的内侧，产生了一组较小的内脏神经元，沿着腹神经根发出节前交通支到主动脉前交感神经链。

Hollyday 和 Hamburger（1977）做了放射自显影的研究，发现腹半（基板，basal plate）产生成神经细胞比后半（翼板、翼板）要早 3～4d。在第 6 天运动柱已经形成，而后半的神经元的增生仍处在高潮。从孵化的第 6 天开始，大量神经元发生死亡，除了支配臂和腰节段的以外，运动柱外侧部中的细胞都消失了。

在第 4 天，在神经管的侧方，感觉神经节成为清楚的小团。成神经细胞从未分化的小圆细胞发展为梭形的双极细胞，最后成为发出传入和传出突起的大圆神经节细胞。组织

学上的变化相当于超微结构上的核蛋白体、内质网、高尔基器等细胞器的逐渐增多,以及神经微丝和神经微管的聚集。早在第 3 天,在细胞核周围池(perinuclear cisterna),粗面内质网和沿着轴膜(axolemma)出现乙酰胆碱酯酶,这是化学成熟开始的标志。

(薛毅珑　卢　宇)

第二节　骨骼肌纤维的分化

将来要变为肌肉细胞的原始间充质(间胚叶)细胞,称为成肌细胞。在形态上,成肌细胞类似于成纤维细胞和成软骨细胞。成肌细胞发生多次分裂之后才融合形成多核的肌管(myotube)。此后很快就合成肌动蛋白和原肌凝蛋白,在胞质内这些分子组配成肌原纤维(Holtzer,1970)。与此同时,合成了乙酰胆碱受体,受体则组合到肌膜上(Fambrough and Hartzell,1973)。

在神经中开始合成乙酰胆碱、开始释放机制和在肌细胞膜上发生化学敏感性之间有个时间联系。对于形成永久性的神经肌肉联系这些同步的改变是先决的条件。在形成运动终板(神经肌肉接头)的时候,乙酰胆碱受体的分布会发生极大的变化。在快速纤维上,受体变得局限在神经肌肉接头处,而接头以外区域的乙酰胆碱受体消失,因此,除非将乙酰胆碱施于终板上,否则这个有了神经支配的肌肉就对乙酰胆碱不发生反应,失去敏感的肌肉,对于存在着其他轴突是不敏感的。有神经支配的缓慢肌纤维的全部表面都有一定程度的敏感性,对弥漫施布的乙酰胆碱发生反应(Gutrmann and Hanzlikova,1969)。当去除了肌肉的神经后,终板的变性使整个肌肉表面恢复了乙酰胆碱受体和化学敏感性,从而使这肌肉又能再次接受神经支配。

哺乳类有两种主要的肌肉纤维,即快速白纤维(Ⅱ型纤维)和慢速红纤维(Ⅰ型纤维),快速拉缩(fast twitch)纤维能急速产生一时性的张力。慢速纤维用于维持体位的较长时间持续的收缩,多数是些张力纤维,但有些慢速纤维也是快缩(twitch)型。快速和慢速纤维的结构和代谢都不相同,这是它们的生化构成和酶的成分不同的反映。快速纤维依赖无氧途径取得能量,因而比慢速纤维含有更多糖原酵解的酶类。慢速纤维则相反,它有更多的氧化酶类、线粒体的密度也更大(Gordon 等,1975;Gordon 和 Vrbova,1975;Vrbova 等,1978),此外,快速纤维中肌原纤维 ATP 酶的活性也较高,因为肌肉收缩的速度和 ATP 分解的速度成正比(Barany,1967)。快速和慢速纤维中的结构蛋白和调节蛋白也有不同,它们的肌球蛋白的轻链不同(Masaki 和 Yoshiaaki,1974),而且快速纤维的肌钙蛋白结合钙的能力要高 1 倍(Perry,1974)。在组织学上,快速纤维的胞质呈纤维状,而慢速纤维的则呈颗粒状,这是由于肌原纤维的粗细不规则,以及肌原纤维束划得不那么清楚(Hess,1960;Page,1965)。

骨骼肌是由不同类型的纤维以不同的比例组成的;不同类型的纤维由于高度特异的蛋白和酶的组成不同而有不同的收缩特性。肌肉类型的不同是怎样发生的? 是先天遗传不同所致,还是由于外界的影响?

Buller 等(1960)的经典工作,表明肌肉纤维的特化取决于支配它的神经。这些研究者将快速肌肉和缓慢肌肉的神经支配互换了一下,将猫的慢速肌肉比目鱼肌的运动神经和快速肌肉趾长屈肌的运动神经互相换着缝好。后来发现这些肌肉的收缩特性已经变得和它们的新的神经一致起来。Dubowiz(1967)后来的研究发现在交叉互换了神经支配之后,酶的情况也有相应的变化。

Gordon 和 Vrbova(1975)设计了另一套实验办法,以证明肌肉的类型决定于神经。他们将鸡的慢速肌肉片移植在快速肌肉的部位,这些再生的肌肉将来会由快速神经来支配。这些肌肉的收缩变成了快速的,其酶的情况完全具有快速肌肉酶的特征。

这些途径不同的实验表明,骨骼肌是按照支配它的运动神经元特化的。大的运动神经元发放冲动的速率快适宜于短暂的间歇活动;这些神经元有粗的包以髓鞘的神经,它们支配快速肌肉。小的运动神经元发放冲动的频率低,能够较长时间保持收缩和体位姿势;这些神经元的有髓鞘的轴突较细,它们一般支配缓慢收缩肌肉。

神经怎么能左右肌肉的类型?它是通过化学的影响,还是加给肌肉一种特殊的物理运动驱使了肌肉朝向一种特殊方向成熟?虽然化学诱导肌肉类型的特化,在理论上很有吸引力,但至今还没有支持这个理论的直接证据。但是,不改变支配的神经,只改变运动活动的型式也能使肌肉的类型发生改变(Vrbova 等,1978)。将缓慢张力型肌肉的肌腱切断使其停止持续性活动,它就能变为快速型肌肉。如果人为地使快速肌肉以低频率收缩,它的收缩活动就能发生变化。肌肉有可塑性,它也能对支配神经和收缩活动的改变而发生反应,这些性质一直保留在成年的个体内。

发育期间神经肌肉互相作用有个重要方面在发生神经支配之前,胚胎的肌肉是性质相同的一个群体;在建立了神经肌肉接头之后的某个时刻,就发生了多样化,它或者是由化学引起的,或是神经纤维致使的、某种特性的物理活动造成的。即使在胚胎期之后,肌肉纤维在类型上还有相当的可塑性。

（裘卫东　叶　刚）

第三节　肢体的神经支配

在孵化 3d 的鸡胚,脊髓的运动和感觉神经共同形成的神经干,跟着血管来到了肌节(myotome)和肢芽。在到达肢芽的时候,神经干在这个新的部位有了一个立足点,并且对后来来到的轴索成了先导的纤维。神经所采取的过程和整个肢体的形态发生是同步的。首先,在成团的未分化间充质中出现了软骨,其四周有了成组的新分化的肌肉。神经的生长和分支情况都和各组骨和肌肉发育的位置密切配合。因此,周围神经的解剖布局,是被神经和骨骼肌系统之间的时空关系所决定的。

在第 6 天的鸡胚中,肢体近侧部刚刚开始软骨发生,沿着它的旁边,可以见到神经干,这个阶段的神经纤维是密集的一些束,含有一些贴附的鞘细胞。神经纤维在成肌细胞之间没有分支。在超微结构上,大束的神经轴索被鞘细胞所包围,但没有形成密切的联系。在第 6 天的鸡胚,软骨有了进一步的分化,沿骨骼组织聚集了间充质细胞,但是肌肉仍然没有完全分化。可以见到神经干向疏松的间充质和皮肤之下发出一些神经纤维。在第 11 天的鸡胚,肢体分化的程度已经很高,骨骼系统已形成,周围有排列整齐的一组组肌肉。在肌群之间和之内,可以见到神经纤维,在有些肌肉纤维中形成了终板。

形成运动单元。一个运动单元是一个运动神经元和它所支配的许多肌肉纤维;在不同的部位这些肌纤维的数目在 100～2000。一个运动单元的肌肉纤维是分散分布的,其间夹杂着其他运动单元的肌纤维;因此,所有的骨骼肌都有一个多元的棋盘式的交错式样。为了使运动单元功能良好,运动神经元必须和感觉传入神经及其他运动神经元,在中枢建立适当的联系,以便协调地去兴奋或抑制参与某项运动活动的各个神经元。

在胚胎早期阶段,神经和肌肉的发育是各自独立进行的。在第 2 天,去掉肢芽并不妨碍神经系统的早期发育。肌肉纤维的增生和分化是在没有神经纤维的情况下发生的。开始成熟时,神经和肌肉都要具有一些化学性质,使它们能互相识别并且互相作用。在成熟的过程中最清楚的化学变化之一,就是神经元合成并释放乙酰胆碱及肌肉形成胆碱受体。这些分子,(比其他已知的化学物质)与发育期神经和肌肉之间的识别和互相作用可能更有关系。

在化学成熟阶段之前,在肌纤维之间的细胞间隙内出现了一些疏松的神经纤维束,但是看不到有紧密的接触或对生(opposition)。随着肌肉纤维的化学成熟,成群的神经轴索和鞘细胞一同离开了神经主干,和肌管(myotube)形成了紧密的接触。由于并不是所有的肌纤维都在同一时间成熟,所以在发生神经支配的最初阶段,势必有一定程度的随机性,可以预料到运动单元会有很大的重叠。

建立稳定联系的第一个迹象是在突触后的肌肉胞质膜上出现增厚(Zacks,1974)。轴突逐渐陷入一个称为初级突触裂(primary synaptic cleft)的沟槽内。这个部位的细胞膜进一步形成一系列复杂的内陷,形成一些次级(secondary)突触裂。最初,一个胚胎肌细胞能接受多达 6～8 个轴突。过多的神经逐渐消失,只有位于肌纤维中部的一个轴突保留了下来。因此,每一个快速肌纤维只有一个终板,但是在慢速张力纤维中还常见到多数的神经支配。

(徐仲煌　张　娇)

第四节　神经和肌肉选择性地相连

神经对外周支配的根本问题,总是集中在以下两方面:将轴突引导到外周的力量的本质是什么? 以及是什么力量使神经元和相应的靶相匹配? 对于诱导的因子,研究这个领域的一些权威,都认为实体的结构和化学的诱导结合在一起,为神经走到外周提供了最好的条件(Hamburger,1977;Windle 1980,综述)。现在我们讨论,最后使每个神经元有选择地连接到一起的,是不是还是那些同样的因素。

半个多世纪以来,大量的研究使人们对引人入胜的神经生长发育有了重要的理解,但是由于神经发育生物学家之间有不同的意见,目前对它还不能说出一个最后的结论。主要的问题是,神经支配到底是一个随机的过程,还是一个由某种化学或其他信号控制的过程?

包括 Harrison(1918)和 Weiss(1941)等早期的研究者,支持机械性观点,即生长神经的分布是被肢体内存在着的实体结构的平面所决定的。肌纤维侵入肌肉,形成一些非特异性的连接。然后,这个神经元就被和它联系的肌肉所特化,不适宜的和多余的神经联结后来都消除了。有许多方面的证据支持这种观点。最有说服力的是 Detwiler 所做的研究,汇集在 1936 年出版的一本专著内。Detwiler(1936)发现将钝口螈幼体的肢芽向尾侧移植两个体节,它还像正常肢体一样接受同一组神经支配,即脊神经 3、4、5。这些神经偏离开它们正常的方位,走向尾侧并进入移位的肢体;这些肢体的功能恢复得很完全。如果把移植物再向尾侧移,譬如向尾侧移 4～5 个体节,肢体就接受 5、6、7 脊神经。这时,神经和肌肉的连接还像一般一样,但不会再有协调的运动。通过 Weiss、Harrison 和 Detwiler 的工作使大家知道,移植到不正常部位(如躯干或头部)的胚胎肢体要由异位的神经去支配。在这种情况下,功能的恢复总是很差,因为与中枢的联系已不能恢复(这种联系是在胚胎很早的时期就建立的)。这一类的实验为我们提供了证据,表明神经长入支配是比较不特异的,只要将神经和肌肉弄到一起,它们就会形成突触联系。没有征象表示一个运动神经有内在的信息使它去寻找某一组肌肉。

Lewis(1978)及其同事所做的一个新颖的实验研究,提出了支持机械性观点的证据。在这项实验中,将一个无神经支配的完整鸡翅芽移植到另一个翅芽的尖上之后 4d 后检查整个的翅膀,形成了一个巨大的翅膀。在正常情况下,翅的主要神经是肱下长神经(N. brachialis longus inferior),它分为三支:①尺神经,较短,较表浅。②正中神经,较长,支配翅尖端(手)的肌肉和皮肤。③一支短的神经支配尺侧腕屈肌。在这个有上下两个肘的巨大翅膀里,正中神经从上一个臂内发出并延续到下一个臂内,它除了支配翅尖端的肌肉和皮肤外,它还发出两个分支,一支成为尺神经,另一支成为尺侧腕屈肌。这个实验清楚地表明,神经选择它所走的途径可能由肢体内其他实性结构及相对的位置所决定。

神经随机支配概念有个大的障碍,即散在神经元群和肌肉群之间的特异性极高,以致很难认为是随机选择的。Landmesser 和 Morris(1975)应用电生理方法,发现孵化的鸡胚早在第 5 天,肌肉就有了从相应的脊神经来的轴突。将辣根过氧化物酶注射到肌肉内进行逆行性脊髓运动神经元标记,证实了很早就建立了特异的神经肌肉联系(Holly-day,1978)。因此,随机连接的理论,不能简单地按它的字面去理解,需要有其他的因素去解释见于胚胎早期的高度有序的和总是再现的神经肌肉联系。

据推论,使神经和肌肉结合的是发育初期的一个选择机制,但至今还没有清楚地找出那个有关的因子。Sperry(1963)的化学亲和学说提出每一个神经元都有一些特殊的化学标志物,使神经元能去找到相匹配的目的物。这个意见来自对两栖类视网膜顶盖(retinotectal)联系的再生研究,似乎和神经肌肉联系的发生并不相符。当考虑到有关肌肉发育的已知事实,尤其是它们的时间先后时,就可能难以理解这个学说。按照化学亲和学说,鸡脊髓(就不用说大象的了)约 4 万个运动神经元的每个都要在出生的时候就有一个化学标志。同时,肢芽的每一条肌肉(或者确切说是肌肉的前身)都要独立地发生和神经相匹配的化学标志。有两个原因使这个模型难以成立。首先,根据肌肉的研究使人们知道,肌纤维是在胚胎后期建立了神经肌肉联系及以后的神经诱导之后,才有化学上的特化;它不是在神经和肌肉接触之前突然发生的。此外,在神经和肌肉上发生匹配性的化学标志物需要有某种型式的分子信息。由于神经和肌肉是由分开的两个部位发生的,因此,唯一可能进行交换信息的办法就是通过扩散。如果能使不计其数的一个个不同的化学标志穿过组织间隙,而不使它们乱成一团,那可真成了奇迹。

从各个角度看过之后,就会得出单纯的随机选择和化学亲和都不能圆满地解释神经和肌肉的选择性结合。作者基本上同意 Romanes(1941)和 Jacobso(1978)的观点,即最可能的解释是,从头侧到尾侧的脊神经纤维按一定时刻向外生长,以从近侧到远侧的方式去支配肢体的各个部分。从靠头侧早期发出的神经进入肢体的近侧段,并且将其占领,从靠尾侧这些脊髓节段后来来到的纤维,就被迫终结得更向远侧一些。肢体神经支配的由近及远的方式和大脑皮质发育中神经元移行的型式,二者采取的是同一个基本原理。当这个模式和发育的肌肉骨骼系统整合在一起时,就能想到会建立一个高度规范化的神经支配的型式。

　　归纳起来,有无可争辩的证据表明,外周神经支配有个由近至远的形式。一旦到达外周区域,神经分布型式就取决于实性结构的自然布局,如血管、肌肉骨骼系统。化学的特异性只限于选择运动、感觉和自主神经纤维,但是,在运动神经和不同的肌群之间的结合,则尚无真实合理的理论支持。

　　　　　　　　　　　　（王云霞　邓　芳）

第 *18* 章

对针灸经络的认识和解读

古代中医不知何时,江湖游访的郎中和民间中药店堂常寥寥无几,祖传秘方变成笑料。近代史以来,老中医身影飘零,教科书里著作不多了,剩下有数的几本"经典",《黄帝内经》《伤寒论》《金匮要略》《千金要方》《针灸甲乙经》《本草纲目》《正骨心旨》等难以编纂成全新的教材。但中医经络起源、传承与发展,依然是民族医学灿烂的摇篮。

扁鹊(秦越人)乃华夏史上名医。有很多灵活的手法,"随俗为变"。邯郸的风气是"贵妇人",女性生病之后舍得花钱医治,成专治妇人疾病。洛阳的风气是爱老人,意味尊重老人,想尽办法为老人延命,专门治"耳目痹"。咸阳秦人的偏好是疼爱小孩,扁鹊又化身为儿科医师。能够"随俗为变",需要几个基本条件:首先,医术必须够全面,能掌握处理疾病的一些根本原理、原则,多种病症难不倒。其次,不仅要做一个医师,还要做一个社会观察家,到任何地方都可以在最短时间内体察当地的风俗,找到当地民间最看重医者的部分。正因如此,扁鹊声名鹊起,汉代司马迁在《扁鹊仓公列传》中特别说道:"至今天下言脉者,由扁鹊也。"然后在此《列传》后半段记录了淳于意与汉文帝的问答。当时淳于意在狱中"危在旦夕",牵涉到生死,为了自救,让皇帝证明自己的能力,采用一定的策略,把他结交过的贵族好友及他们所生过的病,分门别类地写了出来,并讲明其中道理,包括汉

代初年的医学中处置一些特定疾病是背后的原理,中医才有"独到之处"。淳于意等于将这套已经发展了许久的学问集大成地写在他回答皇帝的文章里。"治病的时候,一定先要把脉,把脉是为了精确地确认病因在哪里。另外,把脉能够测知这个病的严重程度。所以如果脉象是顺的,就表示这个病可以治,脉象败逆的话,就无法挽回。"经络、把脉,方药、针灸一直沿古至今,不断取其精华,弃其糟粕,走向近代。

在古代城乡中,真善的中医常退缩到偏僻的山村,艰难地生存。其实,许多病患总会返回民间到陌巷或山区里寻求中医的救治。而中医从来没有因无望的诊断而抛弃患者。即便不是有多大疗效的患者,也会让他服用调理和安慰的药剂,以示"不放弃"。中医"悬壶济世"的信仰是崇高的,因为是因人创立,为人所用的医学,与华夏民族同生共死的。著名中医传记里,总有这样的故事。当无名瘟疫暴发,中医临危受命,出自内心的召唤。他们"挑起药担,带着弟子,深入疫区,在那些村镇,立灶架锅,熬药施救。"医者观其效果,不断改进处方。所谓"逆行",这是中医的世代担当。在华夏大地上没有因为瘟疫而被废弃之处,近代中医同西医在热病治疗学的"较量"上,并未屈居下风,史事可鉴。"正气存内、邪不可干"是中医自强不息、正气凛然的座右铭。

第一节　针灸经络的创始与演变

一、针刺始于以砭石治病

华夏民族的针刺治疗始于原始社会,至新石器时代已初具水平。《素问·异法方宜论》说:"东方之域……鱼盐之地,海滨傍水,其民食鱼而嗜咸,……其病皆为痈疡,其治宜砭石,故砭石者亦从东方来。"现今砭石产地,据考证就在包括徐州、泗水的江苏、山东一带滨海地区,人们多发血热生疮,治疗常用带尖带刃的砭石来刺破或切开排脓。新石器时代中已发掘出一批形态不同、功能各异的砭石实物。有砭石衍化而来的骨针、陶针也有出土。《素问·异法方宜论》还说,南方暑热,日照时间长,所以阳气盛,地势卑下,水湿雾露多,易湿热内搏而生挛痹病,因而发明微针来治疗。

二、灸治始于用火

元谋猿人(250 万－300 万年前)已会用火,原始人(公元前 20 万－前 5 万年)已相继会人工取火。生活中逐步认识到用兽皮或树皮包裹烧热的石块或砂土来熨烫伤痛部位,可以缓解疼痛,即所谓熨法。以后发现用点燃的药草在躯体一定部位烧灼能治愈病痛,逐步积累经验创始了灸法。《素问·异法方宜论》说:"北方者,……其地高,陵居,风寒凛冽,其民乐野处而觅食,藏寒生满病,其治宜灸焫,故灸焫者亦从北方来。"灸焫,即艾火灸治躯体某一局部来治疗疾病的方法,它创始于我国北方。

三、经络穴位的发现

穴位又称穴、俞、孔穴、腧穴、气穴,它是先民在长期与疾病做斗争的实践中发现的。先民在以砭石、微针、灸焫、热熨、按摩体表治疗的过程中,逐步认识到在病痛部位或有压痛敏感部位施治,常会取得良好效果,于是就"以痛为腧"。到了春秋以后,人们对经络、穴位认识深化,交互促进,对它们的循行路线、部位、功效特点有了较确切的了解。从穴位归经,经络定穴,宁失其穴,勿失其经,循经取穴,而上升为学说,且能分经、分穴治病。

四、经络-网络出故障

放射痛——神经根性、干(支)性痛;牵涉痛——肌筋膜干线网络痛;幻肢痛——神经中枢异常传导。腧穴名称与分类。上察天体、下观地貌、中通人脉、涉及自然(物象、人体),人体腧穴通常分为三类,即经穴、经外穴、阿是穴。

1. 经穴　是分布在十二经脉和任督二脉上的穴位。具有主治和反映本经及其所属脏腑病症的作用。在十四经穴中,有一些具有特殊治疗作用,并有特定名称和含义的腧穴,称作特定穴。近年来大量实验研究表明,特定穴的生物物理特性与非特定穴组有显著差异,从而验证了传统医学对特定穴在人体生理、病理过程中所起作用的有关论述。特定穴在临床中广泛应用,疗效显著。

2. 经外穴　古人有称为"奇穴""经外奇穴"。是在阿是穴基础上发展起来的,主治范围较单纯,如颈百劳治瘰疬,四缝穴治小儿疳积等。国家标准选入 48 个经外穴,得到学术界公认,与经穴名相同者,加一接头字,以示区分,如上迎香、内迎香等。另外,十宣、八邪、八风、夹脊等,由多穴位组合而成,乃为经外穴特点之一。历代文献对经外奇穴的记载很多,但有一些仅有明确位置,尚未定名。《千金方》载有 187 穴,《奇效良方》收录 26 穴,《针灸大成》收载 35 穴,《类经图翼》共载 84 穴,《针灸集成》汇集 144 穴。古人有些虽名为"奇穴",其实就是经穴,如胞门、子户是水道穴;四花是胆俞、膈俞四穴;灸痨穴是心俞二穴。

3. 阿是穴　是指按压痛点所取的穴位。"阿",是《汉书·东方朔传》颜师古注是"痛"的意思。在痛处针刺或艾灸,可收到显著效果。经穴、经外穴也有应用阿是穴之法取穴的,如《灵枢·背俞》中记载的肾俞,"按其处,应在中而痛解,乃其俞也。"经外穴中的阑尾、胆囊等,均以一定部位再以压痛,或特殊感应为准而刺之,但它们不是阿是穴。阿是穴多出现在病变部位或其附近区域,以痛处为穴,直接进行针刺或艾灸,所以临床上常见的所谓"压痛点""敏感点"不一定是阿是穴,要有所区分。可以认识到经络随着时代而演变。

五、演变时期

1. 商周时期　发现穴位止痛,气至病所,后发现并归纳经线,增补穴位,始先经络。

2. 战国时期　提出阴阳五行、脏象学说。黄帝内经中记载手与足三阳三阴及皮部,十一经脉。

3. 汉代魏晋时期　明确十二经脉、奇经八脉(任督冲维跷)、十二经别、十二经筋及皮部。《足臂十一脉灸经》记载人身经脉名称、循行路线、所患病与灸法,并无穴名;《五十二病方》《脉法》载有灸、砭方法及部位,亦无穴名。增补一对脏腑,手厥阴(心包)、手少阳(三焦)。编成《黄帝内经》针灸学奠基之作,流传《伤寒杂病论》《金匮要略》《脉经》《难经》《黄帝名堂经》等名作。《伤寒论》辨证论治应是中医临床医学的指导思想,与现代感染病学理论体系具有一定的通约性,是我国医学史中一个灿烂的亮点。

4. 隋唐五代时期　《诸病源候论》载有用穴位者导引方法。《产经妊妇脉图月禁法》载有十条经脉的脉图,标有四肢主要穴位,并绘有简单的络属脏腑。《千金要方》倡导针药并重,"汤药攻其内,针灸攻其外,则并无所逃""针灸之功,过于汤药"。对全身腧穴的定位、主治,创用"阿是穴"。《外台秘要》只重视灸法。隋唐时期,针与药已引入宫室,推动医学发展。

5. 宋金元时期　《铜人腧穴针灸图经》《铜人针灸孔穴模型》《针灸图石壁堂》(立铜人式刻针灸图经于石),《任督二脉十二经脉流注图》《存真环中图》《子午流注针经》《针灸神书大成》《扁鹊神应针灸玉龙经》《玉龙歌》等,针灸经络学说达到中医学高峰。

6. 明清时期和民国后　《濒湖脉学》《医宗金鉴·刺灸心法要诀》《针灸指南》《经穴图考》等著作,得到民间传承,推广应用。20世纪50年代后逐渐深入研究,由国家汇编出版《经外奇穴汇编》《中国针灸学》《腧穴临证指要·国家标准〈经穴部位〉宣贯》等经典。21世纪值得推荐的是《临床针灸反射学·反应点针灸的理论与应用》一书,对针灸医学进行系统化、科学化的阐述,又闪现我国针灸医史中一个亮点。

(相嘉嘉　肖　京)

第二节　对经络学说的再认识

一、对经络的近代认识

20世纪50年代,医学名家鲁之俊所著的《新编针灸学》,用神经血管系统分布来解释经络,通过腰椎脊髓麻醉,针刺下肢穴位毫无针感传射,也无周身反应得到证实。尔后多篇论文报道阐述神经系统与人体经络之间的关系,经络的实质无组织学证据支持,始终认为属于"经络现象"。中医研究机构有的学者提出经络与脑部皮质功能密切相关,针刺体表特定穴位,脑部皮质会有相应的影像学变化。至今脑功能成像 PET-CT 针刺研究作为中医经络的重要研究方向。无疑,大脑皮质是人体经络的中枢部分,故有的学者认为所谓经络即是大脑中感传效应,依然是"经络现象"。

关于"气至病所",是中医针灸疗法的实践验证,解释经络现象,与现代肌筋膜压痛点即穴位施压时,向远端或近端感传大致吻合,称之为"牵涉痛",这是脊神经后支或窦椎神经支配区域的软组织损害(肌筋膜组织)就有此特点。与神经根受损后表现的"放射痛"有实质区别。好比清晰的主干传导与模糊的支线扩散,因组织气场和能量大小的不同,感传之距离范围也有差异。无论是牵涉痛或是放射痛,都在经络的范畴之内。

20 世纪 60－70 年代兴起的"针刺麻醉",是由针刺镇痛延伸而来。经上百万例手术患者验证,所达成的共识是"针刺麻醉"仅仅起到辅助麻醉或诱导麻醉的作用。当时主要发现针刺躯干上部特定穴位有"麻醉"作用,如甲状腺次全切除术、乳腺手术、腮腺摘除术;而躯干下部针麻效果欠佳,尤其是腹腔手术如阑尾摘除、胆囊摘除术、胃大部切除术,因腹膜脏层、肠系膜牵拉引起的内脏痛和恶心呕吐仍然十分明显。1969 年,由一位蒙医流传至东北地区的"赤医针",以特殊的合金钢针沿着督脉由棘突刺入皮下棘上、棘间韧带,埋藏 3d 然后取出,可治疗多种脏腑疾病,风靡辽吉黑。当时未知组织通道之说,只能按经脉取穴,但不知何故。1977 年,作者当时亲眼实地所见的针刺督脉麻醉,即胃大部切除手术,用特殊的毫针经皮肤、棘上棘间韧带,针刺到硬膜外腔隙用脉冲电刺激,也未见成效,难以控制胃肠牵拉反应,于事无补。这究竟如何解释?可以认为,体表部分经络分布(神经、血管、淋巴、筋膜)以感觉与运动纤维为主,伴随少量交感神经纤维,如甲状腺、乳腺、腮腺;而腹腔内肠系膜、脏器包膜、大小网膜则是密布交感纤维与副交感纤维,腹腔内手术可产生剧烈的自主神经反应。针刺体表的穴位难以抑制其反应,针刺麻醉不能达到预期目的。可以推想,虽然体表和内脏相关,从网络信息控制的理论来分析,两者应有各自的控制区域,仅仅是有联络及影响而已,不可能替代。

二、对经络的现代认识

直到 20 世纪 90 年代,美国托马斯・梅尔斯(Thomas・Myers)首先提出肌筋膜经线学说,认为人体除了神经系统、心血管(含淋巴)系统而外,筋膜系统也是一个独立的全身组织系统,成为人体三大组织网络系统。这样,可以认为是组成人体经络系统的子系统。纠正或充实了以往筋膜仅仅属于人体软组织的一个组成部分及肌肉的附属组织而已。"肌筋膜组织"不能分离,或认为筋膜组织是相当于肌肉之间的"关节",起到润滑、支持肌肉活动、保护其免受损伤的作用。实际上,软组织外科手术就是针对肌筋膜挛缩缺血进行分离剥离游离,从而起到肌肉软组织松解的作用,达到"舒筋活血",功能康复。肌筋膜系统完整的概念间接地获得临床证明。然而,肌筋膜经线学说提出的人体七条经线(前表线、前深线、后表线、体侧线、功能线、手臂线、螺旋线)与十二经脉走行只是部分大致符合,有的经线难以吻合。但是有一点看来很重要,十二经脉的分支——十二经别与筋膜紧密相关,经脉通过内含自主神经的筋膜走行与脏腑发生联络;十二经脉的另一分支——十二经筋就是与外周体表肌肉、肌腱、关节囊、韧带相连接。近 10 年来,以上理念已为科学研究所证实。如此,内脏与体表相关之说,可得到比较圆满的解释。同时,也丰富了人体软组织疼痛之理论,原先"压痛点"与"触发点"仅仅发生在肌筋膜与骨膜连接点处或肌肉内终板附近,这是肌肉"孤立"的观点。而今形成了"经线",即点与点(车站)之间必有经线连接(轨道),这样构成了人体力学网络体系。有的大致符合经络走行,有的恰似经络的支线,名副其实地将全身又组成了一个网络系统。

全身组织通道可成为一个独立而又完整的系统。十二经筋、十二经别是巨大的信息与支持系统。肌筋膜经线（轨道）-应力点（车站）-调控点（枢纽），完整的网络体系，但物质、热能、机械力如何起到传递和调节作用？"宁失其穴，必循其经"含义深刻，"经"是路径，"穴"是位点，犹如染色体与 DNA 片段一般。人体微循环学说创始人、著名神经放射学家田牛、罗毅教授夫妇 38 年间（1970—2008）亲自观察人、小白鼠、大鼠、豚鼠、兔、犬 33 个器官组织的 3000 余张电子显微镜底片，并用 Photoshop 数字化软件调整，开创《组织通道》研究。对医学理论提出了如下质疑。①毛细血管、毛细淋巴管与实质细胞之间不直接相通，它们之间如何完成物质、能量、信息的传递；②精子、受精卵往返于子宫和输卵管间，既无血液又无淋巴液围绕，如何获得物质、能量、信息；③在动物或人体的胚胎发生过程，在未出现血管之前，细胞是如何获得营养物质、信息、能量，又如何输出细胞的代谢产物；④眼角膜无血管分布，为维持结构和功能的完整，角膜如何获取营养、能量与信息，同时排泄细胞的代谢产物，其实椎间盘内营养与代谢物质如何通过软骨终板输送进出，也是不甚清楚；⑤母体与胎儿之间早期血管神经并无连通，胎儿是如何获得物质、信息、能量，又如何输出细胞的代谢产物。由此，作者临床上观察到，在人体特定的穴位上贴附有止痛药的贴剂，居然可以治疗难以控制的脑卒中后遗的丘脑痛，这与"肛泰"贴敷肚脐（神阙）治疗痔疮同出一辙。合理的解释应是药物直接由经络运行至组织通道，输送到病变组织，而非进入血管系统遍布全身，否则较难发挥药物作用。

田牛教授提出并建立的"组织通道学说的初步体系"，识别组织通道的形态结构、分布分类，其功能是细胞组织的直接微环境，是器官组织间横向的完整传递系统，除血管、神经、淋巴而外的第 4 个系统。

遗忘组织通道，使医学界科学思维徘徊较长一段岁月，进展缓慢。①由于历史因素、科技影响、学术滞后、传统思路的束缚，长年来组织通道被人们遗忘。首先没有从种属进化和个体发生发育的理论高度纵向地观察人和动物的基本生命活动；未能严谨地从实质与间质的相互依存、影响的角度，认识探索人和动物的基本生命活动规律，从而不可能获得人和动物整体及器官的系统性认识。②由于忽视细胞组织的微观环境，就不可能真正研究和认识细胞分工、组织诱导、器官形成；也就不容易开发生物工程技术、诱导基因分化，形成人工组织器官，更好地防止疾病，改善和增强人类体质与健康。当前间充质干细胞的研发及开始进入临床应用，已初步认识到组织通道概念。③物质传递、能量输送、信息传达是在机体-系统-器官-组织-细胞 5 个层次的每个层次内、层次间储存和进行，相互联系、相互协调，完成代谢，故组织通道是重要的中介环节。毛细血管和细胞组织并不直接相通，血液中氧、二氧化碳、葡萄糖、氨基酸、脂肪酸等物质必定要通过组织通道，才能传递给实质细胞；实质细胞与初始淋巴管也不连通，大分子物质、激素、神经递质等也必先进入组织通道，之后才能进入微血管；细胞裂解产物等大分子物质须经过组织通道才能排入初始淋巴管。缺少组织通道这个中间环节，就不能形成完整系统的物质、能量、信息传递体系的理论。④对组织水肿、炎症，肿瘤发生、转移的基本病理过程及其预防诊治研究缺少一个重要的学术思路。同时也不能全面地研究认识药物代谢、吸收与给药途径，将失去寻找新药的创新性思路。当今，组织通道学无疑是医学和生命科学中的一个重要领域。对中医学的经络、气血津液、藏象三大学说的研究发展也提供了总体思路与途径。

继"人体组织通道学说"之后 10 年，*Nature* 杂志 Science Reports（2018.3.28）科学家首次明确发布建议，将人体内间质组织归为一个完整的器官。这是以往人体内忽略一个未知的器官，它拥有独立的生理作用和构成部分,并执行完成着特殊任务。新器官是如何被发现的? 这项发现是在常规的内镜检查中偶然取得的。微型摄像头伸入到人体胃肠道,观察到患者消化系统中的微观情况。充满液体的通道可以为我们的器官提供缓冲。Neil Theise(美国纽约大学医学院,病理学家)使用相同的纤维内镜设备观察自己的鼻部皮肤时,发现了相似的结果。对其他器官的进一步研究表明,这些模式是由一种液体通过身体各处的"管道"流动而成的。人体含有大量的液体半数以上在细胞内,1/7 在心脏、血管、淋巴管(结)中,其余的被称为间质液。据推测,身体中的每个组织都被这个充满液体的间质网络所包围,这些间质组织事实上形成了一个器官,遍布全身,相当于"流动液体高速公路"。它们所处部位包括皮肤表层下方,沿着消化道、肺部和泌尿系统,围绕动脉、静脉和肌筋膜。这个器官中所含有的液体总量约占人体体液的 1/5,Theise 认为这起到了"减震器"的作用。是传统的人体组织研究方法使"间质组织"逃脱科学家的法眼。值得一提的是,癌细胞运输,该间质组织细胞网络除了保护器官的同时,也能协助癌细胞转移,会通过这些管道离开最初的组织,由此带到淋巴系统。研究证实,淋巴液产自间质网络,且对引发炎症的免疫细胞的功能至关重要。一旦它们进入淋巴系统,犹如进入了滑水道一般。这又有了关于肿瘤扩散机制的新观点。"间质组织"的发现意味着新的癌症检测和诊断技术即将出现,其液体中是否发现了癌细胞及含量,或将成为癌症诊断的重要依据,会推动癌症治疗药物的重大研究的进步,也可能涉及水肿、炎症性疾病等问题。为此,目前对于中医经络学说有了深入的思考,即中医学关于三焦的论述,从功能上是否等同于"间质组织"。其三焦应包含心包、胸腺、纵隔障、颈动脉窦体;胆囊、胰腺、肾上腺、睾丸、卵巢、前列腺等器官之组织通道?"三焦"分上、中、下三部分,属于手少阳,与手厥阴心包为表里,淋巴液之源泉,应可理解为庞大的基础免疫系统(体液和细胞)。人们对"三焦"的认识前进了一大步。

人体经络本身就是一个极其复杂的巨系统,阴的方面(有形的结构)包含营养物质、神经血管通道与肌筋膜支持等子系统;阳的方面(无形的功能)包含信息、能量与"间质组织通道"等子系统。有肉眼可见的部分,也有未可视的部分,这是科技发展进步与现代创新性思维结合的成果。经络气血运行千古之谜即其未可视的复杂功能,被当今先进的科技手段检测和发现,神秘的面纱被层层剥开,真相终于逐渐显露。这体现了当代中医与西医在理念上的一次融合。先秦时期成书《黄帝内经》2000 年来,中医学"四大经典"著作都未能解开经络之谜,按经络走行分布区别阴阳,与脏腑联络,遍布全身,用来指导临证实践。古代和近代,对经络的实质不仅缺乏研究依据,而且研究思路难以切入,多半以为高深莫测,奉若神明。如今,有了一次理性的飞跃,诚然仍有不明和质疑之处。

(薛爱荣　单云平)

第三节　经络体系理论发展与重构

一、知识让人求实,逻辑让人求是

(一)经病与脉象的结合

中医学是不断演变深化发展的古代解剖生理思路和临床病症诊治的理念,其中经络学说是最为重要的思路认识。按照医学科学发展的时间-空间结构及系统的进化理论,中医学比西方医学更为古老,两者分别形成了各自的稳态结构。16 世纪以来,在科学技术成就方面,中西方有极大差距,因而西方医学先进于中医，逐渐成为现代医学的主流。然而中医学的"内核"，隐藏着许多难以破解的奥秘。近百年来，两个医学体系与模式的碰撞、争论、融合，西医并没能"扬弃"中医，中医学的理论与实践却得到了空前的发展。在我国，医学理论体系虽然出现"非均衡"态势，但是两个医学体系并存且不断交融。也就是说，当今西方医学还不能包涵或扬弃中医学，只有出现一个崭新的医学理论体系来包容、涵盖两者，使医学理论体系进化到宏观与微观包容的新的稳态和平衡。人类对未知事物的认知与探索是无限的、永恒的，对于自身的认识也在不断深化，事实上两者无时无刻不在融合，只是在理念与理论体系上，对各类疾病的认识、病因病机、诊断分类、辨证施治各个方面尚未达到有机的融合，随着时代变迁和科技发展，这是必然要发生的过程。

　　在汉代医圣张仲景《伤寒论》之前，先秦时期，关于"病"的完整概念尚未建立起来，《内经》在对疾病的诊断方面，有的依据症状或称谓经病下结论，有的则根据脉象下结论，很少将两者结合起来考虑。长沙马王堆出土的《五十二病方》、武威旱滩坡汉墓出土的《武威汉代医简》表明，当时对于疾病的治疗都是根据症状或病名用药，一组药物还没有"方名"，也没有"证"的概念，方与证没有联系，脉象与证也并无对应，基本上还没有舌象的描述。《伤寒论》首先把脉与证建立起固定的联系，两者的结合作为一个诊断单元，也作为"病"的诊断依据，提出了"六经病"的完整概念体系，把每一经病作为一篇来论述，分类"某经病脉证并治"，对某一经病高度概括（症状、脉象、病机），表述出该病的特征。证是一组有关联的症状与体征的组合，它反映了一定的病机，并以脉象、舌象作参考与验证，至现代则演变成一组诊断单元。从系统论的观点来看，《伤寒论》的子系统是"六经病"，每个经病的子系统是"证"，这是一种疾病分类方法，是张仲景在继承《内经》六经分证的基础

之上结合脏腑、经络等学说，以临床实践为依据，提出的"六经辨病，辨证论治"的诊疗体系。疾病的分类方法在不同的历史时期有不同的原则和标准，具有时代的特点，随着科学的发展，分类法也在不断深化与细化。

　　在现代中医医院的中西医结合病例记载中，采用西医诊病与中医分证来结合，似乎有点牵强附会，貌合神离，因为两个理论体系不是简单地拼接而成的，中医学原本就有论（三大学说）、病（疾病分类）、证（诊断单元），每证都有相关联的症状和体征。具有病因病机、四诊八纲、理法方药完整的诊疗体系，2000余年一直临床应验，延续至今。

（二）经穴与十二经脉何在先

　　从中医2500年发展史实来看，作者经过长期思考认为，经验医学既然来自于临床实践，自古以来必是沿袭师承或家传之路而积累而成。社会发展亦是如此，从原始部落进化为国家体制。现今，全身十四经脉中已经统一了361个经穴和48个经外奇穴。长期以来，361个经穴有部分腧穴位置还存在差异。依据全国高等医药院校统编教材《针灸学》《腧穴学》及北京国际培训中心教材《中国针灸学》三书比较分析，腧穴位置一致者325个，其余36个有差异，其中11个完全不一致。至于48个经外穴位出现得相对较晚，甚至是60年代出现的新穴，文献记载少，基本无定位上分歧。表明全身几乎布满经穴，由医者不断临床验证，给予命名，至于归经与否已不重要了。数千年以来，先辈们通过无数次实践，将针刺感传方向及到达位置（气至病所）一致的腧穴编程，形成按十二经脉并与藏象学说相吻合，建立了华夏古代中医解剖生理学的理论。

　　先实践摸索发现诸穴位，后临床积累归纳为经络，在经络上再不断补充腧穴，如此周而复始逐步形成比较完整的人体经络，即"宁失一穴，必循其经"。然后构思出与五脏六腑相连络的经别之概念（按逻辑推理配以心包，构成六脏六腑），既有解剖学概念，更表示生

理学意义。宋代医学家编纂了《铜人腧穴针灸图经》，还铸造出了刻有经脉腧穴的针灸铜人，铜人体内脏腑齐全，用来作为教学模型，经络学说是中医学理论的精髓，古代先哲们留下的珍贵遗产，是无价之宝，同时也是流传至今医学界的千古之谜。《黄帝内经》源自《易经》的理念，朴素唯物论与天地人合一的自然观，既非肉眼可见到的实质，又非人体内的实体。究竟经络学说是如何形成的呢？古代有所谓内视特异功能者、经络人，至今为何难以寻找？作者经半个世纪的临床实践与思考，深切感到人体经络的运行离不开神经血管（内含淋巴系统），虽不完全一致，但极其相似，典型的是足太阳膀胱经、足少阳胆经与神经血管分布基本一致，有鲜明的节段性。膀

胱经上与枕下、枕大神经分布基本一致，下并与胸腹腔脏器发生功能上的联络。为何在腰背部（下肢后侧亦是如此）要分为两条经脉分支？内侧一条腧穴与脊椎小关节囊、椎间孔外侧背根神经节（DRG）及脊神经后支相对应，自然与交感神经干及神经节发生联络；外侧一条腧穴虽亦存在节段性，则与横突末端及背面的两层胸腰背肌筋膜关联，也可调整疏通气血运行，从而改善脏腑功能。膀胱经走行至下肢后侧即与坐骨神经及胫神经、腓总神经分布相一致，大致与肌筋膜经线后表线相符。足少阳胆经上则与枕小神经、耳大神经分布一致，下与髂腹下神经、髂腹股沟神经、闭孔神经、股外侧皮神经走行吻合，大致与肌筋膜经线体侧线相符（图18-1）。

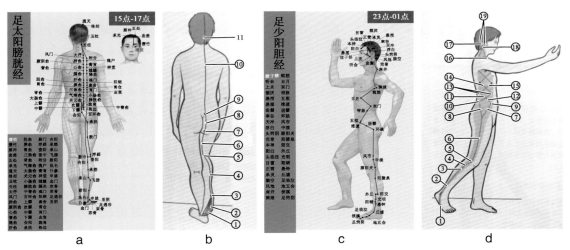

图 18-1　a. 足太阳膀胱经；b. 足少阳胆经；c、d. 与交感神经干、肌筋膜经线之间联系

现代软组织疼痛理论和肌筋膜经线学说支持上述认识，即古人先辈对经络的认识，虽然缺乏科学技术认证，却能依赖不断临证实践加以归纳总结，逐步系统完整，这就是"知识让人求实，逻辑让人求是"的道理。当今，已对经络学说有了相对较完整和清晰的概念，包含了神经、血管（含淋巴）、肌筋膜三个系统的整合，调控人体物质精微、信息传递、能量输送，以及气血运行控制脊柱关节力学

平衡。故脏腑功能、营卫气血和经络三者密切相关，达到人体内环境与外环境的相适应。可以认为，包含神经血管淋巴及筋膜系统的经络运行在组织通道内，肌筋膜系统仅是其组成部分，与经脉的十二经筋吻合或接近的肌肉筋膜主司躯干与上下支运动功能，膀胱经和胆经就是例证，但与经脉的十二经别并不相合，膀胱经在腰背部自上至下循行还确与十二经别（交感神经干）相联系。肌筋膜只是在复杂的经络

系统内担负支持与联络的功能，不能认为肌筋膜经线系统即是经络系统。

(三)经络的现代思考

有研究报道，采用示踪剂逆行跟踪，经皮肤，然后显示腺体、肠壁神经终端、背根神经节 DRG、腹腔神经节，甚至丘脑部位。MRI 功能成像反映针刺与脑部对应区域联系及变化，其实并未经由血液散布。也即证实经络的客观存在，具有物质代谢、信息传递、能量传输的功能，这是一个人体周身组织由表及里，由浅入深（颅腔、胸腹腔、盆腔，脊椎管内）的解剖和功能网络。现今，此网络已包含神经、血脉、筋膜三大系统，起着器官支持、联络、营养、调控作用。并有神经纤维传送信息几乎同时经"组织通道"-"间质组织网络"传输能量物质，此观点已有学者报道。古代对人体疾病的述说，认识上分为三部分，即经络学说、藏象学说、气血津液，三者缺一不可。汉代医圣张仲景推出的四诊八纲治则，均和经脉、脏腑病机变化紧密相关，机体正常状态下十二正经与六脏六腑是处于阴阳平衡的。然后引出阴阳、表里、寒热、虚实，此乃"辨证施治"的核心所在。

现代筋膜学说是解剖学的一大进展，也丰富了软组织疼痛的理论。它参与了人体所有器官组织，是一个完整的、器官和组织内的包绕支持系统。然而，作为人体运动系统，肌筋膜应认为是一体化的器官"筋与肉不能离"，就像"骨与肉不能分"一样，完整地组成子系统即人体运动系统，其原动力取决于肌肉纤维的数量、质量和能量传递释放，而非筋膜组织单独所为，筋膜组织虽然遍布全身，乃至多个脏器，但能与疼痛挂上钩的、影响人体躯干或肢体运动的就是肌肉筋膜组织。早在 20 世纪 30 年代之前，国外学者（Gratz），利用肌肉之间筋膜空气造影的方法证实筋膜之间有炎性粘连现象，并提出筋膜起到相当于肌肉之间"关节"作用，协调配合肌肉的主动运动或被动运动。一旦筋膜被拉伤或积累性损伤而发生增厚、变性、粘连，就会影响肌肉正常收缩及完成脊柱或肢体动作。那么缩窄性心包炎、结核性心包炎、心包积液、肿瘤转移性心包炎会严重损害心脏功能，能否算是筋膜炎吗？心包属于筋膜组织吗？中医将其列为六脏之一，究竟筋膜能成为脏腑吗？依据何在，有待进一步研究探索。

"经络"是人体（生物体）周围能量场客观存在的源泉。按照现代组织解剖学和现代生理学概念，已知"经络"既有基本物质组成，又有能量信息传递输送的客观功能现象，"阴"与"阳"贯穿其中。《黄帝内经》及中医学所指的"五"并不是单纯西方解剖学中那个看得见摸得着的人体器官，而是"藏"在另外空间人类肉眼看不到的一种现象，也就是《内经素问·六节藏象论》中所述的"藏象"。将中医理论与现代科技探测到的种种现象结合来看，似乎可以得出一个结论。人类实际上有两套生理系统，即西医的解剖生理系统和中医的藏象生理系统，两套生理系统本振频率各不相同，存在于不同空间，且会相互作用。

现代电子摄影中最有趣的现象之一，就是"幽灵叶"的效果。专家发现，在生物体周围存在着能量场。当它们将一片叶子从中切半时，发现被切掉的半片叶子区域，仍会放射出与原本整片叶子一样的能量场，也就是所拍到的竟是"原样的整片叶子"，惊讶不已。即叶子的某部分不在，一个微妙的能量场还是继续存在于原本的部位，就像原来的叶子依然完整存在。临床上某些截肢患者出现所谓的"幻肢痛"，有可能就是人体病变最初是由藏象系统功能出了问题，经络在脑部还有病理作用。红外热成像测定人体表各部温度变化，在一定程度上反映生物体周围的能量场，脏器的功能与病理可验证肿瘤、神经损害。如此，确实可以认为"经络"是包含物质传送、信息传递、能量输送的神经、血管、筋膜综合网络通道。但是，上述能量物质信息是如何传送到细胞之内，产生效应而发挥作用的？也就是中医学气血营卫学说如何解读？组织通道学说的提出和描述，给医学发展又打开了一扇窗户，气血的运行于全身间质细胞、胶原纤维与基质组成特殊体系，很可能就是营卫气血的构成部分了。如果正是如此，还有待进一步探讨。

（四）经外奇穴来自于阿是穴

软组织压痛点即称谓阿是穴，有的已归属于十二经的腧穴或经外奇穴（国家标准经穴部位选入 48 个经外穴位，获得 WHO 首肯。与经穴同名者加一接头字以示区分，如上迎香、内迎香，还由多穴位组合而成，如十宣、八邪、八风、夹脊等，有的归属于肌筋膜经线上。虽主治范围单纯，但多有奇效。经临床实践验证，不同组织神经分布密度不一，与压痛点敏感程度有相关性。软组织的神经分布由密而疏依次排列为骨膜、关节囊（滑膜）、韧带、筋膜、脂肪垫、肌肉、肌腱。虽然组织各个细胞属于全息胚，但终究尚有差别，皮肤表面则有盲点，无感觉神经末梢。大范围定型的软组织松解手术（要点为切开切断切痕、剥离分离游离）是否严重影响人体经络运行？为何临床疗效显著？手术过程不仅仅松解了肌筋膜挛缩组织，一定程度上破坏肌筋膜组织整体结构，甚至损害了外周神经如臀上皮神经、脊神经后支，但保留了血液供应，为何远期疗效相当好？银质针导热似乎有针灸疗法的雏形（针刺加传热），然而并无针刺手法之目的与要领（以补泻论之），可有基本核心"气至病所"两者的区别在哪里？银质针导热按照十二经脉施治，疗效很高，且还有远期疗效，原因就在于此。

十二经脉、经别、经筋，是古时先哲对人体网络组织与功能的初步认识。演变到现今，随着医学科技发展，发现经络应包含神经、血管、淋巴、筋膜的现代人体网络认知，即经络包含周围神经、血管淋巴管、筋膜三大网络系统，各自相应的核心部位——中枢器官为脑与脊髓、心脏、肌肉（丹田）。经脉的组成部

分十二经别乃指与胸腹腔内脏器联络之经脉，十二经筋乃指与肌筋膜、肌腱、骨膜联络至经脉，肌肉以筋膜或腱的形式与骨膜相连接。神经纤维密布依次排列为骨膜、韧带、关节囊、筋膜、肌肉、肌腱，故临床疼痛程度各异。

除十二经脉而外，可能脑部高级中枢调控发挥主导作用。网络的高层次调控在于大脑皮质，其有可塑性，情绪、情感、心态起的调控作用更为复杂多变，一旦形成慢性过程，即可成为"病症"，难以应对；脏器功能障碍引发急性疼痛，乃是"痛症"，相对好治。所谓颈腰背痛病是软组织疼痛病症的典型例子。肌筋膜经线实质是躯干与肢体的应力网络连线，有的是与经络有契合点，有的是经络之间的联络支线，或者可认为是已知的古代经络的补充、认识的深化。

如何认识银质针导热疗法？为何临床疗效如此之好？机械刺激与温热刺激两种效应，自古至今由分离又重新组合，"针"和"灸"终于合璧，广泛应用于临床。现在我们终于懂得银质针疗法为何同传统针灸、各种理疗有所区别，实验证明，此项疗法在区域内较密集布针及持续加热，其治疗的前半时段主要为适宜的针刺调控效应，后半时段则为独特的热扩散效应。使用一般毫针或细银针（直径小于 0.6mm）刺激、合金钢针内加热或理疗设备体外照射（辐射热），均无明显的深部组织热扩散效应，尤其在停止加热起针后，只有银质针（直径为 1.0mm）延续热扩散效应。在治疗理念上，更是针对临床病症选择特定的经络走行或肌筋膜经线设定布针，即将机械刺激（神经调控、信息传递）与温热作用（物质传送、能量输送）充分经过间质组织通道，传送到达病变部位。故而银质针导热在人体内能产生确实的解除痉挛、增加血供、促进修复的综合治疗作用。多年来，这正是我们孜孜以求的较完美的非手术治疗，成为中西医结合的成功范例。

二、经络体系理论发展或重构

(一)经络学说发展思考

沿着肌筋膜为何能传导物质,是否就是组织通道?银质针导热为何能改善面容?康复训练之目的调节疏通经络?康复之目的是否组织修复达到稳态?经络系统就是多个网络系统组成人体综合复杂的调节系统,包括神经调节反应、血液供应、免疫反应、内脏功能、身体力学平衡调节为代表的全身稳态功能。

关于"气沉丹田""骨错缝、筋出槽""气至病所""脑为髓之海""不通则痛""不荣则痛""百病皆为痰作祟""生命在于运动""动静结合,以静制动"的深刻认识、思考与解读。以下关键点,值得思考。

1. 心包是脏腑吗?为何不用膈肌?前者是筋膜组织,后者才是肌肉器官与三焦对应,并与胸肌、腹肌、骨盆肌肉共同主导气血畅通。

2."三焦何意"?三焦实际上是胸腹盆腔气血运行之源头,与膈肌(原为心包)对应为手厥阴-手少阳。

3. 对中枢神经系统缺乏认识。"心之官则思,思者得之,不思者则不得也!"植物人虽维持心脏搏动,却无认知与思维,看来古人对"心脏"功能含义极深。

4. 各条经线,即 12 经脉、12 经筋、12 经别、12 经动脉及皮部,须有奇经八脉补充。

5. 不仅是经络现象,与实质同存,包含结构与功能。后者证实逐渐突显,包含神经系统、心血管系统、淋巴系统、肌筋膜系统、组织通道。

6. 不仅是信息调控,还包含能量、物质输送运转,激活器官组织细胞,使新陈代谢、物质交换从无序状态趋向有序状态,维持生命过程。

经典的经络体系不足以概括大量新穴的发现;经络体系对穴位功效的认识与归纳显得繁琐纷乱,由此而产生"同经异治""异经同治"之说;经典经络体系的组成不尽合理,一些经脉与相关内脏的联系,有牵强附会之处,如小肠经、大肠经分布在上肢的认识很可能是错的。上述三点理由中第一点构成对经络学说的最大挑战,即经穴、经脉功能由此变得更为错综复杂,甚至变为无所不治,无论怎么解释都是对的"万金油"。现代针刺实践证明,尽管"气至而有效"在多数情况下是对的,然而某些针法如腕踝针、浮针的针体主要位于穴位的皮下层次时,取效并不要求针感,甚至"气至而无效"。

(二)经络体系理论重构

通常是不论从古代文献研究中追踪经络的发现发展的原始过程,还是对经络分布与现代医学所认知的组织结构的相关性研究,而当今学者走的是另一条路径,即在系统论指导下,以组胚发生学为分类基础,通过对穴位主治功效的大量收集、分析与重新归类。

整个经络体系归结为三大类发射区,即内脏发射区、躯体反射区、中枢反射区组成身体反射区。

身体反射区涵盖了整个经络体系。十二经脉、奇经八脉、十二经筋、十二皮部、十五络脉。躯体反射区包括了全部经络体系的体表循行路线,在体表的纵向连续性分布与十四经脉体表的循行方向完全一致。

身体反射区合理归类及明确了全身穴位的主治功效,简化了复杂的经络系统。把经络的"外联肢节,内络脏腑"功能分解成同用治疗躯体与内脏疾病的两大类功能。认清针感在体表行走的连续性(躯体疾病在体表反应)与治疗内脏病时的跳跃性(内脏疾病在体表反应的间断性)。

突破了"经脉是线,穴位是点"的传统认识,以区、带的形式来表示经络体系。以耳前区的听宫、听会、耳门三穴为例,归纳成一个耳反射区。较"异经同治"的解释更为合适;反射区重叠的概念,解决了"同经异治"的这个一直困扰传统经络理论的难题。清晰地解释交会穴的功能,如三条阴经在三阴交的重叠。

修正了传统经络学说的误区。例如,经络体系中大肠经、小肠经不应分布于上肢,引起反射区不出现在上肢,而都分布在下肢。还有足阳明胃经应属于阴经的认识。治疗五官的穴位或反应点的分布规律,手少阳三焦经为耳反射区,手阳明大肠经为面颊口腔反射区。任督二脉及整个头皮区,都属于中枢反射区的认识,深化了《黄帝内经》中关于"脑为髓之海"的认识。

（王福根　曹东波）

第19章

医用红外热成像技术

第一节 人体红外热成像分析

一、医用红外热成像技术的国内外动态

公元前 400 年,古希腊伟大医学家希波克拉底(Hippocrates)利用泥浆覆盖于人体的体表,观察体表温度的变化来诊断疾病。这是有文字记载的人类首次观察人体体表温度的常识。

公元 1592 年,伽利略发明了测量温度的温度仪。

1800 年,德国天文学家威廉·赫胥尔(William Herschel)用温度计发现了红外线。

1840 年,John G. Herschel 用辐射热电偶探测器探测物体不同温度的分布,使用名为蒸发成像仪的设备制作出第一幅利用薄油膜蒸发差异形成的红外图像(thermography)。

1871 年,Wunderich 发明了医用温度测量器。

1918 年,美国发明家 Theodore 发明了速度快、更灵敏光导探测器,成为早期的热成像仪。

1928 年,法兰克福 Czerny(车尔尼)教授发表了人体的第一张热成像图之后,医用热成像逐渐在德国兴起。

1950 年,英国 R. Lawson 发现乳腺癌患者病变部皮肤温度升高。1956 年他用原子蒸发仪想获得一些证据,尚未成功。第二年,改用美国巴恩斯公司生产的红外扫描仪证实这种现象。

1961 年 5 月,K. L. Williams 用辐射测温器电堆对 100 例乳房病变患者进行了皮肤温度的测定。在 57 例恶性病例中,有 54 例是用这种方法检查出来的,并发表了论文。此后,热像图在临床诊断上的应用开始受到重视。

1963 年,美国 Bashes, Gershon-Cohen 在纽约成立了研究热像图术的学术机构,热像图才开始用于临床。1967 年巴西 C. M. Gors 在法国也成立了有关研究热像图术的学术中心。到 1998 年,据不完全统计,全世界约有 260 个医疗研究机构使用各种类型红外热像仪诊断研究疾病,约已发表了几千篇有关热像图研究的医学论文。从 1968 年以来,曾多次专门国际学术会议探讨热像图术在医学领域中的应用,并研制出性能良好的医用红外摄影仪。1971 年在第九届国际医学生物工程学会上,由 Mclbourne 正式提出了医用热像图摄影装置。1980 年产生了更好更适合的医用红外热成像技术,逐渐被全球所使用,其中大多数是 LN2 制冷式 MCT(HgCdTe)扫描仪。2000 年,非制冷式微测辐射热计获得 FDA 系统认可,在医学上被频繁使用。

2007 年,InfraMedic 开发的第一个医用热成像系统(MammoVision,ReguVision and FlexiVision)通过 CE 认证并作为医用热成像检测设备投入使用,并且符合欧洲医学法规。其他没有通过医学 CE 认证的成像设备,仅仅局限于在不需要测量功能和显示温度读数的情况下使用。美国国家健康研究院(National Institutes of Health,NIH)霍普金斯大学(John Hopkins University)、休斯敦大学(University of Houston)、德州州立大学(University of Texas)等大学和研究机构都在关注和研究该技术。其中美国国家健康研究院主要集中在对血管疾病、肿瘤微血管生成因子的研究监测、止痛原理及效果评估、放疗疗效监测、器官移植多影像融合分析的应用研究等;霍普金斯大学主要集中在微循环、黑素瘤的肿瘤微血管生成因子监测,以及乳腺癌筛查、肾病的内镜红外热成像技术的应用研究;休斯敦大学的红外热成像影像中心则专门研究头部红外热成像影像结构特征,并应用于测谎的检测及其他心理状态的辨认,如紧张、恐惧、愤怒等。美国和加拿大在具有最先进医学设备的医学中心应用红外热成像技术对乳腺癌进行专门研究和治疗中的应用,其中红外热成像系统作为一线检测设备,与钼靶 X 射线机联合参与诊断过程。大部分红外热成像技术系统应用于国家健康保障体系的诊所。所有诊所的红外热成像技术应用于皮肤病、神经损伤、类风湿疾病、生殖医学和运动医学。基耶蒂(Chieti)大学有一个影像实验室,专门研究红外热成像技术的临床应用,通过各种合作项目与其他大学交流。

近 10 多年来,我国医用热像图的研究进展较快,北京华北光电技术研究所等单位首先研制成功了我国自己的医用热像仪,通过临床试用,性能良好,为推动我国红外热像仪在医学中应用发挥了作用。目前,北京、重庆、上海等多家机构研究生产了多种型号医用红外热像仪,有超过 3000 家的单位在应用,受到医学界关注。

2012 年,中医药管理局将红外热像仪定为二级以上中医院的标准配置设备。2021 年,国家标准委员会颁布的疼痛科团体标准中,推荐红外热像检查作为疼痛评估的方法之一。

最近,中华医学会中国疼痛医学杂志发表了《中国红外热像专家共识》,肯定了红外热像的临床应用价值和应用前景。红外热像以其遥测、无创、准确、快速、实时、动态的测温性能广泛应用于临床。目前,应用活跃,认可度高,有可观前景的领域有疼痛、亚健康、中医未病、心脑血管、健康管理、肿瘤诊治等领域。最近发生的新冠肺炎、流感的发热监测中,红外热像应用活跃,受到关注,发挥了很好的作用。

二、红外热成像原理与检查方法

(一)红外热成像的基本原理

红外热成像技术(inflared thermography)是利用红外辐射温差成像原理,遥测人体温度分布状态的一种现代物理学检测技术。它所摄取的图像称为红外热成像图或红外热像图,简称热图。

红外热像图应用于医学领域,称为医用红外热像图(medical inflared thermography)。采集医用红外热像图的设备称为医用红外热成像仪或医用红外热像仪。

皮肤是人体温度的辐射器,是散热最重要的场所。人体散热主要通过皮肤的热辐射,传导、对流、蒸发散热是次要途径。从皮肤表面发出的热辐射或辐射能,反映的不仅仅是皮肤表面的热信号,而是机体深部组织和浅部组织热信号的叠加,深部的热能经过传导和对流到达体表,由体表以热辐射的形式散热于空间。

温度是反映人体生命状态的重要指标,它与呼吸、血压、脉搏是被视为人体生命的四大基本体征,每个住院患者必须记录此四项指标。在医学上,目前最常用的测温工具仍是水银体温计和电子体温计,虽然在使用方法和精确度方面较前有了很大进步,但它们仍然只能实现"点"的接触式的温度测定,而不能在空间、时间上,连续、动态地整体观察身体表面大面积的温度分布和变化。

用热像图方法观测皮肤热辐射与一般接触式测温方法不同,红外热像仪能非接触遥感测定体表"面"的温度的细微变化,实时、动态、精确地摄取并记录这种热辐射能分布状态,并绘出即时的热像图。

医用红外热像图精确、动态地记录了人体体表温度分布和变化状态,是研究人体温度变化、观察机体功能状态变化的一项无创检测技术。用物理学的观点来看,人体是一个天然的红外辐射源,它无时无刻地对外发射反映机体即时特征的红外辐射能。这种红外辐射能与人体的血液循环、微循环、组织代谢、神经功能状态和组织解剖结构密切相关。正常的机体功能状态有正常的热图,异常的机体功能状态有异常的热图。比较和分析正常、异常热图的差异和规律,就可用于诊断、推论机体的生理、病理状态。结合临床和其他检查结果,对临床疾病的诊断、鉴别诊断和治疗有重要的指导和辅助诊断作用。

(二)医用红外热成像仪的核心要点

1. 医用红外热像仪是医学技术、光机电技术和多媒体技术结合的产物,其本质是一种遥感测温仪,一种医用热图记录仪,或说是一种高级的特殊的温度计。

现代科技已经为医学提供了大量的先进的以反映机体结构影像为主的影像技术,如CT、MRI、PET、B超等,这些设备能把人体的组织结构,特别是骨结构显示得非常清楚,它给临床正确诊断带来了极大的方便,但能反映机体功能状况的影像学较少。医用红外热像仪是唯一能动态记录全身热分布图,为临床进行综合分析诊断提供相关部位温度分布、温度变化依据的功能影像检测仪。根据红外热像仪提供的热图结果,结合临床资料,可以推论与疾病有关部位的温度分布形态值,并以此推断可能的血液循环、微循环,组织代谢,组织解剖结构和神经功能状态的变化。热图的这些功能已被广泛有效地应用于炎症、疼痛、肿瘤、心血管、亚健康预防等医学领域,成为上述领域中相关疾病诊断、辅助诊断、鉴别诊断、疗效评估的重要的工具。

2. 功能影像与结构影像相结合。红外热像等功能影像学与CT等结构影像学结合是业界主张的现代影像学概念。

红外热像仪本身只是个热像测温仪,它的功能是能客观地为医师提供诊断目标部位的热分布状态,由医师结合临床实际去综合分析诊断。这就如用体温计测体温一样,用体温计能测出患者的体温,如38℃,提示所测的体温偏高,这是体温计的特有功能,测温者的职责是将此结果如实报告临床医师。至于38℃到底是什么病,什么意义,必须由医师结合患者的临床和其他检查结果综合分析才能给出正确的诊断。

红外热像检查也一样,必须将热图结果与其他影像与临床结合才能得出正确的诊断。红外热像只有与结构影像和临床结合才有其生命力。为说明热图与其他影像学的关系,我们举例如下:右髋关节周围软组织损伤,右髋关节炎病案。患者诉右髋关节疼痛活动障碍1周。

X线片显示,疼痛侧髋关节骨质无明显异常,红外热图检查则表明,疼痛侧(右侧)可见明显偏热改变,提示局部有充血性变化,左髋无异常,结合临床及其他检查,临床诊断为右髋关节炎,右髋关节周围软损(图19-1)。

此案例中,患者诉右髋痛,但右髋的X线结果显示右髋关节结构是正常的。而于红外热图则明确地显示疼痛的髋关节呈现偏热充血性改变,包括充血性改变分布的热形态范围及热值均清楚地在热图上显示。这些异

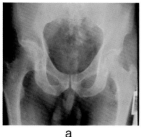
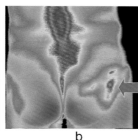
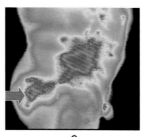
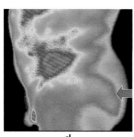

a   b   c   d

图 19-1　X 线与热图

　　a图为患者的骨盆 X 线片,b 是相应于 X 线片摄片后前部位的腰臀部热图,c、d 分别为髋关节右侧位、左侧位热图。

常的热值分布的范围与患者的压痛体征又高度吻合。说明热图对确定病变性质、程度、范围是有意义的。热图的这种功能补充了 X 线、CT 等结构影像学不能反映热分布的不足。

　　当然若仅有热图结果,无 X 线、CT 等结构影像学检查结果,那也就只能知道患处温度高低及分布的状态,并据此推论其有否炎症,软损范围,结核,肿瘤等可能,但实际的骨结构等情况则不得而知,亦很难得出完整的诊断结果。

　　因此必须将红外热像的功能影像结果与 CT 等的结构影像学结果综合分析,我们就能不但知道患处髋关节骨质等硬结构的情况,又知道患处血液循环代谢及软组织状态等情况,结合临床,就可以较明确地得出这样的分析意见:右髋关节疼痛,髋关节骨质与结构正常,但右髋关节疼痛区域呈明显充血性病理改变,提示处于充血性炎性改变期。临床诊断为急性髋关节炎(充血性),髋关节周围软损。

　　综上所述,我们提倡的理想的完整的影像学概念应是:利用 CT、MRI 等了解患者的组织结构状态,又通过红外热图了解这些组织结构的热分布、热功能状态,进而推论这些组织结构的血液循环、组织代谢和神经功能状态等,即结构影像和功能影像结合,才能使临床诊断有较全面的影像学依据。也只有这样,红外热像技术才能得到不断发展,不断进步,真正发挥其优势。

　　3. 红外热像技术临床应用优势领域

　　(1)根据国内外大量的红外热像临床应用研究资料及经验,红外热像与其他结构影像为主的影像学相比在下列六大应用领域有其优势。

　　①疼痛(软组织损伤性颈肩腰腿痛为主)部位、性质、程度。

　　②急慢性炎症的部位、范围、性质、程度。

　　③肢体动静脉血管功能状态、血供情况。

　　④肿瘤的预警指示、全程监视、疗效评估。

　　⑤亚健康状况测定和评估。

　　⑥中医学领域应用研究。

　　其中又以疼痛领域与亚健康领域优势尤明显,应用最活跃。

　　(2)疼痛领域应用红外热像的优势

　　①红外热像下,疼痛区域直观可视,实现了疼痛症状可视化;疼痛治疗靶向化;疗效评估客观化。

　　②疼痛区域病理状态提示,根据疼痛区域红外热图显示的异常热图特征不同,提示不同的病理状态,不同的可能病因。如偏高温充血性热图,则可能是充血性炎症、病毒感染、肿瘤早期、结核急性期等。若为偏低温缺

血性热图,则可能神经性疼痛、高交感神经张力性疼痛、慢性劳损性疼痛、动脉血管缺血性疼痛、肿瘤晚期等。

③为疼痛诊治多元思维提供证据。

不同疼痛部位、不同病因、不同病理状态,热图表现迥然不同,将热图结果、结构影像结果和临床表现综合分析,有助于疼痛原因结构与功能全面分析,骨结构与软组织综合分析,为开拓疼痛诊治多元思维提供客观依据。

(3)红外热像在亚健康体检领域中的应用优势:说到健康体检,亚健康是热门话题。但亚健康看不见,摸不着,但由于红外热图能灵敏精细地反映机体的温度变化,反映变化值为0.05℃(摄氏),相伴随的组织代谢、循环、微循环的变化,因此将红外热图与目前常规的现代体检结合,则可达到既看到结构形态,又看到功能形态;既看到健康状态,也提示亚健康状态;既看到健康现状,又看到健康趋势;既看到静态功能状态,又看到动态功能状态的优势效果。

(4)红外热像在中医药学领域应用研究:该领域应用十分活跃,主要表现在机制研究、方法学研究、疗效研究、诊断学研究、中医治未病、中医亚健康评估、体质辨证、健康管理等方面。红外热像应用充实活跃了中医药领域,中医药领域的应用又促进丰富了红外热像的发展。

4. 红外热像技术的局限性。应该强调,红外热像技术并不是万能的,它所能表达的只是温度,只是与热有关的因素。热像图获得的信号主要来自目标体表的辐射热,而体表辐射热是机体深部组织热经传导和对流后在体表的热点叠加,对于深部、解剖复杂的某些组织或器官疾病,由于热信号的传递衰减和干扰,表达清楚是有困难的。即便是优势应用领域,亦尚需与其他影像和临床结合进行深化研究。但是红外热像技术作为新兴的绿色的无创的热功能影像技术,以其能反映机体的热功能状态图,与CT、MRI、B超等以反映结构影像为主的现代主流影像学互为补充,构建结构影像与功能影像结合的现代影像学概念,为临床诊断、循证医学提供更多的客观信息,有助于临床诊断、鉴别诊断和疗效评估。红外热像技术的这种功能是肯定的,也是临床需要和欢迎的。因此我们断定并预言,红外热像技术必定应用于医学每个角落,必定促进医学的发展进步。

三、红外热像的检查方法

(一)准备

1. 热像检查室　热像检查室工作面积,要求15～20m²,包括计算机操作区域、待检区域和摄像间。摄像间是22～25℃的恒温封闭室,面积为5m×1.2m,摄像间内应尽可能避免空气对流,左右侧受热必须对称,严禁侧热,否则会造成热图伪像,严重影响检查结果。

2. 仪器准备　打开计算机电源及镜头电源,准备摄像。非制冷红外热像仪开镜头电源后,需预热30min保证热图质量;液氮制冷式红外热像仪检查前需加入液氮,无需预热。

3. 摄像准备　待查者进入工作室,安静坐位休息15～20min,适应摄像室内环境;佩戴有胸罩、腰围、护膝者需除去;有汗水者需等皮肤干燥后方能进行摄像。

(二)操作

1. 打开摄图软件,核对姓名,将患者信息录入。

2. 调整好焦距,选择合适的热摄像温度和温窗,使图像达到最清晰;根据病情多幅取图,尽量使病变有关区域包含,然后保存图片。

3. 将保存的图片进行处理,使图像能清晰地反映病变位置。

4. 打印图片,供医师结合临床据图进行诊断。

(三)检查注意事项

1. 被检查者头发需前不盖额,后不遮颈;头发较长者需将其盘起来。

2. 待查者进入摄像室,根据病情裸露其检查部位,为使受检部位的红外辐射达到平衡稳定,通常除去衣物后 15min 摄像图像质量更好,候检时,受检部位应避免用手触压,皮肤表面敷贴的物质应除去,以免产生干扰伪像。

3. 据病情不同,分设不同摄像体位。常规检测体位如下。

(1)检查头面部:正侧面近摄头部 4 张。拍摄时坐在凳子上,正视镜头前方,头发前不盖额,后不遮颈。见图 19-2。

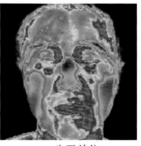 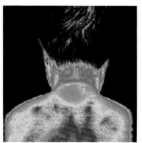 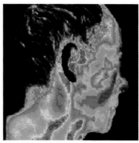 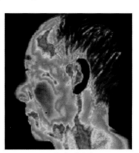

　　头正前位　　　　　　头正后位　　　　　　头右侧位　　　　　　头左侧位

图 19-2　头面热图

(2)检查上半身:除去上半身所有衣物,暴露皮肤;拍摄时,人体保持直立,两眼正视前方,双上肢自然下垂分置于身体两侧(不接触身体),掌心向前。分摄男上半身正前位,男上半身正后位(注:头痛患者需加拍正侧面近摄头部 4 张,拍摄时坐在凳子上,正视前方;颈部疼痛患者需加拍摄手,肩部疼痛患者需加摄左右侧面)。见图19-3。

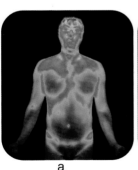 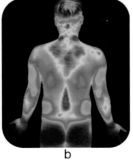

　　　　a　　　　　　　　　b

图 19-3　上半身热图
a. 男上半身正前;b. 男上半身正后位。

(3)检查下半身:除去下半身所有衣物、袜子,裸露皮肤;拍摄时,双下肢站开,双足尖朝前,位于同一水平线上,双上肢抱头。一般需远摄(含双下肢)、近摄(仅腰、腹,图 19-4)各 1 张,共 4 张。下肢不适者需加拍双脚底热图。

(4)检查全身:除去全身所有的衣物。拍摄时,人体保持直立,两眼正视前方,双上肢自然下垂分置于身体两侧,手指分开(不接触身体),掌心向前;双下肢分开,双足尖朝前,处于同一水平线上。一般共摄取上半身正前位(图 19-5a)、正后位(图 19-5b),以及下半身正前位(图 19-c)、正后位图(19-5d),共 4 张。主诉不适或重点要求部位加摄近位照片,双下肢不适者加摄双足底。

(5)检查乳腺、腋下、胁部:拍摄分为正前、后背、左右两侧位,共 4 张。侧位照时,双手抱头放松肢体,眼睛正视侧面墙壁,身体转 45°向镜头方向,胳膊向后伸展,露出腋下及颈部淋巴结,侧位片热图应以对侧乳头切面为准(图 19-6)。

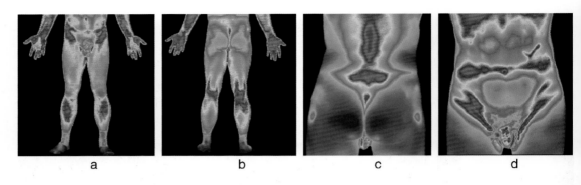

图 19-4　下半身热图

a. 男下半身正前位；b. 男下半身正后位；c. 近摄正腰位；d. 近摄正腹位。

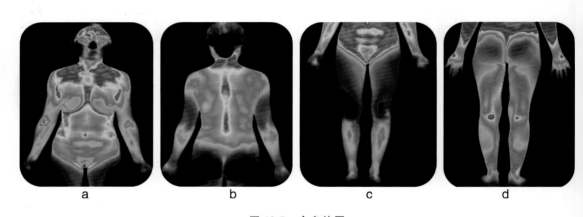

图 19-5　全身热图

a. 女上半身正前位；b. 女上半身正后位；c. 女下半身正前位；d. 女下半身正后位。

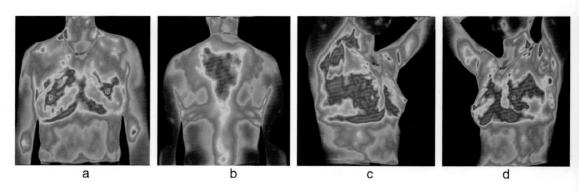

图 19-6　a. 女乳正前位；b. 女乳正后位；c. 女乳右侧位；d. 女乳左侧位

（6）检查膝关节、足踝部：除去长裤，暴露膝关节、足踝部皮肤。拍摄正前、后背、左右两侧位照片，共 4 张。必要时可加双足底、侧位照；右侧位时，右足前，左足后，置于同一水平线上；膝关节疼痛患者，膝关节略向前屈；左侧位时，左足前，右足后，置于同一水平线上。见图 19-7、图 19-8。

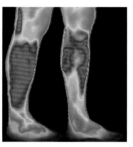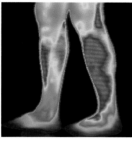

图 19-7　踝关节

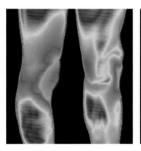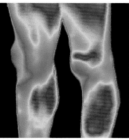

图 19-8　膝关节

4. 摄图原则

（1）图位中正：以头面为例，鼻居正中，双耳对称可视。

（2）局部和系统结合：如颈与双上肢，腰与下肢症状紧密，因果相连，颈部病变，往往影响双上肢；腰部病变，往往影响双下肢；因此摄红外热图必须要做到颈痛必须加摄双上肢、手；肩臂手痛者必须加摄头颈位；腰痛患者必须摄双下肢、双足底；有下肢疼痛麻木者的必须加摄腰背部。即颈痛必摄手，手痛必摄颈；腰痛必摄腿，腿痛必摄腰；做到既了解疼痛局部，又了解可能对相关神经血管的影响，使资料采集系统化。

四、红外热图诊断分析

（一）医用红外热像诊断原理

医用红外热像仪是医学技术和红外摄像技术、计算机多媒体技术结合的产物。其实质是一种全身温度分布扫描仪。其原理是利用遥感技术将人体发出的红外线信号摄入并转化为电信号，经 AD 转换为数字信号，经计算机以伪彩色显示温度分布场，由专用软件处理，用于临床分析诊断。

（二）医用红外热图基本特性

红外热图基本特性可归纳 8 点，即灵敏性、稳定性、客观性、临床性、对称性、相对性、干扰性、复杂性。上述 8 点中最重要的是掌握对称性、相对性和临床性。

1. 对称性　是身体的左右侧热图正常时是基本对称的，这是热图判读的基本准则。我们在判读时，常采用两侧对比法，如左侧有病，我们就努力以主诉为线索，找出左侧与右侧的异同，包括部位和热图形态和热值，结合临床去分析诊断。一般来说，热图会给诊断提供很重要的信息，在排除可能的干扰因素后，热图肯定是最客观的温度依据，由此推论其炎症、血液循环、神经功能状态、组织代谢等变化。

2. 相对性　是指人体的温度值的正常范围、正常值的偏高和偏低是相对的，没有绝对的高低。研究表明，人类的正常温度范围有 2℃ 的差异。热图诊断中最有意义的是相对温差值则不是绝对温度值，不同的人不同的环境，温度的绝对值是不同的，但机体各部位间的温差，病变部位和正常部位的温差是相对稳定的，有明显的规律性。相对性另一意义是热图的颜色，某一区域颜色深浅是相对的，这是伪彩色，为了读图视觉的需要可以调配的，热图代表是数值是不变的，颜色是相对的，可调的。

3. 临床性　是指红外热图的诊断分析

必须紧密地结合临床，才能得到准确的结论。各种疾病的热特征在传统的主流教科书和著作中没有系统阐述，我们必须根据主诉信息、热图依据，结合现代检测结果及临床症状和体征去综合分析。没有临床信息，不懂临床，仅凭花花绿绿的热图去读图是困难的。试想一个医师对要诊断的疾病的基本特征规律都不知道，又怎能用红外热图去分析这种疾病呢。有人说专科疾病诊断水平有多高，专科热图诊断水平就有多高，是有一定道理的。我们在热图临床应用中强调正确的诊断必须要做到主诉、热图、体征三者高度一致，就是这个道理。

（三）热图诊断技术要素

读图必须掌握热图的三个基本技术要素，即是生理热图、病理热图、干扰热图。

1. 生理热图　是正常健康状态时的热图，它包括不同年龄段，不同生理阶段，不同环境，不同肥瘦人的热图特征，这是判读热图基础的基础。

2. 病理热图　是指病理状态下的人体热图，它包括不同种的疾病的不同的病理特征。同一种疾病的不同的病理阶段的热图特征，这是较为复杂的，疾病千变万化，与疾病密切联系的血液循环、微循环、组织代谢、神经功能状态也在息息变化，再加上实际人体血管分布不像解剖学书上那样的标准，变异发生率很高。因此，在分析一个局部区域病变时，就要求对这些规律很熟悉，否则很容易出差错。当然，如能正确掌握正确判断后，亦会深深地感到红外热像对诊断特别是对病理状态的判断的精准性与必要性。

3. 干扰热图　是指影响热图正确判读的各种干扰因素。它来源广泛，从仪器本身、环境、衣服穿戴、先天变异、陈旧性损伤、生理状态、情绪、体表结构异常、负荷习惯等均可出现相应异常，干扰病理热图表现。读图者必须了解这些规律，才能正确把握。

（四）红外热图的报告

红外热图的报告是红外热像工作者将热图检查结果向临床医师报告的重要文件，正确与否关系到红外热图的价值和推广。应该强调的是，热图检查的适应范围很宽，临床各种病情又很复杂，红外热像工作者几乎不可能对这些疾病都很专业，也不可能根据热图表现全部讲解清楚。热图只是客观表达，检测目标的热分布状态，其明确的意义必须结合临床才能正确诊断分析，因此热像工作者的职责是正确客观地报告热的状态，热的分布，供临床分析。常用的报告格式有两种。

1. 非专科报告格式　适用临床各科热图申请报告单。

医用红外热像报告单

申请检查目的	
拟检查部位	
检查热图所见	
	——部位 目标区/疼痛区/压痛区/包块区
	——热（热/冷　轻、中、明显、明显异常）
	——图（形态　片、点、斑、条状）
病理状态提示	——偏高温热图改变，提示该部位充血性改变
	偏低温热图改变，提示该部位缺血性改变
评估与建议	——建议结合临床分析诊断

（1）上表中报告内容由报告者勾选,配合打印出热图上圈选,能满足申请者要求。

（2）上表适用于临床各科热图申请报告,由于热图报告者不可能很熟悉各科临床,热图报告者的责任是利用热像仪回答临床需求。以妇科为例,诉右下腹痛,此处是痉挛? 还是炎症? 是充血性包块? 还是缺血性包块? 红外热像清楚可视,可迅速报告。如偏高温,则为充血性、炎症可能,不排除肿瘤早期,宜消炎后观察;若偏低温,则属缺血性,是慢性缺血性病变,可明确排除充血性炎性可能,不宜用抗生素。

热图报告对临床诊疗有很好的帮助。

2. 专科报告单(适用专科医师自己报告)　包括以下内容。

（1）主诉:时间,病因,部位,有无神经刺激症状,与疼痛相关的责任动作。

（2）热图所见:主诉疼痛的部位及区域的热图特征、形态、分布、温度的高低。

（3）体征:主诉疼痛不适区域内热图异常的部位,压痛? 神经体征? 运动功能?

（4）评估及建议:根据上述主诉、热图、体征三者综合分析,做出临床评估诊断及建议。

专科报告单(举例)王××,男,65 岁。见图 19-9。

主诉:左小腿外伤后疼痛 20d,活动痛,无静息痛,晚间无痛醒。

热图:左下肢中下段可见片状均匀偏低温改变,小腿后上方累及,但左小腿远端未见明显偏低温改变。

体征:左下肢中下段前方,股膝前及左小腿腓侧软组织广泛压痛,知觉正常,活动正常。

评估与建议:左下肢中下段前方,含股前及膝前及左小腿广泛软组织损伤(股直肌,股外侧肌,髂胫束,胫骨前肌,腓骨长短肌,腓肠肌外侧份及其筋膜累及),但坐骨神经及相关血管未累及,建议按软组织损伤处理。以上述肌肉的压痛点及起止点为主要治疗点。

（五）红外热像诊断问题

要做好红外热像的诊断,有两个难点,一是红外热像是温度的分布表达,传统的医学经典中没有系统论述,全世界都在探讨,在实践,在完善中;二是疼痛是一种感觉,是机体对各种损伤、伤害的一种保护性反应,是临床多种疾病的一种症状。红外热像一方面由于它能灵敏客观反映机体状态,给原先基本靠主观表达的疼痛症状提供了客观的依据,受到了临床重视和欢迎;另一方面,由于疼痛的复杂性和红外热像的不完善性,深入实践后,许多复杂疑难的临床疼痛就觉得杂乱无章,难以应对,特别是初学者,很有难度。

如常见的小腿疼痛症状,可来源于小腿的肌肉、筋膜、肌腱、滑囊,可以来源于其上游的神经干,甚而来自相应的神经根刺激等。此时,想迅速正确的判断,找到治疗点,不是一个容易的事情。在长期的临床和教学实践中,我们总结了 WSM 简易诊断法——红外疼痛快捷诊断 4 个 3 项(简称四三诊断法),有一定帮助,现简介如下。

1. 快捷诊断 4 个 3 项要点　见图 19-10。

2. 快捷诊断 4 个 3 解析

（1）第一个 3,诊断三结合:是指红外疼痛诊断必须坚决做到主诉、热图(影像)、体征三结合,这是红外疼痛诊断的总纲,是 4 个 3

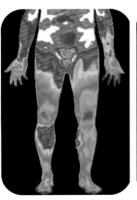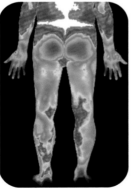

图 19-9　病例红外热像图示

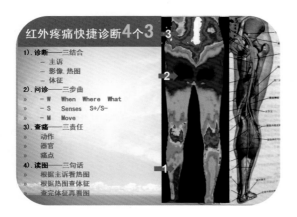

图 19-10　红外疼痛快速诊断 4 个 3 项要点

中最重要的,热图诊断离开了主诉,读图就没有方向;离开了体征,就没有了客观支撑,诊断一定会漏洞百出。

(2)第二个 3,问诊三部曲:是指问诊的 W、S、M 三个步骤。

第一步 W。问询疼痛的时间(when)、部位(where)、原因(what)。这是常规,要求仔细、详尽。问诊是信息的采集,是医师水平高低的体现之一。

第二步 S(senses,S+/S-)。疼痛是一种感觉,是感觉神经受刺激的表现,但这种刺激是来源于感觉神经本身,还是来源于感觉神经外的刺激因素,如软组织损伤对感觉神经刺激导致疼痛,两者首先要分清。

我们将晚间自发痛醒作为是否有神经源性疼痛的一个简捷问诊指标。因为神经源性疼痛者,其相应的神经鞘膜一定有损伤刺激,就会有自发痛、静息痛、定位痛、持续痛等特征。晚间自发痛醒是其最主要临床特征。问诊时如有此症状,则记为 S+,应列为神经源性疼痛去诊治。若无自发痛醒,仅活动才痛,则考虑是非神经性疼痛,是神经外源性疼痛,多为运动性疼痛,记为 S-。此两类疼痛性质不同,原因不同,治疗方法亦迥然不同。前者应以确定神经损伤部位、节段,去设法消除其炎症、损伤,促进其神经损伤的恢复为主去

诊治。后者,是外源性感觉神经痛,最常见的是运动器官损伤、软组织损伤对感觉神经刺激卡压造成。我们就要去查运动性疼痛原因。即进入 W.S.M 问诊 M(move,运动)阶段。查与疼痛有关的责任运动器官。

(3)第三个 3,M(move)。查疼痛三责任,即责任动作、责任器官、责任痛点。

疼痛是一种感觉。对于运动器官引起的疼痛。最重要的弄清主要是哪一个动作引起的疼痛,这就叫责任动作。责任动作确定后,则要进一步分析,这个动作由哪些运动器官完成的,即查有关的致痛责任器官,关节?肌肉?韧带?滑囊?器官确定后再找致痛器官的相关致痛点,确定治疗点。这个过程简化表达,即做动作,找器官,查压痛,确定点。

在疼痛诊疗中,要真正地找到痛点是不容易的。痛是一种患者的感觉,位置是医师压的,痛是患者表达的,每个人耐受不一样,医师压的力度不一样,用力的习惯不一样,医师的经验不同,查出压痛的位置一定有差异。这就带来了众多的不客观性。这种不客观性,直接影响诊疗的思维和结果。

红外热像可以实时动态地反映机体温度,由于疼痛区域一定伴发相应部位的细胞代谢、血液循环、微循环、神经功能状态的病理变化,一定会导致相关区域的温度的变化。只要这种温差值变化超过 0.038℃,热图就可以清楚客观显示这种变化。这就使我们不但能够看到患者主诉不适的部位异常热图,又能看到病变已发生,还能感觉患者不明显部位热图变化,另外还能看到跟疼痛有关的全身的相应状态。

利用红外热图就能避免因医患主观性带来的疼痛诊断不确切性,使疼痛治疗能在热图引导下精准客观可视地进行,给疼痛诊疗效果带来飞跃。

(4)第四个 3,读图三句话。我们将解读红外热图的过程,高度归纳为"根据主诉看热图,根据热图查体征,查完体征再看图"三

句话。

第一句,根据主诉看热图。通过主诉,我们已知道患者感觉疼痛的部位区域在哪里,读图就是查看主诉疼痛的部位的与无疼痛的部位热图形态和温度有什么差别。

第二句,根据热图查体征。是根据查到的异常热图去查压痛点及相关体征。一般来说,主诉疼痛区域热图异常部位的压痛分布,跟主诉不适的范围往往高度吻合。

第三句,查完体征再看图。当我们查实体征、找到的疼痛部位后,再去查验此结果是否与热图符合,有否漏掉。同时,再查与疼痛相关的全身重要脏器功能情况,以利综合判断,这是一个验证和提高的过程。坚持做好,就一定能不断提高进步。

为帮助理解,我们通过图 19-10 对三句话进行解释。

患者主诉左下肢疼痛,活动疼痛,小腿尤甚,疼痛特点是走路痛,走久甚,伴足底麻木感,坐、卧症减,晚间不痛。查体:知觉正常,直抬阴性。考虑无明显坐骨神经痛征象,软组织损伤可能大。

根据主诉看热图:主诉疼痛的左下肢(1)左侧小腿后内侧区;(2)左臀部;(3)左髂腰部明显偏低温改变。

根据热图查体征:图中 1 左小腿后内侧

区;2 左臀部;3 左髂腰部热图区域,有明显压痛,其区域边界,几乎与热图一样。而 1 区是患者主诉明确的疼痛区。2 区、3 区是患者主诉不明确部位。如果没有红外热图,我们不可能这么清楚快捷全面地找到痛点痛区。包括有明确主诉 1 区,主诉不明确的 2、3 区。

查完体征又看图:查完体征又看图的过程,就是核查阳性体征与热图符合不符合;异常热图的部位,有否漏掉;与本病相关的全身其他重要不适有否关注。这是读图验证提高的过程,也是我们在红外热像引导下,在疼痛领域做到精确诊断,精准治疗的重要一步。

3. 与现代解剖紧密结合,努力实现精准红外疼痛诊疗　遵循四三诊断法、读图三句话,与现代解剖紧密结合,严格比对,是红外疼痛实现精确诊断,精准治疗的关键。下面这个实例可能有所启发。

患者男,主诉右肩臂疼痛,上举后伸外展均有不适 3 个月余,近 1 周症状加重,影响睡眠、穿衣,但无晚间痛醒。

(1)摄取上半身正前位、正后位热图。见图 19-11。

(2)按四三诊断程序分析

① 肱二头肌软损热图分析。见图 19-12a。

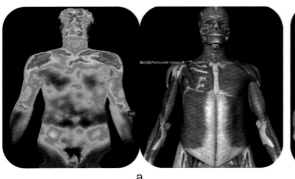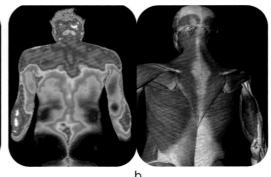

a　　　　　　　　　　　　b

图 19-11　红外热像

a. 胸图;b. 背图。

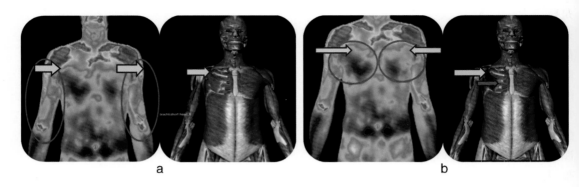

图 19-12　a. 肱二头肌长头、短头损害热图,右侧为患侧;b. 胸小肌热图,右侧为患侧

热图:与无痛左侧比较,发现主诉疼痛区,右上臂前方,右胸前区(箭所示)明显条片状偏低温改变,其分布与正常解剖图肱二头肌长头短头高度吻合。

责任动作:上肢肘屈,臂屈,旋前痛;上肢上举痛,受限,后伸旋内痛,外展受限。

压痛区:在肱二头肌长头肌腹及肩胛骨盂上结节(起点),肩胛骨喙突(起点),桡骨粗隆附着点(止点)。

诊断:肱二头肌软损,长头、短头均累及。

②胸小肌软损热图分析。见图 19-12b。

热图:主诉疼痛区域,右胸前区(箭所示)与无痛左侧比较,明显条片状偏低温改变。此偏低温分布区与正常解剖图胸小肌(深蓝色区域)高度吻合。

责任动作:肩部前伸,肩部活动痛,穿衣动作受限。

压痛点:胸小肌投影处及其附着点 $T_{3\sim5}$ 肋骨,肩胛骨喙突有非常明显压痛。

诊断:胸小肌软损。

③肱三头肌长头软损热图分析。见图 19-13。

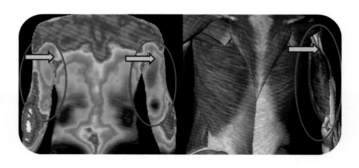

图 19-13　肱三头肌软损热图分析

热图:正后背红外热图主诉在肩臂不适区域显示右肩臂后有明显偏低温改变,其上部呈尖梭状向肩胛后方凸起,此低温带与肱三头肌解剖(深蓝色区域)高度吻合(见解剖图)。

责任动作:右上臂后伸,肘后伸疼痛,轻度受限。

压痛点:在肱三头肌长头肌腹及肩胛骨盂下粗隆(起点)鹰嘴处(止点)。

诊断:肱三头肌长头软损。

该患者肩臂痛日久,曾多治效差,在上述诊断后,明确部位,行局部精准治疗,疼痛迅速好转,患者评价痛苦少,疗效好。

④疼痛责任点、压痛点、疼痛治疗点的确定。疼痛责任点、压痛点、疼痛治疗点的确定

是整个诊疗行为的关键。但压痛点,最多见是软组织(骨骼肌,筋腱)在骨骼附着起止点处,一般都比较深,红外热像往往显示不明显,如图 19-13 肱三头肌长头起止点热图所示,根据右上臂后伸痛主诉,很快找到右上臂后方偏低温压痛区。解剖知识告诉我们,这是肱三头肌长头损伤,其起点在肩胛骨盂下粗隆,止点为鹰嘴处,较表浅的鹰嘴处可看清低温灶,但较深的肩胛骨盂下粗隆处,则仅可看见与对侧无痛区明显不同的偏低温的肌腱尖梭状切迹,其深部肩胛骨盂下粗隆附着点则很不明显。此时,则应将热图提示与现代解剖结构严格比对,顺藤摸瓜深压检查,往往可找到隐蔽较深的、热图难以发现、压痛明显的肌腱附着点,亦是重要应力点(图 19-14)。一般都是急慢性滑囊炎、腱鞘炎所致,针对性的局部治疗,均有很好效果。

本病例是以右肩臂疼痛为主诉,通过四三诊断法,发现异常热图,以异常热图为导向,严格比照解剖,明确这是肱二头肌长头及短头、肱三头肌长头、胸小肌的走行及分布的异常热图,继而精确地找出其起止点、疼痛点、压痛点、治疗点,然后针对性地进行精准治疗。

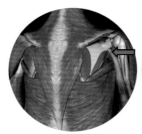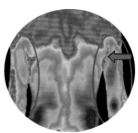

图 19-14　肱三头肌起止点热图

这是红外疼痛应用研究的一个飞跃,是一种可以复制的工作模式,是红外诊断逐步由模糊向精确迈进的希望之光。

我们深信,只要有严格科学态度,遵循四三诊断法,将正确热图与精细解剖结合,就一定会将红外疼痛研究推向新的阶段,实现精确诊断、精准治疗的理想目标。

五、正常人体热图

正常人体热图是指健康人体在标准条件下拍摄的红外热图,反映了正常人体各区域的红外辐射强度分布,即生理图谱。见图 19-15 至图 19-18。

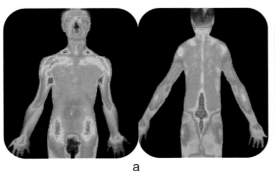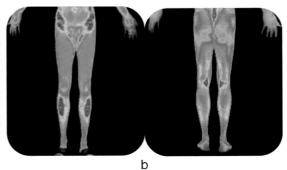

图 19-15　正常男性热图

a. 男性上半身正前位、上半身正后位;b. 男性下半身正前位、下半身正后位。

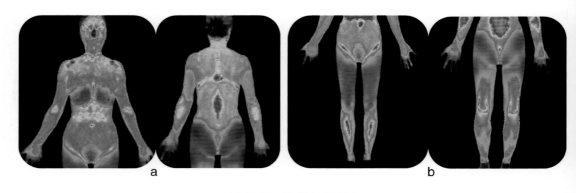

图 19-16 正常女性热图

a. 女性上半身正前位、上半身正后位；b. 女性下半身正前位、下半身正后位。

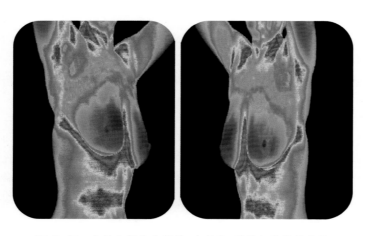

图 19-17 女性上半身右斜位、左斜位，乳腺红外热像体位

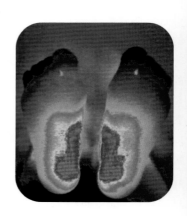

图 19-18 双足底热图摄像位

在实际操作中常分别拍摄上、下半身，分正前位、正后位，共 4 张，必要时增拍左侧位、右侧位、左斜位、右斜位。生理热图的基本特征如下。

1. 对称性，以人体中线为轴，两侧温度分布基本对称；一般头面、躯干脊柱中心部位温度较高，四肢皮温随离心距离增加而递减；双手足温度因人而异差别大。

2. 胸部两侧皮温，一般左右对称，因左利、右利习惯不同，两侧胸肌发育不同而有差异，胸肌发达侧温度略低。

3. 生理凹陷处稍偏高温，如锁骨上窝、腋窝、脐、腹股沟等。

4. 皮肤凸出部位，脂肪较多部位稍呈偏低温，如乳头、乳房、臀部、腹部等。

5. 毛发部位稍偏低温，如头发、腋毛处、阴毛处等。

6. 不同时间、不同生理状态，温度也并非一成不变。体表温度的变化，因外环境温度、湿度、生理状态、生活状态等有相应的变化。

六、干扰热图分析

红外热像检查与环境的温度、湿度、气压、通风等情况有密切关系。生理功能的变化、既往的疾病留下的痕迹，也会对热像变化产生影响，如不加以了解和辨别，往往会干扰我们对就诊患者当前疾病状态的准确判断。

因此掌握干扰热图,对疾病的精确诊断非常重要。我们研究了环境温度、气流、湿度、运动、情绪、饮食、月经期、职业、生活习惯等干扰因素对热图的影响,为排除干扰、正确判读人体热图提供了依据。

以下就临床常见的干扰热图作简单介绍。

(一)来自皮肤表面的干扰热图

1. B 超检查后耦合剂干扰　见图 19-19。

腹部超声检查时使用耦合剂,造成局部皮温降低,右上腹区域明显低温改变。

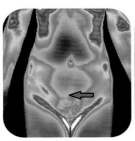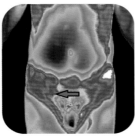

图 19-19　耦合剂干扰

2. 钱包干扰　毛皮的保温性好,钱包所在位置温度较邻近高,检测时局部的温度略升高。见图 19-20。

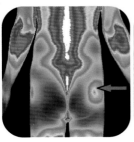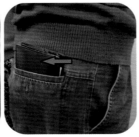

图 19-20　钱包干扰

3. 贴膏药干扰　揭去药膏后,由于膏药刺激,引起轻度刺激性皮炎充血,表现为偏高温。见图 19-21。

4. 汗水干扰　见图 19-22。

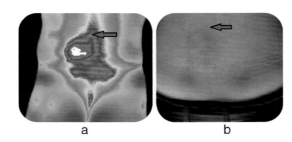

图 19-21　膏药干扰

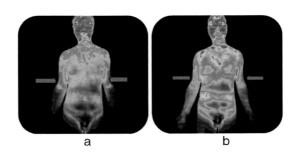

图 19-22　汗水干扰

汗水存在影响覆盖区域,汗水吸收了红外线,使局部呈现偏低温改变。图 a 示患者检查前出汗区域形成片状低温区。图 b 是患者休息 1h 后复查的热图,低温区域缩小。

5. 低温物体接触(靠墙)干扰　见图 19-23。

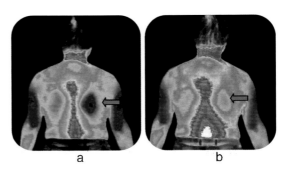

图 19-23　低温物体干扰

接触低温物体的局部皮肤温度较其他地方低。图 a 患者在检查前背接触靠墙,在右侧背部出现明显低温改变。而图 b 是休息 15min 后复查,低温区域已明显恢复。

6. 摄像姿势不准确   见图 19-24。

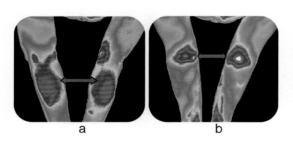

图 19-24   对称出现非病理性不对称

a. 拍摄时左右手放的位置不一；b. 调整姿势后左右形态及温度。

7. 挂饰的干扰   见图 19-25。

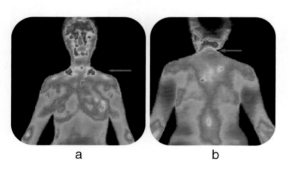

图 19-25   项链挂饰在胸前(a)或颈后(b)出现低温团/链锁状低温

8. 护膝的干扰   见图 19-26。

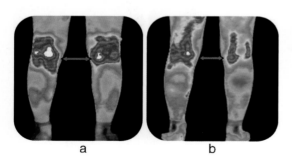

图 19-26   a. 护膝导致膝关节(腘窝)升温；b. 休息30min 后热图异常高温

(二)术后瘢痕等因素的干扰

1. 胆囊手术后   见图 19-27。

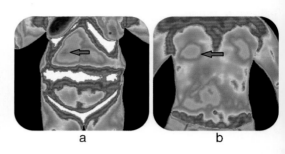

图 19-27   a. 检查前一年行胆囊切除术形成瘢痕；b. 右上腹斜行的术区因粘连机化形成低温变化

2. 剖宫产术后   见图 19-28。

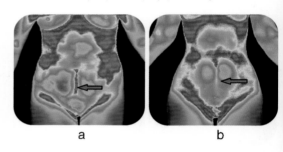

图 19-28   手术切口瘢痕,增生性肉芽组织,形成与切口方向一致线状高温

3. 脐疝术后   见图 19-29。

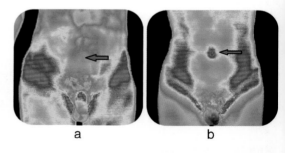

图 19-29   a. 脐疝切除术后脐部生理凹陷消失,正常热区消失；b. 正常的脐部热图表现

(三)其他因素的干扰

1. 肥胖脂肪组织产生的低温干扰   见图 19-30。

2. 皮下囊肿   见图 19-31。

3. 毛发   见图 19-32。

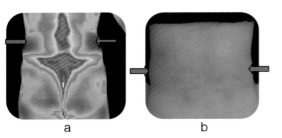

图 19-30　肥胖致腰腹部脂肪堆积,脂肪堆积处热衰减明显,形成相对低温

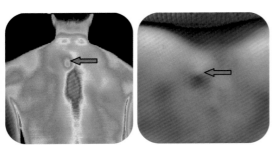

图 19-31　皮下囊肿、血液循环少、突于体表、皮肤正常、低温改变

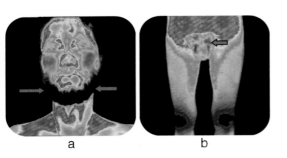

图 19-32　**毛发干扰**

a. 胡须产生的干扰;b. 阴毛产生的干扰。

4. 饮酒　见图 19-33。

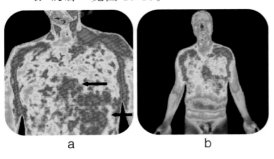

图 19-33　饮酒后浅表毛细血管扩张,形成散在高温点

5. 脊柱侧弯　见图 19-34。

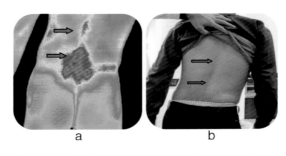

图 19-34　热图示腰背部异常扭曲的高温带,与侧弯的脊柱相对应

6. 静脉曲张　见图 19-35。

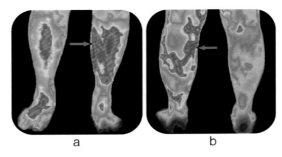

图 19-35　左小腿前,后方静脉曲张产生形成偏高温表现

(四)针刺等因素的干扰

1. 针刺影响　见图 19-36。
2. 吹冷风影响　见图 19-37。

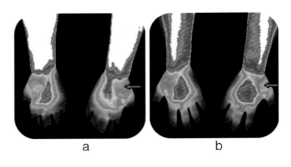

图 19-36　**针刺影响**

a. 左手针刺前热图;b. 针刺后局部低温改变热图。

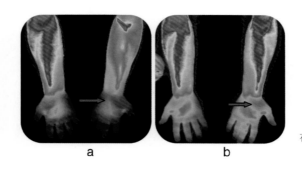

图 19-37　吹冷风影响

a. 左手前臂吹冷风后热图；b. 在室温下休息 15min 后热图。

（王福根　曹东波）

第二节　病理热图分析

一、软组织损伤性颈肩腰腿痛为主热图

疼痛是一种主观感觉，目前没有一种设备能记录疼痛，由于疼痛区域必然伴有和（或）异常代谢变化，和（或）神经功能状态变化，和（或）血液循环变化。这些因素的变化，必然导致温度的变化，红外热像仪可以通过记录与疼痛伴随的温度变化来推论疼痛的性质、程度和范围。

CT、MRI 可以把其椎间盘突出的位置、程度、前后相邻关系显示得非常清楚，但仅凭 CT、MRI 影像结果，要说清患者目前疼痛程度、性质、范围是困难的。大多数的情况下，患者疼痛时，与通过非手术治疗症状消失后，CT、MRI 等影像学很少有变化。红外热图则不一样，疼痛时，局部因有无菌性炎症、充血等，局部一定会出现高温。随着无菌性炎症、充血状态的改善及其伴随的症状改善，这种偏高温热图会逐渐恢复正常。疼痛消失时，其热图亦恢复正常。

腰椎间盘突出症者，腰骶部可见不对称热图，患者相应椎旁偏热改变，受累肢体出现下肢远端及足趾的前后偏低温改变，其低温的程度与疼痛程度一致。与这种热图改变相应的是患者持续的、自发的、静息性定位疼痛，并伴有

患肢的神经根相应节段的运动和知觉异常。

在实际应用中，许多病例虽有 CT、MRI 改变及患肢的疼痛，但如若没有红外热图的患肢前后并足趾偏低温改变，则可以明确无神经根刺激征象，疼痛一定有其他原因，应以深查。

病例 1　正常腰背和急性腰椎间盘突出症。见图 19-38。

（1）图 19-38a 为正常腰背热图。

（2）图 19-38b 为腰椎间盘突出症患者腰骶部热图。腰椎左旁偏高温热区为突出的椎间盘刺激周围组织引起的无菌性炎症表现的热图。

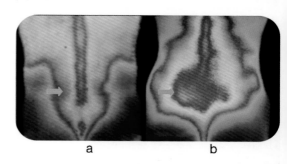

图 19-38　正常腰背部热图(a)和腰椎间盘突出症热图(b)

病例 2　胡××，男，52 岁。腰臀及右下肢胀痛 10 年，加重 1 个月。疼痛为持续性，站走卧均痛，伴右下肢麻木。

图 19-39 为腰椎间盘突出症患者热图。图 19-39 中,患侧(右)相应椎旁偏热改变,受累(右)侧腰臀部、股部、下肢远端及足趾出现前后并存的偏低温改变,低温的程度与区域与疼痛程度范围一致。

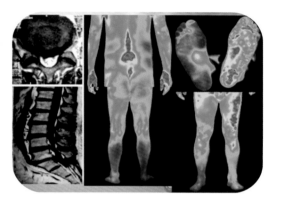

图 19-39　腰椎间盘突出症红外热图

在大量临床的基础上,经反复验证,我们总结了红外热像与腰椎间盘突出症临床特征规律,包含 4 点。

(1)影像学:椎间盘突出改变,这是结构影像学必需表现。

(2)疼痛:静息痛、自发痛、定位痛、持续痛,这四痛是由于椎间盘突出物刺激相应神经根,引起神经鞘膜无菌性炎症时,表现出的对应的神经根刺激征象。

(3)神经根刺激症:坐骨神经牵张试验、运动神经、感觉神经功能异常,这是神经根受刺激后出现的感觉神经、运动神经受累的体征。

(4)热图:①患肢小腿前方、后方、足底呈偏低温改变。其原因是受累的神经根中的交感纤维成分受刺激后,导致交感纤维张力升高,使其效应靶器官下肢动脉收缩而致,尤以远端的小动脉收缩明显。患肢远端的这种因交感神经张力升高,小动脉收缩导致的偏低温改变,在临床应用中实用价值很大,可以作为神经根鞘膜是否有刺激,尤其是急性改变的重要参考信息。②腰骶部腰椎旁呈程度不同的充血改变,这是受累的腰骶部无菌性炎症所致,充血程度与损伤程度与病程有关。通常急性呈充血性,慢性充血不明显,热图表达了与之相应的偏热改变。

病例 3　腰椎间盘突出症治疗全程监视。见图 19-40。

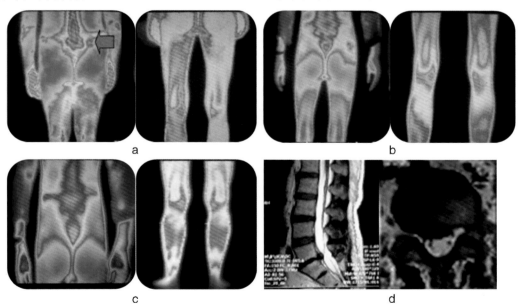

图 19-40　腰椎间盘突出症治疗过程监视热图

a.治疗前热图;b.治疗后热图;c、d.治愈后热图和 MRI 图像。

红外热图分析

图 19-40a,治疗前。腰骶部明显右侧凸偏高温改变,提示局部急性充血性改变,右下肢明显偏低温改变。提示腰骶神经根明显受刺激,呈急性疼痛热图。

图 19-40b,治疗中。腰骶部不对称右侧凸偏高温改变已明显改善,右下肢偏低温也见改善,提示腰骶神经根炎症改善,患者诉疼痛明显减轻。

图 19-40c,治愈。腰骶部不对称右侧凸偏高温改变已消失,双下肢温度已对称,提示腰椎间盘突出症临床治愈(腰椎间盘突出仍存在)。患者诉已无疼痛。

图 19-40d,MRI 片示 L_5S_1 椎间盘突出的右侧神经根明显增粗征象。

病例 4 髂胫束劳损引起右下肢疼痛。有腰椎间盘突出,无腰椎间盘突出症候。见图 19-41。

红外热图分析

图 19-41 左上方,腰骶部左右对称,无椎间盘突出征象。左下方,右下肢后方呈偏低

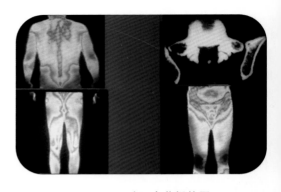

图 19-41 髂胫束劳损热图

温改变,尤以股外侧为甚,但右小腿远端改变不明显,提示无明显坐骨神经根刺激征象。右下图为双下肢正面热图,右大腿外侧呈明显偏低温改变,其分布与髂胫束相同,诊断为髂胫束损伤,累及右膝。有腰椎间盘突出,无间盘突出症候。经银质针治疗 5 次痊愈。

病例 5 踝管综合征引起的左足底麻痛。有腰椎间盘突出,无腰椎间盘突出症候。

发现右侧腰椎间盘突出反复左足底麻痛 4 年。见图 19-42。

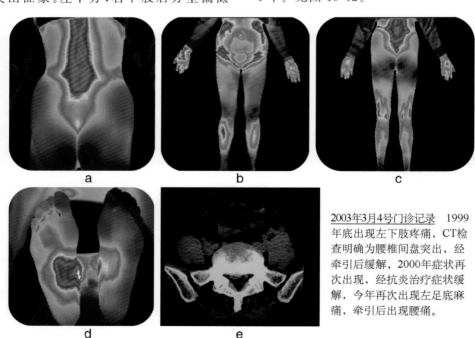

a   b   c

d   e

2003年3月4号门诊记录 1999年底出现左下肢疼痛,CT检查明确为腰椎间盘突出,经牵引后缓解,2000年症状再次出现,经抗炎治疗症状缓解,今年再次出现左足底麻痛,牵引后出现腰痛。

图 19-42 踝管综合征热图

红外热图分析

左足底明显偏低温改变,左小腿远端内踝侧累及,但双下肢踝关节以上部位温差不明显,提示双下肢无明显神经根刺激征象。考虑麻痛来自小腿下段及内踝区域。左小腿后方痛区低温压痛、诱发痛、知觉正常。

诊断:左小腿后方软损、踝管综合征,腰椎间盘突出(右),无腰椎间盘突出症候。

治疗:药刀、经穴疗法治疗 3 次后症状消失。

病例 6　左臀部软损引起的左下肢疼痛。有腰椎间盘突出,无腰椎间盘突出症候。见图 19-43。

主诉:站立痛,走久痛,休息可缓解,平卧无痛。CT 示 L_5、S_1 椎间盘突出。

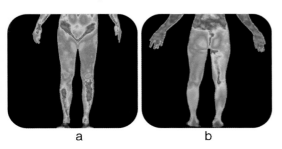

图 19-43　左臀部软组织损害热图

红外热图分析

左臀、左小腿后方偏低温改变,左臀、左小腿低温处明显压痛,但左下肢前方及左小腿远端足跟处偏低温改变不明显,考虑无坐骨神经刺激征象。诊断为左臀部软损(梨状肌损伤为主,股骨粗隆周围损伤,小腿三头肌累及)。

病例 7　左臀部、髂胫束及小腿三头肌软组织损伤引起的左下肢疼痛、间歇性跛行。有腰椎间盘突出及椎管狭窄,无腰椎间盘突出症候。见图 19-44～图 19-46。

主诉:左下肢疼痛 1 年,间歇性跛行,行走 100m 痛。

X 线片:骨桥形成,椎体移位,滑脱。

MRI 示:L_{3-4}、L_{4-5} 椎间盘突出,伴椎管狭窄。

查体:直腿抬高试验正常,知觉正常。左臀左股外侧左小腿明显压痛。

图中蓝点标定处,与图 19-45 热图中低温表现处高度一致。

治疗前(图 19-45):左侧臀部外上方臀中肌投影处、左侧大腿外侧及左小腿后方偏低温改变,(伴明显压痛)但双足底未见明显偏低温改变,提示无神经根刺激征象。诊断为臀部、髂胫束及小腿三头肌软组织损伤。

治疗后(图 19-46):银质针治疗 1 次后,疼痛减轻,行走 100～200m 后小腿仅有不适感。

红外热图分析

左侧臀部、大腿外侧及小腿后方偏低温改变明显改善(压痛亦明显改善)。

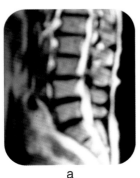
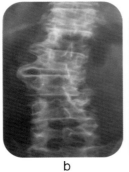
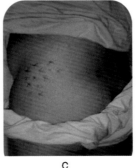
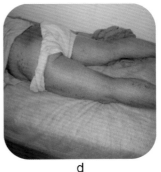

图 19-44　左臀部、髂胫束及小腿三头肌软组织损害热图

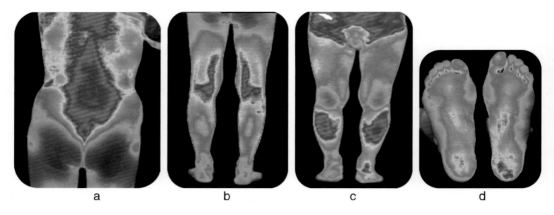

图 19-45　治疗前热图

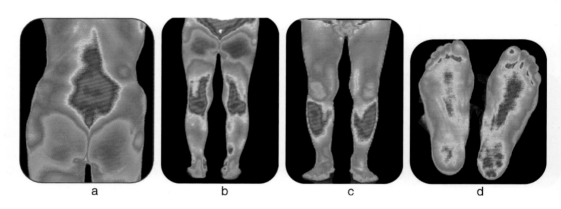

图 19-46　治疗后热图

病例 8　右侧腰臀部、髂胫束损伤引起腰部疼痛，右侧大腿疼痛，腰椎间盘巨大突出，非腰椎间盘突出症。见图 19-47。

主诉：腰部疼痛，右侧大腿疼痛 3 月余。

MRI 示：L_5-S_1 椎间盘巨大突出。

红外热图分析

双下肢呈对称性热图分布，无明显神经根刺激征象，但右侧腰臀部、髂胫束明显偏低温改变伴明显压痛，查体未见腰骶神经根刺激征象，诊断为右侧腰臀部、髂胫束软损。有腰椎间盘突出，但无腰椎间盘突出症。

治疗：银质针导热治疗 2 次。治疗后症状基本消失。

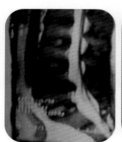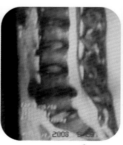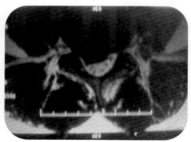

a

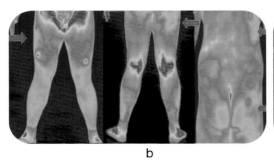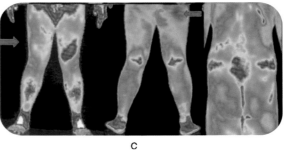

图 19-47　右侧腰臀部、髂胫束损害引起腰腿部疼痛热图

病例 9　强直性脊柱炎引起的腰背部疼痛，有腰椎间盘突出，非腰椎间盘突出症。见图 19-48。

主诉：腰背部疼痛。

MRI 示：椎间盘变性，$L_5 \sim S_1$ 膨出。

X 线片示：脊柱小关节增生符合强脊炎特征。

查体：胸腰段脊柱区压痛明显。

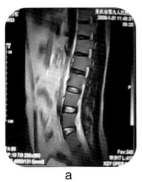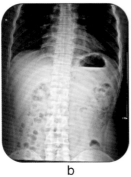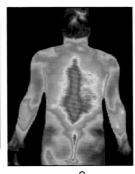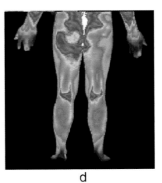

图 19-48　强直性脊柱炎热图
a. MRI 图；b. X 线片；c. 治疗前热图；d. 治疗后热图。

红外热图分析

胸腰段脊柱疼痛压痛区热图显示明显偏高温改变，提示双下肢无明显神经根刺激征象，脊柱炎特征。诊断为强直性脊柱炎。经粗银质针治疗后，症状消失。

病例 10　左侧内收肌群、左股外侧髂胫束软损引起的腰部及左下肢疼痛，有腰椎间盘突出，椎间盘突出症候。

主诉：腰部及左下肢疼痛 1 年。

CT 提示：腰椎间盘膨出，按腰椎间盘突出症经牵引等治疗 3 个月后效果差。见图 19-49。

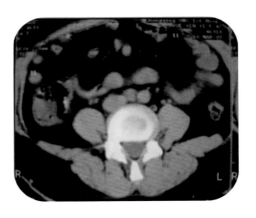

图 19-49　腰椎间盘膨出 CT 图

红外热图分析

（1）图 19-50a，为治疗前热图。左侧内收肌群、左股外侧髂胫束分布区、左膝关节明显偏低温改变，双小腿远端等温。诊断为上述部位的软损，无椎间盘突出症。上述低温部位行粗银质针治疗。

（2）图 19-50b，为治疗后 1 周疼痛明显好转热图。内收肌群低温已消失，左股外侧髂胫束分布区、左膝关节仍见偏低温改变，上述低温区继续以粗银质针治疗。

（3）图 19-50c，为二次治疗后 1 周症状基本消失复查热图。双下肢原有低温区基本消失，双下肢热图基本对称，临床治愈。

（4）图 19-50d，为 5 年后双侧双髋关节疼痛，红外热图。双侧髋关节周围炎性改变。

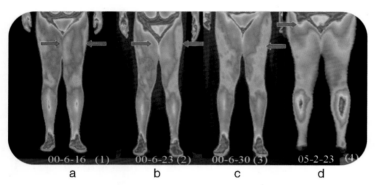

图 19-50　左侧内收肌、髂胫束热图
a.治疗前；b.治疗后；c.再次治疗后；d.观察 5 年。

病例 11　左侧骶髂关节损伤左下肢疼痛、活动受限，有腰椎间盘突出，无间盘突出症候。见图 19-51。

主诉：左下肢疼痛、活动受限 10 余天入院。

现病史：患者于 10d 前剖宫产后 3d 出现左侧臀部疼痛，左下肢疼痛，活动受限 10d 入院，左侧臀部疼痛，下肢活动困难，但无静息痛。

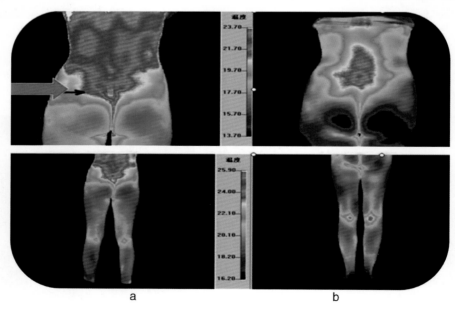

图 19-51　左侧骶髂关节损伤热图
a.左小腿温度偏低；b.治疗后温度正常。

MRI 示：L_5/S_1 椎间盘轻度突出。

查体：直腿抬高试验受限，"4"字试验阳性，左腿活动度受限，左骶髂关节及其周围明显压痛、叩击痛，疼痛剧烈。知觉正常。活动痛，无静息痛、自发痛。

红外热图分析

（1）图 19-51a，治疗前左侧骶髂关节明显充血性炎性改变，左小腿轻度偏低温改变。结合临床，诊断为左侧骶髂关节损伤。经骶髂关节局部治疗。

（2）图 19-51b，治疗后热图骶髂关节局部炎症减退，左小腿后方偏低温改变恢复正常。

二、无腰椎间盘突出的腰臀部疼痛

病例 12 L_3 横突综合征引起的左侧腰部酸痛、不适。

主诉：左侧腰部酸痛、不适半个月。疼痛呈间歇性，久坐，弯腰时感疼痛明显，双下肢无疼痛及麻木。凌晨有痛醒史。

查体：左侧 L_3 横突压痛明显。

红外热图分析

（1）图 19-52a，L_3 横突周围明显偏低温改变，压痛明显。诊断为 L_3 横突综合征，热图低温来源于损伤处的软组织血液循环下降所致。

（2）图 19-52b，经小针刀治疗 1 周后复诊，患者诉腰部酸痛明显减轻，复查红外热

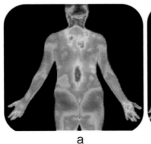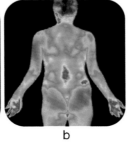

图 19-52 L_3 横突综合征热图

a.横突区温度偏低；b.治疗后低温区缩小。

图：L_3 横突周围偏低温区明显减小，达临床治愈。

病例 13 右侧弹响髋热图。见图 19-53。

主诉：发现右侧髋关节弹响 15 年。

查体：右侧大腿外展、屈髋时髋关节弹响。右腿股外侧明显压痛。

治疗：粗银质针治疗，每周 1 次。

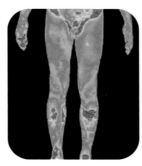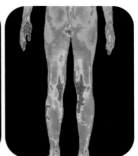

图 19-53 右侧弹响髋热图

红外热图分析

右臀部以粗隆为中心右股外侧及右膝关节累及，呈偏低温改变，双小腿热图对称，无明显异常。结合临床右侧大腿外展、屈髋时髋关节弹响，右腿股外侧明显压痛，诊断为：右侧弹响髋。

病例 14 股骨头无菌性坏死又称股骨头软骨炎，是病因不明的髋关节病变。是股骨头、颈三组动脉的分布及损伤后引起股骨头缺血及继发性损伤性骨关节炎，本病具有较高发病率（15%～45%），已引起国内外学者高度重视。早诊断、早治疗能终止或逆转病变，保留股骨头和髋关节的功能。

X 线片提示：右侧股骨头坏死，右股骨颈陈旧性骨折，畸形愈合。

红外热图分析

右髋关节前后明显偏高温改变，提示局部明显炎性改变。见图 19-54。

诊断：右髋关节及其周围软组织充血性炎性改变，股骨头坏死。

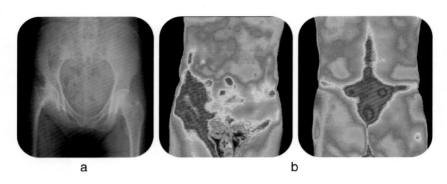

图 19-54   右侧髋关节 X 线片(a)和髋周(b)热图

病例 15   左侧股骨头坏死。

主诉:左髋关节及下肢疼痛 1 年,伴功能障碍,左侧卧位挤压痛。

检体:股骨头区压痛明显,"4"字试验阳性。

MRI 提示:左侧股骨头坏死。见图 19-55a。

红外热图分析

左侧髋关节投影区前后偏高温改变,伴有左侧臀部周围组织偏低温改变。见图 19-55b。

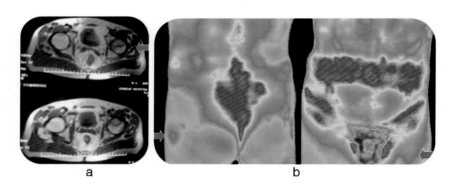

图 19-55   左侧股骨头坏死 MRI(a)及红外热图(b)

诊断:左侧股骨头坏死,亚急性改变,伴左侧臀部软损。

股骨头无菌性坏死热图特征稳定,规律性强。结合临床体征,股骨头区疼痛明显,"4"字试验阳性。下肢无神经根刺激征象,一般易于确诊。但一旦伴有下肢神经根刺激征象,也易误诊。

病例 16   髂骨肿瘤疑为坐骨神经痛。

主诉:右髋右下肢痛 1 个月疑为坐骨神经痛。

X 线片、MRI 提示:髂骨耻骨骨质破坏。

红外热图分析

患者以右下肢持续性剧烈疼痛,疑为坐骨神经痛就诊。红外热图提示:双下肢等温,患肢无坐骨神经刺激征象,但右髂部及臀部明显异常偏高温改变,结合临床疑为肿瘤。实验室检查:红细胞沉降率增快,白细胞明显偏高。X 线片、MRI 证实,髂骨耻骨骨质破坏,诊断为髂骨肿瘤。见图 19-56,图 19-57。

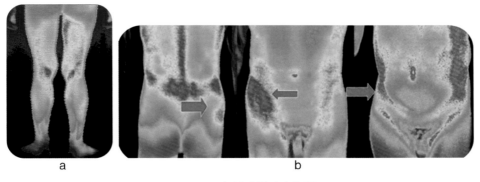

图 19-56　右侧髋骨肿瘤热图

右髂部、髋部异常偏高温。

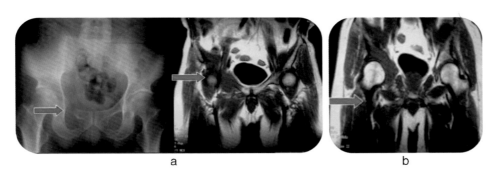

图 19-57　髂骨肿瘤 X 线(a)、MRI 图像(b)

三、颈椎病及颈部软损

颈椎病、颈部软组织损伤在疼痛诊疗中非常常见。红外热图在此类疾病中应用优势,是能判定软组织损伤的部位,疼痛区域是充血性变化还是缺血性变化,血管、神经有否累及,是否伴有炎症,有否神经根刺激症状,有否其他并发症。如病例 17 中,明显的椎间盘突出,压迫脊髓、硬膜囊,临床疼痛明显,但热图提示上肢神经根未见明显刺激征象,提示软组织损伤可能。经按软组织损伤治疗后临床痊愈,至今未发,值得研究。

病例 17　颈椎病,椎 A 型为主,合并颈部软组织损伤。

主诉:头昏,头晕,与体位改变相关。

MRI:C_{3-4} 椎体不稳,C_{3-4}、C_{6-7} 颈椎间盘突出。图 19-58。

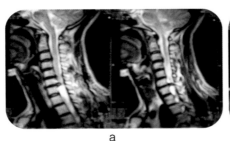
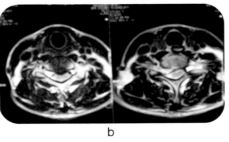

图 19-58　颈椎间盘突出 MRI 图像

红外热图分析

左侧颈肌呈充血性改变,右侧颜面部呈偏低温改变,头部供血不对称。

诊断:颈椎病,椎 A 型为主合并颈部软组织损伤。见图 19-59。

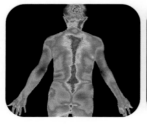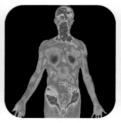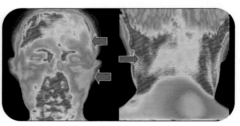

图 19-59   颈椎病椎动脉型和颈部软组织损害红外热图

病例 18   右肩背肩胛提肌、大小圆肌及腋神经损伤引起的右上肢疼痛伴示指尖麻木,有明显椎间盘突出,无明确椎间盘突出症。

主诉:右上肢疼痛 2 月余,伴示指尖麻木 20d。疼痛呈间歇性,右上肢活动无明显影响,夜间睡觉时也感疼痛。

MRI 影像所示:见图 19-60。

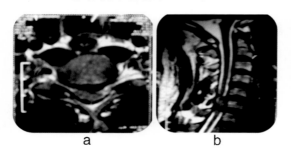

图 19-60   右肩背肩胛提肌 MRI 影像

红外热图分析

颈椎间盘突出,右上肢阵发性麻痛,但热图提示右手远端未见神经刺激征象,神经根刺激征象不明显。右肩背肩胛提肌、大小圆肌有明显炎性充血改变。右上臂后方腋神经支配区呈偏低温改变。据此推论,患者主诉右上臂阵发性麻痛,很可能与上述部位的损伤有关。诊断:颈肩软组织损伤,颈椎间盘突出,非椎间盘突出症。由于患者惧怕手术,强烈要求非手术治疗,遂采用神经阻滞和针刀软组织松解术治疗。患者经治疗后颈及右上肢麻痛逐次减轻。经 6 次治疗后症状消失,热图恢复正常。追踪 2 年,未发。见图 19-61～图 19-63。

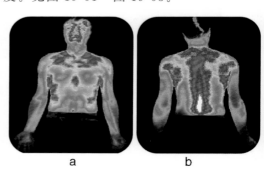

图 19-61   右肩背部炎性充血热图
右上臂后方偏低温。

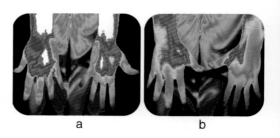

图 19-62   右手掌、手背明显偏低温热图

10 年追踪观察

患者颈椎间盘突出,伴右颈臂部疼痛,椎间盘突出明显压迫颈髓硬膜囊,颈髓呈明显哑铃状改变,我们根据临床表现坚持主诉热

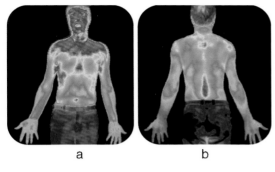

图 19-63　治疗后热图

治愈后红外热图示正常，双侧肩胛部及上肢温度对称，临床治愈。

图体征三结合严格诊断，认为热图没有神经根刺激征象，临床颈髓刺激体征不明显，符合颈肩臂软组织损伤表现，经小针刀等治疗后，临床治愈，但椎间盘突出仍明显存在，这种疗效能维持多久呢？椎间盘突出压迫颈髓又怎样呢？我们惊奇地发现除了患者 10 年来颈肩臂仍保持较好状态外，颈椎间盘突出和颈髓压迫竟在不断改善，特别是 2019 年 11 月 MRI 结果，竟然大大改善，某个角度居然看不到压迫征象，在惊叹该病例的修复能力同时，也为我们在红外热像引导下的正确处置和疗效感到高兴。见图 19-64。

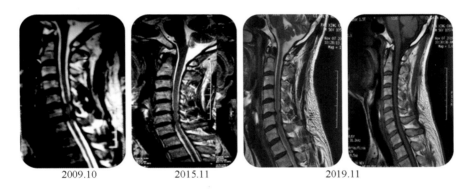

2009.10　　　　2015.11　　　　　2019.11

图 19-64　治疗前后颈椎 MRI 影像比较

病例 19

主诉：左肩背剧痛，持续性，不能入睡 10d。

X 线片示：严重骨质增生，生理曲度消失，反张。

MRI：脊柱 S 形改变，明显反张改变。脊髓无明显压迫。

查体：左肩左上肢活动正常，左肩四边孔剧烈压痛，颈肩上肢知觉正常。

红外热图分析

左肩大小圆肌偏低温改变，左上臂累及。左上肢末端，左手温度正常。考虑无明显颈神经根刺激征象。见图 19-65。

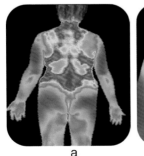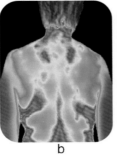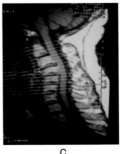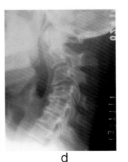

a　　　　　　　b　　　　　　　c　　　　　　　d

图 19-65　左肩背剧痛偏低温热图、MRI 示曲线反张

诊断:左大小圆肌损伤;腋神经刺激症;颈椎严重骨质增生。

治疗:左侧肩部大小圆肌损伤刺激腋神经引起左侧肩背剧痛。经神经阻滞、软组织松解术治疗2次后痊愈。

病例20　颈椎病,颈肩软组织损伤,腕管综合征。

主诉:反复颈痛4年,复发加重伴右上肢痛、乏力20d。

红外热图分析

右侧肩背部呈偏低温改变,右上臂累及,右腕关节偏低温改变,符合颈椎病,颈肩软损,腕管卡压诊断。见图19-66。

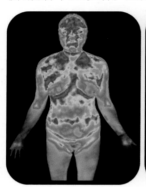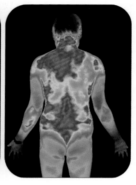

图 19-66　颈椎病、颈肩软组织损伤、腕管综合征热图

四、严重骨结构改变和实际功能状态判读

临床常见有些疼痛患者骨结构改变非常明显,严重,甚至可怕,但临床症状尚好。在热图指导下进行治疗,往往效果较好,症状改善,甚而消失,但骨结构不变。这就引出功能与结构的问题,在结构明显改变的情况下如何客观判别功能,红外热图可以提供重要帮助。

病例21　左腰背软损,脊柱侧弯。

主诉:左腰臀部痛。

X线片示:腰椎滑脱错位,严重增生。

红外热图分析

腰背部可见明显脊柱侧弯特征,双上肢、双下肢均未见神经根刺激征象。左腰背部疼痛压痛区可见明显低温改变。见图19-67、图19-68。

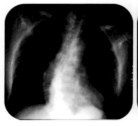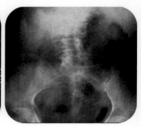

图 19-67　X线片示腰椎滑移、增生明显

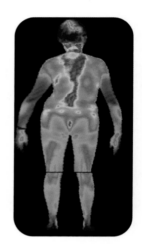

图 19-68　左侧腰背部热图温度改变

诊断:左腰背软损,脊柱侧弯。

病例22　腰臀软组织损伤,严重腰椎骨质增生。

主诉:左腰臀酸痛5年,平卧减轻,劳累后加重。

X线片示:腰椎侧向滑脱,严重骨质增生,骨桥形成。

红外热图分析

双下肢远端等温,未见神经根刺激征象,左臀明显低温改变,左髂腰区偏高温改变。见图19-69、图19-70。

诊断:腰臀软损,严重腰椎骨质增生,无神经根刺激征象。

该患者实际情况是每天生活可以自理,自由地走动。站久坐久,腰骶部有不舒服的感

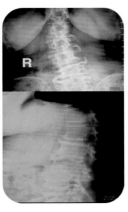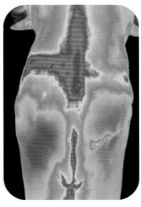

图 19-69　腰臀软组织损伤严重、腰椎骨质增生影像及热图

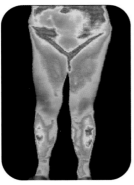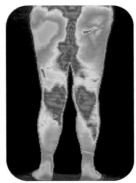

图 19-70　臀部及腿部偏低温热图

觉。红外热像反映了它的现在的功能状态。

病例 23　右髋关节周围软损，右髋关节炎。

主诉：右髋关节疼痛活动障碍 1 周。

X 线片示：双髋关节未见明显异常（图 19-71a）。

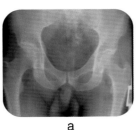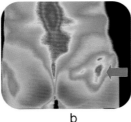

图 19-71　右髋关节 X 线片(a)及偏高温热图(b)

红外热图分析

右髋关节侧位可见明显偏高温改变（图 19-71b、图 19-72。）

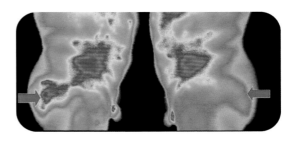

图 19-72　右髋关节侧位偏高温热图

诊断：右髋关节周围软损，右髋关节炎。

病例 24　右足跟骨滑囊炎，跟骨骨刺。

主诉：右足跟痛 1 年。

X 线片示：右足跟骨骨质增生（骨刺）。见图 19-73a。

红外热图分析

骨刺生长侧左侧有骨刺，无疼痛，热图正常，右足疼痛侧有疼痛，无骨刺，热图足跟跟骨滑囊处压痛，明显偏高温改变。见图 19-73b。

诊断：右足跟骨滑囊炎。

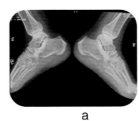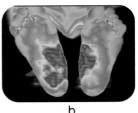

图 19-73　右足跟骨 X 线片(a)和右足跟偏高温热图(b)

五、自主神经功能紊乱

自主神经功能紊乱看不见摸不着，红外热图的帮助，使这种紊乱客观可视。

病例 25　自主神经功能紊乱。

主诉：左侧胸背部疼痛，左侧躯体无汗。

红外热图分析

胸背部出现明显的界限性偏低温改变，系左侧肢体少汗所致。治疗 2d 后热图正常。

见图 19-74、图 19-75。

诊断：自主神经功能紊乱。

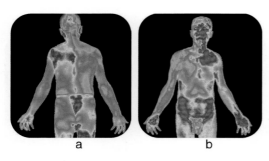

图 19-74　左侧胸背部痛治疗前偏低温热图

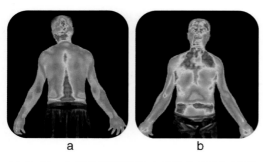

图 19-75　左侧胸背部痛治疗后胸背部热图正常

六、炎症

红外热图可以帮助我们判读炎症的部位、程度、性质（急性、慢性）、范围及疗效的判定和发展趋势。

病例 26　左侧颞颌关节炎，反复发作。颞颌关节及周围明显偏热改变，伴压痛。见图 19-76。

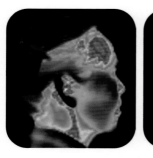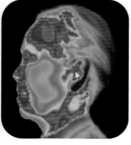

图 19-76　左侧颞颌关节炎偏高温热图

病例 27　前列腺、后尿道炎症。

主诉：腰部胀痛，经 3 次 B 超检查，4 次 CT 检查无异常。

红外热图分析

图 19-77a 为前列腺后尿道炎症治疗前热图；图 19-77b 为经抗炎输液治疗后 1 周热图，示炎症明显减轻，症状缓解。

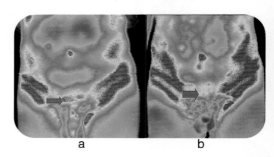

图 19-77　前列腺、后尿道炎治疗前（a）、后（b）热图

病例 28　腹部急慢性炎性热图。见图 19-78、图 19-79。

红外热图分析

图 19-78 为胆囊炎热图。图 19-78a 为急

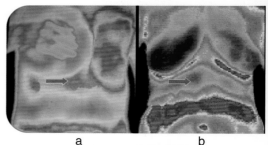

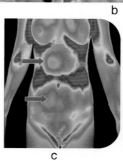

图 19-78　腹部急慢性炎症热图

a. 急性化脓性胆结石；b. 慢性胆结石；c. 慢性胆囊炎，慢性阑尾炎。

性化脓性胆石症患者;图 19-78b 为慢性胆石症患者,无自觉症状;图 19-78c 为慢性胆囊炎、慢性阑尾炎患者,有症状无结石。

病例 29　慢性左膝关节髌上滑囊炎,左股外侧区软组织损害。见图 19-79,图 19-80。

主诉:左下肢、左膝关节酸痛。

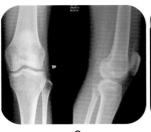
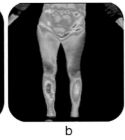

图 19-79　慢性左膝关节髌上滑囊炎 X 线片(a)及热图(b)

X 线片示:左膝关节增生。

红外热图分析

左膝关节及髌上囊明显偏低温改变,左下肢外侧累及。

诊断:慢性左膝关节髌上滑囊炎,左股外

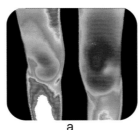
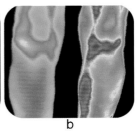

图 19-80　左侧膝关节及髌上囊热图

侧区髂胫束软损。

本病例中,X 线片看到了结构改变,红外热图看到左膝髌上囊、髂胫束、小腿三头肌劳损,对精准治疗更有帮助。

七、痛风治疗前后热图

病例 30　痛风热图变化。见图 19-81。

红外热图分析

痛风第 2 天左掌趾关节急性充血性炎性改变;第 7 天左掌趾关节充血性炎性改变明显好转,但其附近仍见残留炎症;治愈热图恢复正常。

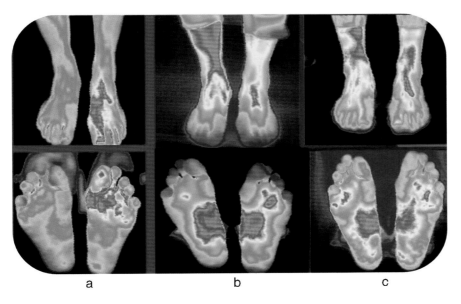

图 19-81　痛风热图变化

a. 痛风 2d;b. 痛风 7d;c. 治愈。

病例31　踝关节炎。见图19-82。

钟××,女,38岁。因双下肢水肿,双足底剧烈疼痛5个月,散在瘀斑伴坏死半个月,2007年6月19日以结缔组织病住内分泌科病区转收皮肤科。因小腿下段瘀斑、破溃,踝关节肿胀,双侧胫腓神经损伤,左侧正中神经传导障碍,右侧背屈肌力2级,知觉减退,L_{3-4},L_5-S_1椎间盘膨出,剧烈静息疼痛,需哌替啶才能缓解。6月26日医教部组织神经内科、超声、放射、血管外科、疼痛科会诊。临床曾考虑为高蛋白血症、红斑所致的痛症、未分化结缔组织病、血管炎、系统红斑狼疮、干燥综合征、闭塞性血栓性脉管炎、关节炎等。经热图检查考虑为关节炎。本科于7月3日进行第1次治疗,当晚疼痛明显减轻,自后隔日1次治疗,5次后基本不痛。

红外热图分析

图19-82a为治疗前双下肢足趾远端温度对称,未见动脉性缺血改变,可排除脉管炎可能,右踝关节前方明显偏高温处压痛疼痛剧烈,追问病史,患者疼痛始发于此,考虑踝关节炎,经局部注射抗炎镇痛药物后,当晚疼痛大减,隔日治疗,5次后症状基本消失。图19-82b为治疗后好转热图。

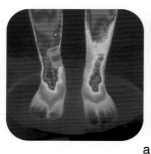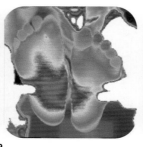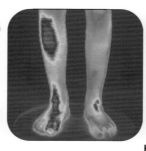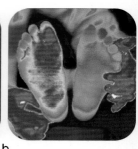

a　　　　　　　　　　　b

图19-82　踝关节炎治疗前(a)、后(b)热图

八、心血管红外热像

红外热图通过温度的变化,帮助我们了解动静脉的供血状态、血管状态,可以反映血管的细微的变化、亚健康状态。这一点对健康管理非常有价值。

病例32　心前区热图。见图19-83、图19-84。

红外热图分析

图19-83a为正常红外热图,左右胸前区两侧对称。图19-83b为中度冠心病患者热图,左侧胸前区明显偏低温改变,此患者拍图后1年因心肌梗死猝死。图19-84a为感冒后出现胸闷患者,疑为病毒性心肌炎,热图提示心肌供血状态下降,进一步检查证实为冠心病。图19-84b为冠心病患者,经PTCA治疗后,心肌供血正常,热图显示正常。

临床观察表明,心前区的低温与心肌供血下降关系非常密切。可以作为冠心病早期征象之一去研究。但应注意跟其他原因鉴别,如乳腺病变、胸部外伤、胸小肌损伤等。

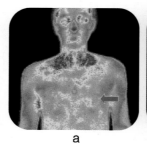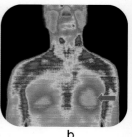

a　　　　　　　b

图19-83　心前区热图
a.正常热图;b.异常热图。

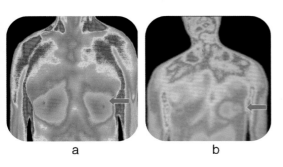

图 19-84　同一患者感冒后热图(a)，经 PTCA 治疗
后热图(b)

病例 33

主诉：反复腰部疼痛 4 年余，加重伴右下
肢胀痛 3d。3d 前，患者受凉后突感腰部疼痛
剧烈，伴右下肢酸胀痛、麻木，不能直立行走，
久走后右下肢乏力，弯腰活动受限，久坐、久
站后疼痛加重，夜间疼痛剧烈，不能忍受，严
重影响睡眠。

热图示：右小腿中下段前后侧均见界限
性低温。见图 19-85。

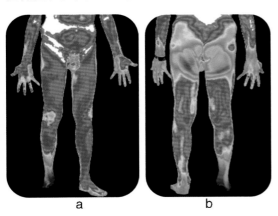

图 19-85　右小腿腘动脉栓塞热图

查体：右下肢中下段皮肤苍白干燥，皮温
降低，足背动脉搏动消失。

提示：右下肢远端动脉栓塞（腘动脉）。

建议：外科干预（病久易出现干性坏死，
造成截肢）。

九、乳腺

乳腺问题涉及成千上万的妇女和家庭，
全世界广为关注，红外热图可以灵敏地捕捉
乳腺变化的信息，给临床诊断重要的帮助。

病例 34　哺乳期热图。见图 19-86。

红外热图分析

哺乳期热图，明显偏高温。

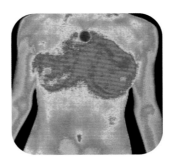

图 19-86　**哺乳期明显偏高热图**

病例 35　右侧乳腺增生。见图 19-87。

红外热图分析

右乳外上象限明显偏热改变，腋窝累及，
乳头、乳晕无明显偏高温改变。

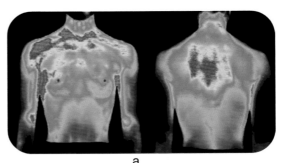

a

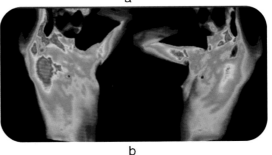

b

图 19-87　**右侧乳腺增生热图**

诊断:右侧乳腺增生。

病例 36　右乳腺腺管炎。见图 19-88。

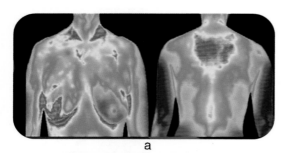

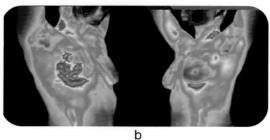

图 19-88　右侧乳腺腺管炎热图

红外热图分析

右侧乳头、乳晕及外上象限明显偏高温改变,炎性特征。

诊断:右侧乳腺腺管炎。

病例 37　双侧乳腺纤维瘤。见图 19-89。

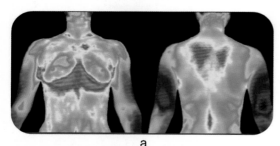

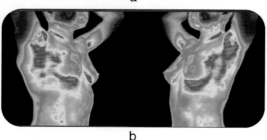

图 19-89　双侧乳腺纤维瘤热图

红外热图分析

左右乳腺外上象限偏高温改变,乳头、乳晕偏高温改变不明显,腋窝淋巴结无明显偏高温改变。

诊断:乳腺纤维瘤。

十、癌症

肿瘤红外热图,灵敏度高,当异常细胞代谢加速,局部温度上升超过 0.05℃ 时,热像仪就可以检测和记录到这种变化,显示出异常高温的部位。而 MRI、CT 等则必须在病灶发展至一定体积、一定密度时才能显示这种异常的结构变化。肿瘤细胞由早期的代谢加速,血液循环增加而导致的温度变化,发展至体积增大足以 CT、MRI 分辨,这里有一个时间差,一般来说起码 3～6 个月。随着 CT、MRI 仪器分辨能力的提高,这种差距可以缩短,但温度的变化在前,结构变化在后,这种差距是绝对的。可以想象这种 3～6 个月的提前期,对患者有何等重要的治疗价值和生命价值。

病例 38　乳腺癌,交叉转移。见图 19-90。

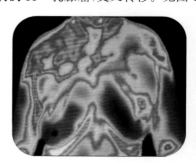

图 19-90　乳腺癌交叉转移热图

红外热图分析

左乳外上方明显局灶性异常偏高温改变,病灶有大血管支通过,病理检查证实为乳腺癌。

病例 39　右侧乳腺癌。见图 19-91。

红外热图分析

右乳外上象限、乳头及乳晕明显偏高温

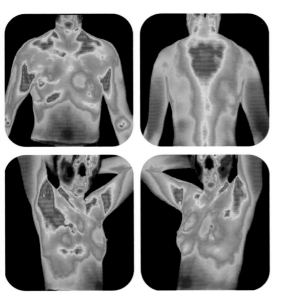

图 19-91　**右侧乳腺癌热图**

改变,右侧腋窝淋巴结明显偏高温改变。病理检查证实为乳腺癌。

诊断:右乳腺癌。

病例 40　鼻咽癌放疗后复发合并肺转移。见图 19-92。

郑××,男,27 岁,X 线胸片示:纵隔增宽,右上肺及右肺门结节影。

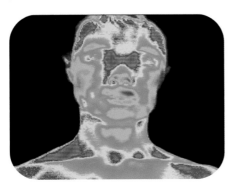

图 19-92　**鼻咽癌放疗后复发合并肺转移热图**

鼻咽部及鼻部 CT 提示:鼻窦占位性病变及部分骨质破坏。

红外热图分析

鼻咽癌肺转移头部正面图,鼻根部异常

高温,右侧为甚。右锁骨上区明显偏高温。

诊断:鼻咽癌放疗后复发合并肺转移。

病例 41　鼻咽癌淋巴结转。见图 19-93。

红外热图分析

左侧耳后、颌下淋巴结异常充血性改变。

诊断:鼻咽癌淋巴结转移(病理证实)。

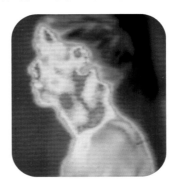

图 19-93　**鼻咽癌淋巴结转移热图**

病例 42　左支气管未分化小细胞癌转移。见图 19-94。

李××,男,55 岁。支气管纤维镜检查示:左上叶支气管开口可见一菜花状新生物。

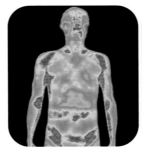
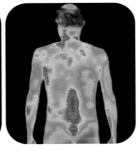

图 19-94　**左支气管未分化小细胞癌转移热图**

MRI 检查:左肺中央型肺癌伴淋巴结转移,左支气管截断征象。

CT 检查:左上肺中央型肺癌伴阻塞性炎症及胸膜增厚。

红外热图分析

左上背部明显异常偏高温,左腋侧明显偏高温改变,左颈后明显异常偏高温改变。

诊断:左支气管未分化小细胞癌转移。

病例 43   支气管肺癌胸椎、盆腔转移。见图 19-95。

红外热图分析

支气管肺癌患者,胸椎及腰骶部明显异常偏高温改变。疑为转移,经检查确诊为胸椎、盆腔转移。

诊断:支气管肺癌多处转移。

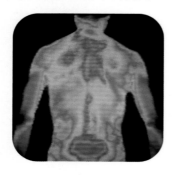

图 19-95   **支气管肺癌转移热图**
胸椎及腰骶部偏高温。

病例 44   肝癌中晚期。见图 19-96。

红外热图分析

明确诊断为肝癌患者,肝区仅见轻度偏高温改变,提示肝癌中晚期。肝癌早期多为偏热改变,不均质分布。

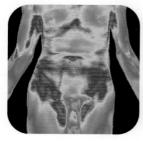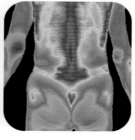

图 19-96   **肝癌中晚期热图**
肝区偏高温。

病例 45   鼻咽癌放疗前后。见图 19-97。

红外热图分析

鼻咽癌患者经放疗前后热图。放疗后鼻部异常高温明显消退。

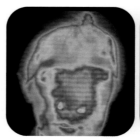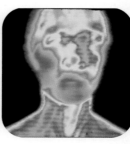

图 19-97   **鼻咽癌放疗前后热图**
高温减退。

病例 46   肺癌患者术后复发。见图 19-98。

红外热图分析

肺癌患者手术切除后 1 年热图检查,发现原切除区域呈现胸背对应区域前后高温征象,疑为复发。红外诊断 3 个月后 CT 证实,肺癌复发。

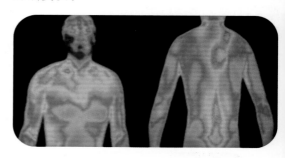

图 19-98   **肺癌术后复发热图**
胸背对应区偏高温。

病例 47   颈椎肿瘤。见图 19-99。

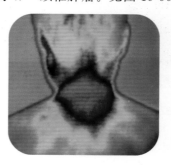

图 19-99   **颈椎肿瘤热图**
颈后区偏高温。

红外热图分析

颈椎肿瘤患者,确诊前 1 年热图检查。颈后疼痛区明显偏高温改变。期间做 2 次 CT 检查均为阴性,1 年后确诊。

病例 48 咬肌肿瘤。见图 19-100。

红外热图分析

CT 证实咬肌肿瘤患者,热图检查时发现,咬肌肿瘤处明显异常偏高温改变,同侧锁骨上区明显累及。3 个月后 CT 检查证实。

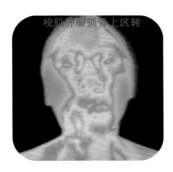

图 19-100 **咬肌肿瘤热图**
病变区偏高温。

病例 49 胸膜间皮瘤脑转移,见图 19-101。

红外热图分析

病理证实胸膜间皮瘤患者,热图检查时发现,左侧胸背胸膜间皮瘤病灶区对应区域呈界限性异常偏高温,并发现该高温区向左侧头部延伸,疑为头部转移。2 个月后出现脑性瘫痪,CT 证实脑转移。

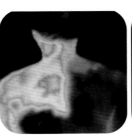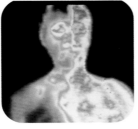

图 19-101 **胸膜间皮瘤脑转移热图**

病例 50 良恶性包块的鉴别,见图 19-102、图 19-103。

红外热图分析

图 19-102 为 64 岁男性患者,疼痛、左前胸包块,异常高温。图 19-103 为 70 岁女性患者,右下腹包块,无痛,低温,良性特征。

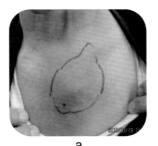

a

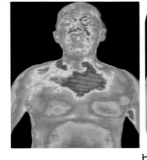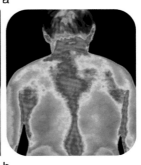

b

图 19-102 **左前胸包块异常高温热图**

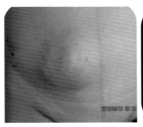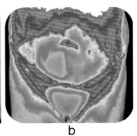

a b

图 19-103 **右下腹包块低温热图**

X 线、CT 扫描:正常,进一步 MRI 检查,肺癌软骨癌?

病例 51 前列腺癌早期(左叶),2 个月后确诊。见图 19-104。

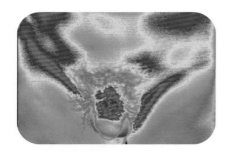

图 19-104　早期前列腺癌（左叶）热图

病例 52　肺癌，右侧肩部、腰椎转移。见图 105～图 107。

诊断意见：左肺门中央型肺癌，伴右肺门、纵隔、右侧肱骨头、左侧第 7 肋骨、右侧股骨颈、L_{1-2} 椎体及右侧附件多发转移。

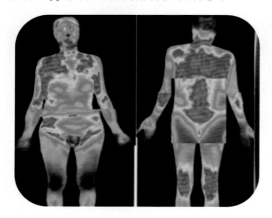

图 19-105　左肺门中央型肺癌热图

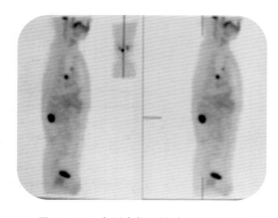

图 19-106　右侧肩部恶性肿瘤 PET 影像

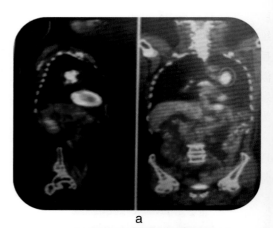

a

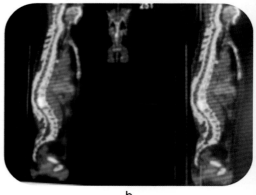

b

图 19-107　ECT 正位（a）与侧位（b）图像

红外热图分析

红外热图（图 19-105）、PET（图 19-106）、ECT（图 19-107）三种影像高度吻合，同步性好，诊断价值高。但 PET、ECT 具有放射性，从机体耐受和经济上都不能反复使用，红外热图属绿色检查，对机体无创，可反复检查，适用于普查和评估，值得推荐。

病例 53　右侧肩部包块，恶性。见图 19-108、图 19-109。

李××，男，22 岁。右侧肩胛部包块，反复疼痛 2 年余，加重 9 个月。

12 年前行右肩部包块切除术。2010 年再次行右肩部包块探查术：病理疑为原始神经外胚层叶瘤？因疼痛剧烈，呈阵发性，上肢活动时疼痛加重，夜间疼痛尤甚就诊。

就诊在他院做 X 线片检查(图 19-108a)、三维 CT(图 19-108b),未见明显异常。来科后,行红外热像检查,右肩前后明显异常高温,恶性特征(图 19-109a)。随行 MRI 检查发现右肩明显异常(图 19-109b),会诊确诊为原始神经外胚层叶瘤,小圆细胞低度恶性肿瘤。

本病例,年轻,疼痛明显,但三维 CT、X线片检查未见明显异常,经红外热像则清楚显示异常高温,恶性特征,MRI 及病理证实为恶性肿瘤,红外热像对肿瘤的诊断价值值得重视。

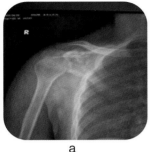
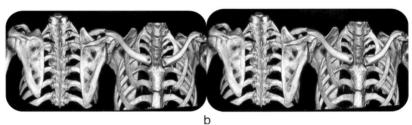

图 19-108　X 线片(a)及 CT 影像(b)

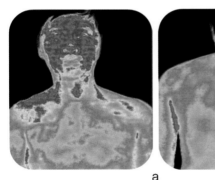
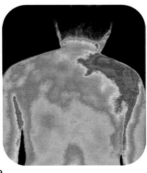
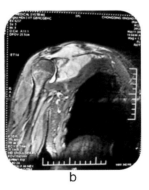

图 19-109　右侧肩部恶性肿瘤热图(a)及 MRI 影像(b)

十一、传统中医疗法中的使用

中医药传统疗法治疗的疗效,如不用热图,能使患者经一次治疗后自觉疼痛好转或消失、活动正常来表达,可信度较低,而用热图记录,就非常客观可信,并可长久保存,反复调读直观,可信度高。

病例 54　左手桡骨茎突远端骨折后酸痛治疗过程。见图 19-110。

红外热图分析

图 19-110a 为治疗前左手桡骨茎突远端骨折,患者骨痂已愈合,但仍见局部酸痛,红外热图检测发现,原骨折酸痛处明显偏低温改变。图 19-110b 为经经穴疗法治疗后立即热图检查示,原骨折处低温明显改善。图19-110c 为治疗后次日热图,患手热图恢复正常,双手热图完全对称。

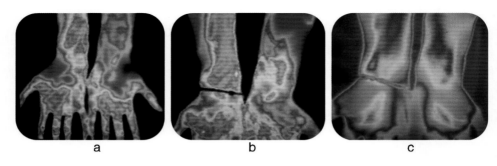

图 19-110　左手桡骨茎突远端骨折热图

a.治疗前;b.治疗时;c.治疗后。

病例55　针灸治疗周围型面瘫全过程。见图 19-111、图 19-112。

红外热图分析

图 19-111a 为正常头面部热图。图 19-111b 为右侧周围型面瘫,瘫痪侧略偏高温。

图 19-111c 为针灸治疗时面瘫热图,可见经针刺后两侧面部温度趋向对称。图 19-112a 为出针后面瘫图,较未针刺前面瘫热图改善,但较留针时差。图 19-112b 为针刺 3d 后面瘫明显改善。

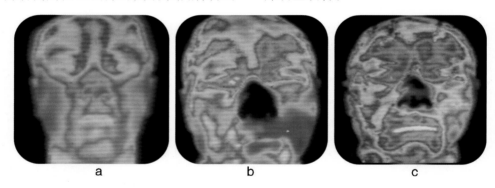

图 19-111　周围型面瘫针灸热图

a.正常头面部热图;b.右侧面瘫热图;c.经针刺后热图。

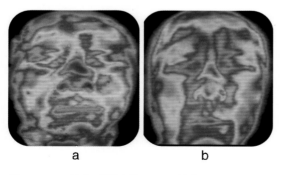

图 19-112　针灸后面瘫热图(a),针灸 3d 后热图(b)

十二、周围血管炎症(充血与缺血)

病例56　类风湿关节炎侵犯小关节。见图 19-113。

红外热图分析

类风湿关节炎手指疼痛处偏高温改变。

提示:炎症侵犯末端小动脉和指间关节。

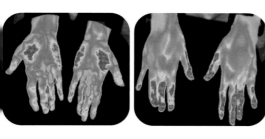

图 19-113 类风湿关节炎侵犯小关节热图

病例 57 类风湿关节炎肢端小动脉供血下降。见图 19-114。

红外热图分析

类风湿关节炎患者手指末端明显偏低温改变。

提示：局部血液循环下降,与末端小动脉痉挛有关。

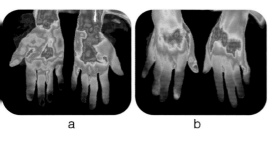

图 19-114 类风湿关节炎手指热图

病例 58 雷诺病。见图 19-115。

红外热图分析

雷诺症患者末端小动脉痉挛,呈明显偏

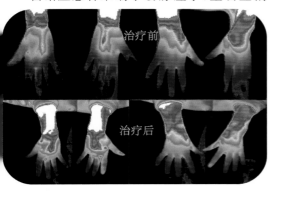

图 19-115 雷诺病患者热图

低温改变,经治疗后末端温度明显上升,症状改善。

病例 59 红斑肢痛症。见图 19-116。

蔡××,男,50 岁。左手环指阵发性剧痛。

红外热图分析

红斑肢痛症患者左手环指阵发性剧痛时,疼痛指明显偏高温改变,治疗后疼痛指症状改善,温度渐复正常。

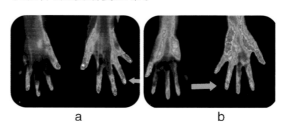

图 19-116 红斑肢病症手指热图
a. 手背面;b 手掌面。

病例 60 糖尿病,肢端血供下降末端小动脉受刺激。见图 19-117。

红外热图分析

糖尿病患者并发末端小动脉炎,手指末端呈低温改变。随着病情改善,供血改善,温度渐复正常。

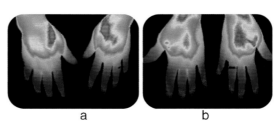

图 19-117 糖尿病手指热图
a. 手背面;b. 手掌面。

十三、头痛

头痛原因很复杂,一般的检测与区别缺血性疼痛和充血性疼痛都有一定的困难,红外热图则可以轻易地加以鉴别,并提供各种其他缺血性和充血性状态分布直观信息。

病例 61　头痛红外热图。见图 19-118～图 125。

右侧脑梗死,梗死侧呈代偿性的颅外偏高温,图 19-118。丛集性血管性疼痛患者,发作时,右前额颞侧明显偏高温改变,发作停止后温度渐复正常(图 19-119)。

枕大神经疼痛区域(左侧头部)呈偏低温改变(图 19-120)。颈部软损区域(左颈侧)呈偏高温改变(图 19-121)。

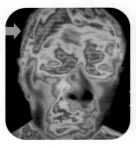 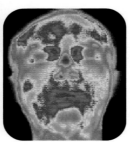

图 19-118　右侧梗死颅　图 19-119　右侧脑梗死
　　　　　　外侧热图　　　　　　　　额颞侧热图

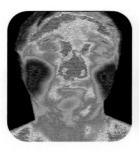 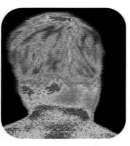

图 19-120　枕大神经疼　图 19-121　颈部软组织
　　　　　　痛区热图　　　　　　　　损害区热图

右上牙区炎症引起头痛,患侧牙区明显偏高温改变(图 19-122)。血管收缩性头痛,头痛区域呈偏低温改变(图 19-123)。血管扩张性头痛,右侧眶上区呈偏高温改变(图 19-124)。星状神经节阻滞后,侧血管呈扩张状态(图 19-125)。

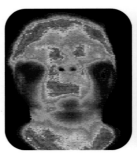 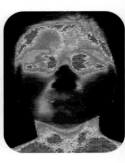
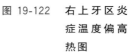

图 19-122　右上牙区炎　图 19-123　血管收缩性头
　　　　　　症温度偏高　　　　　　　　痛,头痛区域
　　　　　　热图　　　　　　　　　　偏低温图

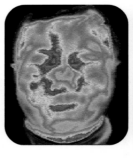
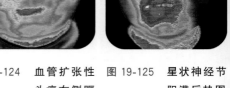

图 19-124　血管扩张性　图 19-125　星状神经节
　　　　　　头痛右侧眶　　　　　　　　阻滞后热图
　　　　　　上区热图

十四、运动科研 观察热图

运动量的监测,肌肉血液循环及代谢状态,可以用红外热成像图直观形象观察到。

病例 62　右上肢极量提举训练热图。见图 19-126。

红外热图分析

提举前右侧肩背部温度对称;极限量提举后 5min 开始右肩背部呈偏高温改变;10min 后偏高温改变呈高峰;20min 后偏高温改变开始恢复。

以上我们列举了常见疼痛有关疾病的红外热图病例,供初学者参考。研究证明,红外热像技术是新型以反映机体热场分布为主的

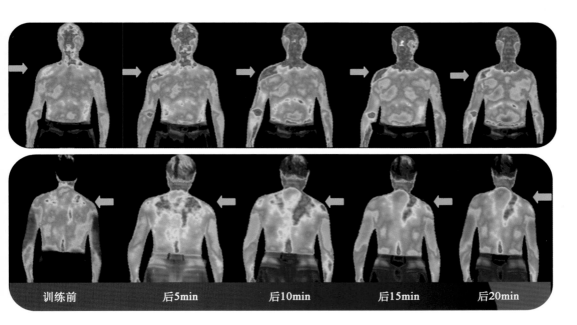

图 19-126　右上肢极量提举训练热图

功能影像学,它与 CT、MRI 和 B 超等以结构影像为主的影像技术之间具有不可替代的互补作用。理想的完整的影像学结果应该是利用 CT、MRI 等了解患者的组织结构变化情况,又通过红外热图了解其局部血液循环、神经等功能状态变化,即结构影像和功能影像结合,才能使临床诊断有较全面的影像学依据。

应该强调,红外热像技术是一种反映温度分布的新型功能影像学,能实时、动态、无创遥控测温。但它不是万能的,它所能表达的只是与热有关的因素,而对于深部、解剖复杂的病痛,由于热信号的衰减和干扰,表达清楚也是困难的。即便是优势应用领域,亦尚

需与其他影像和相关临床结合进行深入探讨,不断完善。

因此,在红外热像研究应用路上,我们要务必牢记:与临床结合,与结构影像学结合是其生命线;主诉、热图影像、临床体征三结合是其生存原则;坚韧不拔,实事求是,科学客观是其成功的关键。只有这样,红外热像技术才能真正发挥其优势,才能不断发展和进步。

红外热像技术方兴未艾,前景无量。必定促进医学发展,必定会应用于医学的每个角落。

（吴士明　覃家华　朱晓委）

第三节　红外热像技术临床应用

国内研发的数字热态自动检测分析系统（digital thermal autoanalysis system）,成为中医基础理论可视化的第一个空间（space）、定位（location）、定量（quantitation）热成像分

析系统,已被列入国家中医药管理局"发展一批（19 项）中医现代化"项目之一,是目前世界医学红外热成像自动智能分析（automatic intelligent analysis）数据库技术。目前,国际

和国内红外热成像影像医学的应用，由于红外热成像硬件设备与智能化分析软件还没有达到匹配水平，基本上仍处在人工分析判断方法，其工作效率低、判断标准困难。因此，不符合国际电气和电子工程学会（IEEE）正在制定的新医学红外热成像影像学行业标准，即影像数据自动生成，数据分析智能化，具备多医学信息参数关联研究数据库功能。这是功能红外热成像技术今后发展的必然趋势。将可以在慢性病的早期预警、健康管理及手术（心脏、断肢再植、烧伤植皮等）中进行实时动态监视血管的接通状况和血流顺畅情况，且无创、安全可靠，在心、脑血管疾病、临床疼痛诊治方面的应用也是一个颇具前景的发展方向，是有创的血管介入检查及平板运动试验之外的另一诊断思路。

Ameri Care Medical Center 自十多年前开始，在吴士明教授的指导下，与美国多位医学专家合作，成立了红外医学热像临床研究中心，将红外医学热像诊断应用于疼痛性疾病、心脑血管疾病、癌症、疑难病症等临床中，取得了显著的成效，提高了临床诊断及治疗效果，现将应用概况做一简介。

一、疼痛性疾病

疼痛是某些疾病的主要症状，其本身也是一种常见疾病。疼痛是机体受到来自内外环境的伤害性刺激时出现的一种伴有情绪反应的病理生理过程。疼痛是一种自觉症状，疼痛的性质、程度和部位，临床主要根据患者的主诉来判断。由于每个人对疼痛的敏感程度有较大的差异，因此缺乏客观的疼痛表达方法和判断依据，给疼痛的诊断、治疗及疗效观察带来一定的困难。红外热像扫描应用于疼痛性疾病的临床中，收到满意的效果，得到推广。

当机体发生某些病变时，红外热图会随着病变部位温度的变化发生相应的改变。炎症或急性软组织损伤时，病变部位温度升高。

慢性劳损、神经损伤、囊性病变等，局部温度降低。血管性病变随血管的供血不同而有不同的影像显示。如偏头痛发作时头颅表浅动脉若处于扩张状态，血管的血流量增加，热辐射值也就相应增加而呈高温热图。相反，血流量减少，热辐射值降低则出现低温影像。根据红外热图所显示温度高低的影像，来确定患者头部血管处于扩张或收缩状态，以及扩张或收缩的程度。据此采用相应的治疗方法，大大提高了临床治疗效果。再如，肌筋膜疼痛综合征患者腰背部有明显异常的红外热像图显示；肩周炎患者急性期出现高温热图，慢性期呈现偏低温热图。红外热图对腰椎间盘突出和腰椎间盘突出症的鉴别诊断有很大的临床价值，尤其是对病症的病理影响性质和范围提供了客观评价的方法，有其他影像诊断不可替代的独特作用。

神经性损伤是腰腿痛的一个主要原因。传统的检查较为复杂，应用红外热像扫描，使临床诊断及鉴别诊断更为直观容易。如患者主诉有下肢疼痛、麻木的感觉，但不能确切指出位置和范围。应用红外热像扫描，有助于神经损伤的定位诊断。某些软组织损伤可表现出与神经损伤相类似的症状，临床容易混淆，应用红外热图可以帮助鉴别。某些体征不明显的由血管损伤所引起的疼痛，经常混杂在一般的疼痛症之中，红外热图可以做出明确的鉴别诊断。例如一位叫 Maggie 的女性患者，左脚跟部疼痛将近 5 年，看过无数中西医师，经 X 线、CT、MRI 等各种检查，疼痛部位均未发现异常。我们用红外热图检查，发现左腿后部有一条异常低温带从左侧腰骶部通到左足跟部，左侧腰骶部有异常热图，据此判断左脚跟部的疼痛来源于腰部的病变。借助热图指示，性质清楚，部位明确，当即按图治疗 1 次，左足跟部的疼痛便减轻了一半，总共 3 次治疗，完全治愈。

软组织损伤是人体内部软组织、毛细血管受到损伤。劳损是一种慢性、反复积累的损伤。早期会出现神经肌肉兴奋性降低,反射性肌肉松弛,组织中生化合成及分解代谢障碍,细胞及间质中酶的活性降低。而后开始有组织形态的变化,毛细血管充血、扩张、再生、血肿、玻璃样变、黏液样变、类脂质沉着等,因此早期诊断治疗非常重要。由于软组织的任何细微病理改变均可引起温度的变化,因此红外热图能清楚地显示软组织损伤的各个阶段改变,对于软组织损伤、肌肉劳损等有着重要诊断价值。通过对患者的红外热像扫描,可观测出疼痛治疗的效果。治疗前后的温度差值能正确地反映肌肉痉挛解除程度,可作为判断疼痛治疗效果的客观指标。热图客观地反映了机体的红外能量分布,根据热图可以较容易地发现病变,不但可以了解患者已感到明显疼痛的部位,而且还可以了解患者尚未感觉到的病变所累及的范围,这对临床诊断及治疗有极大的帮助。

二、心脑血管疾病

心脑血管疾病是心血管疾病和脑血管疾病的统称,泛指由于高脂血症、血液黏稠、动脉硬化、高血压等所导致的心脏、大脑及全身组织发生的缺血性或出血性的疾病。红外热图检测血管性病变、血管的供血状态及功能状态有其独特的优势。凡是动脉病变影响供血,其远端一定是低温;凡是静脉病变,其远端由于瘀血、充血,一定是偏高温改变;当血管离断时,血供支配区域一定出现相应低温;当血管离断恢复后,血供支配区域一定出现复温现象。缺血性脑血管病患者左右两侧额区、内眦区、眶上区及面颊区的热图明显不平衡、温差明显,表现为缺血侧的温度明显低于对侧,治疗后红外热像图显示缺血侧的温度明显升高,表现为左右两侧额区、内眦区、眶上区及面颊区的温差显著减小。红外热像诊断技术对于脑供血不足、脑血流不平衡、脑梗死、脑出血、心肌供血不足、早期心肌梗死、肢

体动静脉病变等心脑血管疾病均能做出评估诊断、早期预示及疗效评价,为临床提供极有价值的客观指标。

例如一位叫 David 的患者,上背部隐痛将近 1 年,每当劳累或睡眠不好时则加重,做过各种治疗效果均不明显,做过心电图等检查也未发现异常。后经我们用红外热像扫描发现心前区明显呈低温改变,而背部疼痛部位热图正常。据此判断心肌缺血,对症治疗很快治愈。此病例说明,红外热图扫描对于血管血流的改变甚为敏感。

三、肿瘤

早期发现、早期治疗是肿瘤诊治的关键。但目前早期发现的手段很少,而红外热像具有非常明显的优势。当正常的细胞开始恶性变,细胞高速增殖,为了满足细胞生长需要,必然伴有血液循环的增加,同时由于肿瘤毒性因子的作用,带来局部的血管扩张。上述变化的结果必然导致局部温度的升高。红外热图可以准确地检测出这种变化,显示出异常高温的部位,恶性肿瘤红外热像图几乎都有异常热区,其中大多出现恶性热像图。热图能提示可能恶性变的组织器官,为早期肿瘤的确诊赢得时间。而 MRI、CT 等则必须在病灶发展至一定体积、一定密度时才能显示异常的结构变化。肿瘤组织由早期的代谢加速,血液循环增加,发展到体积增大至足以被 MRI、CT 等分辨,一般至少 3～6 个月。但这 3～6 个月的时间,对于肿瘤的早期治疗至关重要。

例如一位叫 May 的年轻女性患者来就诊时仅主诉上腹部胀满不适 1 月余,无其他任何症状,服用胃药无效,经我们采用红外热像扫描,发现患者脐部至剑突下中间部位有一横向带状高温区,遂考虑可疑性胰腺肿瘤,立即转至专科医师,确诊为早期胰腺癌。红外热图为此例患者赢得了早发现、早治疗的宝贵时间。

另一位中年女性患者第 1 次红外热像检查时胃区为低温图,但 1 年后再次复查时却发现胃区由原来的低温图转变成高温影像。虽该患者无任何不适症状,但我们仍考虑胃部癌变的可能,后转往专科医师确诊为早期胃癌。可见红外热图能准确反映出组织器官细胞代谢的任何改变。

还有一位慢性胃炎的男性患者,经服药物治疗后症状消失,复查胃镜证实已全部治愈,但我们用红外热图扫描却发现胃部依然呈高温影像,提示胃区的代谢依然不正常;遂嘱患者定期复查,1 年多后该患者因胃部疼痛再次胃镜检查时却发现已是胃癌。该病例说明红外热像具有探查组织器官细胞新陈代谢强弱的独特功能,细胞代谢所释放红外热能的强弱,只有热图才能显示出来。

乳腺癌是女性中发病率较高的恶性肿瘤之一。乳腺癌红外热图中两乳腺热像不对称,患侧有异常热区及血管形态改变。患侧血管数量增多,患侧乳头、乳晕温度增加;肿瘤大量新生的血管,是乳腺癌热图中热区形成的主要机制。我们应用红外热像扫描诊断技术,检查出大量乳腺肿瘤的患者,准确性很高,特别是对于早期乳癌的发现,有很高的临床价值。

四、疑难病症

"疑难病症"一般是指临床表现繁多纷杂、病因错综复杂或病因复杂未明、诊断难以统一、临床治疗效果不佳,预后不良,或医治难度较大的一类疾病。疑难病症一般是中医学范围内的临床医学术语,在中医学领域中红外热像诊断有其独特的价值和意义。我们将红外热像诊断技术应用于中医药的临床中,取得了很大的成功,尤其是解决了很多疑难病的诊断和治疗问题。某些患者采用中医的望闻问切无法采集到特异性的症状和体征,无法明确地辨证,也就无法精确地施治,

但应用红外热像扫描往往能够发现病因所在,对症治疗多能立竿见影,效如桴鼓。由于红外热像技术独特的成像原理及红外热图能客观地反映人体全身各个部位新陈代谢状态的特性,这些与中医理论的某些方面颇为相似,因此红外热像诊断技术对于中医的理论研究和临床领域有重大的意义。现举数例以兹说明。

例 1　一位叫 Russell 的英国患者,因受手淫病所苦前来就诊。这种病在欧洲很常见。该患者每天要手淫 15 次以上已有多年时间,无法克制自己,无法工作,无法正常生活,多次因内疚的心理而自残。看过无数的各种医师,几乎尝试了所有可能的方法均无效。该病例单凭中医的望、闻、问、切,辨证无法明确,治疗也无从下手,我们为这个患者做了红外热像全身扫描检查,发现患者的头部、肝区、胃区、前列腺区、腰部均显示异常热图,根据热图所显示的高低温影像,结合中医的整体观念、脏腑理论、辨证论治,拟定了治疗方法并组方配药,效果非常显著。连续服药将近 3 个月,完全治愈。此例典型的红外医学热像诊断技术在西学中的成功应用病例,影响很大。英国第四电视台专程前来洛杉矶我们诊所采访,将此典型病例拍摄成"红外医疗与中国医诊治疗疑难病"的专题纪录片,于 2006 年在英国播放。

例 2　一位年轻的女性患者因患不孕症多年前来就诊。患者在妇产科专科诊所做了详尽的检查,全部正常,也曾尝试过中药针灸等治疗无效。我们采用红外热像扫描,热图清楚地显示右侧输卵管部位呈现一圆形明显低温影像,根据热图考虑为输卵管阻塞不通引起的不孕症。采用温阳散寒、活血化瘀、疏经通络之法组方用药,仅 3 个月便成功受孕。多年来我们采用红外热像诊断结合中医的辨证论治成功地治愈了大量不孕症患者。

红外热像具有诊断明确之特点,尤其对于盆腔炎症、生殖系统某些功能失调等具有

独特的临床诊断优势。

例 3 一位中年女性患者因不明原因腹痛前来就诊。患者两年前行子宫肌瘤手术后,出现持续性下腹部疼痛,时轻时重,经各种检查均未见异常,药物治疗也无效。1 年前施行剖腹探查术也未发现任何不正常,但患者疼痛依旧,异常苦恼。我们给患者做了红外热像检查,发现位于脐下的疼痛部位明显呈不规则低温改变,并且延伸出一条低温带,沿右腿内侧直通到"三阴交"穴附近。依照热图的指示,给予强刺激手法针刺三阴交穴,并加刺疼痛局部穴位,治疗后疼痛即刻减轻很多。同时给患者配合服用温阳活血中药,没想到仅 1 周的时间,患者疼痛完全消失,疗效之好出乎意料。

总之,多年来我们将红外热像诊断十分广泛地应用于临床各科中。大量的临床观察表明,红外热图对于明确诊断、指导治疗、提高疗效具有极为重要的临床价值。作为一种功能性影像诊断技术,具有不可替代的独特效果。特别是经我们长期的临床运用体会,红外热像在中医领域当中的应用将具有十分广阔的前景。相信随着对其研究的深入及现代科技进步,医学红外热像学在医学领域中的地位会越来越显示出其重要性。

(吴士明 袁云娥 刘云波)

第四节 疼痛诊治红外热成像分析

疼痛临床康复诊治前后红外热像应用具有实际意义。安全可靠,视频清晰,可对照收藏,是非常有价值的验证资料。慢性疼痛性疾病的人体气血运行变化,即物质与能量的改变,红外热像较影像学检查更能快速显示。如采用两者相结合的方法,就能提示结构与功能的改变,比较客观地表达明显的疗效。如下典型病例分析,体现红外热成像检查的实用性。

典型病例分析一

神经根型颈椎病激惹颈丛神经导致的面颊部异物感。

唐××,女,62 岁。就诊日期:2019 年 05 月 22 日。

主诉:反复左侧面颊部异物感持续 3 周余。

现病史:患者自诉 3 周前无明显诱因下突发左目外眦至左鼻翼外侧缘存在棉线样异物感,发作无定时。曾在院外行推拿治疗,治疗后当时症状缓解,而后症状反复。1 周前上述症状呈持续性加重,演变为左目外眦至左嘴角存在蚁行样异物感,伴头顶胀痛。为系统性诊治,今遂来诊。现症见:面部存在异物感,左面颊部尤为明显。左眼、鼻至嘴角、双耳及头顶部存在蚁行感,颈部活动不受限。

理学检查:颈部肌肉僵硬,$C_2 \sim C_4$ 棘突压痛(+);C_2-C_4 左侧棘突旁压痛(+),左侧颈部后方肌肉压痛(+);击顶试验(+);椎间孔挤压试验(+);臂丛神经牵拉试验,左(-),右(-);霍夫曼征(-);双上肢肌力 V 级,肌张力正常。生理反射对侧存在,病理反射未引出。

辅助检查:DR 颈椎张口位,正侧位,双侧斜位所示,颈椎生理曲度存在,序列欠佳。C_3、C_4 椎体稍向后位移,各椎体骨质未见明显异常,$C_4 \sim C_5$ 椎间隙内可见少许气体密度影,$C_2 \sim C_3$ 椎间隙稍变窄,椎间孔未见明显变窄,椎体附件骨质未见明显异常。寰齿关节间隙等宽。见图 19-127。

印象:神经根型颈椎病。治疗前红外热图见图 19-128。

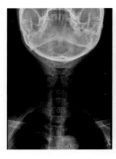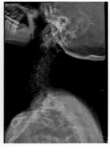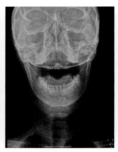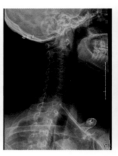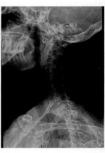

图 19-127　X 线片，颈椎生理曲度，C_{3-4} 椎体稍向后位移，C_{2-3} 椎间隙稍变窄

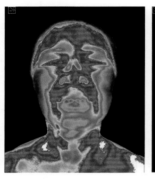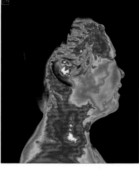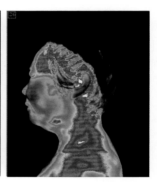

图 19-128　红外热图，左右侧面颊部低温区范围均较大

伴有患侧面部神经的感觉异常，如麻木感。

此患者为较典型神经根型颈椎病且症状明显，因此治疗方案选择主穴排刺。

1. 患者侧卧位患侧朝上，先排刺颈神经根受激惹较重侧 C_{1-2} 横突结节＋C_{3-6} 横突后结节与 C_{2-6} 关节突关节的外侧缘。见图 19-129。

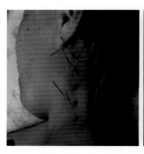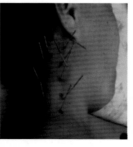

图 19-129　针刺 C_{1-6} 横突结节和 C_{2-6} 关节突关节

2. 患者体位同上，再排刺颈神经根受激惹较轻侧 C_{1-2} 横突结节＋C_{3-6} 横突后结节与 C_{2-6} 关节突关节的外侧缘。见图 19-130。

将症状减轻或消失时的热图与治疗前比较：左侧面颊部低温区范围缩小，左面颊部温度上升，颜色变亮，患肢的颜色与健侧的颜色相接近，双侧面颊皮肤温度差在缩小，直径比接近 1.0。这表明治疗前与治疗有效后的热图改变。

典型病例分析二

神经根型颈椎病继发侧激惹臂丛神经导致的颈肩痛。

林××，男 26 岁，职员。入院日期 2019 年 03 月 28 日。

主诉：反复颈肩痛两年余，再发颈肩臂疼痛 9d。

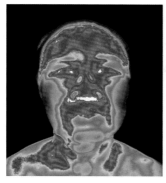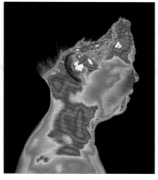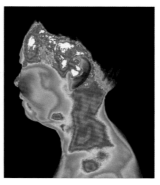

图 19-130　红外热图,正位面部升温,右侧面颊部温度上升,左侧低温区范围缩小

现病史:患者自诉两年前,劳累诱因下逐渐出现颈肩部疼痛,疼痛呈间断性酸痛,颈部肌肉紧张。劳累时加重,休息后可自行缓解。当时未予系统性治疗,上述症状反复发作。9d 前晨起时颈部疼痛,疼痛呈间断性刺痛,颈部活动受限,旋转颈部时疼痛加剧,症状呈持续性加重。7d 前曾于我科就诊,给予针灸治疗。治疗后疗效不明显,今为进一步系统性诊治遂来诊。我科门诊拟诊"神经根型颈椎病"收入院。入院症见:神清,精神欠佳。颈部僵直,活动受限。颈肩疼痛,疼痛呈持续性胀痛刺感,转颈时刺痛明显,活动受限。伴双侧头颞部痛,偶有左臂麻木。无头晕,无恶寒发热,无视物旋转,无恶心欲呕感,无踩棉花感。纳一般,眠差,疼痛影响睡眠,二便可。病后体重未见明显改变。

理学检查:神志清楚,精神反应可,营养良好,发育正常,形体适中,心肺功能正常。颈椎生理曲度变直,向右侧弯。颈部肌肉僵硬,C$_{4-7}$棘突压痛(＋);C$_{5-7}$左侧棘突旁压痛(＋),C$_{2-7}$右侧棘突旁压痛(＋),双侧颈部后方肌肉压痛(＋);颈椎活动受限,击顶试验(＋);椎间孔挤压试验(＋);臂丛神经牵拉试验,左(＋),右(－);霍夫曼征(－);双上肢肌力Ⅴ级,肌张力正常。生理反射对侧存在,病理反射未引出。

辅助检查所见:DR 颈椎正侧位、张口位报告示,颈椎生理曲度反弓,向左侧凸弯,各椎体骨质结构完整。各椎体间隙正常,部分钩椎关节骨质增生变尖,C$_{4-7}$椎体水平见前纵韧带钙化影。张口位示寰枢椎关节间隙基本等宽。见图 19-131。

印象:神经根型颈椎病。

红外热图分析:左侧脸颊、左侧上臂正面与背面,相对右侧呈低温改变。见图 19-132。

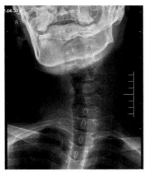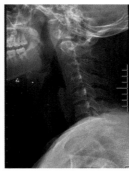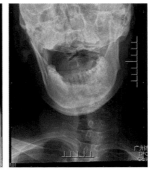

图 19-131　X 线片,颈椎生理曲度反弓,向左侧突,寰枢关节间隙等宽

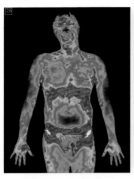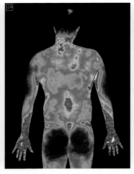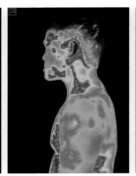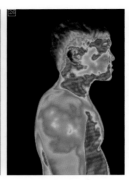

图 19-132 左侧脸颊、左侧上臂低温变化,后项右侧颈椎旁偏热,后方左侧颈椎旁偏热与疼痛一致

患者后方右侧颈椎旁偏热改变,为原发病灶肌肉痉挛导致疼痛部位。

后方左侧颈椎旁偏热改变,高温的程度与左侧颈部疼痛程度一致,为无菌性炎症反应急性期,低温的程度与麻木程度一致,为神经刺激征象。这种与热图改变相应的是患者自发的、静息性的定位疼痛,伴有患肢的神经根相应节段的感觉异常,如麻木感或电击样痛。

此患者为较典型神经根型颈椎病且症状明显,因此治疗方案选择主穴排刺。

1. 患者侧卧位患侧朝上,先排刺颈神经根受激惹较重侧 C_1、C_2 横突结节＋C_{3-6} 横突后结节与 C_{2-6} 关节突关节的外侧缘。见图19-133。

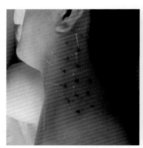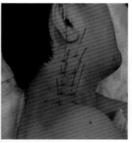

图 19-133 针刺 C_{1-6} 横突结节、C_{2-6} 关节突关节

2. 患者体位同上,再排刺颈神经根受激惹较轻侧 C_1、C_2 横突结节＋C_{3-6} 横突后结节与 C_{2-6} 关节突关节的外侧缘。

治疗后红外热图见图 19-134。

将症状减轻或消失时的热图与治疗前比较:左侧面颊,左侧上臂、前臂的正面、背面部低温区范围缩小,左面颊部温度上升,颜色变亮,患肢的颜色与健侧的颜色相接近,双侧上肢前臂正反面、上臂正反面及肩胛部皮肤温

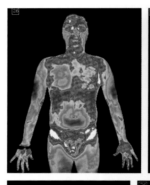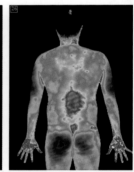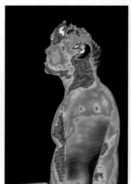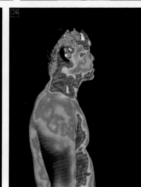

图 19-134 热图改变,左侧面颊、上臂,前臂的正面、背部低温区范围缩小,温度上升

度差在缩小且基本对称,直径比接近 1。这表明治疗前与治疗有效后的热图改变。这种影像结果可直接展示给医患双方,用其评价疗效,比仅凭患者自觉症状和一般物理检查判定效果要客观。

治疗后 DR 颈椎正侧位如图 19-135 所示:颈椎生理弯曲大致正常,椎体序列良好,较治疗前改善。C_{6-7} 椎体缘少许前纵韧带钙化影;各椎间隙未见明显变窄,部分钩椎关节骨质增生变尖,项韧带可见钙化。

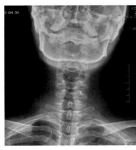
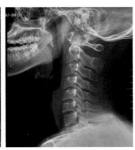

图 19-135　颈椎生理弯曲恢复正常,椎体序列较治疗前改善

典型病例分析三

椎动脉型颈椎病引起的头晕、头沉。

丁××,女 41 岁,工人。入院日期:2019 年 04 月 15 日。

主诉:反复左侧颞枕部头晕、头沉 2 年余,伴恶心。

现病史:患者自诉 2 年前因血压升高服用降压药后,出现头晕、头昏沉感,伴恶心欲呕吐感。紧张后加重,休息后可缓解。病后曾于越秀区第一人民医院、孙逸仙医院、越秀区中医院诊治(具体不详)后效果不明显,上述症状反复发作。患者经同事介绍,为系统性诊治,遂来诊。由我科门诊拟诊"椎动脉型颈椎病"收入我科住院。入院症见:神尚清,精神欠佳,左侧头颞枕部晕、头昏沉感,伴恶心欲呕感。无头痛,无恶寒发热,无双上肢疼痛,无间歇性跛行。纳一般,眠差,睡眠表浅,二便可。病后体重未见明显改变。

理学检查:患者神志清楚,精神反应可,营养良好,发育正常,形体适中,心肺功能正常。颈椎生理曲度正常,无侧弯。颈部肌肉僵硬。颈椎棘突两侧旁开 1cm 压痛,无上肢放射痛。击顶试验(-);椎间孔挤压试验(-);臂丛神经牵拉试验(-);头颈扭转试验(+);Hoffmann 征,左侧(-),右侧(-)。双上肢肌力 V 级,肌张力正常,痛温触觉正常。生理反射对侧存在,病理反射未引出。

辅助检查:彩色经颅多普勒检查报告示,脑血管弹性降低;双侧椎动脉流速减慢,显示供血不足;双侧大脑中动脉流速稍增快。

DR 颈椎正侧位、张口位报告示(图 19-136)颈椎生理弯曲存在,序列良好,C_5 椎体缘可见轻度唇样骨质增生,余各椎体骨质未见明显异常,椎间隙未见明显变窄,寰枢关节间隙稍不等宽,椎体附件骨质未见明显异常。

印象:椎动脉型颈椎病。

治疗前红外热图,见图 19-137。

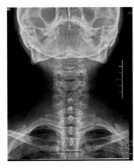
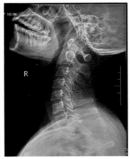
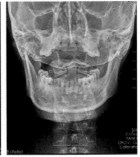

图 19-136　DR 颈椎生理弯曲存在,寰枢关节间隙不等宽,椎体附件骨质无异常

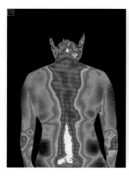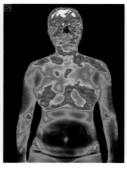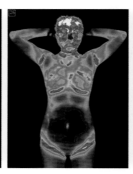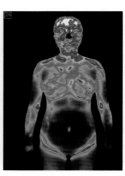

图 19-137 颈椎背面软组织部位为高温改变,额头部位热包凉样低温改变

红外热图分析:颈椎背面枕后椎动脉入颅部位,软组织部位为高温改变。或是斑块或是痉挛。因椎动脉受激惹引起或血供不佳,额尤为明显。额头部位热包凉样低温改变,可见不对称热图或局部血液循环缺失。由于椎动脉病变影响椎-基底动脉供血,其远端是低温样改变,多体现在额头低温改变,体位选择:侧卧位患侧朝上-针刺患侧横突结节、关节突关节,可留针。

1. 排刺椎动脉受激惹侧 C_1、C_2 横突结节＋C_3、C_4 横突后结节与 C_{2-4} 关节突关节的外侧缘。见图 19-138。

（1）枕后上象限

①头上斜肌止点:在上项线连线上,枕外隆凸与外耳门连线的中点,正中线旁开两侧 50mm。

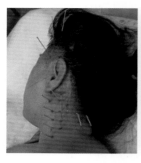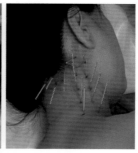

图 19-138 排刺针 C_{1-4} 横突结节,C_{2-4} 关节突关节

②枕部中、浅层肌肉止点:上项线连线上,外耳门内侧 25mm。

（2）枕后下象限:乳突内侧 25mm、乳突尖。

辅穴:根据患者描述左颞部有晕眩的感觉,颞肌部寻找阳性点针刺。

2. 再排刺椎动脉受激惹对侧 C_1、C_2 横突结节＋C_3、C_4 横突后结节与 C_{2-4} 关节突关节的外侧缘。

（1）枕后上象限

①头上斜肌止点:在上项线连线上,枕外隆凸与外耳门连线的中点,正中线旁开两侧 50mm。

②枕部中、浅层肌肉止点:上项线连线上,外耳门内侧 25mm。

（2）枕后下象限:乳突内侧 25mm、乳突尖。

治疗后红外热图:颈椎背面软组织部位为高温降低至正常,额头部位热包凉样低温改变消失,可见热图对称,局部血液循环增加。见图 19-139。

典型病例分析四

交感型颈椎病激惹心交感神经节引起的心前区疼痛。

卢××,男,32 岁,职业职员。入院日期:2018 年 12 月 05 日。

主诉:反复左侧颈肩疼痛 2 月余,伴心前

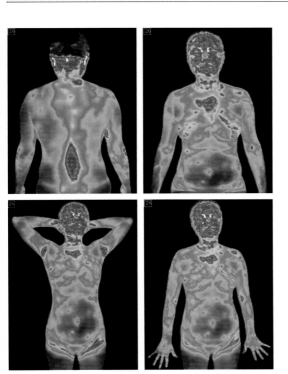

图 19-139　颈椎背面软组织部位为高温降至正常，额头部位热包凉样低温改变消失，热图对称

区痛 4d。

现病史：患者自诉 2 个月前因抱小孩后出现颈肩疼痛沉重感，疼痛呈持续性酸痛。劳累后加重，休息后可缓解。病后未系统性诊治，上述症状反复发作。4d 前因劳累后上述症状再发，伴有左胸心前区偏腋下方隐痛，按压痛点明显。2d 前无明显诱因下再发左锁骨中线下方隐痛，按压痛点明显，休息后未见缓解。为系统性诊治，遂来诊。由我科门诊拟诊"交感型颈椎病"收入院。现症见：神清、精神欠佳，左颈肩疼痛沉重感，疼痛呈持续性酸胀痛。伴左胸心前区及左锁骨中线下方隐痛，痛点压痛明显，偶见心悸。无头晕头痛，无恶寒发热，无视物旋转，无恶心欲呕感，无踩棉花感。纳一般，眠差，疼痛影响睡眠，二便可。病后体重未见明显改变。

理学检查：患者神志清楚，精神反应可，营养良好，发育正常，形体适中，心肺正常。

颈椎生理曲度存在，C_{3-4} 左侧棘突旁压痛（＋），左侧颈部后方肌肉压痛（＋）。击顶试验（－）；椎间孔挤压试验（－）；臂丛神经牵拉试验（－）；椎动脉扭转试验（－）。双上肢肌力Ⅴ级、肌张力正常，生理反射对侧存在，病理反射未引出。

辅助检查：DR 颈椎正侧位报告示，颈椎生理曲线存在，椎体序列良好，C_{3-4} 椎体缘见少许前纵韧带钙化影；各椎间隙未见明显变窄。见图 19-140。

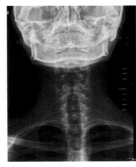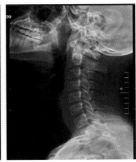

图 19-140　DR 颈椎生理曲线存在，C_{3-4} 椎体前缘前纵韧带钙化影

心电图室常规心电图检查（12 通道）报告示，窦性心律、电轴右偏、不完全性右束支传导阻滞。见图 19-141。

印象：交感型颈椎病。

治疗前红外热图见图 19-142。

体位选择：患者侧卧位，患侧朝上，针刺患侧横突结节、关节突关节，留针加热 20 min。

针刺部位：首先银质针排刺左侧 C_1、C_2 横突结节＋C_{3-6} 横突后结节与 C_{2-6} 关节突关节的外侧缘。由于交感型颈椎病多伴有心交感神经节紊乱诸多症状，因此需先针刺颈椎左侧。松解无菌性炎症组织，降低无菌性炎症对心交感神经节激惹。见图 19-143。

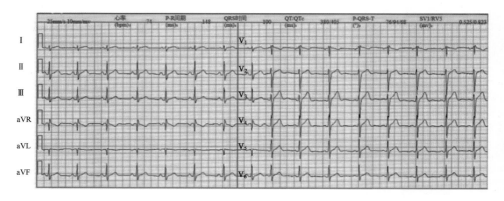

图 19-141 心电图示

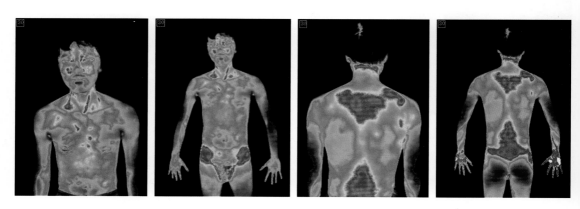

图 19-142 面颈部软组织温度降低,背面颈项部低温,腰背部高温

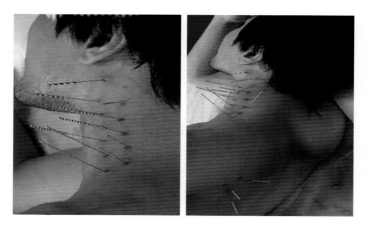

图 19-143 排刺针 C_{1-6} 横突结节,C_{2-6} 关节突关节外侧

辅穴:针刺冈下肌、小圆肌、大圆肌以调节胸前区神经。

治疗后红外热图见图 19-144。常规心电图检查(12 通道)报告示,窦性心律、心电图正常,不完全右束支传导阻滞消失。见图 19-145。

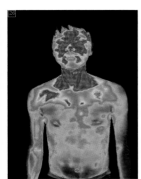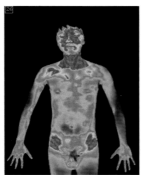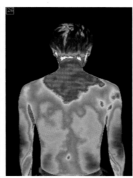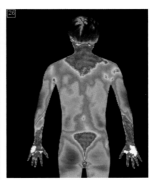

图 19-144　面颈部软组织温度回复正常范围,背面颈项部温度升高,腰背部高温降低

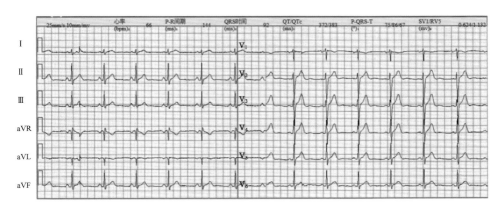

图 19-145　心电图示

（丁　毅）

第20章

欧美脊骨神经医学

第一节　脊骨神经医学的创立与发展

一、创立发展

美式整脊疗法(chiropractic)现又称脊骨神经医学,是一门以解剖学、生物力学、影像学、骨科学、神经科学等学科为基础,通过规范、科学的手法或器械改变骨关节位置以治疗疾病、维护健康的学科。世界卫生组织的定义为脊骨神经医学是一门关于神经-肌肉-骨骼系统疾病的诊断、治疗和预防,以及对整体健康状况影响的医疗卫生行业,尤其侧重对关节错位的调整。

Chiropractic 来自两个希腊词根 chairo (手)和 practikos(实践),字面含义是手的实践,相当于我国传统医学的"手法"。这一学科源于欧洲的传统医学,最早可追溯到希波克拉底时期,是目前国际上广泛传播、应用的自然疗法之一,与我国传统的骨伤科有共通之处。这是一门集哲学、科学与艺术为一体的学科,注重对人体的整体研究,强调人体内部各器官及组织的相互关系,从人体的整体平衡着手,寻求一种维护、修复自然生理平衡与物理平衡的方法,以达到祛除病因、恢复人体身心健康的目的。

Chiropractic 由 Daniel David Palmer (D. D. Palmer)于 1895 年创立,他是美国爱荷华州达文波特市的一名民间医师。他行医主要通过徒手调整骨关节位置来治疗疾病,

这种方法是一种源自 2500 年前希波克拉底时代的自然疗法。他于 1895 年 9 月对一名叫 Harvey 的耳聋患者进行了手法治疗,Palmer 是这样描述诊疗过程的:Harvey Lillard 先生已有 17 年的耳聋病史了,无论是街上行驶的马车声还是钟表的滴答声,都听不到。他是在一次帮朋友搬东西的过程中,弯腰用力时,忽然觉得后背像被重物猛砸了一下,从那以后听力就丧失了。经过检查,我发现他的第 3 胸椎棘突向后隆凸。我认为,如果复位这个棘突,将会对他有所帮助。经详细体检后,当我将棘突推回去时,Harvey 的听力恢复了。这一切的发生,通过体检找到了问题所在,并予以矫治,得到了应该得到的结果,这绝不是单纯的巧合。

从此 Palmer 开始运用相同的思路对大量的患者进行治疗,每次都以脊椎的棘突或横突作为杠杆来进行椎骨矫正,取得了许多意想不到的效果。Palmer 意识到一个新的专业诞生了。在此后的两年中,Palmer 建立了世界上第一所脊柱整骨专科学校,并开办了诊所,高年级学生可以在诊所内实习(这就是后来脊骨神经医学顶尖名校 Palmer College of Chiropractic 的前身)。1902 年 Palmer 之子 Bartlett Joshua Palmer(B. J. Palmer)进入父亲的学校学习,两年后他接管了这所学校,并于 1907 年成为校长。B. J. Palmer 把现代医

学各学科的普遍原理,主要包括解剖学、生理学、诊断学、神经学、骨科学、影像学、生物力学等,融入脊骨神经医学的框架,从而把美式整脊疗法由一门古老的技艺升华为现代医学的一个命名为脊骨神经医学学科。

这段时期,其他的脊骨神经医学院校也在美国相继建立,最多时达到 60 余所,业内的学术分歧也越来越大,主要分为正统学派和综合学派。从 1924 年开始,以 B. J. Palmer 为代表的正统学派始终坚持正统脊骨神经医学(straight chiropractic)的理念和地位,B. J. Palmer 更是矢志不渝,为之奋斗直到 1961 年去世。尽管 B. J. Palmer 的学术观点直至今日仍存争议,但不可否认如果没有 B. J. Palmer 积极推广脊骨神经医学事业的热忱和他卓越的管理才能,脊骨神经医学专业今天可能还处在民间师带徒模式、从业人员良莠不齐的原始阶段。B. J. Palmer 作为脊骨神经医学的奠基者是当之无愧的。

脊骨神经医学教育委员会(CCE)对保证脊骨神经医学的教育水平具有决定性作用,其中 John Nugen 做出了巨大贡献。1935 年,他被美国脊骨神经医学协会(NCA)委任为首位教育总监。鉴于几十家脊骨神经医学院各自遵循不同的教学标准,Nugen 花了将近二十年时间规范脊骨神经医学教育,最终促成脊骨神经医学教育委员会(CCE)的创立,此后 CCE 成为美国官方认可的脊骨神经医学教育认证机构。CCE 确定了脊骨神经医学教育的教学范围及程度,规定了脊骨神经医学的必修课程,并且对各院校的教学状况进行监控及指导。经数十年努力,其效果非常显著。现今所有 CCE 认证的学院教授的课程除脊骨神经医学特有的专业课外,都基本涵盖了普通医学院的课程。

有趣的是尽管课程是标准化的,CCE 认证学院的毕业生也都接受了正规、系统的教育,但每个学院除了教授学生规范的脊骨神经医学理论与技术课以外,各校也会有自己

的特色,代表着脊骨神经医学主要的流派。例如 Logan Chiropractic University 注重对骶骨的矫正,代表技术如 Logan Basic Tech;Sherman Straight Chiropractic College 注重对寰枢椎的矫正,代表技术为 HIO Tech,Knee Chest Adusting Tech 等。但是无论何种流派,一般都承认寰枢椎为肌骨骼系统中最重要的部分,骶骨为第二重要的部分。此外,很多脊骨神经医学技术还可以在毕业后的学术研讨会(Seminar)上学到。

目前美国共有 17 所脊骨神经医学院或大学,招收的学生一般要求具有学士学位,学制为 4 年,毕业时授予脊骨神经医学博士学位。博士毕业后要经过四个部分的国家级考试,通过后即可参加各州的执照考试,考试合格就可以获得行医执照独立行医了。脊骨神经医学在美国早已进入美国医疗健康与医疗援助法案和医疗保险法案中。

随着世界卫生组织的推广,脊骨神经医学在国际上取得了长足发展。近 100 个国家和地区通过政府立法正式确认了脊骨神经医学在其医疗体系中的地位。其中以美、加、澳、英等国最为规范、系统。目前美国的脊骨神经医师队伍最为庞大,共有 6 万余名脊骨神经医师,约占总人口数的 1/4000。

我国老龄化人口的不断增加,对医疗保健的需求也日益迫切。脊骨神经医学作为自然疗法的一种,具有绿色、安全、科学、疗效确切等突出优点,必将在社会民众的肌骨系统、神经系统等的医疗、保健、康复方面发挥有特色的推进作用。但是我国目前尚无脊骨神经医学的正规学院教育,大陆地区也亟待相关法规来支持和规范。值得一提的是,香港地区已在 1993 年通过了脊骨神经医学的立法,将来也会在大陆地区逐步推广发展。

二、脊骨神经医学理论体系

(一)神经系统的复杂调控过程

健康是人体各部分动态变化和对内外环

境的适应性相结合的复杂过程。这一过程中,神经系统的调控起到了决定性作用。脊椎,作为人体的中轴,在结构上位于躯体的中心,不仅是承重的脊梁,还承载着中枢神经的低级中枢——脊髓。除12对脑神经外,所有周围神经均从脊椎的缝隙即椎间孔发出。每一对椎间孔发出的神经相互协作,控制着全身的感觉、运动,同时控制协调内脏器官的功能。

脊椎的形成及演化可以从另外一个角度认识健康与疾病。脊椎的出现是物种进化过程中里程碑式的事件。脊椎内部的空间可以容纳、保护神经系统,使脆弱的神经细胞得以正常发挥功能,有利于生物寻找食物、逃避敌害;脊椎本身可以成为生物体坚固的中轴,保证生物体的结构稳定。因此脊椎动物出现后迅速在物种进化中胜出,逐渐统治了世界。迄今发现最早的脊椎动物是5亿年前原始海洋的鱼类,逐步经过两栖、爬行的阶段而进化到哺乳类。此后逐渐出现灵长类动物,大约经历250万年的演化,由猿可能进化到人。

在这个漫长的进化阶段中,原始海洋中的脊椎动物逐渐脱离了水域,登陆上岸,是一个重大的转折。因为水中有浮力,而在陆地上的运动则要抵抗重力的作用,要求动物有强劲的肌肉骨骼框架来均衡支撑身体的重量。经历几亿年的进化逐步形成了以哺乳动物为代表的"四柱一梁"的肌骨骼框架形态。脊椎是动物体内骨骼结构中最重要、最复杂的部分,但是这一个花去几亿年才定型的特殊结构,却要在250万年左右的时间由四肢着地演化为人类今天的直立形态。比较解剖学发现,人类的脊椎与四足着地的猪、羊等哺乳动物的脊椎结构基本一致。如今广泛存在的脊椎疾病也从另一角度说明,人类的脊椎还不能完全适应由水平活动的结构转变为直立活动的结构,也就是这个结构进化得并不完全。横梁变为立柱后,比较两种生物力学

模式,不难发现目前人类的脊椎在结构上难以负荷直立生活的受力模式,非常脆弱。

从婴幼儿学习走路开始,脊柱就受到方方面面持续的影响及挑战。在日常的生活、工作乃至睡眠中很容易影响到脊椎结构,导致24节脊椎和构成骨盆的左右髋骨及骶骨发生各种各样的位置偏差。脊骨神经医学的相关研究发现,没有发生任何椎体移位的脊柱几乎是没有的。由于在脊柱的主要连接部——椎间盘中没有神经分布,所以脊椎移位的感觉比较迟钝。当脊椎各部位没有移位并且处于静止、直立状态时,椎间盘承受的压力是均匀的。当椎体发生移位时,椎间盘内部应力分布不均,造成椎间盘局部负荷过大导致急性损伤或慢性劳损。此外,脊椎不正常的位移还会极大地影响椎间盘自身的营养供应,从而加速椎间盘的退变。这种损伤及退变累积到一定的程度时,会因一个很小的动作,如咳嗽、扭身等造成椎间盘纤维环外层的破裂,导致髓核突出。不同程度的椎间盘损伤、退变破坏邻近椎体的上下平行的位置关系,引起相应椎间孔的狭窄,进而影响该部位的神经传导,造成神经所支配的组织功能紊乱甚至病变。

脊骨神经医学临床研究发现,许多脊椎问题在儿童时期就已经存在了。由于儿童的脊柱柔韧性好,代偿能力强,这些问题往往被掩盖,暂时没有症状。但随着年龄的增长,脊柱不正常的位移会进一步发展。较严重的脊椎位移在青少年时期即开始产生症状,包括头痛、头晕、躯干及四肢疼痛等。不正常的脊椎结构也会引起早期骨关节的退行性病变。

通过矫正脊椎的不正常移位,可以延缓甚至避免骨性关节炎的发生发展。慢性的脊椎退变,长期以来并未得到人们足够的重视。中老年人群普遍存在的腰酸、背痛、驼背等一系列骨关节炎、骨质疏松症状,常被误认为是人体衰老的自然结果。众多内脏疾病也与脊神经压迫存在直接或间接的关系。经脊椎矫

正后,神经功能改善,对内科疾病也有治疗作用。按照生物学原理,哺乳动物的寿命应是其生长期的 5～7 倍,人类的生长期约为 20 年,所以人的寿命理论上应在 100～140 岁。脊椎矫正不仅可以维护脊椎的健康,提高生活质量,更可使人延年益寿。

(二)颈腰背痛是人体首发疼痛性疾病

临床上表明对肌肉骨骼系统的处理仍然缺乏有效手段。脊椎涵盖的肌肉骨骼关节的系统性紊乱具备普遍性,常常是影响工作、生活的主要原因。脊椎为主的肌骨骼系统是躯体的重要组成部分,占人体体重 60% 以上,必须得到足够的重视,应该和呼吸、循环、消化等系统一样进行全面、系统的诊断、评估、治疗。此外以脊椎为主导的肌肉骨骼系统还是人体中最大的能量消耗者,肌肉骨骼系统正常工作所需能量必须通过人体其他系统来供给,如果肌肉骨骼系统的结构异常,肌肉活动就会增加,为保证肌骨骼框架结构的稳定,能量需求则显著增大。脊骨神经医学创立之初即认识到脊椎的位置异常影响肌肉骨骼系统有效地工作,导致相应的运动功能及神经功能障碍,加重人体其他系统的负荷。

正如 B. J. Palmer 指出的,人除了具有思维能力,还本能地具有自我维护、自我调节的能力(这一能力与生俱来,即 Inner Intelligence)。这种能力更集中地存在于中枢神经系统,主要通过 33 对脊神经及 12 对脑神经发挥调控能力。当某一个或多个神经通道(主要是椎间孔)发生形变,影响到神经的时候,机体的整体调节能力会随之下降,引起某个甚至多个器官的功能障碍,其健康水平就会受到严重影响,甚至危及生命。为了使神经系统的功能不受干扰,就必须保证脊椎处于结构正常的状态。

需要特别指出的是,肢体的疼痛、麻木、活动障碍容易追根溯源到相关的神经障碍,但是自主神经系统受到影响,易囿于继发的

脏器功能障碍,其根源往往被忽略。

脊骨神经医学对人类自身运行机制的基本认识在于,人体神经系统高度发达,调控机体其他所有的组织系统,因此在人类健康和疾病中扮演着最为重要的角色。脊椎为主导的肌肉骨骼系统的结构形态和神经系统功能之间存在着密切关系,两者相互影响,密不可分。受干扰的神经系统可影响人体其他系统,尤其是内分泌及免疫系统,降低人体抵抗疾病的能力,直接影响人体的健康。无论外部环境如何变化,人体始终保持一种稳定的平衡状态或寻找平衡的趋势,这就是 B. J. Palmer 的"影响人体健康的天生能力"这个概念的基本思想。对脊椎的手法矫形能够通过改善肌肉骨骼系统结构,达到调整神经系统的目的。脊椎矫正通过影响神经系统进而改善人体其他所有系统功能,来提高人体自我调控的能力,使身体寻求一种相对的稳定的生理平衡,从而使某些器官的功能障碍、组织的病理改变及相应症状得到改善。

(三)脊椎半脱位与代偿功能

我国古代医学骨伤早就认识"骨错位、筋出槽"的深刻涵义。脊椎某个或某些节段无法自行回复的位置偏差,引起相应节段的运动功能及神经功能障碍,此种异常状态即为半脱位(Subluxation)或半脱位综合征。近代而言,这一概念最早由 B. J. Palmer 提出,其实质在于半脱位直接改变了椎间孔的形态及受力环境,该处神经根的压力及血供都受到影响,引起神经根传导的神经调控信号的异常,导致该神经支配的组织器官功能障碍甚至病理改变。

半脱位的病因比较多,据研究内外环境的变化,如创伤、内脏疾病、营养不良,以及包括心理应激均可导致半脱位。创伤是最主要的病因,如车祸、运动伤、坠落伤等直接或间接暴力作用于肌骨骼框架,使脊椎某个节段产生位移,致使关节囊、椎间盘纤维环的局

部损伤,组织损伤引起的无菌性急性炎症令局部出现水肿,呈一定程度的弹性固定,此为不可自行回复的主要原因。炎症水肿刺激神经根,引起神经根水肿,进而导致神经支配区组织器官的异常。故半脱位的特征主要在于关节活动度下降及相应神经功能障碍。神经功能障碍临床上表现为感觉神经功能障碍、运动神经功能障碍和自主神经功能障碍。

因解剖结构限制,普通椎骨半脱位方向为向后、向下,耦合一定幅度的旋转(图 20-1)。椎体间理想的位置关系应为相邻两椎体终板平行,椎间盘纤维环均匀受力,髓核处于正常位置,此时椎间盘、关节突关节位置稳定,受力均匀,关节面为面-面接触,上位椎骨的椎间盘、关节突关节如同三足凳的三条腿,为"三足鼎立",椎骨间既稳定又灵活。图 20-1a 虚线处为上位椎体的正常位置,发生半脱位后,椎间盘上下缘平行状态变为楔形,上位椎骨在下位椎骨的基础上向后移位,继而在重力作用下出现下移。取决于关节突关节面的解剖结构及受力导致椎间盘的侧向楔形,半脱位椎骨发生向后、向下位移耦合一定幅度的旋转。

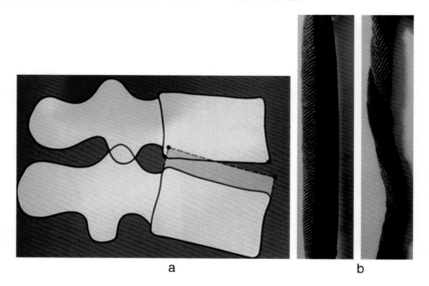

图 20-1   a. 椎体向后、向下半脱位;b. 脊柱"拧毛巾效应"

整个脊椎相当于一根有四个弯曲的弹性棒,其整体的形状取决于受力。寰枢椎是脊椎的第一主导,因寰枕关节、寰枢关节均为滑膜关节,关节活动最多,半脱位概率最高;骨盆包括骶骨和髋骨,是脊椎的第二主导,其半脱位概率列第二位。当寰枢椎发生半脱位后,为保证肌骨骼框架稳定、头部感官功能,脊柱下端出现代偿性半脱位。此代偿性半脱位一般表现为骶骨或髋骨反方向的位置偏移,以维持整个肌骨骼框架的平衡。同样当骨盆出现位置偏差,致使脊柱的"地基不平",则脊柱上端寰枢椎代偿,出现反方向的位置偏移,以确保肌骨骼框架的平衡。因此整个脊柱最普遍的形态表现为两端反方向扭曲。此种扭曲的反向应力长期作用于整个脊柱,如同两端反向用力拧毛巾的受力机制,导致脊柱这一"弹性棒"产生如同拧麻花一样的形变,此即"拧毛巾效应"(图 5-1b),当超过局部组织如椎间盘、韧带、肌肉等的负荷能力时,局部组织结构破坏,引起炎症,最终导致通过该处的神经功能障碍。脊柱哪个部位发生损伤,取决于何处发育薄弱及相应受力。

长期持续的旋转扭曲应力使椎骨的生长受到影响,逐渐影响到椎骨的结构,导致脊柱侧弯。这就可以解释为什么脊柱侧弯最常见的是 S 形弯曲。

三、整脊疗法治疗机制和目的方法

(一)治疗机制

近代美式整脊疗法研究证实,每 3 个选择手法治疗的患者有 2 个患腰背痛,每 10 个患者中有 9 个有腰背痛、颈痛、头痛和(或)肢体痛。按照手法治疗学院和学会的观念,脊椎手法治疗是一种促进身体保健的学科,它强调利用身体自愈能力恢复而不依靠药物或手术。手法治疗关注的是结构(主要为脊柱盆髋)和功能(肌肉神经系统)的关系,以及此关系怎样相互作用以利于健康的保持和恢复。另外,为了患者的最大利益,脊椎手法治疗师认识到应与其他医务工作者合作的价值和责任感。

手法推拿是利用一个突然的推动或冲力动作,即作用于运动范围径路末端的力量,使得关节产生一个通常活动不能达到的更大范围。手法推拿仅产生很小的运动范围,通常伴有一个弹响声,其技术名词为空腔征。声音是由气泡的破灭而发出,而气泡则由于关节面被分开时造成的低压使得关节液内气体逸出而产生。

有许多对手法机制和反射效果的详细描述。关节空腔征和增加的运动范围可抑制或减少疼痛反射。经由脊髓上传的疼痛信息可因缺乏本体感受器刺激而增加,或因较大本体信息的冲动传入而减少(通往脊髓的感觉信息源来自肌肉的运动和位置)。脊椎关节突关节富含机械感受器,从而在神经末端产生本体感觉传入。信息冲动传导经由粗的神经纤维进行,该粗纤维对抗相邻细的疼痛纤维传递经由脊髓传至大脑的疼痛信息。

对关节和肌肉感受器的刺激造成脊椎旁肌肉反射的松弛。Wykel 证实通过关节的牵拉对机械感受器的刺激可减少痉挛,而其常为腰背痛的原因。Herzog 最近的研究表明 11 个常用于脊椎和骨盆的手法,不仅使邻近关节被手法施加的肌肉反射减弱,还可使其他的脊椎和上下肢肌肉松弛。

慢性或长期疼痛可使结缔组织缩短,久而久之可使关节运动减少,形成粘连。手法操作可使挛缩或粘连松解。Giles 等在 20 世纪 80 年代的解剖学研究表明,纤维结节和其他组织被粘连于颈椎和腰椎关节突关节处,对受累关节的刺激可诱发反射性肌痉挛。Korr 的研究显示,脊椎推拿可增加运动范围和通过刺激自主神经系统而影响神经肌肉骨骼组织的血管舒张度。

关节功能不良可直接压迫或刺激椎管内自脊髓发出的神经根。尽管椎间孔相对于发出的神经根有足够大的空间,但在椎弓根处仅有较小的间隙容纳神经和相关血管。此种情况可因椎间盘退变性疾病或椎管狭窄而加重。

三维空间(前后位、侧方和旋转)的关节运动增加,可提升皮肤对疼痛的耐受水平,增加椎旁肌对压力痛的耐受,减少肌肉电活动和张力,以及减少重复的肌反射。上述变化通过对脊神经根和周围神经分支的机械改变而利于肌肉骨骼系统,由手法调整或推拿对交感神经功能的作用亦被显示。

(二)治疗目的方法

1. 脊柱整复技术之治疗目的　软组织异常排列复位,恢复组织正常螺旋排列方式,重建软组织纤维平行排列;恢复肌筋膜间隔相对滑动的能力,提高细胞活性和产生电流以修复与再生机体;恢复体液原有节律性流动而深度放松。

手法治疗不仅是减轻疼痛或治疗病因,而是整体治疗患者全身。因而,手法治疗师用多种不同非手术疗法包括手法治疗、营养、锻炼以及对生活方式和姿势的建议,给患者以劝导和诱导，手法治疗有 3 个主要目的。①满足患者的即时需要，常是缓解疼痛；②通过使关节肌肉和骨骼等运动系统的功能恢复正常，而说明造成症状的病因；③使骨骼肌肉系统，尤其是脊椎关节恢复正常，以使神经系统免受干扰并更好地调节身体各系统功能和全身健康。因为肌肉骨骼系统与神经系统的关联性，手法治疗师谈论的是神经肌肉系统及其相关疾病。

2. 治疗方法　主要有与手法并用的 4 种方法。①手法治疗，包括调整关节、活动、牵引和激发点疗法；②物理治疗，包括热疗、冰疗和电疗；③康复治疗和矫正性、康复性及预防性锻炼；④患者教育，包括对提重、坐位、睡眠和工作姿势的指导，以及对营养和健康生活方式的咨询建议。

3. 手法治疗科学研究　在 20 世纪 80 年代以前，很少有其相关研究。1986 年澳大利亚福利调查委员会发现在过去的 10 年间该学科对科研的态度有很大的转变。1993 年英国医学会把手法治疗描述为新专业的最佳范例，为建立其安全性和有效性开展了高质量的临床研究。

国内自 20 世纪 70 年代始，进入临床与实践研究相结合的时代。提高神经、肌筋膜、骨关节结构与功能的新的认识。如能促进机体组织愈合，大多数疼痛和功能障碍发生在软组织；机体组成主要为纤维和体液，肌肉走行纤维螺旋排列；功能障碍及关节损伤会引起关节周围的软组织异常排列或排列不整；软组织功能障碍和损伤造成力学改变和神经学方面改变；肌肉、肌腱、韧带异常扭转导致软组织及关节粘连；关节功能障碍与退变又会刺激感觉末梢感受器，引起抑制或诱发周围肌肉张力过强而使平衡失调；修复后新生胶原纤维任意方向排列失去正常平行走向，与肌筋膜相对滑动能力降低导致粘连形成；降低细胞活性、营养不良、代谢物积累、组织自我修复能力下降，引起疼痛且肌肉关节、动脉、脏器及神经中枢产生异常神经反射。

（常玉立）

第二节　脊椎生物力学及影像学分析

脊椎疾病的主要根源在于生物力学因素。本应平行于地面的结构，要满足直立位生存模式下的功能需求，导致脊椎各个部位容易出现位置偏差进而影响到神经功能。根据解剖结构、生物力学特点，结合影像及临床实践，现就脊椎的常见半脱位类型做简要介绍。

一、寰椎

寰椎是头颈的桥梁和纽带，分别与枕骨及枢椎构成关节。寰椎所有的关节都是滑膜关节，故寰椎在椎骨里最为灵活，因而寰椎也最容易在各种活动中发生无法自行回复的位置偏差。在生物力学上寰椎相对整个脊椎起到了主导的作用，半脱位后可引起下方整个脊椎的代偿性半脱位。由于寰椎横突前方是颈上神经结，后结节附着的枕后小直肌筋膜及项韧带深层与硬脑膜相连续，横突孔及椎动脉沟处椎动脉出现 90°的折转，其位置偏差直接影响到脑部血供及颅内的筋膜张力，进而对大脑功能产生影响，故对寰椎的诊断及治疗必须精准。

寰椎半脱位较为复杂，需要从三个平面进行分析。首先是寰椎的俯、仰半脱位，即以前弓为基准，寰椎后弓的上、下移位。其次是寰椎的旋转半脱位，即寰椎发生顺时针或逆时针的位置偏差。最后是寰椎常见侧移半脱位，相对头颅中心线整体向左或右移位。对寰椎半脱位的分析必须同时考虑到寰椎在这三个平面的位移,为后续针对性的矫正打好基础。寰椎共计 12 种半脱位,具体参见寰椎半脱位编码简表。

半脱位编码简表(Gonstead 分析法)

(1)A. 前,P. 后,R. 右,L. 左,S. 上,I. 下

(2)In. 向内,Ex. 向外,Sp. 棘突,La. 椎板,T. 横突,M. 乳突

寰椎的诊断必须精准,力求触诊及影像相符,以避免误诊。影像分析时应以头颅中心线为参照,可以在双侧枕骨髁取对称解剖部位的相应区域,连线画垂直平分线作为基准线进行分析。

脊椎半脱位的具体状态如移位的方向和程度,国际上通常采用方位及解剖部位的缩写字母来描述及记录,称为编码(coding and listing),具体见表 20-1。

表 20-1　寰椎半脱位编码

序号	编码	偏位记录描述
1	ASL	寰椎向前向上移位,同时向左侧横移
2	ASLA	寰椎向前向上移位,同时向左侧横移,且左侧侧块旋转向前
3	ASLP	寰椎向前向上移位,同时向左侧横移,且左侧侧块旋转向后
4	AI	寰椎向前向下移位,同时向左侧横移
5	AILA	寰椎向前向下移位,同时向左侧横移,且左侧侧块旋转向前
6	AILP	寰椎向前向下移位,同时向左侧横移,且左侧侧块旋转向后
7	ASR	寰椎向前向上移位,同时向右侧横移
8	ASRA	寰椎向前向上移位,同时向右侧横移,且右侧侧块旋转向前
9	ASRP	寰椎向前向上移位,同时向右侧横移,且右侧侧块旋转向后
10	AIR	寰椎向前向下移位,同时向右侧横移
11	AIRA	寰椎向前向下移位,同时向右侧横移,且右侧侧块旋转向前
12	AIRP	寰椎向前向下移位,同时向右侧横移,且右侧侧块旋转向后

二、枢椎

寰枢椎都属于上颈椎,主要生物力学功能在于给头颅提供正确的承载,保证头颅的正常位置。故寰枢椎的位置分析都要以头颅为参照物。枢椎的正常位置应齿状突、棘突与头颅正中线在前后方向上重合。枢椎的半脱位根据齿状突及棘突与头颅正中线的关系,分为侧移型及旋转型 2 类。

侧移型即枢椎的齿状突及棘突均位于头颅正中线的侧方,可以根据偏移程度,细分为齿状突为主或棘突为主 2 类,以便于后续有重点的矫正。旋转型半脱位指齿状突及棘突相对于头颅正中线旋转,也可分为 2 类。其一,齿状突及棘突分列正中线的两侧;其二,齿状突或棘突一个结构位于正中线上,另一个结构偏离正中线。

枢椎的解剖结构无论从影像上还是触诊上均非常明确,影像结合触诊不难诊断,其编码及半脱位类型见表 20-2。

枢椎编码含义:B(body),齿状突;CP(central pivot),齿状突和棘突在轴线两侧;P(pivot),头颅正中线/轴线;ES(entire spine),枢椎(齿状突和棘突)整体偏移。

表 20-2　枢椎编码组合

序号	编码	偏位记录描述
1	BPSL	齿状突在轴线上，棘突在轴线左侧
2	BPSR	齿状突在轴线上，棘突在轴线右侧
3	SPBL	棘突在轴线上，齿状突在轴线左侧
4	SPBR	棘突在轴线上，齿状突在轴线右侧
5	CPBL	齿状突和棘突在轴线两侧，齿状突向左偏移较多
6	CPBR	齿状突和棘突在轴线两侧，其中齿状突向右偏移较多
7	CPSL	齿状突和棘突在轴线两侧，其中棘突向左偏移较多
8	CPSR	齿状突和棘突在轴线两侧，其中棘突向右偏移较多
9	ESL	齿状突和棘突整体向左侧偏移
10	ESR	齿状突和棘突整体向右侧偏移
11	ESL-BL	齿状突和棘突整体向左侧偏移，其中齿状突向左偏移较多
12	ESR-BR	齿状突和棘突整体向右侧偏移，其中齿状突向右偏移较多
13	ESL-SL	齿状突和棘突整体向左侧偏移，其中棘突向左偏移较多
14	ESR-SR	齿状突和棘突整体向右侧偏移，其中棘突向右偏移较多

三、$C_3 \sim L_5$

$C_3 \sim L_5$ 的解剖结构大致相似，根据解剖及生物力学特点，其半脱位发生过程按时间顺序可以概括为前后三个阶段：半脱位椎骨在下位椎骨基础上先向后移位，之后在重力作用下后部向下移位，最后椎骨发生顺时针或逆时针的旋转。根据棘突相对于脊柱中心线的偏移及椎间盘的侧方楔形变，分为旋转型及偏转型 2 类，其半脱位类型见下图，相应编码见表 20-3。

1. 旋转型　椎骨仅有旋转半脱位，相对于下方椎骨，不存在椎间盘的侧方压迫，即 X 线片上无椎间隙的侧方楔形变。影像及触诊上均有棘突向后、向侧方移位。有时在半脱位早期仅有椎骨的向后半脱位，尚未出现椎骨的旋转。此时 X 线正位片可无异常，但触诊可及棘突后凸。手法矫正时，矫正点既可选取患椎棘突，也可选取偏歪棘突对侧的相应结构，如颈椎取对侧椎板，胸椎取对侧横突，腰椎取对侧乳突。

表 20-3　$C_3 \sim L_5$ 半脱位编码

序号	编码	偏位记录描述
1	PR	椎体向后移位，棘突偏向右
2	PL	椎体向后移位，棘突偏向左
3	PRS	椎体向后移位，棘突向右上偏移，右侧楔形开口，棘突在楔形开口侧
4	PLS	椎体向后移位，棘突向左上偏移，左侧楔形开口，棘突在楔形开口侧
5	PRI	椎体向后移位，棘突向右下偏移，右侧楔形闭口，棘突在楔形闭口侧
6	PLI	椎体向后移位，棘突向左下偏移，左侧楔形闭口，棘突在楔形开口侧

2. 偏转型　椎骨同时存在旋转及偏歪，影像上可见棘突侧旋，同时椎间隙出现侧方楔形。触诊可及棘突间隙上下不等，棘突后凸、侧旋。手法矫正必须首先考虑到不能加重侧向楔形，禁忌在侧弯凹侧治疗，应取侧弯凸侧的矫正点调整软硬组织。$C_3 \sim L_5$ 半脱位模式见图 20-2。

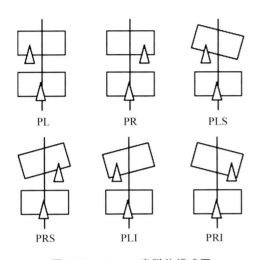

图 20-2　$C_3 \sim L_5$ 半脱位模式图

可在编码后方加入矫正点编码以指导临床操作，如 L_3 PLI-M，意为 L_3 椎骨半脱位，棘突位于楔形闭口侧，矫正点为对侧乳突。

四、髂骨

骶髂关节属于微动关节，近年的运动功能学研究发现，骶髂关节虽然活动度较小，但在其有限的活动范围内可以自由滑动，其运动模式较为复杂。成人的髂骨、耻骨、坐骨融合成一块髋骨，但因与骶骨构成关节的仅为髂骨，习惯上把髋骨半脱位与髂骨半脱位统称为髂骨半脱位。因骶髂关节面为耳状面，骶髂之间的位置偏差相对简单，髂骨的位置仅需从 2 个平面进行考量。首先是髂骨相对于脊柱正中线远离和靠近，分别是外旋半脱位（EX）、内旋半脱位（IN）；其次髂骨在耳状面上发生向前向上的旋转，称为前上半脱位（AS），导致同侧髂嵴水平增高，同侧股骨头水平降低；与之相反的是向后向下的旋转半脱位，称为后下半脱位（PI），导致同侧髂嵴水平降低，同侧股骨头水平升高。半脱位编码见表 20-4。

表 20-4　髂骨编码

序号	编码	偏位记录描述
1	AS	单侧髂后上棘向前向上移位
2	PI	单侧髂后上棘向后向下移位
3	D. AS	双侧髂后上棘向前向上移位
4	D. PI	双侧髂后上棘向后向下移位
5	IN	单侧髂后上棘向内旋转
6	EX	单侧髂后上棘向外旋转
7	D. IN	双侧髂后上棘向内旋转
8	D. EX	双侧髂后上棘向外旋转

注：髂后上棘作为髂骨位移参照点；IN，internal rotation；EX，external rotation；D，double。

五、骶骨

骶骨的半脱位模式与寰椎相似，需要同时考虑三个平面的位移。首先是骶骨在矢状面的位移，表现为过屈（低头）、过伸（抬头），相应的腰椎曲度为腰曲过度、腰曲不足；其次表现为冠状面的位移，骶骨的长轴侧倾，即尾骨尖出现左右摆动；最后是水平面的位移，骶骨绕长轴出现顺时针、逆时针的旋转。骶骨的半脱位编码见表 20-5。

1. 骶骨编码组合　按骶骨三个平面的位移分别编码，格式为倾斜-旋转-俯仰，如 PIL-PL-Base-p 表示骶骨基底左侧倾斜向下，骶骨基底部左侧旋后，骶骨基底部后移。

2. 脊椎的整体结构分析　整个脊椎相当于一根有四个弯曲的弹性棒，其每一处形变均取决于整体所受应力。无论颈僵、背痛、腰酸等症状如何复杂，始终要认识到"拧毛巾效应"，即脊椎长期累积的整体旋转扭曲应力是根本病因。寰枢椎与骨盆持续反方向应力

表 20-5　骶骨编码

字母及缩写	编码含义	字母及缩写	编码含义
Base-p	骶骨基底部-后移	PIR	骶骨基底右侧向下倾斜
Apex-p	骶骨尖-后移	PL	骶骨基底部左侧旋后
PIL	骶骨基底左侧向下倾斜	PR	骶骨基底部右侧旋后

长期作用于整个脊柱,同时决定了脊椎的整体曲线和局部组织的负荷。脊椎某一局部的疾病如同露出水面的冰山,局部治疗难以起到根治的作用,治本必须考虑到消除整体的异常应力,也就是首先考虑到寰枢椎及骨盆的异常偏位。

（常玉立）

第三节　颈胸椎矫正手法

脊骨神经医学手法矫正技术按发力大小可分为轻手法、重手法、非接触手法(能量疗法)。本节介绍的矫正手法均为高速小幅度重手法(HVLA),要求发力高速(0.1~0.2s)、小位移、大力量。患者的主观感觉为治疗部位震颤感、弹动感。重手法如操作不当风险极大,必须经过体格检查及影像分析并且无禁忌证方可按适应证应用。矫正应遵循整体大于局部的原则,即任何发力均在侧弯凸侧,避免纠正局部半脱位的同时导致脊柱曲度更差。

只有活动受限的骨关节才需要矫正,活动度正常甚至超常的半脱位关节一般是继发的代偿性半脱位,不需矫正。矫正前细致分析患者症状、体征、影像,做到精确诊断。为规避风险,尽量避免长节段斜扳。操作过程中辅助手仅起到稳定、支撑的作用,禁止发力,以免与矫正手形成剪力,导致矫正节段以外部位损伤。

操作中应舒缓患者情绪,避免患者局部紧张。操作时术者首先逆发力方向在距患者矫正点(待矫正骨骼受力点)1~2寸处推拉皮肤至矫正点,形成软组织"肉垫",术者矫正手接触并稳定此肉垫于矫正点处,瞬间发出可控制方向和幅度的矫正力,推动半脱位骨骼回正。矫正发力为"脉冲式",发力前后术者均全身松弛,仅施加维持软组织肉垫的力量,全程仅矫正时瞬间发力一次。发力方向一般为平行下位椎间盘,朝向椎间盘中心。

重手法发力速度及力量需要一定时间相关肌肉练习后才能成功实施。肌肉练习主要有胸大肌等长收缩练习及伸肘动作练习。注意肌肉练习时,应在全身放松状态下瞬间发力,发力后调整身心至放松状态再练习下一次发力。胸大肌等长收缩练习(图 20-3a)取站立位,手臂端平,双手虎口卡住肘部,以最大速度最大力量收缩胸大肌令手臂里合。伸肘动作练习 1(图 20-3b),取自然站立弯腰45°体位,双手自然下垂,在放松状态下,尤其肩肘关节松弛状态下以最大速度、最大力量瞬间伸肘。伸肘动作练习 2(图 20-3c),姿势同伸肘动作练习 1,两手侧掌交叠抵于软垫上,下方手豌豆骨接触软垫,两手豌豆骨、与两锁骨中点三点一线,垂直于地面。在放松状态下,尤其肩肘关节松弛状态下以最大速度、最大力量瞬间伸肘,力量传至软垫。伸肘动作练习 3(图 20-3c)为单手伸肘练习,要领同前,不再赘述。

手部骨突部位如指尖、指间关节、豌豆骨、大小鱼际均可用于矫正半脱位,应根据半脱位具体情况灵活选择。

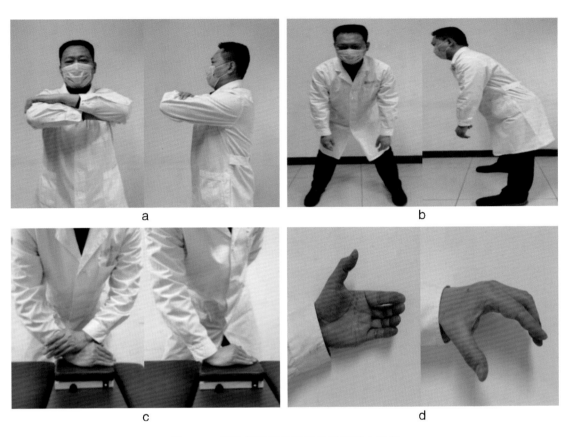

图 20-3　颈椎矫正手法练习及矫正基本手型

a. 胸大肌等长收缩练习（正侧面）；b. 伸肘动作（练习 1 正侧面）；c. 伸肘动作（练习 2、3 双单手）；d. 颈椎矫正基本手型（半握手掌）。

一、颈椎矫正法

颈椎负荷较小，活动度大，并且颈椎后关节接近水平，且关节润滑良好，故颈椎矫正操作简便，成功率高。但因同样原因，颈椎矫正容易施力过大导致医源性损伤。现代社会因低头时间普遍过长，颈椎潜在损伤多，颈椎间盘无症状突出的患病率较高，颈椎矫正过程中不规范操作容易导致神经损伤、椎动脉损伤。故颈椎矫正前应检查患者主动被动的活动幅度，矫正动作所产生的实际活动幅度不应超过被动活动幅度。

颈椎矫正基本手型为第 5、4、3 指略屈依次相抵撑住示指末节，以示指指尖桡侧为矫正的发力接触点，而力量来自胸大肌。另一基本手型同伸肘练习，以豌豆骨为矫正的发力接触点，力量主要源于伸肘肌。辅助手仅起到稳定、支撑的作用，严禁发力。

（一）寰椎矫正

寰椎是脊柱与头颅的桥梁与纽带，位于脊柱的顶端，在生物力学上可以同时影响头颅的位置与脊柱的形态。寰椎半脱位的模式是 3 个平面的耦合。即寰椎的位置要同时考虑到寰椎的俯仰、侧移及旋转。寰椎半脱位的症状比较多，从局部看，可以影响到眼、耳、口、鼻等感官的功能，头面部的感觉运动，颅内的供血。从整体看,寰椎半脱位往往是脊柱整体扭曲的主导。寰椎的半脱位复合骨盆的代偿或半脱位,形成脊柱整体旋转扭曲的异常应力,此应力长期累积,导致椎间盘损伤、黄韧带肥厚、棘上棘间韧带损伤、脊柱肌肉损伤甚至脊柱侧弯。因寰椎位置深,结构复杂,相关重要组织多,其半脱位对身体的影响巨大。故矫正必须精确,应在触诊及影像分析后进行,否则容易导致副损伤。

1. 寰椎侧移　示指矫正法(以寰椎向左侧侧移为例)。

(1)体位:患者仰卧位,术者站于矫正床头端,以股骨头为轴,前屈45°,面对患者头部。

(2)接触点:术者左示指指尖桡侧或左示指指间关节桡侧;矫正点:寰椎左横突尖。

(3)辅助手:术者右手置于患者右侧颞顶部;发力方向为向对侧横突尖。

(4)步骤:术者左手5、4、3指依次相抵撑住示指指尖桡侧,示指指尖桡侧抵住患者寰椎左横突尖并稳定住,左拇指轻抵患者左侧颞部,手掌朝向地面。接触点抵住矫正点,与辅助手协作使头向左略侧屈,打开寰枕寰枢右侧关节。对侧寰枕关节、寰枢关节打开后,左胸大肌等长收缩发力,方向为朝向对侧横突尖。见图20-4。

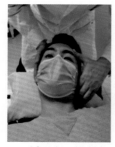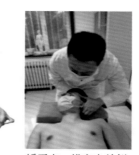

矫正点:横突尖　　　矫正点,横突尖前侧　　　矫正点,横突尖后侧

a　　　　　　　b　　　　　　　c

图 20-4　寰椎示指矫正法

a. 寰椎侧移;b. 寰椎侧移并前旋;c. 寰椎侧移并后旋。

(5)注意事项:辅助手仅起到稳定、支撑的作用,不能发力。矫正手的动力源于胸大肌,不要加入肩肘腕部力量。

2. 寰椎侧移并前旋　示指矫正法(以左侧侧移,左侧前旋为例)。

(1)体位:患者仰卧,术者站在矫正床头端,以股骨头为轴,前屈45°,面对患者头部。

(2)接触点:术者左手示指指尖桡侧;矫正点:寰椎左横突尖侧前部。

(3)辅助手:术者右手置于患者头部,支撑、稳定患者右侧枕颞部;方向为顺着寰椎平面(前后弓围成的平面),水平向对侧。

(4)步骤:左手示指指尖桡侧在患者左横

突尖前方约1寸处,推动皮肤及软组织形成横突尖侧前部的软组织垫,并通过软组织垫稳定接触患者寰椎左横突尖。抵住矫正点的同时,辅助手协作使头左旋左偏。对侧寰枕关节寰枢关节打开后,左胸大肌等长收缩发力,向对侧横突尖瞬间弹动。

(5)注意事项:辅助手仅起到稳定、支撑的作用,不能发力。矫正手的动力源于胸大肌,不要加入肩肘腕部力量。

3. 寰椎侧移并后旋　示指矫正法(以左侧侧移,左侧后旋为例)。

(1)体位:患者仰卧,术者站在矫正床头端,以股骨头为轴,前屈45°,面对患者头部。

（2）接触点：术者左手示指指尖桡侧/示指远端指间关节桡侧；矫正点为寰椎左横突尖侧后部。

（3）辅助手：术者右手置于患者右侧额角，稳定患者头部；方向为鼻尖方向。

（4）步骤：术者左手 5、4、3 指依次相抵撑

住示指指尖桡侧，左示指指尖桡侧抵于寰椎左横突尖后外上部，左拇指轻抵患者左侧颞部，手掌朝向地面。接触点抵住矫正点的同时，辅助手协作使头右旋左偏，呈向右后方望的体位。对侧寰枕关节寰枢关节打开后，左胸大肌等长收缩发力，向鼻尖方向瞬间弹动。见图 20-5。

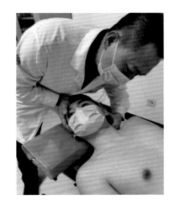
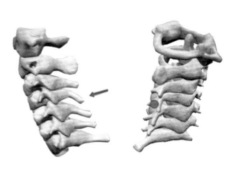

图 20-5　颈椎曲度僵直：反张矫正法

（5）注意事项：矫正点在寰椎横突尖后上部，位于横突正后方易滑到 C_2 关节突。

4. 寰椎后旋　示指矫正法（以左侧后旋为例）。

（1）体位：患者仰卧，术者站在矫正床头端，以股骨头为轴，前屈 45°，面对患者头部。

（2）接触点：术者左示指指尖桡侧或左示指远端指间关节桡侧；矫正点：寰椎左横突尖后部。

（3）辅助手：术者右手置于患者右侧额角，稳定患者头部；方向为向鼻尖方向。

（4）步骤：术者左手 5、4、3 指依次相抵撑住示指指尖桡侧，左示指指尖桡侧抵于寰椎左横突尖后上部，左拇指轻抵患者左侧颞部，手掌朝向地面。接触点抵住矫正点的同时，辅助手协作使头右旋左偏，呈向右后方望的体位。对侧寰枕关节寰枢关节打开后，左胸大肌等长收缩发力，向鼻尖方向瞬间弹动。

（5）注意事项：发力目的为旋转寰椎，避免横向推动寰椎。矫正动作与寰椎侧移并后

旋，图示大致相同。

（二）C_{2-7} 矫正方法

1. 颈椎曲度僵直/反张矫正法（以 C_4 棘突为例）

（1）体位：患者仰卧位，术者站在矫正床头端，以股骨头为轴，前屈 45°，面对患者头部。

（2）接触点：术者左手示指指尖桡侧或左手示指远端指间关节桡侧或左示指掌指关节桡侧。矫正点：C_4 棘突尖。

（3）辅助手：术者右手置于患者右侧额部，稳定患者头部。

2. 颈椎棘突矫正法（以第 4 颈椎棘突后凸或伴棘突左侧旋为例）

（1）体位：患者仰卧位，术者站在矫正床头端，以股骨头为轴，前屈 45°，面对患者头部。

（2）接触点：术者左手示指指尖桡侧或左手示指远端指间关节桡侧；矫正点为患椎棘突尖。

（3）辅助手：术者右手置于患者右侧额颞

部,稳定患者头部方向。

(4)发力方向:平行于下位椎间盘,朝向椎间盘中心。

(5)步骤:术者左手5、4、3指依次相抵撑住示指指尖桡侧,左手示指指尖桡侧于患椎棘突下方约1寸推皮肤至患椎棘突尖并抵住。左手拇指轻抵患者左侧颞部,手掌朝向地面。接触点抵住矫正点的同时,辅助手协作使头右旋左偏,呈向右后方望的体位。对侧关节突关节打开后,左胸大肌等长收缩发力,方向为平行下位椎间盘,朝向椎间盘中心。见图20-5。

(6)注意事项:发力时应沉肩坠肘,全身放松,调整前臂的方向为平行下位椎间盘,朝向椎间盘中心,矫正动作与颈椎曲度僵直/反张图示大致相同。

3. 颈椎关节突矫正法(以矫正点在左侧关节突为例)

(1)患者体位:仰卧位,术者位置:同颈椎棘突矫正法。

(2)接触点:术者左手示指指尖桡侧或左手示指远端指间关节桡侧;矫正点为患椎左侧关节突或左侧椎板。

(3)辅助手:术者右手置于患者右侧额颞部,稳定患者头部方向。

(4)发力方向:平行于下位椎间盘,朝向椎间盘中心。

(5)步骤:术者左手5、4、3指依次相抵撑住示指指尖桡侧,左手示指指尖桡侧于患椎关节突下方约1寸推皮肤至患椎关节突并抵住。左手拇指轻抵患者左侧颞部,手掌朝向地面。接触点抵住矫正点的同时,辅助手协作使头右旋左偏,呈向右后方望的姿势。对侧关节突关节打开后,左胸大肌等长收缩发力,方向为平行下位椎间盘,朝向椎间盘中心。

(6)注意事项:发力时应沉肩坠肘,调整前臂的方向为平行下位椎间盘,朝向椎间盘中心,矫正动作与颈椎曲度僵直/反张图示大致相同。

附 J H Cyriax(英国)经典脊柱整复手法,摘录于《希莱克斯矫形外科学手法操作图解》,(CYRIAX'S ILLUSTRATED MANUAL OF ORTHOPAEDIC MENDICINE)。介绍三种伸引矫正法。

1. 颈椎旋转伸引矫正法 患者仰卧位,医者双手对患者后枕部与下颌固定。向右侧颈部手法操作,患者头部平稳不晃,极其舒适的幅度。要注意回避颈部贯穿的弯曲状态,最后拔伸动作。见图20-6。

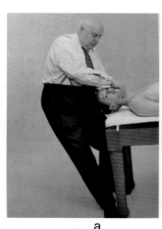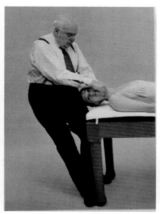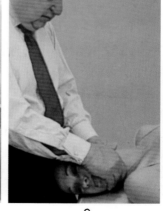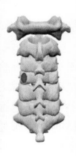

图 20-6 颈椎旋转伸引矫正法
a. 平卧位,枕部下颌固定;b. 头颈部,伸引、旋转;c. 双手用力颈椎瞬间旋转。

2. 颈椎侧方伸引矫正法　①患者按初始体位:将头部摇晃转动到一侧,当助手防止躯体活动时,屈曲患者颈部。中间动作:由维持在开始体位的左侧肢体传递操作者整个作用力。但其躯干已做好转体的准备,接着做与右侧肢体反方向推力拔伸(肢体接触的后面瞬间见到)。②完成的体位:最后的作用力由医者的前臂传递兑现,正如拉动他肘部突然地引伸到其一侧。见图 20-7。

3. 头颈侧屈伸引矫正法　患者按初始体位,重复活动片刻。注意医者做颈椎侧屈拔伸,助手双臂制动患者肩部躯干。操作时迅速摆动颈椎轴线,颈椎侧屈达 30°～40°瞬间拔伸,可出现小关节弹响。尽量相对地掌握柔和的熟练动作。见图 20-8。

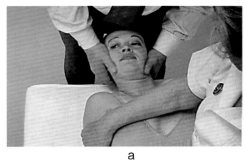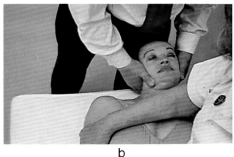

图 20-7　颈椎侧方伸引矫正法
a. 头部摇晃,颈椎向右侧方伸引;b. 头部摇晃,颈椎向左侧方伸引。

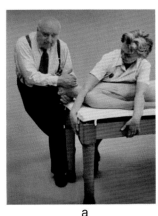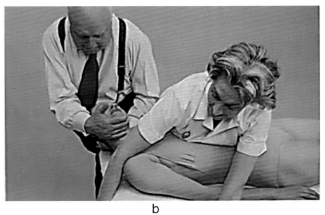

图 20-8　头颈侧屈伸引矫正法
a. 双手托住枕部和下颌;b. 助手双臂制动躯干。

(三)颈胸段矫正方法(C₇～T₃)

1. 棘突矫正法(以 T_1 半脱位,棘突右后凸为例)

(1)体位:患者俯卧位,术者站于矫正床头端,弯腰 45°,面对患者背部。

(2)接触点:左手豌豆骨;矫正点为 T_1 棘突。

(3)辅助手:右手掌接触患者左颞部。

(4)发力方向:平行 $T_{1/2}$ 椎间盘,朝向椎间盘中心。

（5）步骤：术者左手豌豆骨在患椎棘突右侧约 1 寸处推软组织至 T_1 棘突尖并固定住。也可右手示指在患椎棘突右侧约 1 寸处推软组织至 T_1 棘突尖形成软组织垫并移交

给左手豌豆骨。术者豌豆骨抵住矫正点并稳定住，同时右手推动患者头部右偏左旋，待左豌豆骨处皮肤感到头颈部传来的应力时，瞬间伸肘，推动患椎。见图 20-9。

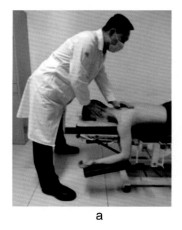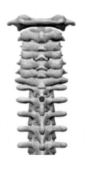

a

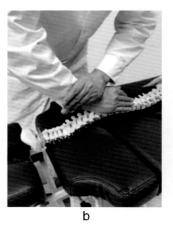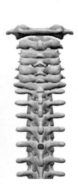

b

图 20-9　a. 颈胸段棘突矫正法；b. 胸椎棘突矫正法

（6）注意事项：发力前按压棘突尖之力以维持肌筋膜垫为宜，不应过大，以免患者肌肉紧张。

2. 横突矫正法（以 T_1 半脱位，棘突左后凸为例）

（1）体位：患者俯卧位，术者站于矫正床头端，弯腰 45°，面对患者背部。

（2）接触点：左手豌豆骨；矫正点为 T_1 右横突。

（3）辅助手：右手掌接触患者左颞部。

（4）发力方向：平行 $T_{1/2}$ 椎间盘，朝向椎间盘中心。

（5）步骤：术者左手豌豆骨在 T_1 右横突右侧约 1 寸处推软组织至患椎右横突并稳定住。也可右手示指在患椎右横突右侧约 1 寸处推软组织至 T_1 右横突形成软组织垫并移交给左手豌豆骨。术者豌豆骨抵住矫正点并稳定住，同时右手推动患者头部右偏左旋，待左豌豆骨处皮肤感到头颈部传来的应力时，瞬间伸肘，推动患椎。

（6）注意事项：发力前按压横突尖的力量

以维持住软组织肉垫为宜，不应过大，以免患者肌肉紧张。矫正动作同棘突矫正法。

二、胸椎矫正方法

（一）胸椎棘突矫正法（以 T_4 半脱位为例）

1. 体位　患者俯卧位；术者位于矫正床右侧，面对患者，弯腰 45°。

2. 接触点　左手豌豆骨；矫正点为棘突。

3. 辅助手　与左手交叠，豌豆骨接触左腕桡侧。

4. 发力方向　平行 T_{4-5} 椎间盘，朝向椎间盘中心。

5. 步骤　右手示指指尖在 T_4 棘突下方 1 寸许推动皮肤形成 T_4 棘突顶部软组织垫，移交于左手豌豆骨。两手侧掌交叠令两手豌豆骨、两锁骨中点三点一线，垂直于地面。患者呼气末瞬间伸肘发力。见图 20-9。

6. 注意事项　发力前按压棘突尖的力量以维持住软组织肉垫为度，以免患者肌肉紧张。

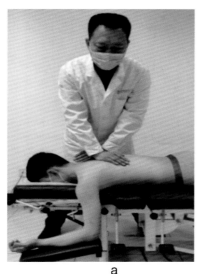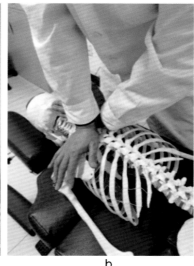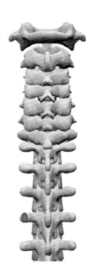

a　　　　　　　　　　　　　　b

图 20-10　胸椎横突矫正法

（二）胸椎横突矫正法（以 T$_4$ 半脱位，矫正左侧横突为例）

1. 体位　患者俯卧位，术者位于矫正床右侧，面对患者，弯腰 45°。

2. 接触点　左手豌豆骨；矫正点为 T$_4$ 左横突。

3. 辅助手　右手，与左手交叠，豌豆骨接触左腕桡侧。

4. 发力方向　平行 T$_{4-5}$ 椎间盘，朝向椎间盘中心。

5. 步骤　左手示指指尖在 T$_4$ 左横突左侧 1 寸许推动皮肤形成 T$_4$ 横突背侧的软组织垫，移交于左手豌豆骨。两手侧掌交叠令两手豌豆骨、两锁骨中点三点一线，垂直于地面。患者呼气末瞬间伸肘发力。见图 20-10。

6. 注意事项　发力前按压横突的力量以维持住软组织肉垫为度，以免患者肌肉紧张。矫正姿势同胸椎棘突矫正法。

（三）胸椎多节段矫正法

1. 体位　患者仰卧位，术者位于患者右侧，面对患者站立，弯腰 45°。

2. 接触点　右手掌根部、掌指关节。矫正点为患者胸椎棘突或横突。辅助手为左手。

3. 发力方向　平行患椎椎间盘，朝向椎间盘中心。

4. 步骤　患者上肢屈肘叠放于胸前，术者左手锁住患者肘部并拉向患者右侧令其躯干翻动，术者右手顺势置于患椎后方，呈握拳翘拇指手型（图 20-11）。患者回复仰卧位，术者继续锁住患者肘部并按压紧贴胸廓前方，术者以胸腹部接触左腕部，以自身躯干重力压迫患者胸廓。患者呼气末瞬间发力。见图 20-11。

5. 注意事项　术者右手可抬高掌根部或 1～4 指指节，以接触患椎棘突或横突精确矫正。

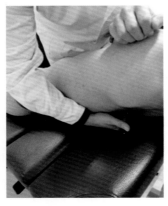
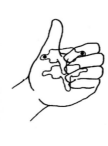
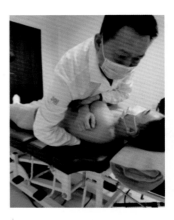

图 20-11　胸椎多节段矫正法

中间图为矫正手的手型。

（常玉立　王福根）

第四节　腰椎矫正手法

一、棘突矫正法（以 L_3 半脱位，棘突右旋为例）

1. 体位　患者左侧卧位，右腿屈膝屈髋，右踝部置于左膝部；术者：面对患者，弯腰 45°。

2. 接触点　左手豌豆骨。矫正点为 L_3 棘突；辅助手为右手。

3. 发力方向　平行 L_{3-4} 椎间盘，朝向椎间盘中心。

4. 步骤　术者左下肢挤压患者右膝，扭转骨盆略呈弓步，右腿紧贴矫正床缘，左股外侧抵于患者股后外侧固定其骨盆，拉患者左手令其躯干旋转 45°，其右手自然放置于左肩部。术者右手置于患者右肩，左豌豆骨在 L_3 棘突右下侧约 1 寸处推动软组织形成 L_3 棘突背侧的软组织垫并稳定住，左前臂轻推骨盆向前倾斜 15°~20°，左股外侧顺势抵住，瞬间发力推动 L_3 棘突。

5. 注意事项　辅助手禁止发力。见图 20-12a。

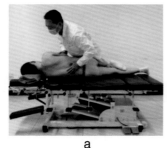
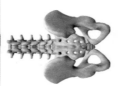
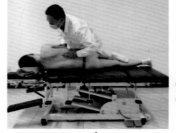
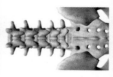

a

b

图 20-12　a. 腰椎棘突矫正法；b. 腰椎乳突矫正法

二、上关节突乳突矫正法（以 L_3 半脱位，矫正右侧乳突为例）

1. 体位　患者左侧卧位，右腿屈膝屈髋，右踝部置于左膝部；术者面对患者，弯腰 45°。

2. 接触点　左手豌豆骨。矫正点为 L_3 右侧上关节突乳突；辅助手为右手。

3. 发力方向　平行 L_{3-4} 椎间盘，朝向椎间盘中心。

4. 步骤　术者左下肢挤压患者右膝，扭转骨盆略呈弓步，右腿紧贴矫正床缘，左股外侧抵于患者股后外侧固定其骨盆，拉患者左手令其躯干旋转 45°，其右手自然放置于左肩部。术者右手置于患者右肩，左豌豆骨在 L_3 乳突左下侧约 1 寸处推动软组织形成 L_3 横突背侧的软组织垫并稳定住，左前臂轻推骨盆向前倾斜 15°～20°，左股外侧顺势抵住，

瞬间发力推动 L_3 乳突。

5. 注意事项　辅助手禁止发力。见图 20-12b。

三、腰脊柱关节矫正法

选择 J H Cyriax（英国）经典脊柱整复手法，摘录于《希莱克斯矫形外科学手法操作图解》（*Cyriax′s Illustrated Manual of Orthopaedic Mendicine*）四种腰椎矫正法。

1. 腰椎矫正法（1）——推臀扳肩　初始体位，患者的躯干朝对侧方向旋转。注意采用低位诊疗床和无须相助，单独操作。当大粗隆向前方推压与肩背后扳时，应自始至终保持体位。操作之双手接触皮肤过程中要避免滑脱。术者轻巧柔和用整个身体力量完成动作。见图 20-13。

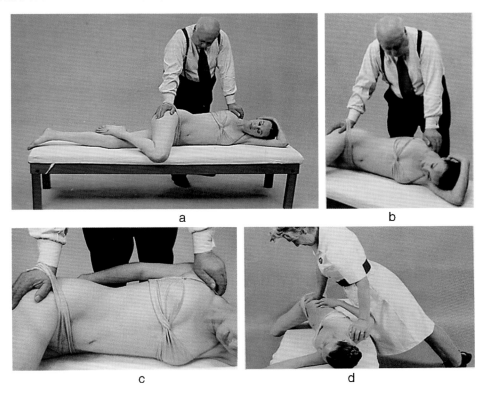

图 20-13　腰椎矫正法（1）

a. 屈髋侧卧位，患者躯干朝对侧方向旋转；b. 准备推臀扳肩姿势；c. d. 术者轻柔用力施压，肩背后扳，大粗隆向前方推压。

2. 腰椎矫正法（2）——推肩扳臀　初始体位，术者使患者处于极度舒适的活动范围。始终保持体位，迅速有力瞬间朝向患者的耳侧前推肩部，而将骨盆朝向仰面的位置。髋部过伸是最早显示，见图20-13a。术者的膝部稳住患者的下腰部。终末体位，如何注意此动作由术者倾向于朝患者的头部而相助；他旋转患者胸廓有助于达到延伸患者髋部。见图20-14。

3. 腰椎矫正法（3）——后伸扳髋　初始体位，术者体重均衡在患者肩膀之上，将其按压夹紧于诊治床面。健侧卧位，患侧肢体伸髋，保持肩向前位，然后手法向下反向分离，适当施压整复。术者扶膝向后伸髋　有助于旋转胸廓。见图20-15。

4. 腰椎矫正法（4）——屈髋压膝　健侧卧位，术者于患者肩上施压。保持肩胸部体位，屈膝屈髋向下用力推压膝部反向分离，适当腰椎施压整复。见图20-16。

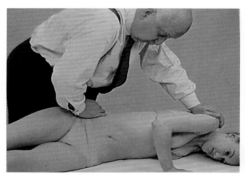
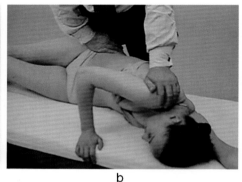

图 20-14　腰椎矫正法（2）
a. 侧卧位，腰部向对侧旋转；b. 肩部推向前侧，向后推压骨盆，瞬间发力。

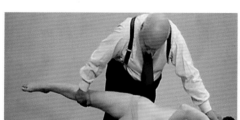
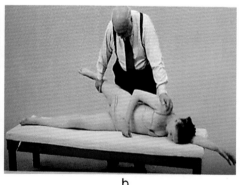

图 20-15　腰椎矫正法（3）
a. 健侧卧位，肢体伸髋，保持肩向前位；b. 术者扶膝向后伸髋，有助于旋转胸廓。

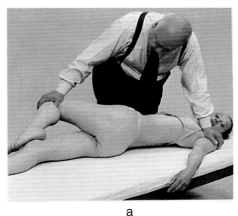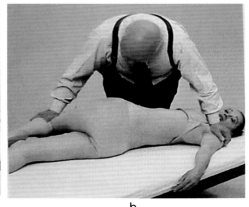

a　　　　　　　　　　　　　b

图 20-16　腰椎矫正法(4)

a. 健侧卧位,患者肩上施压,保持肩胸部体位;b. 向下用力推压膝部反向分离,适当整复。

（常玉立　王福根）

第五节　骨盆矫正手法

一、髂骨后下半脱位矫正法(以矫正右侧髂骨为例)

1. 体位　患者左侧卧位,右腿屈膝屈髋,右踝部置于左膝部;术者面对患者,弯腰 45°。

2. 接触点　左手豌豆骨;矫正点为右髂后上棘;辅助手为右手。

3. 发力方向　前、上、外,平行左骶髂关节面。

4. 步骤　术者左下肢挤压患者右膝,扭转骨盆略呈弓步,右腿紧贴矫正床缘,左股外侧抵于患者股后外侧固定其骨盆,拉患者左手令其躯干旋转 45°,其左手自然放置于右肩部。术者右手置于患者右肩,右豌豆骨在右髂后上棘左下侧约 1 寸处推动软组织形成软组织垫并稳定住,左前臂轻推骨盆向前倾斜 15°~20°,左股外侧顺势抵住,瞬间发力推动髂后上棘。

5. 注意事项　辅助手禁止发力。见图 20-17a。

二、髂骨前上半脱位矫正法(以矫正右侧髂骨为例)

1. 体位　患者左侧卧位,右腿屈膝屈髋,右踝部置于左膝部;术者面对患者,弯腰 45°。

2. 接触点　左手豌豆骨;矫正点为右坐骨结节;辅助手为右手。

3. 发力方向　前、上、外,平行左骶髂关节面。

4. 步骤　术者左下肢挤压患者右膝,扭转骨盆略呈弓步,右腿紧贴矫正床缘,左股外侧抵于患者股后外侧固定其骨盆,拉患者左手令其躯干旋转 45°,其左手自然放置于右肩部。术者右手置于患者右肩,左豌豆骨抵于患者右坐骨结节,左前臂轻推骨盆向前倾斜 15°~20°,左股外侧顺势抵住,瞬间发力推动坐骨结节。见图 20-17b。

5. 注意事项　摆患者体位时令腰椎曲线略后凸。

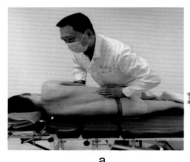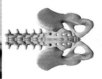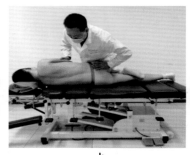

图 20-17　a. 髂骨后下半脱位矫正法；b. 髂骨前上半脱位矫正法

三、髂骨内旋矫正法（以矫正右侧髂骨为例）

1. 体位　患者左侧卧位，右腿屈膝屈髋，右踝部置于右膝部；术者面对患者，弯腰 45°。

2. 接触点　左手豌豆骨；矫正点为右髂后上棘内缘（图 20-18a）；辅助手为左手。

3. 发力方向　前、外。

4. 步骤　术者右下肢挤压患者左膝，扭转骨盆略呈弓步，左腿紧贴矫正床缘，右股外侧抵于患者股后外侧固定其骨盆，拉患者右手令其躯干旋转 45°，其右手自然放置于左肩部。术者左手置于患者左肩，右豌豆骨在左髂后上棘内侧 1 寸处推动软组织形成软组织垫并稳定于髂后上棘内侧缘，右前臂轻推骨盆向前倾斜 30°，右股外侧顺势抵住，瞬间发力推动髂后上棘。

5. 注意事项　辅助手禁止发力。

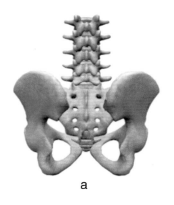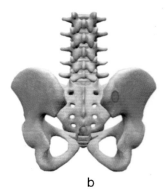

图 20-18　a. 髂骨内旋矫正法；b. 髂骨外旋矫正法

四、髂骨外旋矫正法（以矫正左侧髂骨为例）

1. 体位　患者右侧卧位，左腿屈膝屈髋，左踝部置于右膝部；术者面对患者，弯腰 45°。

2. 接触点　右手豌豆骨；矫正点为左髂后上棘外缘（图 20-18b）；辅助手为左手。

3. 发力方向　前、内。

4. 步骤　术者右下肢挤压患者左膝，扭转骨盆略呈弓步，左腿紧贴矫正床缘，右股外侧抵于患者股后外侧固定其骨盆，拉患者右手令其躯干旋转 45°,其右手自然放置于左肩部。术者左手置于患者左肩,右豌豆骨在左髂后上棘外侧约 1.5 寸处推动软组织形成髂后上棘软组织垫并稳定住,右前臂轻推骨盆向前倾斜 10°,右股外侧顺势抵住,瞬间发力向前、内方向推动髂后上棘。

5. 注意事项　辅助手禁止发力。见图 20-18b。

骶骨矫正方法大致同髂骨,根据半脱位模式不同,选择相应矫正点即可。注意重手法禁忌以尾骨为矫正点。

(常玉立)

第 *21* 章

银质针导热疗法

第一节 银质针导热疗法由来与沿革

相传银质针是从古代"九针"的锟针与长针演变而来。中华民族祖先创立的中医药学体系中,针灸学占有独特的地位。最早记载针灸疗法的,见之于周代医书《足臂十一脉灸经》《阴阳十一脉灸经》,用灸法治疗各种疼痛、痉挛等症。成书于战国时期的《黄帝内经》记述了各种痛症和脏腑疾病的针灸疗法。秦汉之际《黄帝明堂经》、三国时期《针灸甲乙经》对各种疾病的针刺取穴与每一腧穴的主治范围做了归纳整理。到了晋代和隋唐时期,针灸著作的内容更加丰富精辟,并使用了彩绘针灸挂图,指点临床治疗。宋代医学家编纂的《铜人腧穴针灸图经》,还铸造出了刻有经脉腧穴的针灸铜人,铜人体内脏腑齐全,用来作为教学模型,此乃医学史上一个创举。河北满城西汉中山靖王刘胜墓(公元前113年)出土有4枚精美的金针和5枚残缺银针,包括九针中的锋针、毫针、圆利针,工艺已达到相当高的水平。

河北满城汉墓出土文物发现西汉时期的金针,说明东汉时期中原地区金(银)针医术治伤疗病已经相当普遍。迄今为止,针刺镇痛和治疗伤病已广泛应用于临床,传至国外。但是,金(银)针是否与灸法一体应用,缺乏考证,不得而知;而今银质针导热疗法在临床治疗疼痛性疾病方面具有独特的远期疗效,逐步推广各地,已非鲜为人知。

《陆氏伤科银质针疗法》是伤科的优秀传统疗法之一,又为人们治疗慢性疼痛性疾病打开了一扇光明之窗,通向了一条孜孜以求的治痛之路。陆氏伤科起源于浙江宁波,自陆士逵先辈(清顺治年间约1658年)起九代相传360余年,沿袭不衰。银质针疗法最早用以治疗外伤引起的关节功能障碍、鹤膝风、漏肩风等症,源自陆氏伤科第六代传人陆银华老先生。他乃"享誉浙东伤科一代名家",对祖传银质针的应用有独到见解,治疗骨伤科疑难杂症,屡获奇效,但尚未应用到脊柱躯干疾病。第七代传人陆云响、陆清帆老先生相继世医,于20世纪40年代已成骨伤名家,翘首沪上,形成较完整的陆氏伤科银质针疗法,且针药手法兼容,见解独到。陆云响夫妇继承了祖传独特的正骨复位疗伤之术,治疗伤科疑难病症自成一家,时称上海伤科八大家之一,并将陆氏银质针技术(原称长银针)应用于脊柱源性疾病。清帆先生1953年应聘进入上海原同济医院,与骨科鼻祖屠开元教授和伤科名家王子平前辈共事。陆云响先生于1959年应邀到上海市静安区中心医院任中医伤科主任。她总结前人经验,将银质针用于躯干伤病的治疗,扩大至14种骨伤科常见软组织疼痛性疾病治疗。此后各地医疗单位派人来求教取经。尤其是陆先生用银质针诊治腰椎间盘突出症的神奇疗效,自此形成了"循经取穴""以痛为腧""功能运动中痛点"相结合的陆氏伤科银质针疗法。第八代嫡系传人陆念祖先生秉承家学,并积数十年临证经验,编就《陆氏伤科银质针疗法》一书,宣示了陆氏伤科经验与银质针疗法的精髓。

吾于 1977 年结识并请教陆云响前辈,于翌年开展此项疗法,逐渐积累经验。1991 年将此独门医术引进至解放军总医院,有了良好的工作平台,便对银质针治疗慢性疼痛性疾病的作用机制进行了一系列临床与实验研究,取得了显著临床疗效和学术成果。此后被认定为陆氏伤科银质针疗法的一个流派(引自陆念祖主编《陆氏伤科银质针疗法》,上海科学技术出版社,2011 版,第 2 页)。因传统银质针疗法使用艾绒燃烧加热,易灼伤皮肤、有害烟雾污染、区域布针多枚、耗时冗长等缺陷,切待改进。通过实验对比发现,治疗作用实乃针体导热所致,而非针体外空气辐射之热。于是从 2000 年始与邵明观工程师通力合作,研制银质针导热温控巡检仪,针柄直接由仪器温控及探头加热的思路与方法,匹配特制的医用银质针,经反复实验和临床使用终于获得成功,上述缺憾由此得到圆满解决。如今,新一代巡检仪研制推出,具有良好的精准布针、温控加热、空气清净、安全便捷等优点,为此,银质针导热疗法——导热温控疗法(conduction control therapy,CCT)正式命名并受到学界认同。2008 年《银质针导热治疗软组织疼痛》专著正式出版,使银质针疗法有三个方面改进:一是改变了以往艾灸套置针柄加热之方法,节省治疗时间、提高临床功效、避免污染环境;二是针对神经、肌肉、骨关节病变,从点线至面体,即"条条块块"相结合,痛症与病症一并解决;三是巡检仪替代艾灸,温控加热,性能稳定,有利于观察研究其作用机制。从某种意义上讲,既遵循"宁失其穴,必循其经"原则,产生神经经络调控气血的作用,又着眼病变区域部位,取得温经散寒、舒筋活血之效应,已成为现代针灸疗法中

的一个独特的分支。银质针疗法 2006 年被收录于中华医学会编著的《临床诊疗指南·疼痛学分册》和《临床技术操作规范·疼痛学分册》中,正式成为疼痛治疗领域的重要技术。这样,在慢性疼痛性疾病的治疗家族中多添了一名新成员,有望成为人类疑难痛症的克星之一。针灸乃是传统医学文化的瑰宝,几千年传承至今,绵延不断,是人类的共同财富。然而,如今临床上针与灸常常分开应用。关于艾灸的治疗,临床上仍未引起足够重视。通常将艾绒放置在体表特定部位(穴位)上加热,利用艾火温和热力及药物作用,通过经络传导,发挥温经散寒、活血通络、补助元阳、消瘀散结等功效,达到治病目的。中医认为,"万病皆损于元阳",寒邪入体,阳气不足。《黄帝内经》云:"针所不为,艾之所宜。"以艾灸的方式,将药力输送到针药所不达之处,《扁鹊心书》也述:"救得性命,劫得病回。"艾灸治疗中有一句要则,即"不求捆穴,但求方寸"。针刺是点,而艾灸是片,对准不舒服部位施灸,便可达到效果。但艾灸是体验式治疗,须长期坚持,并非一劳永逸。

迄今,作者经 40 余年的银质针临床实践发现,钢制毫针上艾灸只能是产生皮肤体表温热效应,经络神经效应较弱。而在一定直径(1.0mm)的银质针的针柄加热,能发生肌肉深层组织乃至区域性骨膜的导热效应,从而导致一系列较为复杂的神经生理效应和治疗功效,可有效解除慢性软组织损害引起的疼痛、缺血、肌挛缩与组织修复等难题。从某种意义上讲,银质针导热技术是比较完美的、疗效更高的现代针与灸相结合的疗法,是一项中西医理念融合的成果,有着广泛的应用前景。银质针导热技术是一项治疗慢性临床疼痛的新疗法,在人体软组织疼痛理论指导下,全身肌肉筋膜、关节韧带、外周神经布针各异,补中益气、温经助阳、活血散寒,具有神经调控抑制痛觉(镇痛)、解除肌筋膜挛缩(松解)、增加局部组织血供(活血)、消除无菌

性炎症（消炎）等功效，从而获得治痛的远期疗效，达到祛除慢性损害性疼痛之目的，在一定的范围内确有"以针代刀"的作用。目前临床上出现的所谓"细银针""内热针"疗法，属于针灸疗法范畴之列。前者因针体直径过细（不足 0.6mm），虽有针柄加热，经实验证明无深部肌筋膜-骨膜导热效应；后者因针体非银质材料，钢制质材传导系数低（0.1003），深部组织导热效应甚微，虽经加热但深层部位扩散温度仍低于体内组织温度。上述临床实验观察均已获证明，与银质针导热不能比拟，以免曲解误用。此项技术虽然脱颖而出，获得远期治痛疗效，但尚不完全成熟，实验研究仍然不够深入，对于若干疑难痛症研究更是凤毛麟角。如对于局部供血的改善（血液微流量测定）、肌力肌张力变化（局部肌肉应力、肌纤维含量测定）、外周和中枢神经的痛觉调控（背根神经节、脊髓后角、丘脑下丘脑，大脑皮质及特殊部位神经生理与神经调质的变化）、肌内压力测定（生物力学测试）等少见报道。对于临床疑难痛症，如颈源性眩晕、痉挛性斜颈、冻结肩、腰椎间盘突出症、强直性脊柱炎、骨盆旋移症、股骨头坏死、膝关节骨性关节炎、纤维肌痛综合征、类风湿关节炎等疑

难病症，尚需进一步探索。为发展这项医术，应不断临床实践深入研究，使之成为诊疗慢性疼痛性疾病的一把利剑，破解临床疑难痛症，这是继而为之奋斗的夙愿。临床实践证明，对于慢性疼痛性疾病而言，由于疼痛相关学科不断交叉渗透、互相融合，临床疼痛学理论知识与技术手段逐步地得到整合，"镇痛"与"治痛"相结合的认识发挥指导作用，因而能够"对症"与"对因"处置双管齐下，往往会使"疑难痛症"迎刃而解，这就是我国疼痛医学发展之路。可以认为，疼痛病学科必须由临床医师跨界来创建组合，不断走向成熟，倘若仍是各学科自立门户，特立独行，必定难以完成使命。银质针导热技术从传统走向现代，属于新型的微创介入治疗，达到深部组织，如软组织椎管（黄韧带、关节囊），确有多项治疗作用，起到"以针代刀"的神奇效果，如获至宝。在临床上收到"对症"与"对因"的完美结合，体现中西医理念上的合璧。迄今，前后经过 50 余年临床实践与研究，形成了比较完整的理论体系和技术规范，用于慢性疼痛性疾病临床诊疗，已为众多医者所认可。

（王福根　付国信）

第二节　银质针导热巡检仪和医用银质针介绍

银质针导热疗法是严格按照人体软组织外科解剖和软组织压痛点分布规律，采用精确的银质针治疗，导入所需的最佳温度，从而消除无菌性炎症，促进组织修复和肌细胞再生，解除软组织疼痛，求得良好治疗效果的一种治疗方法。传统艾绒加热无法控制掌握加热的温度，升降变化快，波动大。银质针过长或过细，皮肤进针点温度低，针尖温度就低，导热效果就越差。其起作用不是银质针的热传导作用，而是辐射热。艾绒加热污染空气环境，烟熏使医师和患者难以忍受，且燃烧时易掉火芯伤人。改变艾绒加热，势在必行。银

质针导热治疗仪器的设计思路关键在于要有导热效率高的银质针，要研究一个稳定的加热探头，研制一台多路的能满足临床需要的温控仪表。YZ 型医用银质针——提供一种针身针柄为一体的新型结构的医用银质针。新材料经上海生物材料研究测试中心的安全指标检测合格。针体直径为 1.1mm，长度分别为 13cm、15cm、17cm。由于含银量增加达 85%，针身变粗，有效地提高了导热效率；材料中含有镍的成分，切实提高了抗拉强度；新材料使银质针更韧软，且富有弹性，使用时不易折断；针身针柄一体彻底解决了过去针柄

弹簧松动、脱落的弊端。稳定的加热探头：探头用于银质针的针柄加热，是银质针导热巡检仪的主要部件（包括加热部件和温控部件），要求做到小、轻、牢。将原来的针尾加热，改变为 5cm 长的竹筒式整柄加热，扩大了加热部位，减少了热量散发；探头装在一个外径为 6mm，内孔为 2mm（套置银针）的不锈钢管内，结构紧凑；探头重量（不包括引线）仅为 10g。银质针导热巡检仪是采用 685CPU 为主件的多路控温仪表来对竹筒式环形加热器进行温度控制，以使银质针导热治疗时达到所需的适宜温度，该新型仪器完全替代了艾灸加热的传统疗法，克服了其存在的不足。

一、YRX-1A-16 型/YRX-1A-32 型巡检仪（上海曙新医用科技公司）

2007 年经上海市科委高新技术成果转化服务中心审定，被认定为上海市 67 个高新技术转化项目之一。安全可靠，操作简便。是根据国家 110 条安全标准，即国际安全标准设计制造的，并经国家食品药品监督管理局上海医疗器械质量监督检测中心测试通过。

探头的工作电压为直流 36V，用陶瓷管将银质针和加热电流隔离，银质针上无微电流通过。在仪器使用时间长，元器件出现陈旧老化、故障的情况下，银质针导热温控巡检仪的加热温度不会出现安全问题。

（一）结构部件名称、前面板符号及各按键作用（图 21-1）

1. 通道显示 1～16 探头位数。

2. PV 显示窗显示实际温度，设置提示符，设置数值。

3. 指示灯接通工作电源灯亮，表示温控线路进入工作状态。

4. SET 功能选择键。

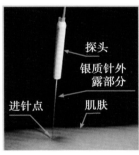
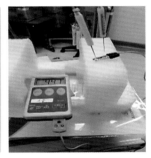

图 21-1 YRX-1A-32 型温控巡检仪，银质针肌肤进针点温度＜45℃

5. 移位仪表在设置状态时为移位功能，小数点指示位为允许的数值设定位。

6. 巡检仪表在运行状态时为巡查功能，在设置状态时为减数功能。

7. 定点仪表在运行状态时为定点功能，在设置状态时为加数功能。

8. 返回仪表在设置状态时为程序退回功能。

9. 超温指示超过上限告警温度是红灯亮，仪器即自动跳机保护，各线路停止加热；待故障排除后，按超温复位键，恢复正常

工作。

（二）后面板计件名称

1. 总电源开关。

2. 电源插座。

3. 保险丝座（保险丝 2A）。

4. 传感器加热插头，JK1 为 1～4 路，JK2 为 5～8 路，JK3 为 9～12 路，JK4 为 13～16 路。

（三）计时功能键

1. 计时开关 计时开始和终止。

2. 时间设置 按下键，计时数码管闪

烁,此时可任意设置或修改。设置结束,数码管再闪烁数次后自动回零,表示设置值已记忆。

(四)探头

分4组,每组4个输出,使用时可调位互换。

(五)工作原理

银质针导热治疗颈腰背痛当探头加热升温时,其热量渐渐传导至针尖部位,因加热温度能够准确控制,故能使皮肤表面进针点的温度稳定达到理想的预期要求。进针点的温度高低取决于设定的温度值、银质针留在体外部分的长度、环境温度及空气流动情况等。设置温度较高,银质针留在体外部分短,其进针点的温度就高,反之亦然。务必要根据不同深度治疗部位,选择长度适宜的银质针型号,以求银质针体外显露针体部分控制在30~60mm,探头加热设定在100~120℃范围内为宜,以确保进针点皮肤及皮下组织不会发生灼伤。建议探头加热设定温度100℃宜针体外露40~50mm;探头加热设定温度110℃宜针体外露40~60mm;探头加热设定温度120℃宜针体外露50~60mm。

二、SCH-1016/1032型巡检仪

(一)前面板各部分功能介绍(图21-2)

1. 触摸显示屏　显示屏为人机对话界面,根据各功能键的不同选择显示内容和显示对应的参数值。

2. 输出接口　用于连接加热套管。

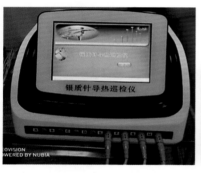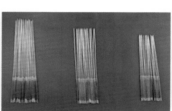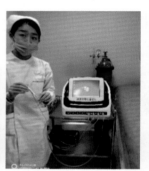

图21-2　SCH-1016/1032型巡检仪,由仪器屏幕显示进针点温度

(二)后面板各部分功能介绍

1. 电源开关　电源开关用于接通和断开整机电源。

2. 保险　保险用于电源短路保护。

3. 电源插座　电源插座用于连接单相三芯电缆。

4. 散热风扇　散热风扇用于对主机进行散热。

(三)具体操作程序

1. 打开主机电源开关,电源开关绿色灯亮。

2. 触摸屏显示开机动画,待显示完毕,点击"进入"按钮,将正式进入工作界面,默认为巡检界面。

3. 巡检界面,显示巡检工作时的设置参数以及实时检测的信息。①灰色的设置参数部分显示预设的加热温度,蓝色行表示实时监测的温度值,紫色行表示该通道状态(加热,超温)。②首先按下自检按钮,上位机发送自检命令,收到下位机回复,即可知道当前接入的通道,自检完成后,如果使用默认参数的话,可以直接按下"START"按钮,开始加热,若想更改参数,则切换到参数设置界面,将参数设置成目标参数,再按下"START"按钮即可。③巡检过程中,若想停止巡检,按下"STOP"按钮即可,若加热时间到,停止巡检

显示。④加热过程中,若某一通道的温度值大于设置值 5℃时,该通道显示颜色更改为红色。⑤巡检结束时,点击相应的选项卡将会显示参数设置界面或帮助界面。

(四)参数设置

点击"参数设置",进入银质针导热巡检仪参数设置界面,默认加热温度 100℃、加热时间 5min。

1. 参数设置范围,温度设置范围 70～120℃,时长为 1min,达到设置温度;加热时间设置为 20～30min,时长 1min 降低时程显示。

2. 根据不同治疗部位,可选择标准处方里的不同治疗方案,也可自定义处方。设置完成后,按下"OK"按钮,下位机即可收到上位机发的设置参数的命令。

3. 如预设的加热温度和加热时间参数不能满足要求,可以通过右方的"＋"和"－"按钮增加和删除治疗方案,在增加方案时,所有通道选项打钩,说明更改所有通道,否则只更改某一通道,设置温度参数时,点击要修改

的通道的位置,通道触摸屏上的数字键进行更改,数值合理后点击"OK"按钮(不点"OK"将无法修改参数)。

4. 可以通过点击选项卡,切换工作界面。

5. 通过触摸屏设置参数,点击需要修改的参数的位置,通过下方的按键设置理想参数,若 AllChannel 选中,所有通道的参数为相同的参数,反之,设置的是当前选中的通道。电磁兼容性(EMC)定义为产品、设备或系统在其所处电磁环境中能正常工作,且不对该环境中任何事物构成不能承受的电磁骚扰的能力。抗电磁干扰是产品、设备或系统在存在电磁干扰(EMI)的情况下正常工作的能力。银质针导热巡检仪是依照现有的电磁兼容性标准及相关要求设计和制造的。该产品符合行业相关标准的要求,在电磁环境中将安全可靠地进行工作,输出稳定有效的加热能量。

（王　林　章云海　单云平）

第三节　巡检仪操作、适应证和禁忌证

西方现代医学也在不断研究热疗技术,如用超短波、微波、射频治疗各种临床痛症。但对于慢性软组织疼痛,选择确切有效的加热技术与方法,准确地控制和测定加热温度仍然存在问题。如今研制成功的银质针导热疗法实施手段是银质针导热控温巡检仪和医用银质针,其临床加热效率高,稳定性好,疗效确切,更加安全可靠。

一、银质针导热温控巡检仪优点

1. 高导热性能　银质针的特点是导热快,散热也快,在导热过程中,热量散发严重。如果提高导热效果和导热稳定性,只简单地采用提高加热点温度的方法是行不通的,改进措施是将银质针的含银量由原来的 75%

增加到 85%,以提高导热效果;去掉圆顶针尾改为平顶针尾,与探头密切配合,去掉散热空间;改针柄由散热为加热;去掉针柄上的弹簧,使针身、针柄为一体,冷轧压铸而成,以提高导热稳定性。

2. 稳定的加热探头　用于银质针的针柄加热,是银质针导热巡检仪的主要部件(包括加热部件和温控部件),要求做到小、轻、牢。以针尾加热,改变为 5cm 长的竹筒式整个针柄加热,扩大了加热部位,减少了热量散发;探头装在一个外径为 6mm,内孔为 2mm(插入银质针)的不锈钢管内,结构紧密;探头重量轻,仅为 10g。

3. 多路控温仪　为更好地满足临床使用,笔者与高级工程师邵明观共同研制出运

作功能强、加热稳定性好、导热效率高、安全可靠的多路温控仪——银质针导热温控巡检仪。此巡检仪由工作电源、控制部分、显示部分、计时器和加热探头5个部分组成,具有以下优点。

(1)操作可控性强:每路加热探头都能任意设定温度,独立控制温度;加热过程中巡回显示每路探头的实时温度;在运行过程中温度可适时调整;能实现超温报警,确保加热过程的安全;可以分别设置加热探头的上限温度值和下限温度值;加热时间可在99min内任意设定。

(2)加热稳定性好:提供加热稳定性,牵涉各个方面,是一个综合性的要求。目前,银质针导热巡检仪的加热温度波动小于±4℃。主要采取以下措施。①选用运转速度快、容量大的高性能控制器CPU。②每路探头上设置两套控制线路,即调频加热和维持电流。调频加热是控制加热力度的大小,离温度设置值远时,脉幅宽,加热力度强,温度上升快;当接近设置值时,脉幅窄,加热力度减弱,温度上升减慢,以减少温度的过冲,维持电流是依据银质针在导热过程中自然散发的热量,给予适量补充,以保持银质针导热温度的稳定性。维持电流是依据银质针在导热过程中自然散发的热量,给予适量补充,以保持银质针导热温度的稳定性。调频加热和维持电流,都由CPU按实际情况进行自动控制完成。

(3)导热效率高:加热升温快,2min内达到温度设置值,4~5min以后均能稳定在设置值上,有效加热时间长且稳定,大大提高了加热效率。

(4)安全可靠:①银质针导热控温巡检仪是根据国家110条安全标准,即国际安全标准设计制造的,并经国家食品药品监督管理局上海医疗器械质量监督检测中心测试通过。②巡检仪探头的工作电压为直流电36V,用陶瓷管将银质针和加热电流隔离,

银质针无微电流通过。③在仪器使用时间长、元器件出现老化与故障的情况下,巡检仪的加热温度不会出现突变,也不会发生安全问题。由于银质针导热控温巡检仪的温控加热和银质针在体内的稳定导热,且每路加热探头均能任意设置、控制调整加热温度,所以是银质针导热疗法的有效实施手段。

二、适应证与禁忌证

(一)适应证

1. 由颈椎管或腰椎管外软组织损害所致的常见慢性痛症 ①颈肩臂痛;②颈背肩胛痛;③头颈背痛;④头面部痛;⑤肩周炎;⑥肱骨髁上炎;⑦腕管综合征;⑧腰背痛;⑨腰臀腿痛;⑩臀髋痛;⑪膝关节痛;⑫足踝痛;⑬跟底痛。

2. 与软组织损害相关的血管神经受累的临床症状 ①半身麻木、发凉、多汗或上下肢凉木;②头晕、眩晕、耳鸣、视物模糊;③猝倒、头部发木、眼球胀痛、张口困难。

3. 与软组织损害相关的脏器功能障碍的症状 ①痛经、阳痿、生殖器痛;②胸闷、气短、失眠、心悸;③腹胀、腹痛、便秘;④尿频、尿急、排尿无力。

(二)禁忌证

1. 严重心脑血管病、肾衰竭者。
2. 月经期、妊娠或贫血衰弱者。
3. 血小板减少、血液疾病出血倾向者。
4. 有精神疾患或心理障碍者。
5. 局部皮肤炎症、感染或溃烂者。

三、基本技术操作

(一)持针方法

双手持针,以右手示、中、环三指指腹与拇指对合持捏针柄;左手指以同样姿势扶持针体下部,双手夹持针身把握稳当。视病变部位软组织厚薄程度选用长度合适的银质针,银质针导热治疗颈腰背痛约需50针,使

皮肤进针点至加热探头下端显露的针体,即银质针外露部分不能短于 4～5cm。否则进针点及周围皮肤传导热量过高,引起灼伤。但外露针体过长,治疗中会散发较多的热量以致针尖温度降低而影响导热作用。持针的下方手指向下刺入的作用力须大于上方手指的作用力,确保针体不发生变形或折针。如果用力不当,上方手指用力过猛或力线不一,则容易针身折曲或变形。故双手腕部及手指用力要做到轻重得当、稳中有力,保持针身挺直进针,这是成功的要点。

(二)进针方法

1. **切压定位**　切手十分重要,选定针刺点后,左手要切压定位,确认周围解剖标志,保证针刺精度与安全,可调整进针深度和角度,引导针尖刺入病变处。

2. **基本针法**　有提插法与捻转法 2 种。提插法是将针沿着针体进针方向上下探针、定位、进针直达目标,在改变方向时,要求大幅度提起,退针后再改变方向探刺;捻转法是针对皮肤紧涩厚实而进针困难者,左手依然切压,右手手指在近端针柄持捏,与皮肤垂直稳中有力边捻转边向下施压用力,到达皮下后顿感组织松弛,再调整好进针目标方向,将针分次插入深部病变处,直达骨膜、韧带或关节囊引出强烈针感即可。

3. **方法步骤**(布针定位、消毒铺巾后)

(1)进针点一般采用表面麻醉(皮丘直径 5mm);韧带、关节囊、脂肪垫与肌筋膜间隔等处,则需做深部病变处适量浸润麻醉 (0.5% 利多卡因注射液),以减轻针刺诱发强烈疼痛。

(2)直刺或斜刺进针,前者用于关节囊、脂肪垫等处;后者广泛用于肌肉筋膜走行一致。对于颈腰背臀部肌筋膜间隔则采用横刺进针,直达骨性标志(关节突边缘或骨膜)。

(3)留针套置加热探头,每枚银质针针柄逐个套置银质针导热巡检仪输出加热探头;

巡检仪设温 100～110℃(深部软组织),定时 20min,皮肤进针点温度不超过 44℃,针尖温度维持 40℃ 左右,观察患者皮肤针感温度忍受度。

(4)治疗完毕关机后起针,消毒纱布按压 2min 以防皮下及深部组织淤血,针眼处用碘伏消毒,进针区域纱布覆盖。询问患者治疗部位深部是否有温热舒适感觉,这就是银质针起针滞后的热导效应,较探头加热过程中温热感更为明显,其他加热针具实验证明无此效应。

4. **注意事项**

(1)在同一个病变区域通常仅做一次针刺治疗,多个病变区域的治疗,间隔时间以 2～3 周为宜。因银质针针刺后人体软组织会进行一次应力调整,特别是邻近部位表现为明显的肌紧张,而针刺部位则往往处于肌松弛状态。

(2)对颈椎和胸椎病变伸肌群,尤其是颈椎横突区域、肩胛骨脊柱缘附着的软组织针刺要特别谨慎,切勿刺伤肺尖、胸膜或脊髓神经。颈椎、胸椎横突前侧、锁骨上窝软组织病变区域禁忌做银质针导热治疗。

(3)银质针无须用针刺手法产生补泻作用,也不需用强刺激手法产生镇痛作用。因为针刺与导热作用能够产生显著的消炎镇痛、增加血供和肌肉松弛效应。

(4)治毕后卧床片刻或做肢体点穴按摩,放松躯干和肢体,然后下地稍坐 5min,可自行徒步行走。老年体弱者更要观察一段时间。

(5)治疗区域部位,3 个月内无须重复做银质针治疗;两次治疗间隔 5d 左右,因每次银质针导热后肌筋膜持续收缩,消耗一定能量会有肢体松弛效应,需自行调整补充能量或静脉输液。故不能连续进行治疗。

(江亿平　路　刚)

第四节 银质针导热布针规范

一、肌肉附着区布针（发病部位肌筋膜松解，改善血供）

（一）头颈部

1. 头部 ①上项线：在枢椎棘突上缘平行线距中线 1～2cm 处，左右各布针 2 枚；②寰枢侧方关节：在枢椎棘突上缘平行线距中线 2cm 处上侧，左右各布针 2 枚；③下项线：乳突后窝处，布针 3～4 枚，朝外上方向进针直达枕骨下项线骨膜；④上颈段：C_{2-3} 棘突旁椎板左右各布针 2 枚。见图 21-3a、b。

2. 颈项部 ①C_{3-7} 棘突旁椎板：左右各布针 5 枚；②C_{3-5} 颈肌筋膜间隔：左右各布针 5 枚；③C_{4-7} 小关节囊：左右各布针 6 枚；④C_{3-6} 横突：一侧布针 4 枚；⑤C_4～T_1 棘上韧带：布针 4 枚。见图 21-3c、d。

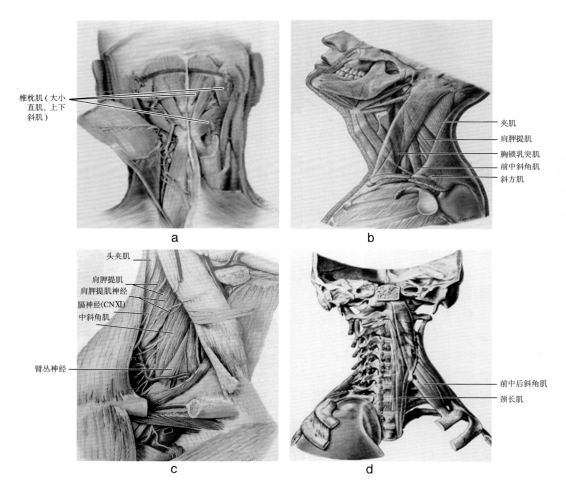

椎枕肌（大小直肌、上下斜肌）

夹肌
肩胛提肌
胸锁乳突肌
前中斜角肌
斜方肌

a

b

头夹肌
肩胛提肌
肩胛提肌神经
膈神经（CNXI）
中斜角肌

臂丛神经

前中后斜角肌
颈长肌

c

d

图 21-3 头颈后部浅层至深层肌肉分布，颈项部外侧区域肌肉神经分布

斜方肌、头夹肌、椎枕肌、胸锁乳突肌、前中斜角肌，C_{3-7} 棘突旁椎板，C_{3-5} 颈肌筋膜间隔，C_{4-7} 小关节囊，C_{3-6} 横突，C_4-T_1 棘上韧带，颈神经丛，臂神经丛。

（二）背部（图 21-4）

1. T$_{1-6}$ 棘突旁椎板各 1 枚，一侧各布针 6 枚；T$_{1-6}$ 小关节囊各 2 枚针，一侧共布针 10 枚。

2. T$_{1-6}$ 肋横突关节，脊柱中线外侧 2.5cm 处一个节段布针各 1 枚，共 6 枚，沿着肋骨下缘向中线内侧进针。

3. T$_{3-8}$ 棘上韧带、棘间韧带处，脊柱中线布针 6 枚。

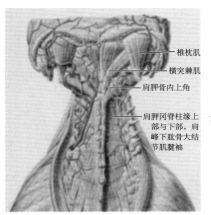
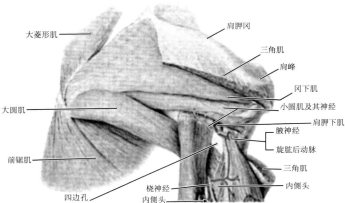
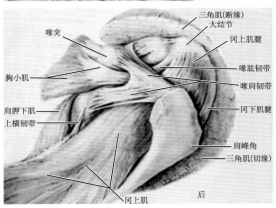
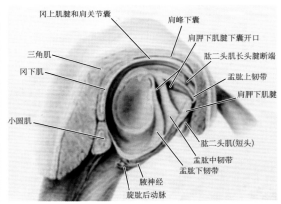

图 21-4　颈背肩胛部浅肌肉和肩关节解剖结构
肩胛骨内上角、肩胛冈脊柱缘（上部）；肩胛冈下部；肩峰下肱骨大结节肌腱袖处。

（三）肩胛部

1. 肩胛骨内上角、肩胛冈脊柱缘（上部），呈弧形布针 5 枚（含肩胛提肌、冈上肌、小菱形肌）。

2. 肩胛冈下部，向肩峰后分 3 行布针 8～10 枚（含冈下肌、小圆肌、大圆肌）。

（四）肩峰下部

1. 肱骨大结节肌腱袖处呈弧形从前至后布针 4 枚，向内侧方向插入肩峰下滑囊与肩袖之间。

2. 肩胛骨喙突处肱二头肌短腱，沿三角肌前部与外侧部之间肌筋膜由外下朝内上进针直达喙突。

（五）腰背骶部（图 21-5）

1. 髂嵴后 1/3 与髂后上棘内缘部　竖脊肌肌起呈弧形布针 6～8 枚。

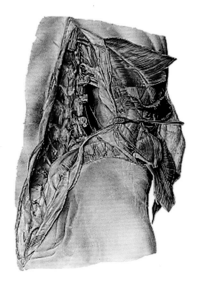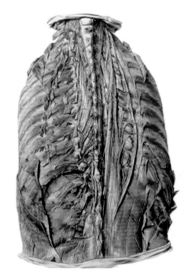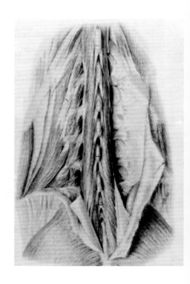

图 21-5　髂嵴后 1/3 与髂后上棘内缘部,竖脊肌及腰背肌筋膜,腰骶/骶髂三角区

2. 腰骶三角部　①L₅～S₁ 小关节囊布针 3 枚;②髂腰韧带布针 2 枚;③骶髂后韧带布针 3 枚。

3. 腰背肌筋膜　腰背部浅中层肌、腰部棘肌、多裂肌、腰背肌筋膜、深层肌:①T₁₀-L₃ 棘突旁椎板深层肌两侧各布针 5～8 枚;②L₂₋₄ 横突背面布针 2 行,共 5 枚,向中线刺入;③髂嵴中 1/3 段上缘布针 3 枚,向前下进针。

4. 胸腰部　①T₁₀～L₂ 棘突旁椎板深层肌两侧各布针 5～8 枚;②T₁₀～L₂ 胸腰椎小关节囊两侧各布针 8 枚;③L₂₋₅ 腰椎小关节囊两侧各布针 9 枚(向前深部进针直达每个小关节刺透关节囊)。

5. 黄韧带处　每个节段于下个椎板棘突旁左右各布针 2 枚,每次可布针 2～3 节段椎体黄韧带,向上一个节段椎板下缘进针抵达黄韧带骨膜附着处。

6. 椎间孔外侧处　C 形臂引导下由骶棘肌外缘线与同节段上关节突顶端连线至交点,左右各布针 2 枚,用长银质针向椎体下缘上侧进针,先达关节突外缘触及关节囊,然后退出调整好角度深刺到椎间孔外侧(引出下肢放射感即可)。

（六）臀髋部（图 21-6）

1. 臀部　①髂嵴下方髂骨翼臀中小肌起始部,呈弧形布针 6～8 枚;②坐骨大孔内上缘,臀中小肌后部肌止布针 6 枚;③臀肌筋膜间隔,臀大肌上缘与外缘臀肌筋膜交界处布针 6 枚;④骶骨 2～4 前外侧缘沿梨状肌肌腹及上下缘投影各布针 1 枚共 3 枚;⑤骶节韧带,沿骶骨外缘布针 5 枚,向下前方深刺直达坐骨结节上缘。

2. 髋部　髋前关节囊韧带、闭孔、耻骨上下支,髋后梨状肌、股方肌、骶结节韧带,腰腰韧带、骶髂后韧带、坐骨大孔。①股骨大粗隆后方转子间窝,臀中小肌前部肌止布针 6 枚;②腹股沟区内侧耻骨上下支,股内收肌群布针 8 枚;③股骨小粗隆,髂腰肌肌止布针 4 枚;④阔筋膜张肌,髂胫束沿大腿外侧呈两列布针 8～10 枚。

（七）上肢（图 21-7）

1. 肱骨外髁处,前臂伸肌总肌腱布针 4 枚。

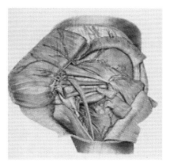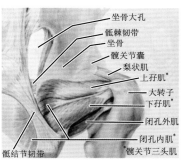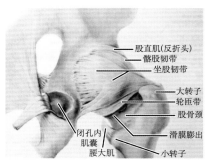

a

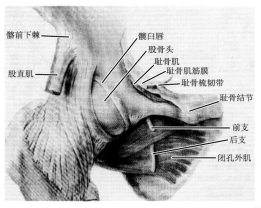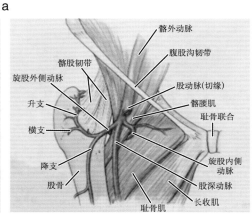

b

图 21-6　a. 臀部,髂骨翼臀中小肌起始部,坐骨大孔内上缘,臀肌筋膜间隔,梨状肌肌腹,骶结节韧带;b. 髋部,股骨大粗隆后方转子间窝,阔筋膜张肌髂胫束沿大腿外侧,腹股沟韧带,腹股沟内侧耻骨上下支,股骨小粗隆

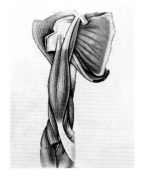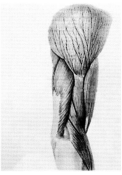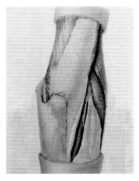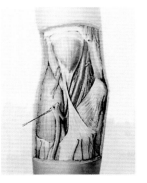

图 21-7　肱二头肌,肱骨外髁前臂伸肌总肌腱,肱骨内髁前臂屈肌总肌腱,肱三头肌,肱桡肌及筋膜

2. 肱骨内髁处,前臂屈肌总肌腱布针4 枚。

3. 肱桡肌筋膜布针 4 枚。

4. 腕管,近侧腕横韧带中部布针 3 枚,朝指端方向进入腕管 1～2cm,进退捻转松解软组织粘连后加热。

5. 掌指关节屈肌腱腱鞘,布针 1～2 枚进行松解。

（八）下肢（图 21-8、图 21-9、图 21-10）

1. 大腿后侧半腱肌、半膜肌筋膜、股二头肌筋膜分别布针 4 枚。

股后部半腱肌、半膜肌、股二头肌，臀髋股后部肌群附着点，骨盆髋股前部肌群附着点。股四头肌腱、髌韧带，膝前侧方肌腱韧带，膝关节矢状面。

2. 髌下脂肪垫、支持带布针 6～8 枚，髌韧带两旁膝关节间隙左右浅弧形进针，直达

臂桡骨下缘后侧。

3. 内收肌管布针 4 枚、股外侧肌肌止布针 3 枚。

4. 腓肠肌内外侧头及筋膜布针各 4 枚。

5. 小腿外侧胫前肌及筋膜、腓骨长短肌及筋膜布针 4 枚。

6. 跟腱、跟骨嵴、跖长韧带、跖筋膜各布针 4～5 枚。

7. 跗骨窦布针 5 枚。

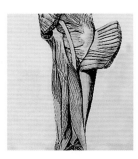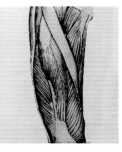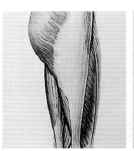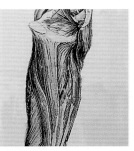

图 21-8　大腿前侧缝匠肌、股四头肌，大腿后侧半腱肌、半膜肌筋膜、股二头肌及筋膜，大腿外侧阔筋膜张肌、髂胫束，大腿内侧内收肌群、半腱半膜肌肌腱

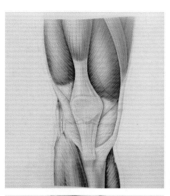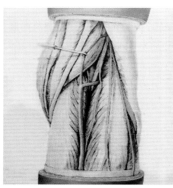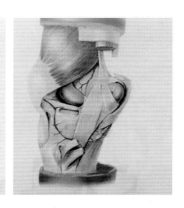

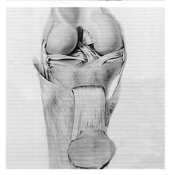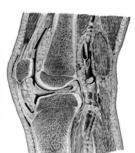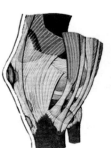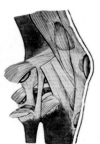

图 21-9　股四头肌腱、髌韧带，膝前侧方肌腱韧带、膝关节矢状面、半月板，内收肌管、股外侧肌，腓肠肌内外侧头，鹅趾、腘窝部神经血管、髌下脂肪垫、支持带

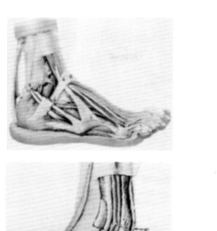
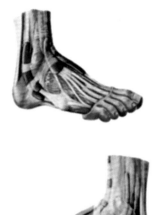

图 21-10　小腿外侧胫前肌及筋膜、腓骨长短肌及筋膜，腓肠肌跟腱、跟骨嵴、跖长
韧带及跖筋膜，跗骨窦、踝管内胫后肌、趾屈长肌、蹞长屈肌及神经血管

8. 踝管内布针 4 枚。

二、经脉经筋走行布针（调控脏器功能与疼痛）

慢性疼痛性疾病如果演变成全身性疼痛，累及关节或远隔部位，则可采用经络或肌筋膜经线，相当于十二经脉走行布针，重点放在肌筋膜与骨膜连接点，即压痛点部位。常用的经脉或经筋线有以下部位。见图 21-11。

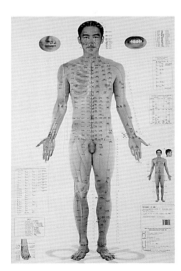
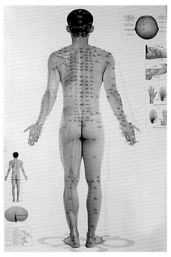
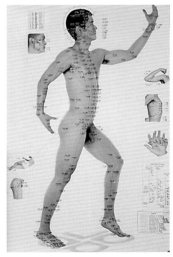

图 21-11　人体经络走行：督脉，足太阳膀胱经，足少阳胆经，手阳明大肠经，手太阳小肠经

1. 相当于督脉、华佗夹脊，肌筋膜后表线走行　从上项线、椎枕肌，走向颈胸背部背伸肌筋膜、棘上棘间韧带、肌筋膜椎板附着点，到达髂腰韧带。

2. 相当于足太阳膀胱经，肌筋膜后深线走行（图 21-12a）　从骶棘肌起始，走向骶结节韧带、腘绳肌（半腱肌，半膜肌，股二头肌），经过腓肠肌内侧头、外侧头肌止、肌腹汇合点（承山），到达腓骨长短肌筋膜，直至跟腱。

3. 相当于足少阳胆经，肌筋膜体测线走行（图 21-12b）　从头夹肌、胸锁乳突肌起

始，走向肋间内外肌、腹外斜肌及腱膜，经过臀大肌及筋膜、阔筋膜张肌、髂胫束，到达腓骨长肌及与小腿外侧肌间隔，直至跗骨窦（距下关节）。

4. 相当于手阳明大肠经，肌筋膜臂后表线走行（图 21-13a）　手指背面-前臂伸肌群-肱骨外上髁-上臂外侧肌间隔-肱骨三角肌粗隆-三角肌-肩胛冈、肩峰、锁骨外侧 1/3 斜方肌，与枕外粗隆、项韧带、胸椎棘突相接。手阳明大肠经穴位，如合谷、阳溪、手三里、曲池、臂臑、肩髃、距骨、天鼎、扶突、迎香。

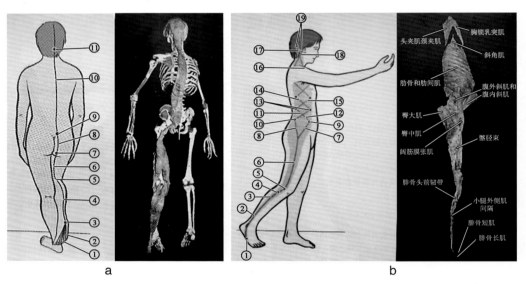

图 21-12　a. 相当于足太阳膀胱经，肌筋膜后深线走行；b. 相当于足少阳胆经，肌筋膜体测线走行

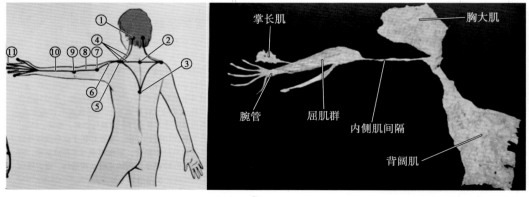

a

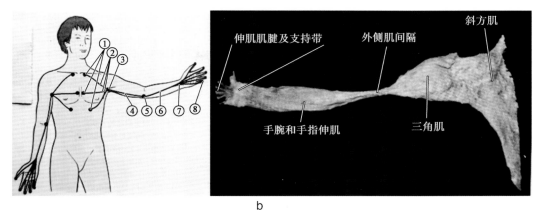

图 21-13　a. 相当于手阳明大肠经,肌筋膜臂后表线走行;b. 相当于手太阳小肠经,肌筋膜臂前表线走行

5. 相当于手太阳小肠经,肌筋膜臂前表线走行(图 21-13b)　手指掌面-腕管-前臂屈肌群-肱骨内上髁-上臂内侧肌间隔-胸大肌、背阔肌;手太阳小肠经,如少泽、后溪、阳谷、养老、肩贞、臑俞、天宗、曲垣、肩外俞、肩中俞、天窗、颧髎、听宫,与锁骨内侧 1/3、肋软骨、下部肋骨、胸腰筋膜、髂嵴相连。

三、区域银质针布针(大范围疼痛康复,调整力学平衡)

1. 头颈背部区域上项线　椎枕肌、下项线 头夹肌,C_{2-4} 椎板;C_{3-7} 椎板、关节突;$C_{3\sim7}$ 椎板、肩胛骨内角、肩胛提肌;$C_4\sim T_5$ 椎板、颈胸背肌筋膜。见图 21-14。

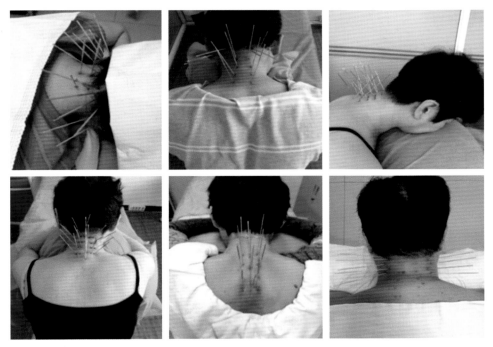

图 21-14　头颈背部区域

上下项线、C_{2-4} 椎板、椎枕肌、头夹肌;上项线、椎枕肌、C_{3-6} 椎板;C_{3-7} 椎板、关节突关节、棘上韧带、筋膜间隔(侧位/正位);$C_4\sim T_5$ 椎板、棘上韧带、颈胸背肌筋膜;颈项肌浅深两层筋膜间隔。

2. 颈背肩胛区域　C₄₋₆横突、前中斜角肌肌起、冈下肌、大小圆肌；肩胛提肌、菱形肌、冈上、下肌；肩胛骨内角、肩胛提肌、冈上、下肌；肌腱袖、肱二头肌长腱。见图21-15。

3. 腰背、腰骶、骶髂部区域（图21-16）L₃～S₁椎板、骶棘肌、腰骶、骶髂、髂腰三角、骶棘肌、腰背肌筋膜、横突末端背面肌筋膜、腰椎小关节、髂腰韧带、腰椎椎板、小关节囊、胸腰段小关节囊、小关节囊、黄韧带、腰骶关节、腰背筋膜、腰骶、骶髂后韧带、胸腰段椎板、肌筋膜、小关节囊、髂腰韧带。

4. 臀髋及下肢部区域（图21-17、图21-18）　臀中小肌、骶结节韧带；臀中小肌、髂胫束；臀中小肌、阔筋膜张肌；臀中小肌肌起、肌

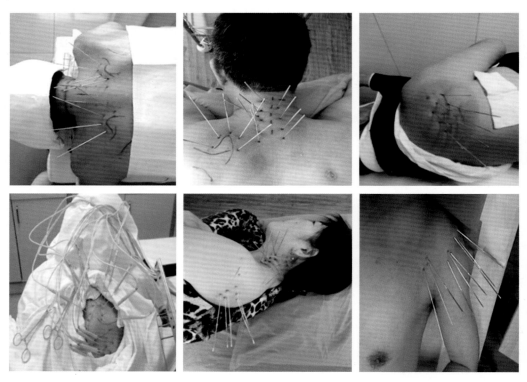

图 21-15　颈背肩胛区域

C₃₋₆椎板、双侧肩胛内角、肩胛提肌；菱形肌、冈上肌、冈下肌，大圆肌、小圆肌；C₃₋₇椎板、单侧提肩胛提肌；肩胛提肌，冈上肌、冈下肌，菱形肌、大圆肌、小圆肌；头夹肌、C₃₋₆横突前结节、前中斜角肌、冈下肌、小圆肌；肩峰下肌腱袖、肱二头肌长腱腱鞘、肩胛喙突肱二头肌短腱。

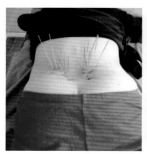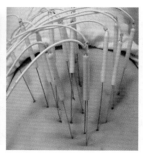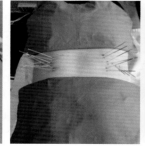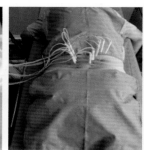

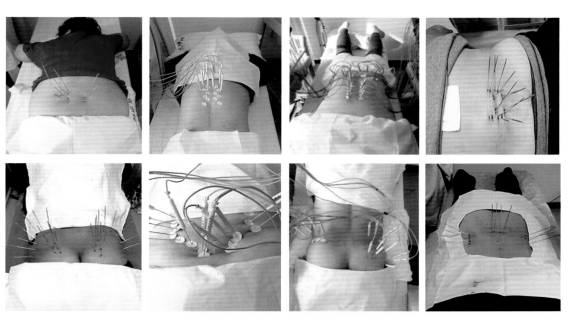

图 21-16　腰背、腰骶、骶髂部区域

髂嵴后 1/3、髂后上棘内上缘、骶髂关节后侧（双）；L₄～S₁ 椎板、髂嵴后 1/3、髂后上棘内上缘、棘上韧带；L₂₋₄ 横突末端、腰背肌筋膜间隔中、浅层；胸腰段 T₁₀～L₃ 椎板、关节突；髂嵴后 1/3、髂后上棘内上缘、骶骨；胸腰段椎板、T₁₁～L₂ 关节突、椎板；L₂～S₁ 椎板、髂嵴后 1/3、髂后上棘内上缘；L₄～S₁ 关节突、L₄₋₅、L₅～S₁ 椎板间隙及黄韧带；髂嵴后 1/3、髂后上棘内上缘、骶髂关节后侧（双）、臀中肌前部；骶髂关节后侧（双）、腰背肌筋膜间隔中、浅层；髂嵴中 1/3 腰方肌、臀中肌、髂胫束；腰背肌筋膜间隔中、浅层，L₅～S₁ 椎板间隙及黄韧带。

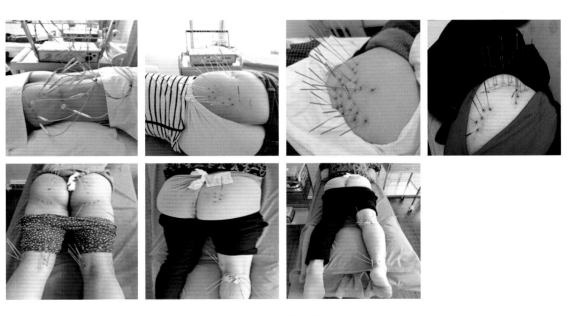

图 21-17　臀髋区域

骶结节韧带、坐骨结节下缘腘绳肌肌起，半腱半膜肌，腓肠肌内外侧头肌止，跟腱。

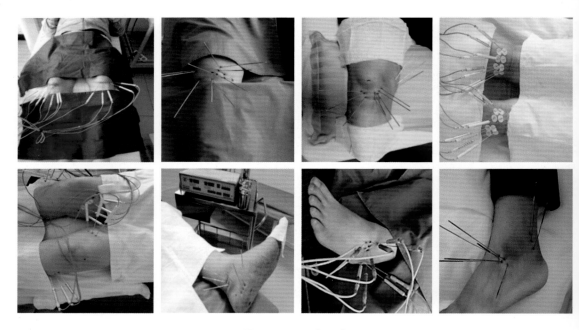

图 21-18   下肢区域

髌下脂肪垫、半腱半膜肌腱、腓肠肌内外侧头肌止；足部腓骨长短肌腱及腱鞘、趾短伸肌与跗骨窦、趾长伸肌腱腱鞘；足踝内侧踝管、屈蹬肌腱、屈趾肌腱、胫后肌腱；跟骨棘、跖腱膜趾长韧带。

止；内收肌、髂腰肌、阔筋膜；骶结节韧带、半腱半膜肌；骶结节韧带、腘肌筋膜；腓肠肌内外侧头、半腱半膜肌筋膜；髌下脂肪垫、膝关节内侧支持带、股内收肌管；踝管、足底跟骨棘、跗骨窦、跟腱止点；腓骨长短肌、跗骨窦。

银质针导热布针思路由三部曲组成。①肌肉附着区布针；②疼痛区域布针；③经脉经筋走行布针。一是疼痛区域范围由小扩展变大；二是调整脊柱肢体力学平衡（静力性或动力性）纠正关节移位、错位或脱位，尤其是脊柱侧弯或关节转位；三是调控神经疼痛信息，有利于脊柱关节功能恢复，组织修复。银质针导热的综合作用机制，经过临床与康复治疗观察，已明确得到证实。

（王福根   翟淮伟   裘卫东）

第 22 章

脊柱、关节和软组织疼痛康复

慢性软组织疼痛的病因目前主要认为是急性损伤后遗症、慢性累积性劳损和脊柱关节退行性病变。研究显示,无论是急性创伤或是慢性劳损还是退行性改变,肌肉组织普遍出现如下变化,即局部稳定性降低、运动感觉功能降低、肌力降低、肌耐力降低、心血管功能降低、肌萎缩等。而这些改变进一步导致神经肌肉控制能力下降,继而出现功能性不稳定并导致反复的微损伤。

从生物力学角度看,脊柱疾病的演变就是一个脊柱稳定性逐渐丧失的过程。在早期,主要是主动肌肉亚系和神经亚系功能下降,出现一系列以局部疼痛为表现的症状,其内在原因是局部稳定肌失活、萎缩,整体运动肌过度工作以代偿局部稳定肌,以及两者之间的失协调。在此阶段,采取积极的运动治疗效果较好,尤其是悬吊运动治疗技术(sling exercise therapy,SET),往往可以收到立竿见影的效果,迅速激活局部稳定肌,使疼痛立即缓解。随着病情的发展,整体运动肌由于过度工作,出现肌肉痉挛、短缩、筋膜炎,骨关节由于失去肌肉对其的保护而被迫长时间承受过度的应力,可能出现炎症、骨质增生等一系列代偿性表现。此时,在进行运动训练的同时,可根据具体病情辅助以药物、理疗、牵引、制动等一系列治疗手段。在脊柱疾病的后期,炎症慢性化、脊柱变形、椎管狭窄、腰椎间盘突出等一系列问题使病情复杂,此时应根据具体病情,综合应用药物、物理治疗、运动疗法、微创介入等治疗技术,甚至开放手术,且在康复训练中优先考虑缓解神经症状、保护神经功能。

现代疼痛康复理念强调对脊柱稳定性和日常生活能力的恢复,要求运用综合的康复手段,借助于一定的器械和康复体操训练,对受伤的肌肉软组织给予循序渐进的运动康复训练,并对肌肉营养代谢在软组织疼痛康复中的作用给予了高度重视。

第一节 疼痛康复的物理因子治疗

物理因子疗法就是利用声、光、电、磁、冷、热等方法,对慢性疼痛疾病进行有效的治疗。近几十年,这些方法无论是在基础研究,还是临床应用及疗效方面均有不少突破性进展,如透热疗法,并且在电磁学和生物反馈的应用及疗效方面也得到进一步认同。

躯体的物理疗法对治疗急性或慢性疼痛具有辅助价值。热疗和冷疗是治疗骨关节和肌肉疼痛的有效方法。冷疗或热疗主要作用为直接减少痉挛肌纤维的缩短,肌痉挛或挛缩可能是肌肉、骨骼、神经损害的结果,肌肉恢复到正常静息长度可使疼痛减轻和缓解。目前已研究出肌梭与温度变化有关的激活率,从电疗、热疗和冷疗的应用中可发现其对肌梭的直接和间接作用。

一、物理治疗作用机制

（一）消炎、消肿与止痛

超短波疗法、短波疗法，这类高频电疗有明显的改善组织血液循环作用，剂量得当，可以加强组织的供氧和营养，减少渗出，促进致炎、致痛物质的排出，利于充血的消退和水肿吸收，即消炎、消肿作用。

1. 电流疗法　包括干扰电流疗法、间动电流疗法、低频调制的脉冲中频电流疗法。这类电疗，可改善局部血液循环，促进淋巴回流，因而可以消炎、消肿。

2. 磁疗法　磁场能够使局部血液循环加强，促进渗出物吸收，对水肿或血肿的消退作用明显。可以酌情选用磁片贴敷、交变电磁疗、旋磁疗或射频脉冲磁疗。应注意磁场强度的高低，以防不良反应。

（二）缓解肌肉痉挛和降低纤维结缔组织张力

1. 短波疗法、微波疗法、毫米波疗法　这类高频电疗的温热效应较深且明显，能够降低骨骼肌及纤维结缔组织的张力，缓解肌肉痉挛，使肌腱、韧带、关节囊等组织伸展性增大。

2. 红外线疗法　红外线热作用浅，主要在皮肤的浅层，但是通过神经反射和体液机制可使肌肉和皮下组织升温，因此具有明显的缓解痉挛和降低纤维结缔组织张力的作用。

（三）松解粘连和软化瘢痕

1. 超声波疗法　是一种机械振动波，对局部组织细胞有微细按摩作用、继发热作用及理化作用，从而增强半透膜的弥散过程，加强渗透，改善血液循环和组织营养，使坚硬的结缔组织伸展、变长，软化瘢痕，松解粘连，缓解挛缩。

2. 直流电碘离子透入法　利用有极直流电和碘的作用，使水分向瘢痕、粘连组织集中，可使组织蛋白吸水，易于溶解膨胀变软，使瘢痕软化，粘连松解。

3. 音频电疗　音频电流可以刺激粘连的纤维组织，包括神经纤维、肌纤维及结缔组织等，使其活动而逐渐松解，同时音频电疗能够促进局部的血液循环，改善其营养、代谢，因而使粘连松解、瘢痕软化。

（四）促进神经、肌肉和关节运动功能恢复

适当的低频脉冲或中频脉冲电刺激病变的神经、肌肉，可使其兴奋，产生收缩反应，这种刺激所致的节律性收缩运动，可以促进病区的血液循环，改善肌肉营养，减少肌细胞中蛋白消耗；防止肌肉大量失水和发生电解质、酶系统及收缩物质的破坏；抑制肌肉纤维化，防止肌纤维变短、变厚和硬化，延缓肌肉萎缩。同时，电刺激肌肉，可以锻炼肌肉，增强肌力，矫治脊柱畸形等。低、中频脉冲电流的种类很多，应根据神经、肌肉病变的性质，选择针对性强的治疗电流。

二、冷热疗法

（一）冷疗

1. 治疗作用　冷疗通过止血或减慢出血速度、产生低温、缓解痉挛和减轻疼痛等4种作用，降低疼痛部位的局部温度，即降低神经纤维和痛觉感受器的敏感性，使肌梭的激活率降低，从而使疼痛肌肉组织的张力下降，缓解痉挛，减轻疼痛。

冷疗的应用形式有固态、液态或气态。常用冰块在局部疼痛区域反复摩擦，或将疼痛肢体浸入混有冰块的水中以减轻疼痛。急性骨骼肌肉损伤后，可用冰块直接敷于受伤部位，以减缓出血和减轻血管扩张、阻滞局部炎症反应、抑制水肿的产生及缓解疼痛。冷疗对慢性疼痛也同样有效。在一些临床试验中，直接应用冰块按摩已显示出治疗效果。Grant 证明了冰疗直接应用于有急性或慢性肌肉骨骼损伤的年轻人有效。Pegg 也证实冷疗在慢性炎症性关节疾病临床应用中对患

者的疼痛、僵硬和运动范围等方面均得到改善。在有对照组的试验中,使用冷疗对腰背痛患者也有良好反应。

Travell 用冷冻剂喷雾治疗肌筋膜疼痛综合征,可缓解肌肉痉挛和减轻疼痛。据报道,联合应用冷冻剂喷雾局部、牵伸和激痛点注射,在肌筋膜疼痛综合征中可使疼痛明显减轻,但疼痛减轻的机制尚不清楚。

2. 冷疗技术　冷疗常与运动疗法或其他方法结合应用,冷疗技术较简单,如果用冰敷,先给皮肤涂上一层矿物油,然后用毛巾将冰袋包裹于治疗部位。冰涡流浴,作用强,常用时间为 20～30min,运动员一般能耐受,但普通患者在 13～15℃ 以下感觉不舒服。如果将脚放入冷浴中,脚趾应该套上胶套以提高耐受力。冰按摩是将冰块在痛觉区来回摩搓,患者能维持较好的痛觉缺失 7～10min,并且在治疗过程中大多数有持续的冷凉、烧灼、疼痛与麻木感觉。冷疗时间少于 30min 一般不会引起冻伤。化学反应性冰袋,袋内分两部分,一边装水,另一边装硝酸铵,将中间隔层打破,两种物质混合在一起,产生反应而致冷。这种冷敷袋使用方便,但冷却效果稍差。蒸汽冷却喷雾法,过去用二氯化乙烯,现用可燃的甲基氟替代,在局部喷雾后产生瞬间的温度变化,可产生显著的中枢与局部效应,应用于疼痛区域也能使内脏起源的牵涉痛缓解。

3. 注意事项　要防止冷冻温度太低和时间过长,造成冻伤。冷疗会升高血压、加重心血管疾病和交感神经反应,引起缺血肢体的血管收缩。最特异的反应是出现雷诺征并使症状加重。在治疗过程中偶尔会出现冷疗的过敏反应和荨麻疹。因为冷疗减少局部代谢和血氧供应,也可使伤口愈合减慢。因而对感觉迟钝或无反应者进行治疗必须严格掌握指征。

（二）热疗

热疗多用于亚急性或慢性疾患所致的疼痛。热疗可延伸胶原纤维的长度,增加血流量和代谢率,可影响神经传导速度,缓解炎症反应,改善关节僵硬、肌肉痉挛,从而有效地减轻疼痛。热疗对肌梭也有影响,局部组织的升温可直接降低肌梭的敏感性,而皮肤表浅性升温可间接降低肌腱的兴奋性。

1. 传导热疗法　将加热后的介质（蜡、泥、中药）直接作用于机体,产生温热效应。临床常用的传导热疗法有石蜡疗法、泥疗、中药外敷等。

2. 光热疗法　主要有红外线和可见光线疗法。热可以降低感觉神经兴奋性,原因可能是热刺激的干扰,减弱和掩盖了疼痛感觉。另外,红外线促进渗出物吸收,减轻对组织的压迫刺激,从而减轻疼痛。有出血倾向、高热、活动性肺结核、重度动脉硬化者忌用。

3. 水疗　旋涡浴和哈伯德水池是水疗最常用的方式。治疗时由水泵搅动水,产生热的对流、冲击按压和温和的清创作用。水箱的大小有 120L 的小旋涡浴供单侧肢体治疗,至几千升的大水池可将整个身体浸入。

4. 深部透热疗法　深部透热疗法主要有超声波、短波和微波透热疗法。超声波在介质中传播时,能使介质发生疏密交替变化,由此产生很大的正负压力即声压。这种强大而快速变化的压力,使细胞的容积和运动随之发生变化,形成对机体组织细胞的微细按摩作用。可使局部血液和淋巴循环得到改善,并可刺激细胞膜离子的弥散过程,增强其通透性,提高组织再生能力。对于疼痛和关节活动度好转和改善可达到 88%～95%。超声常用作退行性关节炎传导热疗法的辅助治疗,常用治疗处方为 0.5W/cm²,5～10min,并限制治疗区域。治疗目的是减少疼痛,增加关节活动度,加速组织痊愈,减少肌痉挛。对疱疹后遗症引起的神经性疼痛用冷疗、药疗和 TENS 效果欠佳,用低强度的连续和脉冲超声 1～1.5MHz,0.25～0.8W/cm² 治疗,对一部分患者有镇痛效果。产热和非产热超声对神经传导的影响方面尚需进一步研究。超声能加速注射后硬结的消退和血肿吸收。脉冲超声治疗分娩后会阴部疼痛（$1W/cm^2$，每次5min）能有效减轻疼痛。外伤后若用超声治疗会加重损伤，注意慎用。

三、电磁波疗法

（一）短波疗法

常用短波的频率为$3\sim30MHz$，其生物学效应是电磁波通过组织产热而起作用，适应证基本与热疗相同。电磁波通过组织会产生衰减，对组织的穿透深度有赖于组织成分、电极选择和频率等因素。感应耦合电极产生磁场感应，从而产生涡电流。涡电流容易在电阻率低的组织中通过，水分相对丰富的组织如肌肉组织产热量较大，皮下脂肪水分少，产热不多。实际应用时，位置表浅的皮下脂肪层温度可以升高15℃，位于$4\sim5cm$深的肌肉层温度上升$4\sim6$℃。

（二）微波疗法

常用微波的频率为915MHz和2450MHz。微波的穿透能力没有短波和超声波深。频率越低，透热越深，如频率434MHz比915MHz强，915MHz比2450MHz强。但另一方面，频率越低，波长就越长，辐射聚焦越困难。理论上，微波能选择性被水吸收，肌肉含水量大，优先产热。但脂肪在肌肉之上，能吸收大量波束。例如，915MHz微波能使皮下脂肪温度上升$10\sim12$℃，而$3\sim4cm$深的肌肉层温度上升$3\sim4$℃。微波主要用于相对浅层的肌肉和关节热疗，临床所用电极大小为$15\sim30cm$。

（三）离子电渗疗法与能量激光

1. 离子电渗疗法 是在通电后电场的作用下，分子和原子向组织移动的过程。离子电流是离子流出的一种标量和离子移动进入人体的总量，能有效地集中极性物质进入皮肤，而后又经过循环系统到达全身，但穿透量较少，皮肤表面堆积较多，具体应用根据物

质的特性而定，大部分可能是通过汗腺孔和皮肤毛囊而进入。

离子电渗疗法设备由直流电组成，有2对电极，用湿布垫浸上要求导入的稀释好的溶液（浓度常为1%），导入的物质必须有极性，且导入物质极性必须与电极极性相同，如药物带负电，则置于负极；带正电，则置于正极。通电时，根据同性相斥、异性相吸原理，使离子产生定向移动，常用电流强度为$0.1\sim0.5mA/cm^2$，通常作用电极≤辅助电极。

手术后持续疼痛可用水杨酸盐导入离子电渗法。用氯化钠离子导入治疗牙齿过敏，效果肯定。抗生素离子电渗法也用于无血管组织炎性病变，如眼部（庆大霉素）、烧伤焦痂处（青霉素）和耳软骨炎（庆大霉素）。离子电渗法的其他应用，如碘离子导入可减轻组织瘢痕和肌腱粘连；醋酸离子导入减轻Ca^{2+}沉积；Zn^{2+}导入治疗局部缺血；利多卡因导入用于鼓膜切开术；碘苷（疱疹净）导入治疗单疱病毒性疱疹和口腔溃疡。皮质类固醇电渗法用于治疗某些病种，如纤维性海绵体炎、面部疼痛和口腔溃疡等。

2. 能量激光 激光是将具有特定性能的物质放在光振荡器里，在外加能源的激发下，发出的一束平行高强度光。应用低能量（$1\sim150mW$）激光治疗疾病的方法，称为激光疗法。激光具有方向性好、亮度高、相干性高、单色性好的特点。医疗上常用的激光器有氦氖激光器、YAG激光器、二氧化碳激光器和半导体激光器。激光对生物组织有5种基本效应，即热效应、压强作用、光化作用、电磁场作用和生物刺激作用。这5种效应是引起生物组织发生形态和功能改变的原因。根据不同疾病选用相应的穴位或痛点应用激光照射，一是用氦氖激光光斑垂直直接照射，或是通过光导纤维将辐射头贴附于穴位或痛点处，每个部位$3\sim5min$，一次可选用$3\sim5$个穴位或痛点。激光散焦照射，按皮肤温度感觉调

整距离,照射功率为 $4mW/cm^2$,每次 $5\sim10min$,主要治疗神经性头痛和骨关节炎。

四、经皮神经电刺激

1. **作用机制**　经皮神经电刺激(trans-cutaneous electrical nerve stimulation, TENS)最明显的治疗作用是止痛。其原理不十分清楚,有人认为符合疼痛的"闸门控制学说"。TENS 由电源、脉冲发生器和一套电极组成。TENS 装置体积小,程序可控,刺激强度 $0\sim100mA$,脉冲频率 $1\sim200Hz$,脉宽从 30ms 到几百毫秒不等。有双向波形可供选择以避免皮肤刺激。

2. **注意事项**　电极放置值得注意,初期常将治疗电极置于疼痛部位。将电极放置在外周神经附近处,激痛点也较常用。根据临床治疗要求确定患者用的频率、脉宽和其他参数。

3. **适应证**　疼痛是经皮神经电刺激疗法最有效的适应证。效果一般受刺激参数、电极放置、治疗条件、急慢性程度、以前曾接受的治疗、实验的设计和治疗时间长短等影响。①经皮神经电刺激对术后和分娩疼痛可使疼痛程度显著减少,并使麻醉药用量减少。②对慢性疼痛的治疗效果优于安慰剂。③术后腰痛、脊髓损伤后疼痛和"劳损性"背痛患者进行治疗后疼痛可以消失或减轻。④对骨关节炎、复杂性区域性疼痛综合征(complex regional pain syndrome,CRPS)、外周血管疾病和部分硬皮病也有效。⑤对糖尿病神经痛患者能减轻疼痛,改善皮下血流和淋巴循环,使远端皮肤温度提高 $6\sim11℃$。⑥交感神经疾病患者坚持用经皮神经电刺激治疗一段时间后肢体状况会有改善。⑦有利于慢性皮肤溃疡愈合或范围缩小,萎缩的皮肤逐渐恢复正常。

4. **禁忌证**　经皮神经电刺激的禁忌证较少。强度不能太高,以免患者感觉不舒服。有时用某种特定的皮肤电极时,皮肤会发生刺激。治疗时要避免电极靠近颈动脉窦和会厌,并注意勿用于带有起搏器和心律不齐的心脏病患者。对妊娠妇女的腰部、腹部或下肢近端应避免治疗。

五、物理因子综合治疗急慢性疼痛

(一)综合物理电疗

对于浅层组织(深度在 1cm 以内)的疼痛,用加有 $1:20\ 000$ 肾上腺素的 4% 利多卡因作正极直流电电离子导入是有效的,电流密度 $0.05\sim0.1mA/cm^2$ 主电极面积,时间 $20\sim30min$,次数依疼痛缓解情况而定。

在低、中频脉冲电流方面,目前的经验是 TENS 对急慢性疼痛均有良好的疗效,尤其对颈腰背痛的治疗效果明显。音乐电针疗法(musical electro-acupuncture therapy,MEA)对颈腰背痛、头痛和术后痛都有显著疗效。干扰电流治疗(IET)则对关节痛、软组织痛有较好的效果。

穿皮神经电刺激(PENS)是 Shealy 提出的方法。用连接电刺激器两个输出端的针,刺入痛区上方和下方或中心,通以 5Hz、波宽为 0.5ms 的脉冲电流,电量增至患者有舒适的跳动感即可,若 15min 内疼痛不缓解,频率可降至 1Hz,强度可调节到患者略有痛感但又能耐受的程度,持续 20min。每周治疗 3 次,因有时治疗 1 次可使疼痛缓解较长的时期,如 3 次仍无效就不必继续。刺激器以针灸针为好,原用空心针后已改为比针灸针粗的实心针,已接近于我国的阿是穴电针疗法。Shealy 认为 PENS 可在 TENS 无效时应用。

电针疗法镇痛在临床和原理研究方面我国都已有很好的基础。音乐电针疗法是我国医疗工作者首创的技术。该疗法是一方面让患者听他所喜爱的音乐,另一方面将此音乐转换成频率和幅度与该音乐相同的电流通过有关穴位,用金属针导入患者体内,电流强度以引起明显的肌肉颤动而又能耐受为准,每次治疗时间依乐曲长短不同,一般为 20~30min。

(二)按疼痛原因性质综合物理治疗

1. 浅部神经痛　如肋间神经痛、枕神经痛等,用利多卡因电离子导入效果较好。

2. 三叉神经痛　可用草乌生物碱做局部离子导入,或利多卡因电离子导入。如无效,可做半月神经节射频热凝治疗。

3. 肌痉挛性痛

(1)面部肌、腹背部肌等较浅肌肉,可用短波、红外线照射,照射距离以患者有舒适温热感为准,约 30min。

(2)深层或中层肌群,可用分米波凹槽形辐射器治疗,辐射器与皮肤距离 5~10cm,剂量调至患者有舒适温热感,时间 10~15min。也可用微波或用短波治疗。

4. 内脏痛

(1)空腔内脏,如胃肠等的痉挛性痛,宜用短波电容电极,在相应脏器前后做大电极间隙的温热治疗,电极与皮肤间隙为 5cm 左右,调至患者有舒适温热感为止,时间 30min。也可用分米波治疗。

(2)肌层厚的内脏,如心脏等的疼痛,应首先明确病因,针对病因进行治疗。在此基础上,为减轻疼痛症状,可在心前区用圆柱形辐射器做微波治疗,皮肤与辐射器距离 3~5cm,剂量从 20W 开始,根据患者耐受递增至症状缓解而无不良反应为止,每次照射 10~15min。

(3)内脏炎症性痛,可用超短波电容电极治疗,剂量以患者感到微热为准。

5. 肢体缺血性痛　动脉无阻塞时,可用分米波、短波电缆电极治疗;动脉有不完全阻塞时,不宜直接加热,以免增加组织氧耗量,加剧缺氧。可利用交叉或交感性血管反应在对侧肢体上加强热量的短波或分米波治疗,促进血管舒张。

6. 炎症性反应性痛　用无热量电容电极超短波治疗,或用中心重叠法紫外线照射。

7. 术后痛和幻肢痛　宜选用 TENS、电针疗法、音乐电针疗法。

(叶　刚　卢　宇)

第二节　脊柱、关节和软组织运动康复技术

常用的脊柱、关节与软组织疼痛康复技术有神经肌肉激活技术、关节松动技术、McKenzie 力学诊断治疗技术,以及各种运动训练技术(徒手体操、物理康复球训练、器械练习、平衡板训练及有氧运动等)。脊柱疾病的运动训练强调分阶段进行,早期通过小负荷、低强度的训练以改善和保持中枢神经系统对躯干肌肉尤其是局部稳定肌的运动控制功能,中后期通过渐进抗阻力训练,改善和保持躯干肌肉的力量与耐力等功能。

国际主流观点将训练方案分为三个阶段。第一阶段,学习和掌握控制腰椎稳定肌,以认知训练为主,强调"大脑的训练",训练动作以等长收缩训练为主,如在腰椎通过长时间的姿势保持重建腰部的本体感觉,通过生物反馈放松过度紧张的整体运动肌如竖脊肌。第二阶段,训练和建立稳定肌与运动肌协同活动能力,通过低强度、多次重复的运动训练重建脊柱的节段稳定性。第三阶段,功能性训练,可通过渐进抗阻训练提高肌肉的力量与耐力。也就是说,在训练的开始,以改善和保持中枢神经系统对躯干肌肉的运动控制功能为主要目的,在此基础上,训练的中后期,达到全面改善和保持躯干肌肉的功能水平的目的,即"先练神经、再练肌肉"。根据以上理论,目前常用的训练手段包括认知训练、悬吊运动训练、徒手训练、物理康复球训练、器械训练等。

一、综合控制训练

恰当的感觉和运动的控制能力对维持正

常水平的肌肉功能非常必要。慢性腰背痛与相应部位感觉、运动的协调能力减退有关,同样的情形也适用于慢性颈痛、肩痛。腰椎的最重要的稳定肌是腹横肌、棘肌和多裂肌,统称为腰部深层肌。颈椎的稳定肌则认为是头夹肌及颈夹肌、颈长肌与头长肌、多裂肌及半棘肌。为此,现代骨科康复医学设计了大量的运动感觉训练技术——综合控制训练,称为"运动疗法"。其中,指导患者在不稳定支撑面上进行特殊的闭链运动有着很好的应用价值。以此为代表的有悬吊运动训练(sling exercise training,SET)或应用物理康复球进行的腰椎稳定性训练等。通过不断变化的外界环境,即不稳定的支撑面,可以强化或重建人体的输入-中枢控制-输出的运动模式。

运动治疗是以徒手或借助器械,利用力学原理来康复治疗恢复功能和预防疾病。运动治疗包括主动运动和被动运动治疗两个方面。主动运动是要求患者主动参与的运动,如肌力训练、关节运动、日常生活动作训练等。被动运动是利用徒手或机械力学设备进行治疗,如牵引、按摩、关节松动手法、肌肉牵拉等。

运动治疗是康复医学中最基本、最积极的治疗方法。运动治疗不是完全被动地接受治疗,患者应尽量主动地进行运动。但这并不意味着让患者任意地活动,而是要严格按照医师的运动处方、在物理治疗师的指导下进行。运动治疗不需特殊复杂的、价格昂贵的器械,最需要的是具有丰富知识和娴熟技术的治疗师。运动治疗也是社区康复训练中常用的康复手段。

运动治疗方法。①维持和增加关节活动度的训练,如被动活动、主动和主动助力运动、牵伸活动;②增强肌力和肌肉耐力的训练,如抗阻训练(基本抗阻练习、渐进抗阻练习)、等速练习;③恢复平衡能力的训练,如坐位平衡训练、站立平衡训练、跪位平衡训练;④步态训练;⑤增强心肺功能的训练,包括步行、慢跑、游泳、骑车、划船、跳绳、登楼、郊游、各种球类活动、武术等;⑥按摩、牵引、手法治疗;⑦神经发育疗法(易化技术),如 Bobath 疗法、Brunnstrom 疗法、PNF 疗法、Rood 疗法等;⑧运动再学习疗法。

运动治疗作用。①维持和改善关节活动范围;②增强肌力与耐力;③缓解疼痛,改善运动的协调性;④改善心肺功能;⑤纠正畸形,提高日常活动能力。

运动治疗禁忌证。除了被动运动和轻度的主动运动外,肌力与耐力训练、心肺功能训练禁忌证:①体温在 38℃ 以上者;②安静时心率超过 100/min 者或有心绞痛发作者;③血压高低波动,且有自觉症状;④骨折愈合不佳;⑤剧烈疼痛。

(一)肌力练习

根据残存肌力的程度,选择适宜的方法。如对于无力的肌肉,采用以下的措施进行保护。避免不适当的动作,以夹板、护具或支持带扶持软弱的肌肉,预防和矫正颈胸腰椎骨排列不齐和紊乱。个别肌肉无力,进行选择性肌肉再训练和操练,是业已证实的恢复肌力强度、协调长度、往复运动和松弛肌肉的方法,须注意避免反复过量运动产生肌肉疲劳,3 级以上肌力可采取抗阻练习,对于痉挛的肌肉,可采用肌肉松弛训练。用非药物性的、积极的肌肉训练方法,可以缓解疼痛,改善血液循环。因为肌肉松弛虽然能有意识地发生随意肌,但研究表明,一旦骨骼肌获得松弛,处于自主神经支配的平滑肌也可间接地产生松弛。

1. **按活动度练习** 要注意柔和地处理关节及功能,避免强烈运动,鼓励并指导患者开始做基本的主动运动,不要对肿胀的关节施加阻力或被动的强力获得。对有疼痛的关节应结合完全休息和短期的运动。尽可能早点开始运动,但负重应不超过骨关节和人的承受能力范围,包括进行全身关节和肌肉耐力练习。

根据神经发育规律所采取的治疗方法。①Bobath法,又称神经发育法。它是利用正常的自动性姿势反射和平衡反应来调节肌力及诱发正确的动作,其核心理念是利用中枢反射机制来改变错误运动模式,并建立正确的姿势反射和主动控制运动的能力。②Brunnstrom法,其关键在于早期开始应用共同运动、联合反应和反射活动来诱发恢复过程,然后不断修正运动模式,并使之成为更负载的功能性运动。③PNF法,即通过本体感受器来促使某些特定共同运动模式中肌群收缩,通常是利用螺旋对角线运动先把特定的肌群置于最大牵拉位置,然后使它缩短至最大限度,从而达到促通目的。

其他运动治疗方法,如能量节约技术、辅助器具的应用、放松练习、呼吸练习、平衡练习、水中练习、牵引等。

2. 老年人的肌力锻炼 半个世纪以来,人们认识到体育锻炼对老人有好处,近来学者们对这一事实进行科学试验加以证实。1990年美国法琼恩(Fiatarone)医师对希伯鲁老年康复中心32名86—96岁的老人进行了一项研究,让这些老人每周用重力器进行腿部锻炼3次,8周后,男女两组的腿力平均提高174%。右腿举重约从7.3kg增至19.5kg,左腿自6.8kg增至18.6kg,大腿中部肌围增加9%,走路速度平均增加48%。人体前两位负重区是腰部和髋部,老年人由于活动逐渐减少,容易发生缺血脱钙、骨质疏松,所以肌力锻炼十分重要。见图22-1。

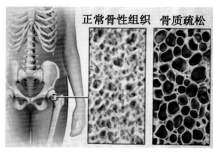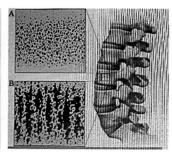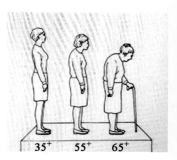

图 22-1 骨组织病理图示,股骨头与腰椎体骨质疏松,脊柱身高体型变化

一些老人进行体检时,发现60—70岁甚至80岁以上的老人只要他们小心地进行健身活动,就能够增强身体的灵活性、力量、耐力和独立生活能力。例如,在9人一组的90岁高龄的老人中,他们大都患有慢性病,依靠器械仅仅对腿部进行8周的伸展锻炼之后,所有人双腿的力量比以前增强了约3倍。两人在行走时扔掉了拐杖,5人走起路来步伐比过去轻快得多,还有1人多年来第一次从椅子上起身时用不着双臂支撑扶手。

老年人还应加强躯干的肌力锻炼,可采用1957年Rose提出等张和等长练习联合应用的肌力练习方法,其增强肌力的效果更佳,并称之为"短暂等长最大负荷练习"。其具体方法为每次负重时间以维持5~10s为最适宜,每次增加0.5kg,重复5次左右,不断增加直至最大负荷,并能维持5~10s为止。

3. 老年人运动处方

(1)准备运动:相当于广播体操运动,脊柱、手足及膝关节伸屈运动,跟腱伸展,腰部旋转,上身屈曲,上身旋转,肩上下运动,腕及颈部旋转。

(2)伸展运动:踝趾关节,髋关节、腰背部、大腿及肩部,各部数秒几次反复运动。

(3)肌力:踝关节、蹲踞,腰向两侧扭,倒钩,腹肌运动,背肌运动,腕力(合掌)及颈部肌肉运动。

（4）玩球：握力（单手握球）腕力（双手握）投球（单人或两人一组）、滚球（单人或两人），带球（单手，双手同时，互相带球）。

（5）自律体操：配合轻快节奏的全身运动（速度：快或慢）。

（6）下肢运动：膝伸屈、膝上下，踏步，步调（横的，向前、向后＋旋转），手的运动（基本放在腰上）；每只手前后摇动（小而快，大而慢）；两只手臂一起在前旋转（大而慢）；两手同时向对侧伸腰部活动（基本向前）；横的摇动横的扭转。

（7）整理运动：拍肩，叩腿，敲脚、腰及背部，跺脚，指压足掌背，深呼吸。

（8）其他：拿 1m 长的棒，扭腰，侧伸，跨棒，手离开旋转。用自由网球拍或羽毛球拍单打或对打一下。

（二）基本治疗原则

很多患者是因急性损伤而入院治疗。这种情况下，在对患者进行手术、药物治疗的同时，适时配合康复医疗也很重要。如果忽视其作用则可能就会使许多不太严重的伤残或病残继续恶化，直至发展到严重程度和完全依赖他人照料的地步。不论损伤的原因、类型和范围如何，医学基本治疗原则十分重要。

1. 以特定的损伤特征为基础，评价单一病例，并拟定一个与明确的照料相符的计划；康复治疗技术不能替代急性损害系统的内科和外科处理，是一项对良好的明确的照料计划不可或缺的辅助。

2. 预防畸形，手上部位应固定在最合适的位置上，要监督患者的卧床姿势，如患者活动时，则应注意其损伤部位与其他部位的具体关系；避免不必要的或长时间的关节固定；保护未受伤部位的功能。

3. 在不影响创伤愈合的情况下尽早开始活动；早期活动可延缓肌肉萎缩，预防粘连和瘢痕形成，保持关节活动度、消除肿胀、缩短疼痛期，减轻残疾程度和缩短残疾时间；康复疗法或其他有目的的活动可以恢复或改善功能。

4. 医疗体操之前要消除疼痛，运用各种形式的热疗、按摩或神经肌肉电刺激来减轻疼痛、肌痉挛，使患者更易耐受训练，患者很少能超出疼痛的耐受程度进行体育疗法。

5. 每例患者都有一个终结，不要无限期地治疗下去。应承认较多外伤造成的不可逆组织损伤，常常不可避免地残留功能受限；当与有效体力相关的所有功能成分都达到高效能时，治疗即应停止；如有手术指征，就不必坚持无效的治疗而耽误手术机会；出院时应让患者了解病情，告知其能力与受限情况如何；要详细地指导他如何在家坚持功能练习，当已达到治疗要求时，仍需要继续完成医院内余下的康复医疗要求；不能轻信机械手法、特异功能与魔术能创造奇迹般的治愈能力。患者曾一度丧失的有效功能，必须有效地、循序渐进地进行训练，患者自身力量和功能的增进是最根本的。

（三）肌肉的营养支持

对于疲劳感目前尚未能从理论上给以满意的解释。就目前所知，与疲劳感有关的化学因素包括肌肉中供能物质（主要是肌糖原及磷酸肌酸）的耗竭、终末产物（主要是乳酸）的堆积、组织中 pH 的降低，以及高能磷酸化合物的再合成能力不足或丧失等。所有这些因素可能是相互关联而不是彼此孤立的，如组织中 pH 降低不仅影响 ATP 的生成，而且可以活化 ATP 酶促进 ATP 的分解，甚者可使 ATP 耗竭而引起肌肉僵直。

肌酸及磷酸肌酸是肌肉所特有的成分，人体含肌酸及磷酸肌酸约 120g。肌肉中 ATP 的储存量还不足维持一秒钟的收缩。而实际上肌肉在中等强度活动时，ATP 含量并无减少，磷酸肌酸含量却可减少。

在线粒体通过脂肪酸及葡萄糖的有氧氧化及氧化磷酸化作用生成大量 ATP。同时在线粒体内肌酸浓度较高，并具有丰富的 CPK 同工酶。这些条件有利于反应向生成磷酸肌酸的方向进行。可见,磷酸肌酸不但是储存能量的物质,而且对于 ATP 从线粒体转运至耗能部位也有重要作用。

机体在高度压力、紧张、体力消耗时,肝、肾的血流会明显减少而导致肝、肾功能下降,合成肌酸的能力随之下降。实际上除肌酸外,一些对人体生理生化具有重要功能的物质,如牛磺酸、谷氨酰胺、精氨酸、肉碱等也同样随着肝、肾功能下降使合成功能减弱,引起机体产生疲劳。预防机体疲劳的方法包括适当减轻对机体的压力、注意休息、补充合理营养,以使机体得以恢复。必要时补充营养强化剂,以快速消除机体疲劳。从膳食中补充合理营养,肌酸、谷氨酰胺、精氨酸、肉碱等主要来自鸡、鸭、鱼、牛肉的瘦肉之中,牛磺酸来自海产品如海带等,人奶、鸡蛋是已知营养价值最好的蛋白。

二、关节松动术(mobilization)

骨科疾病矫形按摩(massage for orthopedic conditions,OM)技术,是一种用于治疗脊柱骨关节疾病的康复手法治疗技术,常用的有 Maitland 法、William 法等。Maitland 关节松动术是指术者利用双手作用于患者的某一关节,对其进行推动、牵拉、旋转等被动活动,从而减轻疼痛,松解粘连,改善功能。在关节松动术中,将关节活动分为生理性活动和附属性活动。生理性活动是指患者可以主动完成的关节活动,如屈、伸、内收、外展等;附属性活动则是指在关节解剖结构允许范围内,需由他人操作产生的关节活动,如两个椎体间的前后滑动、旋转等。治疗技术包括生理性和附属性关节松动术。生理性关节松动术即术者按不同的强度分级被动地活动患者的关节,包括屈曲、伸展、内收、外展、侧屈、旋转及复合运动等;附属性关节松动术如自后向前节律性推动关节骨端或椎体中央,将关节或椎体的棘突向肢体或躯干的侧方推动等活动。

关节松动术分为 4 度。Ⅰ度:于关节活动范围的起始位进行小幅度的节律性被动活动;Ⅱ度:于关节活动全范围的前中部进行大幅度的节律性活动;Ⅲ度:于关节活动全范围的末端或受限处进行大幅度的节律性活动;Ⅳ度:于关节活动全范围的末端或受限处进行小幅度的节律性活动。

对大多数矫形治疗功能改善,包括其增加运动范围、减轻疼痛可获得预期效果,不仅可缓解疼痛症状,还可使神经、骨关节、肌筋膜损害得到恢复。无论是急性或慢性的疼痛与功能障碍,也不论是急性损伤、累积性损害还是退行性病变多可应用。OM 皆可应用于运动员、舞蹈演员、杂技演员,提高运动和表演水平,达到最佳健康状态。除了放松肌肉、增加血供外,换用其他几项治疗目的:分离软组织粘连、使结缔组织延展;降低过高的神经肌肉张力,增加其抑制力使肌力复原,达到肌肉正常功能;使软组织解除扭转,恢复到正常位置;可使关节功能恢复正常,恢复其自然的润滑性能从而恢复运动范围和生物力学特征;还可松解嵌压的周围神经,促进神经系统达到正常功能。通过对神经系统的再训练,即采用全身手法治疗,并使患者主动实现治疗目的,称为肌肉力量技术(muscle energy technique,MET)。

Lauren Berry 提出肌肉、肌腱、韧带等软组织与其相对所在的关节都有正常位置。按摩手法具有特殊的方向,垂直于纤维走向,使软组织重新对位排列及软组织相关概念正常化。认为人体内所有软组织与相邻的软组织及关节的关系都具有特定部位,故按摩也需有特定的方向,以改变其因错位引起的功能障碍,开创了手法矫正错位的功能障碍系统方法。

按脊治疗学的知识强调神经系统的功能异常或正常对身体的作用,特别是在软组织、骨关节和中枢神经系统之间大量的反射联系对身体的影响,关节运动技术用于软组织损伤同样使用较少的力量而取得较好的效果。在关节运动的同时按摩周围的软组织有如下作用。①有助于高肌张力得以恢复正常；②有助于使关节滑膜、关节软骨或椎间盘的润滑度正常化；③通过刺激机械感受器有利于疼痛控制；④最后要产生极大的放松反射。按脊治疗是脊柱、关节、软组织疼痛的特殊重点诊治手段方法，不仅使局部的关节松动，更可使脊柱椎管内外组织的肌痉挛或肌挛缩松解、增加血供，有利于组织修复，从而纠正脊柱节段性失稳，逐步恢复并保持脊柱多维力学平稳，长期调控脊柱关节软组织疼痛，改善提高工作与生活质量。本书在疼痛康复技术相关章节脊骨神经学中详细介绍治疗理念和方法，具有针对性很强的现代康复治痛技术，值得推广应用。

软组织按摩须在关键的连接部位，如肌肉与肌腱的交织部（移行部位）、肌腱与骨膜连接部，或是韧带的抵止点，而不看重软组织整体功能。各种肌肉功能障碍类型的预测，在对关节功能障碍引起的疼痛反应上，一些肌肉表现为萎缩和抑制，另一些则短缩和紧张。本体感受神经肌肉促进法（proprioceptive neuromuscular reeducation，PNF）又称为肌肉力量技术（MET），以减低肌张力，训练肌肉恢复原有的正常肌动类型，使关节恢

复正常，维护神经系统的功能。MET 可缓解各种慢性疼痛且临床治疗效果颇佳，每一次轻柔的接触本身都有意想不到的愈合作用。OM 特点之一是在治疗过程中患者必须彻底放松，创造仁爱环境的氛围，愈合其情感和心理上的问题。

三、颈腰背痛徒手训练体操

（一）常用徒手训练

1. 仰卧位　屈身抱团，屈髋屈膝，用双手将小腿上部抱紧，然后做摇椅状动作。仰卧起坐，屈髋屈膝，双手抱在胸前，避免颈部用力，尽量使用腹肌完成仰卧起坐的动作，要求双肩离开床面 10cm 即可。双腿搭桥，屈髋屈膝，腰背部发力，抬起腰背和臀部，使髋关节伸直。单腿搭桥，左下肢屈髋屈膝，右腿伸直，腰背部发力，抬起腰背、臀部和右下肢，使双侧髋关节在空中伸直，仅以双肩和左脚为身体的支点。交换支撑脚，完成同样的动作。

2. 俯卧位　核心肌群平衡运动，双手手掌与膝盖贴地，同时脚背也贴地，让上半身呈"Π"字形。将右腿缓缓往上抬，使其与身体平行。左手离地，并往前伸。此时，抬起的手、脚应与身体平行。停留约 20s 后，缓缓将左腿及右手放下，换一边再做一次。左右算一次，来回 5 次。见图 22-2。

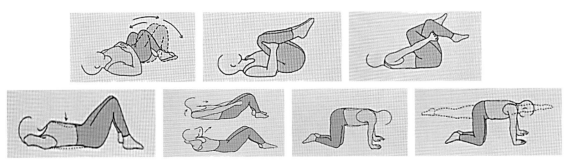

图 22-2　腰背疼痛训练图示

开始腘绳肌伸展预备练习，如猫和哺乳动物，手掌触地、胳臂支撑/下肢单腿交替伸直抬起，骨盆左右倾斜，脊柱离地偏心屈曲，躯干摇摆旋转，伸展臀部梨状肌，双膝贴胸。

(二)实用颈腰背徒手训练

1. 腰背脊柱徒手训练 分为 4 组动作。

(1)第 1 组:脊柱伸屈练习,仰卧位,屈膝屈髋,臂肘扶地,腰腹放松姿势。①脊柱屈曲:双膝抱团,贴近胸部,臀部离地;②脊柱过伸:挺起腰背,臀部抬高双臂支撑。见图 22-3。

(2)第 2 组:脊柱伸屈练习,俯卧位:①脊柱过伸:头部平视,胸部离地,肘手扶地,腰部过伸双腿抬起,臂肘支撑;②脊柱屈曲:屈膝屈髋,胸部平坦,双手支撑,头部触地,翘臀近跟,双臂扶地。以上两组徒手练习,完成 15 次即可。见图 22-4。

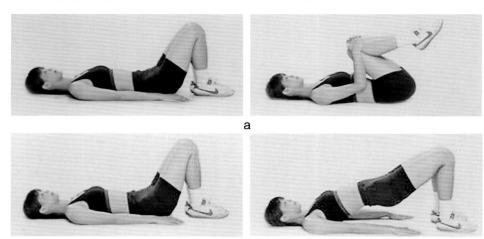

图 22-3 脊柱伸屈练习(仰卧位),屈膝屈髋,臂肘扶地,腰腹放松姿势

a. 脊柱屈曲双手抱膝屈髋,贴近胸部,臀部离地;b. 脊柱过伸,挺起腰背,臀部抬高,双臂支撑。

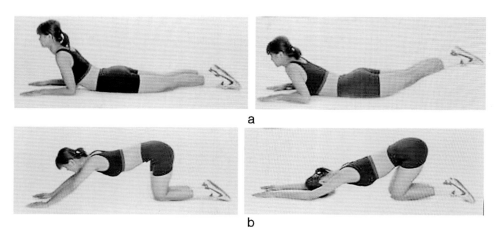

图 22-4 脊柱伸屈练习(俯卧位)

a. 脊柱过伸:胸部离地,肘手扶地,腰部过伸,双腿抬起;b. 脊柱屈曲:屈膝屈髋,胸部平坦,双手支撑,翘臀近跟,双臂扶地。

（3）第 3 组：髋膝屈伸蹬腿练习，仰卧位。①足背伸，直腿抬高；②屈膝屈髋 90°；③伸膝伸髋，蹬腿；④还原平躺体位。先左后右，按图 22-5 中 a、b、c、d、a、e、f、g 的动作，交替完成 4 个回合即可。见图 22-5。

（4）第 4 组：仰卧位，膝髋屈曲。①外展分髋，回复原位；②左右摇摆，髋部旋转，回复原位，交替完成 4 个回合即可。见图 22-6。

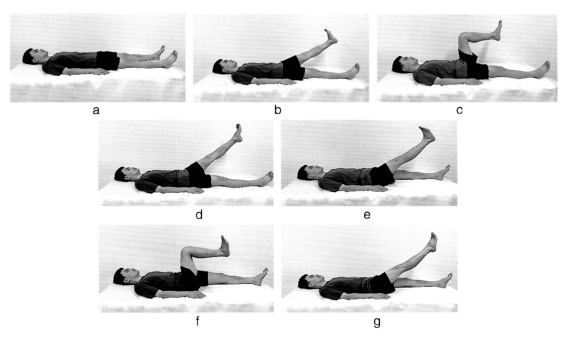

图 22-5　髋膝屈伸蹬腿练习（仰卧位），左右下肢交替进行

a. 足背伸直腿抬高；b. 膝髋屈曲小腿水平；c. 下肢蹬腿伸直；d. 回复平躺原位；e～g. 左下肢重复 b、c、d 动作。

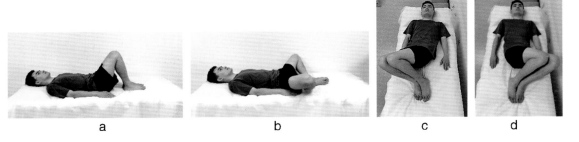

图 22-6　仰卧位，膝髋屈曲；a、b. 外展分髋，双膝并拢，回复原位；c、d. 左右摇摆，髋部旋转，回复原位

2. 颈背脊柱徒手训练　分为 4 组动作。

（1）头颈"米"字训练：俗称"哪吒探海""犀牛望月"。躯体直立，分腿叉腰，双眼平视。以下动作，预备体位按图 22-7a 站立。第 1 回合按图中 b、a、c、a、b、a、d、a 动作，正位向前伸颈，回复原位；向左前下转颈，回复原位；再正位向前伸颈，回复原位；然后向右前下转颈，回复原位。第 2 回合按图中 b、a、e、a、b、a、f、a 动作，分别进行向左后上转颈和向右后上转颈，回复原位。第 3 回合同第 1 回合,第 4 回合同第 2 回合。见图 22-7。

(2)肩背徒手训练:躯体直立,两眼平视,上肢自然放松,双腿分开。肩臂外展 90°,两臂外展上举合掌,胸前合掌朝拜,复回原位,重复进行 4 个回合动作即可。见图 22-8。

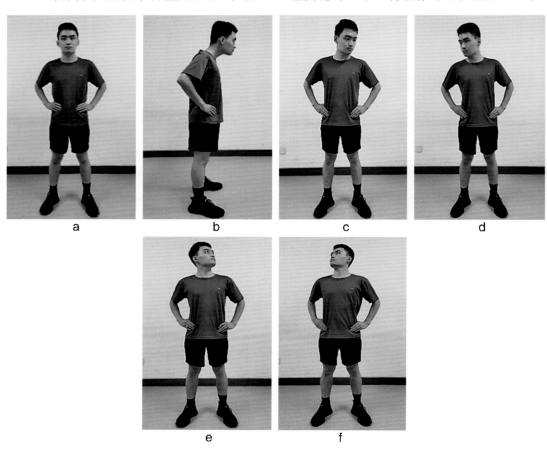

图 22-7 头颈"米"字训练,头部前伸、左右前下、左右后上,4 个回合

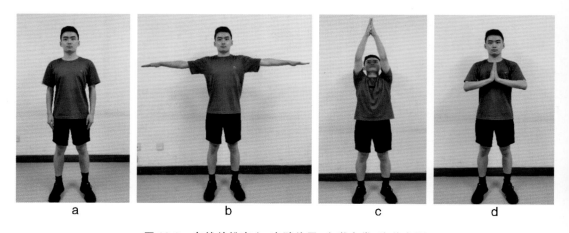

图 22-8 自然放松直立,肩臂外展,上举合掌,胸前合拜

（3）颈背侧弯徒手训练：躯体放松直立，两眼平视。双臂上举，手指交叉，掌面向上，腰脊柱分别向左侧弯、向右侧弯，复回原位，按图 22-9 中 a、b、c、b、a、b、d、b 动作。重复进行 4 个回合动作即可。见图 22-9。

（4）肩部旋转徒手训练：躯体放松直立，两眼平视。上臂向前屈肘，手掌指触肩前，双臂手掌抱住颈项，臂肘展开挺胸，恢复直立原位。见图 22-10。

以上颈腰背徒手训练，乃为作者经过数十年收集资料和亲自康复实践，简便实用，受到中老年慢性疼痛患者的好评，有利于组织修复，功能康复。

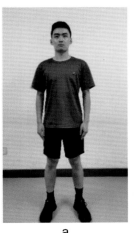 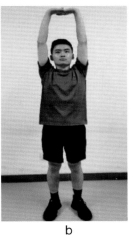 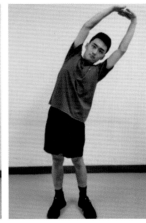 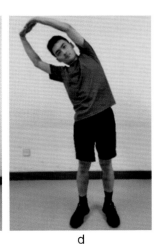

a　　　　　　　b　　　　　　　c　　　　　　　d

图 22-9　自然放松直立，双臂上举 掌面向上，向左侧弯，向右侧弯

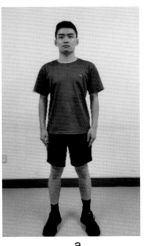 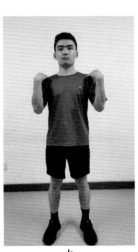 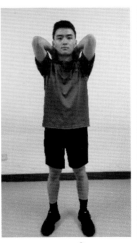 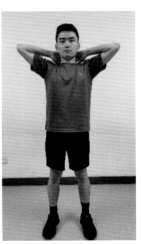

a　　　　　　　b　　　　　　　c　　　　　　　d

图 22-10　自然放松直立，上臂向前屈肘，手掌指触肩前，双臂手掌抱住颈项，臂肘展开挺胸，恢复直立原位

四、悬吊运动训练技术

1. 作用机制　神经肌肉系统与感觉运动系统（视觉、前庭觉、本体感觉）作为运动的控制与修正中枢是人类在进化过程中逐渐固定并编码遗传下来的。大量的研究已经证明，疼痛或长时间的废用有促使稳定肌"关闭"的倾向，从而导致运动质量、肌力及神经肌肉系统控制能力的降低，进而降低生活质量。此时即使最初的疼痛得到缓解，稳定肌的"关闭"依然会持续，并可能导致再次损伤与疼痛，这种恶性的循环由于缺乏主动治疗的介入最终会造成慢性损伤。这也是为什么欧盟健康指导原则推荐应用主动运动治疗非特异性腰背痛的原因之一。

2. 治疗核心　悬吊运动训练的治疗核心是激活"休眠"或失活的肌肉，恢复其正常功能。完成失活肌肉在无痛情况下的再激活，主要依靠感觉运动刺激技术。这种技术可以使大脑、脊髓或肌肉内感受器发出或接收的信息重新整合并对运动程序重新编码。简而言之，就是唤醒之前"休眠"的肌肉，重建其正常功能模式及神经控制模式。见图22-11。

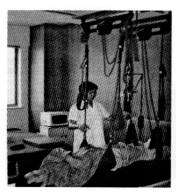
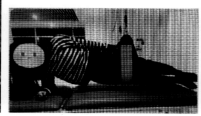
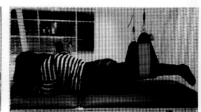

图 22-11　不同体位悬吊运动训练
仰卧位、侧卧位、俯卧位各种姿势肢体悬吊。

3. 诊断和治疗系统　诊断系统涉及神经肌肉控制能力的测定，通过在开链运动和闭链运动模式下不断增加运动负荷来实现。治疗系统包括如下部分，如肌肉松弛、增加关节活动范围、牵引、训练稳定肌系统、感觉运动的协调训练、渐进抗阻训练等。悬吊运动训练体系通过一系列核心概念的阐述建立其独特的训练理念，神经肌肉激活技术的成功归结于以下3个因素的综合作用。①应用Redcord吊索、吊绳及平衡垫在不稳定环境下精心设计上肢及下肢和（或）躯干（头部）的运动；②应用闭链运动开展无痛的、高强度的肌肉训练；③对吊绳及吊索应用震颤技术。

五、麦肯基（McKenzie）力学疗法

该方法是一个集评测、诊断、姿势矫正、患者自我治疗、手法治疗和预防复发的健康宣教为一体的诊断治疗体系。其核心理论强调脊柱与四肢关节的力学性失调可导致患者出现疼痛、活动受限等症状，并应用各种姿势和各种运动的生物力学的特点来改变身体组织部位之间的力学关系，从而使症状缓解，通过鼓励患者反复进行可使症状缓解的运动达到治疗目的。因此，McKenzie方法非常重视诊断，即必须确认患者的病因以力学性失调

为主,否则治疗会无效。每日重复 3 遍,每遍动作完成 5～15 次,每个动作之间休息 2s。

每次手法要有规律,达终末范围时维持 10s,再回到起始位置。见图 22-12。

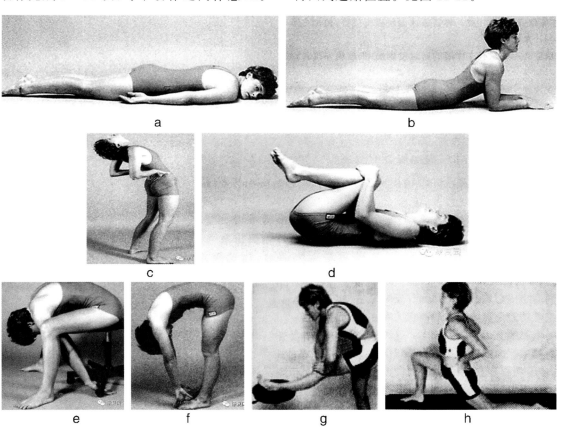

图 22-12　麦肯基力学疗法

a. 俯卧平躺,双臂放在身体两侧。头转向一侧,保持这一姿势,做几次深呼吸,然后放松全身肌肉 2～3min。

b. 做过练习 1 之后做练习 2,请先保持练习 1 中俯卧的姿势。将手肘放在垂直于肩膀之下的地方,使上半身支撑在前臂之上。保持这一姿势 2～3min,准备做俯卧撑的姿势。伸直手臂,在疼痛可以忍受的前提下尽量撑起上半身。将这个姿势保持 2s,然后再回到开始姿势。每次重复这一动作时,尽量使运动的幅度加大。

c. 两脚分开站直,双手放在后腰部,四指靠在脊椎两侧,躯干向后过伸,使用双手作为支点。

d. 请平躺在地上或床上,双腿弯曲,使两膝靠近胸部。抱住双腿,在疼痛可以忍受的前提下轻柔而缓慢地将两膝尽量靠近胸部。保持这个姿势 1～2s,然后放开双腿回到开始时的姿势。做本项练习时尽量使两膝每次都比上一次更靠近胸部。

e. 坐在椅子的边缘,双腿尽量分开。双手平放在腿上。向下弯腰,双手抓住脚踝,或者触摸脚边的地面,立即恢复到初始的姿势。练习时尽量使每次弯腰的幅度都比上一次大一些。练习 6 每组只需做 5～6 次,每天 3～4 组。在做过练习 6 后必须马上做练习 3。

f. 双脚分开站直,双臂放松在身体两侧。向前弯腰,双手在身体能承受的范围内尽量向下伸。迅速返回到初始的姿势。练习时尽量使每次弯腰的幅度都比上一次大一些。练习 7 每组只需做 5～6 次,每天 1～2 组。在做过练习 1 后必须马上做练习 3。

g. 单腿站立,腰背前屈,另一单腿抬起,足跟搁置凳子座面,双手压膝数 10 次。

h. 单膝下跪,腰背挺直,另一单腿屈膝,足底踩地,双手后侧扶腰,后伸腰动作 5 次;左右交替完成。

下腰痛（LBP）是以腰背痛为代表的一组症状群或症状综合征，是骨科疾患中最常见的症状之一。据统计，在成年人中，约90%曾有过LBP的经历，50%经历复发性腰痛，10%发展成慢性下腰痛，并导致相应的残疾。下腰痛是指下部腰椎、腰骶区、髂腰区、骶髂区及臀部的疼痛症状，常伴有坐骨神经痛，向一侧或两侧下肢的坐骨神经分布区域放射性或牵涉性疼痛。LAB为间歇性，可能为局限性或弥漫性疼痛，每次持续数天至数月不等，随运动而加剧。

临床检查时在疼痛区可寻找到固定压痛点，同时伴有局部肌肉紧张发板，腰背部活动受限等。2000年4月，在澳大利亚举行的国际腰椎研究年会上，一份研究报告显示95%的患者病症改善得益于麦肯基疗法。

（毕　胜　瓮长水）

第三节　肌效贴疗法治疗肌筋膜痛

肌效贴是一种经过特殊设计的仿皮肤弹力贴布（弹性绷带），运用一定的手法将肌效贴应用在人体表皮，通过物理作用与人体功能互动，产生有益于人体的一种非侵入式的治疗方式。绷带据说起源于5000多年前的古埃及时代，从出土的木乃伊身上，可以找到绷带的原型。1920年，美国人把胶水涂抹在绷带上，制成了可粘贴性绷带，1980年，日本人开发出一种可伸缩性贴布，主要应用于运动防护和水肿康复，目前在体育运动中广泛使用。随着不断开发，越来越多的肌效贴应用于临床医疗，尤其在疼痛领域取得了良好的效果，有望在疼痛康复领域探索，得到更为广泛的应用。

一、治疗原理

1. 导流　运用一定的手法将肌效贴贴合在皮肤上，由于弹性回缩力，肌效贴胶面与皮肤粘合部分产生力学作用，导致皮下组织液按照一定的方向流动，形成局部组织液压差，改善血液循环及淋巴回流，从而消除肿胀、移除炎症介质。

实现导流的方法，一般均是将肌贴一端先固定贴好，然后均匀向另一端轻拉开贴上，特别要注意：①当从先固定端A向另一个方向B贴合时，组织液的流通方向是从B流向A。②不管何种情况下，流通方向必须保证是从淋巴结向炎症位流通，不可以反向流通，这主要是因为有时不能分辨引起身体不适的是菌类炎症还是非菌类炎症；如果操作相反，有引起淋巴结增大的可能（炎症破坏淋巴结）。

在人体的皮肤下面是筋膜组织，筋膜组织类似海绵状，里面充斥着组织液，组织液中存在血液、神经元、淋巴，以及会引起人体不适的炎症类等。在正常状态下，筋膜组织中的组织液处于不流通或无序流通状态。所谓无序流通，即组织液的流通没有方向性，而人体的重要自卫组织是淋巴，当炎症类存在于组织液中，而组织液的流通没有方向性，也就是说人体的自卫组织淋巴液也许并不能达到炎症所处位置，所以引起不适症状的炎症因子就没有办法被淋巴液消除。这时，如果我们能给组织液一个流通的方向与力量，那么，就可以加速或加量淋巴液向炎症位的传送，就能够更快地去除炎症。

2. 提升皮下组织空间　肌效贴贴合在皮肤上，会产生应力（加压）、弹力（拉伸）、剪切力3种应力。当贴合时使用不同的拉力，对人体组织的应力、弹力、剪切力也会随之变化。随着拉力的增加，向下方的应力也逐渐增加。这种局部应力的作用结合肌效贴的弹性作用会导致局部皮下组织空间的提升，其间病变部位的神经、血管、淋巴管压迫得以解除,血液循环及淋巴回流加快,神经刺激减轻从而疼痛减轻。

3. 加强或放松肌筋膜组织　肌筋膜是人体的纤维网络,传递全身的力学信息。筋膜组织中存在丰富的感觉神经,包裹肌肉的筋膜中本体感受器的数量是肌肉的6倍,因此肌效贴的力学效应可通过浅筋膜、深筋膜传递至肌肉组织。当肌效贴贴合后最终产生力的方向与肌肉收缩力的方向一致时,肌肉的力量得到加强,反之,引起肌肉放松。

当肌肉按一定的方式不停重复运动或受到外来机械力量的损伤时,或所承受的力量超过了肌肉的承受极限时,肌肉就会处于紧张或失力状态,表现为酸痛、痉挛与僵硬。肌贴可通过顺着或逆着肌肉走向贴合从而达到增强肌肉力量或者放松肌肉的作用。加强肌肉应力通常用于体育运动损伤,采用肌肉放松模式常用于慢性疼痛康复治疗。

4. 门控学说解释　使用过肌效贴的人常常有一种神奇的感受,就是贴后即刻出现疼痛减轻,甚至疼痛消失。门控学说是这种效应的理论基础,即肌效贴通过刺激粗的触觉神经纤维,抑制痛觉向中枢神经的传导,而产生镇痛作用。筋膜中存在的痛感神经数量与密度,远远小于皮肤感知外来物质的触感神经数量,并且触感神经向大脑输送信号的速度远远大于痛感神经,因而当在单位面积上,当给予触感神经更大数量与浓度的刺激,当单位的时间内,如果流向大脑的神经信号是数量一致的,那么流向大脑的痛感神经数量就会被稀释,人体的痛感就会降低或消失。这样,肌贴的贴敷作用就如同增加外来物质对皮肤触感的刺激,从而关闭痛感神经的数量传递。肌贴的高弹作用会进一步增加皮肤的感受能力,从而进一步增加了向神经中枢传送触感程度,具有的一定实用意义。

二、疼痛疾病肌效贴操作方式

疼痛是组织损伤或潜在的组织损伤引起的一种不愉快感觉,具有一定的警示作用。因此,疼痛性疾病的治疗首先应明确病因,针对病因进行治疗,标本兼治才能取得好的疗效。肌效贴治疗疼痛性疾病主要侧重于来自肌肉筋膜、关节疼痛。

不同的操作手法有不同的结果,针对不同的症状也有严格的手法限定,有时外表看起来一致的最后贴法成品图,实际上是由不同的手法综合使用而来,看似一致,而实际处理的病症却不一样。

1. 对肌肉、神经处理　卒中后肌肉与血液反向处理时,肌肉损伤需要痛点包裹时,以及在运动中某片肌肉需要放松,而另一片需要加强,或者需要在肌肉间实现力量转移时,就必须应用到操作手法。实现纯粹的肌肉放松或加强方式,即肌贴一头贴在皮肤上,然后先剥纸,再把肌贴按要求比例拉开,直接贴在皮肤上,再从起始点向终端点贴住,根据肌肉的方向决定放松或加强。

对神经处理,均是为了实现对神经的刺激,所以处理时,均是在处理点加强触感输入,或增加对穴位的压力,同时还要实现疏通功能。故均是在处理点拉开更多一点,而相邻位置拉开较小。

2. 对组织液处理　组织液根据要求按一定的方向流动,这时一定要实现静脉瓣的功能。操作手法为先贴起始点,然后一边剥除隔离纸,一边贴于皮肤上。在剥纸的同时,紧跟着就要贴完。这样,就会让肌贴形成一个方向的收缩在皮下形成一个方向的静脉瓣。

当某些情况下,不必处理肌肉时,可采用以下方法。①将肌贴细条化的方法处理,即将标准5cm宽的肌贴裁切为细条,如1.25cm宽,这将会对肌肉的影响降到最低;②不贴于肌肉上,而贴于两片肌肉的中间,如肩胛提肌与菱形肌交界处,比目鱼肌与腓肠肌的中间。

3. 对皮下空间处理　为了提升皮肤空

间,使肌肉与皮肤的粘连被打开,从而实现疏通的功能,也为下一步的导流处理做好空间准备,处理方法有2种。一种是中间松贴,四周或两边拉开贴上,这样,四周的皮肤被收紧,中间的皮肤被扩张,被提升;另一种是中间拉开贴,四周或两端松贴,这时,由于肌贴向中间收拢,会直接把中间提升,如太阳穴的处理。

4. 力量转移处理　尽量使肌肉受伤点实现不再承受力量状态,从而保证运动功能正常进行,最大限度地降低受伤对运动的影响。运动中所承受的力量必须转移至其他相关能够支撑的肌群,这时就有必要进行力量转移。操作手法为受伤点拉开贴合,然后在受伤的肌肉群上进行放松处理。在需要转移承受力量的肌群上进行反向处理,进行力量加强。

5. 拉伸力度控制　拉伸力度控制直接涉及使用范围与目的。在治疗上使用时,不可为追求瞬间的感觉而过多拉开,控制度为120%,体育为140%,急救类为160%。常州迪力公司的产品可通过表面印刷的小足球或织造的图形变化控制,在120%时,也可以通过直接剥离隔离纸,利用隔离纸的离心力来实现,但在应用中,下列情况不受限制:①在整条中,处理其中某一个点时,拉开幅度可以增加。②如果存在不同的力度要求,可以在一条中实现不同的拉伸度,甚至出现多个不同的数值。见图22-13。

肌效贴可以有效缓解疼痛症状,如头面痛、颈背肩胛痛、肩部及上肢疼痛、胸背痛、腹部痛、腰腿痛和关节痛等。对于各部位疼痛肌效贴使用方法见图22-14。

三、实践与认识

很多初学者认为肌效贴使用方法很简单,但在实践后感觉效果并不理想,故放弃了使用。因此要想取得良好的治疗效果,实则与对疼痛的判断及对肌效贴认知水平有关。

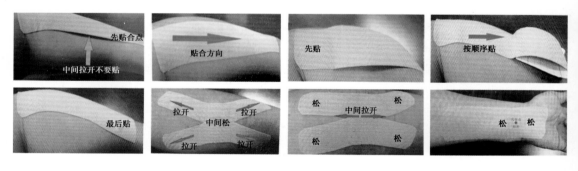

图 22-13　疼痛性疾病肌效贴操作方式

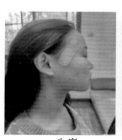
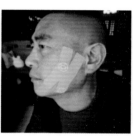
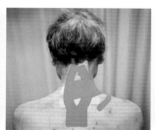
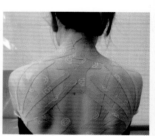

头痛　　　　　面痛　　　　　颈背痛　　　　　颈肩背痛

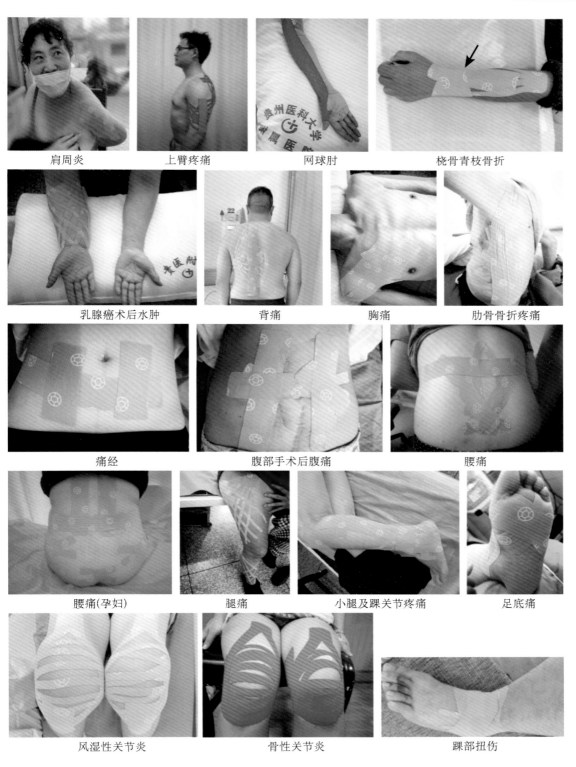

肩周炎　　　　上臂疼痛　　　　网球肘　　　　桡骨青枝骨折

乳腺癌术后水肿　　　　背痛　　　　胸痛　　　　肋骨骨折疼痛

痛经　　　　腹部手术后腹痛　　　　腰痛

腰痛(孕妇)　　　　腿痛　　　　小腿及踝关节疼痛　　　　足底痛

风湿性关节炎　　　　骨性关节炎　　　　踝部扭伤

图 22-14　人体各常见部位疼痛性疾病肌效贴使用方法

1. 病变部位的判断　疼痛预示着存在组织损伤或潜在的组织损伤(病变),疼痛的部位与病变部位有时不一定一致。比如腰椎间盘突出症可能仅有下肢疼痛,而病变部位在腰部。这种情况在肌筋膜疼痛综合征很常见,肌筋膜疼痛综合征的激痛点引起的牵涉痛通常出现在远隔部位。每一块肌肉有着固定的牵涉痛位置,因此熟悉肌筋膜疼痛综合征激痛点的牵涉痛,能够快速准确判断病变部位。针对病变部位进行肌效贴治疗才能取得好的疗效。

2. 肌效贴形状的选择　不同的肌效贴形状产生不同的效应,常用的肌效贴形状有 I 形、X 形、Y 形、爪形等。I 形最常用,具有导流、改善血液循环、调整肌肉张力的作用;X 形具有改善血液循环,促进组织物质交换的作用;Y 形以改善血液循环为主;爪形可以大范围促进淋巴、血液回流,减轻局部肿胀。

3. 顺序方法与时间

(1)方法:在贴前应根据治疗目的确定贴合的顺序及手法,是解决水肿、疼痛或肌肉痉挛? 还是关节稳定性? 分清主要和次要解决问题。首先根据主要问题选择肌贴的形状。通常选择先贴 X 形或爪形,其次应用 I 形或Y 形。治疗手法是根据治疗目的应用不同的拉力进行贴合。对于点状疼痛,可以局部施加一定的拉力进行贴合,对于四肢内侧贴合或爪形应避免施加拉力。对于关节扭伤需要固定则可选择强拉力贴合。

(2)时间:医用肌效贴面料及胶水的亲肤性、透气性好,可以贴合 5～7d,而运动肌效贴贴合时间只有 1～2d。由于医用肌效贴的非药物性、非创伤性特点,用于慢性疼痛治疗周期无限制,只要皮肤耐受,可以长期使用。

4. 禁忌证　肌效贴只适用于无破损的皮肤,不能用于皮肤有损伤开放性伤口、出血的部位;局部感染;肿瘤;皮肤疾病或敏感性肌肤,如银屑病、湿疹及对胶布过敏者禁忌使用肌效贴;妊娠前 3 个月腹部避免使用肌效贴,虽然没有证据证实会产生不良影响;血栓。

四、注意事项

1. 清洁　应用肌效贴前应保持粘贴部位局部皮肤清洁干燥,避免贴在有毛发及潮湿处。

2. 体位　贴前应选好体位,皮肤完全展开状态进行贴合,避免姿势改变引起肌效贴被扯开。

3. 皮肤反应的处理　如果贴后出现痒感,肌效贴边缘出现少许小水疱或红疹,可能与肌效贴张力过大有关,可以适当揭起边缘。如果出现大量红疹,可能为过敏反应,应立即移除,必要时抗过敏治疗。

综上所述,肌效贴在慢性疼痛患者的康复治疗具有广泛的应用前景,具有无创、非药物的特点,不仅有即刻镇痛作用,还有持续的治疗作用,尤其对有基础疾病、老年、孕妇、惧怕有创治疗等人群具有明显的优势。

(王　林　单云平)

第四节　体外冲击波疗法

冲击波碎石术成功用于泌尿系和肝胆系结石,人们又将高能冲击波技术引入了骨科领域。1986 年,Gerold Haupt 的动物实验首次证实,高能冲击波可以激活骨细胞,从而促进新骨形成,他们用人工性肱骨骨折的大鼠为模型,单用冲击波治疗取得了满意效果。

1991 年 Michailov 等报道了"高能冲击波治疗骨折愈合延迟和骨不连接"。在这项临床研究中,有 79 例患者接受冲击波治疗,其中 70 例实现了骨愈合。这成功的范例又引出了一个全新的概念,即体外冲击波疗法(extra-corporeal shock ware therapy,ESWT)被引入骨科领域。1991年，Valchanov等在动物实验中发现，冲击波不仅可以刺激骨再生，还可使软组织内钙化灶降解。从此，冲击波疗法开始应用于治疗肩关节钙化性肌腱炎，并逐渐扩展至足底筋膜炎等慢性软组织损害性疾病。

ESWT是在泌尿外科冲击波碎石术基础上发展起来的，早期使用的冲击波设备大都是用冲击波碎石机改制成的，直至1991年，瑞士HMT公司研制成功了第一台专门用于骨科疾病的体外冲击波治疗机。此后，这一技术的基础实验和临床研究在西欧的一些国家广泛开展。目前ESWT可用于治疗肩关节钙化性肌炎、肱骨外上髁炎、足底筋膜炎、骨折延迟愈合和骨不连、股骨头缺血性坏死等许多骨科疾病。其中前四项疾病已被国际肌肉骨骼系统冲击波治疗学会（ISMST）认定为标准适应证。目前专门用于软组织疾病的高能散焦冲击波疼痛治疗系统也相继问世，使ESWT在临床的应用更加广泛。

一、冲击波治疗疼痛和促进软组织康复的机制

冲击波可以改变伤患处的化学环境，使组织产生并释放出抑制疼痛的化学物质；同时冲击波可以破坏疼痛受体的细胞膜，抑制疼痛信号的产生及传导；此外冲击波引起内啡肽的产生，降低患处对疼痛的敏感。以上几种机制可以对患者疼痛达到长期有效的治疗效果。

冲击波具有松解患处钙质沉着、减轻水肿及增加组织的机械负荷，改善治疗区域的新陈代谢和减轻患处的炎性反应，促进组织修复。

二、冲击波疗法的优越性

运动系统疾病冲击波疗法是定位于非手术治疗和开放手术之间、一种非侵入性微创性的医疗技术，在欧美等国家被广泛应用。它具有以下有优点。①损伤轻微，可替代某些外科手术治疗。②一般不需麻醉或采用简单麻醉即可。③风险小，可在门诊进行治疗。④治疗时间短，通常20～30min。⑤见效快，许多患者治疗后疼痛立即消失。⑥治疗后无需特殊的处理。⑦治疗费用低。⑧符合美容需要，不留瘢痕。⑨并发症发生率低。

MP100体外冲击波疼痛治疗系统由瑞士生产，是高能散焦冲击波治疗系统，专门用于软组织损害性疼痛的治疗。该系统是一种压缩气体控制的弹道式冲击波发生器，由高精度弹道式部件组成，可发射冲击波。其具有一定重量的弹射物经压缩气体加速后发生运动，可以产生动能，当弹射物击中静止平面（冲击波发射器）时，动能可转化为声能，此声脉冲可经阻抗适配器（冲击波耦合缓冲器）或凝胶被送至目标组织。通过治疗探头的定位和移动，可对疼痛发生较广泛的人体组织产生良好治疗效果。

MP100是全球拥有最多治疗模式的体外冲击波治疗机，见图22-15；治疗参数见表22-1。

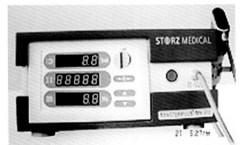
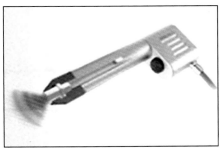

图 22-15　MP100 体外冲击波疼痛治疗系统

表 22-1　MP100 体外冲击波治疗仪技术参数

数据资料	应用		能量密度
A6,Ø 6mm 针灸治疗	冲击波	针灸治疗探头	0.32 mJ/mm²
R15,Ø 15mm 疼痛治疗	冲击波	肌腱治疗探头	0.38 mJ/mm²
D15,Ø 10mm 慢性痛治疗	深部高能量	激痛点治疗探头	0.63 mJ/mm²

注:1. 频率:单次,5Hz,10Hz;2. 冲击波能量:1～4bar,连续可调;3. 探头能量密度;4. 探头直径。

1. 疼痛治疗模式(ESWT)　冲击波对接近骨面的软组织可产生持久可靠的治疗,常用于运动系统的疼痛治疗,如肌肉、腱膜相关疾病。用体外冲击波治疗,在临床上具有良好的疗效。

2. 激痛点治疗模式(TRST)　该模式对肌筋膜综合征能起到良好的治疗,治疗时冲击波直接作用于整个激痛点区域,此治疗模式使用较高的频率的冲击波(10Hz)。

3. 针灸治疗模式(AKUST)　使用这一模式,MP100 系统会产生非常精确的冲击波,并且作用于人体的穴位,患者避免针刺的痛苦即可达到治疗效果。使用针灸模式,只需使用短发的脉冲式冲击波即可达到镇痛药安抚的疗效。

4. 适应证与禁忌证

(1)适应证:MP100 专用于体外冲击波治疗,适应证见表 22-2。

(2)禁忌证:MP100 不适用于下列情况:①血凝固障碍使用抗凝药,尤其是苯丙香豆素;②血栓症;③肿瘤、癌症患者;④妊娠期;⑤靶区急性炎症/化脓;⑥糖尿病并发多发性神经病变;⑦生长期儿童;⑧首次治疗前采用肾上腺素皮质激素治疗 6 周。

5. 注意事项　不可将冲击波用于含气组织(肺)之上靶区域,亦不可用于与主干神经血管、脊柱或头部的邻近区域。使用MP100 治疗时可能引起下列不良反应。①肿胀、发红、血肿;②瘀斑;③疼痛;④皮肤损害(既往皮质激素治疗)。这些不良反应通常在 5～10d 后消退。

三、冲击波疗法的技术操作

1. 体位　在 ESWT 过程中,正确的体位是准确定位的前提条件。对于不同的治疗部位应采用不同的体位。治疗肩部、上臂、肘部、前臂、腕及手部时,均可采用坐位或卧位;治疗下肢如髋、大腿、膝关节、小腿、足及踝部时,可采用相应的卧位(仰卧、侧卧、俯卧)。原则上要使治疗部位充分显露、患者舒适、方便治疗。

2. 定位技术　在 ESWT 过程中,使用聚焦式冲击波治疗性定位方式有 3 种,即 B 超定位、X 线定位和痛点反馈法。MP100 体外冲击波治疗系统,是一种高能散焦冲击波系统,既可用于一个点的治疗,也可用于整个病变区域的广泛冲击治疗。该治疗仪使用方便,治疗探头可随时任意移动,冲击波方向也可随意调整。同时该治疗仪可直接用冲击波来查找敏感痛点。痛感反馈法是通过患者的疼痛反馈来确定治疗靶位的定位方法,无须影像定位系统。医师通过触诊查找疼痛部位,并根据其疼痛反馈来指明和调整治疗部位。软组织损害多位于肌肉起止处及肌筋膜应力(牵拉应力、剪性应力)集中处,压痛点与之相应。慢性软组织损害性疼痛压痛点常不是一个或几个,而是众多的压痛点群。它们由点成"线"、有线成"面"、有面成"体",构成一个立体疼痛区域,即所谓软组织疼痛病变区。所以冲击波治疗定位时应点、面结合,并在皮肤上做标记。

几种常见疼痛病敏感点的定位见图 22-16。

3. 治疗能级　通常对于骨组织疾病，冲击波传播时的能量衰减较多，所需冲击波能量也就相应较大，冲击次数也较多；而对于软组织病变，冲击波传播时的能量衰减较少，所需冲击能量较小，冲击波次数也较少。在 ESWT 术中冲击波单次脉冲的能量常用能级或用冲击波产生的压力巴（bar）来表示。恰当的能量选择是取得满意疗效的关键。脉冲能量过低起不到治疗作用，过高则会产生不必要的不良反应。能流密度（ED）是近年来国际上针对运动系疾病 ESWT 所提出的新参数，用于表示冲击波的剂量及测算冲击波对局部组织的作用。冲击波的 ED 或能级不同，其相应的冲击波效应也不同，在骨科领域中应用的冲击波能级通常分为低、中、高 3 种。①低能级：$0.08mJ/mm^2 \leqslant ED < 0.28\ mJ/mm^2$；②中能级：$0.28\ mJ/mm^2 \leqslant ED < 0.6\ mJ/mm^2$；③高能级：$ED \geqslant 0.6\ mJ/mm^2$。

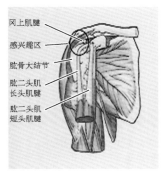
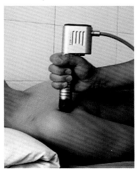
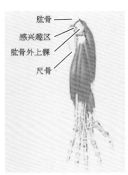
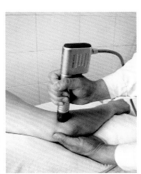
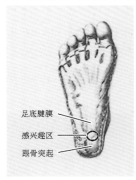
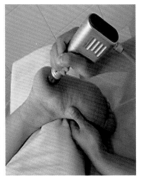

图 22-16　ESWT 肱二头长短肌腱，肱骨外上髁，足底跖筋膜

冲击波压力单位是兆帕（MPa）。$1\ MPa$（兆帕）$= 10^6 Pa$（帕）$= 10\ bar$（巴）$\approx 10atm$（大气压）$\approx 10N(kg/cm^2)$。冲击波的"期"与"次"。所谓"期"是指一次完整的冲击波治疗过程；所谓"次"是指冲击波治疗过程的冲击波次数。对软组织病变，每期治疗要冲击 2000 次。肩峰下滑膜炎、肱二头肌肌腱炎及肱骨外上髁炎一般治疗 3～4 期，对足底筋膜炎、钙化性肌腱炎需治疗 3～6 期。

4. 治疗方法步骤

（1）麻醉：低能级 ESWT 通常不需要麻醉，使用高能级 ESWT 时，对于耐受程度差者或合并有心血管病变者，可给予局麻或相应区域神经阻滞。

（2）冲击方法：通常选用低能级，逐渐增加能量的方式达到所需能级。并据患者对疼痛的敏感性和冲击波产生的镇痛作用、治疗的部位（软组织的厚薄）、疾病的性质(有无钙化),调整合适的能级及手持压力。治疗过程中,可以在痛点与肌肉骨骼附着处移动治疗探头,在较大范围内进行冲击治疗。对软组织病变区进行冲击治疗时应点、面结合。在对敏感治疗点进行治疗的同时,还要对整个软组织病变区域肌组织进行广泛冲击松解治疗,以取得更佳效果。见表22-2。

表22-2　常见疾病的治疗参数

病名	探头定位	探头 (mm)	能量 (bar)	冲击波次数	手持压力	频率 (Hz)	治疗次数	治疗间期
足底腱膜炎	骨刺痛点治疗	15	2.5~4	2000	中/高	5/10	3~4	5~7d
腱袖痛钙化	钙化影像定位	10/15	3~4	2000	中	5/10	3~6	5~7d
跟腱痛	远端或近端定位	15	2~3	2000	低/中	5/10	3~4	5~7d
肱骨髁上炎	网球/高尔夫球肘	15	2~3	2000	中	5/10	3~4	3~5d
髌腱疼痛	跳跃者病变	15	2~3	2000	低/中	5/10	3~4	3~5d
髂胫束损害	痛点周围移探头	10/15	2.5~4	2000	中/高	5/10	3~5	5~7d
触发点治疗	治疗模式探头	10	2.5~4	2000~6000	中/高	10	1~2	3~5d

四、冲击波疗法术后处理

通常并发症的发生率与冲击次数和冲击能量有关,冲击波治疗后须注意有无疼痛、皮下出血、皮肤肿胀、皮肤破损等情况。术后的疼痛主要是接触点上的浅表痛,有的患者在治疗时会有肌腱附着点处轻度骨痛。严格掌握治疗原则,就可以避免并发症。一般情况不需用药治疗。对少数自觉疼痛的患者可给予镇痛药。在肌腱和筋膜疾病的复治间期,除进行必要的功能锻炼外,一般无须特殊处理。

五、ESWT的疗效评判标准

关于ESWT的疗效评判,Roles和Maudsley制定了一套标准,可以要求患者对治疗效果进行主观评判,方法如下。

1. 优,治疗后疼痛全部消失,可以进行正常的工作和娱乐,完全不受疼痛影响。

2. 良,治疗后仍有轻微的疼痛,但可以进行一般的工作和娱乐,一般不受疼痛影响。

3. 有效,治疗后疼痛有所减轻,但能够忍受,可以进行一定程度的工作和娱乐。

4. 无效,疼痛没有减轻。

软组织病变,均可通过患者症状的改变对治疗效果进行主观评判。对于钙化性肌腱炎,可使用X线等普通影像学资料和主观症状的改善两种方法对治疗效果进行评判(图22-17)。

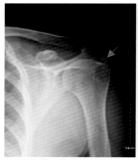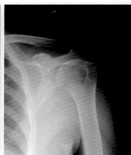

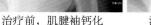
治疗前,肌腱袖钙化　　　治疗后,钙化消失

图22-17　肩关节钙化性肌腱炎冲击波治疗前后对比

（王　林　邓　芳）

第 23 章

中医药治疗慢性疼痛性疾病

第一节 中医药治疗颈腰背痛

慢性软组织损害在中医药学历代文献中多有记载,如"骨痹""筋痹""肌痹""血痹""伤筋"等的病症名,不仅与人体软组织损伤临床表现基本相吻合,而且在治疗方面也积累了大量丰富的经验,具有方法众多、简便实用、价廉安全等特点。临床如能灵活配伍运用,则可起到事半功倍效果。

慢性软组织损害的主要病变部位是在肌肉筋膜、肌腱、关节囊和韧带等处,相当于祖国医学中的肌、筋、骨、经脉等组织,因此属于"经筋病"范畴。中医基本理论认为人体是一个有机整体,是以五脏为中心通过经络内与六腑相表里,外连五官九窍、四肢百骸。而五脏各有所主,即肝藏血主筋,肾藏精主骨,脾统血生血,主肌肉。心主血脉,肺司皮毛。而五脏所主组织器官又是通过十二经脉把五脏之精气输送至人体各部,使之得到濡养润泽,才能保持正常的生理功能,如《灵枢·本脏篇》说:"经脉者,所以行气血,营阴阳,濡筋骨,利关节者也……故血和则经脉流行,营复阴阳,筋骨劲强,关节清利矣。"由此可知,保持人体气血充盛及经脉运行通畅,则身体强健,肢体运动灵活。

慢性软组织损害的基本病因病机是由急性损伤后遗或慢性劳损所致局部软组织的缺血、痉挛、挛缩。其临床表现为疼痛、麻木等症状。这与祖国医学中"因瘀致痛""因虚致痛"理论相吻合。如《灵枢·百病始生篇》说:"用力过度,则络脉伤,阳络伤则血外溢……阴络伤则血内溢。"《素问·宣明五气论》说:"久视伤血、久卧伤气、久坐伤肉、久立伤骨、久行伤筋、是为五劳。"说明过度用力不当会造成局部肌肉、筋脉的损伤,而过度劳累超过人体生理限度也会成为致病因素。此外,由于过度劳累,耗伤气血,致某部位组织的功能下降,风寒湿邪乘虚侵入,也会诱发或加重病情。因此"瘀"和"虚"是慢性肌筋膜损害的病理基础,导致临床疼痛、麻木的直接原因。

一、头面痛

主要是指由于颈部软组织损害,刺激到枕大、枕小、枕下神经或椎动脉而出现的头面部疼痛。

主证:枕后疼痛或由颈后向耳颞区、头顶部的放射痛,可伴有视物模糊、耳鸣、听力减退、面部发紧等症。

方药:葛根 30g,桂枝 10g,白芍 30g,当归 15g,川芎 30g,熟地黄 20g,延胡索 15g,甘草 10g,蜈蚣 2 条。

方义:此方以葛根汤配四物汤为主方,养血活血,柔筋止痛。佐以延胡索活血止痛,使以蜈蚣通络止痛。现代药理学研究认为,葛根有扩张血管,改善微循环作用,改善心脑供血;白芍具有抗惊厥、镇痛、镇静、解痉及免疫调节作用,对无菌性炎症致痛有效;川芎有扩张血管,镇静作用,配以当归可治疗各种痛病;蜈蚣与延胡索也都有明显的镇静镇痛作用。

加减:兼气虚者加黄芪;瘀血者增加红花、牡丹皮、桃仁等用量;兼寒湿者加羌活;寒邪者增加制川乌用量;挟痰湿者加半夏、胆星、白芥子;兼热加元参、牡丹皮。

二、颈肩背痛

颈部为人体诸阳经络脉所过之处,分布于肩胛背、上肢及腰骶、下肢。若因长期低头劳作或感受风寒,致经输不利,气血不畅。经筋拘急则见颈肩背部疼痛,甚则连及腰骶或下肢。

主证:颈部疼痛,活动受限,渐及背、肩部,遇寒或劳累加重。轻则在活动后或得热即减,重则夜间痛甚持续不减,或向手臂放射,肩关节功能障碍。

方药:黄芪30g,羌活10g,当归10g,白芍15~30g,片姜黄15g,防风10g,葛根30g,制川乌10g,细辛3g,蜈蚣1条,威灵仙15g,甘草10g。

方义:黄芪益气固表,羌活、防风祛风寒之邪,配以制川乌、细辛加强温经散寒、通痹止痛作用。当归、白芍养血柔筋,葛根解肌柔痉。片姜黄活血止痛,蜈蚣通络止痛。诸药合用,具有益气养血柔筋、温经散寒止痛,相互协同共达止痛之目的。现代药理研究显示,川乌、草乌均有较强的抗炎、镇痛作用,是治疗风寒型肩背痛的首选药,但需注意因其含有乌头碱,毒性较大,过量可致心律不齐,故在治疗时,不宜大剂量服用,同时需先煎久煎才能减低其毒性作用,而且也不影响其镇痛效果。黄芪具有增强人体免疫、抗衰老、抗疲劳、调节代谢、扩管改善微循环等作用,用于慢性肌筋膜软组织损害病症属虚劳型者有明显效果,但临床用量较大,一般可达30~150g。细辛通痹止痛作用明显,但因其含有

毒性成分,过量可致呼吸抑制,古人有"细辛不过钱"之理论。因此临床一般用量很小,常用量为3g,现经研究证实细辛所含挥发油成分中,主要是甲基丁香酚和黄樟醚,其止痛成分为甲基丁香酚,而黄樟醚对呼吸中枢有抑制作用。因此断定细辛的毒性作用与黄樟醚有关。但通过久煎(一般为30min)后发现黄樟醚成分含量逐渐降低,但甲基丁香酚成分不减。由此说明,细辛宜煎服,不宜做散剂。

加减:寒重而痛加制草乌,瘀重而痛加桃仁、红花,气虚重者黄芪用量加倍。疼痛向手臂放射加地龙、全蝎。伴心烦急躁、失眠加夜交藤、龙骨、牡蛎、延胡索。伴腰骶痛加杜仲、川断。

【热敷药方】

方药:制川乌15g,草乌15g,透骨草25g,防风15g,地龙15g,土鳖虫10g,葛根20g,桂枝15g,红花15g,蜂房10g。5剂。

用法:用时取1剂,装入纱布袋缝制好,将纱布袋放入水中煎煮,水开用文火再煎煮5min,放至温度适宜备用。热敷时患者采用2种体位。①仰卧位:枕头上面先铺好一张塑料布,防止药水浸透,将热药袋放置于颈项部即可。②俯卧位:在药袋上面铺盖一条毛巾布,以防止药水及热气向外渗透扩散。20min后将药袋翻转至另一侧面,再热敷10min。治疗操作完毕,取中药袋放回锅内药水内下次备用,每剂用2次,每日1次。

三、腰臀腿痛

软组织损害性腰腿痛属临床常见病症,多见于腰椎间盘突出症、腰扭伤和腰肌劳损、髌下脂肪垫炎。中医认为与肾虚、血瘀、外感风寒等因素有关。其病位虽在腰部,但与肾关系最为密切,《内经》云"腰为肾之府",即指肾居于腰部,其经脉贯脊通脑肾之精气温煦腰脊,肾精充,肾气盛,则腰脊强健,运动自如。若久劳伤肾,肾精亏肾气衰则腰脊酸痛,遇劳加重。若用力不慎,扭伤腰部,脉络受损

瘀血内停则腰痛如锥刺不能俯仰。若因起居不慎,感受寒湿致经脉收引则见腰脊强痛,畏寒喜暖。肾与膀胱表里经关系,二者在生理上相互为用,在病理方面又相互影响。膀胱经脉自头颈部夹脊而下至腰骶,沿臀、腿后侧直达足趾。故邪犯膀胱经后,疼痛可自其经下窜至足。

主证:以腰痛为主,轻者腰膝酸痛,劳累加重。重则腰痛难忍,不能仰俯,坐卧不宁,被动体位,腰痛可连及下肢。以腿痛为主者,以髌下脂肪垫损害、内外侧副韧带损伤为主,单双膝疼痛、酸软无力。

方药:杜仲 20g,续断 15g,补骨脂 10g,骨碎补 15g,独活 10g,秦艽 15g,川牛膝 15g,桂枝 10g,当归 15g,川芎 15g,白芍 15g,鸡血藤 30g,蜈蚣 2 条,甘草 10g。

方义:本方为治腰背痛基础方,杜仲、续断、补骨脂、骨碎补入肾经,具有补肾强腰治腰痛作用。独活、秦艽、桂枝温经散寒祛湿,当归、川芎、白芍、鸡血藤养血止痛,蜈蚣祛风通络止痛,牛膝补肾,通络引诸药下行,共奏补肾强腰、养血温经、通络止痛之效。补骨脂为治腰痛之要药,无论是肾气亏虚、寒湿外侵还是跌打扭闪、孕妇腰痛均可用之。杜仲可利尿降压,镇静止痛,为治疗腰脊强痛,腰膝酸痛特效药,配以续断、骨碎补,对腰部软组织损害有促进修复作用,是治疗腰椎间盘突出症的常用之药。

加减:跌打闪挫所致瘀血腰痛可再加红花、乳香、没药;气虚腰痛加黄芪、党参;寒重腰痛加制川乌、制草乌;疼痛向下肢放射加地龙、细辛,伴有下肢麻木加乌蛇;以膝关节周围软组织损害为主者加透骨草、伸筋草、松节、威灵仙。

【热敷药方】

方药:制川乌 20g,草乌 20g,透骨草 30g,伸筋草 30g(或豨莶草 30g),红花 20g,防风 20g,威灵仙 30g,蜂房 15g,冰片 20g。

用法:上肢加葛根、桂枝、桑枝,腰部及下肢加杜仲、川牛膝、羌活。上药除冰片用酒精化开,其余共为粗末,装布袋内,用水浸透,放锅内蒸热,敷于下腰部。热敷时,在布袋上添倒少许酒精。每次 30min,每日 2 次,每次 1 剂,共用 10~15 剂。

四、肢体麻木

麻木也是软组织损害病症中常见症状之一,主要是由于软组织损害后刺激压迫到脊髓、神经所致的感觉异常或障碍。临床应与脑血管病或椎管内外肿瘤等其他病变相鉴别。中医对"麻木"一症的认识最早见于《内经》中,也称"不仁"。如《内经·痹论》中说:"痹或痛,或不痛,或不仁,……有寒故痛也,其不痛不仁者病久入深,营卫之行涩,经络时束,故不通,皮肤不营故为不仁。"又曰:"痹在骨则重,在脉则血凝而不流,在于筋则屈不伸,在于肉则不仁,在于皮则寒。""营气虚则不仁,卫气虚则不用,营卫俱虚则不仁也不用。"由此说明了麻木是由气血不足所致,而且病位在皮肤与肌肉处。关于麻木后世也有详论,如在《素问病机气宜保命集》中说:"麻,非痛非痒,肌肉内如有虫行,按之不止,搔之愈甚;木,不痛不痒。按之不知,掐之不觉,如木厚之感,由气血俱虚,经脉失于营养或气血凝滞,或寒湿痰瘀,留于经络所致,治疗总以补助气血培本为主,不可专用消散。"此又进一步明确论述了麻木的症状鉴别及病因病机与治疗原则。而在《伤寒杂病论》中血痹虚劳篇则明确提出了用黄芪桂枝五物汤治疗血痹所致的肌肤不仁。这些都为我们治疗麻木之证提供了明确的理论依据。而且已经大量临床验证,确有良效。

主证:肌肤麻木,可见于肢体的一个特定区域或一侧肢体,或双侧肢体,也包括肢体自觉发热或发凉等异常感觉。

方药:黄芪 30~60g,党参 15g,当归 15g,白芍 15g,熟地黄 30g,鸡血藤 30g,乌蛇 15g,天麻 15g,地龙 15g,何首乌 30g。

方义：黄芪、党参是补气之要药，当归、白芍、熟地黄是补血之主药，气血可以互生，也可互求，但缺一不可。诸药配合，补气养血为君药，配以鸡血藤养血活血通络，有补而防滞的作用。血虚则易生风，顽固性麻木则多挟风，故在方中用乌蛇、地龙、天麻协助主药以祛风除麻木。首乌则为补肾之品，据现代药理研究，其含卵磷脂对损伤神经有修复作用。黄芪含多糖、数种氨基酸、叶酸、胆碱等成分不仅可扩张血管，改善微循环，而且对神经有营养作用，治疗麻木一般生用走表。

加减：麻木兼有疼痛者加制川乌、延胡索；兼有胀感者加鳖甲、穿山甲（代）；上肢麻木加桑枝；下肢麻木加川牛膝、豨莶草；挟痰湿者加半夏、陈皮、胆南星；挟血瘀者加川芎、红花；感觉肢体发热者加忍冬藤、牡丹皮；发凉者加桂枝、细辛；冷甚加制附片、肉桂。

五、眩晕

眩晕可见于各种疾病，如耳源性眩晕、高血压病、脑动脉硬化症等。由颈部软组织损害引起的眩晕亦称作颈源性眩晕。其机制在此不再赘述，其发病率约占颈椎病变的20%，临床易被误诊，应注意鉴别诊断。

中医有"无风不作眩""无虚不作眩""无痰不作眩"的说法。因风性主动眩晕者，头晕、目眩、站立不稳，摇摇欲倒之状，甚则仆倒，与风性相合。风有内、外之别，外风者为外感，自然之风邪；内风者，则与肝关系密切。肝属木，主风，故又有"诸风掉眩皆属于肝""肝阳上亢、肝风内动"之说。除此之外，由"气血亏虚""痰湿中阻"，致清阳不升，浊阴不降，清窍失濡也可致眩晕。由此可知，在临床治疗眩晕时，必须辨清风之来源，对症下药，方能有效。如阴虚风动则应滋阴息风，血虚风动则宜养血息风，风痰上扰则需化痰祛风，外感风邪则要解表祛风，但在治疗颈源性眩晕时，总以补虚为要。

主证：眩晕为本病之特征，轻则为阵发性、一过性，与转头旋颈有关，常在起床或卧时发作；重则眩晕持续，不能站立，可伴有恶心、呕吐、心悸、汗出、耳鸣、头痛、眼胀、视物不清、颈部酸痛、僵硬不适。

方药：葛根30g，白芍30g，天麻15g，钩藤30g，山药15g，山萸肉10g，熟地黄25g，枸杞子10g，菊花10g，菟丝子10g，车前子20g，白蒺藜10g，龙骨30g，牡蛎20g。

方义：治疗颈源性眩晕，重在解除颈部肌肉痉挛及对颈交感神经的刺激，扩张血管，改善脑供血。方中葛根、白芍有舒筋解痉、扩张血管、改善供血的作用，天麻、钩藤有祛风、平肝、镇静作用，此四味药合用是治疗颈源性眩晕之主药。配以熟地黄、山药、山萸肉、菟丝子、枸杞子、菊花、车前子，滋补肝肾、平肝息风，亦称作"滋水涵木"，为治本之法。龙骨、牡蛎属动物类药，二者含有大量钙物质及少量钾、钠、氯等无机盐成分，镇静安神、息风止痉，对肌肉交感神经有调节作用。

加减：伴有呕恶者加半夏、枳实、竹茹；心悸、汗出者加五味子、麦冬；耳鸣加磁石；头痛者加川芎；外感风寒者加桂枝、麻黄。

（肖　京　曹东波　程万强）

第二节　传承古方和蜂针疗法治疗风湿病痛

我国传统医学由于历史悠久，经验丰富，对治疗类风湿关节炎及风湿类疾病的疼痛，具有良好的疗效。类风湿关节炎是一种病因尚不明确的慢性全身性炎症性疾病，以慢性、对称性、多滑膜关节炎和关节外病变为主要表现，好发于手、足等小关节，属于中医"痹证"范畴。笔者治疗类风湿关节炎及风湿类疾病的关节疼痛主要应用以下方法。

一、传承古方治疗

1. **中药汤药**　出自《妇人良方大全》的三痹汤。

方药：独活 9g，秦艽 9g，防风 6g，细辛 3g，川芎 9g，当归 12g，熟地黄 15g，白芍 12g，桂枝 9g，茯苓 12g，杜仲 15g，怀牛膝 30g，党参 12g，黄芪 30g，续断 15g，陈皮 9g，炙甘草 8g，生姜 9g。

用法：水煎服，每日 1 剂，每日 2 次。

方义：独活、秦艽、防风治疗风痹，独活走下肢，秦艽走上肢，防风祛风逐邪，固表强卫；三药合用，可逐全身之风邪。桂枝、细辛、生姜治疗痛痹，桂枝温经散寒、通络止痛，得细辛、生姜之助，增强散寒通络之功，可搜刮肌骨甚至骨髓之寒湿。茯苓、陈皮治疗着痹，茯苓健脾渗湿，陈皮理气化痰，二药合用，共奏祛湿通络之功以利关节。《黄帝内经》云，正气内存，邪不可干，邪风所凑，其气必虚。患者病程日久，耗伤正气，故加党参、黄芪、当归、川芎、熟地黄、白芍补益气血；杜仲、续断、怀牛膝补肝肾、强筋骨。诸药合用，体现补肝肾与祛风湿药同用，邪正兼顾，标本同治的配伍特点。

该方组方精简、目标明确，可用于治疗风、寒、湿三种痹症。

2. **中药丸药**　出自名老中医李廷凯行医 70 载之经验方，适用于各种类风湿关节炎及风湿性疾病的关节疼痛。

方药：黄芪 24g，水蛭 18g，川牛膝 18g，蕲蛇 18g，乌梢蛇 18g，胆南星 12g，蜈蚣 18g，全蝎 18g，僵蚕 18g，伸筋草 18g，桂枝 18g，木瓜 12g，丹参 24g，地龙 18g，桃仁 12g，枸杞 24g，络石藤 18g，天竺黄 18g，川芎 12g，葛根 24g，桑寄生 18g，杜仲 24g，附子 18g，制马钱子 12g，穿山龙 24g，苍术 18g，炒薏米 24g，金钱白花蛇 10 条。

用法：炼蜜为丸，每丸 6g，每次 1 丸，每日 3 次。

3. **中药万应散**　外敷，适用于各种风湿类风湿疾病的关节疼痛。

方药：桂枝 200g，麻黄 200g，红花 200g，血竭 200g，没药 200g，生川乌 200g，生草乌 200g，木通 300g，牛膝 300g，儿茶 300g，芒硝 300g，木瓜 300g，防己 300g，续断 300g，白及 300g，细辛 300g，香附 500g，秦艽 500g，白芷 500g，生南星 100g，白附子 100g，牙皂 100g。

用法：上药研细末，贮瓶备用，每次取药末 30g，加开水调匀，用文火煮 2～5min，使成糊状，取生姜、大葱各 6g 捣烂与白酒少许加入药中调匀。将药糊摊于薄棉垫上，棉垫下垫一层塑料薄膜，趁热贴于患部，以胶布或绷带固定，隔日换药 1 次。有严重高血压、心脏病、孕妇、儿童、皮肤过敏者忌用本药。

4. **外洗中药**

方药：葛根 20g，桂枝 20g，赤芍 30g，络石藤 60g，独活 50g，生川乌 30g，豨莶草 60g，知母 60g，海桐皮 60g，鸡血藤 60g，乳香、没药各 30g，黄柏 20g，威灵仙 50g，白芥子 30g，蜈蚣 2 条，透骨草 30g，伸筋草 60g，虎杖 30g，土茯苓 30g，三棱 30g，莪术 30g，麻黄 20g，肉蔻 20g。

用法：水煎 5 次，取药液 2000ml，熏洗、热敷患部，每日 1～2 次，每次不少于 40min。一剂药用 5～10d，不可内服。30d 一个疗程。手足部位直接熏洗就可，其他部位可用热敷，冬季使用药液易凉，可用毛巾浸药液敷于患处，外用红外线理疗灯烘烤或塑料膜包裹外加热水袋保温。

注意事项：①每次煎煮时间应该超过 40min。②药液温度不要过高，皮肤对温度不敏感的患者注意不要烫伤。③皮肤破损部位慎用。极个别患者可能会有过敏反应，表现为用药部位起皮疹、瘙痒。临床疗效一般为 1～2 个疗程，即见消肿止痛。

二、蜂针疗法

蜂针疗法俗称蜂毒疗法。是一种天然、绿色、环保的自然疗法,蜂疗在我国历史悠久,民间群众基础较好,与中医蜂疗的独特作用、神奇疗效密不可分。人类利用蜜蜂螫器官为针具,循经络皮部和穴位施行不同手法的针刺,以防治疾病的方法称为蜂针疗法。蜂针既给人体经络穴位以机械刺激,同时自动注入皮内适量的蜂针液(蜂毒),具有独特的药理作用,其针后继发局部潮湿充血,以兼具温灸效应。可见它是针、药、灸相互结合的复合型刺灸法,不仅可以促进人体的新陈代谢、保护抗体、抗菌消炎、祛风镇痛,还有增强人体的白细胞和造血功能与人体的免疫功能,以及消除积水和抗肿瘤功能。蜂毒疗法不仅可治疗类风湿关节炎的疼痛、肿胀和变形,还可以利用蜂毒来抑制癌症的发展、转移和复发,并对各种癌痛也有明显的疗效。李浩炜采用蜂针疗法治疗类风湿关节炎取得满意的疗效,并参与了《蜂针疗法技术操作规范》的编写。

1. **蜂针的操作方法**　选用活蜂直刺治疗,患者先做蜂针皮试。取蜜蜂 1 只,螫刺患者的 1 个已常规消毒的穴位上,留针 5min 后,将蜂螫刺拔出。观察 15min,若局部红肿直径＜5cm,又无明显的局部或全身反应者,为阴性反应,可在 3d 后接受蜂针治疗。最初治疗一般由 1～2 只开始,隔天 1 次,并维持在 2～3 只蜂的水平,待度过蜂毒的过敏期(15～25d)后,再逐渐增加蜂针量,每次可增加 1～3 只。蜂针治疗隔天 1 次,每周 3 次,1个月为 1 个疗程。取穴以痛为腧,即阿是穴,配合循经取穴及辨证取穴。

蜂针常取以下穴位。①肩部:肩髃、肩髎、臑俞;②腕部:阳池、外关、阳溪、腕骨;③肘部:曲池、合谷、天井、外关、尺泽;④背脊:水沟、身柱、腰阳关;⑤膝部:犊鼻、梁丘、阳陵泉、膝阳关;⑥踝部:申脉、照海、昆仑、丘墟。

2. **蜂针的疗效**　蜂针疗法的特点是对人体安全、没有不良反应。国际蜂疗权威大师米仓温先生把蜂毒加入蜂蜜中饮用,发现蜂针(毒)还有强壮筋骨的效果。孕妇接受少量蜂针,可以助长胎儿发育生长。

(1)蜂针的反应:初次接受蜂针的患者,在治疗点或身体的某些部位产生红、肿、痒和淋巴结增大等现象,这是蜂针(毒)温经通络的正常效应,无须用药处理,在治疗的过程中会逐步减少和消失。蜂针反应的大小,并不是衡量某一人适不适应蜂针疗法的指标和依据,它是蜂疗医师掌握间隔时间和蜂针用量的依据。

(2)蜂疗的禁忌:①过敏体质者;②10 岁以下的幼童;③脑创伤;④荨麻疹者不宜采用。蜂针治疗期间严禁饮酒,以及食螺、蚌、虾等食物和服用含虫类的药物,以免引起严重的过敏反应。

3. **蜂针的优点**　蜂针疗法是一种具有综合医疗效能的疗法,在治疗 RA 方面具有疗效好、不良反应少、较为安全等优势。我们在实践中发现,许多类风湿关节炎患者经蜂针治疗后,肿胀、疼痛逐渐消失,原来所用的激素逐渐减量,直至停用,病情基本控制,显示出良好的临床疗效。蜂针疗法是通过蜂毒与蜂螫对经络腧穴及全身的刺激达到治病效应。以蜜蜂螫刺为针,具有中医针刺疗法的功效。蜂针刺激经络穴位,既激发了经络,又布散了营气的运行,能使气血流畅,经络疏通,病邪外泄,达到通经活络、活血化瘀的作用,从而出现通则不痛的治疗效果。针刺使局部血管扩张充血,红肿温热,患病关节疼痛减轻,又起到中医温灸样作用。同时,具有抗炎、镇痛、调节免疫等作用的蜂毒注入体内,又发挥了蜂毒的作用。蜂毒具有药理毒性,小量蜂毒进入体内,能驱除 RA 患者的风寒湿邪,达到"以毒攻毒"的效应。蜂毒素是蜂毒的主要成分及活性成分,约占蜂毒干重的 50%。

蜂毒肽、蜂毒明肽和 MCD 肽可能刺激兴奋 HPA 轴系统,从而达到抗炎、治疗 RA 的作用。本研究亦表明,蜂针疗法较单纯西药治疗可以明显改善患者的临床症状,对寒湿痹阻证有良好的治疗作用,其不良反应少,对治疗 RA 有积极意义,值得临床进一步推广。

(李浩炜　王　政)

第三节　中药贴膏治痛

一、琥珀软坚膏

是常用于治疗颈肩腰腿痛疾患的膏药。

1. 配方　乳香、没药、血竭、鹿角霜、骨碎补、冰片、麝香、黄丹等,按处方将药物备齐称准,除黄丹及细药(冰片、麝香、乳香、没药等)外,全部浸入油内,经 2～4d(夏)或 5～7d (冬),然后煎熬。

2. 制法

(1)煎熬:用文火煎熬到药物呈焦枯或黑色(以不失去原药性能为度)。然后用筛或纱布滤去药渣,弃之不用。将过滤之药油,入锅内再略煎 10min,倒入钵内静置 2d,令其沉淀以保膏质柔嫩。

按此即所谓"熬枯去渣"、油与药料粗末加热至 180～280℃,10～20min,一般药量是油量的 1/3。

(2)下丹:静置后的药油再次过滤后入锅用文火煎熬,时间要长,5～6h。后取出药油少许,滴入冷水中时凝成圆珠而不散,此即所谓"滴水成珠",然后下黄丹。按滴水成珠时的温度为 33～36℃加热,历时 10～15min。此时油中低分子的脂肪酸脂(嫩)逐渐蒸发分解,留下高分子脂肪酸脂及其他聚合产物(老)。

下丹时火力加旺,将黄丹由筛中均匀撒入药油内,不时搅动,武火煎 10min,即转文火而沸油遂平定。继续频搅药油 30min、视油色变成黑膏,即已接近成熟。如有青烟上冲是火候未到,而青烟将尽、白烟上冲,且散发药香表示火候已到,为膏成指征。在高热时即加黄丹直接成脂肪酸铅盐,易产热而燃烧。

(3)膏成时要试其老嫩:即将药油滴在冷水表面上时,若凝结不散,着手不黏,搓之成丸者为良。若油花散开,且黏于手者为嫩,再稍稍加入黄丹、铅粉,若滴入水面呈粒状而直沉水底,手指搓之坚硬者则为老,故须将预制之药油适量加入。

膏内加入细药时,可在膏药熬成搅至无烟后,徐徐加入并频频搅拌,力求均匀。原则是无挥发性的药先入,有挥发性的药后入,膏成后摊纸上即成,备用。

(4)传统工艺经验:事前备齐消防物品,如金属锅盖、青菜叶、干砂、泡沫(干粉)灭火器等。油的选择以麻油最佳、花生油次之、菜油更次之。铅丹应选择鲜艳橘黄有光泽、质量细腻纯度达 92% 以上为佳。测试油珠掌握火候,有"嫩珠"与"老珠"之分,"滴入水中,吹之不散,散即聚合"则称之为嫩珠,在其基础之上继续炼至颜色略深"珠形如丘状"则称之为老珠。

3. 性状功能　药摊布上,外观棕褐色。功用为活血化瘀、软坚散结、祛风散寒、通络止痛。用于治疗颈椎病、肩周炎、腰椎间盘突出症、肌筋膜疼痛、风湿与类风湿关节炎、慢性膝关节痛等疼痛疾病。常与脊柱关节整复治疗或中药外用熏洗后联合应用。

4. 用法与用量　直接外贴于患处,相换一次,10 次为 1 个疗程。患者偶有皮肤出现小红点停药后红点消失。孕妇禁用。

二、骨仙膏药

1. 配方

(1)膏药的基质比例

①黄丹膏药:中草药 6kg,麻油 8.75kg(即 9.5L),黄丹 3kg。

②松丹膏药:草药与松香比为 1∶1。基质比:松香 100+麻油 60+黄丹 15。

因受地理位置的差异,季节温度的高低、粗药细药的多少、基质材料的好坏、炼油程度的老嫩、膏药软硬的喜好等诸多因素的影响,膏药熬制的所有基质比例和数据仅可作为参考,一定要结合自己的实际情况总结经验,来确定适合自己的膏药熬制比例。

(2)骨仙膏药方(60 味药,共 6000g)

①细药:生川乌 300g,生草乌 300g,洋金花 300g,生南星 100g,徐长卿 300g,延胡索 50g,白芥子 30g,丁香 30g,肉桂 30g,细辛 50g,三七 30g,土鳖 40g,蜈蚣 30 条,全蝎 30g。

②精药:乳香 50g,没药 50g,儿茶 30g,血竭 30g,樟脑 150g,冰片 150g。③粗药:羌活 50g,独活 50g,鸡血藤 90g,川芎 50g,地龙 30g,威灵仙 90g,当归 50g,怀牛膝 50g,葛根 50g,苍术 40g,防风 30g,防己 30g,秦艽 50g,骨碎补 50g,狗脊 50g,萆薢 50g,黄芪 50g,生首乌 50g,续断 50g,乌蛇 50g,桃仁 40g,木瓜 40g,伸筋草 50g,透骨草 50g,红花 50g,麻黄 50g,杜仲 50g,五加皮 40g,桂枝 90g,苏叶 30g,白芍 50g,赤芍 50g,干姜 40g,皂刺 50g,白芷 90g,丹参 50g,生马钱子 1500g,三分三 300g,雪上一枝蒿 300g。

2. 制作方法　先炸粗药,炼油,后下丹,去火毒后,再次熬制加热后放入粉碎的细药,待摊涂膏药的时候放入精药粉。

3. 用法用量　直接外贴于肌肤处,2d 换 1 次,10 次为 1 个疗程。可用 1~2 个疗程。

4. 注意事项　患者发生皮肤过敏、出现微红,停药贴后消失,可继续应用。孕妇禁用。

(王　荣　刘　建)

第24章

疼痛康复评估和预防

第一节　颈腰背痛的原因及康复评估

躯干伸展、微屈何为脊柱椎管内、外负重？颈腰背痛预防从生物力学的角度看,脊柱退变性疾病的发展过程就是一个脊柱稳定性逐渐丧失的过程。

一、颈腰背痛的原因

通常有以下几个常见原因导致脊柱稳定性的逐渐丧失,造成颈腰背痛。

1. 脊柱长时间姿势不当或过度负荷　研究显示,长时间坐位工作者,患慢性腰痛的概率较高。同样,反复弯腰搬取重物也容易导致腰背肌肉、韧带、椎间盘等结构出现损害或损伤。易引发脊柱损害原因。①不正确的姿势,坐姿、站姿、卧姿及长时间以同一姿势的伏案工作、驾车或其他劳动。②不合理的睡眠寝具,睡枕过低或过高,床垫过硬或过软,均能引起肌肉、韧带张力过大而损害、椎间盘突出、小关节功能失稳。③过多饮用碳酸饮料,容易引起钙质流失、骨质疏松,导致骨折。④风寒湿的侵袭,影响局部区域血液循环,促使软组织变性。⑤外伤使病情恶化,慢性损伤逐渐引起病症加重。⑥心理因素,可能引起或加重脊椎和软组织病变。⑦遗传因素,脊柱疾患约有1%的患者为遗传性。⑧职业因素,舞蹈家、体操运动员、长途司机、电焊工、办公室人员、电脑玩弄者及长期低头工作者容易加速脊柱病变。

2. 椎间盘的退变　20岁后椎间盘开始退变,髓核及纤维环含水量逐渐减少,髓核张力下降,椎间盘高度逐渐降低;同时髓核中的多糖蛋白含量降低,胶原纤维含量增多,髓核弹性下降;纤维环各层逐渐发生玻璃样变性,裂隙逐渐产生;软骨板退变,逐渐变薄并囊性变。积累性损伤是椎间盘退变的主要原因。日常工作和生活中椎间盘反复受到纵向压力及扭转、屈曲应力,纤维环逐渐产生由内向外的裂隙,髓核往往从该处突出或脱出。其退变的后果是椎间盘为脊柱稳定做出的贡献减少,脊柱趋于节段不稳定或多维力学失衡。

3. 肌肉功能的紊乱　研究显示,正常人卧床48h后,其多裂肌功能即开始下降且不会由于重新下床活动而恢复。日常生活中,各种原因如长时间的负重、姿势不当、急性损伤、长期卧床等诱因都可以导致脊柱的局部稳定肌出现肌肉萎缩、失活、功能紊乱,导致脊柱的稳定性下降;由于整体运动肌为大脑的随意性控制,而局部稳定肌是按照一定的程序模式工作,即所谓"下意识"控制,当局部稳定肌功能紊乱后,人体往往不能自行恢复,这时人体通过提高整体运动肌的收缩程度和收缩时间来试图增加局部的脊柱稳定性。局部稳定肌为姿势肌,紧贴脊柱、耐力好、可长时间工作，在耐力活动时激活维持脊柱节段稳定，整体运动肌为快肌、远离脊柱、爆发性活动时（完成日常动作）激活，以上的肌肉能力上的区别导致整体运动肌即使过度工作也依然不能取代局部稳定肌的作用，一方面患者脊柱稳定性继续下降，另一方面整体运动肌长时间的持续收缩导致肌肉痉挛、劳损、肌筋膜炎症和肌肉及筋膜的短缩，患者感到颈部或腰背部沉重、僵硬、疼痛。

以上三个因素经过长时间的积累，导致脊柱的稳定性逐渐下降，最终出现一系列临床症状。患者的临床表现多为头颈背肩部、腰背骶臀部疼痛，其原因主要为处在身体外层的整体运动肌过度劳损所致，检查患者会发现表层的大型肌肉紧张、僵硬，肌肉的止点可有明显压痛，脊柱活动度轻度受限。随着病情的进一步发展，内层的局部稳定肌进一步萎缩、失活、被拉长，外层的整体运动肌出现肌肉和筋膜的炎症和短缩并导致脊柱的活动度进一步下降，体检时可发现外层的大型肌肉出现纤维条索、肌肉僵硬无力等变化。由于主动亚系的能力下降，被动亚系承担了更多的负荷，这进一步加速了椎间盘的退变，同时过度的应力集中导致韧带肥厚、硬化、小关节突增生，随之可能出现椎间盘突出、椎管狭窄、椎间不稳等，临床表现为慢性颈部或腰部疼痛、上肢或下肢麻木疼痛、间歇跛行等情况。

二、康复评估

颈腰背痛病的疗效和康复评估是个十分复杂的问题。首先是疼痛的主观性，包含深奥的心理学问题，其次是疼痛的多样性。尽管不少学者对疼痛做了各种解释，或对疼痛表达某种定义。由于疼痛体验的多变性，致使迄今尚不能对疼痛下一个确切的定义，因

要表达体验感觉、来源、与脏腑器官的关系、严重程度、预后等。既然如此，对慢性疼痛性疾病的康复评估问题就难以达成共识。但是不同文化教育和社会背景的受试者，所用描述疼痛的语言在强度性质及其相互关系上具有高度一致性，所以有可能编制一个可以测定不同疼痛性疾病的调查表。当今麦克吉尔（McGill）疼痛问卷是一个较普遍被接受的测痛工具。该疼痛问卷依据患者选择那些描述自己感觉和体验的词汇，可以获得两个主要参数。一是疼痛评定指数；二是实时疼痛强度。按 0～5 量表来分级测定：0（无痛），1（轻微），2（不适），3（痛苦），4（严重），5（极度）。

由于康复医学的迅速发展，人们对于头面痛、颈腰背痛、内脏痛的认识不断深化。现代康复医学认为，仅对患者进行疼痛的性质、强度的评定还是远不能说明病情的严重程度，还应加上结构与功能改变对日常生活与工作能力的影响，以及涉及参与社会能力。为此，从康复医学发展的角度，应对疼痛性疾病的调查量表进行系统的修改补充。临床医学传统的疗效评估方法，即治愈（优）、显效（良）、好转（可）、无效（差）分级评估的内容已经逐渐被遗弃。

康复评估应包括运动、感觉、体能、日常生活活动能力、职业工作能力等方面的整体功能评估。一般对单个病例，大体分为 3 个阶段进行评估。①初步评估，康复治疗前的全面评估。②中期评估，康复治疗中期评估，作为调整治疗计划的依据，可根据康复医疗进程长短而重复进行。③终末评估，康复治疗结束时进行，以评价疗效及预测预后。

（裘卫东　黄接云）

第二节　日常生活工作中不良姿势

生活工作姿势诸多,如站立、穿高跟鞋、厨房工作、弯腰取物、立位持物、低头洗脸、洗衣、抱婴儿、蹲着干活、坐软沙发、驾车、盘腿坐、睡卧姿势等,都要尽可能保持良好的状态,并纠正不良姿势。

一、工作生活中不良姿势(图 24-1)

二、睡卧、盘坐姿势比较(图 24-2)

三、作业姿势比较(图 24-3)

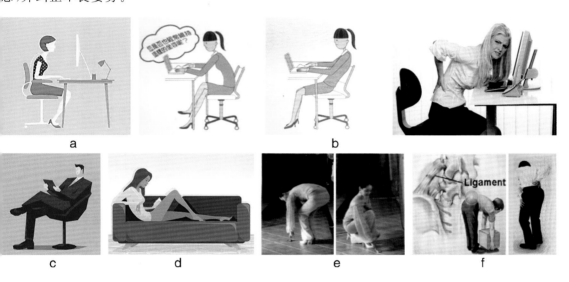

图 24-1　日常生活工作不良姿势

a. 正常坐位姿势。b. 前位坐姿,脊柱弯曲,颈椎前凸,驼背,腰脊柱不能靠椅背,身体上部重心线通过坐骨结节或髋关节前方,背部肌肉紧张以维持坐姿平衡;骨盆后倾,脊柱侧弯,颈椎前屈,底座落空,腰无靠背,腰椎后凸,间盘受压。c. 坐位脊柱侧弯,骨盆歪斜,二郎腿,腰椎受压。d. 半躺半坐,无靠背支撑,腰部悬空,臀部坐不到底,椎间盘受挤压。e. 弯腰拾物不正确,应下蹲捡物。f. 骨盆后倾,伸腿弯腰搬物,腰肌受力,脊柱受损,膝关节扭转损害。

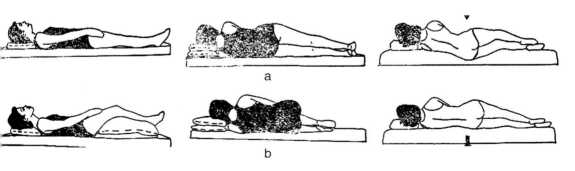

图 24-2　睡卧时姿势

a. 如果伸直双腿睡,腰部就会发生后仰而引起腰痛,称"寝腰痛"。双足睡在弹性差的弹簧床上或柔软的褥垫上时,就会使骨盆部分的身体下陷,以致引起肌肉的疲劳。b. 在腿的下面垫上枕头等软物,或者屈曲髋膝侧卧着较舒服。

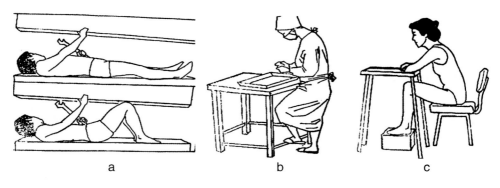

图 24-3　各种作业姿势

　　a. 躺着作业姿势。当躺到车底下的狭小地方作业时,若屈着腿操作,就可消除腰部后伸,不易引起腰痛。b. 长时间站着工作的姿势。长时间站着做手术室工作时,如能交替把一只脚搁在矮台子口支柱下端架一横条,落地负荷就会减少,工作也会更舒适。c. 坐在椅子上的姿势。坐在椅子上时,膝部要比髋关节稍高一些,最好是在足下垫个矮凳子。

四、动作危害解决办法

(一)解决办法

　　1. 脊柱弯曲后,极大增加了腰椎颈椎的压力,可形成驼背。久坐造成稳定肌疲劳,往前没有支撑,往后有椅背,且前倾难度大于后倾,于是骨盆后倾放松稳定肌,腰就弯了。眼睛又需要直视,头抬起来,颈椎就会弯。

　　解决办法。坐时屁股尽量坐到椅子后面,增加腰部的支撑力。定时起来活动一下,平常多做些拉伸动作。

　　2. 导致骨盆歪斜、腰椎后凸、脊椎侧弯、颈椎前凸。久坐骨盆后倾,大腿打开不美观或者不稳定时就会想跷二郎腿,这会使骨盆更加后倾、腰部后凸、颈椎前凸。

　　解决办法。两腿自然垂直地面,坐正。

　　3. 严重挤压腰椎间盘,阻碍脊椎自然变弯曲,易造成驼背。沙发等座位过宽,屁股坐不到底,半躺半坐,久坐无靠背支撑易使肌肉疲劳,人就会为了放松而往后靠,腰部悬空没有支撑,压力就全都在腰椎间盘上。

　　解决办法。坐时要坐到底,让椅背或沙发给腰椎提供支撑,坐不到底的话就换座位或在悬空处垫枕给予腰部支撑。

(二)脊柱肌力锻炼纠正不良姿势(图 24-4)

　　1. 双臂挺拔脊柱　自然站立,抬右臂于脑后,中指压住左耳廓,手掌扶按后脑。左手屈肘,手背贴于两肩胛骨之间,指尖向上。然后向右上方抬头,两手位置不变,两肘外展,展胸、展体的同时吸气。屈膝,上体左转,两手位置不变,低头含胸的同时转腰,目视两脚跟之间,人体会整个脊柱向侧、向后、向下拧转。两肘有意识地合拢,向下转体的同时呼气。做完一侧再换另一侧。

　　2. 蛙式舒展脊柱　双膝跪地,上身前屈与地面平行,双臂笔直撑在地面上,臀部尽量上翘。上身渐渐下沉,直至前胸和下巴接触到地面同时臀部落到脚后跟上,双臂向前伸直,平展在地面上。保持自然呼吸 5 次。抬起上身,上身挺直,休息片刻。

　　3. 回头远望练脊柱　双脚分开与肩同宽,脚与膝关节朝前,微微屈腿。上身以腰为轴,在头的带动下做左右转动直到转到自身的最大角度。双手跟在头的后面,当身体转到最大角度后双手跟上转到眼前成搭凉棚状,然后双眼通过凉棚向远方眺望,保持回头远眺 2～3s。在头的带动下身体转向对侧,重复刚才的远眺动作。

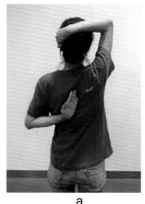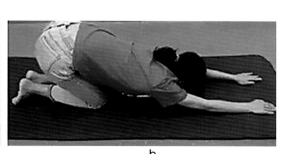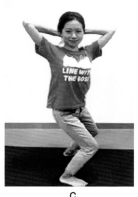

图 24-4　脊柱肌力锻炼

a. 双臂挺拔脊柱；b. 蛙式舒展脊柱；c. 回头望练脊柱。

（毕　胜　薛爱荣）

第三节　中老年人肌力锻炼

一、老年人肌力锻炼的理念

半个多世纪以来，人们认识到体育锻炼对老人有好处，并已得到科学家们的验证。刘纪清、李国兰编著《实用运动处方》一书对此进行了论述。1990 年美国法琼恩（Fiat-arone）医师对希伯鲁老年康复中心 32 名86－96 岁的老人进行了一项研究，让这些老人每周用重力器进行腿部锻炼 3 次。8 周后，男女两组的腿力平均提高 174%，右腿举重从 7.3kg 增至 19.5kg，左腿从 6.8kg 增至18.6kg，大腿中部肌围增加 9%，走路速度平均增加 48%。

有学者对一些老人进行体检时发现，60－70 岁甚至 80 岁以上的老人只要他们小心地进行健身活动，就能够增强身体的灵活性、力量、耐力和独立生活能力。如在 9 人一组的 90 岁高龄的老人中，他们大都患有慢性病，依靠器械仅仅对腿部进行 8 周的伸展锻炼后，所有人双腿的力量比以前增强了约 3

倍。其 2 人在行走时扔掉了拐杖，5 人走起路来步伐比过去轻快得多，还有 1 人多年来第一次从椅子上起身时用不着双臂支撑扶手。

老年人还应加强躯干的肌力锻炼，可采用 1957 年 Rose 提出等张和等长练习联合应用的肌力练习方法，其增强肌力的效果更佳，并称之为"短暂等长最大负荷练习"。其具体方法为每次负重时间以维持 5～10s 为最适宜，每次增加 0.5kg，重复 5 次左右，不断增加直至最大负荷，并能维持 5～10s 为止。

二、老年人运动伤害

（一）老年运动"五戒"

我国运动医学专家邓树勋认为，老年人的锻炼尤应注意科学适量，确保安全。他总结出"五戒"的经验。一戒，负重练习。老年人肌肉有所萎缩，肌力明显下降，30 岁男子占体重的 40%～45%，老年人仅占约 25%；神经系统协调反应能力也较差，负重项目引起的紧张用力,使局部肌肉负担重,容易由于不适应而引起损伤。二戒,憋气使劲。由于憋气使劲时胸腔内压力骤然升高,使心脏负担加重,血液回心不畅,心输出量也相应减少,易发生头晕目眩,甚至昏厥。同时,由于血压猛然上升,又容易诱发脑血管意外。三戒,急于求成。人上年纪后,机体对承受体力负荷的适应能力较差。30岁以上的人,年龄每增长10岁,负荷的适应时间约延长40%。因此,如果负荷量增加过快过大,就容易因不适应而发生意外。四戒,争胜好强。老年体育活动不要勉强进行力所不及的运动,要讲安全第一,切忌追求名次。负荷超过机体能力就容易发生意外。五戒,过分激动。老年人的运动要以健身娱乐为主,不宜进行过分剧烈的运动,一般不搞竞技性比赛,以防诱发意外。锻炼时要心平气和,愉快从容,防止过分激动。

(二)常见运动伤害

1. 跌倒和骨折　多项研究显示,65岁以上的老人跌倒的发生率随年龄的增加而急剧上升,而且女性发病率高于男性。跌倒可引起挫伤、撕裂伤、骨折、头颈部损伤及硬膜下血肿等并发症。

老年人由于骨质疏松,骨的力学强度比青壮年下降,轻度外力即可发生骨折。还有因肌力及支持力降低,在突然停止活动及变换方向时,过大的外力作用于关节,易造成关节损伤。跌倒时可以发生桡骨远端骨折、踝部骨折;滑倒后可发生股骨颈部骨折;跌坐后可发生脊柱压缩性骨折或尾骨骨折等。

值得注意的是,老年人长期服用安眠药易骨折。美国科学家韦恩·雷(1990)发现,65岁以上老年人长期服用安眠药或长效镇静药发生跌倒和臀部骨折的可能性高达70%。他指出,这种药物直接影响老年人的头脑平衡和保持头脑清醒的能力。他认为,如果老年人改用短效镇静药来代替安眠药,

那么,就可以少发生跌倒事故。骨折后的明显症状有局部疼痛、肿胀、畸形、伤肢功能障碍、压痛或震痛等,严重者可出现休克。骨折的急救处理,主要是抗休克、临时固定和安全搬运。

2. 跟腱断裂　由于小腿三头肌、跟腱的柔韧性及强度降低,伸屈肌协调性差,当踝在过伸位突然用力时,即易发生跟腱断裂。尤其是平时运动少的老年人,一般是在快速跑跳、突然停止或方向突然转换时容易发生。容易发生跟腱断裂的运动项目有网球、乒乓球、羽毛球、排球、体操、跳高等。做运动之前进行小腿三头肌、跟腱的充分练习活动很重要。

3. 膝关节痛　在中老年慢跑爱好者中较为常见。慢跑后出现膝关节痛原因很多,但主要是随年龄增长,在骨关节发生退行性改变的基础上,由于运动负荷量过大引起的。几乎都是由于慢跑行程太远、速度太快及时间太长、运动强度急剧增加所致。

慢跑时膝关节痛,有的是锐利痛,也有的是钝痛或酸痛。前者与慢跑有密切关系,除急性肌肉拉伤外,一般是膝外侧痛居多,称为"膝外侧疼痛症候群"。其表现是在向前摆腿伸膝时出现锐利痛,重者可跛行,甚至被迫停止慢跑。这是引起中老年人慢跑时膝痛的重要因素。

当慢跑时发生膝部钝痛或酸痛,主要是由于老年性骨关节病(增殖性膝关节炎)、伸膝筋膜炎、膝脂肪垫炎及髌骨软骨病等。除疼痛外,还出现膝打软、腿无力等症状。此外,在硬的道路上跑步及鞋选择不当也是引起膝痛原因之一。

4. 网球肘　又称肱骨外上髁炎,主要是肘部肱骨外上髁部位有运动痛及压痛。其实,这种损伤在羽毛球、乒乓球、击剑等运动员,以及钳工、电工、建筑工、木工、厨师、家庭主妇中也不少见。由于在网球运动中发生得比较多,故取名为"网球肘"。

网球肘发生的原因，主要是由于在运动或劳动中屈伸肘关节时间过长，使前臂伸肌总腱反复受牵拉，造成慢性劳损所致。新近国外学者还提出，前臂伸肌群的肌力及柔韧性降低是其主要原因。加上准备活动不够、技术动作错误，致使附着该处的桡侧腕伸短肌部分纤维断裂。另外，随着年龄增长，肌肉肌腱变性是其基本原因。

根据上述原因，网球肘是可以预防的。主要是加强前臂伸肌力量和耐力的锻炼、掌握好正手与反手的击球动作及合理安排好运动量。

5. 颈腰背痛　老年人脊椎可因椎间盘退变而出现椎间隙变窄、骨质增生及椎间小关节变形等。由于脊椎可动性差，强迫做过度屈曲和伸展动作，以及长时间持续做低身姿势时可发生颈腰背痛。

游泳时蛙泳、侧泳、蝶泳可引起颈腰背痛。仰泳肩臂连续向后环转，颈椎重复过伸可累及挤压间盘致伤；蛙泳在呼吸时由于头部后仰脊柱背伸而发生疼痛；蝶泳快速强力抬头、双臂扑向前方反复动作，容易伤及颈椎。因此，要加强腰背肌力练习，改进游泳技术动作，并防止过劳，自由泳、侧泳是较好的选择。

三、中年人肌力锻炼方法

(一) 锻炼动作与方法

详见第 22 章，第二节脊柱、关节和软组织运动康复技术的内容。

1. 腹肌练习动作　①仰卧起坐；②悬垂抬腿或摆腿；③仰卧抬腿，先单腿后双腿；④俯卧撑；⑤杠铃提放，高过膝部。以上各动作 10 次为一组。

2. 背肌和腰肌练习动作　①背屈；②俯卧抬腿；③侧屈；持横杆体前屈；④持横杆俯卧引体。以上各动作 10 次为一组。

3. 腿部肌力练习动作　①负重下蹲；②负重跳台阶（5 次为一组）；③俯卧屈小腿；④立姿屈小腿；⑤仰卧上下摆腿；⑥仰卧直腿摆等。以上各动作 10 次为一组。

4. 锻炼方法　①选 2～3 个动作，每个动作练 4～6 组。②每组练 15～20 次以上。用本人最大负荷的 30%～50% 的强度来锻炼。③组与组的间隙一般为 30～40s，最多不超过 50s。④每分钟的动作频率为 18～22 次，肌肉收缩时快些，伸展时稍慢些。⑤每周锻炼 3～5 次，每次锻炼的时间 1h 左右。

这是针对体型肥胖的中年人的，为降低体重锻炼成"健康标准型"，所采用的小重量、多次、中快速度和短间隙的消耗性锻炼法。

(二) 肌力锻炼要点

1. 主要目标　在于改善体型，增强体质，需较长时期锻炼才能达到目的，切忌"急功近利"。当锻炼一段时间后效果不大时，不要灰心，坚持下去就能获得效果。

2. 确定负荷　生理学研究表明，只有当负重练习为本人最大负荷的 30%～60%、重复次数较多时，肌纤维变粗大的效果才较好。因此，开始宜以 30% 负荷练起，待机体适应后，再逐渐增加直至最大负荷的 50%。

3. 安排时间　发达肌肉锻炼并不一定要每天进行。一些研究表明，隔天锻炼效果更好。

4. 局部与全身、力量与耐力相配合　使全身各部肌肉都得到锻炼，这样效果会更好。对于中年人来说，不仅要锻炼腹肌，而且还应对腿部、颈背部肌肉，如斜方肌进行重点锻炼。这几个部位的肌肉得到增强，有助于改善体型、减少脂肪蓄积，增强体质。

5. 注意饮食营养、休息及睡眠充足　增强免疫力与体力是保持健康的基本条件和要求。

（叶　刚　杨立东）

第四节　颈背腰痛病预防

一、颈背肩痛病预防

1. 日常工作体位与生活　人体是一个完美的符合力学规律的组合，而且人体保护性适应能力强，可以进行自我调节、自我修复，并达到自我完善。然而，在现实生活中由于不适当的生活、劳动或休息习惯产生的生物力学作用，不同程度地破坏了颈椎应力的最佳状态，同时损害了自身的最优力学机构。随着时间的积累，骨质和椎间盘改变日趋加深，一旦侵害了周围某些组织即可发病。

每位颈椎病变患者都会感到，如果其夜晚睡眠体位得当，次日症状可以明显减轻，反之则加重，甚至诱发新的症状，这与睡眠姿势有着直接的关系。颈椎正常时保持一定的前屈姿势，前屈弧度深约 1.2cm。直立或坐位时能自行调整，卧位时只能依靠枕头来维持。人生有 1/3 时间是在床上度过的，若睡眠姿势不当，则易引起或加重颈椎病。反之，如果注意改善与调节颈椎的睡眠中的体位及有关因素，亦可起到预防与治疗作用。因此，每位患者都应注意纠正其不良的睡眠姿势。

卧姿对颈椎健康有很大影响。仰卧位最佳，侧卧位姿势次之。俯卧位不可取，这种姿势可破坏颈椎自然曲度。若长期取一侧卧位，使颈椎侧弯，侧方受力失衡，久之亦会损害健康。因此，对于侧位睡姿，宜提倡经常改变侧卧方向为佳。

对于低头工作或头部固定在某一姿势下工作的人，首先要使案台与座椅高度相称，适于自身身材，尽量避免过度低头屈颈，桌台可适当高些，勿过低，半坡式的斜面办公桌较平面桌更为有利。除改善工作条件外，另一个必须注意的方面是应有工间操，包括颈椎保健操。在长期工作中，做短暂的颈部保健活动，以改善颈肌疲劳，恢复最优应力状态。另外，每天早晚坚持必要的锻炼可达到预防或治疗的作用。对于专业化程度高的工作，适当改变工作，或定期轮换工作，对预防颈椎病均可起到良好的作用。但长时间地保持挺胸、抬头、收颌，可使颈部肌肉紧张，颈椎曲度变直，也可以导致颈椎病。在坐位状态，我们也应注意放松颈部肌肉，保持颈椎自然状态。

颈椎病变患者外出旅行应尽量选择高铁、轮船等较为平稳的交通工具。汽车，尤其是高速公路中行驶的汽车对颈椎病变患者较为危险，当急刹车时，可造成颈部挥鞭式损伤，会加重病情或引发脊髓损伤，重则瘫痪，所以在郊外乘车旅行时最好戴颈围起到保护作用。

外出旅行时，还应保持充足的休息，以免过度劳累诱发颈椎病变症状加重。适当带些药品，如麝香保心丸、牛黄醒消丸，以及风油精、扶他林乳胶剂，一旦发病，可内服及外用。

咽喉部炎症和上呼吸道感染是常见的呼吸道疾病，如急性咽喉炎、扁桃体炎、颈部软组织感染、淋巴结炎等，应及时予以治疗。因为这类炎症一旦经淋巴系统向颈部器官扩散，往往成为颈椎病变的发病原因或诱因。因此，预防感冒、防止各种上呼吸道炎症、保持口腔清洁，是预防颈椎病变的措施之一。

2. 颈椎病变与运动锻炼　运动医疗体操是巩固疗效、防止复发的重要手段。各种颈椎病患者包括手术后恢复期的患者由于全身各部肌肉萎缩、营养失调等原因，发生明显的肌肉萎缩，颈椎周围关节囊、韧带、肌肉等组织因缺少活动等原因发生粘连，变得僵硬，所以应多鼓励患者积极进行锻炼。通过颈背部的肌肉锻炼，增强颈背部肌肉力量及保持颈椎的稳定性，恢复和增进颈椎的活动功能，防止颈椎关节僵硬，并可改善颈部血液循环、促进炎症的消退，还可解除肌肉痉挛、防止肌肉萎缩、矫正不良的身体姿势。长期进行体育锻炼有助于颈椎病的症状缓解,巩固疗效,减少复发,故在治疗中,医疗体操起着重要的作用。

二、腰腿痛病的预防

腰椎和椎间盘本身退变加外伤在腰椎病发病中占有重要的地位。因此减缓腰椎和椎间盘退变,避免外伤是预防腰椎病的关键。预防工作应从学校、家庭、工作和职业前训练开始,了解正常脊柱的生理,保持正确的姿势,注意劳动保护。强调早期预防,从青少年开始就应注意避免发生腰椎病的潜在因素;持之以恒,从工作环境、生活习惯等各方面采取必要措施;有病早防,防治结合,腰椎病的早期阶段各种治疗方法的疗效好,复发率低,在治疗过程中,要防止一些不良因素的影响,加强功能锻炼,以巩固疗效。具体预防措施如下:

1. 定期进行健康检查　定期健康检查,尤其青少年应注意检查有无先天性或特发性畸形,如特发性脊柱侧弯或椎弓崩裂。如有此类情况在以后易发生腰椎退变而过早出现腰背痛。对于已从事剧烈腰部活动的人,应注意有无发生椎弓根骨折等,如有这种结构上的缺陷,应该加强背部保护,防止反复损伤。

2. 改善姿势,劳逸结合　注意自我调节,避免长期做反复固定动作。劳动部门应规定最大负荷量,避免脊柱过载,以免促使和加速退变。某些需要长时间弯腰或长期伏案工作的人,腰椎间盘承受的压力较一般站立时增大 1 倍以上,腰背痛及腰椎间盘突出症的发病率会相应提高。可以通过不断调整坐姿和桌面的高度来改变坐姿,坚持工间操,使疲劳的肌肉得以恢复。

纠正青少年的读写姿势。目前青少年由于学习负荷较重,普遍存在不良的读书写字姿势,如果长时间得不到改正,将影响脊柱的正常发育,可能成为成年后腰背痛的原因。人体在坐位时,通常处于两种姿势,即后位坐姿和前位坐姿。后位坐姿,重心线在坐骨结节和髋关节的后方,此时后背必须有椅靠,这种体位不易疲劳,适合于休息、谈话或手拿书本阅读,但不适合于伏案写作、描绘等。前位坐姿,身体上部的重心线通过坐骨结节或髋关节的前方,需要背部肌肉的紧张以维持坐姿的平衡,这是最常用的坐位。身体部位自然放松,躯干胸段前倾约 15°,头再从躯干前倾 15°,腰背轻靠椅背,前臂放于桌上,但肘部不负担躯干重量,仅起稳定作用。这种体位既可满足写作、绘画、描图等伏案工作的需要,又可减少疲劳。当然持续的时间不宜太长,1h 可抬头做一些活动,如双手置于腰部两侧,腰背部后伸,双手用力上下或旋转进行按推,每次练习 20～30 次,这样练习稳妥安全,效果良好。当伏案工作和学习时,可不断地变换体位,如在椅面上前后挪动臀部,活动一下身躯、上肢和头颈部等,也可以改变坐椅高度,这样通过不断调整坐姿可以减少疲劳。

3. 加强脊柱锻炼　生命在于运动,健康亦在于运动。传统医学早就认识到体育锻炼预防疾病的作用。现代医学证明,运动可以增强心、肺及神经系统的功能,使体魄健壮,精力充沛,延年益寿。运动同样对骨骼肌肉系统也有良好的作用,如肌肉附着处的骨突增大,骨密度增高,肌肉力量增强。运动改善骨、关节、韧带的血液循环,增加代谢过程,使骨骼的有机成分增加,无机成分减少,骨的强度、韧性增加,延缓骨质的退行性变。强有力的背部肌肉,可防止腰背部软组织损伤,腹肌和肋间肌锻炼,可增加腹内压和胸内压,有助于减轻腰椎负荷。

脊柱关节主动训练理念与要求及力学平衡的把握:①对称性、屈伸、内收外展、内翻外翻或内旋外旋;②增强肌力与改善肌张力;③系统性,躯干上下平衡,躯干与上下肢关节平衡;④神经与肌肉协调动作。

4. 家庭生活中预防　腰痛病患者思想负担较重,医师应向患者耐心细致地解释病情,通过向患者讲解,使患者对自己的疾病有所了解,解除不必要的顾虑,树立战胜疾病的信心,配合治疗。

家务工作应量力而行,避免长时间弯腰和弯腰搬运重物。熨烫衣服时,台面高度要适宜,避免过于弯腰。提取重物时应取下蹲位,避免弯腰或扭腰,这些均是减少腰部负荷的措施。

（王福根　邓　芳）

第*25*章

头面部痛

第一节　颈源性头痛

一、病因和机制探讨

(一)颈椎关节损害

1. **颈椎挥鞭样损伤**　主要位于颈中上段关节损伤,属于急性损伤型。占急性创伤后颈痛 $63\% \sim 100\%$,平均 70%。常见于 $C_{2-3}/C_{3-4}/C_{4-5}$。组织病理,可见关节内出血水肿、关节囊挫伤、关节软骨下骨折、关节轴柱骨折及纤维环挫伤。此类损伤患者容易在坐车行程中急刹车时瞬间发生,或多次重复后更易出现症状。见图 25-1、图 25-2。

颈丛的分支起自 C_2 和 C_3 脊神经前支之间神经襻的分支是枕小神经、耳大神经和颈横神经;起自 C_3 和 C_4 脊神经前支之间神经襻的分支是锁骨上神经,通常以共干的形式出现,常被胸锁乳突肌所覆盖。

2. **慢性关节损害型**　头颈部重复动作、自体损伤或不良体位姿势引发的慢性积累性损害,主要为颈中下段椎间盘退变、小关节损伤及关节囊炎症性增厚变性、关节突磨损而骨质增生、脊神经后支的刺激与压迫。椎间盘、小关节与椎间韧带脊柱内在静力性力学平衡失稳,导致脊柱周围肌肉筋膜外在动力性力学失衡,一旦失去补偿,就发生关节错位和椎体移位,同时肩胛提肌、前中斜角肌等前屈肌群发生肌筋膜缺血、挛缩、变性和肌肉筋膜间隔粘连。

典型症状为颈部疼痛、颈枕部牵涉性头痛及上肢疼痛、颈部运动功能障碍,以及局部/区域性、张力性、缺血性疼痛。

3. **寰枢关节失稳型**　为特殊类型颈椎关节损害。除了寰枢关节直接外伤、关节畸形或儿童时期突发性关节失稳而外,大部分患者均与头颈部软组织肌筋膜损害及相应颈椎节段失稳相关。疼痛主要表现为头枕部、头顶部或前额部,少数也可牵涉至颞侧部。

与寰枢关节失稳相关的颈椎节段主要为 C_{1-4},肌筋膜结构为椎枕肌(头后大小直肌、上下斜肌),胸锁乳突肌,辅助肌为头夹肌、斜方肌。分摆动型、偏移型、旋转型 3 种类型。

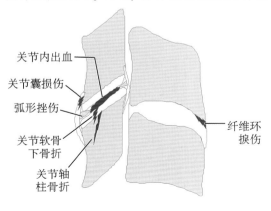

关节内出血

关节囊损伤

弧形挫伤

关节软骨下骨折

关节轴柱骨折

纤维环挫伤

图 25-1　颈椎关节损伤

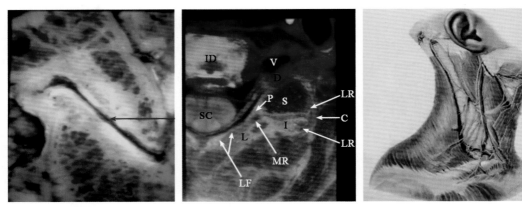

图 25-2   颈椎小关节尸体轴位冰冻显微切片图像,显示纤维囊和小关节隐窝

颈椎小关节在冠状位上倾斜,侧位路径容易进针。厚纤维囊(C)位于小关节外侧。纤维囊沿上(S)、下关节突外侧缘延伸形成侧隐窝(LR)。小关节的内侧隐窝(MR)的前内缘为上关节突(S)骨性突出部分。黄韧带(LF)附着于该突出部分。注意小关节软骨在该标本非常薄。L. 椎板;SC. 脊髓;ID. 椎间盘;D. 后神经根节;V. 椎动脉。(图像引自 Peter Pech. MD 和 Victor M. Haughton,MD 编辑的冰冻显微切片图集)

摆动型失稳与 C_{2-4} 颈椎节段关节损害(对侧)有关;偏移型失稳与 C_{1-2} 节段关节损害、头后大直肌、下斜肌缺血性挛缩(同侧)有关;旋转型失稳与 C_{1-2} 节段关节损害,与椎枕肌、头夹肌缺血性挛缩(同侧)有关。见图 25-3(影像学片)。

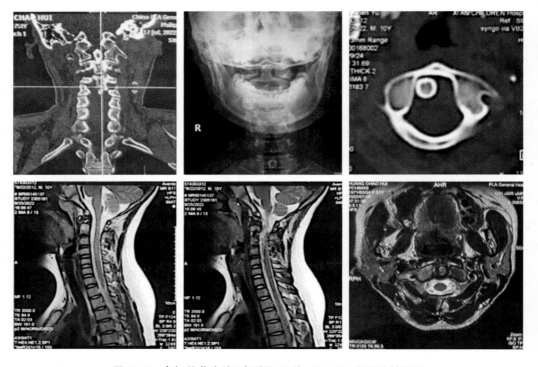

图 25-3   寰枢关节失稳(半脱位)X 线、CT、MRI 头颈歪斜图示

(二)头颈项部肌筋膜与神经损害

为椎枕肌、头夹肌头半棘肌、颈夹肌颈半棘肌(伸肌、同侧旋转),前中斜角肌、肩胛提肌(屈肌、对侧旋转),斜方肌上束、胸锁乳突肌(伸肌、对侧旋转),还有颞肌损害。

颈外侧区的颈后三角解剖。①颈外静脉和颈丛的皮支。皮下脂肪、衬在颈部外侧区下部的部分颈阔肌和颈深筋膜的封套层切除。颈外静脉垂直下降越过胸锁乳突肌,穿过锁骨上方颈深筋膜椎前层。②颈丛的分支。起自 C_2 和 C_3 脊神经前支之间神经襻的分支是枕小神经、耳大神经和颈横神经;起自 C_3 和 C_4 脊神经前支之间神经襻的分支是锁骨上神经,它们通常以共干的形式出现,常被胸锁乳突肌所覆盖。颈丛药物阻滞,可将麻醉药沿胸锁乳突肌后缘分几个点进行注射,主要在胸锁乳突肌后缘中点。见图 25-2。

1. 枕下神经　是 C_1 脊神经后支,它在寰椎后弓的椎动脉沟内及椎动脉沟的下方,穿行于相对较为致密的寰枕后膜,是枕下神经易卡压的部位。在椎动脉沟的外侧呈一个向后上方的弧形,走行于枕下三角,分布于枕下肌群。

2. 枕大神经　是起源于 C_2 脊神经后支的内侧支,先位于寰椎后弓和枢椎椎板之间,走行于头下斜肌的下缘,向内走行,穿过头半棘肌和最长肌之间,在头半棘肌附着于枕骨处,穿行于头半棘肌,再穿过斜方肌肌腱膜和颈部固有筋膜。枕大神经在斜方肌起点的上项线下方的浅出,分布于枕部、耳廓上部,还有近颞部这个区域,其中一个神经的分支末梢一直分布到颅顶,与眶神经末梢相交通。枕大神经所引起的疼痛,多以胀痛和跳痛为主,另外也有针刺样或者是刀割样、烧灼样的感觉,有时候也会有紧箍感。它可以向同侧的枕顶部还有颞部放射,有时也可以放射到额部,还有同侧的眼眶部。

3. 第 3 枕神经　它在 C_{2-3} 椎间孔发出后向后绕 C_{2-3} 的关节突关节下方的骨纤维管,到达横突间肌的后内侧,然后向后下方走行至头半棘肌的深面,在枢椎棘突水平的位置旋转约 $80°$,然后穿过头半棘肌或者是斜方肌,在头半棘肌或斜方肌的浅面继续向上走行,与枕大神经相交通,最后分布于枕骨粗隆下方的皮肤。第 3 枕神经所引起的疼痛主要是在枕部,有时也会向头顶部或者是前额部放射,不向对侧转移,病程时间较长,女性多见。

第 3 枕神经易卡压的部位,一个是 C_{2-3} 的关节突关节,另一个是枢椎棘突的水平面。因为在 C_{2-3} 关节突关节这个部位,第 3 枕神经能发出一分支支配关节囊,所以说当关节囊有炎症的时候,它就会侵袭第 3 枕神经,造成第 3 枕神经的卡压。另外一方面,在枢椎棘突水平处,第 3 枕神经要旋转 $80°$,同时还要穿过头半棘肌或者是斜方肌,因此在这个位置容易造成卡压。

4. 枕小神经和耳大神经　起自 C_{2-3} 的脊神经。

(1)枕小神经:在胸锁乳突肌后缘的中点浅出,绕过副神经的下面,沿胸锁乳突肌的后缘向后上方走行,到达头部这个位置,穿过枕后腱弓,越过胸锁乳突肌乳突止点的后部,分布于耳廓后侧,支配乳突部、耳廓后上部、枕部外侧区域皮肤,且与枕大、耳大神经相交通。疼痛部位以乳突后缘为主,也可向耳周、头顶、前额、颞部、眼眶放射,颈部旋转加剧头部疼痛。

(2)耳大神经:在胸锁乳突肌后缘中点浅出后,横行越过胸锁乳突肌,在胸锁乳突肌表面向下颌角的方向走行,分布于颞部、耳廓上部还有腮腺部的皮肤。头痛位于乳突尖下缘、耳廓部区域。也可引起耳鸣、听力下降。

二、临床表现

颈源性头痛的临床表现主要是发生在颈枕部或额颞部,可以扩散到头顶部、前额部、侧颞部或至眼眶部。常为钝性疼痛，无跳动感，间歇发作时间可持续几小时乃至数天，重者可持续性发作，颈部屈伸或旋转活动可诱发头痛的发作。颈项部发僵、活动受限，少数患者可伴有肩臂疼痛，或恶心、呕吐、怕光、流泪、视物模糊或眩晕等。

临床上有多种病因可以引起颈源性头痛，包括类风湿关节炎、强直性脊柱炎、原发性和转移性肿瘤、创伤和颈椎退变等。颈项部、颈枕部神经损害和慢性肌筋膜疼痛是最为常见的致痛原因。

枕下三角是由椎枕肌即头后大小直肌、头上斜肌、头下斜肌所围成。其上方主要肌起于枕外粗隆的斜方肌上部、肌止于下项线的头夹肌，其下方是寰枕后膜，还有寰椎后弓，中间间隙由脂肪组织所填充。当此群肌肉出现痉挛或挛缩或者水肿粘连，引起枕下三角区间隙缩小，枕下神经能受到刺激和卡压，诱发枕后、顶部甚至前额部头痛。

胸锁乳突肌胸骨上端的触发点可引起枕骨崤、头顶痛；中间肌腹激痛点可引起眼眶及深处痛，还可伴有流泪、鼻塞等。锁骨部肌起触发点可向前额传导痛，肌上部触发点向耳后及深处传导痛。其原因是长期持久低头工作所致。

斜方肌上束中部前缘触发点，所引起的头痛位于颞部、枕部或向眼眶上部传导。还有枕后部区域。其原因是背包特别沉，增加斜方肌上束负重，而出现触发点。与通话时间过长头颈部夹紧电话，还有跟骨盆倾斜、下肢不等长、脊柱侧弯，会让胸锁乳突肌、斜方肌维持身体力学平衡，导致出现触发痛点。

头夹肌、头半棘肌，枕部下项线及乳突后下处头夹肌肌止，头半棘肌在颈中上段处的触发点可引起头痛，从枕部向颞侧部，再向眼眶上方传导，形成一条带状传导痛。

高位颈椎间盘退变、小关节损伤及关节囊炎症性增厚变性，可使脊神经后支受到刺激与压迫。C_{1-2} 关节失稳或 C_{2-4} 关节损害，引起颈项部或后枕部疼痛，牵涉至头顶部痛。

三、鉴别诊断

颈椎管内病变，包括高位椎间盘突出、脊髓多发性硬化、椎管狭窄、后纵韧带骨化。上述病变的头痛发生率相对较低，且很少见。多半在发病晚期可能出现头痛等辅助症状，患者临床上主要表现为脊髓受压及肢体瘫痪症候，能提前做出鉴别即可。

按国际头痛学会的 1988 年分类法，将头痛分为下列 11 类。①偏头痛；②紧张型头痛；③丛集性头痛和慢性发作性偏侧头痛；④与结构性疾病无关的杂类头痛；⑤与头颅外伤有关的头痛；⑥与血管性疾病有关的头痛；⑦与非血管性颅内疾病有关的头痛；⑧与某些物质或某些物质戒断有关的头痛；⑨与非头部感染有关的头痛；⑩与代谢性疾病有关的头痛；⑪与头颅、颈部、五官或其他面部或头颅结构有关的头痛。其中有 4 类属原发性头痛，其他各类主要属继发性。首先要排除全身性疾病及头颅、颈部、五官等器官引起的头痛，其次要排除颅内器质性疾病引起的头痛。

1. 偏头痛　综合世界各国流行病学调查资料，患病率在欧美高达 8%～28%，亚非为 1%～8%，我国为 0.985%，患病率明显低于世界其他地区。偏头痛的高发年龄（25－39 岁）及性别（男女比为 1:4），与世界各国大致相似。偏头痛的 6 种预期诱因顺序依次为气候变化、情绪变化、气味刺激、月经、饮食、妊娠。

有关偏头痛的发病机制众说纷纭，血管学说与神经学说之争已超百年。近年由于神经生化、神经药理学，以及一些高科技的高速发展，如 rCBF、fMRI、PET 等，得以将血管学说和神经学说两者统一起来，而产生三叉神经血管学说，该学说认为偏头痛是原发性神经血管头痛之一。偏头痛是由于三叉神经血管系统有缺陷（与遗传有关），加上过多的内外刺激引起血管扩张及神经源性炎症所致。

2. 紧张型头痛　是原发性头痛中最为常见、病因及发病机制仍不清楚的头痛,可能有众多因素参与,如肌肉紧张、血管变化及中枢神经系统功能紊乱。5-HT 代谢变化,血小板及血浆 5-HT 水平降低,与紧张型头痛之间是否有直接因果关系,尚不清楚。

心理因素,如抑郁、焦虑、发怒、紧张,以及工作过度疲劳常为重要诱因。长年累月头痛,久治不愈,严重影响工作和生活。头部、颈部由于职业或某种原因,经常固定于某一位置,也可诱发或引起紧张型头痛。本病可发生于任何年龄,但 40% 始于儿童期及青少年期。男女患病率十分接近。

头痛为双侧性束带样、压迫样或钝痛。10%～15% 患者可以早晨被跳痛或敲击样痛所惊醒,可伴颈痛。疼痛往往为轻、中度,时轻时重,常整日头痛。有的可以天天头痛。有阳性家族史者很高。若天天头痛的患儿的双亲有偏头痛或慢性天天头痛,则患儿的头痛可持续终身(若不治疗)。有的患者可伴有头晕、恶心、对强光敏感,许多患者为了消除头痛,自行超量服药或天天服药,从而造成药物反跳性头痛。检查有时可发现颞部、枕部肌肉有压痛,EMG 检查有变化。

3. 丛集性头痛　Ekbom(1970)首先发现在丛集性头痛患者头痛发作时(脑血管造影)海绵窦部位的颈内动脉扩张,May 等用 MRA 也发现相同征象(1999)。Kudrow(1976)首先发现头痛发作时有睾酮水平变化,提示下丘脑病变。松果体产生黑色素,有很强的昼夜规律,其分泌黑色素的高峰在晚上,在丛集性头痛患者,这种分泌高峰减弱,松果体的分泌活动受视交叉上核调控,所以这也提示下丘脑有病灶。丛集性头痛的血管变化是继发于神经系统变化,而不是原发性的。

丛集性头痛为密集(群集、丛集)短暂头痛发作,一般在 30min 内,无先兆,非常剧烈,呈锐痛、爆炸样,位于一侧眼眶、球后、额颞部,常伴同侧眼球结膜充血、流泪、鼻塞及 Horner 综合征,不伴恶心、呕吐。在丛集期,头痛发作规律,每次发作的部位、时间及持续时间几乎固定不变。丛集期头痛发作可连续几周至几个月,一般为 3 周。丛集期头痛发作频度不一,可隔日 1 次或 1 日数次。丛集性头痛发作缓解后,可有较长的间歇期,下一丛集期可在数月或 1～2 年后出现。出现丛集发作期的时间也十分规律,如有的患者丛集期在每年春季和(或)秋季。在丛集期,饮酒或使用血管扩张药如硝酸甘油及钙拮抗药,可诱发头痛发作;但在间歇期,饮酒及血管扩张药等均不会诱发头痛发作。本病好发于男性,男女之比为 8:1。发病年龄 20—50 岁,平均 30 岁。无家族遗传史。为罕见的头痛类型。

四、临床与康复治疗

颈源性头痛药物治疗,一般不必采用镇痛药物、抗抑郁或抗癫痫药物,更不用阿片类药物。而用消炎镇痛药物,如塞来昔布(西乐葆)、对乙酰氨基酚(扑热息痛)、酚咖片(加合百服宁)。

1. 治疗原则　针对颈椎椎管内、外病变及小关节损害失稳三个环节,采用现代三项治疗,即椎管内硬膜外隙药物注射、颈椎小关节整复治疗、椎管外肌筋膜软组织银质针导热治疗。能起到消炎镇痛、改善血供、解除肌肉筋膜挛缩和组织修复作用,达到控制和消除疼痛的目的。

2. 临床治疗

(1)硬膜外隙药物注射:颈椎管挤压试验阳性,头痛加重,采用特定的消炎镇痛营养药物(详见第 8 章第一节内容)。颈椎管挤压试验阴性者沿胸锁乳突肌后缘分几个点进行注射,主要在胸锁乳突肌后缘中点。

(2)颈椎小关节整复技术:见本章第二节

颈源性眩晕治疗内容。

（3）银质针导热疗法：见图 25-4。头颈部肌筋膜具体操作方法见相关章节疼痛康复银质针导热疗法。共治疗 3 次，间隔时间为 1 周。

①首次布针——俯卧位、头颈部前屈。枕骨上项线椎枕肌肌止，左右各布针 3 枚/下项线头夹肌肌止，左右各布 3 枚/C$_{2\sim3}$ 棘突旁椎板，左右各布针 2 枚。共布针 16 枚。

②第 2 次布针——俯卧位、头颈部前屈。C$_{3\sim6}$ 小关节囊，左右各布 6 枚；C$_{3-6}$ 棘上韧带，由正中线分别向胸背方向针刺，一个节段间距 1 针，为 4 枚。共布针 16 枚。

③第 3 次布针——坐位，头颈肩臂部俯伏于桌面枕头。C$_{3\sim6}$ 颈椎横突后结节前斜角肌肌起沿着肌纤维方向进针，由上至下布针左右各 4 枚/侧颈部肌筋膜间隔，斜方肌上束与头夹肌头半棘肌之间横向进针，左右各布针 3 枚；头夹肌与颈半棘肌之间横向进针，左右各布针 2 枚。共布针 18 枚。

3. 康复肌力锻炼　详见第 22 章第二节脊柱、关节和软组织运动康复技术。

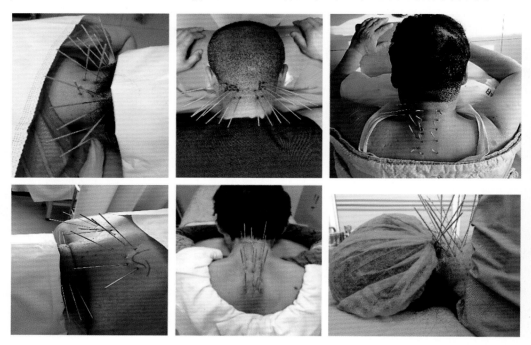

图 25-4　头颈项背部银质针导热，枕骨上项线椎枕肌肌止、下项线头夹肌肌止、寰枢侧方关节、C$_{3-6}$ 椎板及小关节囊、颈侧肌筋膜间隔、C$_5\sim$T$_1$ 棘上韧带、C$_{3-6}$ 颈椎横突前中斜角肌肌起

（王　林　王云霞　路　刚）

第二节　颈源性眩晕

颈源性眩晕又名为 Barre-Lieou 综合征，1926 年首先报道颈椎关节损害可引起眩晕，1956 年 Gray 报道颈椎病、肌肉软组织损伤可突发引起眩晕症状，其发病率在 20%～50%。当头颈部突然转动或处于特定位置，即出现短暂性眩晕，为时不超过数十分钟，常为旋转性眩晕，可伴或不伴头痛、耳聋、耳鸣。

一、病因和发病机制

Tathow(1957)发表关于椎动脉压迫综合征的论文,对颈性眩晕的发病机制进行了分析,引起了学术界关注。杨克勤(1975)总结了自 1962 年以来的研究工作,对有关颈椎解剖学、发病学、颈椎病临床分型及诊断治疗做了详尽报道,明确将颈源性眩晕列入椎动脉型颈椎病范畴。

1. 颈椎、椎动脉解剖学变异是眩晕的潜在发病因素(图 25-5,图 25-6)　椎动脉是椎-基底动脉系统的主干动脉。正常人大脑两半球结构基本对称,其所需血量大致相等。但血供来源的渠道并不完全相同,左右两侧椎动脉管径相等者仅占 32%,少数两侧管径相差悬殊,此种椎静脉解剖学的变异,即椎动脉管径的极度不对称可以影响椎-基底动脉对

脑部的血供。当头颈部过度旋转时,因对侧椎动脉代偿能力不足,致使其闭塞,可造成脑部和前庭功能损害。李义凯等应用椎动脉滴注实验,研究颈部旋转手法,对椎动脉血流的影响,发现头颈极度旋转时,实验标本的双侧椎动脉滴数均减少,以左侧为著。结果提示,在椎动脉异常的患者,要慎用颈椎的旋转手法。赵沛英等对 41 例眩晕反复发作临床诊断为椎-基底动脉供血不足的患者,用脉冲多普勒超声法测定,其椎动脉内径变细,血流量减少。颈椎畸形如小脑扁桃体延髓联合畸形(Arnold-Chiari 畸形)、Klippel-Feil 综合征、颈椎椎体融合等,正常椎动脉由于畸形影响可受到异常应力作用而引起症状。另有颈肋畸形,当上肢做伸展活动可将椎静脉推向前方,从颈肋发出至第 1 肋骨的纤维带或前斜角肌肥大可刺激和压迫椎静脉。

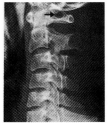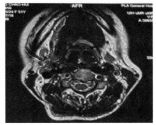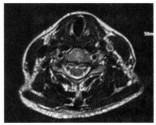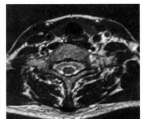

图 25-5　颈椎侧位像显示

寰椎椎动脉沟环,左右侧椎动脉管径大小不一、一侧管径缩小。

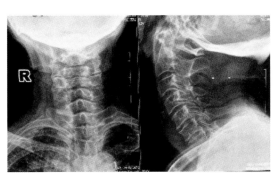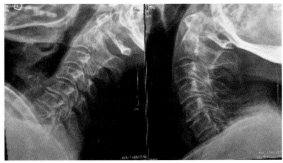

图 25-6　颈椎 X 线片

C_{5-7} 间盘退变,节段失稳,向左侧突,前凸下移;动力位 C_{4-5} 前屈滑移,后伸复位。

从尸检、手术或颈椎 X 线影像学显示均证实，人类存在从寰椎上关节突下后方经过椎弓动脉沟上面至椎弓后部的骨性连桥，即所谓后小桥或沟环。此乃是人类进化中骨形态的退化痕迹。据其形态分为全环或半环型（骨桥不连），半环出现率高于全环，半环的两端是尖锐的骨棘对椎动脉构成潜在威胁。据文献报道，颈性眩晕患者中有沟环者占 7.4%，双侧半环型骨棘间距测量平均为 5.88mm。骨棘间距愈大刺激椎动脉的机会就愈多。椎动脉在寰椎后弓的动脉沟中位置因颈部的活动而改变。颈部后伸或前屈活动时，椎动脉在沟中分别向前上或后下滑动，若沟旁有骨棘，易刺激椎动脉引起其痉挛，从而使血流受阻。但临床发现并非寰椎有沟环存在一定都出现眩晕症状，这主要取决于颈椎及其软组织的功能状况和调节能力，即椎骨间的稳定程度。这可以解释先天畸形为何到中老年才会发病或终身不出现症状。虽然椎动脉沟环的存在使寰椎的椎动脉沟部位多有一个骨纤维管，使椎动脉穿出 C_1 横突孔后急转向后内行经后弓椎动脉沟中时，要通过此狭窄骨环。而颈性眩晕的发生必须有一个前提，即在颈椎管内外骨性和软组织性损害导致颈椎失稳时，才能刺激椎动脉及交感神经支，反射性使椎动脉血流减少。综上所述，从解剖学角度来看，椎动脉是人体唯一容易受到机械应力损伤的动脉，在高血压和动脉硬化等情况下，更易产生症状。

2. 前庭小血管栓塞是发生颈源性眩晕的重要机制　前庭迷路缺血或梗死是引起眩晕的一个重要机制，已为众多学者认同。有学者对 84 例被认为是脑血管病源性眩晕患者进行了详尽的临床及眼震图研究。将病例分为 2 组，一组为椎-基底动脉供血不足（VBI），另一组为椎-基底动脉支配范围梗死。在 VBI 组，62% 的眩晕患者至少有一次单独出现眩晕而不伴有其他神经症状和体征，19% 的患者是以眩晕开始发病的。在椎-基底动脉支配范围内梗死组，29% 的患者在梗死发生前至少有一次单独出现过眩晕。

所有病例眼震图表明外周前庭功能异常，42% 患者一侧热试验兴奋性降低。基于眩晕单独出现概率高和外周前庭功能异常的事实，从临床上验证，椎-基底动脉供血不足或闭塞及脑干梗死等脑血管疾病产生的眩晕不是因其最终影响到脑干、大小脑、前庭神经核等神经中枢，而是在疾病发展过程中使支配内耳的内听动脉血流量减少，从而影响前庭平衡器官血供所致。假如因前庭核缺血，那么其邻近神经组织不可能避免缺血的影响而无其他定位症状。

Millikan 等指出，血小板纤维素（platelet fibrin）栓子堵塞细小血管造成前庭迷路缺血也是发生眩晕的因素。若内听动脉系统突然栓塞发生可出现三种形式的临床症状。①在数秒或数分钟内突然发生严重而持续的眩晕；②突然出现完全而持久的听力丧失；③两者同时出现。此种眩晕比较严重，伴有恶心、呕吐、眼球震颤，并且因头部活动而加重，还可伴有共济失调。症状可持续几天到几周，逐步缓解症状恢复功能后仍可遗留偶发短暂眩晕和单侧前庭功能异常。

3. 颈交感神经在眩晕发生过程中的作用　Barre 认为，颈交感神经综合征是由于 $C_{4\sim6}$ 颈椎关节炎引起颈神经过度紧张传导到交感神经及姿势不正长期处于某个体位刺激交感神经丛，反射性引起颈交感神经节后纤维分布支配区域器官的一系列症状。有学者采用电刺激实验动物颈部交感神经的方法，可造成基底动脉、颈内动脉与内庭动脉血管痉挛及血流量减少。临床报道，颈性眩晕患者多伴有交感神经功能亢进征象，Hozawa 等（1979）报道 48 例椎动脉外膜及周围交感神经支切断术，解除了患者的眩晕，手术中刺激椎动脉外膜诱发出和发病相似的眼震和眩晕，切断支配椎动脉的交感神经支，因而消除或缓解了眩晕症状。从解剖学研究角度发现，星状神经节发出的节后纤维多数从椎动脉第 1 段的后内方分布包绕伴行，其分支极丰富。经手术切除星状神经节和椎动脉周围交感神经支，眩晕症状可得以解除。孙静宜认为，用手术切除寰椎的椎动脉沟环可消除对椎动脉外膜交感神经纤维的刺激，并在术中同时剥离椎动脉周围交感神经支，术后眩晕症状消失。颈性眩晕的发生主要是由于颈交感神经受到激惹，使椎动脉供血减少，并反射性地使前庭器官缺血所致。许多临床事实证明，颈部交感神经受到刺激较椎动脉直接受到机械性压迫在眩晕的发生过程中更为重要。例如，颈椎骨质增生压迫椎动脉的病例未经手术而只做星状神经节利多卡因封闭，可以使椎动脉痉挛解除，从而使眩晕症状改善或消失。Breig 对颈椎进行研究，他用新鲜尸体造成过伸、过屈和中立位，做微血管造影。伸展位看到脊髓纵行血管缩短，屈曲位时血管拉长，在骨崤部位脊髓软脑膜血管变细或充盈缺损，常看到椎动脉充盈缺损，未见有椎动脉完全梗阻。他认为，骨崤可以压迫椎动脉或脊髓前动脉，但两者上下之间有很多吻合支，所以不可能是颈椎病主要原因。

4. 颈椎不稳是颈源性眩晕的重要因素

由于颈部外伤、劳损及某种先天发育因素致使颈椎与软组织发生损害，颈部的力学稳定结构一旦遭受破坏，可使颈椎某节段或多节段出现异常活动，临床上称颈椎节段性不稳。寰枢关节的不稳程度将随着致病因素的持续作用和年龄增长而加重，逐渐产生对椎动脉的刺激压迫。椎动脉起源于锁骨下动脉中段，紧贴于前斜角肌后方向上走行，其为第 1 段。入 C_6 横突孔后几乎垂直向上行于各颈椎横突孔构成的"隧道"内为第 2 段，穿出 C_1 横突孔为第 3 段。一旦颈椎 $C_{2\sim6}$ 中某个节段，颈椎间盘造成椎体间松动及有钩椎关节增生可导致颈椎节段性失稳，从 C_2 到入颅前，椎动脉共有 4 个弯曲，颈椎 $C_{1\sim2}$ 失稳，则易对椎动脉外层交感丛构成撞击性

机械刺激。

使椎动脉血管收缩，造成前庭迷路缺血而产生眩晕。Nishiiima 等报道 2 例眩晕患者血管造影结果显示，左侧锁骨下动脉中段椎动脉起始处因前斜角肌压迫而发生狭窄，手术切断前斜角肌后，椎动脉狭窄变宽，眩晕亦随之消失。Hohl 认为，颈部软组织损害可导致眩晕，还会产生许多尚难解释的症状。游国雄指出，过多的本体感觉冲动传入中枢神经也可产生眩晕，可见于颈肌、腰肌的持续痉挛。

"颈源性眩晕"实际上也可由颈肌痉挛或挛缩所致，不完全是椎-基底动脉供血不足之故。Stringer 等提出，颈椎发生屈曲和过伸损伤可产生眩晕，其机制尚不明了。此种眩晕是一过性的，但在颈部旋转时症状可持续出现，测试前庭功能表明受到抑制，采用颈托支持固定、松弛颈部肌肉及理疗等方法治疗有效。治疗结果提示，位置改变引起眩晕发作不是特定部分迷路功能异常所致，而是头颈部姿势改变加大了相应颈椎节段的不稳定程度，致使伴随颈椎走行的椎动脉受到刺激或压迫，前庭血供发生一过性减少而引起。颈部屈伸损伤后，眩晕主要由于软组织损害引起颈椎不稳所致。先天性颈椎畸形患者，往往在 40 — 50 岁后出现颈部疼痛，活动受限，产生颈椎不稳征象，多与肌性因素有因果关系。

笔者 1997 年以来经过长期临床观察研究，对颈背部肌群进行力学分析，提出颈背肩胛部肌群的损害与颈椎节段性不稳之间的联系。颈椎前屈肌群，前中斜角肌、提肩胛肌、颈长肌和胸锁乳突肌与下颈段即 $C_5\sim T_1$ 不稳相关；颈椎后伸肌群，斜方肌、头夹肌、头半棘肌、颈夹肌、颈半棘肌损害与颈中段即 C_{3-5} 不稳相关；单侧斜方肌、胸锁乳突肌（向对侧），头夹肌、椎枕肌（向同侧）与颈上段即 C_{1-3} 不稳相关；单侧屈肌群损害与全颈段不稳相关，主要引起侧向弯曲活动受限。这些

有关肌群的损害及肌痉挛必定导致相应颈段节段不稳,活动受限或异常活动,使颈椎产生节段假性滑移,X线摄片中颈椎动力位表现三维方向的位移。进而干扰或破坏颈椎及其韧带支持结构的静力学稳定,致使颈椎间盘与小关节的损害,如间盘变窄及周边显微骨折、钩椎关节增生变尖、小关节囊松弛等,即所谓"向心性损害机制"。椎间盘组织损害反过来通过椎间盘源性痛性肌痉挛又加重椎管外软组织的损害,即所谓"离心性损害机制"。如此,椎管内和椎管外,骨性结构和软性结构,静力学支持稳定与动力学活动功能、颈椎邻近上下节段之间相互影响、相互制约、相互补偿共同构成力学稳定机制,故提出恢复颈椎椎管外软组织正常功能与颈椎节段性功能活动的重要性,这是颈椎及脊髓、椎动脉免受进一步损害的关键所在。

二、临床表现

因椎-基底动脉供血范围较广,包括上部颈脊髓、脑干及第Ⅹ对脑神经,小脑、大脑枕叶底部及颞叶。该系统的供血不足可以引起复杂的临床征象。然而,发作性眩晕始终作为主要征象出现,临床上根据累及的不同部位分为如下症状。

1. 发作性眩晕　是最常见的和最先出现的典型症状,时间可以持续几分钟到几小时,轻者仅为一过性、短暂性,重者可延至数天到数周后逐渐缓解,此类患者要注意前庭迷路血管栓塞。头痛也是常见症状,表现为枕部痛、顶部痛、颞侧痛或偏侧头痛。头痛出现率可达60%以上,呈发作性跳痛,易误诊为偏头痛。

有时出现恶心、呕吐,部分病例伴有耳鸣、听力减退,少数则有复视、眼震。眩晕每于头部过伸位或转向一侧时诱发,反之则症状消失或缓解。一般来说,睡卧位眩晕较轻,有的患者不能取平卧位,坐位则症状减轻,这主要因为颈椎屈肌群如前斜角肌、颈长肌、肩

胛提肌痉挛较重所致。

2. 其他神经症状　行走时肢体突然失去控制而猝倒,知觉并不丧失,能自行爬起继续行走。引起原因可能是脑干下部、上颈髓的皮质脊髓束或网状结构受累所致。少数患者肢体麻木、感觉异常、眼肌麻痹、视物不清、吞咽困难、声音嘶哑、心动过速或过缓、多汗或少汗。个别病例出现 Horner 征,病程久者往往记忆力减退。颈背肩部软组织疼痛延绵不断,同时可有眼眶痛、眼球胀痛、飞蚊症、心前区痛、气短、头面部麻木、牙痛或三叉神经痛等交感神经功能增强的临床证候。

3. 颈背软组织压痛点及肌痉挛　各压痛点均可引发出向远隔部位的牵涉痛及相应的临床征象。颈部活动功能检查可以判断颈背肩胛部软组织病变区域,同时反映颈椎不稳的节段。

(1)颈椎后伸活动受限:提示颈椎伸肌群功能降低,反映颈中段 $C_{3\sim5}$ 节段不稳。常见的伸肌是颈夹肌、颈半棘肌、头夹肌、头半棘肌、斜方肌等,这些肌肉的起与止(肌肉的骨膜附着处)就是特定的压痛点。具体分布如下。①头颅骨的上项线(枕外隆凸下方及两侧);②下项线(乳突后方凹陷的上侧);③ $C_2\sim T_6$ 棘突旁椎板;④肩胛冈上缘。

(2)颈椎前屈活动受限:提示颈椎屈肌功能降低,反映颈-胸节段(下颈段)不稳。常见的屈肌是前、中斜角肌,颈长肌,肩胛提肌,胸锁乳突肌等,特定的压痛点分布如下。① C_{3-7} 横突;②锁骨上窝第1肋骨前、中斜角肌结节;③肩胛骨内上角肌附着处;④乳突下缘。

(3)颈椎旋转活动受限(通常同时有前屈或后伸活动功能受限):则要从影响第1~3颈椎(上颈段)不稳的旋转肌中寻找压痛点,除斜方肌上部、胸锁乳突肌、头夹肌外,还有椎枕肌(又称枕后小肌),其压痛点如下。①枕外粗隆下方及两侧的上项线;②第1颈椎横突;③第2颈椎棘突旁椎板处。

三、诊断和鉴别诊断

(一)诊断依据

1. **临床特征**　眩晕发作与伴有头痛、心搏加快、多汗、头面部麻木、眼球胀痛,具有明显的交感神经功能增强的表现,头颈背肩部和锁骨上窝处存在特定的软组织压痛点,且按压这些压痛点可引发临床症状;颈部活动功能检查可反映颈椎节段不稳及软组织损害部位,同样也能诱发出眩晕症状。除眩晕外,患者还有或既往曾有过颈脊神经根的刺激压迫症状,即肩臂手痛麻征象;针对颈椎椎管内外软组织损害性病变的治疗,非手术或手术的方法均可消除或缓解眩晕症状,提示明确的联系。

2. **影像学所见**　X 线正、侧位片可见颈柱呈 C 形或 S 形弯曲,病变节段的棘突连线偏离正中轴线。侧位片提示生理曲线变直或反向弯曲,病变的椎间盘变窄,椎骨后缘增生。侧位前屈后伸动力位摄片显示病变的椎体向邻近椎体前后滑移,提示存在颈椎不稳现象,一般认为正常滑移距离在 2mm 以内,超出者视为异常。如有寰椎椎动脉沟环者,侧位片可清晰见到半环状或全环状的沟环(后小桥)。斜位片见钩椎关节骨突或椎体后缘骨赘突向椎间孔,使椎间孔横径变窄。CT 扫描可见病变椎间盘髓核及纤维环连同后纵韧带突向椎管一侧;后纵韧带骨化较为多见,脂肪组织影消失,椎管矢状径一般 >12mm。MRI 检查,正中矢状位与旁矢状方向 T_1 或 T_2 加权成像可见病变椎间盘大多呈"杆状"形态向椎管突出,病程久者椎间盘突出的形态可演变为"T"状或"L"状,实际形态为"蘑菇状",此种病理形态所示病变的椎间盘压力已明显减弱。

3. **特殊检查**　椎动脉造影是 20 世纪 80 年代以前较常用的检查手段,可鉴别椎动脉是否有纡曲、狭窄、移位或堵塞。经肱动脉插管逆行造影法易于操作,影像清晰,缺点是仅能显示一侧椎动脉的管径与走行情况。彩色多普勒超声检查对椎动脉的管径与走行均可显现,管径粗细可测量对比,动脉内血液流速及峰值也能动态观察测定,更重要的还可较清晰地见到动脉管壁内膜粗糙光滑或粥样。

硬化斑块的部位与大小形态,如颈内动脉分叉处、椎动脉于锁骨下动脉起始处多为好发部位。该项检查可列为颈源性眩晕的常规检查。20 世纪 90 年代兴起的磁共振血管造影(MRA),可十分清晰地显示颈动脉及其分支、椎-基底动脉及其分支的走行、两侧血管管径粗细。其原理是血管系统中流动血液的 MR 信号取决于流速,在血管中流动的血液和周围组织,可达到高度的影像对比分辨。优点为不用造影剂、非侵入性,可动态观察,目前已在临床得到广泛应用。

(二)鉴别诊断

颈源性眩晕须与耳源性或脑源性眩晕鉴别。

1. **内耳疾病**　其特点是眩晕伴有眼震、耳聋、耳鸣,但无其他神经系统征象。因有对侧前庭器官代偿功能,眩晕发作时间较短。常见病因除梅尼埃病外,尚有内耳迷路感染、药物中毒、外伤等,通过病史和相应检查逐一排除。颈扭曲试验可呈阳性,但应再做位置试验以排除耳石病变及良性位置性眩晕。

2. **前庭神经病变**　主要为脑桥小脑角肿瘤,如脑膜瘤、听神经瘤、蛛网膜囊肿。临床首发症状以耳聋、耳鸣、头痛为主。除眩晕眼震外,还有邻近神经组织受损征象,称为"脑桥小脑角综合征"。如同侧耳鸣、听力减退,面部麻木,角膜反射减退,中枢性面瘫,站立不稳,行走偏斜,共济失调,声嘶、呛咳、吞咽困难等。起病缓慢,神经损害症状持久,前庭功能减退。X 线平片可见肿瘤钙化和肿瘤附着点的岩骨破坏。脑 CT 及 MRI 检查见脑桥小脑角部位占位病变。

3. **脑干病变**　最常见为椎-基底动脉供血不足短暂缺血,可出现发作性眩晕。一般发作短暂而频繁,有动脉硬化、血脂偏高等全身症状。其次为以下病变。①脑干肿瘤,起病缓慢而呈进行性加重,晚期出现颅内压增高征象;②脑干感染或中毒,起病较急,临床症状进展也较快;③延髓空洞症,起病隐袭,病情发展缓慢。脑干病变引起眩晕者相对较轻,眼震明显,并有其他脑干神经症状,如三叉神经核、外展神经核、面神经核、锥体束、延髓疑核受损的定位体征。

4. 小脑病变　以眩晕伴有明显眼震、平衡障碍加共济失调为主要特征。老年动脉硬化或高血压病患者突发眩晕时,应高度怀疑有小脑出血的可能。小脑肿瘤较为多见,包括邻近的第四脑室肿瘤。对于颅内压增高引起小脑受损症状者,则要注意有无头痛、呕吐、黑矇和视盘水肿等征象。

5. 大脑病变　眩晕性癫痫,其临床特点是眩晕明显,不伴有耳部或神经系统征象,反复发作,且有一些精神症状或抽搐。经脑电图检查可以确定诊断。分析病因有如下几种。①颅脑外伤后遗症;②颞叶顶叶肿瘤;③大脑幕上肿物,如慢性硬膜下血肿;④脑炎。

四、治疗

(一)治疗原则

1. 调整平衡　颈源性眩晕乃脊柱相关性疾病,多为椎管内外混合性病变。从脊柱的整体性来说,两者都属于平衡失调,但病理组织改变有所不同。椎管内的病理变化,以颈椎间盘退变、膨出、突出与继发性骨赘混入。

突出物压迫脊髓神经根椎动脉为基本特征。椎管外的病理变化则是以肌肉痉挛变性、局部粘连与血供障碍为特征,两者可以引起相似的临床征象。临床施治时,既要注重解除椎管内机械性致压因素,又要消除椎管外软组织损害引起的无菌性炎症及肌痉挛、肌挛缩等发病因素。部分患者合并有腰部软组织损害的也要彻底处理。颈椎管内外损害性病变,在发病的过程中大致表现出以一种

病变为主,若两者病变均较明显,则临床诊治时要格外谨慎,调整内外平衡,方能控制病情进展,取得良好疗效。

2. 标本兼治　椎-基底动脉痉挛性供血不足或由外伤而诱发的颈脊髓损伤、缺血水肿的情况下,或由扭闪伤诱发的颈椎管外软组织急性损害,导致颈椎节段性失稳,此时应及时采取控制病情、消除炎症、解痉镇痛、舒筋活血、颈椎制动、改善局部血供的综合措施,使颈部椎管内外病变组织尽快修复,重建椎管内外力学平衡。临床上应常规地采用以下治疗。①休息与颈部制动(戴颈圈、小重量牵引)。②静脉滴注抗炎药、神经营养药。③定点伸引手法治疗。此手法无扭转力和剪切力,伸引力可直接作用于颈椎间盘及小关节部,使髓核内产生较大负压,同时解除椎管外肌肉痉挛产生较长久的减压松解效应。椎-基底动脉供血不足引起头晕、眩晕症状发作时,颈部深层肌痉挛导致颈椎节段性不稳,对椎间盘与小关节产生异常牵拉应力,此刻需用小关节整复手法来消除肌肉的异常应力,减轻或缓解对颈交感神经或椎动脉外膜交感神经丛的刺激,从而控制眩晕发作。发作间歇则采取压痛点推拿舒筋活血,柔和地改善椎动脉血供。这就是"急则治其标,缓则治其本"。

3. 筋骨并重　按传统颈椎病的观点始终注重骨性减压措施,各种新的手术治疗方法不断推出,使手术疗法达到前所未有的水平。但是手术带来的并发症之多和远期疗效不甚理想,值得临床工作者深思。其实绝大部分患者均可通过非手术治疗取得良好疗效。临床证明,针对颈背肩胛部的松解治疗,如手法、牵引、银质针疗法和中药外敷,均可逐渐解除肌痉挛,降低髓核内压力,增强颈椎的稳定性,从而缓解或消除临床症状。颈背肩胛部肌肉损害的程度与颈椎稳定性紧密相关,肌痉挛的轻重又与椎间盘的内压力变化相关。基于上述见解,颈椎病的治疗则应当

是筋骨并重,当以椎管狭窄及椎间盘突出压迫因素为主时,应采用手术减压的方法,这种情况仅适用于该病发展晚期,病情严重者。对于大多数患者来说,颈椎管外软组织损害占有重要地位,椎管内骨性致压因素较轻微,应采取非手术综合治疗,同样可收到减压和松解效果。

(二)中医药治疗

中医学对眩晕的认识十分精辟,其中对血管源性眩晕和耳源性眩晕也多有涉及。对其病因历代医学各有所见。作者观点,治则须辨证求因,选方施药。因此,本书在第 16 章中已叙述。在此,重点描述内耳供血不足及颈性眩晕的中药治疗。

1. 补阳还五汤、血府逐瘀汤加减 主治轻型椎-基底动脉供血不足。治则为益气活血,化瘀通脉。黄芪 30g,当归 10g,川芎 15g,白芍 15g,葛根 15g,鸡血藤 15g,威灵仙 12g,地龙 9g,丹参 15g,石菖蒲 10g,红花 10g,山楂 9g。

2. 引用经验方 引自《陈树森医疗经验集粹》,主治慢性椎-基底动脉供血不足,此方屡试屡验。丹参 20g,川芎 15g,葛根 15g,赤芍 15g,白芍 15g,益母草 15g,肉苁蓉 15g,制何首乌 15g,天麻 10g,制黄精 25g。每日 1 剂,煎 2 遍,分 3 次服。一般服用 6 剂后头晕减轻,12 剂后症状大多消失。再服 12 剂可头晕消失,下肢有力,步履正常,疗效巩固。

3. 笔者经验方 临证多年,用此方外敷,治疗颈肩背痛和眩晕症,疗效满意。川乌 15g,草乌 15g,透骨草 25g,红花 15g,土鳖虫 10g,防风 15g,地龙 10g,蜂房 10g,葛根 15g,桂枝 15g,姜黄 15g,威灵仙 15g。用两层纱布缝制包裹备用,用前煎煮一遍,每日 1 次,每剂用 2 次,一般连用 5 剂。

(三)整复手法治疗

1. 压痛点推拿疗法 无论是急性或慢性损伤,疼痛好发部位多在骨骼肌、筋膜与骨

的附着处。该处是牵拉应力集中区。即形成具有无菌性炎症病理变化的压痛点群。这些压痛点之间受到力学补偿调节,也就是说机体为了保持重新平衡,一组肌肉痉挛必将引起对应肌肉发生与其相适应的变化,以补偿肌痉挛引起的功能失调。如果经过对应补偿调节,仍不能保持正常功能和平衡,则又将引起其上方或下方系列肌肉进行补偿调节,称为系列补偿调节。压痛点推拿就是按照这个规律进行治疗的。基本方法如下。①用拇指指腹远端,按压颈椎伸肌或屈肌群主要压痛点。手指滑动按压方向沿肌纤维纵向走行。②用中强刺激的力度引出酸胀沉重感,并有头部、背部或上肢牵涉痛为适宜。③每个点作用时间约 1min 即可。手法要求由浅入深,外柔内刚,以患者能承受为度。颈部、背部与肩胛部三个区域压痛点有解剖学与功能上的内在联系,治疗时应注意选择,一般每次治疗 4～5 个部位即可,隔日 1 次,6～8 次为 1 个疗程。

举例,如患者颈部前屈受限并诱发眩晕,应治疗肩胛提肌起点(C_{1-4} 横突前结节)或止点(肩胛内上角),前、中斜角肌起点(C_{3-6} 横突)或止点(第 1 肋骨前斜角肌肌止结节);进而治疗伸肌附着处,如背部深层肌(T_{1-6} 椎板)、头夹肌或斜方肌(下项线或上项线),或以 C_{4-7} 棘突旁椎板为主。见图 25-7。

若患者颈部后伸受限并诱发眩晕,应治疗头夹肌、头半棘肌起点(C_3～T_6 棘突旁椎板)或止点(下项线),斜方肌起点(上项线)、止点(肩胛冈),颈夹肌起点(T_{1-4} 椎板)或止点(C_{1-4} 横突),颈半棘肌起点(T_{1-5} 横突)或止点(C_{2-6} 椎板)。以颈棘突旁椎板为主。

2. 颈椎小关节旋扳手法(以右侧为例) 患者正坐,医者以右手掌托住其下颌,拇指按于颧弓下凹处,其余四指置于对侧面颊,呈三点夹持式托起头部,左手拇指指尖按压患侧颈椎节段的小关节,此处因颈部深层肌痉挛而使关节突向后隆突变硬。令患者头

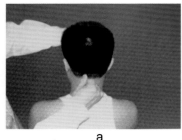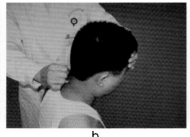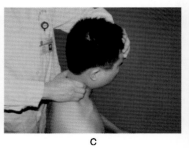

图 25-7　坐位颈部推拿按摩手法
a. 枕下椎枕肌拇指点按；b. 下项线头夹肌拇指点按；c. 颈椎横突前中斜角肌点按。

颈部前屈并向对侧侧屈，保持适度牵伸，此刻病损颈椎节段处于不稳状态。医者按压该小关节突的拇指指下感觉扭转应力与伸引力传导遇到阻力时，迅速而又轻巧地向患侧后上方旋扳，产生一定剪切力，闻小关节弹响声与跳动感随即将头部复正，镇定片刻。见图 25-8。

（1）该手法的指征：①颈椎挤压试验阴性，后伸与侧屈均无上肢放射痛；②无脊髓受压征象；③颈椎因软组织痉挛而活动受限。

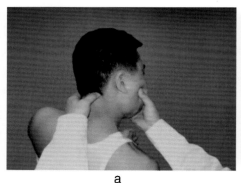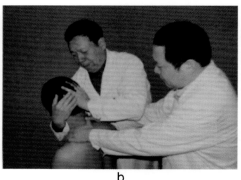

图 25-8　坐位颈椎小关节旋扳手法
a. 单人旋扳手法；b. 双人旋扳手法。

（2）该手法与压痛点推拿结合运用。通常每周 1 次，每次另选颈椎节段，共行手法 1～3 次即可。治疗后疗效迅速且较持久。手法治疗后一般亦无需制动，但切忌短期内反复多次使用，以免发生副损伤。

3. 颈椎定点伸引手法（卧姿法，以右侧为例）　患者取仰卧位，枕项部垫入适宜的厚枕，使其颈椎前屈。治疗颈上段（C_{1-3}），约前屈 10°；颈中段（C_{3-5}），前屈 20°～30°；颈下段（$C_5 \sim T_1$），前屈＞30°为宜。医师站于患者头侧，左手掌心向上从其颈项部伸入用中指定点按压于需松解的右侧颈椎病变节段（小关节处），左手虎口与掌心呈半握拳状托住患者颈项头部，右手腕部屈曲连同掌根及大小鱼际呈弧形按住患者下颌处。嘱患者全身放松，口齿轻闭，下肢伸直。助手站在患者足侧，双手紧握其右足踝上部，同医者做上下拉伸。①以小重量（约 10kg）缓慢牵伸，维持约

30s;②以较大重量(约 30kg)在瞬间内拔伸,医师手指下感觉关节沿纵轴跳动或闻及弹响声;③维持小重量牵引约 1min,医师与助手轻轻松手,患者平卧片刻。见图 25-9。

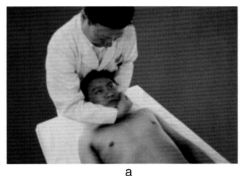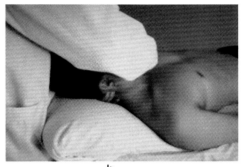

图 25-9　仰卧位颈椎小关节伸引手法

a. 初始体位;b. 向头侧定点颈椎伸引。

此手法通常每周治疗 1 次,3 次为 1 个疗程。此法对颈椎间盘突出或颈椎管狭窄引起脊髓和神经根受压者比较适宜,因手法无扭转应力与剪切应力,故甚为安全。李义凯等(1998)利用生物材料机(MTS)和压力传感器对 6 例新鲜尸体颈椎在定点伸引手法的作用下,对椎间盘髓核内压力的变化进行观察。研究表明,该手法作用时,颈椎的髓核内压力可明显下降,并保持一定的时间。确定手法具有 3 个作用。①通过降低颈椎间盘髓核内压力,从而减少或解除对脊髓、神经根的机械性压迫;②较长久地解除颈部深层肌痉挛,从而增强了颈椎的稳定性;③纠正颈椎小关节与颈椎椎体的位移,重建脊柱内外平衡。

笔者(1993)用软组织压痛点推拿整复手法治疗颈性眩晕 62 例,平均年龄 42 岁,病程平均 1.2 年,其中慢性椎-基底动脉供血不足 45 例,突发性重症颈性眩晕 17 例,B 超测量椎动脉内径为(22±0.283)mm,与正常组 198 例对照(3.4+0.662)mm,经 t 检验差异非常显著。结果治愈 46 例,好转 10 例,无效 6 例。文献报道,2 支椎动脉及在脑桥下缘汇合成的基底动脉供应脑部血液的 15%,主要供应部位是内耳、小脑、脑干和大脑后 1/3。正常人椎动脉血流量为(173.4±7.46)ml/min,椎动脉狭窄 30% 以上,其血流量明显下降。本组 62 例,椎动脉管径的均值较正常组相比狭窄 35.3%,引起椎-基底动脉供血不足的征象。治愈患者 B 超测量椎动脉内径增大为 2.7~3.4mm。

(四)银质针导热疗法

以病变软组织的压痛点分布规律为依据,采用较密集的排列针体斜刺到病变的肌肉附着处,传导热量即直达肌筋膜及骨膜组织而产生较持久的生物效应。

银质针导热疗法(CCT)乃从古代 360 多年前由江浙一带传承的陆氏银质针针刺疗法演变而来,对颈背肩部肌肉软组织具有明显的松解和修复作用。笔者(1999)对 18 例颈腰背痛患者进行银质针治疗前后深层肌肉血流抗阻检测,治疗后 1 个月重复测定结果较治疗前平均增加 40%。提示治疗部位血流明显改善,说明银质针导热可以通过软组织解痉作用增加颈椎的力学稳定和改善局部血供,对颈源性眩晕产生显著的疗效。

1. 头颈部肌肉附着区银质针布针(图 25-10)

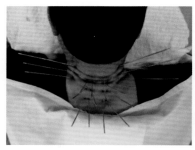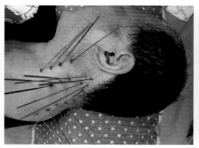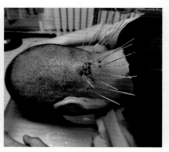

图 25-10 颈部前侧垫枕坐位银质针导热布针

C$_{3-6}$椎板与关节,颈肌筋膜间隔;C$_{3-6}$横突前结节前中斜角肌肌起,枕骨上项线椎枕肌肌止,下项线头夹肌肌止,寰枢侧方关节。

（1）头颈部上项线:在枢椎隆突下缘平行线距中线 1～2cm 处,左右各布针 2 枚,针尖方向偏上,直至枕下肌附着区。

（2）寰枢侧方关节:在枢椎棘突上缘平行线距中线 2cm 处上侧左右各布针 2 枚。

（3）下项线:乳突后窝处布针 3～4 枚,朝外上方向进针直达枕骨下项线骨膜。

（4）上颈段:C$_{2-3}$棘突旁椎板,左右各布针 2 枚。

2. 颈项背部肌椎板、关节、筋膜间隔布针

（1）C$_{3-7}$棘突旁椎板:左右各布针 5 枚。

（2）C$_{3-5}$颈肌筋膜间隔:左右各布针 5 枚。

（3）C$_{4-7}$小关节囊:左右各布针 6 枚。

（4）C$_{3-6}$横突:一侧布针 4 枚。

（5）C$_4$-T$_1$棘上韧带:布针 4 枚。

3. 操作方法

（1）按针刺需要,患者采取俯卧位或坐姿头颈前屈等体位,以利于进针。

（2）在头部、颈部、背部选择软组织病变的特定部位,即压痛点群。选择第 2～6 颈椎棘突旁椎板与小关节处,左右进针各 8 枚。还有头枕部上项线（斜方肌起点）、下项线（头夹肌、头半棘肌止点）部位,各进针 6 枚,可分 2 次治疗。每个进针点用龙胆紫标记。

（3）无菌操作下,在每个进针点各做 0.5％利多卡因皮内注射,皮丘直径约 5mm,使进针和艾灸时皮肤无刺痛或灼痛感。

（4）选择经高压消毒的长度合适的银质针分别刺入皮丘,对准深层病变区方向做直刺或斜刺,避开血管神经直达肌肉筋膜在骨骼特定附着处（压痛点）,引出较强的针感。针至骨膜处会感觉到触及骨质进针受阻,是针法正确的重要标志。无须捻针与提插。

（5）银质针导热温控巡检仪设定治疗温度为 100℃,导热时间为 20min,加温探头套置于银质针柄。起针后针眼部位用消毒纱布压迫 1min,以防深部出血。针眼涂 2％碘酒,让其暴露,48h 之内不与水接触,避免产生感染。

银质针导热疗法一般在同一病变区做 1 次治疗,病变重者可做 2 次,间隔时间 1 周。

4. 注意事项

（1）对枕项部上项线针刺一定要准确,切忌刺向枕骨大孔内。

（2）颈椎、胸椎深层肌群针刺要特别谨慎,进针点须在距离正中线 15cm 之内,直刺或向内（正中线方向）斜刺。

（3）进针点均须用甲紫标志清楚,进针点间距以 1.5cm 为宜,不必过于密集。

（4）此疗法主要针对颈椎管外软组织损

害病变,一般皆在手法治疗之后采用,其对软组织松解的远期疗效已经接近软组织松解手术,具有"以针代刀"的治疗作用。

(5)眩晕的发作期,重度的高血压病,心绞痛频繁发作,妇女月经期等禁用。

(五)手术治疗

对于严重的顽固性眩晕反复发作、头面痛者,经各种非手术治疗无效,可采用颈椎手术、锁骨上窝部或颈椎棘突旁背伸肌群软组织松解手术,以促进外周神经血管功能的恢复。详见第12章第四节颈肩背部软组织松解术内容。

1. **颈椎棘突旁软组织松解手术(宣蛰人教授著作报道)**　局部麻醉,必要时气管内插管静脉复合麻醉。患者俯卧,调节手术台,使身体保持于稍偏头高腿低位置。胸前垫气圈,有利于呼吸。头颅超出手术台端置于头托架上。使颈椎适度前屈保持水平位置。在项正中线自 C_2～T_1 棘突处做垂直切口,适度剥离皮下脂肪,显露筋膜与棘突端,刀尖在 C_2～T_1 棘突旁,紧靠骨骼做切痕松解,用骨膜剥离器做骨膜下剥离,将斜方肌腱部、小菱形肌、上后锯肌、头夹肌、头半棘肌、颈半棘肌、棘间肌等沿棘突与椎板向外推离,剥离至大部分椎板显露为止,使所属肌肉放松。枢椎棘突上外方有头后大直肌与头下斜肌附着,也应完全切开。显露 C_2 棘突。头夹肌劳损是颈部疼痛和眩晕原因之一,当颈椎棘突旁肌肉自 C_2～T_1;沿棘突与椎板向外剥离后,还得按常规增加头夹肌横行切断手术,以放松变性挛缩的肌纤维和消除术后的残余征象。彻底电凝止血后,创腔内放置负压引流橡胶管,从创口旁容易引流通畅的皮肤上另做一小切口引出。引流管必须在引出部位的小切口上做一针缝线,防止此管漏气或滑脱。最后缝合皮下脂肪与皮肤。在 C_6 棘突部位常规将切口皮肤用一针细钢丝加纽扣做减压缝合。此钢丝当术后10d拆除缝线后再保留1周,以免肩背部活动时用力过猛而引起伤

口豁裂。

2. **前斜角肌切断加椎动脉周围交感神经分离术(作者实践)**　局部麻醉或持续硬脊膜外麻醉。患者仰卧,患侧肩下以沙袋垫高,头向健侧旋转,患侧上肢伸直紧靠躯干,充分暴露锁骨上窝部。

沿胸锁乳突肌外缘直至锁骨下缘做长约8cm皮肤切口,剥离皮下脂肪,显露颈阔肌。沿皮肤切口方向再切开此肌并向两边拉开。先将胸锁乳突肌的锁骨头外半部在附着处切开(暂留内半部作为拉钩牵拉时的固定点)。向内前方翻起,即显露肩胛舌骨肌,它从前内上方至后外下方斜贯而过。此肌下层有一块脂肪组织,再下层即为前斜角肌。膈神经就在前斜角肌上,自后外上方至前内下方斜贯而过。先将肩胛舌骨肌牵向外上方,再钝性松解脂肪层,在前斜角肌上仔细游离出膈神经,轻巧地牵向内方,勿使损伤,就使前斜角肌显露得更清楚。胸膜、颈总动脉、锁骨下动脉、臂丛神经等均在前斜角肌的内侧,操作中应加以注意。以后用止血钳将肌腹分成束状挑起,分次切断。为了安全起见,在肌腹挑起后,用两把无齿镊子将肌纤维相对地一点一点撕断,可避免发生并发症。前斜角肌切断后在该肌的内方,颈长肌外缘及第7颈椎横突前方寻找出椎动脉(第一段)。注意不可伤及其邻近的椎静脉。将该段椎动脉游离约长2cm,用小橡皮片轻轻提起,然后用细长型直角血管钳仔细将椎动脉周围软组织逐一剥离,包括来自星状神经节包绕椎动脉的节后纤维。

松解手术完毕后,牵开内侧颈阔肌,钝性游离胸锁乳突肌的胸骨头,连同此肌锁骨头附着的内半部一并切开,完全放松,电凝彻底止血。创腔内放置橡皮引流片。缝合颈阔肌皮下脂肪与皮肤。

3. **椎动脉沟环切除术(孙静宜教授报道)**　椎动脉外膜交感神经剥离术。患者俯卧位,气管内插管全身麻醉。颈后部上中切口,上自枕骨后结节上2cm,下至颈椎 C_4 棘

突。显露枕后结节、颈椎 C_1 后弓和 C_{2-4} 椎板，剥离寰椎后弓，为保护椎动脉免受伤害，先从后弓下面由中线向外剥离出后弓达枕寰关节。此时可见椎动脉沟和骨桥。

用神经剥离子仔细剥离并充分显露骨桥后，以尖头小咬骨钳剔除骨桥且稍许扩大椎动脉沟，再用小弯血管钳顺椎动脉走行钝性剥离，以切除颈交感节后纤维与椎动脉之间的联系。清洗创口，放置橡皮条引流，按层缝合，术后48h拔除引流条，高领颈围制动3周。

4. 颈椎前路侧前方椎动脉减压术（赵定麟教授报道）

（1）颈椎前路显露：术前准备、麻醉与体位同颈前路常规手术；切口高度视病变部位而定。横行切断颈阔肌，分离并向外牵开胸锁乳突肌及肩胛舌骨肌。沿颈血管神经鞘与甲状腺、气管、食管的疏松间隙向深处分离直达椎体前方。将颈长肌分束缝扎、切断，并从椎体横突前结节附着处游离。注意保护颈动脉，勿误伤脊神经根。

（2）切开横突孔前壁，显露椎动脉：用较细的神经剥离子轻轻游离横突孔的上下口，推开椎动、静脉与孔壁间的粘连。而后用小薄型枪式咬骨钳咬开孔前壁，显露出椎动脉。视病情显露1～2个横突孔之椎动脉。如遇椎静脉破裂，可用明胶海绵压迫止血。沿椎动脉的走行向上向下分离，至此可以剥离分布于其动脉外膜的交感神经节后纤维。

（3）椎体前外侧缘切除：在病变椎体平面将椎动脉轻轻向外牵开，沿椎间隙下缘横行切开前纵韧带外侧部分，用小平凿凿除椎体前外侧骨质，扩大显露范围。

（4）钩状突切除：用小平凿或小刮匙由前外下方向后内上方轻轻地逐渐将增生的钩突凿除或刮除，注意勿伤及脊髓神经根。

用生理盐水冲洗局部，彻底止血后，创面处填留一块明胶海绵，逐层缝合创口，皮下橡皮条引流24h。由于手术治疗方法危险性较高，并发症多，对70岁以上的老年患者尽量用非手术治疗为宜。如何发挥非手术疗法的作用，仍是临床亟待研究解决的课题。笔者的经验是，药物治疗和颈椎牵引作为基础治疗，定点伸引手法、银质针疗法和中药外敷有机结合，分阶段治疗，可取得良好疗效

上述各种手术针对颈椎椎管外肌筋膜组织、椎动脉或颈交感神经减压和松解治疗，取得良好疗效。但是手术风险较高，治疗手段复杂，术后有较多并发症，故一定要慎重处置，仅有特定重症病情需要，才可考虑应对选择，尤其是高龄心血管病患者，必须从严掌握。

（王　林　王云霞　路　刚）

第三节　原发性三叉神经痛

三叉神经痛是指三叉神经一支或多支分布区内典型神经源性疼痛。其疼痛特点为发作性疼痛，每次发作时间为几秒至几分钟，间歇期可完全无痛或仅有微钝痛；面部可有触发点，疼痛局限于一侧三叉神经区。

一、应用解剖

三叉神经节位于颅中窝的内侧面，在卵圆孔内的后上方，其周围包裹有 Meckel 腔的硬脊膜，内侧面有海绵窦和颈内动脉。三叉神经节经过卵圆孔的内入口，卵圆孔口直径5～10mm，孔道长5～8mm。进行半月神经节射频毁损技术操作中最重要的步骤是摄取正确的卵圆孔影像学图像。从影像学观点看，卵圆孔最内侧面是半月神经节的第1分支，中央部分是第2分支，外侧部分是第3分支。在进入卵圆孔和 Meckel 腔深部的末端部时，应注意第3分支是最表浅的，第2分支居中，第1分支最深。见图25-11。

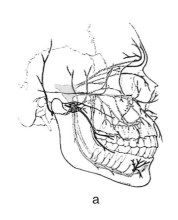
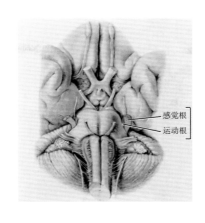
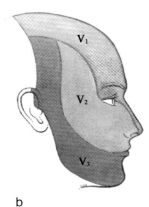

感觉根
运动根

a   b

图 25-11 三叉神经（CNV）
a. 皮肤神经分布（躯体感觉）；b. 眼（CNV₁）、上颌（CNV₂）和下颌神经（CNV₃）分支。

（一）三叉神经第 1 支

眼神经，是最小的一个分支，属于感觉神经。

1. 眼神经　从半月神经节前内上侧分出，向前穿经海绵窦外侧壁，经眶上裂入眶，入眶前分为额神经、泪腺神经和鼻睫神经。眼神经还有动眼神经、滑车神经和展神经等 3 个含感觉纤维的交通支。在滑车上神经分布区患带状疱疹时，常表现与三叉神经痛相似的剧烈疼痛。

2. 额神经　自眼神经发出后走行于眶顶骨膜与上睑提肌之间，经眶上切迹穿出，分布于额部及上眼睑。额神经入眶后在外直肌的上侧、滑车神经的下方，向前行经上睑提肌与骨膜间分为眶上神经、额支和滑车上神经。

3. 眶上神经　由额神经发出，继续前行于上睑提肌和眶顶壁之间，经眶上切迹或眶上孔分布于前额部。这些分支均从前面出眶，发出分支支配眼睑、前额和头皮的前部，眶上神经纤维也可延伸至颅顶。

4. 鼻睫神经　是眼神经最内侧的分支。眶后鼻睫神经到达中壁，然后经过前筛孔终止于鼻腔。开始走在上直肌的下方，后来走行于上斜肌和内直肌之间。在鼻睫神经走行

中，发出睫长神经、滑车下神经，终支是筛前神经。睫长神经自鼻睫神经发出，从视神经的内、外侧入眼球，包含瞳孔开大肌的交感纤维，以及虹膜、睫状体与角膜的感觉纤维。筛前神经穿筛前孔到颅窝，分布于硬脑膜后穿筛板入鼻腔。

（二）三叉神经第 2 支

上颌神经，由半月神经节前部经圆孔出颅，入翼腭窝，穿眶下裂入眶，终支为眶下神经。上颌神经在翼腭窝内发出数支神经分支，有翼腭神经、颧神经、眶下神经和上牙槽神经后支。与颜面部疼痛相关的上颌神经分支有：①下睑支（分布于下睑的皮肤及黏膜）；②鼻外支（分布于鼻外侧区皮肤）；③鼻内支（分布于鼻前庭皮肤）；④上唇支（分布于上唇及附近颊部皮肤和黏膜）。上颌神经最大的终支为眶下神经。

1. 翼腭神经　又称神经节支，在翼腭窝内发出 2～3 支神经分支，自上颌神经干下降至蝶腭神经节，直接加入神经节的眶支、鼻支和腭支。

2. 颧神经　在翼腭窝内分出经眶下裂入眶，沿眶内侧壁向前又分为颧面支和颧颞支。颧面支分布于颊部皮肤；颧颞支沿眶外

壁向上行,入颧眶孔进颞窝,在颧弓上 2.5cm 处穿出至皮下,分布于颞区前部皮肤。

3. 眶下神经　为上颌神经直接延续的主支和最大的终支,经眶下裂入眼眶,穿过眶下沟和眶下管出眶下孔而分布于一侧的下眼睑、鼻、上唇和颊部,也是三叉神经第 2 支疼痛的主要表现部位。眶下神经痛还诱发下述分支的神经痛。①上牙槽神经中支:从眶下管发出后沿上颌窦的侧壁下降,加入上牙丛。此神经丛部分终止于前磨牙、牙龈及上颌窦黏膜。②上牙槽神经前支:在眶下管发出后经上颌窦前壁的牙槽管下降,加入上牙丛。前部分支至尖牙、切牙、牙龈及上颌窦黏膜。因此,三叉神经痛第 2 支可以表现为上述神经痛。

4. 上牙槽神经后支　在翼腭窝发出 2～3 支分支循上颌骨的颞下面到牙槽孔,入牙槽管,分布于上颌窦、后磨牙及其颊侧的牙龈。上颌神经在眶下沟及管内的分支包括上牙槽神经中支和上牙槽神经前支。

(三)三叉神经第 3 支

下颌神经是最大的一条分支,由半月神经节较大的次级分支和一个细长的运动神经根融合而成。神经纤维束自卵圆孔出颅腔入颞下窝,发出分支到硬脑膜、翼内肌、鼓膜张肌、腭帆张肌。下颌神经干位于翼外肌和腭帆张肌之间,前侧邻近翼内肌后缘,后侧靠近脑膜中动脉,内侧与耳神经节相连,并进一步分为下列分支。①脑膜支,又称为棘孔神经或返支,由下颌神经干发出后,经棘孔穿入颅内,分布于硬脑膜和乳突小房黏膜。②翼内肌神经,主要是运动纤维,由下颌神经干内发出,分布于翼内肌。

1. 下颌神经前股　包括支配咀嚼功能的颞肌、咬肌和翼外肌神经的运动纤维和含有感觉纤维的颊神经,因此临床多见颊神经痛。①颊神经:为感觉神经,由下颌神经前股发出后,走向前下外侧,穿颞肌鞘下部入颊肌,分布于嘴角、颊部皮肤和颊黏膜,以及第一磨牙附近的颊侧牙龈。颊神经的运动神经

来自面神经。②咬肌神经:常与颞深后神经共干,当颞神经分出后,咬肌神经行向外侧;经翼外肌上缘与咬肌动脉并行,在下颌关节与颞肌之间跨过下颌切迹,与咬肌动、静脉一起分布于咬肌,并发出细支至下颌关节。咬肌神经损伤也可表现为下颌关节疼痛。

2. 下颌神经后股　主要是感觉神经纤维,包括属于感觉的舌神经、耳颞神经和只含一小束运动纤维的下牙槽神经。其详细解剖关系如下。

(1)舌神经:也是下颌神经的分支,位于下颌最后磨牙的稍后侧,仅被口腔黏膜覆盖,术者可以用示指伸进口内压迫上颌骨内侧面触及该神经。舌神经则位于下牙槽神经前内侧,经翼外肌和翼内肌之间下降,呈弓形向前弯入口腔底部,经颌下腺深面上方和舌骨舌肌的外面延伸到舌尖,终末支分布于舌黏膜深层。在沿着下颌骨的内侧面下行时与面神经的鼓索神经分支相交通。鼓索神经内有传入和传出神经纤维,传入纤维为味觉传导纤维,传出纤维为分布于下颌腺、舌下腺的副交感纤维。大部分感觉神经支配舌体的前 2/3 黏膜,其中分泌纤维支配颌下和舌下唾液腺。

(2)下牙槽神经:为下颌神经后股最大的一支,向下走行于舌神经的后面约 1cm,从翼外肌内侧下行于蝶下颌韧带与下颌支之间,在下颌骨的内侧面进入下颌骨管。然后在下颌骨质中向前分出分支到下磨牙和前磨牙并与牙龈部分毗邻。在下颌骨中连续向前分出分支分布于犬牙和切牙,在第二前磨牙下方出颏孔前,经下颌管至颏孔分为两支,一支为颏神经出颏孔,另一支继续在下颌管前行,称为切牙支,形成下牙丛和较小的下唇支,支配下唇部的感觉。

(3)颏神经:下牙槽神经最终的两分支之一。它经颏管于前磨牙下方或第二尖牙下方的颏孔穿出,这使得颏神经有一个急转弯。颏孔纵深 4.58～4.78mm,横径为 3.45mm。颏神经由此走出支配下唇及相应的嘴角至中

线的牙龈。

（4）耳颞神经：起自三叉神经第3支下颌神经的后根，当下颌神经出卵圆孔后分出，在颞下窝内向下斜越过下颌关节突颈部的后内侧。位于翼外肌和腭帆张肌之间，再经蝶下颌韧带与下颌关节之间入腮腺上部，上行过颧弓根部分为耳支和颞支，并与颞浅动脉伴行。耳颞神经分布于颞区和头皮的外侧皮肤，走行中发出小分支到下颌关节、外耳道、鼓膜、耳屏、耳廓的上部和颞下颌关节、腮腺、颞部，以及顶部的皮肤。此外，还支配汗腺分泌、小血管运动和腮腺分泌功能。见图 25-11。

二、诊断

原发性三叉神经痛是一个间歇性脸部疼痛综合征，在中老年人群中常见。疼痛通常单侧发作，以第3支最多见。疼痛常会突然发作，呈电击样、抽搐样、针刺样或火烧样疼痛，剧烈而痛苦，持续数秒至数分钟，间歇期一般没有疼痛，如同正常人。经常由面部的某些触发区诱发疼痛，即在面部、上下颌或颈部的某些点是疼痛本身的实际触发点，也称为扳机点，一般没有感觉缺失。通常查不到明确的病因，少数可能继发或伴发其他疾病，如多发性硬化症、带状疱疹、颅后窝肿瘤或颅后窝血管畸形等。三叉神经痛的患者确实要做一些深入的神经学评估，以确定颅内组织有无损害及有否合并潜在的疾病；另外，还要做一些电生理学和脑脊液的检查，以排除多发性硬化症的可能性。

三、三叉神经痛治疗

多数三叉神经痛患者可首选抗癫痫药物治疗，当患者不能耐受药物治疗或对药物治疗无反应时，可以考虑银质针导热治疗、射频热凝介入治疗或微血管减压手术治疗。

1. 药物治疗 早期轻型三叉神经痛病例，如为神经源性痛，可采用药物调控，主要使用抗惊厥抗癫痫药物，如卡马西平、苯妥英

钠。详见第6章第二节神经病理性疼痛有关内容。

2. 银质针导热治疗 原发性三叉神经痛病因除了颅内微血管压迫所致而外，其他病因尚未明了。有各种认识，如外周炎症刺激三叉神经分支，老年患者其半月神经节发生突发性缺血、过敏反应而致痛，还有少数学者认为是由于神经中枢功能障碍而引起发作等。

现今，临床治痛的新型疗法——银质针导热疗法，经作者等 40 余年大量临床实践证明，具有"以针代刀"的治疗作用。对于原发性三叉神经痛轻中度患者，也有较好的疗效。与微创介入治疗、微血管减压治疗作为较完整的阶梯治疗，通过合理选择，避免过度医疗，尽可能减少手术创伤。

以往，传统用毫针针刺主要穴位分别是鱼腰（第1支痛），触电样感传至眼与前额；四白（第2支痛），触电样感传至上唇、上牙；下关（第2支痛），触电样感传至舌或下颌；夹承浆（第3支痛）触电样感传至下唇。20 世纪 60 年代，我国针刺专家徐笨人快速针刺治疗原发性三叉神经痛 1000 例，近期疗效分析显示疼痛消失占 54%，显效 29.2%。随访 6 年远期疗效，复发率为 40.3%，可继续采用针刺治疗。近 20 多年来，临床实践证实，银质针导热疗法远期疗效高于传统针刺疗法，病程愈短、疼痛愈重、效果愈好。

3. 射频热凝治疗

（1）操作方法：应选择低射频温度，确认了合适的电刺激参数后，静脉注射丙泊酚使患者意识消失，在此点进行持续 60s 的毁损。一般主张用 65℃ 开始热凝毁损，有潜在多发硬化病的患者第1次毁损的温度要更低些。第2次的毁损通常是 67℃ 持续 60s，毁损之前再给一次静脉麻醉药。每一次毁损后都让患者清醒并用小棉片检查角膜反射，以确认角膜还保留好的感觉功能。第1支毁损技术的关键是每次稍微提高热凝的温度以增加神

经毁损的程度,直到该支的感觉明显减退而未消失,角膜反射仅仅是非常轻微的减退则可。总之,为了使痛感觉和角膜反射轻度地减退,热凝温度常常是 65℃、67℃和 70℃,持续 60s,第 2、第 3 支可加热 75~80s。

应强调,无论如何都必须避免过高温度,否则容易导致传入神经性痛,第 1 支则容易导致角膜反射丧失。然而,正确的操作能使大多数患者的三叉神经疼痛得到极好的解除并保留充分的角膜反射或舌部、颊及面部的感觉和咀嚼肌力。进一步强调的是,进行三叉神经穿刺操作和射频毁损患者都极其疼痛和非常难受,不接受镇静麻醉的患者难以忍受。所以不要让患者在治疗中经历疼痛和不愉快,应用现代的静脉麻醉技术使患者能够在短效麻醉药下进行穿刺和全部的热凝毁损,在相当良好的无痛方式下接受此技术操作,这样当疼痛复发时他才会再次来接受射频治疗。如果应用脉冲射频调节术,针尖到位并测试定位后,应用 4~8Hz,20~30ms,调节电流至针尖温度为 42℃或者 56℃为止,加温时间为 2~3min。术后有 75%的人能很好缓解疼痛超过 20 个月。因此,在三叉神经第 1 支疼痛或第 3 支疼痛并非很剧烈的患者可使用脉冲射频治疗。不正确辨认卵圆孔可能是穿刺失败的主要原因,如果穿刺太向上方,可能会把电极针穿刺到眶下裂,位置太靠后、靠内可能进入破裂孔;太靠后、太靠下则可能进入颈静脉孔或颈动脉管。应该保持穿刺针始终与 X 射线投照仪中点的方向平行,直接对着卵圆孔进针,以减少盲探进针引起的误穿并发症。大量出血说明刺入了大血管,应立即停止操作并及时处理。如果刺激时有眼球转动异常或面部抽搐,就不能加温热凝,否则可能会破坏海绵窦或其他脑神经。

(2)术后处理:术后患者应留院观察 1~3d,给予抗生素 3d,继续给予原来服用的卡马西平。在完全不痛后再逐渐停药,需 1~2 周的减药时间。术后伴发其他神经症状者每天给予 2 次 20%甘露醇 250ml 加地塞米松 10mg 并持续 2d,以减轻穿刺或热凝所波及的神经水肿反应。术后不适可能持续 2~4 周,第 1 支射频毁损者如果有角膜干燥症状,给生理盐水滴眼以湿润角膜。患者在治疗后住院观察一晚,并应该被预先告知三叉神经毁损后围术期的不适可能持续 2~4 周,这段时间可能需要给予合适的镇痛药。此外,术后部分患者有不舒服的酸麻感,应用抗抑郁药可缓解症状。如果患者在术前已服用了卡马西平等镇痛药,术后推荐在 2 周期间逐渐减量停药而不要突然停药。预计至少 80%的患者能达到高水平的疼痛缓解。术后第 1年,15%~20%的患者出现疼痛复发,可行第 2 次毁损治疗,操作与首次热凝治疗同样有效安全。

半月神经节热凝技术在难治性丛集性头痛患者的治疗中也有用,但应该首先进行蝶腭神经节毁损,在治疗无效时选择性做三叉神经第 1 支毁损可以收到非常好的效果。半月神经节热凝对继发性恶性肿瘤的疼痛也有效。

(3)射频毁损的并发症:①面部麻木,约 98%的患者均出现面部麻木。根据我们的随访,在术后 3~6 个月麻木感有所减轻,对日常生活及各项功能无明显的影响。②脑神经损伤,主要是听神经、外展神经或滑车神经损伤,发生率约为 5%。③麻木性疼痛,发生率约为 1.5%,其原因主要是热凝时并不是将神经组织全部失活,而是保留其部分功能。通常在 4 周后该症状可消失。④角膜麻痹或麻痹性角膜炎,按照国内外资料统计,其发生率可高达 11%,其中又有 20%的患者可有视力下降。造成本并发症的主要原因是穿刺深度难以把握。用 CT 定位方法后可使其发生率下降至 1%~2%。⑤颅内血肿或出血,迄今在正式文献中尚无报道,而 Sweet 等在某些私人通信中提到过本并发症,约为 0.2%。

⑥咀嚼功能减退，其发生率通常为 20%～30%。常由破坏三叉神经第 3 支的运动神经所导致。鉴于三叉神经痛常为单侧发作，其射频治疗后的咀嚼功能可依靠对侧来补偿，患者的总体咀嚼功能下降并不明显。

4. 三叉神经痛微血管减压术　1996 年美国 Jannetta(1972—1991)报道 1185 例典型三叉神经痛微血管减压术(MVD)结果，典型三叉神经痛的诊断依据：三叉神经分布区内一支或多支突发性刀割样、电击般剧烈疼痛，每次历时数秒钟至 1～2min。多数患者有扳机点碰触、讲话、咀嚼或刷牙、张口可引起发作、间歇期如常人。有些患者的病史可很长，疼痛表现为持续性，也间有典型发作，如果考虑是非典型三叉神经痛，不列入本统计范围。病组中有 11 例患者同时患有同侧舌咽神经痛，另有 10 例同时患有同侧面肌痉挛，1 例为对侧面肌痉挛。

病期长短与痛区分布多寡有一定关系，病期长而痛区相应增多；既往药物治疗中，一般患者在初期对以上这些药品都有明显疗效(尤其是卡马西平)，后因药物的不良反应或逐渐转为无效而放弃药物治疗。

既往手术史中，有 17% 患者做过周围神经注射、神经撕脱或切断，8% 患者做过三叉神经半月节射频热凝疗法(RFLs)，4% 患者做过甘油注射，3% 患者做过三叉神经节后或神经根切断术(如 Spiller-Frazier 术式)，以及乙醇、石炭酸(酚)或热水注射等。总的统计，有 27% 患者在做 MVD 手术之前曾接受过 1 次或多次三叉神经破坏性手术。

(1)疗效评级：Jannetta 对三叉神经微血管减压术后疗效提出三级评估法，即优：原疼痛全部消失，或者 98% 消除，不用服药；良：原疼痛消除 75%，或超过 75%，间断小量服药；无效：术前疼痛残留超过 25% 或者又重新服药。

有些患者术后的持续性疼痛或烧灼性疼痛是在 MVD 术前做神经破坏性手术造成的，MVD 对这种感觉障碍则于事无补，不能作为评级依据。在 MVD 术前患者已具备这些症状者，不要期望 MVD 能予以消除。

(2)术中发现：匹兹堡大学医院(PUH)神经外科 Jannetta 报道，1204 例非典型三叉神经痛患者术中常见的压迫血管是小脑上动脉(SCA)占全数 76%，静脉压迫为 68%，只有静脉单一压迫为 13%，在老年病组中，三叉神经被异位的椎动脉或基底动脉压迫较为常见，在女性患者中受一些无名动脉或静脉压迫。见表 25-1。

表 25-1　压迫三叉神经的血管(1204 例，Jannetta 报道)

血管	第一次手术数(总数 1204)	%	再次手术数(总数 132)	发生率(%)
小脑上动脉	909	75.5	27	20.5
小脑前下动脉	116	9.6	4	3.0
小脑后下动脉	8	0.7	0	0
椎动脉	19	1.6	0	0
基底动脉	9	0.7	0	0
迷路动脉	3	0.2	1	1.0
无名小动脉	186	15.4	47	35.6
静脉	822	68.2	95	72.0
只有静脉	151	12.5	49	37.1
静脉和动脉	671	55.7	46	34.8
仅有无名小动静脉	223	18.5	102	77.3

（3）微血管减压的结果：以上报告典型三叉神经痛微血管减压手术 1204 例，其中术后 5 年随访率为 91%，10 年为 87%。手术后第 1 周疼痛全消失为 82%，部分消失为 16%，无效为 2%。术后 1 年随访结果疼痛全消失为 75.2%，部分消失为 8.4%，优良为 8.1%。术后 10 年随访结果疼痛全消失为 63.5%，部分消失为 3.5%，优良为 67.0%。症状复发或第 1 次手术无效共 132 例（11%）行再次手术。再次手术结果，术后 1 年随访疼痛全消失为 79.7%，部分消失为 7.6%（优良率为 87.3%），术后 10 年随访疼痛消失为 69.6%，部分消失为 4.2%（优良率为 73.8%）。

（4）手术并发症：该组有 2 例死亡。其中例 1 为 79 岁的女性，术后并发半球脑卒中；例 2 为 69 岁的女性，术后并发脑干和小脑梗死，明显是因血管填塞压迫小脑上动脉引起。这 2 例都是在术中应用脑干诱发电位（BSER）监测之前发生的。

有 6 例术后并发同侧小脑半球梗死、水肿或出血，其中 5 例做了小脑软化灶切除。有 2 例术后并发颅内血肿，1 例为天幕上硬脑膜下血肿，另 1 例为天幕上脑内血肿，都做了血肿清除术。术后都恢复良好，没留永久性后遗症。

有 208 例（17.3%）患者并发持久性面部麻木，其中轻度 11.9%，中度 4.4%，重度 1.0%。第 2 次术后并发重度面部麻木为 8%，14.8% 患者术后并发一过性面麻。分析发现，术后面部麻木与压迫血管的类别有关，压迫血管如为小脑上动脉，术后发生面部麻木较少见。如压迫血管为静脉，术后发生面部麻木机会较多（$P = 0.001$），这可能与在处理静脉时损伤神经根的机会多于动脉，而且常常要用电凝处理有关。其他因素如患者年龄、性别、侧别、病期、神经累及数关系不大。手术后面部麻木在各种经皮治疗方法中是治疗的目的，而在微血管减压术后则是一种并发症。

40 例（3.3%）患者术后并发面部烧灼痛，58 例（4.8%）患者并发面痛，这些并发症常是与面部麻木一起发生的；83 例术后并发持续性面部麻木患者中伴发烧灼痛占 9.6%，面痛占 14.5%，这表示神经损伤的位置是在根入口处，与半月节平面受损的表现一样。397 例术后非持久性面部麻木患者中烧灼痛占 2%，面痛占 2.8%。分析认为，烧灼痛和面痛与患者年龄、性别、侧别、病期、神经受累数或血管压迫的类别（静脉或动脉）等因素无关。不过患者在微血管减压术前曾做过三叉神经射频热凝治疗可并发面部烧灼痛、面痛及面瘫。

15 例（1.2%）患者术后并发同侧听力障碍，其中 14 例为严重障碍，令人不解的有 1 例听力障碍发生在对侧（中度）。术后听力障碍与患者年龄、性别、血管减压动脉复位没有明显关联。匹兹堡大学 1980 年前，术中没有用脑干诱发电位（BSERs）在 431 次手术中有 11 例并发同侧听力障碍（2.6%）。采用 BSERs 后听力障碍降为 0.6%（733 次手术中有 5 例）。其他并发症，如术后并发一过性面瘫、眼外肌运动障碍、滑车神经麻痹、外展神经麻痹，以及并发脑积水，分别做了相应处置。

原发性三叉神经痛，因为由多种因素引发，包含周围或中枢神经系统，应该以神经调控、增加血供、缓解对三叉神经的刺激、消除功能障碍为诊治思路，最后找到确认压迫三叉神经及分支的颅内血管，才可选择实施血管解压手术。三叉神经微血管减压术治疗继发性三叉神经痛是一种安全有效的方法，病因较为明确，针对性强。

（王　林　王云霞　路　刚）

第 *26* 章

颈背肩胛痛

第一节 颈背肩胛肌筋膜损害

一、应用解剖和病因探讨

(一)颈背肩胛区域应用解剖

1. 浅层肌筋膜结构 皮肤筋膜、三角肌、斜方肌上束、肩胛提肌、菱形肌、前锯肌。支配诸肌的肩胛背神经、腋神经。

2. 深层肌筋膜结构 椎枕肌、头夹肌及头半棘肌,冈上、下肌,大、小圆肌;肩胛下肌、上后锯肌。支配诸肌的枕下神经、第 2 枕神经,肩胛上神经、肩胛下神经。

3. 神经多节段分布 神经支配主要来自臂丛神经和脊神经后支,由臂丛发出肩胛上神经 C_{5-6} 支配冈上肌、冈下肌;肩胛下神经 C_{5-6} 支配肩胛下肌、大圆肌;腋神经 C_{5-6} 支配三角肌、小圆肌;胸背神经 C_{6-8} 支配背阔肌;肩胛背神经 C_{3-5} 支配肩胛提肌、菱形肌;胸前内的神经 C_7-T_1 支配胸小肌。

(二)肩背肩胛部神经支配与压痛点的关系

肩胛提肌群慢性损害的肌肉为斜方肌、肩胛提肌、冈上肌、大小菱形肌,并在这些肌肉的附着处即肌止为压痛点,而其压痛点分布与神经支配关系不确切,虽然这群肌肉的神经节段来自 C_{3-5},但并非是 C_{3-5} 神经根受压迫来解释上述压痛点的出现。再如头颈部低悬伏案工作的软组织损害,常出现于大小圆肌、冈下肌、胸大肌、前锯肌部位的压痛,确

认大圆肌神经支配来自 C_6、小圆肌为 C_5,而胸大肌为 $C_5 \sim T_1$,故这组群肌肉由于慢性损害而出现的压痛点亦不能用神经根的压迫来解释。怎样理解压痛点与神经分布的关系?从解剖学角度来看,神经支配具有一定规律,按其分布区域出现症状;而肌筋膜损害性疼痛所出现的压痛分布与其工作性质、操作姿势、持续时间有密切关系,神经节段分支区域出现疼痛往往是肌筋膜压痛点扩散的疼痛,甚至是其牵涉性疼痛。

二、临床表现

工作生活姿势不同而疼痛分布有差异。肩扛及挑担重物易产生菱形肌、肩胛提肌群慢性损害,其压痛点主要分布于肩胛骨内上角、肩胛骨内侧缘及颈胸椎棘突旁和冈下窝;低头伏案书写人员则易产生大小圆肌、冈下肌、前锯肌部分的压痛点。如篮球排球、羽毛球之类运动易损害肩背及肩胛部肌筋膜群,以及肱二头肌长头或短头损伤。

(一)颈项部功能活动受限

肌筋膜功能与颈椎活动之间联系十分重要。通过颈椎功能活动受限就可推知肌筋膜受损害的部位,即肌止或肌起。

1. 前屈活动受限 ①胸锁乳突肌肌止-乳突下缘;②肩胛提肌肌止-肩胛骨内角;③前中斜角肌肌起-C_{3-6} 横突前结节;④颈长

肌肌起-颈椎前旁侧(双侧)。

2. 后伸活动受限　①斜方肌肌止-枕骨上项线;②枕后小肌(头后大直肌、小直肌,上斜肌、下斜肌)肌止-枕骨上项线下缘及 C_2 横突后结节;③头夹肌及头半棘肌肌止-枕骨乳突后下缘及 C_{3-6} 横突(双侧)。

3. 旋转活动受限　①胸锁乳突肌;②斜方肌;③前斜角肌(对侧);④头夹肌及头半棘肌;⑤枕下肌(同侧)。

4. 侧屈活动受限　①前中后斜角肌;②斜方肌(同侧)。

(二)颈项部肌筋膜间隔疼痛

为斜方肌上束与头夹肌头半棘肌,头夹肌与颈夹肌颈半棘肌两层间隔。颈项部肌肉肌筋膜挛缩僵硬,从而颈背肩胛部各种方向活动受到明显受限。

(三)颈椎管外软组织压痛点

颈背肩部和上肢压痛点分布如下。

1. 枕骨上项线——斜方肌(浅部)、椎枕肌(深部)。

2. 枕骨下项线——头夹肌肌止。

3. C_2 棘突旁外上方——寰枢侧方关节。

4. 乳突后下部——胸锁乳突肌肌止。

5. $C_3 \sim T_6$ 棘突——头夹肌肌起。

6. C_{3-6} 横突前结节——前斜角肌肌起。

7. C_{2-7} 横突后结节——中斜角肌肌起。

8. 肩胛骨内角——肩胛提肌(肌止)。

9. 肩胛骨冈上缘——斜方肌肌止、冈上肌肌起。

10. 肩胛骨冈下窝——冈下肌肌起。

11. 肩胛骨脊柱缘——大、小菱形肌肌起。

12. 肩胛骨下角腋窝缘——大、小圆肌肌起。

13. 肩胛骨喙突——肱二头肌短头与胸小肌肌止。

14. 肱骨结节间沟——肱二头肌长头腱鞘。

15. 肱骨大结节——肩肌腱袖附着点。

16. 锁骨内侧端——胸锁乳突肌肌起。

17. 第 1 肋骨肌结节——前中斜角肌肌止。

18. 胸脊柱棘突——棘上棘间韧带。

19. 胸椎椎板小关节——胸背伸肌群与关节囊。

20. 胸脊柱横突——肋横突关节。

21. 肱骨外上髁——伸指总肌腱附着点。

22. 肱骨内上髁——屈腕指总肌腱附着点。

23. 腕管及腕横韧带——正中神经。

24. 桡骨茎突——伸拇短肌腱、外展拇长肌腱附着点。

三、临床治疗

1. 神经药物注射(急性发作)

(1)主要部位:肩胛上神经(冈上窝外 1/3 处)、腋神经(肩胛冈下外侧三边孔处);辅助部位为肩胛下神经(冈下窝中心区)、肩胛背神经(肩胛内角上缘)。药物注射起到消炎镇痛、营养神经的作用。一次选择 2～3 点区域,共注射 3 次即可,间隔 5～7d。

(2)药物配方:2%利多卡因注射液 3ml (60mg)甲钴胺 1ml(0.5mg)、得宝松 1ml (4ng)、0.9%氯化钠注射液 10ml,共 15ml,分为 2～3 点注射,具体方法按常规药物局部痛点注射。

2. 银质针导热治疗　对于中重度、病程长的慢性软组织损害采用银质针导热治疗最为适宜。分 3 次常规部位操作。一是中下颈段椎板与小关节,乳突后下缘下项线头夹肌附着点,肌筋膜间隔;二是中上颈段椎板与小关节,枕骨上项线椎枕肌附着点,寰枢侧方关节;三是下颈椎与上胸椎椎板与小关节, C_{3-6} 横突前结节前斜角肌肌起,肩胛骨内角上缘。具体操作方法见相关章节银质针导热疗法内容。

3. 中药熏洗治疗 对于重度、病程长、反复发作慢性软组织损害,在银质针导热后接着采用中药热敷联合治疗,具有软组织康复的作用,明显提高远期疗效。具体方法见相关章节中医药疗法内容。

（卢振和 段玉生 江亿平）

第二节 颈椎小关节综合征

颈椎小关节综合征,即颈椎轻微错位,急性称为小关节滑膜嵌顿。多因轻度颈扭伤,好发部位位于颈中下节段,使滑膜嵌入小关节之间,造成小关节交锁或伴脱位,使脊椎活动受限。伤后发生明显剧痛,无法忍受。患者往往屈身侧卧,情绪紧张,肌肉紧张,不敢动,生怕别人触碰或搬动,脊柱任何的活动、咳嗽、震动都会使疼痛加重。滑膜上端的肿胀可刺激位于椎间孔内的神经根,产生放射性疼痛。慢性颈椎小关节损害是指颈椎小关节活动范围受限,小关节面之间发生微小的错位,即中医所指的"骨错缝、筋出槽"。

一、病因机制

脊柱小关节综合征(facet joint syndrone of the spine,Ghormley,1933)是脊柱源性疼痛根源之一。滑膜结构成对,弹性软骨连接,关节囊包裹,由脊神经支配。椎间盘退变而移位,承受轴向负载,而椎间盘免受应力损害;与脊神经后支和交感节自主神经密切相关。颈椎、腰椎小关节退变与损伤较胸椎小关节频发,症状明显。

由于颈椎的特殊解剖关系,故其稳定性较差,当颈部肌肉扭伤或受到风寒侵袭发生痉挛,睡觉时枕头过高或在放松肌肉的情况下突然翻身,工作中姿势不良,颈部慢性劳损,舞台表演或游泳时做头部快速转动等特技动作时,均可使颈椎小关节超出正常的活动范围,导致颈椎小关节发生移位、错动,同时伴有椎体一定程度的旋转性移位,使上、下关节突所组成的椎间孔的横、纵径皆减小,导致颈椎平衡失调。颈椎失稳,较易复发,从而影响颈椎的稳定性,长期反复发作者可促使颈椎退行性改变,部分病例造成间盘突出。

1. 颈椎或腰椎小关节会发生退行性变,骨关节炎性病理改变。

2. 颈部背伸、双手抬举、拖拉重物可致痛。不因坐走卧加重或缓解疼痛,颈背部可出现晨僵,活动后可减轻,长时间持续活动过后则会加重。

3. 颈部向侧面伸展或挤压而疼痛加重,无神经根紧张,也未受到刺激与压迫征象。

4. 颈椎多节段双侧小关节和脊神经后支药物注射有效。

5. 颈背肩胛疼痛严重并反复发作,则可去神经支配。

6. 可采用手法整复和银质针导热治疗。

二、临床表现

起病较急,颈项强直,疼痛,活动受限,有的患者可出现头昏、视物不清、眼震、复视、面部麻木等症候。颈椎病变节段棘突一侧隆起、关节突偏歪,椎旁有压痛点。颈椎关节节段疼痛区域分布见图 26-1。颈椎关节节段具有反射痛重叠区域,故疼痛区可以提示 2～3 个颈椎节段。通常为一个节段疼痛为重,压痛点周围肌痉挛明显。

确定颈椎病变关节节段:颈椎功能性节段划分上颈段 $C_{1\sim3}$ 头颈旋转、后伸;中颈段 $C_{3\sim5}$ 颈后伸、旋转;下颈段 C_5-T_1 颈前屈、旋转、侧屈。

颈椎管挤压试验、侧颈牵拉试验、举臂耐

力试验区分颈椎管内外病变。排除颈椎管内病变,测定颈椎功能活动反应节段性变化。颈椎节段性损害与颈背肩部反射痛区域见图26-1。

部分少数患者出现上胸背部疼痛或岔气,通过上背部胸椎小关节(T₃₋₆)和肋横突关节压痛检查,得到确认后可行手法整复或银质针导热治疗。

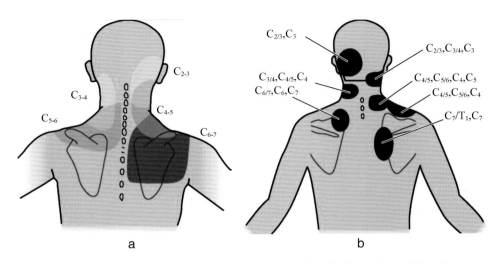

图 26-1　a. 颈椎关节节段疼痛区域分布;b. 颈椎关节节段反射痛重叠区域

三、治疗

(一)重点解决颈椎关节损害——现代三项组合疗法

1. 神经药物注射　对于颈椎小关节病急性疼痛者,在 C₄₋₆ 脊神经后支小关节偏上旁侧,进行药物注射。药物配方详见本章第一节。患者如伴有头晕、视物不清、复视、眼震或面部麻木,必要时可做星状神经节药物注射,配方为 2% 利多卡因注射液 2ml,0.9% 氯化钠注射液 8ml,加 0.5ml 甲钴胺注射液,左右两侧交替注射,各为 2 次。

2. 脊柱关节整复

(1)颈椎小关节:单节段采用坐位,颈椎关节旋扳,单人或双人操作;多节段采用仰卧位,颈椎关节定点,下肢拔伸,双人操作。

(2)胸椎小关节:侧卧位,胸椎关节定点,上肢拔伸,双人操作。一般多节段关节整复

手法,须间隔 3d 重复施行,每次仅能整复治疗一个节段关节。内容参阅第 9 章第三节颈部应用解剖与手法操作技术。

3. 银质针导热——三部曲布阵

(1)颈部:松解斜方肌、头夹肌、肌筋膜间隔、前中斜角肌。

(2)背部:松解背伸肌、胸椎小关节及肋横突关节。

(3)肩胛部:松解肩胛提肌、菱形肌、冈上冈下肌、大小圆肌。详见第 21 章银质针导热疗法相关内容。

(二)康复功能锻炼

详见第 22 章第二节脊柱、关节和软组织运动康复技术相关内容。尤其是老年患者应该配合肌力训练,保持脊椎节段稳定性与脊柱力学平衡。

(卢振和　段玉生　江亿平)

第三节　颈椎间盘源性疼痛

一、颈椎节段性损害机制

颈椎间盘源性疼痛(中下节段)以退变型间盘突出为主,中央及偏旁型多见,侧旁型为少数。临床上为何多发于 C_{4-5}、C_{5-6} 颈椎节段?作者经多年临床和实验研究,对颈椎节段性损害提升理性认识。

1. C_{4-5}、C_{5-6} 节段,是剪切应力集中处,发病概率相类似。

(1)C_{4-5} 由一对屈伸肌,即头夹肌与肩胛提肌形成剪切应力。肩胛提肌起自 C_{1-4} 横突后结节,固定颈椎前屈;而头夹肌起自 C_3~T_6 棘突椎板,在颈椎过伸位时,主要在 C_{4-5} 节段产生剪切应力,协同辅助肌是斜方肌上束(伸肌)、胸锁乳突肌肌止(屈肌)。邻近节段为 C_{3-4}(中颈段),常与 C_{4-5} 节段并发损伤。

(2)颈椎 C_{5-6} 由一对屈伸肌,即菱形肌与前斜角肌形成剪切应力。菱形肌起自 C_6~T_4 棘突椎板,固定颈椎后伸;而前斜角肌起自 C_{3-6} 横突前结节,在颈椎前屈位时,在 C_{5-6} 节段产生剪切应力,协同辅助肌是斜方肌上束(伸肌)、胸锁乳突肌肌止(屈肌)。邻近节段为 C_{6-7}(下颈段),常与 C_{5-6} 节段并发损伤。

2. C_{4-5} 或 C_{5-6} 节段损害,小关节过伸位或前屈位失稳,核心部位发病率高。C_{3-6} 以 C_{4-5} 为中心;C_{4-7},以 C_{5-6} 为中心;C_{3-7} 以 C_{4-5}、C_{5-6} 为中心,出现 2 个节段重度疼痛,病变范围扩大,颈椎前屈与后伸均可明显受限。

如下颈椎 MRI 提示颈椎不稳,颈椎曲线变直,C_{4-7} 间盘突出,以 C_{5-6} 节段为中心、椎间盘退变明显,硬膜囊受压。见图 26-2。

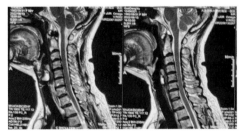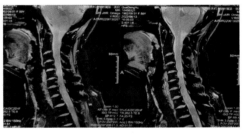

图 26-2　颈椎 MRI 提示颈椎曲线变直,节段不稳,以 C_{5-6} 节段为中心,C_{4-7} 间盘突出

颈椎节段性损害,通常为向心性进展,先由椎管外肌筋膜软组织损害,颈椎关节突关节属于中间环节,病程长久而逐渐导致椎管内病变,即椎间盘病变损害,是主要的多发因素。而离心性发展,需椎管内受到确切明显的损害,尤其急性损伤而致椎间盘突出。

二、临床诊断

1. 临床表现　以椎间盘源性疼痛为主,可合并椎管外软组织损害。部分病例出现椎间盘突出征象,硬膜囊或神经根受到刺激和压迫,产生颈肩痛、颈肩臂痛、颈肩背痛,颈部活动受限,部分患者出现上肢疼痛麻木,甚至肌肉无力,极少数可能有脊髓压迫征象。

2. 鉴别诊断　区分椎管内外病变或为混合型病变。

(1)颈椎管挤压试验(侧椎管、中央椎管)——颈椎管内病变阳性。见图 26-3。

(2)臂丛牵拉试验——颈椎管外肌筋膜损害阳性。见图 26-4。

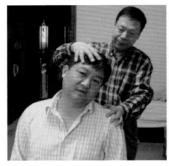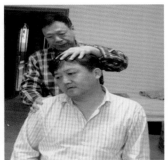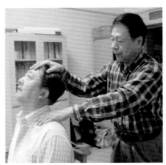

图 26-3 颈椎管挤压试验,侧椎管,中央椎管

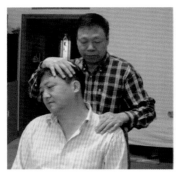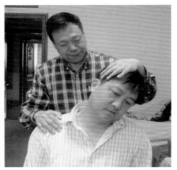

图 26-4 臂丛牵拉试验,头部向对侧后方牵拉

(3)举臂耐力试验——颈椎管外前斜角肌损害阳性。见图 26-5、图 26-6。一手举臂伸直,掌心向前;另一手臂自然下落,掌心向上。持续 0.5~1min,观察手掌及手指皮肤色泽变化,显示上臂末端血流量不足是否异常。从肉红色变成黄褐色,又从黄褐色变成苍白色,即是试验阴性变成弱阳性,然后又变为阳性。还有手指发麻表现,多半是尺侧 3 指或全指,甚至掌心麻木。更重者则肩臂酸胀痛,难以持续举臂。

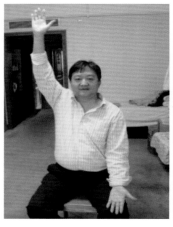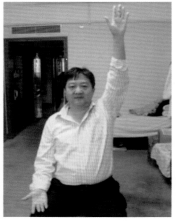

图 26-5 举臂耐力试验,右臂,左臂

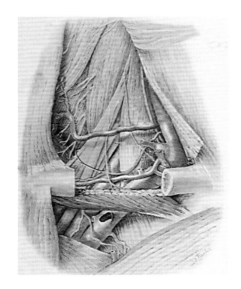

图 26-6 前中斜角肌与臂丛神经解剖

颈椎管内病变导致神经根刺激受压,该试验反而减轻或缓解肩臂痛,从而能区分颈

椎管内外病变,具有临床意义。作者初创此检查法,已有 40 余年临床应用经验,得到验证。

三、治疗

1. 颈椎管内、外病变现代三项组合治疗

(1)硬膜外隙药物注射治疗:详见第 8 章第一节颈腰椎硬膜外隙药物注射。

(2)颈椎间盘突出整复治疗:俯卧位,颈椎定点牵伸整复手法(图 26-7),达到颈椎间盘变位减压稳定。详见第 9 章第三节颈部应用解剖与手法操作技术。

(3)颈背肩胛部银质针导热治疗:松解肌筋膜挛缩,增强血液供应。详见第 21 章第四节银质针布针规范。

2. 颈椎间盘突出介入治疗　脊柱介入射频热凝技术治疗此症具有良好的疗效,内容参阅第 10 章脊柱关节介入治疗第二节经皮椎间盘射频热凝疗法。

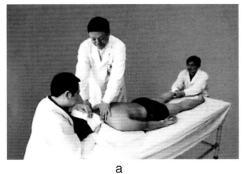
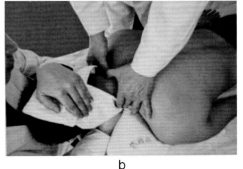

a　　　　　　　　　　　　b

图 26-7 俯卧位定点牵引法

a. 三人整体操作,术者手指定点,助手 1 手掌固定患者头部;助手 2 做患侧下肢缓缓牵引,发力拔伸,术者双指感觉关节跳动。b. 定点施压操作近观。

(卢振和　段玉生　江亿平)

第四节　痉挛性斜颈

痉挛性斜颈(spasmodic torticollis,ST)是肌张力障碍在颈部的表现,又称颈部肌张力障碍患者的颈肌受到中枢神经异常冲动造成不可控制的痉挛或阵挛,患者十分痛苦,严重患者几乎陷于残疾状态,生活不能自理。这种异常冲动起源于锥体外系统,或者起源于某处经过锥体外系统传递到周围神经。

痉挛性斜颈不是颈部骨骼、关节或肌肉结构病变引起的头位不正(先天性骨性或肌性斜颈);也不是舞蹈病、手足徐动症、帕金森综合征等病的组成部分;更不是眼或前庭病变引起的代偿性斜颈。痉挛性斜颈是锥体外系统一种独立性疾病,属于局限性肌张力障碍范畴,其发病率为每年 1.2/10 万(Rochester,1995)。有学者认为是神经功能障碍引起的非疼痛性疾病,但此病久后,可引起继发性颈肩背部钝性痛,如采用银质针治疗,有缓解疼痛与改善肌筋膜张力功能。

一、病因与病理

原发性斜颈病因至今不明。Foerster 报道 1 例斜颈手术后死亡的尸检结果,发现基底节有腔隙形成。Tarlov 在 1 例后仰型斜颈尸检中发现双侧壳及无名质内腔隙形成。另 1 例斜颈兼有舞蹈样手足徐动症尸检中发现双侧尾状核、壳及苍白球有失神经节细胞

现象。

1. 病因探讨 我国知名神经外科专家陈信康教授治疗 381 例痉挛性斜颈(ST),按病因可分成原发性、症状性、伴发性、假性和癔病 5 类(表 26-1)。原发性 ST 占病例总数的 86.1%,除一部分患者(33 例)在发病前 1~4 周内遭受 1 次或多次精神创伤外,全部患者都是隐匿起病,无缘无故地罹上了 ST。疾病组中 7 例有确切的 ST 家族史,他们分别是父女两代人先后发病,兄弟或姐妹俩在成年后双双起病,而且都是同一种型别的 ST。ST 其实和扭转痉属于同一种病理类型,都是不随意运动功能障碍,不同的是扭转痉挛多在儿童时期起病,肌痉挛分布在周身;而 ST 多在成年后起病,肌痉挛局限在颈部。扭转痉挛现已得知 85%~90% 通过染色体显性遗传,其基因位点在染色体长臂 9q32~34(Ozelius,1992)。ST 在临床上已证实确与遗传有关,但还没有能找到其相关基因在染色体上的序列。

表 26-1 381 例斜颈病因分析(陈信康报道)

类别	病因	例数	占比(%)
原发性 328 例(86.1%)	隐匿起病	288	87.8
	家族史	7	2.0
	精神创伤	33	10.1
症状性 41 例(10.8%)	抗精神病药	10	25.0
	颅脑外伤	9	22.0
	周围损伤	9	22.0
	高热	7	17.0
	妊娠	3	7.0
	一氧化碳中毒	1	2.5
	脑 AVM	1	2.5
	尾状核梗死	1	2.5
伴发性 8 例(2.1%)	帕金森病	4	50.0
	Meige 病	2	25.0
	书写痉挛	2	25.0
假性 4 例(0.8%)	滑车神经麻痹	1	33.0
	寰枢椎半脱位	1	33.0
	脊髓空洞症	1	33.0
癔病 1 例(0.3%)		1	

2. 病理　斜颈虽然至今尚无明确的病理基础,但斜颈患者的临床表现几乎与一些病理已明确的锥体外系器质性疾病相同。例如,异常运动可在入睡后消失,情绪紧张时加重,用手指抵触下颌或头部其他位置时,肌痉挛便会松弛下来,头位迅即转正,症状随之消失。

用定向术破坏猴上脑干结合臂交叉部、内侧纵束及内侧网状结构,可制成动物斜颈模型。人们不禁要问,这个区域的实验性病灶何以能引起头的异常运动。推测在网状结构内存在着与颈活动有关的神经传导通路,当它中断时其下层的神经细胞获得释放,遂使运动亢进。神经生理学的进一步探索证明,在脑干被盖到间脑这一区域内确有很多神经核与颈部活动有关,当它们受到刺激或破坏时构成酷似人痉挛性斜颈模型。Hess刺激或破坏脑干嘴侧可引起头的旋转和垂直运动;Hassler(1990)刺激动物 Cajal 间质核及其传入、传出通路可引起头向一侧倾斜(间质核-丘脑系统),但其上层抑制系统不明。Montanelli 刺激猫的苍白球-丘脑系统,可诱发动物头水平旋转和偏身扭转,认为左右苍白球正常时有使头旋左和旋右的功能。左右苍白球受上层抑制系统壳核控制,当一侧壳核发生病变时丧失其抑制功能,遂使苍白球获得释放,功能转为高亢,构成头向对侧偏斜。Valls-Sole(1998)等用 A 型肉毒毒素治疗斜颈,但不能改变脑干内中间神经元网状结构的兴奋性,认为肌张力障碍的病理生理乃因基底节对下层失控所致。

Schnider(1994)对 22 例原发性斜颈患者用高场强 MRI 扫描,研究基底节形态改变,并与 28 例年龄相同的健康人做对照比较,发现斜颈患者的双侧壳核和苍白球的 T 值明显高于对照组,因此考虑是局部胶质增生所致。Magyar-Lehmann(1997)用 PET 检查发现斜颈患者的双侧豆状核葡萄糖代谢高亢。Becker(1999)用经颅超声检查 10 例斜颈,其中 7 例豆状核内侧段有小的高回声灶,支持斜颈的病理是在对侧苍白球-丘脑环路内,是一种结构性病变。

部分作者考虑斜颈是基底节内神经递质活动障碍引起,推测"多巴胺能"神经递质通路中断后体内生物胺浓度变化可以产生类似斜颈的异常运动。Mori(1995)对 33 只猫重复了 Folz 的实验,结果实验侧组织内 5-HT浓度显著减少,尤其是尾状核内的 5-HT 与头的旋转运动有关。如对动物注射 5-HT 可加剧头的异常运动。Miyaka(1988)对斜颈动物的尾状核做活体脑透析,目的是了解单胺及其代谢产物的变化。结果显示,实验侧尾状核内细胞外 5-HIAA 水平降低。近来有研究显示,肌张力障碍的临床症状与脑干、基底节内的去甲肾上腺素及 5-HT 浓度失常有关。

二、临床表现和鉴别诊断

1. 临床表现　多数患者缓慢起病,在出现斜颈前有颈部发僵、胀痛、"落枕"等先兆症状,1～2 周后逐渐出现头向一侧偏斜,或由旁人指出后才发现。少数患者可急性起病。初期头的偏斜多能自行纠正,表现为阵挛,头不可控制地来回抽动或震颤,而后进展为强直性(肌收缩超过每秒 10 次),或在强直的基础上伴随震颤,少数患者可始终表现为阵挛。2/3 的患者伴有肌痛,多位于颈后部或颈肩部。站立、行走、用力、焦虑或急躁使症状加重,端坐或平卧则减轻,入睡后症状消失。早期和轻型患者往往用一个手指轻触同侧或对侧下颌皮肤可立即改善头的异常位置或纠正至中立位,松手后症状又起(本体感受性反射)。陈信康教授(1969)发现用手指捏紧头夹肌(旋转型)也常能中止头的偏斜。见表26-2。

轻型患者由于痉挛肌群肌力不很强大,健侧拮抗肌能与之抗衡,可避免头的偏斜,甚至做过度纠正。随着病情不断进展,两侧肌

表 26-2 痉挛性斜颈的临床分级(陈信康分级)

分级	病情	临床表现
Ⅰ级	轻度	活动时出现症状,头部偏斜<30°,在不依靠外力情况下能将偏斜的头部纠正至中立位,并能越过中线向对侧做一定范围的移动(>60°)可坚持一段时间
Ⅱ级	中度	静止时也出现症状,头部偏斜>30°。能将偏斜的头部纠正至中立位但不能越过中线,活动范围<45°,维持时间短
Ⅲ级	重度	需用手或双手扶头以减轻痛苦,头部偏斜>45°,头部随意运动范围很小(<30°)

力差异增大,痉挛侧肌群由于不断运动变得异常粗壮,肌力越来越大,而对侧拮抗肌因处于一种被动牵拉逐步走向失用性萎缩,变得软弱无力,最终失去自动纠正头位的能力,使头固定在一个异常姿势,患者必须用手的力量来纠正头位,借以暂时减轻痛苦。由于痉挛肌群长期无休止地运动,或参加痉挛的肌肉不断增多,颈围增粗,个别肌肉可局部隆起,张力极高,扪之发硬。严重患者多失去工作或生活能力。

斜颈患者的临床症状一般是晨起轻,午后重,活动或情绪波动时加剧,这种症状起伏规律与其他锥体外系统疾病类同。

2. 鉴别诊断

(1)继发性肌张力障碍:有很多脑病可以引起肌张力障碍,肌痉挛可分布在全身、节段范围内,或局限在某个部位,当局限在颈部时则称为继发性痉挛性斜颈。继发性斜颈都有一个基础病理,往往可以从病史、神经系统检查、实验室和神经影像学方面获得一些有关基底节及其通路的诊断依据。继发性肌张力障碍的临床特征是异常运动常在静止时显现,运动时反见好转。引起肌张力障碍的常见的疾病有脑炎、颅脑外伤、进行性豆状核变性(威尔逊病)、围生期脑损伤(窒息)、核黄疸、脑瘤、舞蹈病、基底节梗死或出血、多发性硬化、帕金森病、中毒(锰、一氧化碳、甲醇中毒等)。

(2)药物引起的斜颈:药物引起的是一种医源性运动性疾病,可分为急性和迟发性两种。急性运动障碍患者多因摄入过量治疗神经系统疾病的药物,或大剂量止吐药后,常在服药后数小时至数天出现间歇性或持久性肌痉挛,临床除了表现有斜颈外,眼睑、脸部及咽喉也可出现症状,如舌连续重复运动,外伸、卷曲,扭转,双唇做噘嘴、吸引、咂嘴、咀嚼和做鬼相,其他如躯干、肢体不随意运动较少见,以儿童和年轻成人较多。治疗可用抗胆碱能药(苯甲托品)做静脉或肌注可迅速控制。轻型者口服苯海拉明和安定,待症状消失后再维持 1～2d。另一种慢性起病,为迟发运动障碍,是长期(3～6 个月)用大剂量抗精神病药阻滞了基底节多巴胺受体引起,常见药物如吩噻嗪类(氯丙嗪、三氟拉嗪、奋乃静)、丁酰苯类(氟哌丁苯、氟哌啶)、硫杂蒽类(泰尔登、三氟噻吨)和舒多普利等,临床症状往往在停药或减量后出现。

(3)急性感染性斜颈:国内发现一种以感染和斜颈为特征的发作性疾病,本病以春、秋发病较多,女略多于男。前驱期一般为上呼吸道感染症状和消化道症状,持续 1～4d。重要症状是发作性痉挛性斜颈,包括头后仰痉挛和旋转痉挛,每次发作数分钟至半个小时,重者可持续 1d。身体其他部位也可出现肌痉挛,常伴随自主神经系统功能紊乱及精神症状。病程一般为 3～10d,痉挛后不留后遗症,一般认为该病与肠道病毒感染有关,主要侵犯锥体外系及下丘脑,阻抑多巴胺受体,胆碱能系统功能增强。多巴胺与乙酰胆碱平衡失调所致。

（4）癔症性斜颈：本病多与精神创伤连在一起，其特征是骤然急起，头的位置或异常运动变化多端，不论是临床或肌电图检查确也存在肌痉挛现象，即使临床表现是一种固定的斜颈型别，但常夹杂一些额外的、相矛盾的、不协调、不合乎生理解剖的动作，而且症状在某一些背景下易变。癔症斜颈常常在无人注意时，思想涣散或高度集中场合（打牌、骑车）时症状缓解，头位自然复正。斜颈症状也可被一些暗示所抑制，患者对某种新的治疗常抱着极大的希望和信心，如一种"特殊的静脉输液"暗示和心理治疗可能会收到戏剧性疗效。

（5）假性斜颈：泛指非由颈肌痉挛引起的斜颈，可因脊柱骨骼畸形造成。

①先天性短颈：又称 Klippel-Feil 综合征，临床表现为斜颈，颈部活动受限，后发际低下，短颈及颈蹼，X 线可发现部分或全部颈椎椎体、椎弓或棘突融合在一起及寰枕融合征。

②自发性寰枢椎半脱位：多为 3—7 岁小儿，常因突起斜颈就医，头向一侧扭转，活动受限，可因颈椎移位继发肌痉挛。颈部 X 线摄片（张口位）可明确诊断，可做吊带牵引治疗，有的患儿不经治疗自动复位。见图 26-8。

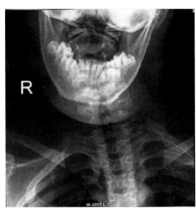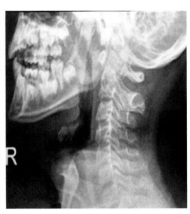

图 26-8　X 线片，正侧、张口位自发性寰枢椎半脱位

③先天性肌性斜颈：患侧胸锁乳突肌表现为挛缩状态，扪之如同绳索，失去弹性，无收缩力，不存在肥大或痉挛，面部可不对称。新生儿发病率为 0.4%。

三、治疗

1. 肉毒杆菌毒素治疗　肉毒素（botulinum toxin，BTX）分点注射。作为一种神经毒素注射于相应肌肉部位后，可能阻断乙酰胆碱的释放，从而支配神经控制对肌肉的传导。通过注射肉毒素使异常的不随意收缩的肌肉去神经化，明显地改变此症患者的预后。肉毒素可在短时间内使患者症状得到明显改善，并且药物不良反应较少。胸锁乳突肌、肩胛提肌和斜方肌是最为常见的分点注射部位。具体的药物浓度、注射剂量、注射肌肉的数量、每部位肌肉的注射点数，对于不同的患者存在显著的个体差异。注射 2~3d 后，通常出现肌肉收缩力减弱，但最终神经轴突可萌芽形成新的运动终板，无功能的肌肉运动单位可被吸收，从而肌肉运动功能逐渐恢复。注射后疗效一般能维持 3~6 个月，尔后肉毒素需重复注射治疗。

肉毒素注射较为常见的不良反应为吞咽困难、颈部肌肉无力和注射部位疼痛。少数患者可出现口干、乏力、耳鸣、发音嘶哑、嗜睡等症。其大多与肉毒素注射剂量相关。临床上建议应用适当的剂量，一个疗程肉毒素总量不超过 300U，间隔不短于 3 个月。两种无效反应：一是原发性无反应，肉毒素注射剂量不足；二是继发性无反应，肌肉活动方式改变。

2. 银质针导热疗法　作者介绍对痉挛性斜颈的银质针导热治疗，取得一定疗效及经验。此疗法有较好的肌筋膜松解和神经调控作用，同时还有增加血供、修复组织的功能，这是当今较特殊的一种疗法，具有"以针代刀"的作用。作者治疗数十例旋转和侧屈型中青年患者，获得较好的近期效果。其治疗操作布针也类似于手术方法。具体布针如下。

（1）旋转型和侧屈型斜颈：同侧下项线头夹肌肌止、C_{3-7} 头夹肌肌起，对侧前斜角肌（C_{3-6} 横突前结节），对侧胸锁乳突肌肌腹及肌止（乳突后下方），双侧 C_2 棘突旁椎板枕后小肌下斜肌肌起。

（2）头双侧后仰型：双侧分布，枕后部上项线枕后小肌肌止（大小直肌、上斜肌），枕后部下项线头夹肌肌止，头半棘肌肌起（C_3～T_1 棘突旁椎板），胸锁乳突肌肌腹及肌止（乳突后下方）。颈项部两侧双层肌筋膜间隔（由外向内横向刺入至椎板、关节突外侧）。

（3）头前屈型：双侧分布。胸锁乳突肌肌腹及肌止（胸锁关节上缘），前中斜角肌肌起（C_{3-6} 前结节），颈项部两侧双层肌筋膜间隔，由外向内横向刺入至椎板、关节突外侧。

上述施针部位，按照病情轻重间隔 5～7d 一次治疗，共做 2～3 次即可。然后观察相互对称的双侧头颈部肌筋膜肌力肌张力平衡的变化，一般在 1～2 个月内会出现好转，甚至明显改善，患者头颈部活动度接近正常，轻松自如，无痛苦表情。作者认为痉挛性斜颈临床非手术治疗最好选择是肉毒素注射与银质针导热两种疗法相结合，加之辅助头颈肩背部肌力康复训练，可提高较远期疗效。

3. 手术治疗　持续性重度肌张力障碍可通过手术进行治疗，临床多采用肌切开术、神经切除术、脊神经根切断术、丘脑切开术等方法，但远期效果欠佳。目前，临床多采取微血管减压术与选择性神经切断术相结合的方法，既能减少手术对颈部活动功能影响，又能有效地解除颈肌痉挛。术中先应用神经生理检测仪确定颈部肌肉受累范围，而后在显微镜下找到支配病变肌群的神经和支配根动脉。对于副神经可行微血管减压术。对 C_{1-3} 神经可行根动脉减压术，也可行神经根小支和 C_{4-5} 神经后根小支选择性切断术，均可收到良好的疗效。

斜颈的手术治疗尚处于发展阶段，陈信康教授将斜颈划分成 4 种临床类型，提出 4 种选择性解除痉挛肌群的手术方法。旋转型和侧屈型斜颈适合做三联术；头双侧后仰型斜颈适合做枕下肌群选择性切断术；头前屈型斜颈，如经 1% 利多卡因溶液阻滞双侧副神经能改善症状者，可考虑做双侧副神经胸锁乳突肌分支切断；前屈型斜颈如痉挛肌群累及颈前深肌（颈脊神经前支支配），可做颈脊神经前支（C_{2-4}）切断。

（卢振和　段玉生　江亿平）

第27章

颈肩臂痛

第一节　颈椎间盘脱出症

一、概要

因颈椎间盘退行性病变本身及其继发性改变所致失稳和突出椎间盘或骨刺压迫邻近组织而引起一系列症状体征，称为颈椎病。颈椎的运动单元包括骨性结构和软组织系统。颈椎位于头颅和胸椎之间，为了较好地适应其支撑和活动头部，必须具备静态支撑和可运动结构，颈椎的运动单位也称为功能单位，由许多单位组成，其最上两个（即枕寰与寰枢）比较特殊，没有椎间盘，其余的均由相同的运动单位组成，即椎间盘与椎体联合体、椎间关节（亦称后关节、小关节或椎关节突间关节）和椎间韧带。

椎间盘与椎体联合体承担了一切椎间运动，包括矢状面的运动——前屈与后伸，额状面的运动——左或右侧屈，以及以脊柱为轴心的运动——左右旋转，然而这些椎间运动又为联结运动单位的椎间关节和椎间韧带所限制，椎间关节具有确定运动方向的作用，既是导向器，又有限制运动的作用，还是制动器，关节囊纤维在紧张时能限制运动的幅度。然而颈部脊柱的关节面并非紧密接触，运动幅度较大，因而关节所承担的应力增加，椎间韧带则具有限制运动幅度的功能。故与椎间关节一样，也称为制动器。软组织系统包括韧带、筋膜和颈部各组深浅肌群，是动力性稳定因素。

椎间盘与椎体形成一个不可分割的联合体，其间有一软骨板，也称为椎体终板，两者牢固结合，成为脊柱的一个能动、有弹性和具有消除震荡作用的装置。椎间盘由两种完全不同的结构——髓核和纤维环组成，其外壁是纤维环，由斜向交错、互相缠绕的弹力纤维网构成，排列成"洋葱皮"状，紧密地连结在椎体的骨环上，并深入到椎体终板中。交错缠绕的结构可允许一个椎体在另一个椎体上产生侧向滑动、旋转和水平方向的运动。椎间盘的弹性源于纤维环，而不是髓核的液体成分。然而髓核的半流体性质在椎间盘的密闭容器中却符合于液体受压定律，即任何加于一个单位面积的外力可均匀地传递至容器内的每一单位面积。故液体能形成一种椎间盘的内在压力，以保持纤维环纤维的紧张和椎体间的正常间隙。髓核的液体是一种胶质，由黏多糖组成，能吸收外界的液体，以保持其内在的平衡，其营养液体借助于椎间盘弹性容器的压缩与松弛，通过椎体终板的淋巴渗透与胶质吸收特性而获得。故脊椎是由纤维环、液压性消震器连接和分开，而椎间压力完全由不可压缩的髓核来传导，因而纤维环和椎体平台应具有抵抗这种压力的能力。髓核内强大的压力具有分开椎体间隙的倾向，使纤维环的纤维延长。由此，弹性抗力所产生的相反力量又使椎体有相互靠近的趋向,这样就维持着椎体间的内在平衡(叫椎体间的内在平衡)。颈椎间的各肌群的协调运动,称椎体间的动态平衡。

颈椎是脊柱活动度最大的部分,肌肉损害先于发生,先有椎管外肌肉等软组织损害,后有骨性结构退变。颈椎容易发生磨损,使其退化变性速度加快,尤以 C_{4-5}、C_{5-6} 椎间最易出现病变。颈椎变性早在 20 岁就已开始,正常椎间盘的血管闭塞,其营养借助于椎间盘弹性容器的压缩与松弛,通过椎体终板的淋巴渗透与胶质吸收特征而获得。变性首先发生在椎间盘,随着年龄的增长,变性程度逐渐加重。一般认为是一种生理性退化变性现象。如果变性超出了相应的年龄范围,则成为病理性改变。

二、病理过程

分为颈椎间盘退变、损伤脱出、椎间不稳、椎管狭窄 4 期。

1. **椎间盘退变期**　椎间盘退化是一个自然的生理过程,成人 25 岁左右髓核含水量就开始下降。髓核是一种胶体,含水量很高,吸湿性很强;由于其内在压力和渗透压的改变而能吸收和排出水分;其营养靠椎体内血液的弥散作用,通过椎体终板来供应。髓核发生变性后,其中的硫酸软骨素和含水量逐渐减少,膨胀力和弹性均减退,易被压缩;髓核的胶质结构变为不均匀,呈泥浆样,此种改变在 60 岁以上的老年人可视为正常变化,当与年龄不相称而早期出现时,则为异常改变。纤维环变性后,其纤维相互分离,形成裂隙或断裂,失去牵张力和弹性,在此期间,髓核容易穿过裂隙向外突出。突出椎体内可形成 Schmorl 结节。如突向椎管或椎间孔,则引起临床症状,称为颈椎间盘突出症,是本病早期发生的病症,部分病例并无急性发病症状。

2. **损伤脱出期**　椎间盘变性后,该节段

由于纤维环的耐牵伸力和耐压缩力减退,髓核的结构不均匀,椎体间的活动失调,活动不均匀而且活动度增大,容易影响椎动脉和其周围的交感神经。由于纤维环周缘部纤维的牵拉,椎体在其上下缘韧带附着部发生牵拉性骨,但骨较小。椎间盘受压挤时,纤维环向四周隆突。在此期间易于受伤、损害,因纤维环发生大部破裂或完全破裂,间盘髓核就脱出或游离至椎管内,压迫硬膜囊和神经根,引发重度颈肩臂放射性痛麻,甚至椎间关节发生半脱位,引起项背疼痛。疼痛可位于不稳的椎骨部,也可牵扯肩胛区,可能系窦椎神经受刺激引起的牵涉性疼痛。此发病期间乃疼痛症状及范围最明显的阶段,正是临床上颈肩臂痛重要病症。

3. **椎间不稳期**　纤维环的前部,前纵韧带及屈颈肌具有控制颈椎伸展的作用。纤维环变性后,其耐牵伸力减小,如果屈颈肌力减弱,同时前纵韧带因变性而牵张力减弱,则椎骨间易于过伸,使椎间关节的关节囊受到牵张而变弱,并发生过伸性半脱位。椎体缘有骨赘增生,椎间关节变性并有骨赘增生,黄韧带亦变性增厚,弹性减退,颈伸展时突向椎管内,使椎管容积变小。在此期易发生椎体滑移,脊柱失稳。临床上颈项痛,并有肩臂手放射痛,颈椎过伸时疼痛加重,有肌痉挛,卧床休息颈做屈时疼痛减轻或消失。站立位颈椎 X 线显示椎间关节面重叠,下关节面滑向后下方,椎体缘有增生的骨赘。此期也是颈肩臂痛发作过程的重要因素。

4. **椎管狭窄期**　椎间盘的抗压缩力明显减弱,纤维环膨出更加明显,椎间隙狭窄,椎体后缘的骨赘明显,突向椎管内,引起继发性(退变性)节段性椎管狭窄。当椎体后骨赘超过 3mm 时,可引起脊髓压迫症状。如果患者原有发育性椎管狭窄,脊髓在椎管内的缓冲间隙变小,一旦椎体后缘骨赘形成,很易早期出现脊髓压迫。一般发病缓慢,最初感觉下肢肌力减弱、发紧、发麻、行走困难;继

之,一侧或两侧手麻木,手的肌力减弱,手活动不灵活,持物易坠落。

由于椎间隙狭窄,相邻横突孔间距相应缩短,引起椎动脉扭曲变形,或椎间关节和钩椎关节骨赘横向增生,使椎间管变形,可以刺激或压迫脊神经根及椎动脉,引起神经根型或椎动脉型颈椎病。另一方面,由于椎体前、后缘骨赘增生,使病变节段日趋稳定,椎骨间的活动小甚至强直。同时,上下邻近的椎骨间活动却代偿性增大,病变程度加重,波及的节段也日益增大。X线摄像显示,椎间隙变窄,并有骨赘形成,椎管矢径变小,呈节段性椎管狭窄改变。

三、诊断和鉴别诊断

由于椎间管区有突出物压迫颈神经所致,最常见者,多为单侧发病,也可为双侧。多见于椎间盘的抗压缩力明显减弱,纤维环膨出更加明显,突向椎管内,可引起继发性(退变性)节段性椎管狭窄。如果患者原有发育性椎管狭窄其脊髓在椎管内的缓冲间隙较小,急性发病多见于40岁以下,系颈椎间盘脱出所致,且多有颈部外伤史。

1. 临床表现 颈痛和颈部发僵常是最先出现的症状,颈部活动时常感有摩擦声,以后出现肩痛、肩胛骨内侧缘部疼痛、上肢放射痛,有时前胸、后背部疼痛。颈部活动、咳嗽、喷嚏、用力,甚至呼吸都可使疼痛加重。患者上肢有沉重感,握力减退,有时持物坠落。可有血管运动神经症状,如手肿胀等,晚期可见肌萎缩及肌肉颤动。检查可见颈强直、颈活动受限,患侧颈部肌肉紧张。棘突、棘突旁、肩胛骨内侧缘部,以及受累神经根所支配的肌肉有压痛。患侧臂丛部、椎间孔部可有压痛,并使上肢疼痛加重,这对确定病变部位有一定意义。

(1)牵拉试验:一手扶颈侧屈,另一手将患侧上肢外展45°,两手反方向牵拉,如有放射痛或麻木感即为阳性。

(2)压头试验:使患者头略后仰、偏向患侧,用手向下压迫头部,出现放射痛即为阳性。

颈椎间盘中央型脱出严重者可出现脊髓压迫征象。有时先出现上肢症状,后出现下肢症状。常有躯干部胸部或腹部紧束感,重者下肢痉挛,卧床不起,排尿困难,大便秘结腹胀,生活不能自理。多无颈肩臂疼痛,颈活动无明显限制,也无颈部肌紧张。

2. 检查 观察感觉、腱反射和肌力变化,对确定病变部位有所帮助。

(1)C_5神经根受压时,疼痛在颈部、肩胛骨内缘、肩部、上臂外侧,很少到前臂;上臂外侧可有麻木感及感觉减退区;三角肌、肱二头肌、冈上肌和冈下肌肌力减弱;肱二头肌腱反射减弱。

(2)C_6神经根受累时,疼痛在颈部、肩胛骨内缘、肩部、前胸部、上臂外侧及前臂桡侧;拇指麻木并感觉减退、示指亦可有麻木感但较轻;肱二头肌、肱桡肌及腕伸肌肌力减弱;肱桡肌腱反射减弱或消失。

(3)C_7神经根受压,疼痛部位如颈$_6$神经根,前臂疼痛是在背侧,示指麻木感觉减退,中指亦较轻麻木;肱三头肌、桡侧腕屈肌及指伸肌肌力减弱;肱三头肌腱反射减弱或消失。

(4)C_8神经根受累时,疼痛在颈部、肩部、肩胛骨内缘、前胸部、上臂尺侧和前臂的尺侧;小指和环指麻木并感觉减退,有时中指轻微麻木;肱三头肌、尺神经支配的深指屈肌分尺侧腕屈肌、尺侧腕伸肌、拇指和手指的伸肌和手的内在肌肌力减弱、手及腕的功能障碍较为严重,无腱反射改变,偶尔有肱三头肌腱反射减弱。

(5)上位神经根C_{4-6}受累时,可引起尺神经支配区的功能障碍,可能由于继发性前斜角肌痉挛所致,肌电图检查有助于判断肌肉损害。X线像可见颈椎前凸消失或反张、椎间隙变窄、骨质增生,过伸、过屈侧位像示椎间不稳;斜位像示椎间孔变形且缩小。

（6）颈椎挤压试验（＋），以后伸、侧屈、同侧旋颈三维方向挤压间盘及椎间孔，引发颈肩臂痛及手指末端。如脊髓受压就不必做此试验。

3. 鉴别诊断　凡具有颈肩臂痛并有颈神经受累体征的疾病，均应与本病进行鉴别。如颈背肩部肌筋膜炎、肩周炎与颈椎间盘病变有关，应当排除这些致病因素。对下列诸病亦应予以鉴别：①胸廓出口综合征；②肺上部错构瘤，③进行性肌萎缩；④神经炎。

交感神经功能紊乱多为主观症状，常被误认为神经官能症。

常可伴有头面咽部症状，如患侧偏头痛、后头痛；视物模糊，畏光，流泪，眼球发胀，眼球后疼痛，视力减退甚至失明；耳鸣，听力障碍；说话无力，声音嘶哑，甚至失音；流涕或鼻干，咽部异物感；面部麻木，易出汗或干燥；心律异常，胸前部疼痛，血压增高；如瞳孔缩小、眼睑下垂、眼球下陷，即 Horner 征阳性，或瞳孔扩大，眼裂变宽。甚至两腿发软，走路无力迟缓；小腿肿胀与麻木；诊断比较困难，进行颈部星状神经节阻滞或颈椎硬膜外腔隙药物注射能使症状减轻或消失，则可诊断此病症。

四、治疗

（一）脊柱介入技术

详见第 10 章第二节经皮椎间盘射频热凝疗法。

（二）脊柱内镜微创技术

1. 应用原则　临床治疗思路是能保守的不微创，能微创的不开放。治疗方法通常为非手术治疗和手术治疗两大类，而微创技术是中间重要环节，即对症治疗和病因治疗。什么情况下选择非手术治疗？对于症状较轻、不明显影响工作和生活质量，不是脊髓型颈椎病和马尾神经受压的可以做非手术治疗。非手术治疗方法较多，如各种物理方法的理疗、牵引、按摩、中药热敷等，经过系统的

非手术治疗后约 80％ 的患者症状可以得到缓解。也有少部分患者经系统的非手术治疗后症状得不到缓解或症状出现反复，影响工作和生活质量的可以选择微创治疗。微创治疗方法很多，如射频、等离子、激光等。这些方法是有限的椎间盘内减压，也属于间接减压，有一定的适应证限制。另一种是椎间孔镜，应首选椎间孔镜技术。椎间孔镜技术能直接进行神经减压，比较彻底，选择好的适应证，此技术可以完全取代传统的开放手术。对于症状严重的，如脊髓型颈椎病，且有多节段脊髓变性、马尾综合征及原发性骨性中央管狭窄，要选择开放手术治疗。开放手术的方法也有很多，有小开窗和内固定等，内固定也有诸多方法，如前、侧、后路融合，形成了所谓的脊柱 360° 融合。总之，颈椎病、腰椎间盘突出症的治疗选择哪一种方法好，要根据症状、体征、影像学表现及年龄等综合因素考虑，选择适合自己的治疗方法就是好方法。

在去除病因治疗中，颈椎间盘脱出症首先选择 21 世纪的核心技术，即可视微创椎间孔镜技术。它有如下优势。①安全，局麻下手术，对重要器官无干扰，避免了全麻、腰麻、硬膜外麻醉所带来的风险。②创伤轻，手术切口 5～7mm，经通道内置入椎间孔镜，在水媒介下可放大 60 倍，手术视野宽广，清晰可见神经及病变椎间盘组织，准确无误地切除致压物。③恢复快，由于微创，对人的整体干扰极少，对脊柱生物力学稳定结构基本不破坏，手术后即刻下床活动，很快恢复正常工作。当然，任何一种高新技术都是一把双刃剑，与开放手术相比较，对医师的技术要求更高，医师必须有熟练的操作技巧与经验，否则小切口也会出现大问题。

颈椎间盘脱出症的治疗应以自身状态为主，影像学表现为辅，结合病史、症状、体征及影像学表现就能明确颈椎病、腰椎间盘突出症的诊断（图27-1）。值得注意的是有些人的

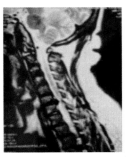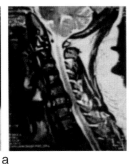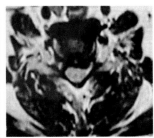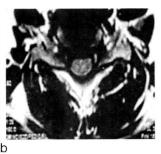

图 27-1　内镜下前路颈椎间盘切除治疗前和治疗后 MRI 影像学比较
a. 矢状位术前和术后；b. 横断面术前和术后。

影像学表现（MRI、CT、X 线）很重，但自身的症状却很轻，说明椎间稳定，椎管内还有一定的神经躲避、退让空间，所以症状不明显。另一种情况是有些人影像学表现（MRI、CT、X线）很轻，但自身症状很重，说明椎管内空间狭小，神经与脊髓的躲避与退让空间有限，所以症状表现重。临床当中有的患者过于注重影像学表现，如一看片子受压较重，就觉得自己病情较重，往往选择了不科学的治疗方法——给片子看病。当然也有特殊情况，颈椎病中央型压迫（软、硬）和马尾受压的早期，由于自身的代偿功能，可能没有明显的症状，这种情况宜动态观察，一旦出现症状，宜病因干预治疗，不应选择改善症状的治疗。病因治疗的方法为内镜微创治疗与开放手术治疗。

2. 与脊柱开放手术比较　椎间内镜微创技术引入我国已 10 余年，临床应用技术已经十分成熟，与开放手术比较，（为什么与开放手术比较，因为都是病因治疗）创伤轻，风险系数低，恢复快，并发症少，所以这属于颠覆传统开放手术的一种。与其他微创治疗技术相比，具有直接、量化、可视的优点。

其他方法属于间接减压，可造成软骨终板损伤，且不是针对神经根减压，而是椎间盘有限的减压。20 年前我已经做了颈椎病、腰椎间盘突出症的微创技术，那时只能局限在椎间盘内间接有限地减压，虽然能透视在椎间盘，但在椎间盘内仅凭手感，相当于闭着眼睛做手术，而今天是在小切口大视野（在放大 60 倍）的前提下完成手术，手术更精准，治疗效果更可靠、更安全。

腰椎融合技术通常有两大类，一类是传统的开放手术融合，另一种是内镜技术下腰椎融合手术。内镜下融合技术也有两种，一种是椎间盘镜下融合（MED），另一种是椎间孔镜技术下融合术。传统的腰椎融合手术，根据病情可以从前、中、后入路即 OLIF、A-LIF、XLIF、TLIF、PLIF，形成所谓的腰椎360°融合技术。这些融合技术创伤大，风险系数高，恢复慢。腰椎间盘镜下融合术属于创伤小于开放手术融合，大于椎间孔镜技术下融合术。融合技术种类较多，但医疗技术就是大浪淘沙的过程，经过时间证明，最终现代的要淘汰传统的，先进的淘汰落后的，这个规律谁也无法改变。椎间孔镜技术下腰椎双侧入路双枚 CAGE 融合技术，主要适应证如下。①退变性腰椎滑脱症（＜2°）。②腰椎间盘突出，椎管狭窄，不稳。③软骨终板炎所引起的腰椎顽固性轴性疼痛。

脊柱微创技术有以下优点。

（1）安全，在局麻下完成整个手术过程，

术中患者清醒,稍有不适第一时间会传递给医师,避免神经等组织器官损伤。

(2)创伤轻,手术部位在腰椎两侧各有1.5cm的切口,内镜下切除各种致压组织,椎间孔镜置入,膨胀式撑开,牢固稳定,进入椎间隙如同膨胀螺丝。

(3)撑开可按要求恢复椎间高度,椎间左右双枚 CAGE 与上下终板受力面积大,避免 CAGE 翻转与塌陷,有利于融合。无椎旁肌损伤,有利于融合,并避免肌肉去血管神经化形成瘢痕而引起顽固性腰痛。手术时间短,约 60min。

(4)功能恢复快,痛苦少,术后患者即可下床活动,无明显降低邻近节段退变,远期效果好,是治疗腰椎退变治疗的好方法。

(三)脊柱手术治疗

详见颈椎减压稳定手术的相关内容。

(程东源　商卫林　单云平)

第二节　前斜角肌综合征

一、病因

前斜角肌起自 C_{3-6} 横突前结节,中斜角肌起自 C_{3-7} 横突后结节,两肌肌止均附着于第 1 肋骨上缘,并与第 1 肋骨共同形成一个三角形间隙,锁骨下动脉及臂丛下干即自此三角间隙穿出,锁骨下静脉位于前斜角肌前方。斜角肌属于辅助呼吸肌,可将第 1 肋骨抬高,协助呼吸。前斜角肌止端的后方与第1 肋骨形成锐角,锁骨下动脉即经此通过;在锁骨与第 1 肋骨间隙内,有锁骨下静脉于该角的前方通过。因斜角肌间三角空隙较小,吸气时,其间的锁骨下动脉及臂丛干可能受到挤压。如前斜角肌发生病理性变化或先天发育异常,则可直接或间接导致血管神经压迫,常见的为锁骨下动脉及颈、胸组成的神经下干受压迫,出现血管、尺神经及正中神经症状。前臂上举使第 1 肋骨抬高,前中斜角肌收缩夹紧,此三角形间隙缩小。

有资料认为,本病与颈肋有一定关系,但颈肋患者不一定出现症状,而是伴有的影响因素,大多是由前斜角肌缺血性挛缩所致。此体征部分病例是颈椎管内外混合型病变的组成因素,颈椎挤压和侧屈牵拉均可产生肩臂麻痛。

二、临床表现

1. 症状　疼痛为其常见症状,一般多见于患侧的上臂内侧、前臂和手尺侧及肩颈部。可为钝痛或为锐性疼痛。急性者为持续性痛或放射性痛,并有蚁行、针刺、麻木等感觉异常,夜间加重。久之手部小肌肉萎缩,肌力减低,见于大小鱼际肌、蚓状肌及骨间肌等。患者平卧或外展患侧肢体静止休息,疼痛缓解,深吸气与头向患侧旋转疼痛加剧,患肢外展上举梳头疼痛更加剧烈。可有血管症状,患肢发凉、发绀或呈苍白色,以手部明显,前臂较轻,提重物或手下垂时更加明显。患侧脉搏减弱,患侧血压较低。由于血液流量减少,循环受到影响,可出现患肢水肿,严重者可有指端点状瘀斑、坏死。

本综合征的主要症状是由于缺血引起,常见有肩臂及手指疼痛,肌力减弱,握物无力,手指活动不灵活,严重者可发生手指溃疡、感觉麻木和出现脑部缺血症状,如头痛、头晕、晕倒、视力降低、复视及耳鸣等。为何左侧通常发病较多见?可能是左侧颈椎椎动脉孔骨性管径较右侧为小,有近 1/3 比例,已经颈椎侧曲试验、CT 与 MRI 检查证实,不过与出现眩晕症相关。

2. 体征

（1）颈部压痛：颈椎 C_{3-6} 横突、第 1 肋骨前中斜角肌肌止压痛，明显者锁骨上窝处较为胀满隆起。

（2）阿迪逊（Adson）试验：患者坐位，两手置于膝上。首先记录两侧桡动脉搏动，进行跳动力量对比，然后嘱患者尽力深吸气达高峰屏气，尽力抬头，将头部向健侧侧屈，同时向患侧旋转，再比较两侧桡动脉脉搏力量。阳性时，患者桡动脉搏动减弱或消失，血压降低，说明锁骨下动脉受到压迫。若在上述操作试验中头颈向患侧旋转，再做患肢外展，则阳性率更高。少数患者头向健侧旋转出现阳性，可能与局部解剖异常有关。

（3）举臂耐力试验：一手举臂伸直，掌心向前；另一手臂自然下落，掌心向上。持续 0.5~1min，观察手掌及手指皮肤色泽变化，显示上臂末端血流量不足是否异常。从肉红色变成黄褐色，由黄褐色变成苍白色，即是试验阴性变成弱阳性（±），然后又变为阳性（＋）。还有手指发麻表现，多半是尺侧 3 指或全指，甚至掌心麻木。更重者则肩臂酸胀痛，难以持续举臂。该试验由作者设计临床应用，前斜角肌损害者，阳性率极高。

（4）上肢下垂提物试验：患手提重物，同时将肩向上向后推压，短时间内出现疼痛及脉搏变弱现象为阳性，严重者可见脉搏消失，手部变色。

三、诊断和鉴别诊断

上肢神经痛等症状大致来自以下 3 个部位。①根性上肢神经痛如颈椎病、颈椎间盘突出、颈膨大部脊髓肿瘤、粘连性脊髓蛛网膜炎、脊髓空洞症及颈胸神经根炎等。②臂丛性上肢神经痛如前斜角肌综合征、颈肋、锁骨上窝肿物、变态反应性臂丛神经炎及其他各种原因所致的胸上口综合征。③神经干性上肢神经痛，如灼性神经痛、神经干神经鞘瘤、腕管综合征及神经干炎症等。在诊断中应注意鉴别。

前斜角肌综合征属于臂丛性上肢神经痛及血管障碍范畴，应注意与其他原因所致的胸上口综合征及颈椎病等鉴别。胸上端疾病，常见的有下列两个综合征，需注意与前斜角肌综合征鉴别。

1. 胸上口综合征　胸上口综合征包括肋锁综合征、前斜角肌综合征、颈肋及胸小肌综合征等。临床表现为胸上部锁骨下血管和臂丛神经受挤压所产生的一系列血管神经症状，除颈肩、上肢及手指疼痛外，还伴有血管受压症状。引起压迫的原因很多，常有的有锁骨与第 1 肋骨间隙变窄，前斜角肌、颈肋、韧带纤维化，颈椎第 7 横突过长，胸小肌及增大的锁骨周围淋巴结，附近部位肿瘤等。其鉴别要点如下。

（1）肋锁综合征：臂丛神经、锁骨下动脉、锁骨下静脉多受到不同的程度影响，以神经及静脉压迫症状最为突出，常见锁骨下静脉怒张，栓塞性静脉炎，肢体水肿，手指僵硬，疼痛可自颈后经肩臂直达手指。由于尺神经位于下方接近第 1 肋骨，因此容易受压，可致第 4、第 5 手指麻痛及感觉异常，夜间尤为显著。有时还可出现自主神经功能障碍，如肢端动脉痉挛性雷诺现象及营养性改变。动脉受压后表现为脉搏减弱或消失，皮肤苍白。

（2）前斜角肌综合征：除上述疼痛外，还具有下列特点，即主要为动脉受压，静脉一般不受影响，阿迪逊试验阳性，患侧前斜角肌处有时可闻及杂音，改变肩颈体位后症状消失。

（3）胸小肌综合征：除上述疼痛外，具有下列特点，即胸肌收缩，两臂做抗阻力内收或强度外展，可出现症状，脉搏消失，患侧肩胛喙突下有时可闻及杂音，改变肩臂位置后症状减轻。

2. 锁骨下动脉逆流综合征　由于锁骨下动脉近端发生狭窄（先天性、肿瘤、手术后等），使锁骨下动脉远端的压力低于同侧椎动脉内的压力，脑基底动脉内的血液就会有一部分流入锁骨下动脉,因而供给胸部的血液减少,由此而发生的一系列症状,称为锁骨下动脉逆流综合征。

四、治疗

1. 非手术治疗　采用创新性现代三项组合治疗,配合避免血管神经再受压迫或刺激,纠正低头坐姿不良工作体位,尽量减少侧位卧床阅读书刊、使用手机等。主要选择以下3项针对性技术综合治疗。

(1)药物治疗

①颈脊神经后支药物阻滞(C_{3-6}):2%利多卡因注射液 4ml,地塞米松磷酸钠注射液1mg/1ml,甲钴胺 1mg/1ml,0.9%氯化钠注射液 6ml。共 2 次,间隔 5d。

②星状神经节阻滞(同侧):2%利多卡因注射液 4ml,0.9%氯化钠注射液 4ml。即 1%利多卡因注射液 8ml 一次,共 3 次,间隔 5d。

(2)颈椎关节整复

①选穴:前中斜角肌肌起、肩胛提肌肌止、肩胛骨小结节胸小肌肌止。

②体位:坐位。颈椎定点伸引手法(C_{5-6}/C_{6-7}),每次仅 1 个节段,共 2 个节段。其手法操作和要领见颈部应用解剖与手法操作技术的相关内容(图 27-2)。

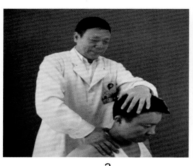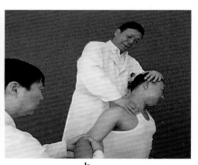

图 27-2　坐姿定点侧扳法
a. 单人操作;b. 双人操作。

(3)银质针导热

①棘突旁椎板(两侧 C_{3-7})、颈椎小关节(两侧 C_{4-5},C_{5-6},C_{6-7})。

②颈椎横突前结节前斜角肌肌起(C_{3-6})、颈项部筋膜间隔。

治疗操作分 2 次完成,间隔 1 周。详见第 21 章第四节银质针布针规范。

2. 手术治疗　对少数非手术治疗无效重症患者,提倡采用锁骨上窝部软组织松解手术(旧称前斜角肌离断加臂丛神经松解术)。20 世纪 80 年代作者开展软组织松解手术,至 1997 年最后 1 例正是前斜角肌综合征重症患者,术后效果满意,并无复发。

(1)操作要点:详见颈部软组织松解手术图解及内容。

(2)麻醉:采用局部麻醉,必要时持续硬脊膜外麻醉或气管内插管静脉复合麻醉。

(3)体位:患者仰卧,患侧肩下以沙袋垫高,头向健侧轻度旋转,患侧上肢伸直紧靠胸壁,就使锁骨上窝部充分显露,便于手术。

(4)手术方法:沿胸锁乳突肌外缘直至锁骨下缘做一约 8cm 直线皮肤切口,剥离皮下脂肪,拉开皮肤,显露颈阔肌。沿皮肤切口方向再切开此肌并向两边锁骨上窝部组织松解术的皮肤切口。拉开,才能显露其下的肌肉、神经和血管。先将胸锁乳突肌的锁骨头外半部在附着处切开(暂留内半部,以作拉钩牵拉时的固定点),向内前方翻起,即显露肩胛舌骨肌,它从前内上方至后外下方斜贯而过。此肌下层有一块脂肪组织,再下层即为前斜角肌。膈神经就在前斜角肌上,自后外上方至前内下方斜贯而过。先将肩胛舌骨肌牵向外上方,再钝性松解脂肪层,在前斜角肌上仔细游离出膈神经,轻巧地牵向内方,勿使损伤,就使前斜角肌显露得更清楚。胸膜、颈总动脉、锁骨下动脉、臂丛神经等均在前斜角肌的内侧,操作中应特别注意。以后用止血钳将肌腹分成束状挑起,分次切断。

必须使整个前斜角肌完全离断,不让有一肌纤维保留下来。要绝对当心在其内后方的锁骨下动脉和胸膜,勿使损伤。为了安全起见,在肌腹挑起后,在直视下用两把无齿

镊子将肌纤维相对地提起分次撕断,可避免损伤。前斜角肌切断后游离臂丛神经,先用弯头止血钳细致地钝性分离臂丛神经的周围炎性结缔组织与鞘膜,臂丛神经的上干和中干常合成一支,而下干单独成一支,按次挑起,以止血钳沿神经鞘膜下探入、向上、向下各做扩张分离,完全游离这段松解所及的神经干。

最后牵开内侧颈阔肌,钝性游离胸锁乳突肌的胸骨头,连同此肌锁骨头附着的内半部一并切开,完全放松,彻底电凝止血。创腔内放置橡皮引流片,缝合皮下脂肪与皮肤。

(程东源 高卫林 单云平)

第三节 颈椎管狭窄症

颈椎管狭窄症是临床疑难病症,为引起颈脊髓压迫的主要疾病。现今关于治疗该病的问题认识尚不一致,大多认为非手术疗法难以奏效,不能终止该病的进展,而积极推荐手术治疗。自 20 世纪 50 年代始,各种颈椎减压及植骨融合手术不断推出或改进,至今相当普及。但是由于颈椎手术并发症多、危险性大、远期疗效并非预料之好。对于脊髓损害变性严重者,即使手术也无回旋之力。开展颈椎手术实际仍然举步维艰,使患者望而却步。作者积该病 30 余年治疗经验,从此症的病理因素与颈椎的生理特征两方面考虑,认为有必要对颈椎管狭窄症的临床治疗机制重新认识,突破误区,对手术与非手术疗法各自给予恰当评价,以期取得良好效果。

一、临床资料

1985－1996 年收治颈椎管狭窄症患者 43 例。其中男 28 例,女 15 例;年龄 27－74 岁,平均 53 岁;病程 3 个月～12 年,平均 3.6 年。退变性椎管狭窄 35 例,发育性椎管狭窄 5 例,颈椎损伤后继发性椎管狭窄 3 例,合

并有腰椎管狭窄者 28 例。患者中接受非手术治疗者 36 例(A 组),颈椎前路减压手术者 7 例(B 组)。

1. 临床表现和影像学检查

(1)症状:步态不稳 21 例,颈背肩部疼痛 36 例,头颈部活动受限 38 例,下肢抽搐 29 例,上下肢麻木 41 例,上下肢无力麻痹 37 例,膀胱直肠功能障碍 5 例,头晕或眩晕 20 例,类心绞痛发作 6 例,胸腹部有环状紧束感 14 例。

(2)体征:上下肢感觉减退 23 例,肌萎缩 35 例,肌腱反射亢进 32 例,椎间孔挤压试验阳性 39 例,臂丛牵拉试验阳性 37 例,举臂试验阳性 33 例,引出病理性反射 31 例。

(3)影像学表现:颈椎生理曲度变直或反张 22 例,狭窄颈段 X 线矢状中径测量椎体与椎管的比值小于 4/3 者 27 例,椎体假性滑移 30 例,后纵韧带钙化 16 例(31 个节段),椎间盘膨出或突出 43 例(114 个节段),CT 或 MRI 显示脊髓与硬膜囊影柱变细程度,失去原有 1/4 者 15 例,1/3 者 16 例、1/2 者 12 例。

2. 治疗方法

（1）颈椎定点伸引手法加重要热敷治疗：适合于轻中度颈椎管狭窄症。分坐姿和卧姿两种体位。以下介绍卧姿法，患者仰卧位，头颈项部垫入适宜的厚枕，使颈椎前倾，治疗时上颈段（C_{1-3}）约前倾100°，中颈段（C_{3-5}）前倾200°，下颈段（C_{5-7}）前倾300°为宜。医师站于患者头侧，左手掌心向上从其颈项部伸入，如需松解的颈椎节段在右侧、用中指定点按压此处，余4指辅佐；如需松解的颈椎节段在左侧，则用拇指定点按压病变节段侧后方的小关节处。左手虎口与掌心呈半握拳状托住患者颈项头部。右手腕部屈曲连同掌根及大小鱼际肌呈弧形按住患者下颌处，嘱其全身放松。助手站在患者足侧，双手紧握其在足踝上部。同医师上下做反向伸引，待医师指下感觉关节跳动或闻及弹响，手法即告成功。本法治疗视病变节段部位多少而定，通常每周治疗1次，3～4次完成1个疗程。本组病例中A组36例，用此手法治疗颈椎节段数，

C_{3-5}，4例；C_{3-6}，10例；C_{4-6}，14例；C_{4-7}，5例；C_{2-5}，3例，每日同时辅助颈椎牵引1次，每次20s，牵引力为12～15kg；自制中药热袋温敷，每日1次，共20次。

（2）颈椎前路扩大性减压术：作者20世纪80—90年代用环锯法对病变椎间盘及椎体前缘骨赘摘除与刮匙刮除，然后采取自体髂骨植入病变椎间节段，术后9d拆线，用颈胸石膏围领固定3个月。2011年始，研制采用颈前路自锁式椎间融合器治疗多节段颈间盘与骨性病变，取得满意的疗效。报道全部病例117个手术间隙在末次随访时均未观察到融合器移位、下沉，屈伸位X线片未见手术间隙活动度>2°。随访时间超过3个月的间隙均可观察到连续的骨小梁通过并连接上下终板。1例3个节段手术患者出现下位相邻节段C_{6-7}椎间隙高度减小25%，但无新的颈椎病症状产生。详见颈前路自锁式椎间融合器治疗多节段颈椎病变相关内容。见图27-3。

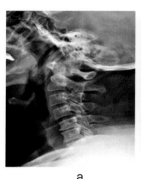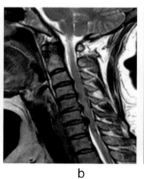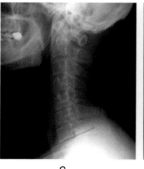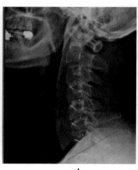

a　　　　　　b　　　　　　c　　　　　　d

图27-3　X线/MRI颈椎侧位

a、b、c. 手术前颈椎曲度变直滑移，椎间隙椎管狭窄；d. 手术后明显改善。

（3）颈椎后路椎板切除减压术。晚期颈椎退行性疾病，即遇到较严重的多节段颈椎管骨性狭窄而脊髓受压病例，脊柱内镜无济于事，连颈椎前路椎间盘摘除并植骨融合固定也难以解决。须施行颈椎后路椎板切除（单侧或双侧）并椎弓螺钉固定术，既能解除

骨性压迫，又可重建脊柱稳定。故治疗理念与路径必须紧密结合，以不变应万变的技术临床上是行不通的。见图27-4。

3. 治疗结果评定　①优良：步态稳定，肢体麻木或麻痹显著改善，病理反射基本消失；手术治疗者颈椎植骨块存活，椎间支撑稳

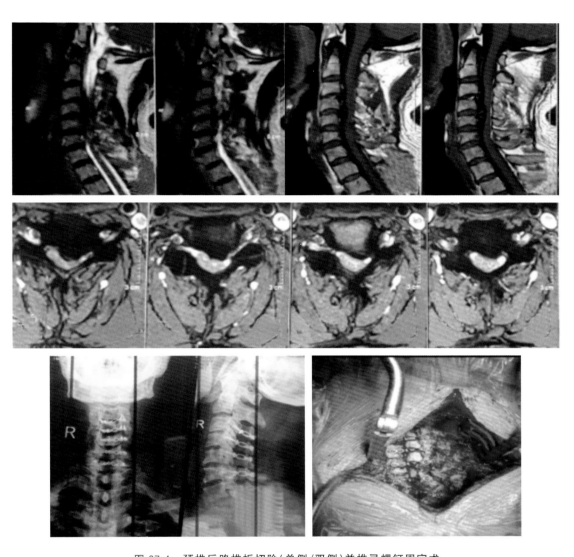

图 27-4　颈椎后路椎板切除（单侧/双侧）并椎弓螺钉固定术

定,生活可以自理。②好转:步态、肢体麻木或麻痹无力均有改善,病理反射仍然可引出,手术治疗者颈椎植骨块部分吸收,椎间稳定性欠佳,生活仍需他人照顾。③无效:治疗后症状体征无改善或病情加重。治疗结果,A组优良22例(61.1%),好转9例(25.0%),无效5例(13.9%);B组优良3例,好转3例,无效1例。

二、探讨

1. 临床病理　颈椎管狭窄症的治疗效果未能取得突破,究其原因,主要对于颈椎病的概念还存在争议。迄今为止大多数临床工作者始终注重颈椎骨性结果病理形态改变与临床征象之间的联系。为此治疗上一致强调骨性因素而采取减压手段。40 年以来,对症的病理与病理生理过程归类于脊髓型颈椎病范畴,均遵循先辈杨克勤、屠开元教授对颈椎病的分类与分期的学术观点,以此指导临床,患者所有的临床征象都用骨压迫的观点解释。但是各种临床事实说明骨性致压的见解并不能自圆其说,甚至得出相反结论。如颈椎间盘突出大小、椎管狭窄程度与颈脊髓受压的临床征象并非一致,间盘突出较大、影像学检查所见脊髓及硬膜囊受压明显,而临床征象却不严重或者甚至没有症状;相反,脊髓及硬膜囊影像学所见轻度受压,临床肢体麻木或麻痹、病理反射等征象反而明显。又如颈椎管狭窄所致肢体无力,肌张力增高,步态不稳,Hoffmann 征阳性等颈脊髓受压征象通过定点伸引手法,持续颈椎牵引治疗及中药熏洗等非手术疗法精心治疗居然也能取得较好的疗效,免除了手术之虞。用骨性压迫的观点来解释其治疗机制似乎牵强附会。颈椎减压手术虽然不断改进,前路后路手术双管齐下,可是终究未能明显提高疗效,原因何在?其中必定还有未被人们认识的客观规律。前辈陆一农对多节段性颈椎病从颈椎间盘和钩椎关节退行性变的角度做了较合理的力学方面的阐述,将其分为无症状期、疼痛反应期、不稳定期与稳定期,指出颈、肩痛症状经缓和后,有些患者神经损伤的定位症状逐渐明显,但对椎管内外软组织损害对颈椎间盘与小关节所产生的力学影响尚未引起足够重视。作者认为,一方面颈椎间盘退变引起膨出或突出是一个缓慢的渐变过程,基本上属于生理变化,其退变的快慢和程度,很大程度上取决于椎管外软组织损害轻重;另一方面,既要看到椎间盘退变、膨出、突出对椎管内软组织、硬膜囊与脊髓产生的应力作用,要充分估计到椎管内软组织,即硬膜外脂肪结缔组织、后纵韧带、硬脊膜及蛛网膜下腔对椎间盘向椎管内产生的压力作出反应,随着时间的推移椎管内组织不断适应而发生肥厚变性或钙化,同时对椎间盘膨出后突出部分产生应力作用使退变的间盘逐渐发生应变,临床病理形态相应产生变化。作者从慢性患者的 MRI 影像学检查观察到病变颈椎节段间盘膨出或突出椎管的后段部分可由"杆形"演变成"L"或"T"形。正是此种临床病理形态

学的变化,导致减弱对椎管内软组织与脊髓的压迫。我们称之为"椎管内软组织力学适应机制"。本组病例中,脊髓与硬膜在 MRI 影像检查资料表现某病变颈椎节段被突出的间盘压迫而缺失 1/4 或 1/3,甚至 1/2,但只要椎间盘的病理形态已成"T"(或称蘑菇形),脊髓压迫征象可以轻甚或没有,而仅有少许神经损害的定位症状。作者认为上述适应机制的产生条件,来源于颈椎管外不同层次肌肉的协调功能,也就是需要一个"椎管外软组织力学稳定机制",消除肌痉挛对颈椎的异常应力,减轻或缓解间盘对椎管内软组织的压力,基于上述两种机制的相互影响,有利于脊髓维持正常的生理功能。

2. 颈椎稳定性　临床上已重视脊柱的稳定性对于脊柱相关性疾病的影响。国外学者从力学角度用实验方法试图证实脊柱不稳定的解剖学基础。Oxland(1991)采用猪的颈脊柱标本 16 只形成明确的矢状面损伤。在创伤前后测量每一标本的多方向不稳定性。结果发现,屈曲位不稳定与棘上韧带、棘间韧带、黄韧带损伤最为相关;伸直位不稳定与前纵韧带、椎弓根操作最为相关;轴向旋转不稳定与前侧椎间盘、终板及关节囊韧带损伤最为相关;侧向弯曲不稳定与后侧椎间盘、终板损伤最为相关;前柱损伤与伸直及侧向弯曲不稳定最为相关;而后柱损伤与屈曲不稳定最为相关。说明颈椎及其韧带支持结果受到损害可以引起颈椎相关活动方向的失稳。如后侧椎间盘及终板损伤可引起颈椎侧弯,棘上、棘间韧带与黄韧带损伤可引起颈椎向前的假性滑移等。通常认为,颈椎及支持结构由椎管外肌肉筋膜组织所保护,颈椎的动力性功能活动取决于不同层次的肌肉群协调收缩,即颈椎及其韧带支持结果主要维持静力学稳定,其中椎间盘和两侧后方小关节形成共轭力学结构——三点支撑。颈椎功能活动时,三点共轭系统的应力分布随之变化。间盘退变膨出或突出,为减少其受力,后方小

关节必然负载加重,相应的肌肉痉挛使其活动范围缩小乃至交锁,随着病情将会累及邻近颈椎节段。颈椎动力学稳定基础须了解附着于颈椎椎体和附件的颈背肩胛部肌群结构与功能的完整性。依据此种见解,作者经过长期临床观察研究,对颈背部肌群进行力学分析,提出颈背肩胛部肌群的损害与颈椎节段性不稳定之间的联系。颈椎前屈肌群,前中斜角肌、肩胛提肌、颈长肌和胸锁乳突肌与下颈段($C_5 \sim T_1$)不稳相关;颈椎后伸肌群、斜方肌、头夹肌、头半棘肌、颈夹肌、颈半棘肌损害与中颈段(C_{3-5})不稳相关;单侧斜方肌、胸锁乳突肌(向对侧)、头夹肌、椎枕肌(向同侧)与上颈段(C_{1-3})单侧屈肌群损害与全颈段不稳相关,主要引起侧向弯曲活动受限。这些有关肌群的损害及肌痉挛必定导致相应颈段节段不稳,活动受限或异常活动,使颈椎产生节段假性滑移,X 线摄片中颈椎动力位表现三维方向的位移。进而干扰或破坏颈椎及其韧带支持结构的静力学稳定,致使颈椎间盘与小关节损害,如间盘变窄及周边显微骨折、钩椎关节增生变尖、小关节囊松弛等,即所谓"向心性损害机制",椎间盘组织损害反过来通过椎间盘源性痛性肌痉挛又加重椎管外软组织的损害,即所谓"离心性损害机制"。如此,椎管内和椎管外、骨性结构和软性结构、静力学支持颈椎节段性稳定与动力学增进脊柱力学平衡、颈椎邻近上下节段之间相互影响、相互制约、相互补偿共同构成脊柱力学稳定机制。临床上任何治疗均须保护和增强其稳定机制,方能取得好的疗效。反之,只能事与愿违。应该指出的是,恢复颈椎管外软组织正常功能与颈椎节段性功能活动的重要性,这是颈椎及脊髓免受进一步损害的关键所在。

3. 治疗机制

(1)手术治疗:各种颈椎手术减压其前后入路对此的效果目前尚存在争论。Clements (1990)报道前路颈椎间盘切除和植骨融合手

术 94 例,在邻近无症状节段者,术后优良率为 88%;邻近有症状节段者,术后优良率为 60%。

Clifton(1990)分析脊髓型颈椎病手术效果不佳的确定原因,从 56 例再次手术的病例诊断,仍为局部椎管狭窄者占 14.3%,脊髓萎缩占 26.8%(其中脊髓软化为 15.6%),弥散性狭窄者占 23.6%。其报道的病例中椎管减压手术失败率占 57.1%,强调手术减压往往不够。作者通过手术病例分析,单纯间盘摘除加植骨融合不能完全解决狭窄问题,反而使颈椎活动受到限制;后路椎板切除(包含双开门或单开门术式)虽然可达到椎管减压之目的,但严重影响颈椎稳定性;前路扩大性减压术刮除间盘突出物或骨赘,不仅危险性高,而且术后减压部位血肿可造成继发性狭窄与压迫,对于多节段或弥散性椎管狭窄者,不能显示其减压效果,相反由于融合节段多,颈椎功能严重受限甚至得不偿失。Kim (1991)用脊柱标本研究椎间盘退变的影响模拟间盘退变对相邻椎间盘正常运动节段的生物力学变化,结果证明相邻的椎间盘压力增加减少关节面的压力,由此可以推断,颈椎减压与植骨融合手术其优点是仅注重加强颈椎的静力学稳定,其弊端则是加大了邻近节段椎间盘的压力,而且干扰或破坏了颈椎动力学稳定机制,这可能正是手术远期疗效不佳的主要原因。

(2)非手术治疗:现今脊柱整复疗法、银质针导热疗法、颈椎硬膜外隙消炎镇痛与神经营养药物注射,称为"现代三项治疗"。配合卧位颈椎牵引治疗可使颈椎管外肌肉、筋膜、小关节囊等软组织获得较好的松解,有良好的增强脊柱稳定性作用。康复治疗阶段,如果加上连续的中药热敷,不仅对椎管外软组织具有良好松解、消炎和修复作用,而且对椎管内病变来讲,还可以缓解神经根鞘膜与硬膜周围的无菌性炎症病变的化学性刺激。以上疗法的综合应用,从临床上看具有长久

的"软组织松解效应"。其治疗机制非突出的或膨出的椎间盘还纳复位,而是通过颈椎管内外软组织的松解作用获得良好的力学稳定,达到减轻或消除对脊髓与神经的刺激压迫之目的。从本组非手术治疗 36 例疗效优良达到 61.1% 来看,说明非手术疗法不仅可行,而且值得推荐。

本文介绍的定点伸引手法符合颈椎的生理特征与生物力学原理。手法在颈椎前屈位进行,此时硬膜囊后壁长度增加 10%～25%,以 C_{2-5} 节段为明显;脊髓被牵拉延长,以 C_{3-6} 节段为明显,平均可延长原长度 10.6%。脊髓属于低弹性膜囊,脊髓的皱叠与展开机制可满足脊柱从伸展位到屈曲位所需长度的 70%～75%,其余部分长度则由脊髓组织本身的弹性变形完成。因此手法伸引颈椎过程中,椎间盘虽然拉伸应力增加,但不会伤及脊髓和硬膜囊。整个手法无扭转应力和剪切应力存在。在椎间盘呈现负压情况下,脊髓硬膜囊和神经根获得一定松解是安全可靠的。作者认为,颈椎管狭窄症的治疗原则应该是"内外兼顾、松解为主;筋骨并重、增强稳定"。在非手术难以奏效的脊髓压迫进行性加重而丧失工作和生活能力的患者,方才考虑手术减压治疗。

（程东源　商卫林　单云平）

第28章

肩肘腕痛

第一节　肩部肌腱和滑囊炎

一、解剖特点与损伤机制

1. **肩关节**　盂肱关节即为狭义肩关节，肩胛骨关节盂和肱骨头构成两关节面极不对称；关节囊薄而松弛，囊韧带薄弱盂肱关节运动灵活，但稳定性差，主要靠肩袖及周围肌肉对其提供支持。

2. **肩袖**　由冈上肌、冈下肌、肩胛下肌、小圆肌的肌腱组成；韧带，如盂肱韧带、喙肱韧带、喙肩韧带；关节盂唇：由纤维软骨组成，环绕关节盂的边缘，加深关节盂，构成肩关节的关节窝关节囊与滑囊。冈上肌、冈下肌和小圆肌从上而下依次位于肩胛骨背面，止于

肱骨大结节，距止点约 15mm 处形成联合腱，关节保持稳定的主要结构。肩胛下肌，如肩胛骨前面，在盂肱关节平面延伸为肩胛下肌腱，止于肱骨小结节；肩胛下肌腱和冈上肌腱间为旋转间隙和肱二头肌长头。

肩袖作为肩关节的稳定结构，可因血供、年龄、机械性损伤等使肌腱退变。最好发于冈上肌腱的远端，即肱骨大结节近端 1cm 处的危险区域，是撕裂好发部位。肩袖撕裂分为完全性（肌腱全层）和部分性（肌腱表层）撕裂。见图 28-1。

3. **肩关节滑囊**　肩关节周围滑囊很多，最重要的是肩峰下三角肌滑囊。

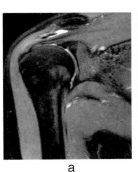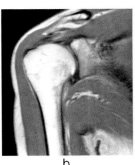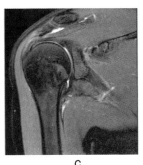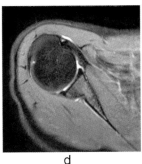

a　　　　　　b　　　　　　c　　　　　　d

图 28-1　斜冠状位

a、b. 冈上肌腱，上下盂唇，肱二头长肌腱；c、d. 冈上肌与肌腱联合处在肱骨上方正中点，肩胛下肌与肌腱联合处在盂肱关节平面。

肩峰下三角肌滑囊位于肩峰下、冈上肌腱的表面,该滑囊与肩关节腔不相通。

肩胛下肌腱下囊是唯一一个与盂肱关节相通的滑囊,位于肩胛下肌止点与肩关节囊之间。当肩袖完全撕裂和肩袖近滑囊侧部分撕裂时会损伤滑囊,导致内部液体异常蓄积,MRI 显示信号升高,肩关节周围滑囊异常改变有助于肩袖撕裂的诊断。

4. 肱二头肌长头肌腱　肱二头肌长头肌腱起自盂上结节、前上盂唇、后上盂唇,与上盂唇交织,形成盂唇肱二头肌长头肌腱复合体(肱二头肌肌腱)被双层滑膜鞘所包绕。

关节腔内和结节间沟中,分关节内段、鞘内段和鞘外段。肱二头肌长头肌腱在关节囊内时,前方被喙肱韧带和盂肱上韧带覆盖,二者对肱二头肌长头肌腱起稳定作用。

常见病变包括肌腱滑膜炎、肌腱脱位和肌腱断裂。肌腱滑膜炎:肌腱在 T_2WI 及压脂序列一信号增高,腱鞘扩张;部分撕裂:肱二头肌长头肌腱局部径线异常(增粗或变细);完全撕裂:肩峰下或结节间沟内的肱二头肌长头缺如或完全中断;肌腱脱位:肱二头肌长头肌腱周围结构受损,肌腱滑脱于结节间沟外。见图 28-2。

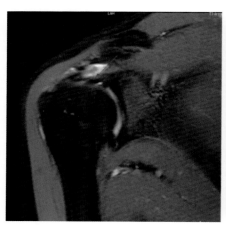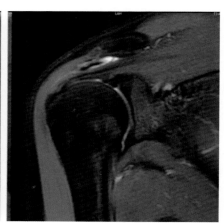

图 28-2　盂唇肱二头肌长头肌腱复合体

5. 肱二头肌短头肌腱、喙肱肌　有使肩关节内收的功能,但出现损伤后并不会引起肩关节外展功能障碍。从冠状面的中立位来看,喙肱肌近固定的肌肉拉力线拉动方向为向内向上,刚好拉力线位于矢状轴(肩关节冠状面转动轴)的下方。当肩关节外展超过 90°以后,近固定的拉力线方向变成向内向下,刚好拉力线跑到了轴的上方,此时反而又变成了辅助外展的能力。肌肉在外展的过程中从 0°~90°逐渐被拉长,超过 90°以后又逐步缩短。确认肌肉的拉力线决定了肌肉的功能,考量肌肉的功能表达需要看肌肉拉力线与运动轴的位置关系。喙肱肌损伤后表现张

力相对较大的关节动作即是打羽毛球运动时拉拍的动作,限制水平外展和后伸。

当肩关节外展 135°左右时,此时喙肱肌和胸小肌刚好位于一条拉力线上,即两者构成力学上的肌肉链,力量是可以传递的,同样张力也是可以传递的。肌肉张力增大即肌痉挛甚至肌挛缩,体位和动作往往是肌肉容易出现损伤的原因。

二、临床表现和诊断

临床特点为肩痛,分为急性损伤和慢性损害,按照压痛点可确定损伤组织部位。

1. 压痛点分布　肩峰外侧缘肱骨大结

节处——肌腱袖;肱骨结节间沟处——肱二头肌长头肌腱(即腱鞘);锁骨下窝外侧缘——肱二头肌短头肌腱、喙肱肌腱、胸小肌肌止。

2. 肩疼痛弧征 上臂外展＞45°时,肩部开始疼痛,当上臂外展上举至 120°后疼痛消失,上臂由外展上举放下时,在 120°～45°又出现疼痛。上臂外展疼痛于 45°～120°称为疼痛弧征,提示肌腱袖损害。

肩上臂外展外旋疼痛及受限以示肱二头肌长头肌腱及腱鞘损害性炎症;肩上臂屈肘后伸内旋疼痛及受限以示肱二头肌短头肌腱或喙肱肌受损伤性炎症。

三、治疗

急性损伤多为肌腱袖部分或完全断裂,关节积液,甚至肱骨大结节撕脱骨折等须关节镜或开放手术与关节石膏固定处置。

慢性损害则所致肩痛为持续性疼痛,难以缓解,须制订综合治疗方案,有利于受损害关节腔、肌腱、腱鞘及滑囊等组织消炎镇痛、消肿、增加血供、修复治愈。

1. 神经药物注射

(1)药物配制:0.9％氯化钠注射液 8ml,2％利多卡因注射液 3ml,甲钴胺 1ml/支。

(2)神经支受压刺激点注射:神经敏感点为肩胛上神经,相当于肩井穴、肩胛下神经相当于天宗穴、腋神经相当于肩贞穴。平均一个注射点 4ml。

2. 关节囊药物灌注

(1)药物配制:0.9％氯化钠注射液 20ml,2％利多卡因注射液 2ml,得宝松 1mg/1 支。

(2)药物灌注:患者仰卧位,肩外展 30°,选定肱骨结节间沟肱二头肌长头腱鞘;常规消毒后,4 号穿刺针头肩上端方向刺入腱鞘内,局部注射药液 2ml,然后将穿刺针进入关节囊内,药液渐进推入关节腔。患者稍有胀感,注射完毕。片刻肩部疼痛明显缓解,活动自如。2 周后可重复注射 1 次。

3. 肌效贴 详见肌效贴疗法治疗肌筋膜痛具体内容。

(徐仲煌 裘卫东 叶 刚)

第二节 肩关节周围炎——冻结肩

一、病因和机制

肩关节周围炎是一组肩部软组织损害的总称,中医称为肩凝症。目前所知该病症与内分泌调节及肩部特殊的解剖结构有关,如肩峰下狭窄空间限制肱骨大结节的外展上举与旋转功能,肩峰下滑囊和旋转肌腱袖易受损伤且缺乏血供,故难以修复而导致长期损伤性炎症反应,组织增厚与粘连。肱二头肌长腱及腱鞘的炎症致使肱骨结节间沟发生肌腱滑脱与腱鞘狭窄而限制盂肱关节的活动。肱二头肌短腱在肩胛骨喙突外缘的附着处损伤性炎症反应及挛缩也可使肩关节活动受限(肩后伸内旋)。此病的发生与颈交感神经活动增强有关,而肩部撞击、扭闪损伤是常见的前置因素。发病过程一般经历肩部软组织炎性肿痛期、肌挛缩期、变性粘连期。少数病情较重者发展为肩部功能严重受限,其特征为肩峰外间隙消失并外展受限,肱二头肌长腱、短腱无明显收缩功能,称作"冻结肩"。肩周炎发病年龄以 50 岁多见,故又称为"五十肩"。

主要病变在肩关节囊及其周围软组织,临床上引起肩关节周围疼痛和活动受限。病程长、痛苦大,一般可自愈。经治疗可减轻疼痛促使肩关节活动恢复。肩关节由肱骨头和肩胛骨的关节盂构成,又称肩肱关节或盂肱关节。肩关节是人体活动度最大的关节。肩关节骨性结构并不稳定,肱骨头为半圆形,关节盂为梨形,其关节面占肱骨头关节面的1/3～1/4。肱骨头与关节盂的接触面较小,因此肩关节不稳定。肩关节肌肉对其稳定性起重要作用,肩关节的活动是由肩肱关节、胸锁关节、肩锁关节及肩胛骨胸壁关节共同完成的。肩关节的关节囊起于关节盂唇的周缘,止于肱骨解剖颈;关节盂有盂缘,加深关节盂。关节前部滑膜松弛,向内至喙突根部,形成滑膜隐窝。在结节间沟部向下延伸,并反转至肱二头肌长头腱。关节囊松弛也是肩关节活动范围大的因素。关节囊前方有盂肱韧带,上方有肩袖及喙肱韧带,喙肱韧带介于冈上肌与肩胛下肌之间。

　　肩袖由冈上肌、冈下肌、小圆肌和肩胛下肌构成。冈上肌起于肩胛骨的冈上窝,横行向外经肩峰下部与肱骨头顶部之间,与关节囊紧密相连,止于肱骨大结节上部;冈下肌起自肩胛骨的冈下窝,横行向外,腱止于肱骨大结节中部;小圆肌起自肱骨肩胛骨的腋缘,与冈下肌并行向外止于肱骨大结节下部。肩胛下肌起于肩胛下窝,止于肱骨小结节;大圆肌起自肩胛下角的背面,向外止于肱骨小结节。胸大肌起自锁骨内半,胸骨及上第6～7个肋软骨,止于肱骨大结节。背阔肌起自下6个胸椎及全部腰椎棘突,髂嵴后部,止于肱骨小结节。发病年龄以50-60岁最多,40岁以下少见。女:男为3:1,左侧较右侧多,双侧者不多见,双侧者发病一侧在先,另一侧在后。很少复发,发病缓慢,开始为肩部疼痛,多半是肱二头肌长头腱鞘炎或肩峰下滑囊炎。随病情进展,肩部疼痛加重,肩关节活动受限。肩部疼痛的特点是钝痛,疼痛可局限于肩部,也可有放射痛,向后放射到后头部、肩胛骨区,向前放射到胸部,向下放射到三角肌、肱三头肌、肱二头肌及前臂,还可放射到腕部和手指。患肩因过度活动,可引起剧烈疼痛,疼痛可影响睡眠。

二、临床表现和诊断

1. 临床表现　分为四个时期。

(1)急性发作期(2～3周):肩部疼痛向周围呈放射痛。肩关节上举或外旋时疼痛,夜间疼痛加重,可因肩关节活动痛醒。肱二头肌长头肌腱、腱鞘及喙肱韧带部位有明显压痛,上臂内外旋时疼痛加重而且受限。

(2)慢性缓解期:肩关节活动明显受限,任何活动都能引起肩部明显疼痛。随着病情进展,肩部疼痛有些缓解,肱二头肌长头肌腱压痛也减轻,肩关节有一定范围的活动,似乎有所缓解,实际上是日益加重。此期2～3个月或更长。

(3)僵硬冻结期:肩部疼痛轻重不定,夜间影响睡眠,肩关节任何活动都引起剧烈疼痛。肩关节活动可以完全受限,上肢呈悬垂状内旋位,冈上肌、冈下肌和三角肌明显萎缩。此期数周、数月甚至数年疼痛才慢慢消失。

(4)解冻期:疼痛轻微,肩关节活动有不同程度的恢复,将近半数患者可以恢复正常,但上臂外旋恢复很慢又困难。部分患者需做肩关节松解治疗。

2. 诊断

(1)慢性发病,进行性,多半为2～3个月发生肩冻结。

(2)50-60岁最为多见,好发于糖尿病、甲状腺功能亢进或风湿类疾病。

(3)肩部疼痛,夜间加重,影响睡眠,疼痛向肩臂或肩背部放射。

(4)肩关节各项功能明显受限,肩外展外旋受限更为明显。

(5)压痛部位分为两类,肌筋膜、韧带软组织多在肩峰下、结节间沟、喙突下、肩胛骨冈上肌、冈下肌和大、小圆肌附着处。神经敏感点分别在冈上窝外1/3处肩胛上神经(相当于肩井穴)、冈下窝中点处肩胛下神经(相当于天宗穴)、肩胛骨腋窝缘上端四边孔处腋神经(相当于肩贞穴)。

3. 鉴别诊断

(1)颈椎病:①疼痛在肩关节部位周围。②肩周疼痛与颈神经根的分布一致。③肩关节活动一般不受限,而肩周炎关节活动受限。④肩周炎关节造影关节囊缩小,而颈椎病(神经根型)关节囊无此变化。颈椎病 X 线片显示滑膜关节和椎间隙变窄,颈椎生理前凸消失。受累的椎间隙变窄,相邻的两个椎体的前缘和后缘有唇样增生。CT 或 MRI 显示椎管狭窄,椎间孔缩小或椎间盘退变或突出。

(2)肱二头肌长头腱鞘炎:①肱二头肌长头腱鞘炎肩部疼痛部位在前方,也可向三角肌或上臂放射。②压痛点在肱骨结节间沟内的肌腱及腱鞘处。③肱二头肌长头肌腱试验,屈肘 90°前臂旋前位,患者用力旋后结节间沟处疼痛为阳性。④肩周炎关节造影显示肩关节囊缩小,而肱二头肌长头腱鞘炎影像阴性。

(3)肩峰下滑囊炎:①有外伤史,多为年轻人。②肩部疼痛主要在肩峰部、肩峰下有压痛,当肩关节外展超过 120°时,滑囊移至肩峰下,原压痛点消失。③肩关节前部明显肿胀,三角肌前缘处向外突出呈哑铃形。从三角肌后缘处加压时,三角肌前部膨出,反之亦然。

(4)冈上肌腱炎:①肩部疼痛在外侧,三角肌附着点和冈上肌止点处,可向肩部附近放散。②上臂外展 60°时,肩部开始疼痛,当上臂外展上举至 120°以后疼痛消失,60°~120°为疼痛弧,上臂由外展上举放下时,在 120°~60°又出现疼痛。③当冈上肌腱发生钙化时,肩部疼痛加重,冈上肌腱钙化。④X 线片可见上肌腱有钙化阴影,称钙化性冈上肌腱炎;肩关节造影显示肩峰下滑囊与关节腔相通,诊断肩袖完全性损伤。

三、治疗

1. 肩关节手法松解整复术　三维松解手法。

(1)高位臂丛麻醉:解剖标志见图 28-3。

(2)药液配制:2% 利多卡因注射液 10ml,0.9% 氯化钠注射液 5ml。

(3)药物注射:患者仰卧位,患肩垫高,头旋向健侧。穿刺点为患侧胸锁乳突肌后缘中点,前中斜角肌肌间沟(高位臂丛 $C_{5\sim7}$);麻醉成功标志为患肩及上肢无力,拇、示、中指麻木。

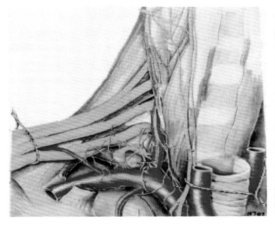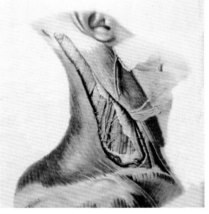

图 28-3　臂丛神经干分布,结节间沟,前中斜角肌间隙,臂丛上中干

2. 手法操作步骤

(1)解除肩前部粘连——矢状面:医者一手拇指伸进胸大肌肌腹,另一手按住肩胛腋窝缘,双手拇指向上按住患侧腋窝顶端;助手双手握拿患肢腕掌,使肘关节由屈到伸,上臂快速拔直,肩关节上举165°(不能超越),与患者耳前头部颞侧平行。闻到"咔嚓"之声,

手臂放回原处。见图28-4。

(2)解除肩上部粘连——额状面:医者一手掌按住患肩上部(左手按住右侧),手指握住上臂近端内侧,另一手握住并托起患肢上臂远端与肘部,双手一上一下,瞬间快速用力使肩关节完成超外展活动。听到关节"咯噔"之声,手臂放回原处。见图28-5。

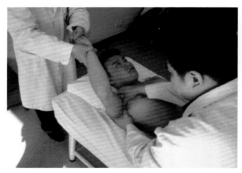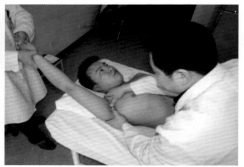

图 28-4　解除肩前部粘连(矢状面)

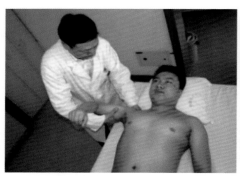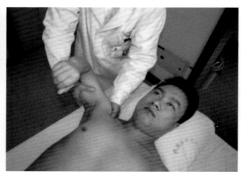

图 28-5　解除肩上部粘连(额状面)

(3)解除肩后部粘连——冠状面:医者一手拇指伸进三角肌肌腹至腋窝(左手伸进右侧),扣住肱骨头内下端,另一手拿患肢上臂下端,向前提起上臂,快速使肩关节内收内旋至极限。听到"咔嚓"之声,手臂放回原处。见图28-6。

(4)注意事项:①高位臂丛麻醉完善,定位准确,观察注药作用。②治疗前X线片,除外肩关节积液、结核、肿瘤。③手法后3d

控制镇痛,可采用肩胛上神经、腋神经阻滞,或药物止痛,1周后局部理疗。④康复训练,肩关节拱手上举、外展摸头、爬墙动作,每日2次,共2~4周。⑤严重心肺疾病,慎重处理。

手法完成后,指导患者双手拱举,健臂带动患臂3次即可,平卧观察10min。然后起立完成手指爬墙、患上肢及手自然外展摸头。2d后每日进行肩关节活动练习。

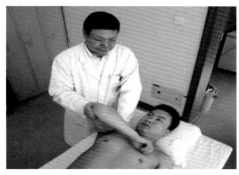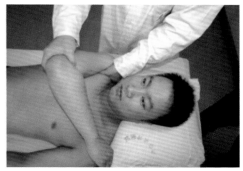

图 28-6　解除肩后部粘连（冠状面）

（5）肩部疼痛功能与疗效评估

①疼痛：0 级无；1 级轻；2 级显；3 级重。功能 0 级正常；1 级轻度受限；2 级中度受限；3 级重度受限。

②疗效：治愈，肩痛功能 0 级；显效，肩痛功能提高 2 级；有效，肩痛功能提高 1 级；无效，同治疗前。本组病例，临床应用 286 例，治愈 215 例，显效 54 例。显效率 94.06%。

3. 银质针导热疗法　肩关节松解手法后 2 周开始治疗。银质针操作时患者取端坐伏案位或仰卧位。

（1）肩峰下滑囊、肌腱袖与肱骨大结节附着处；肱二头肌长腱及腱鞘与肱骨结节间沟处；肱二头肌短腱与肩胛骨喙突附着处进针。各部位布针 4～6 枚。

（2）冈上肌、冈下肌、大小圆肌起始部冈上窝、冈下窝及肩胛骨腋窝肌缘起附着处进针。

（3）肩胛提肌肩胛骨内上角肌止附着处、菱形肌肩胛骨脊柱缘肌止附着处进针。每个部位进针方向沿着肌腱走行斜行穿入骨膜附着处，引出针感即可。

治疗分 2 次完成，先做肱骨大结节、结节间沟、肩胛骨喙突压痛点治疗。间隔 2 周后做肩胛骨后侧冈上窝、冈下窝，肩胛骨腋窝缘、脊柱缘压痛点治疗。

（4）注意事项：银质针导热对肩周炎软组织痉挛缺血疗效显著。①对软组织粘连严重者须手法解冻术后，方可行银质针导热。②肩胛提肌及菱形肌肩胛附着区进针时，须注意进针方向，避免发生气胸。③治疗后 1 周开始肩关节功能锻炼，主要姿势为拱手上举。

（徐仲煌　裴卫东　叶　刚）

第三节　肱骨外上髁炎

肱骨外上髁炎又称前臂伸肌总肌腱损害。多见于肘关节伸屈时前臂过度或反复旋转作业者，如木工、厨师、家政人员，尤其是网球或羽毛球运动员更易发生。损伤在伸腕肌、伸指肌在肱骨外髁上侧肌起处。由于长期劳损，前臂伸肌总肌腱起始处肌纤维撕裂，局部微细血管出血，产生慢性无菌性炎症，纤维粘连、增厚，进而引起肌痉挛、局部疼痛及向手腕部牵涉痛。伸肌总肌腱深处分布有细小的血管神经束，该处损伤就会引起卡压导致疼痛。前臂骨间背侧神经发出关节支，支配肘部外侧骨膜与关节囊，故要排除桡侧伸腕长短肌腱损伤所引起的肘腕痛。

一、临床表现和诊断

该病起病缓慢，一般无外伤史，但有经常反复使用前臂肘腕旋转动作，如拧衣服、铁锹翻地、扫地，感觉肘部外侧痛，日久会引起前臂及腕部酸胀痛，休息后减轻。肱骨外上髁有明显压痛，肱桡关节间隙或环状韧带也可出现压痛，局部触及软组织结节或索条状物。Mills 征检查阳性（前臂屈肘旋前位，令患者做对抗性旋后动作引发肱骨外髁疼痛）。此症相当部分病例与肩胛骨软组织损害有关联，注意肩胛部冈上下肌和大小圆肌有无挛缩变硬，如查出压痛与向肘部牵涉痛，局部处置仅有近期或短暂效果，须一并行银质针导

热治疗。还有少数顽固病例，与肱骨外上髁相对应的肱骨内髁前臂屈肌总肌腱也有轻中度损害挛缩，引起前臂疼痛，少数患者伴有桡尺近端关节分离失稳，儿童则易发生桡骨小头半脱位，治疗时应一并处置，则需用手法整复和局部弹力支持带制动 2 周，方能取得远期疗效。

二、治疗

1. 手法整复

（1）坐姿屈肘内旋拔伸法：使前臂伸肌总肌腱松解，近端桡尺关节分离整复。见图 28-7。

（2）坐姿屈肘外旋拔伸法：使前臂屈肌总肌腱松解，桡骨小头半脱位整复。见图 28-8。

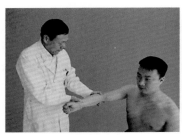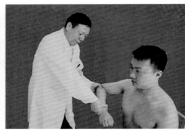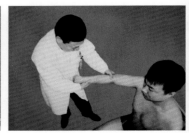

图 28-7　坐姿屈肘内旋拔伸法

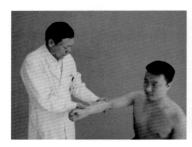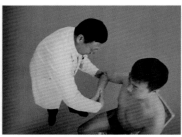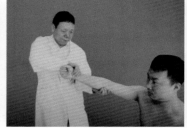

图 28-8　坐姿屈肘外旋拔伸法

2. 银质针导热疗法

（1）操作步骤：患者坐位或仰卧位，肘部屈曲平放，其下方垫一薄枕。

①伸肌总肌腱进针法：用细银针于肱骨外上髁下缘一横指处伸肌总腱，分两行由外向内布针 6 枚。沿着总肌腱朝向肱骨外髁进针，近端 4 枚斜向刺入骨膜连接点，远端 2 枚分别斜向刺向肱桡关节，进针深度约 1.0cm。

②前臂桡侧伸腕长短肌进针法：于前臂上 1/3 段桡侧伸腕肌两侧各布针 2 枚，沿着肌筋膜方向由远端刺向近端骨膜附着处，平桡骨小头，进针深度约 1.5cm。

（2）注意事项

①体位姿势舒适，进针前做 1% 利多卡因 3～5ml 局部浸润麻醉，无痛下操作。

②治疗部位组织为肌腱筋膜骨膜，银质针不好竖立固位，针尖处需用消毒棉球或纱布填起，以免针体倾斜接触皮肤引起烫伤。

③一般治疗一次即可。2 周内用棉布手绢做近端桡尺关节制动，1 周后配合做局部中药湿热敷，逐渐功能练习康复。

（徐仲煌　裘卫东　叶　刚）

第四节　腕管综合征

腕管系由腕骨和腕横韧带构成的骨筋膜管道。其顶部为腕横韧带，起自舟骨结节与大多角骨桡侧突，止于豌豆骨与钩状骨，由桡骨远端延伸至掌骨近端。腕管长度尺侧缘为 2.6cm，桡侧缘为 2.2cm；近端宽为 2.0cm，厚为 0.8cm；远端宽为 2.0cm，厚为 1.9cm。腕管内有 9 条屈肌腱及腱周组织、正中神经，之间充填着结缔组织。正中神经在腕管远端发出大鱼际肌肌支，其余分支发出支配桡侧三个半手指感觉。1938 年国外报道此征，采用腕横韧带松解术缓解症状。此征见于繁复性手腕活动的劳动者，好发于中老年，以女性发病率高，单侧与双侧发病比例无异。

一、临床表现和诊断

腕管综合征系手内在肌及肌腱损害，使正中神经受累而引起的腕部及桡侧三个半手指麻木疼痛，夜间更为明显。屈腕动作受限，可诱发疼痛。重者屈指肌腱挛缩导致伸指障碍、大鱼际肌萎缩、拇指对掌功能障碍。

以下特殊检查可以诊断。

1. 腕部正中神经压迫试验　用拇指向下指压 30s，引出手部正中神经感觉分布区麻木与疼痛。此试验特异性和敏感度均比较高。

2. Tinel 征阳性　一手托住腕部，另一手中指叩击正中神经引出分布区反射性麻痛。此试验敏感度低。

3. Phalen 试验　两臂平举，屈肘 90°，腕关节完全掌屈 1min，患侧手腕桡侧手指即可引出麻木或疼痛。此试验最敏感。

二、治疗

通常可采取银质针导热治疗松解、消炎并修复效果明显，无须对局部进行切开、切割。晚期功能障碍严重者，则可选择内镜下腕管松解术或腕管切开软组织松解术。

1. 腕管手法松解

（1）腕部环转反折法：整复桡舟关节和远端桡尺关节。见图 28-9。

（2）腕部屈伸反折法：松解伸拇短肌腱、外展拇肌腱。见图 28-10。

（3）腕部屈伸归挤法：整复桡舟关节。见图 28-11。

2. 银质针导热疗法

（1）操作步骤

①患者仰卧位，前臂平放，腕部薄枕垫高。在腕部近端横纹线近侧，沿着腕部掌长肌腱两侧布短针各 2 枚，远端各 1 枚先后分别松解进针。左手纵向指押皮肤做好牵张，右手拇、示、中指夹持小号银质针针柄，在腕横韧带下针尖刺入伸向腕管，进退反复 3～5 次，手感由紧变松。近端各 1 针然后向远端再将针刺到腕管深底处坚韧的结缔组织，进

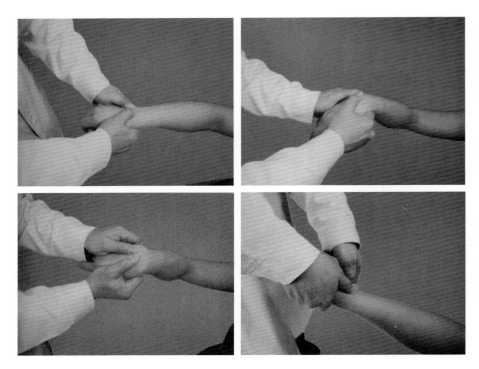

图 28-9　腕部环转反折法

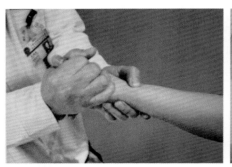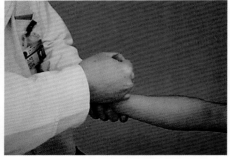

图 28-10　腕部屈伸反折法

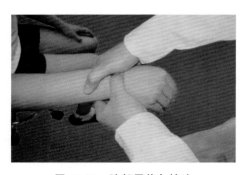

图 28-11　腕部屈伸归挤法

退反复 2～3 次，手感松解即可。然后连接银质针导热温控巡检仪。

②控温导热，腕管两侧均松解完毕，用消毒棉球或纱布稳住银质针针体后，针柄套上银质针导热控温巡检仪加热探头，导热 20min。消毒贴敷料后用手绢制动 1 周。

（2）注意事项：进针松解手法操作，动作要细柔、缓慢，不可粗鲁、使用蛮力。进针方向与深浅要有尺度，切勿过深过远，切忌损伤正中神经和掌浅(深)弓血管。手法和银质针导热治疗后继续用手绢或肌效贴固定制动腕关节 1 周。

1 周后逐渐开始进行手腕、手指康复训练,直至恢复神经肌肉功能活动。

3. 中药湿敷浸泡

处方:川桂枝 12g,桑枝 12g,蟛蛄 9g,地龙 9g,土鳖虫 6g,独活 12,秦艽 12g,紫藤枝 12g,麻黄 12g,钩藤 12g,鸡血藤 12g。

功效:活血荣筋,通络止痛,温经止痉,祛风散寒。

主治:关节涩滞,肌肉萎缩,肿胀,肢体麻木,筋络挛缩。

方解:方中桂枝、麻黄、桑枝、鸡血藤温经通络止痛;配合地龙、蟛蛄、紫藤枝化瘀活血;独活、秦艽祛风舒筋通络;钩藤息风止痉。

(徐仲煌　裘卫东　叶　刚)

第 29 章

腰背腹痛

第一节　胸腰肌筋膜痛

胸腰肌筋膜痛因发病因素较多,属于软组织范围,在临床上难以明确诊断。依据作者临床实践推测认为,常见软组织损害发病部位主要为三部分力学因素。一是骶棘肌(棘肌、最长肌、髂肋肌)及肌筋膜;二是腰方肌、腹内外斜肌与下后锯肌及肌筋膜;三是髂腰肌(即腰大肌、髂肌)及肌筋膜。此为脊柱连接肋骨、髂骨、股骨的动力性平衡系统,以保护胸腹腔内脏器官,这些部位也可反映脏器病变的疼痛症状,值得予以重视。

一、解剖特点和功能

(一)腰后外侧肌群

腰后外侧肌群由腰方肌、背阔肌与下后锯肌组成。腰方肌起自髂嵴后部内唇、髂腰韧带,止于第12肋骨内侧半下缘、L_{1-4} 横突、T_{12} 椎体,司脊柱侧屈(单侧)和降肋(双侧)功能。该肌群乃是腰脊柱与髂骨、肋骨相互连接的腹部力学分支系统,维持腰脊柱重要的侧屈与旋转平衡。背阔肌起自 T_7 椎板至骶骨背面,斜向外上方止于肱骨小结节嵴,有稳定脊柱及单侧收缩使躯干转向对侧的作用。下后锯肌起自 $T_{11} \sim L_2$ 棘突,止于第9~12肋骨后侧下缘,司降肋作用。

1. **腰方肌解剖特点**　可分为三束(图29-1)。

(1)髂肋纤维起点:第12肋内半侧,止点为髂嵴前中部。

(2)髂腰斜行纤维起点:L_{1-4} 横突末端,止点髂后上棘最高点(髂腰韧带所在处)。连接髂嵴,包括髂腰韧带。

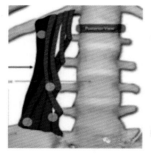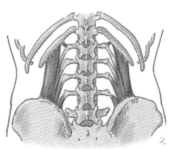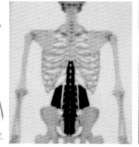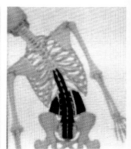

图 29-1　腰方肌三束组成与功能,双侧收缩,垂直稳定腰椎,单侧收缩,腰椎区域侧弯

（3）腰肋斜行纤维起点：第 12 肋骨，止点为大多数或全部腰椎横突。

腰方肌呈长方形，在解剖上被视为腹肌后群，位于腰大肌外侧，它向下连结起自于 L_{4-5} 横突，横向到髂嵴后上部髂腰韧带附着处，向上止于第 12 肋内侧半和 L_{1-4} 横突末端。支配腰方肌的神经是从腰丛分出的 L_{1-4} 的脊神经支配。

2. 腰方肌的功能

（1）双侧收缩：脊柱后伸（挺腰）。伸直腰部（力线通过 L_3 冠状轴后 3.5cm 处）；垂直稳定腰脊柱至腰骶关节。

（2）单侧收缩。侧屈，提骨盆。腰方肌很有效的力矩可侧弯腰椎区域、下降第 12 肋。但进行躯干自转的潜力却很小。固定第 12 肋，辅助剧烈呼吸；稳定上半身姿态，与对侧臀中、小肌共同维持稳定骨盆位置；当臀中肌无力时，对侧腰方肌就会过度收缩；横突两侧为腰方肌，腰方肌前为腰大肌，棘突两侧为多裂肌，多裂肌再往两侧为竖脊肌。

（3）脊髓损伤患者（L_1 以下者）走路时，会用这条肌肉来协助走路，因此腰方肌也常被称为"提髋肌"。它们会将骨盆的单侧提高以使整个下肢可以离开地面来进行下肢的向前摆动。

（4）腰大肌和腰方肌都垂直于腰椎椎体的两侧。这些肌肉进行强力的双侧收缩时，能够提供绝佳的垂直稳定性，以稳定整个腰椎和 $L_5 \sim S_1$ 关节。因此腰方肌损伤及无力等原因会导致腰椎不稳定而产生下背痛。

（二）背部深层肌群

由骶棘肌、腰大肌与髂肌组成。骶棘肌起自髂嵴后 1/3 区、骶骨背面及腰椎棘突，分成三个部分，分别止于 $T_1 \sim L_5$ 横突、头枕骨下项线的最长肌，止于 T_{1-8} 棘突的棘肌，止于 $T_7 \sim L_1$ 肋骨角的胸髂肋肌。依赖该肌维持躯干直立，使脊柱后伸，单侧收缩使脊柱向同侧侧屈。腰大肌起自 $T_{12} \sim L_5$ 椎体侧面与横突，髂肌起自髂窝上内侧面，两肌连合以髂腰肌腱

止于股骨小粗隆，司髋关节屈曲、外旋功能。

（三）腹前外侧肌群

腹前侧由腹直肌与棱锥肌组成。前者起自第 5～7 肋软骨及剑突，止于耻骨上缘与联合部，使脊柱前屈、维持腹压；后者起自耻骨上支，止于腹白线，辅助增加腹压。腹外侧由腹外斜肌、腹内斜肌与腹横肌组成，是背部伸肌的拮抗肌，单侧收缩可使躯干转向对侧。

二、临床表现和诊断

（一）临床表现

胸腰腹痛伴有腹胀或腹泻，女性则有月经不调或痛经者，部分病例有下肢疼痛，少数者还有背部或肩胛部疼痛者。不同肌群损害具有多种复杂的临床症状，其中腰方肌、髂腰肌、腹横肌、内外斜肌损害是重要起因。当肌肉被拉伤后，立即会发生保护性痉挛，此时表现出与正常人不同的姿势，如有的躯干后仰，有的前弯腰，有的侧弯，姿势不同，则损伤部位不一样。

脊柱侧弯的患者一般都有一侧腰方肌较短的情况，这是因为脊柱侧弯的人，总喜欢斜身向着一侧，将重心集中在一侧。而腰方肌是在脊柱两侧的，当它的一边被拉长，而另一边被缩短时，腰椎前凸就会变大，那么无论腰大肌、竖脊肌还是腰方肌，都会变得紧张。

值得重视的是，腰方肌是腹部及腹股沟，骶髂、髋臀部，股骨大粗隆与大腿，还有睾丸、阴囊的疼痛之源。

臀中肌无力步态（Trendelenburg gait，特伦伯格步态）。臀中肌起到稳定、支持骨盆，与对侧腰方肌共同作用。患腿支持时，头颈躯干向患侧侧弯，将身体重心移向支撑面中线，步行时身体摆动，犹如"鸭步"。

1. 软组织压痛点分布

（1）L_{2-4} 横突末端腰方肌与腰背筋膜附着处；第 12 肋骨下缘腰方肌附着处。腰方肌压痛点的激活往往是因弯腰的同时在一侧拉或

抬东西或与摔倒、车祸造成严重身体创伤有关。引起腰方肌压痛点持续存在的机械因素是骨盆不对称，尤其是低位肋骨长短不一。

（2）$T_{10} \sim L_3$ 椎板与小关节的深层肌附着处，下后锯肌肌起。

（3）髂嵴前中 2/3 腹内、外斜肌附着处。

（4）耻骨联合与耻骨结节腹直肌及棱锥肌附着处。

（5）其他在耻骨上、下支股内收肌群附着处；T_{4-9} 椎板及小关节深层肌附着处。髂骨翼臀中、小肌肌起附着处。

2. 牵涉痛　可沿髂嵴放射至相邻的下腹部，也可延伸至腹股沟上外侧；可引起股骨大转子和大腿外侧的牵涉痛；可引起骶髂关节的剧烈牵涉痛，双侧压痛点造成的疼痛可延伸至整个骶区上部，下侧深部的压痛点可造成臀部下方的牵涉痛。总之，腰方肌是骶

髂关节、髋部或臀部、大转子、腹部和腹股沟，还包括大腿、睾丸及阴囊的疼痛来源，提示腰方肌筋膜受损的症状。

（二）诊断要点

1. 排除由消化、泌尿、妇科等疾病引起的腰背腹痛。

2. 腰部及腹部有特定的软组织压痛点。

3. 可并有下胸段或上腰段（$T_9 \sim L_3$）椎管内病变，如椎间盘突出、黄韧带肥厚（需要另行处置。一般只对胸腰段椎间盘）。

4. 影像学检查除外脊柱病理性改变。

三、治疗

（一）脊柱整复手法

1. 腰方肌筋膜松解——侧卧位上肢顿拉法（L_2 横突）和下肢顿拉法（L_3 横突）。见图 29-2。

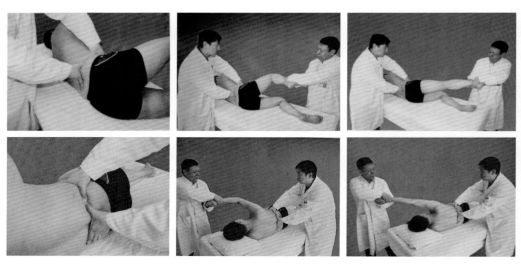

图 29-2　侧卧位，上肢顿拉法和下肢顿拉法

2. 腹内外斜肌松解——侧卧位推臀扳肩法（脊柱旋转）。见图 29-3。

3. 髂腰肌松解——髋关节屈髋内旋和内收外旋（屈髋屈膝）顿拉伸髋。见图 29-4。

（二）银质针导热疗法

1. 确定治疗部位和范围　在前述腰部

和腹部软组织特定压痛部位（第 12 肋骨下缘除外）选取数个压痛点，压痛点之间的针距为 1～2cm。压痛点为肌肉筋膜与骨膜的连接处。一般常规治疗 2 次，腰部三个软组织压痛部位（俯卧位）为 1 次；腹部和（或）大腿根部软组织压痛部位（仰卧位）为 1 次，间隔时间为 1 周。

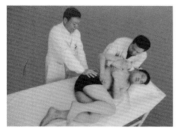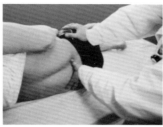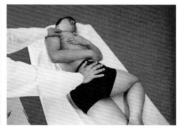

图 29-3 侧卧位推臀扳肩法,双人定点推板和单人推臀板肩

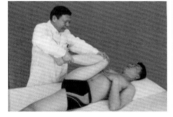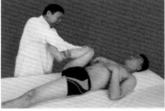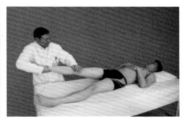

图 29-4 屈膝屈髋顿拉整复法,下肢长者屈髋内旋(顿拉伸髋)和下肢短者屈髋外旋(顿拉伸髋)

(1)胸腰段深层肌(T$_{10}$~L$_3$ 椎板与关节突),腰方肌筋膜(L$_{2-4}$ 肌筋膜中叶)。

(2)腹内外斜肌肌止(髂嵴中 1/3 处),腹直肌、棱锥肌肌起(耻骨联合、结节)。

(3)髂腰肌肌止(股骨小粗隆),股内收肌群肌起(耻骨上下支)。

2. 银质针布针方法和操作步骤 在上述腰部、腹部或大腿根部软组织压痛点进针完毕后,于每枚银质针的针尾上套置装入一个带有传感器的竹筒式加热探头,连接于银质针导热控温巡检仪,加热 15min 后起针,进针点碘伏消毒,纱布覆盖固定。见图 29-5。

(三)康复训练

详见腰背肌肌力训练内容(图 29-6,图 29-7)。

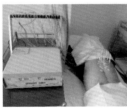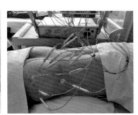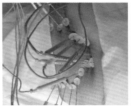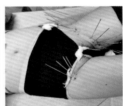

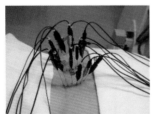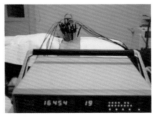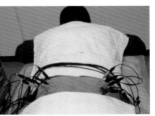

图 29-5 银质针导热布针部位

胸腰段深层肌,腰方肌筋膜,腹内外斜肌肌止,腹直肌、棱锥肌肌起,髂腰肌肌止,股内收肌群肌起。

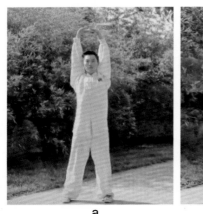
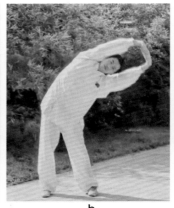
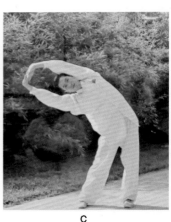

a b c

图 29-6 站立位腰背肌训练（竖脊肌、腰方肌）

a. 两腿分开，双臂合手上举；b、c. 侧方弯腰俗称"风摆杨柳"。

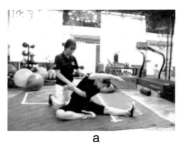
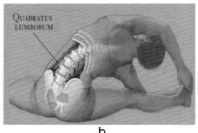
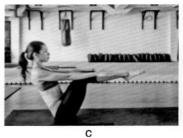

a b c

图 29-7 坐位腰背肌训练

a. 一侧屈髋外展屈膝，另一侧屈髋外展伸膝，对准身体侧弯侧方举臂；b. 坐姿身体侧弯，一侧屈髋外展伸膝解剖图示；c. 坐姿，臀部着地，腰脊柱屈曲，头颈垂直，双眼平视，两臂向前平伸，屈髋 30°双膝屈曲 90°平行地面并与上肢形成一条力线。

第二节　胸椎与肋骨间痛

一、临床表现

临床疼痛中，胸背部胸椎关节与肋骨间疼痛并不少见，由轻中度挫扭闪伤引起，却往往忽视病变部位。通过实践，作者发现并证实，其中肋椎关节，包含胸椎小关节及肋横突关节、胸肋关节或肋软骨联合部易发生损害。

主要表现为胸前部痛、胸背部痛或肋间神经痛，其特点是与呼吸动作相关，尤其是咳嗽时、深吸气疼痛加重，且上述部位局部压痛明显。

胸椎小关节及肋横突关节引发原因由坐位转身、活动闪伤，而胸肋关节或肋软骨联合部疼痛与直接挫压损伤有关，作者遇到病例为重物倒塌受压、在田地被牛足踩踏致伤留下后遗疼痛。胸肋关节或肋软骨联合部，少数病例 CT 扫描可提示。

诊断此痛症依靠症状和准确检查,且模拟治疗后疼痛缓解或消失。但须通过检查,做出与胸椎间盘突出症、胸椎管狭窄症鉴别。如出现脊柱侧弯、下肢运动与膀胱直肠功能障碍等,则须选择手术处理。

二、治疗

此症适合非手术治疗,但不必采用药物镇痛与银质针导热治疗。为提高安全度,手法整复治疗后,才可考虑背部深层肌应用银质针导热,获得肌筋膜松解,从而使胸椎关节段稳定,脊柱得到平衡。

手法整复,详见本书胸背部应用解剖和手法操作内容。

1. 俯卧位牵压法　适用于 T_{3-6} 节段肋横突关节、肋椎关节。

(1)手法操作:见图 29-8。

(2)手法要领:胸椎小关节以 T_{4-5} 节段为中心,定位要准确。医者左手掌小鱼际肌向前上方推压胸椎小关节之时机,应为患者深呼气末。此刻,肋骨处于充分沉降状态,向前上方掌推发力不会对肋骨横突关节产生异常应力而发生"岔气"症状。医者的手掌不是垂直向前推压,而是向前上方滑动施压;助手默契配合,同步牵伸患者上臂。

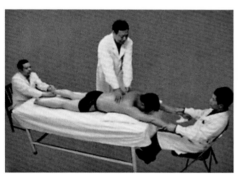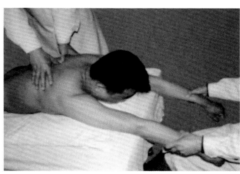

图 29-8　俯卧位牵压法

医者右手拇指向前压住 T_4 椎板,左手拇指压住 T_{4-5} 小关节,双手用力对此胸椎节段固定制动。一助手坐于患者足侧,两手握住其足踝牵伸下肢;另一助手于患者头侧,双手握拿其双前臂为牵伸姿势,于患者深呼气末,助手牵伸发力,引发关节跳动。

(3)注意事项。此法适宜于胸椎管外软组织损害性胸背痛病例,对于胸椎管内占位性病变、黄韧带肥厚、胸椎挤压性骨折,禁忌采用。此手法属于颈肩背部软组织手法治疗的组成部分,通常是在颈椎手法治疗后应用,且对侧也予以治疗。背部软组织损害严重的病例可先用银质针导热,再辅以该手法治疗。

2. 仰卧位上肢顿拉法　适用于胸肋关节错位或肋软骨联合部凹陷。

(1)手法操作:见图 29-9。

(2)手法要领:医者双手拇指放置要准确,对胸肋关节错位只能按于胸骨肋骨切迹上下缘,不能按于下陷的肋软骨胸骨端。同样对肋软骨联合部错位只能按于肋软骨联合部左右两侧缘,不能按于下陷的肋软骨与肋骨交接处。助手做顿拉上肢时机,以患者深吸气末为宜,此刻肋骨提升以利于复位。

(3)注意事项:肋软骨如已复位,应于移位的软骨上放置一块硬纸垫,内衬纱布棉花,用5cm宽胶布予以固定,胸前背后应超过正

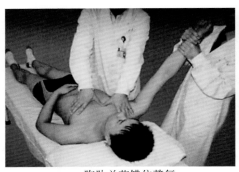
胸肋关节错位整复

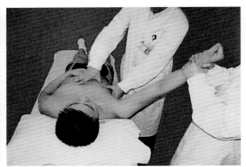
肋软骨联合部凹陷

图 29-9　仰卧位上肢顿拉法

医者站立于患侧，双手拇指按压于胸骨之肋骨切迹上下缘（胸肋关节）或肋软骨联合部凹陷按压于交接处两侧，以示固定。助手立于床头，双手握住其患侧臂腕，于患者深吸气末向前外上方迅速顿拉提起上臂，手法告毕。

中线。也可中药膏贴敷，或用肌效贴相对固定，2 周后去除制动。嘱患者 2 周内不要坐沙发、伏案工作、搬提重物或体育活动，每日进行轻微的扩胸运动，以利患处受损组织的修复。见图 29-10。

3. 侧卧位上肢顿拉法　适用于 T_{3-6} 肋横突关节与肋椎关节。

（1）手法操作：见图 29-11。

（2）手法要领：医者双手拇指放置定位要准确，只能按于肋骨小头与胸椎横突后缘，不能按于胸椎小关节处。助手做顿拉上肢的时机，以患者深吸气末为宜，此刻肋骨提升以利于复位。

（3）注意事项：同上述整复手法。

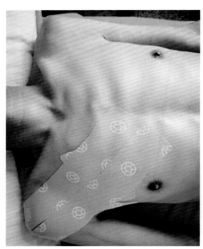

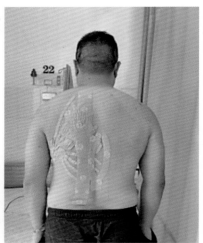

图 29-10　肌效贴胸背部固定制动

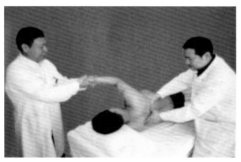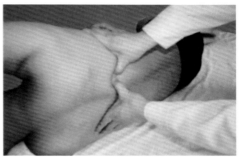

图 29-11　健侧卧位上肢顿拉法

医者在患者背侧站立，双手拇指按压于肋横突关节压痛点；助手立于床头双手握住患者患侧臂腕，向前外上方提起上臂，于患者深吸气末即刻顿拉上肢；医者拇指下方关节有跳动感，复位告成，平卧片刻。

第三节　腰腹痛

腰背部软组织损害引起的腰腹痛有特定的发病部位，主要是腰部深层肌、腰方肌和腹内外斜肌在胸腰段椎板，以及小关节、横突、第 12 肋下缘与髂嵴附着处。这些相关肌群受累产生无菌性炎症反应，持续性损害使原有的炎症反应变为慢性病理发展过程，造成炎性粘连、肌筋膜纤维组织增生与挛缩。这样，不可避免地会不断牵拉刺激累及腰方肌筋膜、腹横筋膜、腰大肌筋膜和后腹膜，从而引发腹部疼痛。

一、解剖特点和发病机制

腰背部相关肌群及腰背筋膜的挛缩又必然会产生对相应的周围神经与血管的机械性压迫和牵拉，造成神经损害及传导功能障碍。新近的研究结果表明，凡有运动神经传导障碍的疾病和在一段时间内阻断神经效应器的刺激性输入，都可以使该效应器及与其有联系的脊椎神经反应"超过敏"。据坎农罗森布吕思（Cannon-Rosenbuleuth）的神经支配失调定律，超过敏反应可在多种不同结构内发生，在产生过敏的所有结构中，最重要的是骨

骼肌。肌肉除了有疼痛和易受压痛外，由于神经支配失调会使肌肉不断的痉挛和挛缩；挛缩的肌肉又会紧紧地牵拉或压迫邻近的神经与其他结构，疼痛-肌挛缩-神经损害处于正反馈往复回转。

正常的肌肉对应补偿调节和系列补偿调节机制失去效应，结果导致腰部软组织损害会向上发展到背部深层肌的损害；向前发展为深层腰方肌筋膜、髂腰肌、腹直肌与棱锥肌的损害；向下发展至臀中、小肌及其筋膜或股内收肌群的损害等。自然，腹部疼痛就会伴随腰痛而来，并可出现胸背部或下肢疼痛。脊柱两旁的肌肉由脊神经后支支配，具有分节段的特点，与分节的自主神经所支配的内脏器官相对应。挛缩的肌肉可以影响超敏的分节自主神经的反射，从而使脏器功能发生障碍，导致出现很多临床征象。通常 L_3 以上的腰部深层肌在椎板、小关节附着处损害，腰方肌与腰背筋膜在 L_{2-3} 横突及第 12 肋骨下缘附着处损害可引起上腹痛、纳差、季肋区痛、腹泻或便秘等征象。$L_4 \sim S_2$ 的腰部深层肌附着处损害，腹内、外斜肌在髂嵴前中 2/3

附着处损害可引起下腹痛、月经失调或痛经、性功能减退、会阴部感觉异常等征象。银质针导热对软组织病变区域产生消除炎症、解除痉挛与改善血供的治疗作用。并且还影响分节的自主神经反射，抑制其超过敏反应，使神经调节恢复正常。这样，疼痛-肌痉缩-神经支配失调的正反馈链就被打断，神经调控障碍极其重要。以往认为疼痛-肌痉缩-疼痛的循环回复机制，不能解释复杂疼痛的临床征象，如痉挛性斜颈、脊柱侧弯等基本并无疼痛征象。

二、临床表现和诊断

1. 临床表现　腰背痛伴有腹胀、腹痛或腹泻，女性则有月经不调或痛经，部分病例有下肢疼痛，少数还有背部或肩胛部疼痛。比较特殊的症状是可能出现较长时间腹泻伴有轻度腹痛，忽视引发的原因，较难用药物进行调整。此种胃肠功能失调由腰腹部软组织损害所致，值得引起注意。腹内外斜肌、腹横肌损害可引起下腹痛、月经失调或痛经、性功能减退、会阴部感觉异常等征象也常被忽视。

2. 诊断要点

（1）排除由消化、泌尿、妇科等疾病引起的腰腹痛。

（2）腰部及腹部有特定的软组织压痛点。

（3）可并有下胸段或上腰段（$T_9 \sim L_3$）椎管内病变，如椎间盘突出、黄韧带肥厚；但经椎管内外病变鉴别，椎管外软组织病变为主；尤其要注意除外骶髂关节错位及耻骨联合分离征，男女之比约为 5:1，部分病例可出现腹痛，但非腰痛为主要症状。

（4）影像学检查除外脊柱椎管内病理性改变。

三、银质针导热治疗

1. 软组织压痛点分布

（1）L_{2-4} 横突末端腰方肌与腰背筋膜附着处。

（2）第 12 肋骨下缘腰方肌附着处。

（3）$T_{10} \sim L_3$ 椎板与小关节的深层肌附着处。

（4）髂嵴前中 2/3 腹内、外斜肌附着处。

（5）耻骨联合与耻骨结节腹直肌及棱锥肌附着处；其他在耻骨上、下支股内收肌群附着处；T_{4-9} 椎板及小关节深层肌附着处；髂骨翼臀中、小肌肌起附着处。

2. 操作方法　采用银质针导热治疗上述各部软组织压痛点，分 3 次治疗布针即可。比较确实调整胸腰段或上腰段脊柱内外力学平衡，松解肌筋膜软组织，保持稳定。详见银质针布针规范相关内容。

然后选择物理疗法、肌力康复训练，以获得远期疗效。

（支满霞　姚本礼　黄接云）

第 **30** 章

腰骶髂痛

第一节 混合型腰椎间盘突出症

通常而言,腰椎间盘突出症只要手术摘除其较大突出物,解除对神经根压迫就消除腰痛或腰腿痛,获得临床治愈。可是有25％患者手术后并不能消除疼痛症状,尤其是腰骶髂部或腰臀部疼痛,甚至不能纠正脊柱侧弯与骨盆旋移。以往临床医师对此感到头痛,难以处置解决的问题。作者经过半个世纪颈腰背痛临床实践与研究,尤其是手术与非手术疗效对照及手术后用非手术治疗弥补,取得优良效果。证实人体复杂的腰背痛并非是单纯硬膜囊和神经根受到压迫,多数病例两者无论早中期或晚期均受到椎管内炎症性刺激产生疼痛。这样,从骨组织机械性压迫致痛学说认识到软组织无菌性炎症致痛学说,这是一种致痛理念的提升,我国从 20 世纪 80 年代增加了一项椎管内硬膜外隙神经药物治疗疼痛的方法。又通过不断临床实践,至今已更明确脊柱节段性失稳(失去稳定),神经调制失控引发人体骨骼肌肉之间力学平衡失偿(失去补偿)。整个力学平衡过程分为静态与动态两种方式,前者是脊柱关节依靠关节囊、韧带功能保持稳定,后者由肌筋膜系统功能维持稳定,均由神经系统正常调控来完成各种姿态与运动。

如今比较清晰地了解,椎间盘突出症是一个比较复杂的临床综合征,部分后期是混合型间盘突出征象。其中椎管外肌筋膜软组织损害普遍存在,在严重病例中占有较大比例,可达 30％ 以上,须慎重对待。如果椎管内外病变程度相当,或者椎管外软组织损害占优势,必须处理得当。部分所谓腰椎手术失败综合征,经椎管外软组织非手术或手术松解治疗获得治愈,已有相当多病例得到验证。

椎间盘退变并突出是椎管内损害性结构改变中最常见的病症,且可不断演变而发展成椎管狭窄、脊椎滑移(假性滑脱),都与小关节囊肥厚、骨质增生错位、黄韧带增厚,还有深层肌挛缩相关,被称为混合型椎间盘突出症。严重者须依赖全椎板减压松解手术,并采用椎间置入物固定,解决上述骨性与软组织损害致病因素。

一、病理学改变和发病机制

临床上椎间盘病理学改变大致分成三种类型。①损伤脱出型:表层纤维环和后纵韧带较薄,触之较软,有弹性;切开表层组织后有成块破碎的椎间盘组织溢出或很容易用髓核钳拉出;破碎的椎间盘物质孤立,与椎间盘母体分离或轻度粘连。②退变突出型:病变部质地硬韧,弹性差;椎间盘局部隆起或突起,但与整体有较好的连续性,纤维环增厚致密,切开后无破碎的椎间盘,不能摘除成块的椎间盘组织,椎间隙内空虚,切除困难。③椎管混合型:椎体后缘骨质增生和(或)软骨结节与椎间盘一起向后突出、质硬、范围大,切除困难,常合并椎管狭窄、假性椎体滑移,需手术处置,重建脊柱稳定与平衡。损伤脱出型间盘突出详见第31章第一节腰椎间盘脱出症内容。

下腰段椎间盘突出症引发腰骨盆痛,即腰骶髂痛,主要为椎管混合型。为椎体后缘骨质增生与椎间盘一起向后突出,质硬范围大,髓核突出缩小;椎体后缘终板次发骨化中心硬化,椎体发育异常,破裂的软骨板环与体后缘分离,与髓核、纤维环一起向后突出,呈"L"或"T"形脱出,甚至下垂至下个节段椎间后缘。这样在下腰节段常易发生椎体滑移,

脊柱失稳;如病程长、脊柱负重或反复损害可引起黄韧带增厚、后纵韧带增厚并骨化,小关节囊肥厚与关节突增生,造成侧方椎管或全椎管狭窄,椎间盘营养障碍和退变加速,引起重度硬膜囊、神经根压迫与缺血损害。其发病与压迫狭窄程度、髓核突出刺激,神经耐受性等多种因素有关,随着年龄增大和退变,椎管狭窄逐渐加重并产生症状,且呈进行性加重,需选择手术治疗。

此型另有一个特点是椎管外软组织损害相应比较严重,明显的骶棘肌纤维、腰背肌筋膜、小关节囊及髂腰韧带挛缩变性,为引起临床顽固性疼痛的重要因素。此观点与认识,已得到腰臀腿部软组织松解手术所证实,并得到以下病例验证(图30-1,图30-2,图30-3)。

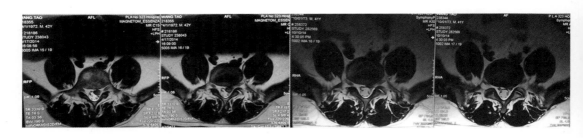

图 30-1　$L_5 \sim S_1$ 间盘游离脱出(2014-04-17)射频热凝治疗,游离间盘大部吸收(2014-10-10)

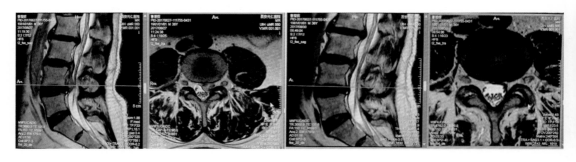

图 30-2　L_{3-4} 椎间盘脱出,下垂至下个节段椎间后缘(2017-08-30)

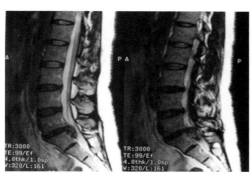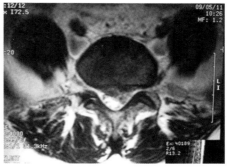

图 30-3　$L_5 \sim S_1$ 椎间盘脱垂，破裂型(2009-05-11)

二、临床分类及表现

(一)三种类型突出的临床特点

1. 退变突出型　与间盘退变有关。患者年龄一般偏大，多数无外伤史，坐位或休息时神经根性症状明显减轻或消失，直腿抬高试验常为阴性，而间歇性跛行等椎管狭窄的症状明显。MRI 示椎间盘局部突出或整体膨出，椎管和神经根通道狭窄明显。该型突出手术治疗时，一般针对发病部位的有限减压即可解除症状，由于突出物质硬、椎管狭窄和神经受挤压而缺乏缓冲空间、枪钳等手术器械强行伸入狭窄部位有可能加重神经损伤。应提倡针对病变神经的微侵袭操作，可用磨钻磨除致压的后壁，分离并掀开黄韧带，避免术中加重神经压迫，去除致压后壁后，受累神经即可松弛，获得足够的移动空间，突出的椎间盘一般不需摘除。

2. 损伤脱出型　与间盘损伤有关。除中央部位外，常有明显神经根性症状，直腿抬高试验阳性，咳嗽、打喷嚏等使椎管内压力增加的动作可引起腰腿痛加重。中央脱出可引起马尾损伤。MRI 示椎间盘局部突出明显，甚至脱出，以示纤维环大部或完全破裂，甚至游离至椎管内。此型经卧床休息或牵引可减轻局部压力，非甾体抗炎镇痛药和激素等抑制局部炎症和免疫反应也可起到治疗效果。由于存在巨噬细胞浸润和新生血管化，脱出组织尤其游离髓核有自发吸收或变小的可能，但症状严重者常需手术治疗，以免神经损伤加重，并缩短病程。手术时应充分去除脱出和游离破碎的椎间盘物质。脊柱介入热凝间盘组织可促进游离髓核缩小或逐渐自行吸收，或内镜手术可彻底摘除破碎和游离的组织，获得良好的疗效。此类型往往具有间盘终板损伤，导致椎间失稳而造成脊椎滑移。

3. 椎管混合型　与间盘退变、椎体后缘骨质硬化有关。伴椎间盘突出型起病隐匿，男性多见，早期常兼有脱出型和突出型特点。X 线和 CT 扫描可见椎体后缘向后突出的骨软骨结节，椎体相对应部位缺损；MRI 示突出物较大，终板不规则或 Schmorl 结节，形成黄韧带肥厚、关节突关节囊增生肥厚，主要形成为椎管狭窄、椎体假性滑移。对症状和突出较轻者可非手术治疗，症状重、突出大或椎体后缘骨软骨病伴椎间盘损伤脱出型常需手术。在脊髓圆锥及以上水平，手术常采取侧前方入路或后侧极外侧入路，切除突出的骨性后壁和椎间盘以彻底减压。在脊髓圆锥远侧的腰椎病变常采用后路手术，一般去除椎管后壁和顶压神经的突出物尖部即可使受压硬膜囊与神经有足够的移动空间。应避免追求完全去除骨化物而过度牵拉神经，椎体后缘骨软骨病伴椎间盘损伤脱出型需摘除脱出和破碎的髓核。见图 30-4。

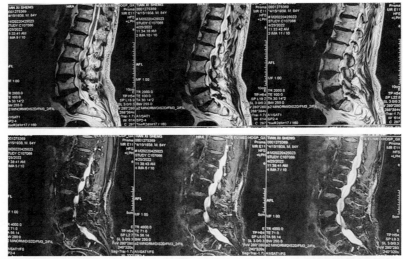

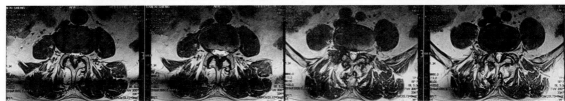

图 30-4　MRI 显示多节段腰椎间盘突出伴有椎管狭窄

T_{3-4} Schmorl 结节（T_1 成像），黄韧带肥厚，关节突增生肥大。

（二）腰椎管内外损害性病变鉴别理学检查

1. 腰脊柱屈伸试验　见图 30-5。

（1）检查方法：患者取俯卧位，两上肢伸直置于身旁，全身放松。检查者在病侧各节段腰骶椎椎板及间隙的腰部深层肌上用手指探压，寻找深层压痛点。①腰椎伸展位（平卧）压痛测定。拇指伸直用指尖在压痛点上适度深压，询问患者有无疼痛、下肢放射痛或麻刺感。②腰椎超伸展位压痛测定。用一直

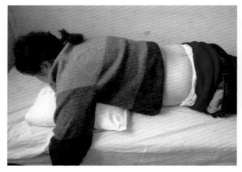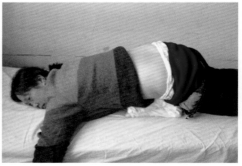

图 30-5　腰脊柱屈伸试验

患者俯卧位，躯体放松，胸部垫枕，腰脊柱过伸，压痛加重为椎管内病变；腹部垫枕，腰脊柱屈曲，压痛加重为椎管外病变。

径 20～30cm 的长圆枕垫置于患者前胸部，使腰椎呈超伸展位，然后检查者以拇指在原压痛点上施压 $L_3～S_1$ 深层肌压痛点。腰超伸展位压痛测定或腰前屈位压痛测定，腰臀腿痛有无增减。

（2）临床意义：腰前屈位使超伸展位深压痛及下肢痛麻消失为（＋），腰前屈位使超伸展位腰腿麻痛轻度减轻为（±），腰前屈位使原有腰腿麻痛加剧/无改变为阴性（－）。

2. 脊柱侧弯试验　见图 30-6。

（1）检查方法：患者站立位，双臂下垂，足跟靠拢。检查者站于患者后方，一手扶患侧骨盆，另一手按健侧肩外部，骨盆制动，把健侧肩部推向患侧（腰椎弯向患侧），询问痛麻症状，把患侧肩部推向健侧（腰椎弯向健侧）询问痛麻症状。

（2）临床意义：腰椎弯向患侧有腰臀及下肢痛麻，弯向健侧腰臀及下肢痛麻消失为试验阳性（＋）。椎管内病变，腰椎弯向患侧无腰臀及下肢痛麻，弯向健侧腰臀及下肢痛麻加重为试验阴性（－）。椎管外软组织损害，腰椎弯向健侧或患侧均引出腰臀及下肢痛麻（±），即为椎管内外混合型病变。

3. 胫神经弹拨试验　见图 30-7。

（1）检查方法：俯卧位，屈膝 90°，检查者一手提起患侧踝部，另一手拇指指腹按压腘窝正中，适度弹拨胫神经干，引发小腿后侧痛麻为试验阳性。

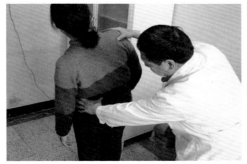
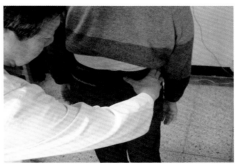

图 30-6　脊柱侧弯试验

患者站立位，检查者一手扶住侧向髂骨，一手扶肩推向对侧。

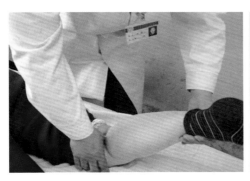
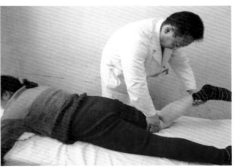

图 30-7　胫神经弹拨试验

患者俯卧位，轻度屈膝，检查者弹压胫神经。

（2）临床意义：本试验阳性者，若腰脊柱屈伸试验阳性，为椎管内病变；本试验阴性者，若腰脊柱屈伸试验阴性，为腰椎小关节损害或臀部软组织损害。

三、治疗选择

1. 退变型 采用现代三项疗法——脊柱整复、银质针导热、硬膜外隙药物注射。临床证实可有效地控制硬膜囊与神经根炎症扩散与加重，间盘突出物可以向椎管中性区域变位缩小，改善椎管内外组织血供，松解肌筋膜软组织挛缩，从而达到保持脊柱内外平衡。

见图 30-8。

脊柱整复手法治疗退变性椎间盘突出，已得到临床验证。腰椎间盘突出症手法治疗机制，传统认识为腰脊柱拉伸、剪切、扭转应力作用，迫使髓核突出物还纳于椎间隙。而新鲜尸体生物力学实验结果表明，手法推拿整复不能使突出髓核还纳，而是使其变位或轻度回缩，手法前须先用硬膜外隙药物注射 2 次，间隔 5d，手法后 1 周多数患者进行银质针导热治疗。从而使神经得到减除压迫与软组织松解。临床上约 85% 患者，获得明显的疗效。见图 30-9。

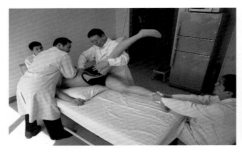
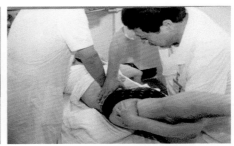

图 30-8　俯卧位，脊柱定点拔伸旋扳整复腰椎间盘突出

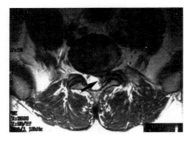
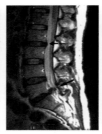
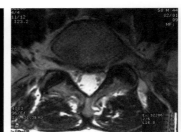
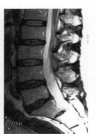

图 30-9　现代三项疗法

MRI 治疗前 $L_5 \sim S_1$ 椎间盘突出，硬膜外炎性水肿，治疗后 34d 痊愈。

2. 损伤脱出型 详见腰椎间盘脱出症内容。

3. 混合型 施行腰椎管内松解术，必要时置入内固定手术。

腰椎管内松解术，消除致压因素。包含全椎板切除、黄韧带剔除、清除硬膜外炎症脂肪组织、多节段突出椎间盘摘除、关节突部分凿除，彻底充分减压。术后脊柱稳定。此病例椎管狭窄，椎管内硬膜囊与神经根明显受压，患有严重腰骶髂痛伴有下肢麻木无力 6 个月。于 1995 年 9 月施行常规腰椎管内松解术，2009 年 8 月远期随访，14 年来，腰臀腿痛消失未见复发，腰脊柱功能活动自如，自由行走，恢复正常工作。X 线片提示 L_{4-5}，$L_5 \sim$

S_1 椎间隙高度维持正常,全椎板切除及关节突关节部分凿除,椎管容积维持正常,提示硬膜囊及神经根处于生理状态。见图 30-10。

间盘突出伴有重度椎管狭窄者,须施行腰椎管内松解术,见图 30-11。伴有 II 度以上脊柱滑移,则采用内置物及螺钉固定手术,防止椎体继续滑脱。通常椎间盘突出可伴有假性椎体滑移,腰椎管内松解术加椎管外银质针导热与肌力康复训练,滑移均能得到纠正,达到脊柱力学稳定。见图 30-12。

术后辅助椎管外银质针导热与腰背肌康复锻炼,脊柱功能与稳定性完好,应预防继发性椎管狭窄。因神经根长时间受压,腰臀腿肌肉均有相应的萎缩,长时间的腰腿痛,脊柱侧弯,使脊柱内、外平衡受破坏,腰臀部软组织(包括健侧)大多有不同程度的劳损。这些均要靠术后积极而有步骤的功能锻炼来调整和恢复。人体脊柱的稳定,一是靠骨性结构的支持,二是靠椎管外肌肉筋膜及韧带坚强而平衡的拉力和张力,在某种情况下后者起到主要作用。

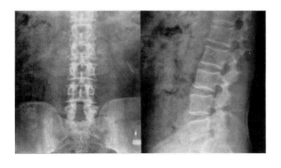

图 30-10　腰椎管内松解术

L_4-S_1 硬膜囊与神经彻底充分减压。术后 15 年 X 线片恢复良好。

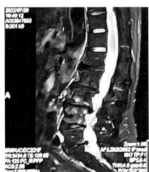 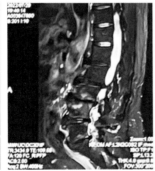 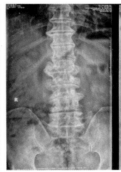 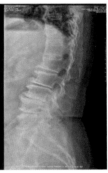

图 30-11　腰椎管多节段狭窄,间盘突出、黄韧带肥厚、关节突关节增大

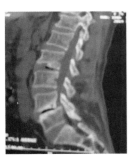 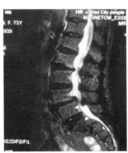 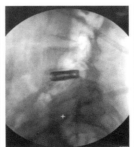 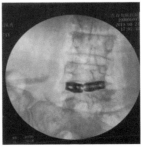

图 30-12　L_{4-5} 腰椎间盘突出,伴 L_4 椎体滑移,突出间盘摘除,植入内置物固定

（王福根　王　海　段俊峰）

第二节　骨盆旋移综合征

骨盆旋移综合征(flared pelvis syndrome)，以往很少被认识。骶髂关节(SIJ)属于微动关节，关节面凸凹相嵌，稳定性依赖于韧带维持，相对比较薄弱。SIJ 疼痛可严重影响患者的生活质量，人们认识到它在腰骶髂痛中的作用。在某些情况下，骶髂关节疼痛可局限在某处，但多数情况下，其是导致腰痛及牵涉痛的众多因素之一。有的学者研究表明，在 15%～30% 的病例中，骶髂关节病变可能与腰背痛的病因相关，或可直接导致腰痛。高达 30% 的腰痛患者的病因来自骶髂关节痛。尽管如此，人们常常忽视骶髂关节才是导致腰痛的病因。因背痛就诊脊柱诊所的患者中，只有 65% 疼痛源于脊柱，而 15%～30% 疼痛不同程度源于骶髂关节。

既往接受腰椎或腰骶融合术患者，骶髂关节退变比例增加，腰椎或腰骶椎固定融合术后邻近节段退变已得到详细报道。果然 SIJ 的邻近节段退变也会发生。一项随访 5 年以上的前瞻性队列研究发现，接受后路脊柱融合术的患者影像提示，可见骶髂关节退变的发生概率几乎是与年龄匹配非融合对照组的 2 倍。

模拟腰椎融合术后分析显示，腰骶融合术增加了骶髂关节间的力传递和关节面的角运动及应力。腰骶融合后骶髂关节面应力增加可能加速退变，有证据表明三节段腰椎融合术后 4 年内发生骶髂关节退变概率高达 30%。

一、解剖、病理与生物力学

1. 解剖　骶髂关节(SIJ)是人体内最大的轴向关节，平均表面积约 17.5cm²。理解其复杂的解剖结构是诊断骶髂关节功能障碍的关键。1864 年首次提出骶髂关节表面的 70% 以上由关节囊膜和韧带结构组成，但它的实质却是一个真正的滑膜关节。一层厚的透明软骨层覆盖在骶髂关节的骶骨面。髂骨面覆盖较薄的纤维软骨，富含 I 型胶原的软骨细胞使其表面成为透明软骨的变体。这些表面差异可能会增加骶髂关节的退变。

在人的一生中，骶髂关节会经历明显的形态学变化。发育在成年早期完成伴随形成 C 形关节，但最终解剖方向因人而异(图 30-13)。退变在成年期很常见，一般始发于关节的髂

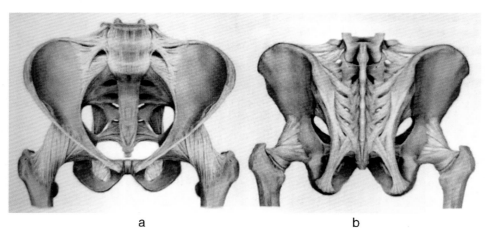

图 30-13　骶髂关节解剖图示：前面观，后面观(格氏解剖学　爱思唯尔)

a. 前方韧带和关节囊结构；b. 后侧韧带和关节囊结构。

骨侧,然后累及骶骨侧。应当注意的是,非特异性退变也很常见,超过 2/3 的无症状老年人表现出与 SIJ 退变一致的影像学改变。

SIJ 关节囊主要位于关节的前 1/3,有层明显的滑膜,关节囊表面覆盖一条与髂腰韧带汇合的韧带。关节囊后面没有滑膜,但骨间韧带和背侧韧带构成的张力带、骶棘韧带和骶结节韧带,共同构成功能性关节囊的背侧。臀大肌、臀中肌、棘肌、股二头肌、腰大肌、梨状肌及腰背筋膜的动态功能提供了辅助稳定。这些结构将区域肌肉张力间接转移到 SIJ。在许多情况下,这些结构与骶髂后韧带结构结合在一起。关节囊和韧带组织的结构完整性至少部分存在性别特异性,如分娩时激素诱导的女性韧带松弛增加,产生必要的骨盆过度活动。

2. 病理　SIJ 功能障碍是一个常用来描述骶髂关节功能低下导致疼痛和残疾的术语,具有多种病因。SIJ 功能障碍可能是因关节囊或滑膜破裂、韧带紧张、关节活动度和应力改变、微骨折或肌筋膜运动链断裂所致。病因可分为关节内或关节外。常见的关节内病因包括感染、炎症和退行性或炎症性关节炎。最常见的感染性微生物包括葡萄球菌、假单胞菌、隐球菌和分枝杆菌,多因静脉用药、心内膜炎或创伤后原位感染所致。退行性改变需几十年的过程且与反复的微小损伤有关,最终在影像学表现为进行性关节硬化。更罕见的是,单侧或双侧骶髂关节炎可能是血清阴性和 HLA-B27 相关的脊柱关节炎早期症状,多见于诊断为强直性脊柱炎的患者中。男性易患炎性脊柱关节病,与 HLA-B27 的关联支持了一种免疫介导的病因其特征是 X 线提示有更多的侵蚀性变化,这些病例必须与退行性改变相鉴别,才能转诊予以适当的非手术治疗。

关节外病因通常是创伤后,可归因于韧带损伤、肌筋膜疼痛和骨折。潜在的病因有很多,包括腿不等长、步态异常、锻炼时间过长、运动损伤,以及长时间举起和弯腰。在一项对 54 例穿刺确认为 SIJ 疼痛患者的回顾性研究中,44％的患者是由创伤引起的,35％是特发性的,21％是由于反复应激所致。最常见的创伤事件为机动车事故,其次是跌倒。在年轻人中,创伤是导致骶髂关节骨折最常见原因,侧向挤压损伤更有可能导致 SIJ 功能障碍的后期发展。过度活动、反复负重所致累积微创伤、微骨折、韧带或关节囊损伤,通常也能导致隐匿性骶髂关节疼痛。

SIJ 其他常见原因可能为医源性损伤,因过度侵袭性获取髂嵴移植物,无意中破坏了 SIJ 或髂腰韧带。女性妊娠最后 3 个月的激素变化可能会导致 SIJ 的过度活动,从而使它和周围的韧带容易受到额外的损伤,出现慢性疼痛和不稳定。证据表明,既往腰椎融合史可导致 SIJ 的生物力学和解剖结构改变。代谢性疾病如焦磷酸钙晶体沉积病、痛风、甲状腺功能亢进和肾性骨营养不良可能加重早期炎症和退化。原发性骶髂骨肿瘤虽然少见,但骨盆骨转移发生率仅次于脊柱转移排在第 2 位,需注意甄别。

3. 生物力学　骶骨被认为是骨盆的基石。它是脊柱最尾端的组成部分,参与脊椎轴到骨盆的过渡,在将负荷由下肢及骨盆转移到腰椎的过程中,起着至关重要的作用。SIJ 的侧压强度是腰椎的 6 倍,轴向载荷是腰椎的 1/20 和剪切力是腰椎的 1/23。尽管骶髂关节一直以来被归类为静态关节,但仍存在少量却又关键的活动度。骶髂关节运动围绕三个轴发生,称为点头运动和反点头运动。点头运动包括骶骨的前旋和髂骨相对于骶骨的后旋。反点头运动是指骶骨向后旋转,随之而来的是髂骨相对于骶骨的向前旋转(图 30-14)。运动量很小,通常很难测量,旋转平均不到 4°。骶髂关节的点头和反点头分别与髂骨的内、外侧平移有关,平均为 1.5mm。点头是准备增加骨盆承重的关键,有助于收紧大部分骶髂关节韧带，使髂骨内移和增加骶髂关节上的压力，从而控制剪切力并维持关节稳定。相反，在骨盆不承重的情况下，如仰卧时出现骶髂关节的反点头。有趣的是，SIJ 的活动程度与 SIJ 疼痛的发生没有相关性。

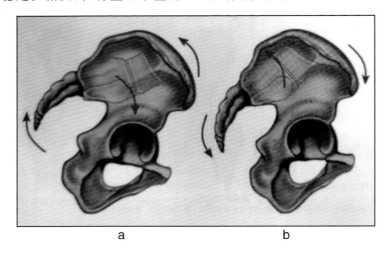

图 30-14　骶髂关节运动模式

a. 点头涉及骶骨前旋、髂骨后旋，髂骨内移；b. 反点头涉及骶骨后旋、髂骨前旋，髂骨外移。

相对于骨盆及腰椎，骶髂关节固有的解剖结构稳定性及活动性的概念似乎自相矛盾，为解释此现象便产生出几个生物力学模型。在直立姿势下腰盆挤压力是稳定所必需的，但却丧失了活动性。为说明维持骶髂关节稳定的重要性，引入了形成封闭和力学封闭的概念。形成封闭是指密切匹配的关节面表面的理论上的稳定性，正如骶骨和髂骨之间无须其他外力便可保持舌槽式接合的稳定性。

骶髂关节神经支配的复杂性和模糊性在一定程度上是基于希尔顿定律（Hiton's Law）。各种形态学、组织学和免疫组织化学研究表明，骶髂关节被神经高度支配，存在多个伤害性感受器和机械感受器。滑膜和关节囊含有用于痛、温觉无髓神经末梢。后关节的神经支配来自 $L_4 \sim S_3$ 根背侧支分支或 L_2 和 S_4 神经根的单独分支。$L_2 \sim S_2$ 根的腹侧支供应的神经一样，前关节的神经支配也有明显的变异性。另外，动物研究已经评估了有关腰椎小关节、骶髂关节和腰椎间盘神经支配的伤害性区域的各种痛阈。按机械阈值测量的疼痛敏感度骶髂关节为 70g，明显大于腰椎小关节（6g），低于腰椎间盘（241g）。

相关的周围神经解剖学由 L_5 腹侧支和腰骶丛组成，它们横跨 SIJ 的头侧部分，距骨盆边缘约 2cm。然后，L_5 神经根沿着骶翼的前侧行走。S_1 腹侧支在 SIJ 更靠尾侧，靠近关节下侧。

（1）髂腰肌一侧收缩使得骨盆向同侧旋转。腰大肌起自腰椎两旁，肌止股骨小转子，功能为当肌起固定时，根据肌肉拉力线，腰大肌具有屈髋、股骨外旋的功能。而当肌止固定时，根据肌肉拉力线，一侧收缩，使脊柱向同侧屈，对侧回旋，两侧收缩则具有腰椎屈曲功能。髂肌起自髂窝，肌止股骨小转子，功能为使髋关节前屈和外旋。

阔筋膜张肌一侧收缩使得骨盆向同侧旋转。起自髂嵴前外侧缘，肌止经髂胫束至胫骨外侧髁，功能为使髋关节屈曲、外展及内旋。

（2）腹内斜肌和腹外斜肌。腹内斜肌起自胸腰腱膜、髂嵴和腹股沟韧带外侧 1/2，肌止于白线；腹外斜肌起自第 5～12 位肋骨外面，肌止于髂嵴前部、腹股沟韧带、白线。两者功能为维持和增加腹压，助呼气；使脊柱前屈、侧屈及旋转。

（3）骨盆水平旋转。①骨盆向右侧旋转提示，右侧腹外斜肌和左侧腹内斜肌短缩，右侧阔筋膜张肌短缩，右侧髂腰肌短缩。②骨盆向左侧旋转提示，左侧腹外斜肌和右侧腹内斜肌短缩，左侧阔筋膜张肌短缩，左侧髂腰肌短缩。

二、诊断

通过结合病史、临床检查和骶髂关节诊断性注射封闭，大致可确定疼痛来源。临床检查的重要性已明确，影像学提示在 SIJ 疼痛的诊断中通常只起到辅助作用。由于 SIJ 牵涉痛位置不固定，且可能与其他病理情况重叠，因此在评估下腰部、臀髋部慢性疼痛时，应牢记存在 SIJ 病变可能。

1. 临床表现　骶髂关节患者主诉的症状可能为腰骶区位置不固定、性质不一的疼痛。疼痛通常在 L_5 以下的髂后上棘（PSIS）区域偏离中心，放射到臀部，或少数辐射到腹股沟。膝关节以上的腿部疼痛相对常见；膝关节以下的疼痛较少报道。如果功能障碍的患者通常指向髂后上棘内下方的区域（长背侧韧带的附着点）疼痛，这被认为是 Fortin 手指测试阳性。

患者经常报告 L_5 和 S_1 神经根皮肤支配区假性根性疼痛、麻木、刺痛和乏力。然而体检时发现并没有真正的神经功能缺陷。关节造影显示在骶髂关节背面及韧带下方存在连接骶髂关节与 S_1 神经孔或 S_1 神经根的解剖连接的患者比例很高。同样在 SIJ 前囊与 L_5 神经根/腰丛之间也常存在解剖联系。最后相同的节段性脊神经支配下腰部、骨盆和大腿根部的各种结构，由于感觉通路的汇聚可能会导致这些结构的牵涉痛。综上所述，这些解剖学发现可以解释 SIJ 功能障碍患者出现假性根性疼痛的原因。

典型的主诉症状为活动性疼痛包括受累骶髂关节优先承重活动的疼痛，最常见的有长时间久坐、在床上翻身、患侧侧卧睡觉、开车时经过路障，或者从汽车或椅子坐下起立。限制受累骶髂关节的活动通常会减轻疼痛。在接受手术干预的患者的前瞻性研究中，受试者报告了常见的放射性腿痛、腹股沟疼痛、坐着（尤其是患侧）、起身、行走和爬楼梯时疼痛更严重。疼痛发生在行走时站立阶段。然而患者病史没有诊断骶髂关节疼痛的特异性；相反，临床病史是患者整体评估的一部分。

2. 物理检查　SIJ 的体检应包括对腰椎、骨盆和髋部的综合评估。评估患者的站姿和步态，特别注意整体姿势平衡。由于牵涉痛的复杂性，常规腰椎检查应包括重点进行神经学检查。同样，专门检查臀部也是必要的。

针对骶髂关节的检查主要是对骶髂关节施压的激发性操作。这些检查已整合在腰椎和髋部检查中，包括骨盆挤压和分离试验、FABER（或 Patrick）试验、大腿推压试验和 Gaenslen 试验。患者仰卧在检查台上进行这些试验可激发受累骶髂关节症状。如果试验激发患者的疼痛并定位于骶髂关节，则认为该试验阳性。

主动直腿抬高试验是另一种常用的检查方法，要求仰卧位患者主动将腿伸直抬离检查台 20cm 并对其难度进行评分。同侧骶髂关节疼痛则为试验阳性。这项测试可以作为诱发性试验的辅助手段，在因骶髂关节引起围生期盆腔疼痛的妇女中常为阳性。在一项关于微创骶髂关节融合术的研究中，接受手术的患者直腿抬高获得了改善，而非手术治疗的患者仍保持在基线水平。

直立弯腰试验,患侧髂后上棘上移,两侧高度不对称为(＋)。以示骨盆髂骨向前旋移而骶骨向后位移,此项检查具有特异性。

3. 影像学检查　普遍认为,影像学检查是自身免疫性骶髂关节炎诊断的一个重要部分,也是此病纽约标准的一部分。MRI 是否为检测早期自身免疫性疾病的最佳方法仍存在争议。然而,对疑似骨关节炎或关节破坏所致退行性骶髂关节功能障碍的情况,影像学与骶髂关节的诊断没有必然的联系。骨关节炎或退变的 CT 征象可能包括硬化、骨赘、真空现象或软骨下囊肿,也常见于许多无疼痛的患者。

X 线片/CT 影像结果与退变性骶髂关节功能障碍无必然关联性,且不能用于其诊断。

尽管疑似疼痛的患者影像学表现出轻微的退行性,但与年龄匹配的无疼痛对照组相比,CT 结果的敏感度和特异性较低。综上所述,目前尚无明确的影像学结果可作为疼痛的诊断依据。因此在评估髋关节或脊柱病理时,影像学检查主要用作诊断程序的一个组成部分,此外还用于评估是否存在可能的炎症性骶髂关节病变。见图 30-15、图 30-16。

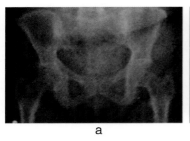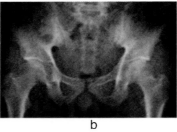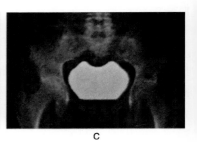

a　　　　　　　　　b　　　　　　　　　c

图 30-15　骶髂关节影像结果

a. 伴有致密性硬化和骨赘的骶髂关节发生退行性改变;b. 伴有双侧侵蚀性骶髂关节炎改变;c. 骶髂关节完全融合。

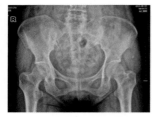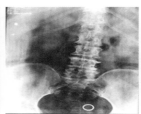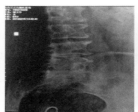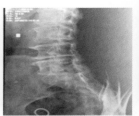

图 30-16　骶髂关节错位 X 线征象:关节重叠不对称,骨盆倾斜,关节密度增高

三、治疗

1. 非手术治疗　骶髂关节疼痛和功能障碍的治疗以往采用非手术治疗,但成功率各不相同。虽然非手术治疗对许多短暂性骶髂关节疼痛的发作确实有效,但是在慢性骶髂关节疼痛和功能障碍的治疗通常不能确定效果。

(1)药物治疗:阿片类药物和非甾体抗炎药(NSAID)或可用于控制急性疼痛。而新的药物包括免疫调节药和蛋白酶抑制药,治疗炎性脊椎关节病有效,却对于常见的退变性和基于破坏引起的骶髂关节综合征毫无作用。此外,无任何药物治疗可改变退变性骶髂关节炎或骶髂关节破坏所致骶髂关节疼痛的进程。

（2）手法整复与物理康复治疗：四种整复手法——向前、向后、前旋、后旋，详见骶髂关节应用解剖与手法操作内容。急性或亚急性发病者，骶髂关节局部骶神经根外侧支消炎镇痛药物注射，重复操作 1～2 次即可，必要时配合采用骨盆带支具 3～4 周，然后进行康复训练。

物理康复治疗是非自身免疫性骶髂疼痛的常用治疗方法及主要手段。目的是识别潜在的功能缺陷，给稳定躯干提高肌力和张力。已有试验表明手法治疗和稳定运动有一定的益处，是合理的选择。

（3）银质针导热：腰部-骨盆-髋部 3 个区域（慢性骶髂关节痛）。详见银质针导热布针规范相关内容。此疗法是持续维持脊柱-骨盆-髋关节之间力学平衡的一项安全有效的

疗法，有利于组织修复、增加血供、提高肌力。与手法整复、中医药应用共同形成"现代三项组合治疗"，成为很有特色的一组非手术治疗。作者经多年临床病例观察，已接近骶髂关节融合术的疗效。

2. 手术治疗　选择手术治疗方案是骶髂关节融合术（SIJF）、目的是实现关节融合及稳定，使脊柱-骨盆-髋关节复合体功能恢复正常。通过手术治疗来实现这些目标，可长期改善疼痛并全面改善功能。骶髂关节融合术早在 1908 年报道的一种开放手术技术，手术路径可分为前入路、后入路或外侧入路。前入路采用标准的髂腹股沟入路，到达骶髂关节的前滑膜部分，进行植骨和钢板固定同时也保留了骶髂关节的后韧带稳定系统。包括从髂骨到骶骨外侧置入的螺钉，背侧配有横跨骶髂关节的横连接棒的骶髂螺钉，以及背侧钢板和外侧螺钉的混合固定系统。见图 30-17。

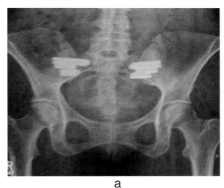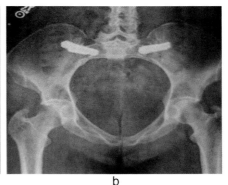

a　　　　　　b

图 30-17　骶髂关节融合术后 X 线片
a. 骨盆前后位；b. 骨盆入口位。

传统的开放骶髂关节融合术具有较高的病死率，包括手术时间和出血量增加，术后住院时间延长，感染风险增加，恢复时间延长，患者临床改善一般。此外并发症还包括经竖脊肌和其他肌肉侵入性损伤的相关并发症，以及背侧感觉神经根、骶丛和髂内血管的医源性损伤。

近年来，骶髂关节融合微创技术的器

械得到了研发及应用。要应用微创 SUJF 的前提是必须充分了解骨盆和骶骨的解剖结构，包括骨性结构和神经血管结构的位置。微创骶髂关节融合术后症状改善更明显，疗效更持久，在 1～2 年内疼痛疗效获得改善。

（王福根　王　海　段俊峰）

第三节　耻骨分离综合征

骶髂关节损伤可引起腰痛及下肢痛,由Goldwait Osgood 1905 年首先提出这一概念。当机械性损伤后出现腰部及骶髂关节部疼痛、局部压痛时,往往被诊断为骶髂关节损伤。但也有认为腰骶部损伤和椎间盘突出,同样可出现骶髂关节疼痛与压痛,难以区别。吴世樵教授从实验中观察到,棘突间韧带注入高渗盐水或 L_{4-5},$L_5 \sim S_1$ 椎间盘髓核造影都可产生骶髂关节部疼痛与压痛。然而,骶髂关节解剖特点为结构稳固,有坚厚强大的韧带加强支持保护,无相当的外力作用,不足以产生较大的关节旋移活动。研究资料表明,45 岁以上年龄成年人腰痛中,骶髂关节前方关节囊约 30% 发生不同程度骨化,即不该出现疼痛症状。可以认为单纯骶髂关节损伤临床比较少见。

一、发生机制

实际上骶髂关节与其他关节类似,当稳定性被削弱或破坏时可以发生关节松弛或半脱位。明显的原因是,如严重外伤、骨盆环遭破坏、手术切取髂嵴而损伤坚强的髂腰韧带,均可影响骶髂关节的稳定性,但却为少见。比较多见的是受孕后期或分娩时,卵巢内分泌应激反应使骶髂关节松弛和耻骨分离,一般无明显疼痛症状,但时而在无意中变换体态姿势,如扭转躯体取物或由坐位突然起身站立之际,因而容易引起关节损伤,骶髂关节活动常伴有相应耻骨联合位移,突发下腰部剧痛和活动受限。部分情况会在分娩后不同阶段逐渐遗留成为顽固症状。通常易忽略维持耻骨联合上下稳定的腹直肌、棱锥肌和内收肌群的损伤。见图 30-18。

二、临床表现

女性产后骨盆松弛,无症状者可自行修

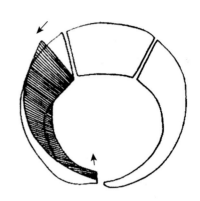

图 30-18　骶髂关节活动必定相应伴有耻骨联合分离(吴世樵教授提供)

复。二胎后高龄者产后骨盆自行修复较差,绝大多数可出现腰骶部疼痛。腰骶部疼痛患者要注意腰骶角增大,正常平均角度为 35°,腰椎前凸加大。此症大多为产后妇女,可有病程数年。女性产后若发现腰骶痛,腰椎及骨盆应尽早摄 X 线片,注意有无盆腔炎、附件炎及产后感染等并发症,及时做相应处置。

怀孕期盆底肌承受很大的压力,如此时承托盆底肌的骨盆没有闭合,势必造成盆底肌更加松弛,它像网兜一样托住盆腔里的子宫阴道、卵巢附件,并膀胱、直肠等脏器,盆底肌松弛,势必会造成子宫下垂、阴道松弛、膀胱括约肌松弛,这也就是有的女性产后容易漏尿的原因。以后随着年龄增长,会在腹压增高时漏尿,甚至尿失禁,这表明产后进行骨盆整复的重要性。骨盆松弛倘若没有闭合,易再次湿寒受凉,可引起阴道炎、盆腔炎反复发作或盆腔积液等,这是难以治愈的原因。另有若性生活不协调,会造成骨盆与阴道紧缩,也须及时骨盆整复。

人体仰卧放松时,可看出下肢不等长,双侧足踝外翻角变化不对称(一般约 60°)。当人体站立时,躯体左右倾斜,双侧肩部或臀股皱褶高低不一。

三、诊断

骶髂关节活动必定伴有相应耻骨联合位移,出现疼痛,俗称耻骨分离症。骶髂关节和耻骨联合部疼痛与压痛,继发腹痛、腰痛和下肢痛。软组织外科奠基者宣蛰人 1962 年开创的软组织手术,首例患者就是股内收肌群损害引起的腰痛及下肢痛,与耻骨联合位移、大腿根部耻骨上下支内收肌附着点挛缩有关。

骶髂关节检查参见本章第二节骨盆旋移综合征中诊断内容。

还应注意与强直性脊柱炎、银屑病关节病、骶髂关节结核、Reiter 综合征相鉴别。

四、治疗

有资料报道,盆底功能障碍性疾病,成年女性发病率为 20％～40％;尿失禁,女性发病率为 18.1％～57.5％(绝经后女性高达 50％);子宫脱垂,50－59 岁达 12.5％,≥60 岁达 76.7％。进行骨盆整复与牵引可获得良好的疗效。

女性生育后盆腔变化盆腔都会打开,髂骨变宽、盆部下垂、耻骨下降、阴裂变宽,阴道松弛。要害是受孕生育后盆腔结构和肌筋膜软组织发生变化,故要进行骨盆整复。

1. 关节整复疗法　详见骶髂关节应用解剖与手法操作内容。

(1)骶髂关节整复:髂骨前旋移或后旋移手法整复。

(2)耻骨联合整复:耻骨上、下移位手法整复(髋关节内旋或外旋,由屈曲至拔伸)。

2. 银质针导热疗法　详见银质针布针规范内容。

(1)腰骶关节、骶髂韧带、髂腰韧带三角部位。

(2)股内收肌群、腹直肌及棱锥肌、腹内外斜肌部位。

3. 康复治疗

(1)肌力训练:仰卧位,早晚各做 1 回。①屈膝屈髋,双手抱腿贴胸,30～45s/次,共 5 次;②屈膝屈髋,双髋外展分腿,10～15 次;③屈膝屈髋,仰卧抬臀挺腰,5～10 次;④直腿抬高、足踝背伸,15s/次,共 10 次。

(2)下腰部肌效贴:介绍韩士兵《肌贴原理及实战》一书中腰部肌贴方法。见图 30-19。

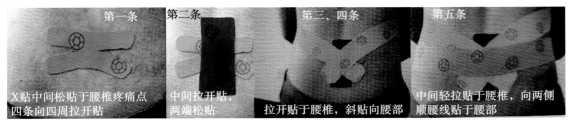

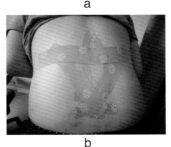

图 30-19　下腰部肌效贴贴法
a. 5 条肌贴,按顺序贴附制动;b. 6 条肌贴,左右对称贴附制动。

第1条 X 贴,中间全松贴于疼痛点,四角轻拉贴上,肌贴方向与腰椎垂直。

第2条 I 贴,与第一条垂直交叉,中间全部拉开贴于 X 贴上两头全松。

第3、4条,均为痛点拉开,不过腰线向下一边全松斜贴,向上向背阔肌方向轻拉贴上。

第5条,中间轻拉贴于腰椎中间点,两侧向两边轻拉贴上,环腰线。给腰部力量支撑,并转移腰椎点力量承受。急发期肌贴后明显轻松,部分难以翻动者可起床活动。

（王福根　王　海　段俊峰）

第 *31* 章

腰臀腿痛

第一节　腰椎间盘脱出症

腰椎间盘突出症是人体下腰痛的最常见、最好发、又最难治的疼痛性疾病。通常下腰痛在人体躯干下部，分为腰痛、腰臀痛、腰臀腿痛、臀腿痛、腿痛等 5 种类型，其中最为复杂的就是腰臀腿痛。就具体组织结构而言，迄今已认识到由内向外的腰椎管内间盘、黄韧带病变，关节突关节增生肥厚，腰椎管外软组织损害三类病变，腰椎间盘突出症是造成神经根和马尾神经损害最重要的原因，约占临床下腰痛发病率的 15%～20%。不少学者经临床实践与探索，逐渐形成较为精准的五级治疗阶梯，即传统疗法（针灸、理疗、按摩），现代三项疗法（硬膜外隙药物注射、脊柱关节整复、银质针导热）、脊柱介入疗法（射频热凝、臭氧、等离子消融）、脊柱内镜下微创治疗技术和脊柱开放性椎间盘摘除术。

一、应用解剖、生物力学和病理

1. 应用解剖与生物力学　名著《麦氏腰背痛》(*Mavnab's Backache*) 客观描述，腰椎间盘解剖类似于汽车轮胎，纤维环似外胎，髓核如似具有弹性的内胎。纤维环的纤维可分为 3 层：最外层连接相邻椎体和骨骺环底层；中层连接上下椎体的骨骺环；最内层自一侧的软骨终板至另一侧软骨终板。纤维环前侧的纤维被强大的前纵韧带加固，而后侧的纤维由后纵韧带加强，但远不如前纵韧带，尤其是在 L_{4-5}、$L_5 \sim S_1$ 节段的后纵韧带只是一条附着于纤维环中线部位的、狭窄的不重要结构。纤维环前端及中部的前侧与两侧纤维分布较多，后侧则较少，且大部分附着于软骨板上，故加强作用薄弱。

纤维环是纤维层斜行排列成的多层结构，使其可以抵抗扭转的张力。当重力作用于脊柱时，凝胶状髓核可将压力向四周分布，纤维环包绕髓核，具有防止髓核变形破裂作用。

纤维环就如一个弹簧圈，可将上下椎体连接在一起以对抗髓核产生的弹性阻力，当将脊柱矢状面剖开时，失去对抗的纤维环就会使髓核突出。以往认为间盘突出是髓核的"膨胀"而引起，实际上是类似弹簧的作用。由于纤维环的压力作用，脊椎所以结构完好体现在髓核与纤维环的良好耦合。髓核的作用类似于一个滚珠轴承，当脊柱屈曲和伸直时，在脊椎小关节的导引和稳定下，椎体在髓核这一个不能压缩的胶体上发生滚动。正常人在 8 岁之前，椎间盘是有血供的，以后则依赖组织液的弥散作用维持其营养。组织液的渗透具有 2 条通路，即椎体骨松质至椎间盘、椎间盘至椎体骨松质的双向渗透作用，另有周围血管中的组织液通过纤维环弥散进入椎间盘。正是因为这种将组织液从椎间盘渗透

499

至邻近椎体的能力，才不至于当脊柱突然受力负荷时造成椎间盘内压力的急骤升高。如此双向的渗透作用犹如安全阀，始终保护着椎间盘的结构和安全。临床和实验研究已证实，纤维环不会被单纯的压力负荷所破坏。然而，当脊椎遭受突然暴力时，椎体内突然升高的组织液压力足以导致纤维环破裂或椎体

发生爆裂性骨折。

椎间盘破裂时首先出现的形态学改变是软骨板的一部分从邻近的椎体上分离，在分离的软骨板的各个方向上都出现了裂隙。当对椎体施加一个垂直的应力时，分离的软骨板会向后方移位，髓核就会通过纤维环处撕裂部位突出。见图 31-1。

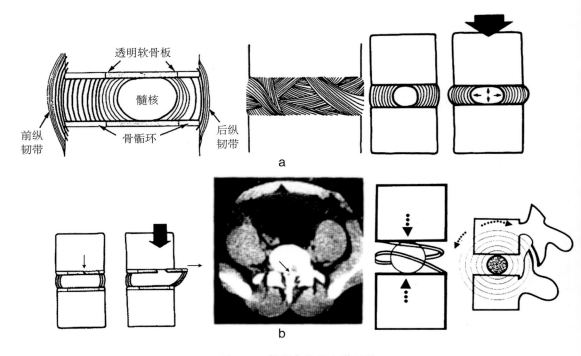

图 31-1   椎间盘生物力学图示

a. 椎间受压力下纤维环纤维裂开，软骨板断裂；b. 椎体扭转下纤维环破裂，后纵韧带下间盘髓核突出。

2. 病理   Schmorl 将其分为反复性、固定性、嵌顿性、游离性突出 4 型；McNan 提出分为 5 型，即周围性纤维环膨出型、局限性纤维环凸出型、椎间盘突出型、椎间盘脱出型和椎间盘游离型。

国内学者宋献文根据术中观察，将突出物分为完整型、骨膜下破裂型、椎管内破裂型；骨科前辈陶甫依据 128 例手术将突出椎间盘分为成熟型、幼弱型、中间型 3 种。均有临床区别的意义。实际上椎间盘结构形态复杂多变，又相互连接演变，尤其是大小或部位

有一定的变化。但是临床实践证实，任何一个椎间盘大致都因退变损害而导致突出，故下腰部 L_{4-5}、$L_5 \sim S_1$ 椎间盘因退变损害较重，临床发病占据整个椎间盘突出症 90％以上，明显高于其他部位节段间盘突出。

Crock(1970)首先提出椎间盘源性腰痛（IDD），1986 年进行系统描述。退变椎间盘内部结构的改变对椎间盘源性腰痛产生作用。退变早期，椎间盘纤维环内层开始出现撕裂，逐渐发生各种形态的裂隙，如环状、放射状或边缘状破裂。吴闻文实验研究证明

椎间盘造影、CT 扫描能极好地显示椎间盘轴状位详细解剖情况。Dallas 椎间盘造影描述是基于 CT 显示和原来分级 0-3 级，后来修正分为 0-5 级。0 级：造影剂完全在正常髓核内；1 级：造影剂沿裂隙延伸到纤维环内 1/3；2 级：造影剂延伸到纤维环中 1/3；3 级：造影剂延伸到纤维环外 1/3，或者呈局灶性或呈放射状，范围不超过椎间盘环的 30°范围；4 级：造影剂延伸到纤维环外 1/3，或者呈局灶性或呈放射状，范围超过椎间盘环的 30°范围；5 级：代表一个全层撕裂，局灶或环状，伴有造影剂漏出纤维环外。多数无痛性椎间盘中，间盘内神经组织分布未及纤维环内层，然而退变的椎间盘原本无神经分布的内层纤维环与髓核居然出现了神经分布，为盘源性腰痛提供了一个形态学基础。见图 31-2。

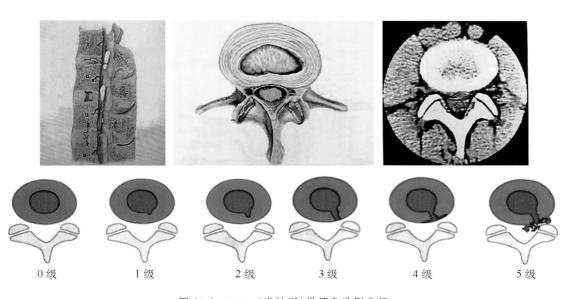

0 级　　1 级　　2 级　　3 级　　4 级　　5 级

图 31-2　Dallas(道拉斯)椎间盘造影分级

二、椎间盘突出的类型和发病机制

国外学者 De Palmahe、Rothman(1970)根据间盘突出部位将其分为后外侧方突出、椎间孔内突出和中央型突出，并提出了各型的相关病理变化。Spengler(1982)将腰椎间盘突出症分为 3 种病理类型，即凸起型(protruded)、突出型(extruded)和游离型(sequestered)。国内周秉文等(1979)以病理与临床的结合概念，将间盘突出病理形态分为 3 型。①凸起型，纤维环内层裂开，外层因髓核压力而凸起；②破裂型，纤维环全层或近全层破裂；③游离型，髓核突出物已离开间盘移入椎管中，甚至挤入硬膜囊内。以上分类法具有临床指导意义。然而，腰椎间盘突出症是一种病因机制复杂、病程较长、症状多变的综合病症，应增加考虑继发性病理改变，如关节突关节增大、黄韧带肥厚、退行性腰椎管狭窄、腰椎滑移等，并能针对性选择合理的临床治疗。骨科专家胡有谷提出将腰椎间盘突出表现修正为以不同的部位与大小，由中央至椎间孔可划分为 4 等分部位；由占据椎管前后径分为 4 等分大小。如此有益于选择有效的治疗方案。作者经不断实践而思索，综合考虑更为实用的临床分类，其实腰椎间盘突出症本身就是一个复杂的综合征，包含椎管内外病变相互之间的演变转换，由内向外、由外向内达到力学平衡，趋向稳定，其中作为中间环节的关节突关节发挥重要作用，上关节突顶端与下关节突内前侧关节增生、关节囊肥厚参与椎管内容积和压力变化；受椎管外肌筋膜软组织力学调制变化达到影响椎体稳定，脊柱动态与静态稳定依赖椎间盘与关节突关节共同力学作用。见图31-3。

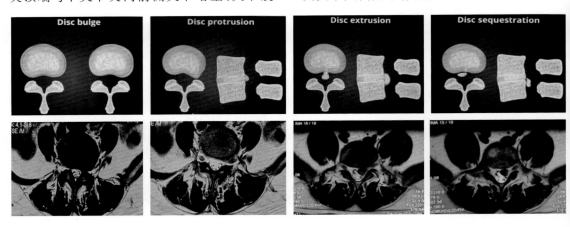

图31-3　椎间盘突出类型图示
MRI横断面提示，正常，膨出，突出，脱出（破裂），游离。

1. 退变突出型（degneration-prutrusion）　髓核退变突向至纤维环内层部分断裂处，间盘成块破碎难以摘除，椎间隙内空虚。该型突出纤维环增厚致密，软骨基质和胶原纤维异常增生、排列紊乱，细胞增生和合成活跃，炎症性反应轻微，以退变和增生为主，髓核组织部分突出；或整个椎间盘纤维环均匀性向后凸起，所谓膨出型或突出型，称之为退变突出型。此型椎间盘继续演变发展，如有黄韧带，关节突关节及关节囊退变增生，引起神经通道狭窄，神经组织受挤压，缺血，静脉回流障碍，导致神经压迫综合征，由于退变增生逐渐发展引起症状，常较严重，可向椎管狭窄演变。临床上此种类型椎间盘突出多见于中老年患者、重体力工作者或腰部反复轻微外伤致痛者，大部可采用常规非手术治疗或脊柱介入技术，并配合腰部、骨盆及下肢肌力康复治疗。

2. 破裂脱出型（damage-herniation）　纤维环全层或大部分破裂，髓核突破大部分纤维环涌出。神经突触炎细胞浸润和新生血管化明显高于退变突出型，T淋巴细胞和巨噬细胞浸润，IgG、IgM沉积和IL-7表达高于退变突出型，电镜下以破坏征象为主。此型突出有15%～20%可追溯腰部损伤的病史，有人推测在退变的基础上轻微外伤可加重纤维环撕裂和髓核脱出，继而引起炎症和自身免疫反应。椎间盘髓核为隐蔽性自体抗原，髓核脱出和新生血管化使隐蔽抗原暴露于免疫系统，引起细胞和体液免疫反应，加剧了炎症反应，导致加重间盘损伤，使其组织破坏溶解、内压增高、破碎髓核组织与主体分离并且凸出，常出现于间盘后外侧方。髓核脱出物包含封闭在表层纤维环和后纵韧带下形成高压态势，即称为破裂型；突破纤维环和后纵韧带至椎管内，即称为游离型。髓核脱出物的肿胀、高压，与其释放的炎性化学物质可直接刺激纤维环外层的神经和疼痛感受器引起腰痛，机械性压迫和无菌性炎症导致神经根疼痛与麻木。见图31-4、图31-5。

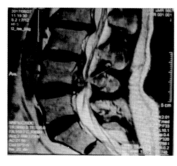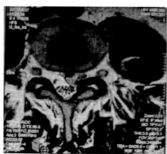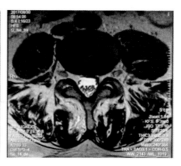

图 31-4　L$_{4-5}$ 突出，L$_{3-4}$ 椎间盘脱出游离下垂至 L$_{4-5}$ 椎管上缘，压迫硬膜囊与神经根

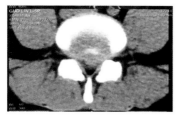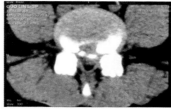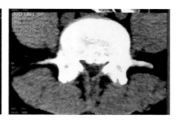

图 31-5　L$_{4-5}$ 椎间盘脱出，中央破裂，压迫硬膜囊

3. 椎管混合型　为椎体后缘骨质增生与椎间盘一起向后突出质硬范围大，髓核明显缩小；椎体后缘终板次发骨化中心硬化，椎体发育异常，破裂的软骨终板环与体后缘分离，与髓核、纤维环一起向后突出，在下腰节段常易发生椎体滑移，脊柱失稳；病程长、脊柱负重或反复损害可引起黄韧带增厚、后纵韧带增厚并骨化，小关节囊肥厚与关节突增生，造成侧方椎管或全椎管狭窄，椎间盘营养障碍和退变加速，引起重度硬膜囊、神经根压迫与缺血损害。见图31-6。

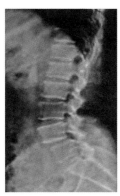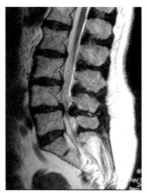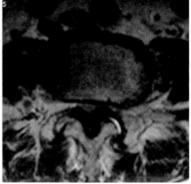

图 31-6　椎管混合型突出

L$_{4-5}$ 中央椎管/左侧椎管狭窄、L$_4$ 椎体滑移、间盘突出、关节突增生、黄韧带肥厚、硬膜囊与神经根受压。

三、不同类型间盘突出临床表现

1. 临床症状　椎间盘突出产生复杂临床症状。椎管内椎间盘病变，神经组织受累。在椎间盘内、后纵韧带下有窦椎神经、交感神经分布，可产生盘源性疼痛；在间盘髓核突入椎管内，硬膜囊、神经根及鞘膜、脂肪组织受到炎性刺激或直接压迫。

软组织椎管病变。多年来我们形成一种新的观点，即椎管应分为骨性与软组织性两部分，软组织椎管组成前方为后纵韧带，侧后方为黄韧带，侧前方为关节突关节囊变性增厚，受损后均可刺激或压迫硬膜囊及神经根，产生放射痛或牵涉痛。

椎间孔内外神经组织有脊后返神经、背根神经节、神经前后根、节段动脉及脂肪组织。可受到侧方间盘或关节突损害的刺激或压迫。

椎管外肌筋膜软组织损害性因素导致脊神经后支、腰部深层肌筋膜、小关节囊、黄韧带发生炎症、挛缩、缺血，引发神经受压、硬膜外隙炎症、椎体间失稳。这在临床上是最为常见的疼痛，可与椎管内病变共存，相互作用与影响。椎管内椎间盘病变应分为如下3种。

（1）退变突出型。患者年龄一般偏大，多数无外伤史，坐位或休息时神经根性症状明显减轻或消失，直腿抬高试验常为阴性，MRI示椎间盘局部突出或整体膨出，椎管和神经根通道狭窄明显。临床特点是腰深部酸胀痛、弥散，可牵涉至膝以上髋部疼痛；腰椎屈伸、扭转疼痛加重；急性痛者多有搬抬重物史，慢性疼痛者无明确外伤史，疼痛不剧烈，可得到控制；部分患者不能久坐工作，下蹲疼痛缓解；缺乏客观体征，需做腰椎 MRI 检查提供影像学证据。

（2）破裂脱出型。除中央突出外常有明显的神经根性症状，直腿抬高试验阳性，咳嗽、打喷嚏等，使椎管内压力增加的动作可引起腰腿痛加重。中央脱出可引起马尾损伤，MRI 示椎间盘局部突出明显，甚至脱出。此型经卧床休息或牵引可减轻局部压力，非甾体抗炎镇痛药和激素等抑制局部炎症和免疫反应也可起到治疗效果。由于存在巨噬细胞浸润和新生血管化，疝出组织尤其游离髓核有自发吸收或变小的可能，但症状严重者常需手术治疗，以免神经损伤加重，并缩短病程。本节叙述的即为此型的椎间盘突出类型，临床症状典型、明确、重度，须及时当即治疗处置，获得优良疗效。

（3）椎管混合型。起病隐匿，男性多见，常兼有退变突出型和损伤脱出型特点，椎体后缘骨软骨病伴椎间盘损伤突出型症状类似损伤脱出型。X 线和 CT 可见椎体后缘向后突出的骨软骨结节，椎体相对应部位缺损，或显示椎体滑移；MRI 示突出物较大，终板不规则或见到 Schmorl 结节，或显示软组织椎管狭窄（关节囊、黄韧带或后纵韧带增厚），而出现间歇性跛行等症状，严重者发生尿频尿急、尿失禁、便秘等膀胱直肠功能障碍。

2. 影像学表现

（1）X 线：常规 X 线检查通常是阴性结果。慢性腰痛患者，可有一些间接的发现，包括椎间隙轻度狭窄、终板硬化、骨赘形成。屈伸位动力学可见腰椎不稳征象。

（2）CT：基本正常。在高质量的 CT 扫描片上，腰椎间盘纤维环低密度区可能显示纤维环的病理改变。

（3）MRI：T_2 成像上显示的腰椎间盘纤维环后方的一个局部高密度信号（high-intensity zone，HIZ）和下腰痛患者行腰椎间盘造影术阳性有相关性。HIZ 代表纤维环撕裂后的炎症反应、纤维环 3～5 级的撕裂或椎间盘边缘的新血管形成和肉芽组织。HIZ 用于诊断椎间盘源性腰痛仍有很大争议。我们对 37 例长期慢性下腰痛、无典型的神经根性症状和体征且 CT 证实无椎间盘突出的患者行 MRI 检查和腰椎间盘造影术。分析造影后的 X 线片和 CT 片，并结合造影时诱发的疼痛反应,比较其与腰椎间盘 MRI 高信号区之间的关系,发现纤维环破裂程度分级越高,MRI 出现高信号区的比例也越高,说明有高信号区的纤维环破裂程度高,无高信号区的纤维环破裂程度低($P < 0.01$)。

而高信号区与造影疼痛反应阳性之间并无明显一致性($P > 0.05$)。可见,MRI 高信号区在诊断椎间盘源性腰痛中仅为提示性和筛选性的影像学征象,不能替代椎间盘造影的金标准。

Modic 改变是骨髓和终板损伤在 MRI 上的表现。22%～50%退行性椎间盘疾病患者出现 Modic 改变。Ⅰ型 Modic 改变,T_1 像低信号,T_2 像高信号,提示进行性退变过程;Ⅱ型 Modic 改变,T_1 和 T_2 像均高信号,提示一个稳定的骨髓脂肪慢性变性过程;Ⅲ型 Modic 改变,T_1 和 T_2 像均低信号,提示终板软骨下骨硬化。混合型改变,如Ⅰ/Ⅱ和Ⅱ/Ⅲ型。Modic 改变可以从一种类型向另一种类型转化,代表处在相同的病理过程的不同时期。有关 Modic 改变与临床症状的关系一直尚有争议。Ⅰ型改变较其他类型的改变与疼痛症状更相关。

四、临床治疗原则

1. **退变突出型**　椎间盘突出(包容性),选择进行硬膜外隙药物注射与脊柱介入治疗。原发性肌筋膜软组织损害,选择"现代三项治疗",即神经药物注射、脊柱整复手法、银质针导热疗法。主要目的是解除软组织痉挛、改善局部缺血;又能缩小改变间盘形态结构,减轻盘内压力,逐渐建立脊柱内外力学平衡,趋向节段性稳定。详见混合型腰椎间盘突出症相关内容。

2. **破裂脱出型**　神经通道狭窄(侧椎管)。

(1)选择脊柱介入疗法,即射频热凝消融(RF)、臭氧注射溶解、半导体激光减压,最为常用的是 RF。实践证明,进行后纵韧带下臭氧注射对盘源性疼痛有效治痛,因可作用于窦椎神经,辅助 RF 治疗。射频热凝消融或低温等离子体技术疗效基本相似,前者更为安全,作者采用双极靶向 RF,中央型脱出——后路椎板间、下关节突内侧缘左右双极穿刺;侧旁型脱出——后路椎板间、下关节突内侧缘上下双极穿刺。产生治疗作用区域,较 RF 单极热凝作用加大,明显提高疗效。具体操作及掌握治疗剂量,详见经皮射频热凝椎间盘疗法相关内容。见图 31-7～图 31-10。

(2)脊柱内镜微创技术,即脊柱内镜下椎间盘摘除、椎间内置物植入、上关节突部分切除。此两种治疗技术体系,主要针对间盘脱出占据椎管空间,解除对硬膜囊、神经根受压,使椎间盘逐渐缩小吸收,或即可较完整摘除或清除碎片。临床上优良率达到 90% 以上,迄今得到普遍推广。作者脊柱内镜下微创技术治疗病例,详见经皮椎间盘射频热凝疗法和脊柱内镜微创技术治疗腰椎间盘病变相关内容。见图 31-11、图 31-12。

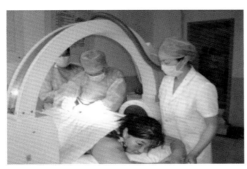

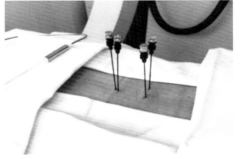

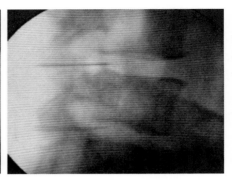

图 31-7　L$_{4\text{-}5}$、L$_5$～S$_1$ 椎间盘经皮射频热凝治疗技术

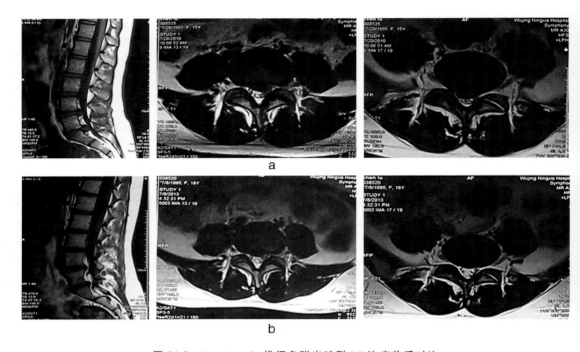

图 31-8　L$_{4\text{-}5}$、L$_5$～S$_1$ 椎间盘脱出破裂 RF 治疗前后对比

a. L$_{4\text{-}5}$、L$_5$～S$_1$ 椎间盘脱出破裂 RF 治疗前；b. L$_{4\text{-}5}$、L$_5$～S$_1$ 椎间盘脱出破裂 RF 治疗后 1.5 年。

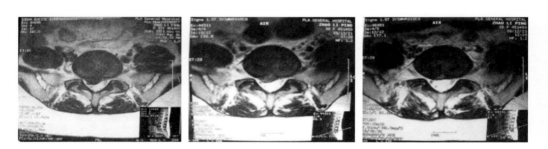

图 31-9　L$_5$～S$_1$ 椎间盘脱出治疗前、RF 治疗后(7 个月、9 个月间盘回缩)对比

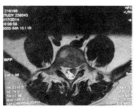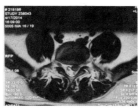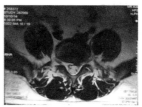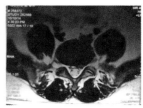

图 31-10　L₅～S₁ 间盘游离脱出治疗前、RF 治疗后 6 个月（游离间盘大部吸收）对比

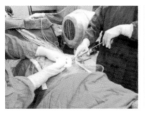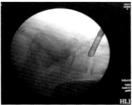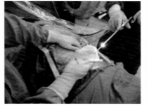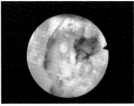

图 31-11　脊柱内镜下 L₄₋₅ 椎间盘脱出摘除术定位操作视频图示

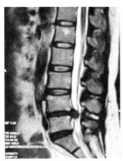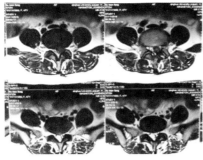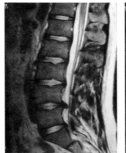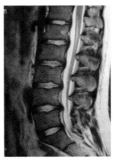

图 31-12　脊柱内镜下 L₄₋₅ 椎间盘摘除术病例 MRI 1 年前与 1 年后对比

　　（3）间盘脱出伴有马尾神经损害。选择脊柱开放手术，即脊柱椎板切除、椎管减压术（含关节突部分切除）、脊椎成形术，椎体间植入钛内置物。作者对处置此特殊病例，深有体会。首次因 L₅～S₁ 间盘脱出伴有马尾神经损害，腰臀腿痛、双下肢无力、尿失禁，在国外施行常规脊柱开放手术，摘除间盘脱出，尿便功能基本恢复、下肢肌力改善，然而腰臀腿痛反而明显加重；3 个月后返京在某医院采用 L₅～S₁ 椎体间植入钛内置物与椎弓螺钉固定手术。术后 1 年，下肢活动功能基本恢复正常，但仍然腰臀腿痛发作，提示硬膜囊与神经根损害与炎症未得到完全恢复，腰臀部肌筋膜软组织损害性挛缩未能治愈。然而，在作者采取椎管内硬膜外隙神经药物注射，椎管外银质针导热治疗后，腰臀腿痛消失，最终取得优良疗效。经 1～5 年随访 3 次，获得临床治愈。见图 31-13。

　　手术时应充分去除疝出和破碎的椎间盘物质，尤其游离碎块。内镜下微创手术可彻底摘除破碎和游离的组织，获得良好的疗效。该型脱出手术治疗时，一般针对责任部位的

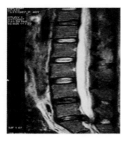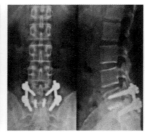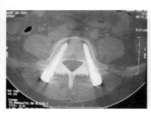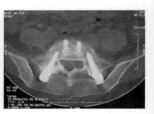

图 31-13　$L_5 \sim S_1$ 椎间盘脱出，马尾损害，脊柱椎板切除，椎管减压术，椎体间植入钛内置物

有限减压即可解除症状，由于突出物质硬、椎管狭窄和神经受挤压而缺乏缓冲空间、枪钳等手术器械强行伸入狭窄部位有可能加重神经损伤。应提倡针对病变神经的微侵袭操作，可用磨钻磨除致压的后壁、分离并掀开黄韧带，避免术中加重神经压迫，去除致压后壁后，受累神经即可松弛、获得足够的移动空间，椎间盘突出一般不需切除。

对症状和突出较轻者可非手术治疗，症状重、突出大或椎体后缘骨软骨病伴椎间盘损伤疝出型常需手术。在脊髓圆锥及以上水平，手术常采取侧前方入路或后侧极外侧入路，切除突出的骨性后壁和椎间盘以彻底减压。在脊髓圆锥远侧的腰椎病变常采用后路手术，一般去除椎管后壁和顶压神经的突出物尖部即可使受压神经松弛有足够的移动空间，应避免追求完全去除骨化物而过度牵拉神经，椎体后缘骨软骨病伴椎间盘损伤疝出型需摘除脱出和破碎的髓核。现今，脊柱内镜微创技术已逐步用于治疗腰椎间盘突出症。

（商卫林　翟淮伟　杨立东）

第二节　腰臀肌筋膜综合征

脊柱病变常涉及多个学科和领域。在英国，腰背痛占全部普通门诊患者的 4.2%。骨科、康复医学科和风湿病科医师诊治的患者中 40% 为下腰部疼痛与不适。本节将讨论脊柱椎管内外的正常解剖结构及在退行性变和炎症情况下的病理解剖结构及其相应临床表现。全球至少 70% 的人群一生中会受到下腰痛的困扰，其发病率仅次于普通感冒。幸运的是多数发作时间短暂，40% 在 1 周内缓解，90% 在 2 个月内缓解，然而 90% 的患者可能复发。多数情况下，椎管外软组织损害是重要的发病因素。

风湿病专家在研究治疗脊柱关节病中发现，90% 的下腰痛是机械性因素造成的，即脊柱椎管内外力学稳定与平衡受到失控影响。Nacheson 的研究表明，机械性疼痛没有特征性起源及部位，70% 的病例无"确切的病因"，而其实忽略了肌筋膜软组织损害因素。X 线片可见骨刺形成及椎间隙变窄，但这些可能不是导致临床疼痛的真正直接原因。结构异常不是局限性腰背痛的常见原因。伴有椎体峡部不连的脊椎滑脱是最常见的结构异常，若椎体发生移位，则诊断为椎体滑移，伸展躯体时由于滑移增大而疼痛加重。前屈、后伸体位时的腰椎侧位 X 线片可显示出椎体不稳定。

迄今临床上形成新的认识如下。椎管内与椎管外之间关系——脊柱内外平衡；骨组织结构异常与软组织功能障碍之间关系；骨组织压迫与软组织炎症之间引起疼痛因素；腰臀腿痛是躯体临床疼痛 5 种部位痛（腰背痛、腰臀痛、腰臀腿痛、臀腿痛、下肢痛）最常见类型、复杂的表现；急性疼痛发作与慢性疼痛延续之间关系；静力性与动力性力学平衡等。总体是物质、能量、信息控制、脊柱力学平衡的复杂机制，椎管内外肌筋膜软组织损害，即腰臀部肌筋膜结构在下腰痛中占有重要地位。

一、腰臀髋部肌筋膜结构分布与功能

1. 腰部脊柱外肌筋膜群分布　50 多年来，骨科学界由人体骨组织性压迫致痛的观点，认识到软组织性炎症致痛的观点，再深入到椎管内外组织结构力学平衡的观点，即静力性和动力性力学平衡，节段性补偿稳定与失偿失稳的观点。确实在肌筋膜软组织疼痛占有重要地位。

（1）软组织椎管新概念：由后纵韧带、黄韧带、下关节突内侧关节囊及硬膜外脂肪结缔组织组成。软组织椎管狭窄可以独立存在或与骨性椎管并存发展加重。主要病理改变为上述软组织变性、增厚、粘连，刺激压迫硬膜囊与神经根、窦椎神经与交感神经。20 世纪 90 年代，骨科专家陆一农前辈最先发现并提出黄韧带肥厚炎症致痛与压迫观点，得到众多专家的支持。

（2）椎管内椎间盘病变、纤维环破裂，髓核突出物使神经组织受累：由椎间盘内突向后纵韧带下，刺激窦椎神经与交感神经，引发下肢牵涉痛。再继续椎间盘突入椎管内（中央型），引发后纵韧带、黄韧带、小关节囊、脂肪组织变性增厚粘连刺激压迫硬膜囊、神经根鞘膜与脂肪结缔组织，导致放射痛。若椎间盘突向椎间孔内外（侧旁型），引发背根神经节、神经根或束、脂肪组织，可出现 1～2 神经节段放射性疼痛。

椎间盘髓核是否为软组织、有否自限性？既往成为学术争论的焦点，迄今得到多数学者认可，已成为颈腰背痛思维的始发点与切入点。改善功能、修复组织、康复重建成为现代疼痛的主流意识理念。椎管外损害性软组织因素主要为肌肉、肌筋膜、关节囊、韧带的炎症、挛缩与缺血，脊神经后支与干支刺激与压迫。

2. 颈腰脊柱力学稳定系统

（1）维持颈腰脊柱外部动力性力学平衡：包含深层固有短肌筋膜群棘肌、多裂肌、回旋肌。颈腰背部与骨盆、胸廓、头颅肩胛相连的长肌筋膜群，主要包含斜方肌、头夹肌、颈夹肌、上后锯肌、前中后斜角肌、肩胛提肌、菱形肌；背阔肌、最长肌、髂肋肌、腰方肌、下后锯肌。

（2）维持颈腰脊柱内部静力性力学平衡：包含椎管内椎间盘、关节突关节、前纵韧带、后纵韧带、黄韧带、棘上韧带与棘间韧带；腰骶关节、髂腰韧带、骶髂韧带（腰髂骶三角）。脊柱维持稳定功能依靠其静力性和动力性力学平衡的相互作用。

3. 臀髋部肌筋膜群分布

（1）髋关节前屈、后伸肌筋膜群

①前屈主动肌/痉挛肌：髂腰肌，自髂窝至股骨小粗隆（止点）；腰大肌，自第 12 胸椎和 1～5 腰椎体侧面及横突至股骨小粗隆（止点）；股直肌，自髂前下棘至胫骨粗隆（止点）；缝匠肌，自髂前上棘至胫骨上端内面（上部鹅趾）；阔筋膜张肌，自髂前上棘移行于髂胫束至胫骨外侧髁。

②前屈拮抗肌（后伸肌）及韧带：骶结节韧带，骶骨外缘（起点）、坐骨结节上缘（止点）；臀大肌，髂后上棘内缘、骶骨背面及外侧缘（起点）、股骨臀肌粗隆（止点）；腘绳肌（股二头肌长腱、半腱肌、半膜肌），坐骨结节后侧下端（肌起）、腓骨小头、胫骨内髁上端（鹅趾/肌止）；内收大肌后部，耻骨下支及坐骨结节前侧下端（肌起）、股骨内侧粗线（肌止）。

（2）髋关节内收、外展肌筋膜群

①内收主动肌（痉挛肌）：内收长肌，耻骨上支肌起、股骨下部内侧内收肌管肌止；内收短肌、股薄肌，耻骨下支肌起、股骨内侧唇中下部肌止；耻骨肌，自耻骨上支肌起、股骨小粗隆后下方肌止。

②内收拮抗肌（外展肌）：臀大肌，髂后上棘内缘、骶骨背面及外侧缘肌起、股骨臀肌粗隆及髂胫束肌止；臀中、小肌，自髂嵴下髂骨翼外后面肌起、股骨大转子肌粗隆间前部肌止；阔筋膜张肌，髂骨翼前侧与髂前上棘下方肌起、向下走行连接髂胫束为肌止。

（3）髋关节旋内、旋外肌筋膜群

①旋内主动肌（痉挛肌）：臀中、小肌前部，髂骨翼肌起、股骨粗隆间肌止。

②旋内拮抗肌（旋外肌）：臀中、小肌后部，髂骨翼肌起、坐骨大孔上缘肌止；梨状肌，骶骨前面外端肌起、大粗隆顶端后侧肌止；闭孔内、外肌，闭孔上端肌起、股骨转子间窝肌止；股方肌，坐骨结节外端肌起、转子间嵴肌止。

4. 古代十二经筋学说简介　各经筋循行于颈背肩臂、腰骶臀腿全身肌筋膜丰盛之处，相互连结。

（1）足厥阴（肝）经筋：总络诸经筋（丹田）"宗筋主束骨而利机关也"《素问·痿论》。

（2）肌筋膜"核心"是髋部-骨盆-腰椎前侧，主导身体支撑：大腿后侧-盆底-腰大肌-横膈-胸部脏器，肋间-面部-颅脑；腰骶部筋膜、骶棘肌-骶结节韧带-腘绳肌-腓肠肌-足底筋膜；心血管系统"核心"——心脏；神经系统"核心"——脊髓与脑。

（3）足太阳膀胱经与颈腰背痛密切联系：内侧腧穴与脊柱小面关节（囊）脊髓侧角（交感）相关。外侧腧穴与横突背面（腰背肌筋膜）脊神经后支相关。膀胱经两条通路之间有解剖学联系，肌筋膜线性学说有重要意义。足太阳膀胱经中，自上至下诸多穴位与脏器

功能、肌筋膜张力收缩相互影响，与疼痛紧密联系。

二、腰臀部肌筋膜软组织损害的病因与病理过程

1. 病因　腰臀部软组织劳损是人体发生损害最为多见的部位。腰臀部的骨骼和肌肉是支持整个躯干并使之运动的结构。此外，腰臀部还支持着上肢和头部，并使之稳定与活动，完成各种有负荷的功能。因此，腰臀部是应力的交会处。就躯干部整体而言，在负重时，位置越低，所负重量越大，而腰部是承受力最大和最集中之处。

从负荷到超负荷，直到损害，这一过程在理论上是清楚的，但实际上是模糊的。例如，各种组织结构的负荷、超负荷损害的阈值是很不一致的，静态和动态的差别及个体间的差异是明显的。中老年后组织损害的阈值较低，动态更较差。

在分析腰臀部软组织损害原因时，最重要的是脊柱的稳定状态。而某种运动与劳动，脊柱的稳定性，是受相互联系椎骨的各种韧带的制约，还受关节面的位置、棘突的形态与倾斜度、椎间盘的相对高度大小等因素的影响。同时，两相邻椎骨间的各个方向运动，即节段间的运动，也受到整个脊柱的限制；在腰段还要受到骨盆位置的影响和限制。

腰椎间盘厚度大，棘突伸向后方，关节突的平面大致为矢状方向，前内走向后外，所谓"八字形"，$L_4 \sim S_1$ 关节面可能为冠状位。这些解剖特点使腰部屈伸运动灵便，并增加腰椎侧弯运动。脊柱的稳定性取决于多种因素，其中最重要的因素是活动时是否通过垂直力度。力线应该位于机体正中的矢状面上，如出现力线改变，则会失去平稳，如两下肢不等长，将导致脊柱倾斜，脊椎向肢体长的那一侧弯曲，形成脊柱侧凸，机体重心移向一侧。侧凸时常伴有形成侧凸的那一部分椎体

发生旋转改变,使椎体向凸侧旋转,其棘突向凹侧旋转并出现疼痛症状。脊柱的力线常因活动而变动调整,如脊柱后凸时,将使力线向前移动,并通过增加腰脊柱曲度(即脊柱前凸)来克服所产生的向前倒的倾向,因此,前屈就是脊柱后凸的代偿。反之,重力后移,腰椎曲线就会略微拉直。腰曲还代偿了骶椎上部的倾斜(通常向下倾斜),女性的骶骨比男性更为倾斜,也因此女性的腰曲大于男性。同样,骨盆的向下倾斜,也伴随着腰曲的增加,反之,骨盆的向上旋转则伴有腰曲的减少。骶椎倾斜度长期异常存在,则会出现永久性的脊柱前凸。

腰肌及肌筋膜的代偿性改变,会使脊柱得到稳定,但这种代偿性改变,则是导致劳损的原因。正常情况下,躯干从最稳定的位置开始运动,运动开始势必会改变力线的各种关系。运动开始后,脊柱旁的每一块肌肉都在发挥作用,但腰背伸肌才是使脊柱稳定的主要原因。虽然韧带与关节面有助于阻止过度的运动,但须进行一定力量的运动,才能参与联合维持脊柱的稳定作用。

在腰骶部,各肌肉的主要功能是抵抗重力,可扩大到背部,如一旦脊柱弯曲到足以使重力成为机体发生跌倒的原因时,阻止这种运动的背肌将用力收缩而防止跌倒,并使运动协调。屈曲动作完成后,屈肌就完全松弛,这时肌体的支持作用则由韧带来完成。理论上可清楚地阐明有关功能解剖特点,但临床上对腰背部软组织损害的定位、定性诊断时,尚有相当的模糊性,特别在损害早期,要分辨是韧带或是肌肉还是肌腱的劳损,确有难处。

2. 病理过程　确定腰臀部软组织劳损的部位是理解病理发展过程的基础。无论是急性损伤,或是慢性劳损,其开始的病变部位均不是在骨或软骨组织,而是以肌肉附着点、筋膜、韧带、骨膜等软组织部位为起始点。早期这些软组织仅有一般的创伤性炎性反应,

到后期则因创伤性炎性反应的程度不同而形成不同程度的软组织粘连、纤维化或瘢痕化。创伤性炎性反应会因致痛物质对伤害感受器的致痛性刺激而引起疼痛,粘连、纤维化或瘢痕化也可刺激或压迫神经末梢和小的营养血管,造成局部组织缺血而致各种疼痛症状。疼痛可产生持续的肌紧张,又引起一系列的继发性改变:①由于肌肉痉挛的持续牵拉,可导致肌肉两端附着处的软组织的进一步劳损,并因此而加剧前述的软组织的病理改变;②肌痉挛所引起的神经冲动,可以和病理组织发出的疼痛神经冲动汇聚在一起,使本来较轻的疼痛症状变为较严重的疼痛;③因一组肌肉的痉挛或挛缩,必将引起对应肌肉发生与其相适应的变化,以期达到补偿原发部位肌肉痉挛引起的功能障碍和功能失调,例如,一侧腰部肌肉的紧张,可引起对侧肌肉的补偿调节,背部的肌肉紧张,可以引起腹部肌肉的补偿调节,这种属于病理生理范畴的调节为对应补偿调节,在慢性腰痛患者中较为多见。如果原发部位的肌痉挛经过对应补偿调节,仍然不能保持其正常功能,则将引起上或下的一系列肌肉进行再补偿、再调节,例如,腰部疼痛与肌肉痉挛持久存在,可以导致臀部或肩部肌肉的补偿调节,肩背的疼痛和肌痉挛持久不愈,可以导致腰部和臀部肌肉的补偿调节,这种病理生理范畴的调节,又称之为系列补偿调节。无论是对应补偿调节和系列补偿调节所产生的肌痉挛或肌挛缩,均同样可以引起软组织的损伤性或劳损性反应。所以,临床见到的一侧的疼痛,日久之后向对侧发展,低位的疼痛日久之后,可以向高位发展,即可"左病右治,上病下调";反之亦然。那些病程较久,疼痛严重的患者,出现广范围的不同程度的疼痛,即由此而成。

筋膜的病理变化也是重要的。筋膜覆盖或包裹着肌肉,与肌肉紧密结合。有很多肌肉还直接附着于筋膜,使该筋膜成为肌肉的连续部分,因此,肌肉和筋膜在功能上是一个

整体。肌肉痉挛或挛缩时,可以牵拉筋膜,造成筋膜的病变,尤其多见于筋膜受到两个或两个以上肌肉的剪性应力牵拉的部位。临床见到较多病例:①腰背筋膜受到骶棘肌、背阔肌的剪性应力牵拉;②臀筋膜受到臀大肌、臀中肌和阔筋膜张肌剪性应力牵拉;③髂嵴附近的筋膜受到来自腰部肌和来自臀部肌的剪性应力牵拉。这可导致临床常见的 L_{3-4} 平面处的骶棘肌外缘、臀大肌和阔筋膜张肌间等处的腰痛。

感觉神经由浅入深时,必须穿过筋膜。肌肉痉挛或挛缩时,不但要牵动筋膜,而且和筋膜之间将发生相对的位移,筋膜移动时,和皮下组织之间也将发生相对的位移。如果筋膜和肌肉之间,筋膜和皮下组织之间,因损伤或炎症而存在着不同程度的粘连和瘢痕化,或筋膜本身和感觉神经有粘连时,则这种相对的位移就可以刺激或压迫感觉神经,并因此引起疼痛及放射痛。病情持续较久时,感觉神经也可以发生继发性改变,形成痛觉敏感点,使临床出现范围广泛、情况复杂的疼痛症状,这常是腰臀部软组织损害的共同特征。

三、不同类型腰臀腿痛症状

主要是疼痛,并以压痛点为主要形式特点。找寻压痛点和按压压痛点所引起的各种反应,是诊断本病的重要依据。临床实践证明,压痛点常位于肌肉牵拉的压力集中区,压痛与肌肉牵拉有密切关系。压痛点的分布有着严格的规律:①压痛点几乎有它固定的位置;②压痛点的位置绝大多数是在某一肌肉的起止点附近或两组不同方向的肌肉的交接处。

压痛点的深部,有时还可摸到硬度较其周围肌肉稍高的条索状物。绝大多数条索状物的走行方向与肌纤维的方向一致。有的病例可摸到结节或小块状物。触压这些增生物时,可增加疼痛或出现放射疼痛。经手术验

证和病理检查,发现这些索条状物有以下特点:①为肌纤维索,即见在一块肌肉中有一肌束,硬度明显较正常肌纤维为硬,有人曾镜检观察到被无菌性炎症的肌膜所包绕的肌纤维;②为皮神经的病变,已观察到这些皮神经的病变有神经纤维变性、细胞器的异常聚集、鞘细胞的改变和神经轴突的变性及再生等;③为增生的脂肪结缔组织,这些增生的结缔组织又以炎症为病理基础,并且常和周围组织紧密粘连,特别多见的是和深筋膜的紧密相连,曾观察到皮神经被粘连组织所包绕。

有学者认为肌肉的压痛点,即运动压痛点的解剖部位就是运动神经进入肌肉的终末部位,并指出,如果脊髓某一肌节或某一神经干发生病变或受到激惹,这些肌节或神经干所支配的肌肉神经结合点,即运动神经进入肌肉处,对痛觉过敏而成为压痛点。这些观点曾被临床观察证实,但还不能解释所有病例。

1. **腰背肌筋膜痛** 腰背肌筋膜遮于背部诸肌的浅面,向上遮盖上后锯肌的浅面与颈筋膜相连,在胸部则甚薄。内侧附于胸椎棘突,外侧附于肋角,将伸脊柱诸肌与连上肢于脊柱诸肌隔离,腰背筋膜在腰部分为后、中、前叶三层,后叶是腰背筋膜中最后的一叶,它在内侧附在腰骶各棘突及棘间韧带上,覆盖着骶棘肌,到骶棘肌外缘与中叶会合,中叶的内侧起于腰椎横突尖,上附于腰筋后韧带,下附于骶腰韧带。它位于骶棘肌之前面,腰方肌的后面,到骶棘肌的外缘与后叶会合成腹横肌的腱膜、前叶在腰方肌的前面,上附于并加强外侧腰肋韧带,并与横膈起点的纤维融合在一起,前叶的外缘在腰方肌的外缘处融集到腹横肌的腱膜内。

腰部脊神经出椎间孔后分为前支和后支。前支较粗,构成腰和骶神经丛;后支较细,又分为内侧支、外侧支。内侧支向下走行,在横突基部经过浅沟并在同一平面的椎间关节的前下缘被横突间韧带所遮盖和固

定,并在这平面发出小分支进到椎间关节的关节囊;内侧支的主干继续向下走行,并又发出分支到棘突两旁的肌肉、韧带,以至皮下及皮肤,在前进途中再次发出小分支到下一个平面的椎间关节的内侧及其上部的关节囊。每个内侧支除要供给同一平面椎间关节外,还要供给下一个椎间关节,即每一个椎间关节至少要接受两个脊神经后支发出的关节支。

肌筋膜纤维组织十分丰富,并且是富有弹性的组织,在因炎症病变时,筋膜中的纤维组织弹性减退,并出现退行性改变。这时,在病变的纤维组织中可找到炎性结节及压痛点,同时也不同程度地失去弹性。有炎性病变的纤维组织,不但不能迅速地把纤维组织拉长,即便由强力把纤维拉长了,也难恢复到正常,或即使能恢复到正常,也是既缓慢又困难。

有炎性病变的肌筋膜,在其间的感觉神经将受到炎症环境中致痛物质的刺激及炎性水肿组织的压迫而导致疼痛,因此在肌肉牵拉、伸展或摩擦活动时引起疼痛。疼痛又带来反应性肌肉痉挛可引起局部缺血,进而导致炎症病变加剧。

2. 臀肌筋膜痛　臀肌筋膜将臀大肌整个包裹着,臀大肌为臀部最表浅的肌肉,在臀大肌肌肉深面的筋膜发育得较好,它向下与大腿的深筋膜(即阔筋膜)相延续,大部分臀大肌是插入到这一筋膜里。臀中肌的前部(它并不被臀大肌所覆盖)有一腱性的筋膜,也是阔筋膜的延续,部分肌纤维以此为起点,阔筋膜张肌也被包绕在筋膜层里,并整个附着在筋膜处,即髂胫束里面。

在腰部的脊神经后支,它的外侧支向下向外走行,其肌支支配骶棘肌,皮支向下走行至臀部,构成臀上皮神经。臀上皮神经的组成,多数认为由 L_{1-3} 脊神经后支的外侧支构成,T_{11-12} 和 L_{4-5} 的脊神经后支的外侧支,并不参与其组成。然而也有可能臀上皮神经可来自 T_{12}～L_3 神经的后支的外侧支,其中发

自 T_{12}～L_3 脊神经的后侧外侧支最为恒定。

臀上皮神经从起始到终止,大部走行在软组织中。在腰神经穿出椎间孔处(即分为前后二支处起),将其行走过程分为四段,在四段中有六个固定点。第一段从椎间孔发出后穿骨纤维孔,曰"出孔点",再沿肋骨或横突的背面和上面走行称"骨表段",在横突上被纤维束固定称"横突点"。这段行程较短,由里向外。第二段走行于骶棘肌内,称为"肌内段"向下向外,并与第一段成钝角。将进入骶棘肌处被称为"入肌点"。第三段走行于腰背肌筋膜浅层深面,称"筋膜下段",向下向内走行,与第二段也构成钝角,在走出骶棘肌处为"出肌点"。第四段为走出深筋膜并穿行于皮下浅筋膜层,称"出筋膜点"。皮下段要跨越髂嵴进入臀部,又称"入臀点"。

臀上皮神经与髂嵴在入臀点处紧密接近,并有骨纤维性管所固定,神经由此孔道穿过,该孔道对该神经起到保护作用,以免遭到挤压。但该孔道因病理情况而致缩窄时,也能导致压迫神经而出现臀部疼痛。臀上皮神经在进入臀部后仍在浅筋膜中走行,向下可达到腘窝平面之上,故有的患者因此而诉疼痛窜至腘窝。

臀上皮神经的走行中要经过上述六个点,临床上对臀上皮神经痛的定位和治疗可从这六个点找寻诊断和处理部位。尤其要指出的是,出孔点、横突点和入臀点均有纤维骨性管,是易致损害的部位,故临床要多考虑这些部位的病理特点。入肌点、出肌点和出筋膜点的病理情况当与是否存在筋膜炎共同考虑,二者在临床上常同时出现,这类臀上皮神经痛的患者,很可能是腰背筋膜炎的结果。

3. 梨状肌损害　梨状肌损害是引起坐骨神经痛的原因之一。骨科专家陆一农报道,早在 1928 年 Yoeman 报道坐骨神经痛有可能与梨状肌有关。1937 年 Frejberg 曾做梨状肌切断术治疗不明原因的坐骨神经痛,12 例中见 10 例有效。1947 年 Robinson 也

报道了相似的效果。

梨状肌解剖特点。起于 S_{2-4} 水平骶骨侧方骨盆面上，有一部分起自骶髂关节囊前方及骶棘韧带和骶结节韧带的骨盆部分，向外侧走行成为肌腱。止点在股骨大粗隆上部内侧面，几乎完全充满坐骨大孔。

坐骨神经来自 $L_4 \sim S_3$ 的脊髓神经根，并沿骨盆后壁走行。当在通过坐骨大孔时紧贴梨状肌的下缘穿出。多数人的坐骨神经在梨状肌下方穿出坐骨大孔，并分为腓总神经及胫神经。约占 66.2% 的腓总神经穿过梨状肌肌腹，约占 28.0% 的胫神经经梨状肌下孔出骨盆。其他类型较为少数。坐骨神经与梨状肌之间关系变异，见图 31-14。

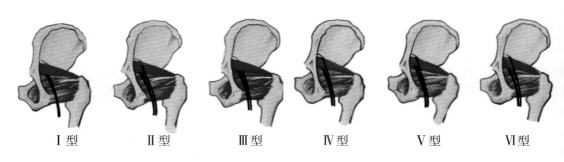

Ⅰ型　　　Ⅱ型　　　Ⅲ型　　　Ⅳ型　　　Ⅴ型　　　Ⅵ型

图 31-14　坐骨神经与梨状肌之间关系变异

Ⅰ型：66.2%，坐骨神经总干经梨状肌下孔出骨盆；Ⅱ型：28.0%，坐骨神经在骨盆内分 2 支，腓总神经穿过梨状肌肌腹，胫神经经梨状肌下孔出骨盆；Ⅲ型：坐骨神经在骨盆内分 2 支，同经梨状肌下孔出骨盆；Ⅳ型：腓总神经经梨状肌上孔，胫神经经梨状肌下孔出骨盆；Ⅴ型：腓总神经经梨状肌上孔，胫神经穿过梨状肌出骨盆；Ⅵ型：腓总神经分 2 支，1 支经梨状肌上孔，另 1 支与胫神经共同经梨状肌下孔出骨盆。Ⅲ型～Ⅵ型：出现率为 5.8%。

梨状肌的功能：可使髋关节伸直时外旋髋，而在髋关节屈曲时外展髋。它与上孖肌、下孖肌一同起作用。

大多学者认为梨状肌损害是一种神经嵌压综合征，认为坐骨神经本身不一定有改变，而是由于梨状肌受到刺激后发生痉挛、肥厚甚至挛缩，导致压迫坐骨神经所致。Robison 报道的病例中，多数有臀部外伤史，认为可能是直接或间接导致梨状肌的损害。也有报道，当骶髂关节和髋关节有病损时，或骨盆底横膈肌有病损时，也可引起梨状肌的病损，而引发梨状肌综合征。有的学者认为神经根周围的粘连、瘢痕或蛛网膜炎，可导致从椎间孔到臀部一段的坐骨神经发生粘连，使该神经的移动范围变小，导致神经张力增大。

常可检到沿骶髂关节、坐骨切迹及坐骨神经走行的压痛点。有慢性或急性发作者，当行走较长或活动增多时，可加重疼痛症状，甚至出现神经性间歇性跛行。但要与血管性疾病所造成的间歇性跛行所区别。直腿抬高试验呈阳性，神经症状不明显，难以定位，有少数患者还可出现感觉异常。以下几种检查方法有助于梨状肌损害的确立。

（1）Freiberg 试验：患者平卧位，伸髋时用力被动内旋髋关节，可使梨状肌紧张而压迫坐骨神经，产生症状。

（2）Thiele 试验：患者平卧位，髋内收屈曲、内旋髋关节，可拉紧梨状肌，使症状压重。

（3）梨状肌牵拉试验：患者俯卧位，髋伸展屈膝，术者以手握住其双踝，予以小腿分开，即使髋关节内旋逐渐加大角度，引发臀腿疼痛，即为试验阳性。

大量临床病例分析表明，单独梨状肌损害极为少见，故应仔细检查分析，切勿轻易定下梨状肌综合征的诊断。因其缺乏特殊的或典型的症状,故诊断较为困难。临床检查能检及臀肌萎缩、坐骨神经切迹处的压痛等。当直肠检查或阴道检查时,可检及梨状肌紧张或变粗,当向骨盆侧壁加压时,可引起典型压痛症状。当双侧均出现压痛时,要考虑椎管狭窄的可能,尤其已做过脊椎手术的患者,继发性椎管狭窄可能性更大。

以上三种腰臀腿痛的鉴别要点。

评价腰臀腿痛的主要变化之一,与腰椎小关节突综合征(facet syndrome)和腰椎间盘突出症先作出鉴别;腰脊柱伸屈三项试验鉴别腰椎管内外病变;不同压痛区域部位;各项肌群特殊试验。腰脊柱伸屈三项试验是重要的关键鉴别,阳性者(+)是腰椎间盘突出等椎管内病变,阴性者(-)确定是腰臀部肌筋膜软组织损害,中性者(±)即为腰椎关节突关节病变。第2步按腰部、臀部及髋部肌群不同压痛区域部位进行分别检查,压痛点与疼痛症状轻重相吻合一致,基本可以确定病变部位;第3步是压痛部位肌群均可采用肌力牵张试验得到证实,如腰椎侧弯试验(腰方肌及腰背筋膜牵拉试验)、梨状肌牵张试验、臀中小肌髋旋转试验等。

最后要排除其他疼痛性疾病。①转移癌或骨髓瘤所致的骨痛多为持续性的、不动也痛,患者找不到舒服的体位,实验室检查包括贫血、红细胞沉降率增快、碱性磷酸酶和前列腺特异性抗原(PSA)增高有助于诊断。②腹主动脉瘤可表现为腰背部放射性钝痛。肾或膀胱结石可引起季肋部钝痛,并放射至会阴部。与进食和饮酒有关的背部疼痛提示可能存在消化性溃疡或胰腺疾病。发热伴下腰痛可以存在但不常见。突发剧烈的背部正中疼痛是心内膜炎的不典型表现。胸腰椎化脓性椎间盘炎和结核感染者应警惕椎体挤压性骨折的发生。③年轻人出现晨僵症状是诊断强直性脊柱炎的线索。检测HLA-B27、询问皮肤损伤情况、注意有无银屑病、腹泻或尿道炎均有助于诊断反应性关节炎。④老年人发生肌肉疼痛及僵硬,同时红细胞沉降率＞60mm/h,则可能患有风湿性多肌痛。⑤中年妇女出现下腰部及腰方肌处的压痛点常提示有纤维肌痛,这些患者的共性是睡眠差、晨起无精打采、抑郁、疼痛严重,但无客观阳性发现。X线检查对承重体位使症状加重的局部下腰痛诊断意义不大。加拿大魁北克脊柱疾病研究小组(the Quebec Task Force on Spinal Disorders)建议除非出现神经功能障碍,在急性下腰痛发作的第1周没有必要行普通X线检查。椎间盘高度丧失、骨质增生等影像学异常在50岁以上的人群中很常见,但通常与症状无关。美国国家临床指南中急性下腰痛患者需要拍片时,强调的指征包括高龄、近期外伤史、用类固醇激素、休息痛及癌症、感染及吸毒史。

四、治疗

对于急性下腰痛传统治疗方法主要是卧床休息,然而对照性研究并不支持这种观点。美国华盛顿州医学研究中心Deyo教授的研究表明,对于无神经症状的机械性下腰痛,卧床休息2d和7d之间没有差别。另一项来自芬兰的观察提示进行持续的常规性活动比卧床休息和腰背部功能锻炼康复得更快。在美国北卡罗来纳州的一项大范围研究中对到社区医师、手法治疗师或骨科医师处就诊的急性下腰痛患者进行了观察,也得到了同样的结论。其中经手法治疗师治疗的患者满意度最高。

1. 现代三项治疗 即神经药物注射、脊柱关节整复、银质针导热。

(1)神经药物注射:腰臀腿痛病急性发作须用神经药物注射2次,间隔3~5d,注射部位为病变肌群的肌止点,或支配神经点,均有明显致痛效果。然后采用脊柱关节整复治疗,病程长者、中老年患者则需完成银质针导热治疗,以取得远期疗效,修复组织,恢复功能。重症患者还接着康复肌力训练。

（2）脊柱关节整复：详见腰部应用解剖与手法操作内容。脊柱关节整复见图31-15、图31-16、图31-17。

（3）银质针导热：详见银质针导热疗法相关内容。见图31-18、图31-19。

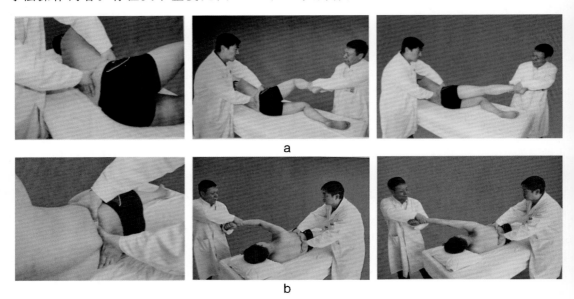

图 31-15　侧卧位腰背肌筋膜松解整复手法
a. L₃横突附着点下肢顿拉法；b. L₂横突附着点上肢顿拉法。

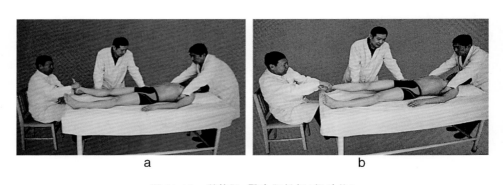

图 31-16　梨状肌、臀中肌松解（仰卧位）
a. 髋关节外展外旋拔伸法；b. 髋关节外展内旋拔伸法。

2. 腰臀部软组织松解手术　严重疼痛、顽固持久、非手术治疗无效者可选择腰臀部软组织松解手术，其中包括切断松解梨状肌手术。详见腰部深层肌和腰背筋膜后叶松解术和臀部肌筋膜松解手术治疗重症腰腿痛相关内容。

Mizuguchi 介绍单纯梨状肌切断术方法。患者侧卧位，并稍向前倾10°～15°。切口从髂后上棘向上及向外5cm，延伸到大粗隆外侧并弯向远端2cm。然后与皮肤切口方向平行，分开臀大肌纤维，在臀中肌下缘找到梨状肌，并可在其周围的脂肪组织中找到坐骨神经，将梨状肌附着在大粗隆上的肌腹或肌腱部分切断，松解其与坐骨神经及周围组

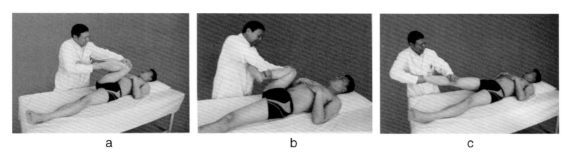

图 31-17　下肢回旋顿拉法(仰卧位)

a. 下肢屈髋内旋顿拉；b. 下肢屈髋外旋顿拉；c. 下肢回旋伸髋顿拉。

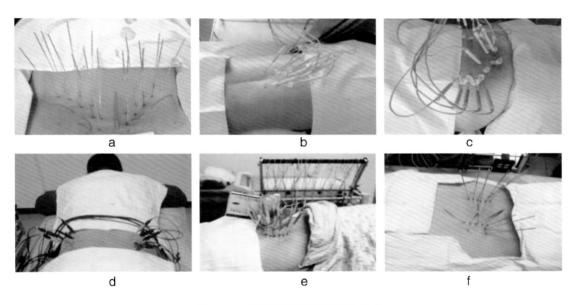

图 31-18　腰部肌筋膜群银质针导热

a. 骶棘肌起始部,髂嵴后 1/3 髂后上棘后缘、腰骶部背面；b. 棘突旁椎板深层肌；c. L_{2-4} 横突腰方肌肌止于腰背肌筋膜中叶；d. 髂嵴中外段后缘腹内外斜肌肌止；e. 髂嵴中段前缘腰方肌肌起；f. 小关节囊。

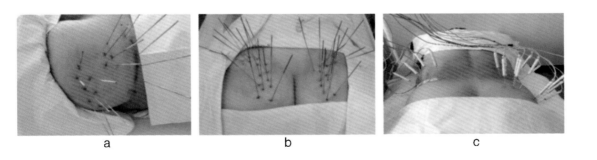

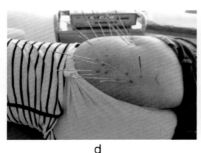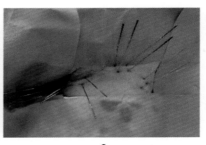

d　　　　　　　　　　　　e

图 31-19　臀部肌筋膜群银质针导热

a. 髂骨翼、坐骨大孔内上缘及股骨大粗隆后缘处,臀中小肌肌起与肌止;b. 梨状肌肌起于坐骨大孔内缘、骶骨前外缘;c. 臀中小肌肌起、肌止;d. 臀中小肌肌起与肌止,股方肌肌起、阔筋膜张肌;e. 耻骨上下支股内收肌群肌起股骨、小粗隆上缘髂腰肌肌止、阔筋膜张肌与髂胫束。

织的粘连直到坐骨大孔,以解除对坐骨神经的压迫。手术效果取决于术后坐骨神经的张力能减少多少,也要考虑神经根受压或粘连的程度。术后宜早期起床活动。

3. 康复训练　详见脊柱关节和软组织疼痛康复相关内容。

（商卫林　翟淮伟　杨立东）

第三节　腰椎小关节综合征

Ghormley(1933)最先提出脊柱小关节综合征(facet joint syndrone of the spine),也是脊柱源性疼痛根源之一。接着关节突关节滑膜结构成对,弹性软骨连接,关节囊包裹,脊神经支配,椎间盘退变而移位,承受轴向负载,椎间盘免受应力损害。小关节会发生退行性变,进而骨关节炎性病理改变。

病因与临床表现。腰部背伸,站立双手抬举、拖拉重物可致痛。不因坐位、行走、躺卧而加重或缓解,腰背部可出现晨僵。腰部伸展,尤其向侧面伸展,可使疼痛加重,并无神经根紧张、刺激与压迫体征。多节段双侧小关节囊做脊神经后支药物注射有效。症状反复发作,腰部屈曲训练,去神经支配。

腰椎小关节会发生退行性变,称为骨关节炎性病理改变。占有脊柱负重30%,重要的是关节突关节是椎管内外活动与力学平衡的中间环节,能独立遭受急性和慢性损害,已得到临床验证。弓形关节面为上、下关节突。

关节由关节皮质及覆盖其上的白色关节软骨组成,滑膜小关节衬于相对的白色小关节面之间(图 31-20)。白色小箭头表示继发于关节退变性疾病(骨关节炎)而受侵蚀的小关节软骨。小关节后隐窝(白色小箭)向后延伸至下关节突。小关节前隐窝(黑色小箭)延伸至下关节突前缘和黄韧带之间。

一、关节突关节损害机制

关节突关节具有重要的脊柱负重的部分功能,尤其当脊柱处于伸展位时,其主要负荷即通过关节突关节来承担。在劳动作业中,实际上操作人员要将脊柱处于持续频繁后伸体位与动作,且由于在颈、胸、腰段的各小关节面的组合方向不同,在活动中起着重要的不同定向作用。颈椎小关节面较平坦,适应于各个方向的活动;胸椎小关节面几乎呈垂直冠状,有利于脊柱旋转和侧弯活动;腰椎小关节偏于矢状面,适于前后屈曲活动,这些小

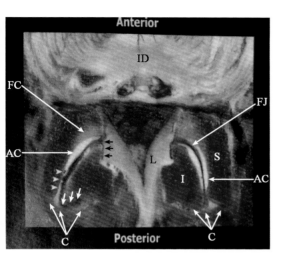

图 31-20　腰椎小关节解剖(尸体椎间盘水平轴位冰冻显微切片图示)

　　S. 上关节突;I. 下关节突;FC. 关节皮质;AC. 关节软骨;FJ. 滑膜小关节;C. 小关节后纤维囊;ID. 椎间盘;L. 黄切带(图像源自于 Peter Pech,MD 和 Victor M. Haughton,MD 的冰冻显微切片图集)。

　　关节与四肢大关节一样,都由关节软骨面、滑膜及关节囊组成。有脊神经后支分出的内侧支,沿脊椎关节突走行,分布于小关节囊上,这些小关节囊包含着神经末梢的特殊系统——小关节感受器。按其功能性质的不同,可分为 4 种型别:第 1、第 2、第 3 型均属小体感受器(corpuscular receptors);第 4 型属伤害感受器(nociceptive receptors)。两种感受器分别以不同形式分布与交织在整个关节囊层,关节囊浅层含有第 1 及第 4 型感受器,关节囊深层为第 2 及第 4 型,硬膜外脂肪及在椎间孔处也以第 2 及第 4 型分布较多,关节软骨及滑膜则无。当重力损伤或组织释放某些致病性化学物质,刺激小关节囊时,则平时不活跃的伤害感受器(第 4 型感受器),即活动增强而引起敏感的神经冲动,经脊髓传入途径,直至大脑,发生疼痛。小体感受器是一种机械感受器(mechanoreceptors),平时对小关节活动反应灵敏,以调整对伤害的

适应能力,使疼痛减轻。传统的推拿、按摩及梅花针等治疗,也有助于达到机械感受系统调整的目的。

　　小关节疾病有原发及继发两种。原发性者如炎症(风湿性关节炎、强直性脊柱炎、创伤性滑膜炎)、外伤(关节突骨折、嵌顿)、肿瘤(如骨样骨瘤)、单纯性小关节退行性改变及骨性关节炎。有些部位小关节退变与椎间盘退变有密切关系,但不尽然,有时其退行性改变的严重程度与椎间盘者恰恰相反。在青壮年,腰椎退行病变存在时,不一定其相应的小关节也存在退行病变,反之亦有类似情况。但在中年以后,在下腰椎大部可见两者同时并存。因此,原发性小关节突退变可单独存在。

　　继发性小关节病常见于椎间盘退变或椎间盘突出患者,由于由此而引起的椎间隙狭窄,关节突关节也相应变位,它大致呈现两种类型:①下腰椎椎间隙狭窄所致的小关节变位与退变;②整个腰段或包含胸腰段椎间盘退变和移位,而致小关节松弛,即为不稳定松弛性腰椎。这类不稳定脊柱,大多由于长期过度腰部屈曲及旋转性损伤所致,因此,它的预后还要取决于后方各韧带结构是否完整,如棘上韧带、棘间韧带、小关节囊及黄韧带受到损害。

　　与其他滑膜性关节一样,小关节也会因急性创伤、扭伤等因素而致创伤性滑膜炎,出现关节积液、肿胀、充血及活动障碍,导致颈、腰部疼痛。慢性退行性病变可致滑膜及关节囊肥厚、骨增生及粘连等一系列变化。单独的小关节退行性变、移位及骨增生,可能引起神经根压迫或刺激,临床表现为神经根性症状。颈胸腰各段小关节与神经根的解剖部位并不完全一致,在颈椎的小关节,神经根位于其前下方,胸椎小关节附近的神经根,位于其前方,而腰椎部则位于其前上方。在颈椎如同时有钩椎关节的退行性病变,则位于其两者之间的神经根,更容易受到病变的

影响,其发病的机会,较多于真正的颈椎间盘突出所致的神经根压迫。胸椎参与肋胸廓的骨支架形成,其稳定性优于颈、腰段,它们发生退行性小关节病变的机会也相对减少。胸椎小关节退行变常伴有明显关节囊肥厚、骨增生时,则容易引起椎管狭小及其前方的神经根受压。近年来越来越注意到这些病理发展和改变。腰椎小关节继发性改变,尤其在腰骶部椎间盘退变性移位时,其骶椎上关节突也往往向上方移位,抵压其前上方的神经根,引起类似椎间盘突出的神经根症状。

关节突关节的退行性变所致的炎症、移位、不稳、关节囊松弛及神经组织刺激等,都被认为是导致颈腰背痛的致病因素。

二、临床表现与诊断

1. 临床表现 患者主要表现为腰痛,如有神经根刺激时,则可发生下肢痛。一般牵涉的范围小,并不按照神经根分布区域扩散。除急性期可存在腰部强直外,一般无明显活动障碍。压痛点位于深部,比较集中而明确,符合患侧小关节解剖部位。

较明显的脊柱不稳时,检查中可见棘突排列不齐,患病处棘突间距离分开,用拇指在此间隙加压时,可觉察有一凹陷区,尤其在棘间、棘上韧带断裂或松弛时,凹陷更加明显。应摄 X 线片与椎体压缩骨折鉴别。

关节突关节错位。慢性腰痛患者突然发生急性剧烈疼痛,可同时伴有"咔嚓"响声,被迫卧床不敢活动,有时经简单的手法推拿,重复听到响声后症状立即减轻或消失,通常认为这是小关节突错位被复位了,因此临床上诊断为关节突间关节错位。实际上也是腰椎后关节紊乱的一种。急性关节突间关节错位多有外伤史,受伤后突然不能活动,被迫卧床休息。慢性者由于小关节突间关节磨损和持重,发生退变,使小关节的灵活性、协调性及平衡性均受到破坏。这时只要某种可使小关

节损伤的外力,哪怕是一个轻微的不在意的动作如刷牙、洗脸、搭毛巾、弯腰拾物、起立等即可扭伤腰部。这类患者经常腰痛、腰僵,少数可有放射性疼痛,活动受限,不能久坐、久立等。

患者多为青壮年,老年人亦可发生。常在日常生活中弯腰取物、刷牙洗脸、扭身泼水时,或整理床铺直腰的过程中,腰部突然发生剧烈疼痛,其程度远远超过一般扭伤,腰部立即变僵硬,表情紧张,不敢动,甚至正常呼吸也可使症状加重,不容许他人触摸或搬动。疼痛可位于腰部、腰骶部,有时放射至臀部或大腿后侧。从弯腰姿势到直腰过程中或转动身体时,突然发生腰部难以忍受的剧烈疼痛,或伴有全身紧张,不敢动,俗称为"急性闪腰"。此种情况临床上有时被诊断为腰椎小关节滑膜嵌顿。据推测是由于关节突间敏感的滑膜嵌夹于关节面之间而产生疼痛。

2. 诊断 腰椎小关节突间关节错位也属于腰椎小关节紊乱的一种,多合并有滑膜嵌顿、关节退变等,不易鉴别。本症应与椎间盘退变、椎间盘突出、棘间韧带损伤,以及风湿性肌筋膜炎、腰部损伤等加以鉴别。

检查可见患者脊柱保持在一种固定姿势或伴有后凸或侧凸等畸形,骶棘肌呈极度痉挛性紧张,检查要轻柔。腰骶部可有深部叩击痛。直腿抬举因牵涉腰部而大都受限。下肢肌力感觉均无异常。

X 线平片除因肌肉紧张可引起脊柱弯曲度改变外,多无明显的其他异常发现。影像学检查显示,正常的腰椎及腰骶小关节处外形规整、圆钝、边缘光滑,上下关节突之间、关节突与峡部之间有一定的距离,上下关节突之间的间隙清晰。如有错位,可见两侧小关节突不对称,左右斜位有时可见关节突相嵌于峡部及一些退行性改变的情况。站立位腰前弯及后伸时 X 线动力侧位片,则小关节不稳处的滑脱及移位程度明显加剧。

三、治疗

1. 现代三项治疗 根据病情选择下列方法进行处理。急性疼痛期以卧木板床休息,起床时用腰围保护,药物镇痛为主,局部按摩、针灸均能奏效。

(1)药物注射治疗:急性期后,首先于椎体横突内侧齿状突与上关节突乳突之间进行脊神经后支神经药物注射。一般治疗 2 次,间隔 3～5d。对顽固性疼痛,非手术疗法无效,发作频繁,影响工作和生活时,应考虑手术治疗。

(2)整复手法治疗:乃最常用、有效的疗法,对于"急性闪腰"关节突关节滑膜嵌顿,脊柱关节整复即刻缓解或消除疼痛,腰部恢复正常活动,所谓"手到病除、妙手回春"。慢性腰椎小关节损害引发疼痛与活动受限,则要分几次手法作用于各个部位关节,感觉获得松解与稳定。无论采用何种手法整复,均应根据患者的症状、年龄、体质等具体情况决定手法的种类和轻重。在施行手法复位之前,需要摄 X 线平片,以排除骨质破坏等不宜手法的病变,否则,盲目施以手法,可造成严重的脊柱并发症。详见腰部应用解剖与手法操作的内容。见图 31-21。

(3)银质针导热疗法:针刺导热部位为腰椎小关节囊、椎板、黄韧带。详见银质针布针规范的内容。见图 31-22。

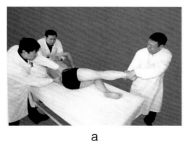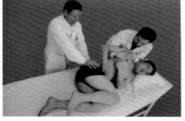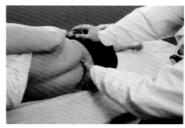

a   b

图 31-21 手法整复

a. 腰部侧卧位定点牵伸法,L₃～S₁ 小关节附着点;b. 腰脊柱屈曲位定点推扳法,L₄₋₅/L₅～S₁ 小关节附着点。

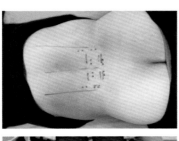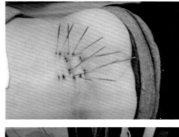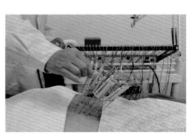
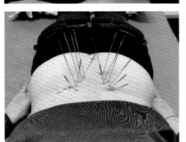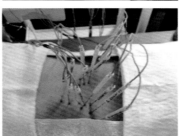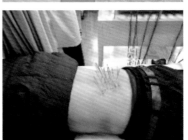

图 31-22 银质针导热布局,腰椎小关节囊、椎板、黄韧带

2. 药物和康复训练　无论是急性小关节错位还是慢性者，均可适当口服非甾体类药物镇痛解痉，如西乐葆、布洛芬等。中成药如野木瓜、壮骨关节丸等，恰当使用可以解痛，有较好疗效。亦可外用琥珀软坚膏等，详见中药贴膏的内容。

平时保持良好的姿势，避免无准备突然性动作，如弯腰、转身等；坚持适当的腰背肌锻炼，可增强腰肌肌力，预防复发。适当进行体疗及自我推拿操作，以增强腰肌力量及全身体质。对手法复位后仍有部分残留症状或慢性者可给以理疗，帮助放松肌肉，改善局部循环，促进小关节部位炎性渗出肿胀的吸收，消除症状。见图 31-23。

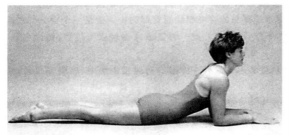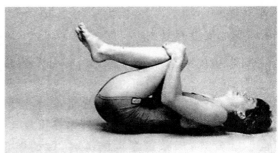

a

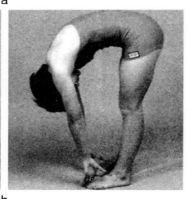

b

图 31-23　腰背肌锻炼，松解稳定腰椎小关节
a. 卧位，脊柱背伸屈曲；b. 站立位，脊柱背伸屈曲。

3. 手术治疗　对腰脊柱后部小关节及主要韧带均有破坏并致脊柱不稳者，可考虑行脊柱融合术。手术前有神经根性症状及体征者，要首先排除椎管内病变，再予融合。

（1）腰椎小关节囊剥除手术方法：硬膜外麻醉，俯卧。自第 2 腰椎棘突起至第 2 骶嵴做切口，显露腰 3、4、5 及骶两侧小关节。根据压痛点定位及病变小关节，依次手术。一般压痛点多位于下面 2～3 个腰椎小关节（$L_{4-5}/L_4 \sim S_1$），认真选择确定后，将患病小关节囊剥除。严重者对其所附神经支也可行切除。

（2）神经支切断方法：先认清一侧上关节乳状突与其横突根部副突，两突起间覆有纤维结缔组织，形成管状，切开此骨纤维管，即可找到脊神经后支的内侧支及小关节支，予以切断并抽出。

（3）小关节囊剥除法：以 10mm 骨凿沿小关节囊周围做环状切断，画出剥除范围，再将关节囊及其滑膜一并剥除。剥除时注意是否有关节囊积液、水肿、肥厚等病理变化。剥除组织送病理检查,最后冲洗及缝合伤口,不用引流。术后卧床 4～7d,可起床活动。此法已作为腰椎管狭窄症手术中包含的关节突

修正的操作技术。目前已很少应用于单独腰椎小关节损害者。

（商卫林　翟淮伟　杨立东）

第四节　腰椎管狭窄症

腰椎管狭窄症(lumbar spinal stenosis, LSS)指椎管或神经根管狭窄,从而导致对脊神经根或马尾神经刺激和压迫,引发一系列临床症状。

1976 年国际分类对 LSS 分为先天性和获得性两类。①先天性(发育性)椎管狭窄症包括特发性和软骨发育不全性。②获得性椎管狭窄症包括退变性(分主椎管、侧椎管、脊柱滑脱)、混合性[先天性(发育性)、退变性、椎间盘突出症,三者有其二]、椎弓骨折滑脱。医源性(椎板切除术后,脊椎融合术后,或髓核溶解术后)、创伤后晚期改变和其他(畸形性、骨炎、氟骨症等)。基于椎间盘突出症、椎弓崩裂滑脱均已单独成为临床病症。

一、腰椎管狭窄症的认识

目前将此症分为三大类。①先天性或发育性椎管狭窄;②继发性椎管狭窄,主要是退变性、医源性椎管狭窄;③混合性椎管狭窄。但是,临床上骨性椎管狭窄出现较晚且较少,大多为软组织退变性椎管狭窄,这是认识上的一次飞跃。

软组织椎管的组成:前壁为椎体后缘、椎间盘、后纵韧带;椎管侧后壁为椎弓椎板内侧面及黄韧带、小关节面内侧囊部分(下关节突内侧缘);椎管两侧壁为椎弓根与椎间孔,椎管内充填脂肪结缔组织,椎间孔内脂肪结缔组织向椎管外延伸。

中央椎管即主椎管狭窄是由于椎间盘膨出、后纵韧带损伤后凸钙化、黄韧带肥厚、下关节突内缘及关节囊增厚变硬所引起;侧椎管及椎间孔狭窄是由侧方间盘膨出、椎间隙变窄、

上关节突增生及关节囊肥厚所致。尤其是上关节突尖端增生和关节囊肥厚可造成神经根管(神经通道)狭窄、侧隐窝狭窄(椎弓根内侧缘),直接刺激或压迫神经根。软组织椎管狭窄主要是一个慢性炎症性退变过程,软组织纤维化变性、增厚、粘连为主要病理改变。

椎间盘膨出、突出、脱出、游离,可以直接刺激或压迫椎管内容物、硬膜囊、神经根鞘袖与血管,沿着行走根及出口根传导放射痛。若在椎间盘后缘后纵韧带下含有窦椎神经、交感神经、疏松纤维组织,可产生牵涉性疼痛、供血不足及脏器功能障碍。

二、临床表现和诊断

1. 临床表现　60 岁以上老年人为多发,呈渐进性。出现腰痛或腰腿痛约占 70%,劳累后、长时间行走或腰部过伸活动疼痛加重,休息后、弯腰或下蹲减轻。特征性症状是神经性间歇性跛行。Verbiest 首次提出椎管狭窄概念,报道的 195 例该症患者其中存在间歇性跛行者 142 例,占 72.8%。发生机制可能为缺血性神经根炎,神经组织充血与缺血,腰部过伸会使椎管容积变小。临床表现为刚起步行走如常,数分钟至数十分钟开始下肢沉重无力、酸麻胀痛,需要改变姿势、蹲坐休息几分钟后疼痛消失;如继续行走又重复出现疼痛乏力,愈益明显,行走距离缩短,需休息时间延长。

(1)物理检查:与主诉常不相符合,脊柱椎板与关节突关节压痛不明确,直腿抬高试验正常或轻度受限。

(2)影像学检查:由于 CT 扫描和 MRI 临

床广泛应用,X线平片和椎管造影已逐渐减少。CT扫描可显示椎管横断面形态,并可直接测量其矢状径及面积,对有无椎管狭窄提供证据。尤其是骨窗CT片,可清晰地观察骨性椎管形态,测量出软组织椎管黄韧带、后纵韧带与小关节囊的厚度进行比较。但CT扫描对硬膜囊的显示不够清晰,轴向断层平面不足是其缺点。MRI矢状位与轴位断层均有良好显示,不仅直接显示椎管狭窄部位、程度与范围,而且对椎管内外不同软组织的来源清晰显示,可确定软组织椎管狭窄严重程度。尤其是属于无创性检查,受到医患的青睐。

2. 诊断与鉴别诊断　依据临床腰腿痛、特征性的间歇性跛行、物理检查无可靠证据,可做出初步诊断。结合影像学提示直接证据,可以确诊。特征性症状,间歇性跛行须与下列征象做出鉴别诊断。

(1)马尾神经源性间歇性跛行:也可由椎管内占位性病变引起马尾神经损害所致,多有膀胱直肠功能障碍、会阴部与肛周感觉减退或丧失。

(2)血管性间歇性跛行:由闭塞性脉管炎引起,临床表现为下肢足部疼痛、小腿发凉、腓肠肌压痛、下肢抬高时足背动脉搏动消失。

(3)脊髓源性间歇性跛行:高位脊髓压迫(颈胸椎病变)供血障碍及缺氧所致,早期锥体束征不明显,严重者会出现胸腹部束带感、步态不稳、下肢痉挛、病理反射等。关键在于颈胸腰椎多节段椎管狭窄,须确定具体病变部位。此症较为少见。

三、治疗

1. 银质针导热疗法

(1)操作步骤

①取中号银质针于$L_3 \sim S_1$椎板深层肌附着处,左右各布针4枚;髂嵴内1/3上缘、髂后上棘内缘骶棘肌起始部,左右各布针6枚。

②C_{3-4},C_{4-5},$C_5 \sim S_1$关节突关节外侧,左右各布针6枚,每个关节囊刺入银质针2枚;椎板间隙至黄韧带及上关节突内侧,左右各2枚。见图31-24。

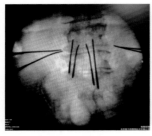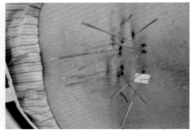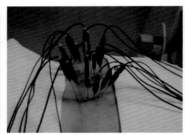

图31-24　银质针导热布针
椎板下缘黄韧带附着处,关节突关节囊,上关节突顶端,棘突旁椎板深层肌。

③腰背肌筋膜,髂嵴中1/3前唇腰方肌起始部,左右各布针5枚;L_{2-4}横突末端,左右各布针6枚,每个横突各布针2枚;L_{2-4}深层腰背筋膜,即骶棘肌深面横向腰脊柱内侧刺入关节突外侧缘,左右各布针3枚。

(2)注意事项:需要在C形臂X线引导下进行椎管内黄韧带、下关节突内侧缘进针,避免伤及硬膜囊和神经根。

2. 脊柱关节整复治疗——腰椎牵压手法整复　详见脊柱关节整复技术内容。

3. 手术治疗　重症患者采取脊柱微创或椎板减压手术。详见脊柱微创技术和脊柱减压稳定手术治疗相关内容。

(商卫林　翟淮伟　杨立东)

第五节　腰椎滑移症

腰椎滑移症是指相邻两椎体发生向前或向后的相对滑移,目前腰椎滑移的发病率因种族、地区而异,欧洲为 4%～6%,我国占人口总数的 4.7%～5.0%,是临床上常见的多发病。此症分类为先天发育性、创伤性、退变性腰椎滑移等。

Wiltse(1976)按病因病理学分类,退变性腰椎滑移为 Ⅳ 型;Marchetti(1991)按临床学分为两类,一是发育性腰椎滑移,分别为低度发育不良(峡部不连)与高度发育不良;二是获得性腰椎滑移,分别为创伤性、退变性、病理性、手术后腰椎滑移 4 种。其中临床最常见的是发育性和退变性腰椎滑移。

一、病因病理

椎体滑移的原因主要为椎间盘退变或膨出,周围韧带松弛,椎间不稳,同时常有典型脊椎退行改变,关节突关节移位与关节囊增厚,黄韧带肥厚向中线靠近,棘突根部变宽向椎管内突,而椎管外软组织病变也起到重要作用,较为少见的是椎板增厚变硬而不规则,椎板间隙变小,有时相互重叠呈瓦状改变。

退变性腰椎滑移的基本病变是小关节退变而继发椎间盘退变,但椎弓是完整的,椎间隙轻度变窄。脊椎滑移通常不重,多为 Ⅰ 度滑移,多见于 L_{4-5} 节段间隙,活动度增加。过度的活动及小关节矢状位排列致关节面水平位,引起腰椎发生向前滑移。可推测认为,脊柱过度活动会导致后方小关节退变损害,进而可发生滑移,年龄多半大于 50 岁,常见于妇女。退变性脊椎滑移意味着椎间盘发生退变,由于节段性不稳和后方小关节的损害,可诱发腰部疼痛。若患者由于神经根卡压可出现双下肢神经性跛行的症状,通常是滑移的节段椎间盘纤维环弥散性膨出、椎板重叠及黄韧带皱褶联合作用的结果。

侧后方小关节错位可引发骨赘,进而加重椎管狭窄。所有这些因素联合造成神经根经过椎管及神经根通道时的受压。作者从实践中得出一个新的理念,即软组织椎管概念,其组成单位如下。①椎管前壁是椎体后缘、椎间盘、后纵韧带;②椎管侧后壁是双侧黄韧带;③椎管侧壁是椎弓根内侧面、小关节内侧囊部分(上关节突尖端/下关节突内侧);④椎管侧前部是神经根管、椎间孔内脂肪结缔组织(椎管外延伸)。可以认为,脊椎滑移与间盘突出或椎管狭窄共存,并相互作用影响。

总之,退变性脊椎滑移治疗处置与椎管混合型椎间盘突出相类似,基本上可采取现代三项技术的非手术疗法,结合康复治疗,增强脊柱稳定功能。

二、临床表现

假性脊椎滑移也可称退变性脊椎滑移。吴世樵前辈指出,此种滑移多发生在 50－60 岁的人群,女性比男性约高 4 倍,以 L_{4-5} 节段最为多见,其发病率为相邻上下椎间平面的 6～9 倍,2～3 个不同间隙平面也可同时发生。滑移程度很少超过 30%。

主要有慢性腰痛史,常为酸胀、沉重、乏力感,时轻时重,同一姿势不能持久。有时可伴有臀及大腿痛。如伴有神经根受压时,疼痛可放射至小腿,出现牵拉、灼痛、刺痛及麻木症状,开始时多不严重,易被忽视,可延续数月至数年之久。有的行走劳累时症状明显,站立或下蹲可缓解,症状较重者,可有单侧或两侧小腿皮肤感觉迟钝,腱反射减弱,肌肉萎缩。然而直腿抬高试验(－),通常不受限。

三、诊断

主要依据腰椎 X 线摄片检查,尤以侧位

X线片最重要。一般椎体向后移位约10mm以内,椎体前后缘连线失去正常自然曲度,重者棘突向后方突出,椎体后下缘与下面的上关节突之间距离变短,椎间孔径缩小,大多数患者椎间盘退行性改变椎间隙可变窄,相邻上下椎体边缘增生硬化,椎体前缘可见有平行骨唇形成(牵拉性骨唇),此为椎体间不稳的一个重要征象。

四、治疗

1. 脊柱整复疗法

(1)腰椎牵压手法:详见腰部应用解剖与手法操作内容。

(2)下肢顿拉手法:详见臀部和髋关节应用解剖与手法操作内容。

2. 银质针导热疗法

(1)腰部深层肌:骶棘肌,多裂肌/椎板、髂嵴后1/3、髂后上棘内侧。

(2)腰椎小关节:上关节突顶端、下关节内侧,黄韧带(椎板下缘/上缘)。

(3)腰方肌筋膜:L_{2-4}横突、骶棘肌前叶腰背筋膜深层、髂嵴中1/3前唇。

(4)臀部肌筋膜:臀中肌、臀小肌、梨状肌。

3. 药物注射　药物配方详见药物注射治疗疼痛相关内容。

(1)经骶管硬膜外隙药物注射疗法:每5日1次,共3次。

(2)经椎间孔外侧药物注射疗法:1次注射2个节段,每5日1次,共3次。

4. 康复治疗　早晚各做1套,详见脊柱关节和软组织运动康复技术内容。

(1)仰卧位:腰臀部、髋膝部康复训练。

①屈膝屈髋,双手抱腿,1次维持30s,共做5次。

②五点支撑仰卧挺腰,共做5～10次。

③直腿抬高30°,足背伸,1次维持5s,双腿各做5次。

④拱手上举,肩部上提,牵动腰部伸肌,共做10次。

(2)俯卧位:蛙式伸屈腰部,双手掌面支撑匍匐前移,前后来回3次。

(商卫林　翟淮伟　杨立东)

第 *32* 章

髋膝踝痛

第一节 股骨头坏死

一、髋关节生物力学

1. 股骨上部有两个重要的角度,即颈干角和前倾角。颈干角使股骨干偏离骨盆,使附着于大转子外展肌保持应有长度和张力,增加了下段的力量和活动度。并使体重亦在较宽的基础上,符合下肢关节具有的负重和稳定的功能要求。颈干角过大髋外翻或过小髋内翻均将影响髋关节负重,活动度和稳定性,将使下肢处于内旋状态,前倾角过大使部分股骨头裸露于髋关节外,走路时为维持髋关节的稳定性,将使下肢处于内旋状态,前倾角过小则将出现外旋步态。

股骨上端骨小梁的排列具有一定的规律,位于小转子深面的纵向骨板,即股骨距,是股骨颈内部负重系统内侧骨小梁的基点,它向上呈扇形展开直达股骨头关节面,承受着架于股骨头上端的压应力,而从股骨干外侧骨皮质向上,向内延伸成弧形分布的骨小梁主要承受着张力,它与压力骨小梁在股骨头部相会,另外,从小转子平面内侧骨皮质另有一组向外、向上的骨小梁,与张力骨小梁相交,在这三组骨小梁系统之间有骨密度较稀疏的区域——Ward 三角。因此,长期以来人们都将股骨上端的负重结构与街灯或起重机相比较,即股骨颈上承受张力,而股骨颈下线承受压力。股骨头负重的关节面上的反作用力与内侧骨小梁系统相平行,说明该系统对负重有重要性,外侧骨小梁系统还有对抗附着于大转子的外展肌所产生的压力作用。此外,股骨颈内侧骨小梁系统直接通向股骨头关节面负重区,该处骨小梁最粗,即使在骨质疏松的患者,这组骨小梁仍存在并承担负重功能。

2. 股骨头与髋臼的负荷形式主要是压力。经关节软骨面传递至邻近关节的软骨下骨松质在髋臼关节面,压应力从髋臼的凹面向外放散,由宽大的骨盆骨骼来分担,其单位面积所受的压应力就显得较小。在股骨头正相反,当压力从股骨头凸面呈放射状向内传递时,其应力增高。又因股骨颈的横切面比股骨头的横切面小,应力经股骨颈传至股骨干时,股骨颈骨小梁承受的压应力要比股骨头为大。

髋关节负重面由两层薄的透明软骨构成,其间有一层软薄的滑液相隔。滑液系由滑膜产生,通过弥散作用营养软骨细胞,防止退变。关节软骨厚度为一般为 $2\sim7\mathrm{mm}$,呈海绵状结构,含孔率约为 80%,受压时滑液由孔流出,使软骨发生形变,类似充满水的海绵,这种形变在于水分的增减而丧失,属于弹性形变。卸载后很快复原,根据流体特性,软骨能负担较强屈服应力,关节软骨有着凸凹不平的约 $2.75\mu\mathrm{m}$ 的表面,由于滑液从孔中溢出减少了软骨面摩擦,在人体生理状态下,关节具有最优润滑,使关节软骨经久耐用。

软骨位于比较厚的骨松质垫子上,减少软骨承受压力,就需要把负荷分布可能大的接触面上关节负重使软骨和骨骼变形。虽然软骨比其下面的骨松质柔顺 10 倍(比较不硬),但软骨较薄,实际变形的总量有限,软骨下的骨松质虽较硬,却很厚,能发生足够的变形和最大限度的负重接触面,使关节极大地适应负荷。关节软骨主要是负重面,且把承受的压力传递给下面的骨床。髋部的软骨下骨松质有两种作用。①负重大时由于骨骼变形,关节获得最大的接触面,负重面积也最大;②骨松质排列呈放射状,把大部分的应力向下传给股骨干。因为软骨下骨对关节适应负重有重要作用,软骨下骨若失去顺应性,关节应力就增加,导致关节软骨的应力高度局部集中。

当人体站立时,体重分布在双足上,每个髋关节的载荷约是人体总重量的 1/3;而正常步态行走时,每个髋关节承受的载荷大于站立相时的载荷,增加的载荷是由于步行时髋部肌肉活动所致。正常情况下髋关节所承受的载荷是由体重和肌肉共同作用产生的。

3. 髋关节活动相关肌群的肌动力学评定。观察行走姿势,初步了解肌痉挛、肌力变弱肌群并摄像记录;用被动髋关节三维活动度检测肌张力、关节活动度,是肌张力的检测方法之一。异常结果中也可包含粘连、挛缩、缺血、关节韧带松弛或其他关节疾病等因素。人体强大的髋关节复杂肌筋膜群分布,详见腰臀腿痛相关内容。

二、病因和机制

研究本病的病因病理,骨髓内压增高有着重要作用。在 20 世纪 30 年代,研究学者就注意到骨内静脉回流障碍而致骨内高压后,可刺激新骨生成,导致骨质硬化及骨关节炎等各种病理变化。Brookes 通过实验阐明这一机制,即骨内静脉瘀血后,其红细胞比容增加,红细胞数量增多,血氧张力下降,二氧化碳张力升高,血中的 pH 偏向酸性。这一系列的组织化学改变产生了软骨母细胞的活动紊乱,软骨基质的产生不正常,进而软骨萎缩。但对骨的重吸收与再生的平衡中则刺激骨质再生。可能原因如下。①静脉血内高张力的二氧化碳,起着诱导物质的作用,使骨化区分化,沿着骨生成的方向进行。当这一过程超过正常骨再生的水平时,就产生了骨质增生。②由于红细胞含量增加,有助于稳定静脉瘀血区的 pH,促进组织内碱性磷酸酶的活动。加上红细胞中含有丰富的钾离子,这都有利于钙化过程。临床上由于静脉回流障碍而发生的钙化现象屡见不鲜。

下肢静脉曲张或蔓状血管瘤所形成的静脉石,二尖瓣狭窄患者肺底出现的钙化或肺结核灶的钙化都属此类。Ficat 和 Alert 对成人股骨头坏死做了大量的研究。他通过对坏死的股骨头做骨髓腔静脉造影发现该处的静脉回流障碍严重。其中 111 个髋的股骨头坏死中,95% 出现异常静脉造影图像,Arlet 认为造影剂在股骨干骺端的滞留是股骨头坏死的重要指征,提示该髋关节股骨头颈部的静脉回流的失代偿状态。刘尚礼于 1986 年报道了成人特发性股骨头坏死[99m]Tc-MDP 三相动态骨显像的结果,并应用计算机技术获得双髋对同位素吸收的时间-强度曲线,发现其患髋血池相的同位素吸收显著高于健侧,从而提示了患髋静脉血流阻滞的证据。静脉回流障碍的必然结果是骨髓腔内压的增高。正常股骨头颈的骨内压在 4.0kPa 以下。但是各位作者报道结果不一,其中 Arlet 测得股骨头的骨内压为 2.7~4.0kPa,Arnoldi 测得股骨颈的骨内压为 1.6~3.47kPa,陶松年测出 24 个正常成人股骨颈内压为 2.3±1.04kPa。但何谓骨内高压症,目前尚难定论,一般认为如若超过临界压水平(critical pressure level)则可认为是骨内高压。这数据 Arnoldi 为 5.3kPa,Lynch 为 6.7kPa,1986 年刘尚礼报道平均为 4.5kPa,1992 年陶松年测出骨内高压为 4.9±2.0kPa,根据我们的经验,骨内压的平均值固然是一个重要指标,但尚要考虑患侧与健侧的对比。如果健侧低于患侧 20% 的压力则为骨内高压提供有力支持。在测压过程中尚有注液压的数值与患者的反应是十分重要的佐证,若注液压急剧升高达 13.3kPa 以上,患者在麻醉状态下都呼痛,说明骨内高压严重,且静脉回流处于失代偿状态。加上患者有静止痛(休息时疼痛)的病史,我们就认为骨内高压症的诊断比较困难。单纯静脉回流障碍,如不严重则会刺激骨质生长,甚至骨质增生形成骨赘。但如严重静脉回流障碍,则提示骨内高压症的存在,会使骨细胞严重缺氧而最终死亡。从某种意义来说,骨内高压症才是引起骨坏死的直接原因,因为静脉回流障碍尚有侧支循环或远心静脉回流系统的代偿补救。骨内高压才是使动脉血供断绝,是骨细胞窒息的杀手。因此是 Ficat 和 Hangerford 都强调的骨内压增高的重要临床意义。

骨髓内血流淤滞结果:①血流动力学变化,如血流量减少、毛细血管瘀滞水肿、骨内压增高;②髓内血浆淤滞,异常出血;③代谢生化变化,如血样测定异常,同位素摄入增加。纤维变性、细胞缺氧及酸中毒引发骨髓内组织缺血,而导致组织坏死。

是何原因引起骨内高压? 这是有待研究的问题。1987 年 Saito 认为股骨头颈髓腔内出血可能是一个原因。他对 16 例 0 期特发性股骨头坏死进行髓芯减压,结果每例都有陈旧性出血,病理证实了骨坏死与骨髓坏死。这一发现非常重要。经验证明,我们在进行股骨头减压时都发现不少病例开窗之后即有瘀血涌出。据 Wilkes 阐明的血流动力学原理,股骨头髓腔内出血导致骨内压升高,接着血流减少,最后骨组织缺血坏死。骨组织坏死后的修复是一个漫长阶段,大致遵循 Phemister 所讲的爬行替代过程(creeping substitution)。所不同者是骨髓腔内长期处于高酸低氧状态,死骨吸收慢,新骨形成也很缓慢。即使整个股骨头经过数年之久重建之后,时常可见有死骨的残留。

2004—2005 年,中国台北学者首先报道了家族性特发性股骨头坏死患者染色体序列 12q13 上的 COL2A1 基因存在变异,提示家族性特发性股骨头坏死有遗传因素。

三、病理

Ficat 和 Alert 综合了 200 多例股骨头缺血坏死髓芯减压活检的标本,其中 80% X 线表现为股骨头正常,行髓芯减压取得的活组织标本病理证实为 X 线前期的骨坏死,并将股骨头缺血性坏死的病理演变过程分为 4 期(表 32-1)。

表 32-1　Ficat 分期(1977)

分期	关节间隙	股骨头轮廓	骨小梁	X 线诊断	功能性诊断
Ⅰ	正常	正常	正常或轻度骨质疏松	不能	
			骨质疏松合并		血流动力学检查可能确诊
Ⅱ	正常	正常	骨硬化或单纯骨质疏松	可能	组织学诊断确诊
		股骨头变扁			

（续　表）

分期	关节间隙	股骨头轮廓	骨小梁	X线诊断	功能性诊断
Ⅲ	正常	软骨下梗死下陷	死骨形成	肯定	确定
Ⅳ	变窄	塌陷	上极破坏	与骨关节病、关节炎难鉴别	血流动力学检查必须与活检结合

Ⅰ期：骨髓细胞和骨坏死，股骨头缺血6h后髓腔造血细胞出现坏死，细胞轮廓清晰及核固缩，还可见到颗粒状嗜酸性核，少见碱性碎片，静脉窦充血，血浆渗血间质出血，出现坏死的红细胞和含铁血红素，说明有陈旧性出血，间质有水肿，骨细胞和成纤维细胞增生，表现为松嫩的纤维组织。2d后出现坏死的证据是骨细胞核消失，陷窝空虚。此时切片时易破裂，偶尔有骨小梁完全性坏死，骨溶解吸收，陷窝扩大。镜下未见破骨细胞。这种骨吸收机制不同于生理性破骨细胞活动所致。有人认为，骨陷窝内骨细胞损失达75%方为骨小梁坏死。缺血2~5d后可见到骨髓腔内脂肪细胞坏死，细胞核消失，脂肪细胞破裂，融合成脂小囊，吞噬细胞对脂肪碎片的吞噬作用明显加强，镜下还可见到较大、空虚、圆形的腔，是脂肪细胞坏死、液化所形成。但坏死的骨组织肉眼上未见异常，骨小梁坏死后仍保持原有的支架，密度不变，骨质的坚硬度正常。

Ⅱ期：坏死骨组织吸收与早期修复。该期从大体标本上可以见到坏死区呈灰白色，骨质脆软，关节软骨靠关节液营养未发生坏死。镜下可见各种坏死组织成分，周围有大量炎性细胞浸润，由于坏死灶周围活骨组织反应性充血，而出现局部骨组织吸收，该期开始出现骨组织的修复性反应，在坏死灶周围部分坏死的骨小梁被不等量、不规则的新生网状骨质所封闭、包绕，逐渐吸收坏死骨小梁，并取而代之，这个过程称为"爬行替代"。

Ⅲ期：坏死骨组织的修复与重建。股骨头在肉眼上有明显的改变，关节软骨失去光泽，呈黄色或棕色，表面不光滑，有皱纹。有时软骨表面覆盖一层绒毛组织。在股骨头负重区可见关节软骨增厚。切面观坏死骨区呈灰白色，常见软骨下方有清楚的骨折裂缝，使软骨与下面骨质分离。紧贴软骨下面有一薄层骨松质，为致密的硬化骨。镜下可见坏死区的修复反应较Ⅱ期更加明显，在坏死的骨小梁间有大量的肉芽组织填充。这些肉芽组织与破骨细胞一道吸收坏死的骨组织，同时间叶细胞可分化成骨母细胞并形成新骨，从而完成爬行替代。由于爬行替代的过程较早发生于坏死区周围软骨下部分，故坏死骨被吸收得较早，而新生骨坚硬度较低接受压力后就出现软骨下骨小梁骨折；由于关节软骨下方骨小梁骨折及修复组织的进入，可出现关节软骨表面皱纹。

Ⅳ期：股骨头塌陷，髋关节骨性关节炎。一般认为新修复的骨组织受压力作用后发生塌陷，往往修复能力越强，范围越大，塌陷率越高。将切下的坏死股骨头冠状切开，剖面大致可分为5层，其肉眼及镜下结构如下。

第1层为关节软骨坏死。股骨头的关节软骨失去光泽，呈黄色、棕色或褐色，表面粗糙不平，有时覆有一层绒毛组织；在股骨头负重区可见关节软骨增厚、皱叠、塌陷、掀起、碎裂，严重者关节软骨消失，骨质外露。坏死软骨按压时下陷、松软、易推动，切面观软骨与下面骨质分离，紧贴软骨下面有薄层骨松质，为致密的硬化骨。显微镜检查：在股骨头的不同部位有不同的病变，有的软骨增生肥厚，有的全层软骨细胞消失，仅有一薄层基质；有的全层软骨脱落骨面外露。在关节软骨增生区可见软骨细胞坏死柱状排列的软骨细胞行间距加大,软骨柱层次缺如,软骨细胞总数减少,有些软骨细胞发生纤维变性。

第 2 层为软骨下坏死区。在关节软骨的下方可见骨松质被豆渣样坏死物质取代。碎屑有时可自软骨裂口逸出。由于软骨下骨的吸收,在死骨区的上方可见水平方向的间隙,死骨区边界较清楚,凹凸不平,清除死骨时一般无出血。显微镜检查:陷窝内骨细胞消失,陷窝扩大;骨髓成分被碎屑替代,在软骨细胞区有软骨内化骨形成,也有新骨形成。

第 3 层为骨纤维组织区。在无软骨覆盖的骨坏死区周围,有一层纤维组织包绕,呈灰蓝色,质软,有丰富的血管组织,纤维组织区有时不完整。显微镜检查:该区在靠近死骨的部分骨小梁消失,而靠近活骨区则有混合型骨小梁存在,有的地方能见到软骨内骨化。

第 4 层为新生骨形成区。为硬化、增厚、不规则的骨小梁组成,常位于头颈交界处,凸向股骨颈的骨质硬化带。显微镜检查:可见正常的骨细胞、骨髓细胞、死骨和碎屑,有大量的新骨沉积于老的骨小梁上,使骨小梁增粗。

第 5 层为正常骨松质区。为正常排列的骨小梁,血供丰富。显微镜检查:为充满正常骨髓细胞区。见图 32-1。

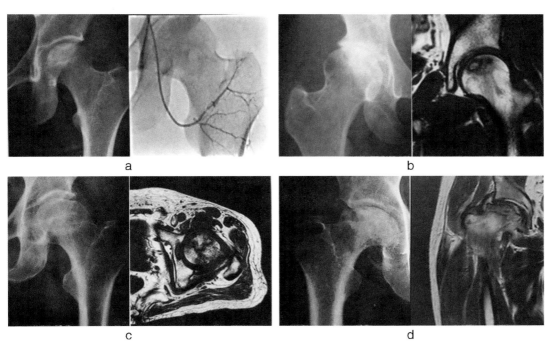

a

b

c

d

图 32-1　股骨头坏死病理演变

分为 4 期:Ⅰ期,骨髓细胞和骨坏死(a);Ⅱ期,坏死骨组织囊肿吸收与早期修复(b);Ⅲ期,坏死骨组织的修复与重建(c);Ⅳ期,股骨头塌陷、变形(d)。

四、诊断与鉴别诊断

1. 临床表现　股骨头坏死多见于 50 岁上下的人群,男性居多。根据瑞士统计,本病发病率为 0.1%。按照这一狭义概念,股骨头坏死的发病构成比在成人股骨头坏死中并不很高。曹来宾报道 310 例中,排除了激素性、酒精性和外伤原因外,未说明具体病因的占有 36.1%。原银栋报道 100 例成人股骨头坏死中,不明原因者只占 9%。

主要症状为髋关节疼痛,功能受限和跛行。疼痛之初起并不严重,往往被患者和医师所忽视。有夜间静息痛的患者是股骨头坏死的一个重要症状。当股骨头突然塌陷,患者就感到剧痛与严重跛行,且是患者就医的理由。少数患者初起以膝关节痛为主,也许与髋、膝两关节具有共同的神经支配有关。

(1)实验室血清检查:往往无异常发现。

(2)影像学表现:股骨头坏死临床分期见表 32-1、表 32-2。

2. 诊断和分期　早期诊断有两个概念,一是 X 线片和(或)CT 扫描未显示病灶,仅MRI 阳性者为 Ⅰ 期(前放射期);二是股骨头未塌陷,X 线及 CT 扫描显示阳性者为 Ⅱ 期(前塌陷期)。ARCO 分期(1992)或 Steinberg 分期(1995)中 0～Ⅱ 期属于早期,相当于 Ficat(1979)和 Alert(1980)分期中的 Ⅰ～Ⅱ 期;Ⅲ、Ⅳ、Ⅴ 期则属于中晚期,相当于 Ficat 分期 ⅢA、ⅢB、Ⅳ 期。中华医学会骨科学分会"首届全国骨坏死与关节保留重建学术研讨会"(2006 年 4 月),专家建议使用 ARCO 分期法,便于指导临床与国际交流。ARCO 分期具有定位与定量内容,0 期影像学检查正常;Ⅰ～Ⅲ 期中各分为 A(病损范围＜股骨头 15%)、B(占股骨头 15%～30%)、C(＞股骨头 30%)轻重中 3 个亚期;Ⅳ 期影像学显示关节面扁平,关节间隙变窄,髋臼硬化及边缘骨赘,头囊性变等。ARCO 分期见表 32-2。

表 32-2　ARCO 分期(1992)

分期	特征
0	骨活检结果显示有缺血性坏死,其他检查正常
Ⅰ	骨扫描或 MRI 一项或二项均阳性,病变根据部位分为内侧、中部和外侧
	ⅠA MRI 示病损范围＜股骨头 15%
	ⅠB MRI 示病损范围占股骨头 15%～30%
	ⅠC MRI 示病损范围＞股骨头 30%
Ⅱ	X 线检查异常(股骨头有斑点样变、囊性变、硬化、骨质疏松),X 线及 CT 无股骨头塌陷征象,骨扫描及 MRI 检查阳性,髋臼无改变,病变根据部位分为内侧、中部和外侧
	ⅡA MRI 示病损范围＜股骨头 15%
	ⅡB MRI 示病损范围占股骨头 15%～30%
	ⅡB MR1 示病损范围＞股骨头 30%
Ⅲ	出现新月征,病变依部位分为内侧、中部和外侧
	ⅢA X 线片示病损范围＜股骨头 15% 或股骨头＜2mm 凹陷
	ⅢB X 线片示病损范围占股骨头 15%～30% 或股骨头 2～4mm 凹陷
	ⅢC X 线片示病损范围＞股骨头 30% 或股骨头＞4mm 凹陷
Ⅳ	X 线片见关节面扁平,关节间隙狭窄,髋臼硬化,囊性变和边缘骨赘形成

0 期是否存在? 指从有害因素(外伤、激素、酒等)介入体内至 MRI 扫描阳性(Ⅰ期)时间段。究竟多长? 从糖皮质激素与髋部外伤性骨坏死研究发现为 2～12 个月,而酒精相关骨坏死尚无资料报道。如何诊断? 组织活检,可显示骨髓造血细胞死亡,脂肪细胞肥大融合成片等;对照增强 MRI(contrast-enhanced MRI)测定骨血流灌注是有希望的诊断技术。

Ⅰ 期骨坏死。X 线片和 CT 扫描均为阴性,MRI 可明确诊断,特异性和敏感度均在 96% 以上。典型影像为 T_1WI 带状低信号包绕脂肪信号，T_2WI 双线征。T_2 抑脂像显示坏死边缘和片状高信号。核素骨扫描（scintigraph）典型显示为热区中有冷区变化，即炸面包圈样改变，提示修复过程尚未开始。

Ⅱ期骨坏死。可出现轻微临床症状，如髋部不适或疼痛、髋内旋活动受限等。X 线片双髋后前位及蛙式位，部分显示股骨头内囊性变、硬化、斑点状钙化影。CT 扫描（多方位、二维重建）可清楚显示坏死病灶，影像特征为硬化带包绕低密度坏死灶。

Ⅲ期骨坏死。相当于 Steinberg 分期Ⅲ、Ⅳ期，特点是股骨头骨皮质断裂，有软骨下骨折。临床表现较重的髋部疼痛，髋内旋活动明显受限与剧烈疼痛。X 线片较清楚显示坏死灶及病灶边缘的硬化带、囊性变，部分患者蛙式位可显示沿关节面下的新月征（crescent sign），长短不一，多位于负重区。CT 扫描轴位二维重建图像可清楚显示软骨下骨折。MRI 显示骨髓水肿，部分患者伴有关节积液。特点是病灶外 T_1WI 广泛低信号，T_2WI 相应区域高信号，抑脂像清楚。临床症状较重者，尽管 X 线片显示为Ⅱ期，应做 CT 和 MRI 检查，以正确分期。

Ⅳ期骨坏死。相当于 Steinberg 分期Ⅴ～Ⅵ期，临床有重度髋部疼痛、跛行、髋关节屈曲及内旋活动明显受限。X 线片能清楚显示股骨头塌陷、变扁，关节间隙消失，髋臼受累，关节完全损毁。通常不必做 CT 及 MRI 检查。需截骨或植骨术者，可做 CT 扫描病灶精确部位。

髋关节疼痛的鉴别诊断范围很广，包括关节内病变、关节外病变和骨盆环的其他关节。随着当前关节镜技术的进步，越来越多的患者正在接受关节疼痛评估。近年来，对髋关节周围功能解剖学的理解有所提高。由于 MRI 的进展，比较明确髋周软组织疼痛的诊断及鉴别诊断。可通过关节镜证实髋关节内疼痛的原因，如盂唇撕裂、游离体、股骨髋臼撞击症、关节囊松弛、圆韧带撕裂和软骨损伤等。还可有助于关节外疼痛诊断，如髂腰肌肌腱炎、"关节内"弹响髋、"关节外"弹响髋、髂胫束变性挛缩、臀部肌筋膜损伤、股骨颈应力性骨折、股内收肌损害、梨状肌综合征、骶髂关节病变、运动性耻骨痛、"Gilmore 腹股沟"和耻骨炎等。

3. 鉴别诊断　类似于股骨头坏死的髋部疾病临床表现，应予鉴别。

（1）易误诊的正常变异 MRI 影像

①滑膜疝凹（synovial herniation pit）：股骨头颈交界处 T_1WI 圆形低信号（<5mm），T_2WI 高信号，CT 扫描为囊性变。多数患者无症状，无须治疗。

②圆韧带中性化（fovea centralis）：矢状位 MRI 常显示为股骨头关节面有较大的圆形缺损区，此为有部分中心化圆韧带附着，恰似股骨头塌陷。MRI 冠状位及水平位无此改变。

③骨岛：为骨松质内的致密骨。MRI 各序列像上均呈低信号，X 线片及 CT 扫描显示为高信号。

（2）类似股骨头坏死 MRI 影像的髋部疾病

①特发性暂时性骨质疏松症（ITOH）：自限性疾病，多见于中青年，单髋受累，无明显诱因，突发髋关节痛与跛行。MRI T_1WI 弥散低信号，T_2WI 高信号，范围累及整个股骨头和颈，甚至大转子。无低信号带和双线征。经非手术治疗可痊愈，MRI 图像恢复正常。

②软骨下不全骨折（SIF）：多见于中老年，女性多发，伴有股骨头骨质疏松。行走时突发髋部剧痛，不能持重行走。髋关节内旋活动受限，重者不能屈曲。MRI 示股骨头外上部软骨下不全骨折，T_1WI 片状低信号，T_2WI 高信号，脂肪抑脂像示病灶周围骨髓水肿的高信号。CT 扫描可见病变区骨小梁断裂。

③骨软骨病变（OCL）：多见于青少年，髋部有反复撞击或创伤史。髋部疼痛多位于腹股沟处，髋关节内旋活动受限。股骨头前部或中部关节面下 MRI 示病灶呈 T_1WI 低信号，T_2WI 高或中信号。CT 示软骨下骨硬化，或见骨软骨碎片（偶尔从关节面剥脱）。

④中青年早期骨关节炎（eOA）：可由股骨髋臼撞击症所致。髋痛活动或负重时加重，休息后缓解。疼痛部位在臀部、大转子或腹股沟部，髋内旋轻度受限，过度内旋引发疼痛。MRI 示关节面中部偏内侧 T_1WI 低信号区，T_2WI 中低信号区，但无带状低信号，此为与 ONFH 鉴别点。CT 影像为多个囊性变及周缘致密骨硬化。

⑤软骨母细胞瘤（CHBL）：好发于青少年的良性肿瘤，多位于股骨骨端、胫骨上端骨骺内，不穿透骨骺线。早期无明显症状，病灶穿透关节面可出现关节疼痛加重，活动障碍。MRI 示 T_1WI 呈边缘清晰的低或中信号，T_2WI 高信号，可穿透关节面但不穿透骨骺线。CT 扫描显示边界清晰形状不规整的溶骨性改变，以资鉴别。

⑥色素沉着绒毛结节性滑膜炎（PVNS）：好发于青少年，较膝关节少见。髋部疼痛，关节活动受限。X 线片示股骨头颈及髋臼骨皮质受累，囊性变，关节间隙变窄，此点区别于 ONFH。MRI 示 T_1WI、T_2WI 均为低信号，滑膜病变范围大是其主要特点。CT 扫描见髋臼和股骨头颈部骨皮质侵蚀。

五、治疗

髋关节疼痛通常由长期的非手术治疗，如关节制动，失败后则开放手术。其中目前正在接受髋关节镜治疗，并在恢复功能活动方面取得了明显疗效。然而，并非所有髋关节疼痛的原因都是关节内，也不是所有都可以通过关节镜治疗。区分髋关节疼痛的原因对于治疗很重要，包括关节内病变、关节外肌筋膜、肌腱病变，以及构成骨盆环的关节。髋

关节疼痛的许多潜在原因都有重叠的症状或体检结果。须仔细询问病史和理学检查，结合影像学检查通常会有助于正确诊断和合理治疗。

1. 选择性血管药物灌注（Seldinger 法穿刺技术）

（1）血管介入灌注药物：1 次量为罂粟碱注射液 60mg/2ml（每支 30mg/1ml）溶于 0.9%氯化钠注射液 8ml 内，总量 10ml；金纳多注射液 35 ～ 70mg/10 ～ 20ml（每支 17.5mg/5ml），溶于 5%葡萄糖注射液 10～20ml 内，总量 20ml。

（2）灌注方法：在 DSA 血管造影机监视下，Cobra 导管从健侧股动脉先后插入由髂外动脉、髂内动脉通入旋股外、内侧动脉与闭孔动脉。灌注之前，要注入小分子肝素 10ml，再经碘造影显示上述血管分布及坏死病灶，然后分别较快地将两种药物匀速推入灌注。详见选择性血管药物灌注疗法中股骨头缺血坏死内容。

（3）血管药物灌注改良法：自 2004 年始，由作者研究实践初创此项治疗，简便安全有效。在患侧股动脉高位点标记，气囊式压力计阻断股动脉与骨深动脉血流，通常充气压力为 200～300mmHg（依年龄、大腿周径大小而定）。用双通静脉穿刺针直接穿入股动脉内，固定好穿刺针头，先接通并缓推罂粟碱注射液，后接通金纳多注射液匀速注入。2min 后松开气压止血带，平卧片刻。见图 32-2。

①药物处方：罂粟碱注射液 60mg/2ml（每支 30mg/1ml），溶于 0.9%氯化钠注射液 8ml 内，总量 10ml；金纳多注射液 35mg/10ml（每支 17.5mg/5ml），溶于 5%葡萄糖注射液 10ml 内，总量 20ml。为一次性治疗。

②操作步骤：患者仰卧位，患侧轻度屈髋外旋（膝关节腘窝处垫枕），腹股沟下至大腿上 1/2 部多层包扎固定气囊式压力计的气压止血带，显露患侧腹股沟处股动脉做好标记。常规消毒，逐渐提升气压止血至45～60kPa

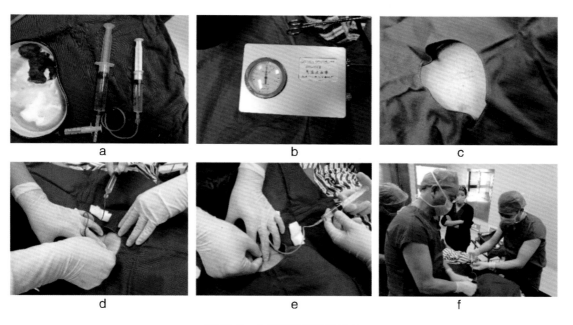

图 32-2　血管药物灌注改良法

　　a. 骨组织营养注射药物；b. 气囊式压力测定器阻断下肢动脉；c. 股动脉注射灌注区域部位；d. 在下肢血流加压阻断下股动脉穿刺；e. 药物缓慢灌注，髋关节感觉发热；f. 取出穿刺针，松绑气囊式压力带，局部消毒，打压包扎。

（依年龄、大腿周径大小而定），阻断股动脉与骨深动脉血流。然后用双通静脉穿刺针直接穿入股动脉内，回血后固定好穿刺针头。先接通并缓推罂粟碱注射液，后接通金纳多注射液匀速注入。2～3min 后松开气压止血带，平卧片刻。

　　（4）注意事项：注射完毕后，观察患者全身和局部反应，通常无全身不适反应，局部髋关节会有发热感，可持续数分钟。止血带加压时间控制在 5～10min，逐渐减压至零。取出针管，卸除气压止血带，局部消毒，打压包扎。

　　2. 银质针导热疗法　针对下列主要肌筋膜群进行银质针导热，松解肌挛缩、增加血供、修复组织。选择主要损害的挛缩缺血的肌筋膜群。分 3 次操作治疗，每次间隔 1 周。选用中长号针具，套筒式探头，银质针控温巡检仪加热，治疗温度调节在 100～110℃。见

图 32-3。

　　（1）选择部位与操作方法

　　①耻骨上支、下支股内收肌群及闭孔内肌附着处，在大腿根部前内侧，成弧形由下向上进针直达肌附着处。布针 8～10 枚，间距 1.5cm。用银质针导热控温巡检仪（套筒式探头）或经皮骨骼肌松解术治疗仪（针内）加热 15min。

　　②股骨小转子髂腰肌附着处，大腿根部前外侧，成两行于腹股沟韧带下方向上进针达股骨小转子近端肌附着处；髂前上棘外下处阔筋膜张肌，成两行向内下方达股骨大转子前侧。上述两肌各布 4～6 枚，间距 1.5cm，加热同上。

　　③臀中、小肌肌起在髂骨翼附着处、肌止在坐骨大孔上缘（后部）肌附着处与股骨转子间窝肌附着处。上述三处分别布针 8～10 枚、4～6 枚、4 枚，加热同上。操作过程中注

意勿伤及神经血管、精索,灼伤皮肤等。病例介绍见图 32-3、图 32-4。

（2）注意事项

①病例选择,对股骨头缺血坏死 Ficat 分期为Ⅱ～Ⅲ期。股骨头未崩塌变形,关节间隙存在,出现明显骨性关节炎之前,采用银质针治疗能收到明显的髋周肌肉松解、血供改善的作用,从而缓解疼痛与增加髋关节功能。治疗顺序为髋关节-腰椎-膝关节部位。

②耻骨上下支行针时,切忌将针刺入闭孔或腹股沟韧带下间隙,以免刺伤闭孔血管或旋股动脉引起闭合性大出血。治疗时须将阴囊（男性）用纱布托起,否则会刺伤精索。

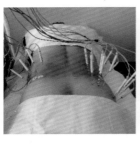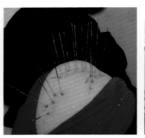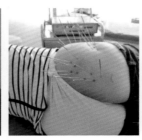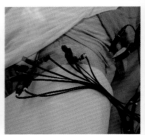

图 32-3　臀髋部银质针导热

后方:臀中小肌肌起肌止,骶骨外缘骶结节韧带,髂胫束阔筋膜;前方:耻骨上、下支股内收肌群肌起,股骨小粗隆髂腰肌肌止,阔筋膜张肌。

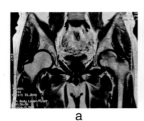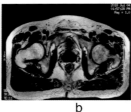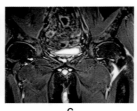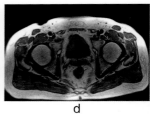

a　　　　　　b　　　　　　c　　　　　　d

图 32-4　银质针导热病例

左侧股骨头坏死 6 个月,Ⅱ～Ⅲ期;MRI 冠状位、水平位。a、b. 治疗前,股骨头、骨组织坏死吸收囊肿;c、d. 治疗后,股骨头组织修复。

③操作完毕要在每行银质针之间填好纱布条（约 4 层）,银质针与阴囊、股内侧之间亦须填入纱布条,以免银质针针体接触阴囊和股内侧皮肤而发生灼伤。起针后须压迫止血 2min,碘伏消毒、纱布覆盖后,用小沙袋置于腹股沟行针部位压迫 10min,防止术后肿胀渗血。3d 内以卧床为主,以免腹股沟及股内侧皮肤摩擦引起进针点感染。

3. 关节置换手术

（1）髋关节置换术适应证:①全髋关节置换术,适用于大多数非手术治疗无效的终末期髋关节 OA 患者。②表面置换术,主要适用于年轻的 OA 患者,女性患者置换后平均 10 年翻修率为 6%～17%,男性为 2%～7%,且存在血清金属离子增高、假瘤等并发症。目前临床应用较少,对育龄女性、骨质疏松或肾功能不全者更应慎用。

（2）髋关节骨水泥型假体与非骨水泥型假体的选择:骨水泥型假体短期内可获得更优秀的稳定性,但从长期来看,尤其对于年轻或活动量大的患者,骨水泥型假体会带来更高的并发症及松动率。对于 70 岁以下患者,骨水泥型假体翻修率是非骨水泥型假体的 1~2 倍,松动率为 2~4 倍;而 70 岁以上患者翻修率相似。55-64 岁患者非骨水泥型假体 15 年生存率为 80%,高于骨水泥型假体(71%)。65-74 岁患者非骨水泥型假体 15 年生存率为 94%,高于骨水泥型假体(85%)。75 岁以上患者 10 年生存率均高于 90% 且无明显差异(89%)。对于翻修手术,两种假体翻修后并发症发生率无明显区别。

4. 康复治疗

(1)中医药治疗:壮骨强筋,补中益气。银质针导热疗程结束之后,可使用中医药方。一般选择药方服用 3 周后停药 1 周,再选用同一或另一药方服用 3 周即可,不必长期服用,以保护肝肾功能。服用中药期间,可配合腰部和髋关节功能康复训练。常用药方如下。

①加味八珍汤(骨伤科名老中医郑怀贤方):当归 15g,熟地黄 15g,白芍 15g,白术 15g,茯苓 15g,续断 15g,川芎 8g,党参 12g,炙甘草 6g,黄芪 20g。水煎服,每剂分 2 次服用,早晚各 1 次,连续服用 3 周。功效为行血补血,强筋壮骨,健脾益气。

②壮筋养血汤(《伤科补要》):当归 9g,川芎 6g,白芷 9g,续断 12g,红花 5g,生地黄 12g,牛膝 9g,牡丹皮 9g,杜仲 6g。水煎服,每剂分 2 次服,早晚各 1 次,连续服用 3 周。功效为活血壮筋。

③补肾壮筋汤(《伤科补要》):熟地黄 12g,当归 12g,牛膝 10g,山萸肉 12g,茯苓 12g,续断 12g,杜仲 10g,白芍 10g,青皮 5g,五加皮 10g。水煎服,每剂药分 2 次服,早晚各 1 次,连续服用 3 周。功效为补益肝肾,强筋壮骨。

(2)功能训练:详见脊柱关节和软组织康复训练相关内容。通常 3~6 个月髋关节功能得到明显改善或恢复。

(王福根　高　谦　江亿平)

第二节　慢性膝关节痛病

慢性膝关节痛病是一类复杂的临床综合征,无论在诊断或治疗方面均存争议,尚未达成共识。关于其发病机制的研究报道也不多,所以此类病症难以确立其诊治的临床路径。作者试图对其发病机制及发病过程的不同阶段做一探讨,希冀初步建立临床路径,以供参考。

《骨关节炎诊疗指南——2018 年版》提示,我国膝关节 OA(膝关节 Kellgren & Lawrence 评分 > 2 分,同时存在膝关节疼痛)的患病率为 8.1%;女性高于男性;呈明显的地域差异,即西南地区(13.7%)和西北地区(10.8%)较高,华北地区(5.4%)和东部沿海地区(5.5%)相对较低。从区域特征来看,农村地区膝关节症状性 OA 患病率高于城市地区。随着我国人口老龄化的进展,OA 的发病率还有逐渐上升的趋势。OA 可导致关节疼痛、畸形与活动功能障碍,进而增加心血管事件的发生率及全因死亡率,尤其是症状性膝关节 OA,研究认为可导致全因死亡率增加近 1 倍。导致 OA 发病的相关因素较多,女性、肥胖和关节损伤与膝关节 OA 发病有关,其发病率女性高于男性,均随年龄增长而增高。

一、发病机制

1. 解剖学特点　膝关节是全身负重大、结构最复杂的关节。由胫骨、腓骨和髌骨通过关节内外韧带、肌肉肌腱及关节囊联系组成胫股关节和髌股关节。

（1）胫股关节之间有内外侧半月板,起到维系关节稳定性,保护关节软骨面及减少振荡的衬垫作用。当膝关节屈伸活动,伸膝时半月板滑向前,屈膝时半月板滑向后。当膝关节屈曲位左右旋转时,半月板固定于股骨髁下面,在胫骨平台上面转动,一侧向前,另一侧向后。

（2）胫股关节中间有前后交叉韧带（十字韧带）联系,呈扇形分开的三角韧带。当伸膝时,前交叉韧带前部与后交叉韧带后部呈紧张状态;当膝关节由伸至半屈曲时,则转变为前后交叉韧带中部紧张;当膝关节完全屈曲时,即为前交叉韧带后部与后交叉韧带前部紧张。从而使膝关节伸直时可防止胫骨向前及股骨向后移位;膝关节屈曲时可防止胫骨向后及股骨向前移位。

（3）髌股关节及髌下脂肪垫。膝关节伸直时髌骨的位置在关节的偏外方,其后部的关节软骨面正与股骨外髁相接触。髌下脂肪垫呈三角形,充填于胫股关节前方的楔形间隙之中。其前缘附着于上起髌骨尖部粗面及髌骨下 1/2 段边缘,向下沿髌韧带上段后侧及止于髌下囊后壁。后方的游离脂肪垫表面全部被滑膜覆盖,并由此滑膜面向后上方发出呈三角形的滑膜皱襞,止于股骨髁间窝。此滑膜皱襞两侧的游离缘即为翼状韧带。

2. 力学损伤机制

（1）半月板损伤的机制:当膝关节处于屈曲位时,间接暴力将股骨髁带动半月板在胫骨平台上极度旋转,从而挤压内侧或外侧半月板前角或后角造成撕裂或破裂损伤;或者膝关节屈曲位时,受到间接暴力过度内收或外展导致腓侧或胫侧副韧带及半月板边缘损伤。损伤后由于未能及时处置或日久失治,则变成慢性损害。

（2）十字韧带损伤的机制:膝关节在瞬间的间接暴力作用下,使其极度屈曲或超伸展,或直接暴力由前向后撞击膝部,均可造成十字韧带不全或完全断裂。无论是半月板撕裂损伤或者十字韧带断裂,均会严重损害膝关节的稳定性。

（3）髌下脂肪垫损害（前称髌垫肥厚变性）:是慢性膝关节痛的主要病因之一。其损伤机制为当膝关节正常活动时,由伸直变为屈曲的过程中,髌下脂肪垫随髌骨下滑及髌韧带的向下牵拉,会相应下降被嵌夹于髌骨与股骨髁间窝（含股骨内外髁之间）,如下山、下楼、下蹲。当由屈曲变为伸直的过程中,此脂肪垫随股四头肌的向上牵拉,而可能被挤入前侧胫股关节面之间,如爬山、上楼、蹲起。因此,在膝关节的活动中,髌下脂肪垫具有衬垫、缓冲髌股关节面摩擦的功能。髌骨尖部粗面脂肪垫附着处乃是髌骨及其脂肪垫上下活动的拉伸应力集中区域,密布痛觉神经纤维。无论膝关节由伸至屈或者由屈至伸的急性损伤或慢性损害,均可引起无菌性炎症性病变,化学性物质刺激伤害性神经感受器,引发膝部前侧疼痛。此时临床上就会出现上下阶梯痛、半蹲痛或下蹲困难,由此导致股四头肌肌力减弱及关节不稳。

二、病理生理

从软组织发病学的观点来看,原发性慢性膝关节痛病的发病过程大致可分为 3 个阶段,即髌下脂肪垫损害性炎症、肥厚、变性阶段;滑膜皱襞和滑膜炎症、增生、肥厚、粘连,以至关节积液阶段;关节周围肌肉肌腱等软组织挛缩,关节功能与血供障碍,促使髌股关节与胫股关节软骨剥脱、关节面硬化及骨质增生阶段。最终上述 3 种病变及病理过程出现正反馈作用,互相影响,互为因果。

髋、膝、踝三个关节同属下肢运动与负重支持力学系统,共同维持力学稳定。任何一个关节受累而出现力学失稳,均会影响其他关节的功能与稳定。如髋周软组织损害,臀中、小肌及阔筋膜张肌在髂骨翼外面附着处损害性疼痛,可引发膝部外侧部甚至踝部跗骨窦疼痛;内收肌群耻骨附着处的损害性疼痛,可引发膝关节内侧部甚至踝管或足跟部疼痛。同理,踝关节周围软组织损害性疼痛,也会引发膝关节前方或后方疼痛。日久疼痛必然会导致继发性髌下脂肪垫损害。这就是所谓宣蛰人软组织外科学理论中"对应补偿调节与系列补偿调节"的机制,揭示了慢性疼痛和肌挛缩之间互为因果的正反馈关系。

三、临床诊断

1. 临床表现

(1)关节疼痛及压痛:是 OA 最为常见的临床表现,发生率为 $36.8\% \sim 60.7\%$;疼痛在各个关节均可出现,其中以髋、膝及指间关节最为常见。初期为轻度或中度间断性隐痛,休息后好转,活动后加重;疼痛常与天气变化有关,寒冷、潮湿环境均可加重疼痛。OA 晚期可以出现持续性疼痛或夜间痛。关节局部可有压痛,在伴有关节肿胀时尤其明显。

(2)关节活动受限:常见于髋、膝关节。晨起时关节僵硬及发紧感,俗称晨僵,活动后可缓解。关节僵硬持续时间一般较短,常为几分钟,极少超过 30min。患者在疾病中期可出现关节交锁,晚期关节活动受限加重,最终导致残疾。

(3)关节畸形:膝关节因骨赘形成或滑膜炎症积液,也可以造成关节增大。

(4)骨摩擦音(感):由于关节软骨破坏,关节面不平整,活动时可以出现骨摩擦音(感)。

(5)肌肉萎缩:关节疼痛和活动能力下降可以导致股四头肌、腓肠肌及腓骨长短肌肌力降低或萎缩,膝关节无力。

2. 影像学检查

(1)X 线检查:为 OA 明确临床诊断的"金标准",是首选的影像学检查。在 X 线片上 OA 的三项典型表现为受累关节非对称性关节间隙变窄,软骨下骨硬化和(或)囊性变,关节边缘骨赘形成。部分患者有不同程度关节肿胀,关节内可见游离体,甚至关节变形。

(2)MRI 检查:表现为受累关节的软骨厚度变薄、缺损,骨髓水肿,半月板损伤、变性,关节积液及腘窝囊肿。MRI 对于临床诊断早期 OA 有一定价值,目前多用于 OA 鉴别诊断或临床研究。

(3)CT 扫描:常提示为受累关节间隙狭窄、软骨下骨硬化、囊性变和骨赘增生等典型表现,多用于 OA 的鉴别诊断。

3. 实验室检查　膝关节骨关节炎患者血常规、蛋白电泳、免疫复合物及血清补体等指标一般在正常范围内。若患者同时有滑膜炎症,可出现 C 反应蛋白(CRP)和红细胞沉降率(ESR)轻度增高。

4. 诊断要点　OA 诊断需根据患者病史、症状、体征、X 线表现及实验室检查做出临床诊断。诊断标准参照美国风湿病学会和欧洲抗风湿联盟制定的标准并经部分骨科专家讨论确定。

作者认为,原发性慢性膝关节痛的发病过程,由轻至重,可分 3 个阶段,即髌下脂肪垫损害、肥厚、变性;滑膜皱襞及滑膜炎症、增生、肥厚、粘连,以至关节积液;半月板边缘/前角损害、关节周围肌肉肌腱挛缩,促使髌股关节与胫股关节软骨剥脱、关节面硬化及骨质增生。

(1)髌下脂肪垫损害诊断要点:①膝关节前侧痛、上下楼梯痛、下蹲痛;②膝关节伸直受限;③髌腱旁侧压痛;④脂肪垫挤压征(+)膝关节半蹲试验(+);⑤MRI 示脂肪垫水肿、纤维化、肥厚增生。

(2)膝关节骨关节炎诊断要点:①近 1 个月内反复的或持续膝关节痛;②软骨下骨硬化和(或)囊性变,关节边缘骨赘形成;③X 线片提示关节软骨间隙变窄;④晨僵时间 30min;⑤活动时有骨摩擦感。见表 32-3。

表 32-3　膝关节疼痛病鉴别诊断

病症	症状	体征	影像学（MRI）
创伤性关节炎	膝关节外伤	髌腱旁压痛	关节积液,半月板撕裂
	关节肿胀	麦氏征（＋）	胫骨平台密度增高,抽屉征（＋）
	持续痛,运动加重	不能负重	交叉韧带断裂,游离体
髌下脂肪垫损害	膝前痛,半蹲,上下楼梯痛	压痛与挤压痛半蹲试验（＋）	髌下脂肪垫炎性肿胀,肥厚,纤维增生
	晨僵,活动后痛	关节变形,压痛	关节软骨剥脱粗糙
骨性关节炎	静息痛（晚期）,活动受限,负重↓	摩擦音,下蹲痛,功能范围↓	关节间隙变窄消失,髌骨增生,关节移位

四、临床治疗路径

作者通过 40 余年临床实践观察分析,依据此病症不同的发病阶段,采取相应的治法与手段。

1. 髌下脂肪垫损害（又称 Hoffa 病） 早期轻中度患者,采用膝关节手法整复松解。

膝关节整复疗法详见膝关节应用解剖和整复手法操作内容,腓肠肌内外侧头松解;膝关节屈曲位、伸直位手法整复;膝关节周围肌筋膜松解,包含股四头肌外侧肌、内收肌管、腓骨长短肌与胫前肌筋膜间隔。

2. 滑膜炎增生肥厚及关节积液 关节积液明显者,要采取抽尽关节积液,具体方法是关节冲洗术,0.9％氯化钠注射液 200ml;接着关节内注射药物（2％利多卡因注射液 2ml,地塞米松注射液 5mg,庆大霉素注射液 8 万 U,0.9％氯化钠注射液 5ml）及关节加压包扎。卧床 3～5d,同时静脉滴注抗生素 2d。

抽取积液后,也可采用透明质酸钠（高分子黏弹性材料）注射剂,1 个月 1 次,共 2～3 次,或医用臭氧注入膝关节腔内。医用臭氧 30μg/ml,10～15ml。辅以膝关节周围软组织痛点药物注射,药物由 2％利多卡因注射液 3ml,地塞米松注射液 5mg/利美达松注射液 4mg,维生素 B_{12} 1.0mg,生理盐水 10ml 组

成。待积液吸收、关节肿胀消退后 2 周开始。

3. 膝关节退变 对增生明显、髌下脂肪垫严重肥厚粘连,伴有半月板撕裂、关节支持带挛缩者,应采取膝关节镜下脂肪垫切痕松解、滑膜增生或半月板部分切除、关节外侧支持带松解、关节内游离体去除等手术治疗,并彻底冲洗后缝合切口。

对膝关节软骨完全剥脱、关节间隙消失、功能大部或完全丧失、关节持续疼痛的患者,须施行人工膝关节置换手术。①全膝关节置换术,适用于严重的膝关节多间室 OA,尤其是伴有各种畸形时其远期疗效确切。全膝关节置换术后 15 年生存率为 88％～89％。②单髁置换术,适用于力线改变 5°～10°、韧带完整、屈曲挛缩不超过 15°的膝关节单间室 OA 患者。单髁置换术后 15 年假体生存率为 68％～71％。全膝关节置换术与单髁置换术后 KOS-ADLSHAAS 评分等的短期随访结果相似,且均较截骨术有更好的运动和生存率优势。

五、康复治疗

对病变程度不重、症状较轻的 OA 患者是首选的治疗方式,强调改变生活及工作方式的重要性,使患者树立正确的治疗目标,减轻疼痛,改善和维持关节功能,延缓关节痛病发展。健康教育应引起重视,据每日活动状

况,建议避免长时间跑跳、下蹲,同时减少或避免上下楼梯、爬山登高等。

1. **银质针导热疗法** 对于慢性重度的髌下脂肪垫肥厚增生,膝关节下蹲活动、上下楼动作受限及影响行走,需进行银质针导热治疗,每周 1 次,共 3 次。其程序是:①髌下脂肪垫;②腓肠肌内、外侧头肌止;③髌骨上囊、股外侧肌、鹅掌(半腱半膜)、内收肌管、小腿外侧肌筋膜间隔。其布针见图 32-5。

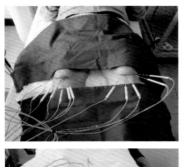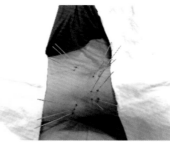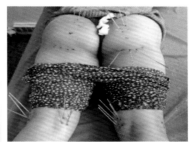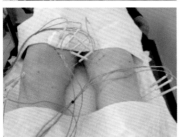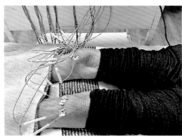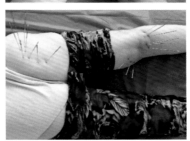

图 32-5 **银质针导热分布**

髌下脂肪垫,腓肠肌内外侧头与肌止,膝关节上下部肌筋膜、髌上囊,内收肌管,半腱半膜肌,腘绳肌肌起,骶结节韧带。

2. **运动和物理疗法** 在康复医师指导下选择正确的运动方式,制订个体运动计划,从而达到缓解疼痛、改善和维持膝关节功能、保持关节活动度、延缓病痛进展。

(1)低强度有氧运动:选择采用合理的有氧运动方式改善关节功能,缓解疼痛。

(2)关节周围肌肉力量训练:加强关节周围肌肉力量,既可改善关节稳定性,又可促进局部血液循环,但应注重关节活动度及平衡锻炼。由医师依据患者自身情况及病变程度指导并制订个体化的训练方案。常用方法:①直腿抬高加强股四头肌训练(直腿抬高,足踝背伸等);②臀部肌肉训练(仰卧位屈膝屈髋、伸膝蹬腿等);③后背靠墙,下肢半蹲运动训练等;④抗阻力训练。

(3)关节功能训练:主要指膝关节在非负重位的屈伸活动,以保持关节最大活动度。常用方法包括:①关节被动活动;②牵拉;③助力关节运动和主动运动。

(4)物理治疗:主要是通过促进局部血液循环、减轻炎症反应,达到减轻关节疼痛、提高患者满意度的目的。常用方法包括水疗、冷疗、热疗、经皮神经电刺激等疗法。

3. **药物治疗**

(1)西药内服:抗焦虑药物,如服用艾司唑仑、阿普唑仑或劳拉西泮等药。可用于长期持续关节疼痛患者,尤其是对 NSAID 类药物不敏感的患者,可在短期内达到缓解疼痛、改善关节功能的目的。但需注意药物不良反应,如口干、胃肠道反应等。

(2)中药熏洗或湿热敷:可对膝关节起到一定消炎消肿、组织修复作用。外用中药配方和具体方法、注意事项详见股骨头坏死治疗经验处方——热敷药方。

方药:川乌15g,草乌12g,透骨草25g,防风15g,地龙10g,土鳖虫10g,牛膝20g,独活20g,羌活15g,红花15g,蜂房10g。

熬制:每剂药装进纱布袋并缝制好,水煎开后再文火煎5min,即可取出药袋滴水流尽。而后放置患处部位治疗,切勿过热烫伤。

功效:舒筋活血,强筋壮骨,祛风散寒。

用法:每日1次,每剂药用2次,每次热敷20~30min,共用10次。仰卧位,患侧膝关节微屈,后侧放置一个薄枕头,髋关节轻度外展,放松髋膝关节。中药纱布热袋放于膝部前侧,床上铺放塑料布以免药液下流浸湿床单。中药袋上面铺盖一条干毛巾,以免温度下降过快,20min后将药袋翻转再热敷10min,结束操作过程。取下中药袋放回锅内下次备用。

（王福根　高　谦　江亿平）

第三节　足踝痛症

一、跟痛症

1. 足部解剖和生物力学　足部是一个非常复杂特殊的结构,其关节面光滑能够吸收能量,以允许人体正常负重。其骨骼和软组织之间需要保持精致的平衡以发挥其理想功能,在治疗足部损伤时一定要注意维持这种平衡。高能量损伤如压轧伤,即使其骨性结构获得了解剖复位,其最终疗效也较差。软组织形成瘢痕,尤其是特殊的软组织如跟部脂肪垫或跖侧筋膜形成瘢痕,将影响正常功能且常导致疼痛。

从胚胎发生学看,足部自近端向远端发展可分为3个功能性节段,即距骨、跖骨、趾骨。解剖上可分为后足(距骨和跟骨)、中足(骰骨、舟骨、3块楔骨)和后足(5块跖骨、14块趾骨)。除皮肤、神经和血管外,软组织还包括外源性肌腱、内源性肌肉肌腱单位、复杂的关节囊韧带网状结构及某些特有的特殊软组织(如跟部脂肪垫)等。

传统上自浅至深将足部跖侧面分为4层:第1层包括踇外展肌、趾短屈肌、小趾外展肌;第2层包括踇长屈肌腱、趾长屈肌腱、跖方肌、蚓状肌;第3层包括踇短屈肌、踇收肌、小趾短屈肌;第4层则包括腓骨长肌腱、胫后肌腱、足部骨间肌。

28块骨骼、57个关节及外源性和内源性软组织组成了一个和谐协调的功能性单位,类似于球窝样结构,允许人体正常行走、跑步、跳跃,并且在最小的能量消耗时进行着不规则表面的调整。显然,足部只是下肢的远端节段,能量-效益步态需要所有下肢节段的有效运动和协调。流体的运动可使能量消耗减少到最低限度。例如,足跟在受到打击时距下关节外翻,跗骨间关节也没有锁定,这就增加了足部的弹性以便更好地吸收能量和加强足部触地的协调能力。相反,在推进期距下关节内翻,也锁定了跗骨间关节,为向前推进提供了更为坚强的杠杆力臂。

上述解剖和生物力学原则只是对足部骨性结构与软组织之间的复杂关系进行了简单的概述,恢复二者之间的正常关系是治疗足部损伤的目标。

足弓应用解剖是人类特有的解剖结构,系适应长期单一站立及行走的需要演变而来的,由于人的生活方式及所处的环境不同,正常人足弓的高低不一,足弓低平者并不是造成平足症的原因,只有某些原因致足骨形态异常、肌肉萎缩、韧带挛缩或慢性劳损时才形成平足症(the flap foot)。

由于足骨、韧带和肌肉的作用,使足在正常情况下形成两个不同方向的足弓,一为纵弓,另一个为横弓。各足骨除籽骨和跟骨外,都是上宽下窄,自然形成顶点在上的足弓。纵弓又分为较高的内纵弓和较低的外纵弓。前者的后臂由跟骨和距骨组成,前臂由第1、2、3楔骨和第12、3跖骨组成,其顶点为舟骨,弓的前段较后段长。外纵弓的后臂仅为跟骨,前臂由第4、5跖骨组成,其顶点为骰骨,此弓一般呈扁平状,在站立和行走时消失。纵弓的特点是后臂短,结构简单;前臂长,结构复杂,联系不够坚强。从跖骨头的水平位看足的宽度,跖骨头在足前不是横平的,而第2跖骨头向前,其他则在这个水平之后,形成一个背侧凸形的跖骨弓,以增强足前部的持重力和强度。

足骨之间有许多长短不等的韧带紧密相联,有的韧带即为关节囊的加强部分。主要的有弹簧韧带,又称跟舟韧带,起自跟骨载距突,止于舟骨底部,厚而坚强有力,是支持距骨头防止其下陷和内倾的主要组织。跖韧带分为浅层的跖长韧带和深层的跖短韧带,都起自跟骨前部,分别止于骰骨嵴和外侧4个跖骨基部,对维持外纵弓有重要作用。三角韧带起自内踝,止于跟骨的载距突,连接内踝和跟骨,有稳定踝关节和防止跟骨外翻的作用。跖筋膜起自跟骨结节前部,止于屈肌腱鞘、跖骨头,有维持足纵弓的作用。

足部肌肉是维持和巩固足弓的动力性结构。足肌分为内在肌和外在肌,前者功能已退化,其作用远不及外在肌重要。主要的外在肌有胫前肌,该肌通过踝关节的前内侧终止第1楔骨内侧和第1跖骨基底内侧。其具有上提足内缘、足底内翻的作用,有利于增高纵弓,但它也能使前足上提。前足和后足在舟楔之间分离,不利于足弓,如和其他肌肉相平衡配合地共同收缩,尤其是腓骨长肌,则利于足弓的维持。胫后肌通过内踝后内侧弹簧韧带的底部,止于舟骨结节,部分纤维止于第1、2、3楔骨、骰骨和第2、3、4跖骨的基底,它的主要功能是使舟骨紧紧抱住距骨头,加强弹簧韧带,以防距骨头下陷和内倾,且使前足内收。腓骨长肌由外踝的后外侧通过骰骨沟和足底,止于第1楔骨和第1跖骨的基底外侧,腓骨长肌收缩使足底外翻,同时有使前足向外、向下和向后的作用,只有在与胫前肌协同作用下,才有维持足弓的作用。拇长屈肌在内踝后内侧通过载距突和弹簧韧带的底面,止于第2趾骨的基部,它有防止距骨头下陷和内倾的作用,但由于止点薄弱,作用不大。腓肠肌与比目鱼肌(又称小腿三头肌)在小腿中1/3以下移行为跟腱止于跟骨底部,收缩时跟骨后部上提,跟骨前端向跖侧倾斜,极不利于足弓的维持。

2. 临床表现　跟痛症(painful conditions of the heel)是一种临床现象,其病因有些已清楚,还有些仍是个谜。该症的特点是跟骨跖面疼痛,多发生于中年以后的男性肥胖者,一侧或两侧同时发病。本症与劳损和退化有密切关系。

足跟痛是跑步运动员常见的问题,病因不确定,治疗困难。病因包括跟骨骨刺、滑囊炎、足底脂肪垫萎缩、疲劳骨折、跖腱膜炎、胫后神经末梢病变。许多患者疼痛局限在足后内侧,在跖腱膜跟骨附着点远端,疼痛通常在晨起时最重,逐渐减轻。

(1)跖腱膜炎:跖腱膜是维持足纵弓的纤维结构,跖腱膜起于跟骨结节,向远端止于每个跖骨的近端,持续肌肉、筋膜的牵拉,特别是长期站立、步行等都可引起其附着部发生此病。患者站立或行走时跟下及足心疼痛,足底有胀裂感。压痛局限于跟骨结节的跖腱膜和趾短屈肌附着部,特别是跟骨的内侧。足跟垫高可减少跖腱膜张力,有一定治疗作用。尽管跖腱膜不是一个关节,但它在整个足的稳定性中起着重要作用。由于跖趾关节在步态的后半期处于背屈位,坚强的跖腱膜使跖骨头向跖侧倾斜,从而使纵弓升高,这一力学机制还有助于距下关节处于内翻位。

足侧位 X 线片可见跟骨结节即跖腱膜和趾短屈肌附着部有大小不等的骨刺,多数患者足底出现跟骨刺,且逐渐变长。但跟骨骨刺仅仅是 X 线片所见,并不是跟痛症的常见原因。疼痛的程度与骨刺大小不成正比,绝大多数骨刺并无疼痛,少数病例骨刺可引起疼痛,这可能与骨刺的方向有关,斜向前下方的骨刺可能引起疼痛。

(2)跟骨高压症(high pressure of calcaneus):是指由于跟骨内压力增高而产生的跟部疼痛,常见于中老年人。其病因尚不很清楚,一般认为,跟骨主要由海绵样骨松质构成,髓腔内静脉窦很大,且由于跟骨位于身体最低处,受重力的影响,动脉血易注入,静脉血回流困难。在正常情况下,跟骨内注入的动脉血与回流的静脉血量是平衡的,跟骨内压力也是恒定的,一旦跟骨的血供受到影响,打破了这个平衡,无论是注入还是回流障碍,会造成骨内淤血或充血,即产生跟骨疼痛症状。

跟骨高压症多见于中老年人。可单侧或双侧发生,主要是跟部疼痛,影响行走,早期下肢抬高休息可使症状减轻或消失。检查时在跟骨的内侧、外侧、跖侧均有压痛和叩击痛。早期跟骨 X 线片多无异常,病程长者可有脱钙征象。化验结果正常。

(3)足部畸形异常步态

①垂足步态:在垂足步态中,由于缺乏踝关节背屈,而造成踝关节处于跖屈位。在行走时,患者会表现出跨步样步态。这一步态的特点是在摆动期为了使足离开地面而增加髋膝关节的屈曲度。如果没有这一补偿机制,患者的足趾可能会和地面相撞。

②马蹄足步态:马蹄足步态的特征是在整个步态周期过程中,踝关节处于固定的跖屈位。这可能是由于卒中、头部损伤、下肢创伤或先天性畸形所造成,通常都伴有后关节囊的紧张。这一步态的特点是前足和地面接触(足跟不和地面接触)。这种前足负重的结果会造成膝关节向后伸,经过很长一段时间后,便会产生膝关节过伸畸形。股四头肌无力会加重这一畸形。

③高弓足步态:高弓畸形是指足纵弓过度抬高。这一畸形通常伴有轻度的关节活动范围减小,而且后足通常处于内翻位而前足处于外翻位。这一畸形最常见于 Charcot-Marie-Tooth 病,也在小儿麻痹症患者中发生,偶尔可由小腿筋膜间隔综合征晚期结果所造成。这些患者中的畸形明显降低了全足的负重面积,爪形足趾会进一步减少足和地面的接触面积,从而会造成步态周期中足外侧部分和第 1 跖骨头压力增加。

④扁平足步态:扁平足畸形的患者和高弓足畸形正好相反,表现为足过度屈曲。在接触地面的早期,后足过度外翻,对于纵弓严重缺陷的患者还会伴有前足的外展。这样会增加负重面积,而且由于缺乏纵弓支持会很容易造成疲劳。

3. 治疗　根据病因而定,包括减少跑步运动、使用跟骨垫、肌肉放松训练。如果是由过度提踵引起,应使用矫形器。不建议注射激素,因为它可能导致肌肉力减弱,甚至肌腱断裂。

慢性跟腱炎或跟后滑囊炎无须手术治疗。手术是去除肌腱内的纤维钙化和跟骨结节后方的骨赘。跖筋膜炎的治疗包括休息、冰敷、非甾体类抗炎药。可以使用减震型的足跟垫,对于顽固性病例可注射激素。

跖腱膜可出现急性断裂,伴有刺痛和 6~12 周的不稳定。

过度提踵可引起腓骨疲劳骨折,建议佩戴护具以减少提踵的次数和速度。在跑步时佩戴护具实际上增加了负荷,但减少了异常应力,对治疗有意义。

(1)药物治疗:口服非甾体类抗炎药,局部热疗或理疗,外敷活血通络药物。跟骨棘局部注射泼尼松龙类药物,处方为 2% 利多卡因注射液 3～5ml,地塞米松磷酸钠注射液 5mg,0.9％氯化钠注射液 5ml。应用于患部支持加固带制动踝关节。

（2）手法整复：患者仰卧位,助手双手紧握其患肢小腿中下部。医者一手握住固定足掌,另一手捏住足跟部,腕掌牵伸踝关节。迅速用力跖屈足背,可出现关节"弹响",然后背屈使足踝归位,轻轻伸引告毕。另一种整复手法为双手握捏内外踝,大鱼际对准外踝,可使外踝向内移；拇指对准跟骨内侧上缘,可使跟骨向外移。然后令患者逐渐跖屈,迅速握

捏挤压复位。见图 32-6。

（3）银质针导热治疗（图 32-7）

①踝管进针法：于内踝后方与下方各一横指交界处,沿踝管由上到下呈弧形布针 3 枚,针距 1cm,取小号银质针由前上向后下方刺入管内,直至骨膜韧带附着处,遇到坚韧的增厚纤维组织予以捻转提插,缓慢有力直至松解；在分裂韧带深处,每枚针须刺入胫骨后肌腱鞘内,因沿腱鞘走行,可避免伤及胫后神经或胫后动、静脉。针刺入深度为 1～1.5cm。

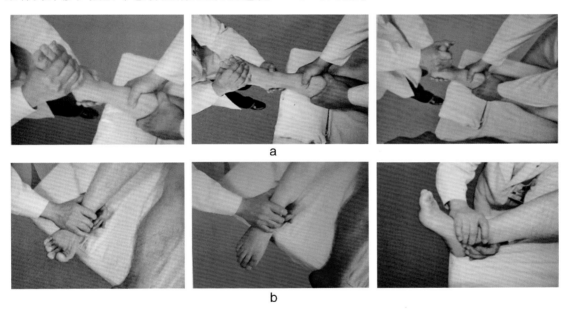

图 32-6　踝关节手法整复

a. 踝关节分离,跖屈牵伸,迅速背屈,关节复位；b. 外踝向内,距骨内移,跟骨向外,握捏复位,踝管松解。

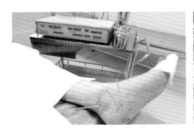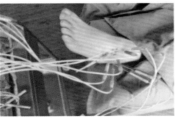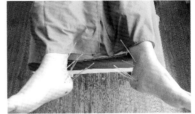

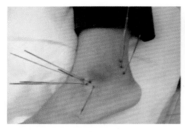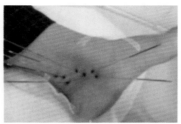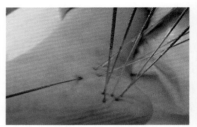

图 32-7 银质针导热布针

踝管间隙,跟腱伸侧,足底肌腱膜,跗骨窦处,腓骨长短肌腱。

②足底肌腱膜进针法:踝部垫高,于足踝内侧、舟状骨后方,分两行布 4 枚小号银质针,向足底跟骨棘方向进针,接触到足底肌腱膜即可,深度约为 1cm。

③跟腱进针法:踝部垫高,于跟腱远端两侧各布针 2～3 枚,沿着跟腱刺向深部跟骨附着处。跟腱的松解有利于内踝部位的稳定及软组织修复。

进针法的以上 3 种注意事项:踝管综合征往往同跗骨窦综合征一并存在,因为大多和陈旧性踝关节扭伤后,足部行走失衡有关,故需治疗 1 周后予以处置;银质针治疗踝管狭窄引发的胫后神经血管受压,使用特殊手法,具有松解作用。要注意固定好足踝,进针手法轻稳缓慢,以免刺伤血管神经。治疗后应用纱布压迫止血,包扎制动 1d。5d 后方可用热水浸泡。1 个月内勿行跳跑活动。少数患者须施行跗骨窦、跟腱两侧银质针导热,达到距下关节韧带、跟腱松解。

④跗骨窦脂肪垫进针法:足部垫高,在踝关节跖屈及足内收位。取最小号银质针,于外踝前方在跗骨窦部位由远端向近端分两行布针 6 枚,一行 3 枚,局麻下针尖斜向趾短伸肌沿跟骨体外上方附着处及跗骨窦脂肪垫。针端可触及距下关节、距跟旁侧和前侧韧带、距跟骨间韧带和距下关节囊附着处。达到趾长屈肌、趾短屈肌、脂肪垫、第 3 腓骨肌、距跟韧带的松解。

为保持足部外侧稳定与平衡,要取得远期疗效,须对腓骨长肌腱、短肌腱鞘、距腓前韧带、跟腓韧带进行银质针松解治疗。

此进针法治疗后需要用纱布加压包扎,防止出血后形成血肿;布针密度适宜,不可过多,否则易伤及腓浅神经。

(4)跟骨高压症手术治疗:早期抬高下肢休息,1～2 周后症状可缓解或消失,亦可采用物理疗法。经非手术疗法无效者,宜行手术治疗,其目的是降低跟骨内压力。手术方法有两种,一种是不切开而在局麻下用 3～3.5mm 的骨圆针,从跟骨的外侧向内侧与跟骨垂直刺破皮肤后钻 6～8 个孔,最好穿透对侧皮质骨。另一种方法是从跟骨的外侧做切开钻孔,切口自跟骨结节下方开始,向前下做弧形切口至外踝下方,跟距关节下方约 1cm 处,切口长 4～5cm,切开皮肤、皮下组织及骨膜,推开骨膜后,用直径 3mm 钻头,孔间距 0.5～1cm,成行排列,钻 6～8 个孔。置引流后缝合切口,术后 24h 拔除引流。钻孔时注意勿伤及对侧的神经血管。术后患肢抬高,做下肢肌肉静力锻炼,2 周后下地活动。

二、踝管综合征

经常弹跳运动,踝关节反复扭伤救治不愈者,踝管内纤维间隔增粗、腱鞘增厚与粘连导致踝管狭窄,距骨外移,使胫后神经血管受压,出现足跟内侧和足底麻木、疼痛,行走时加重。此种内踝后方软组织损害,被称为踝管综合征。

1. 踝管解剖　结构为骨纤维管,内踝后下方,其浅层是分裂韧带,深层为跟骨、距骨及关节囊。踝管内前后依次排列是胫后肌腱,趾长屈肌腱,胫后动脉、静脉、神经和长屈肌腱。胫后神经血管在管内发出跟动脉、跟神经,分布于足跟内侧;出踝管后分出跖底内外侧神经和血管。跖底内侧神经为感觉支,分布于足底及部分足趾;跖底外侧神经为运动支,支配足部内在肌。

2. 临床表现和诊断　青壮年男性多见,运动员、站立工作者好发,症状以踝部疼痛和足底灼痛与麻木为特征。初为踝后方的不适、酸痛,久站或步行会使疼痛加重,日久失治,如内外踝软组织同时损害,则可形成跟痛,此种疼痛易误诊为跟骨骨刺。少数病例能引出足趾灼痛,夜眠时,患足不能盖被褥。内踝后下痛也可沿胫骨后肌向近侧放射引起小腿后方深部酸痛,胫后神经受周围变性软组织机械压迫引起足跟、足底和足趾感觉缺失或功能障碍者较少见。检查有内踝部肿痛,踝管处压痛,叩击痛即 Tinel 征阳性,足背伸与足外翻牵伸肌腱疼痛加重,可有足跟内侧、足底内侧皮肤感觉减退,可以做出诊断。少数病例踝部疼痛可由膝部疼痛继发引起,须排除膝关节骨性关节炎、髌下脂肪垫损害。

3. 治疗

(1)银质针导热治疗:详见跟痛症治疗内容(图 32-8)。

(2)手法整复:定点距骨下缘,踝关节跖屈外翻,快速增加跟距间隙,松解踝管内根神经和胫后肌腱、屈拇肌腱及屈趾肌腱。

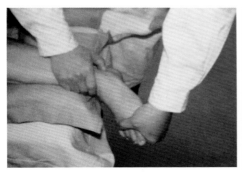
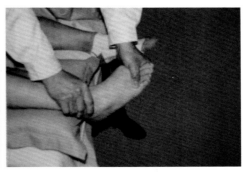

图 32-8　踝管综合征
跟距关节手法整复,足跖屈外翻归正。

三、跗骨窦综合征

踝关节是扭伤中最常见的部位。伤后未及时治疗和关节制动,则难以修复治愈。踝关节扭伤主要为内翻位损伤,除了Ⅱ度损伤(关节脱位)、Ⅲ度损伤(胫腓骨或距骨骨折)外,大多为Ⅰ度损伤(关节囊与韧带撕裂或挫伤),部分患者属于足踝软组织慢性损害。

1. 跗骨窦解剖　内翻位损伤的部位主要集中在跗骨窦处,由浅入深有趾长伸肌、趾短伸肌、距跟旁侧韧带(跗骨窦浅壁前方)、距跟前侧韧带(跗骨窦浅壁后方)、距跟骨间韧带(跗骨窦深壁后方,即是前方踝关节囊、距下关节间隙)。跗骨窦内有脂肪垫及纤维结缔组织充填。

2. 临床表现和诊断　一般有踝关节扭伤病史,反复发作,休息后减轻。踝部外前侧可有疼痛与压痛,轻度肿胀;内翻位跖屈疼痛加重,距骨与外踝之间间隙增宽或内外踝之间分离,即超出正常距离。X线检查踝关节无骨质改变,排除骨折脱位。

3. 治疗

(1) 手法整复:腓骨外踝定点踝关节跖屈内翻整复治疗。见图 32-9。

(2) 银质针导热:治疗后中药熏洗(熏洗方见本章第二节慢性膝关节痛病)2~3 周。银质针治疗见跟痛症内容,并见图 32-7。

中药熏洗方:川乌 15g,草乌 15g,透骨草 25g,红花 15g,独活 20g,羌活 15g,土鳖虫 15g,地龙 10g,蜂房 10g。

(3) 足踝部制动:足踝部弹力支持带固定制动 3 周。见图 32-10。

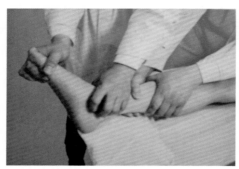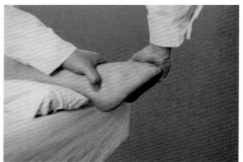

图 32-9　踝关节整复

足背跖屈内翻,距下关节与跗骨窦松解。

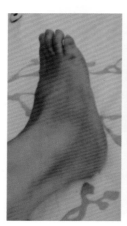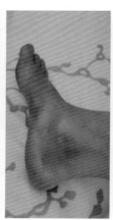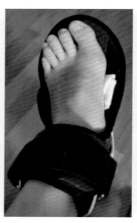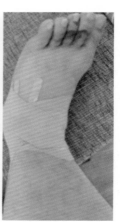

图 32-10　跗骨窦综合征

银质针导热治疗后足踝与足背部制动。

（王福根　高　谦　江亿平）

第*33*章

疑难痛症

第一节　肌筋膜疼痛综合征和纤维肌痛综合征

一、概述

（一）肌筋膜疼痛综合征

肌筋膜疼痛综合征（myofascial pain syndrome，MPS）为一种局部疼痛综合征，以肌筋膜存在激痛点（trigger point，TrP）为特征。能够检测到激痛点存在的方法有特异性细针电极 EMG 技术、超声、疼痛仪和热像图等。牵涉性运动功能障碍能够用表面 EMG 技术检测出。临床推荐使用的活动性激痛点的诊断标准，是在肌紧张带的某一小节有圆形压痛点和施压时患者的疼痛感觉。运动终板的功能障碍是激痛点发生的重要因素。新发现的激痛点的电诊断特征是自发性电活动和活动性病灶的波峰，而活动性病灶与运动终板的功能障碍密切相关。

Hans Kraus 第一次发表了氯乙烷喷雾治疗肌硬结（1937）、纤维织炎（1952）及激痛点（1959）；Kellgren（1937）明确指出，每块肌肉和多数筋膜结构当注射高渗盐水时，均有典型的牵涉痛。Gutstein（1942）认为，"肌肉痛点"是支配肌肉的交感纤维的过度活动导致血管收缩的结果。Kelly（1941—1963）发表了关于纤维肌炎的论文，得出纤维肌炎是起源于肌肉痛损害的神经功能性障碍的概念。

肌筋膜疼痛综合征（MPS）的概念最初出自特拉维尔（Travell）和西蒙斯（Simons）的名著《肌筋膜疼痛症及功能障碍——激痛点手册》（*Myofascial Pain and Dysfunction—The Trigger Point Manual*）一书。成书之前，美国风湿科医师 Travell 于 1940 年首先提出了"肌触发点"（myofascial trigger point）一词的定义。可分为潜在 MTrPs 和活化 MTrPs 两种状态下，骨骼肌上会存在一些因慢性损伤都可引起潜在的 MTrPs，这些 MTrPs 长期处于隐性状态，并不会引起自发的疼痛或只有轻微局部疼痛，但是它们可以被某些致病因素活化转变成为活化 MTrPs，例如，运动创伤、肌肉疲劳、抵抗力下降、反复感冒、营养物质缺乏等。这些活化 MTrPs 在骨骼肌上会出现异常挛缩结节样的病理性肌纤维，而且活化 MTrPs 常表现为自发性疼痛，并可激发局部或远处牵涉痛，针刺和触压这些 MTrPs 时会引发肌肉局部抽搐反应。见图 33-1。

Travell 因为采用冷喷与牵拉及肌激痛点注射的方法治疗肌筋膜疼痛而闻名欧美，并做了许多临床试验。发现肌激痛点有两个特性：一是指压该点可以引发固定分布范围的牵涉痛（referred pain），即对同一肌肉而言，每个人牵涉痛的方向与传递范围是同样的，不会传到别处。如用力指压伸指肌的肌触发点，不仅在该点有压痛感，而且这种痛感

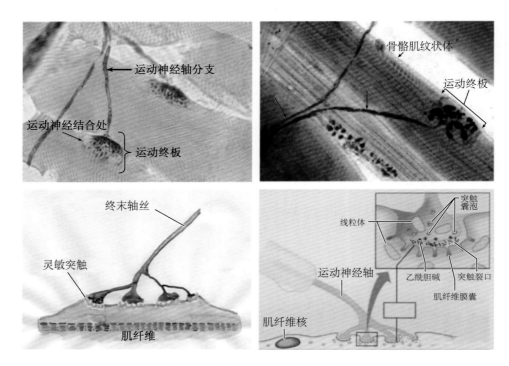

图 33-1　肌肉触发点引起疼痛机制

运动纤维终末轴丝,运动终板突触,肌纤维突触囊泡,线粒体,突触裂口,运动神经轴,肌纤维膜囊,乙酰胆碱,肌纤维核。

会沿着前臂伸侧传射至手指背侧;又如指压肩胛骨大圆肌的肌触发点,会引起沿着同侧上臂后侧传射至肱骨外上髁区的牵涉痛。二是指压该点还会出现"局部颤搐反应"(local twitch responses)。即当指压住肌触发点,再与肌纤维成垂直方向横行急速弹拨时,此肌激触发点所在的"肌紧张带"会有短暂的快速收缩。她与 Rinzler 报道了 32 组肌肉触发点的疼痛模式,认为成纤维细胞的增生继发于功能紊乱,而病理改变则发生于疾病持续一段时间后。又认为触发点的自身维持特征依赖于 CNS 和激痛点之间的负反馈机制。她的卓越工作影响到了今后人们对肌筋膜疼痛的深入研究。

Simons 研究发现,MTrPs 可以在急性或反复持续性肌肉过劳之后被激活,表现为骨骼肌功能障碍,是骨骼肌疼痛的主要原因。

日本学者 Itoh 等通过对人、兔和猫进行重复离心运动实验发现,离心运动可以导致受累肌紧张带、敏感小点和类似 MTrPs 特征的病变区域出现,但仅可以在 MTrPs 实验组中观察到 wind-up 现象,因此他们认为重复离心运动可以有效复制骨骼肌内 MTrPs,病理模型。

目前认为,MPS 是一种由急性损伤和慢性损害引起的区域性的或局限性的肌筋膜疼痛,给予患者行之有效的临床治疗,包括肌肉的伸展运动、促进肌肉放松的技术、局部推拿按摩、激痛点药物注射、持续因素的处理等,一般来说 MPS 预后良好。

(二)纤维肌痛综合征

纤维肌痛综合征(fibromyalgia syndrome,FMS)是医学上一种常见疾病,以往归为非关节性风湿类疾病。表现为弥散性全身疼痛和特定的肌肉组织多个解剖位点触压痛,压痛点出现在肌肉、肌腱及肌筋膜与骨膜组织的附着点。目前认为,这种疼痛变异主要是由于 CNS 对一般伤害感受的神经感觉放大所致,而非特异地来自肌肉病变。其性别分布在儿童时期男女大致相同,但是在成年则女性患者占绝大多数。症状涉及日常生活的许多方面,并伴有抑郁、焦虑、失眠、内分泌疾病、肠易激惹综合征、自主神经功能异常等多种症状与疾病。FMS 可伴有类风湿关节炎、系统性红斑狼疮、甲状腺功能低下等疾病,可使上述疾病病情复杂化。历史上曾认为 FMS 只是患者的一种想象,而现在认为 FMS 是弥散性变异疼痛的人类疾病。实验室检查显示,血小板 5-羟色胺(5-HT)水平降低、脑脊液中 P 物质及神经生长因子(nerve growth factor,NGF)水平升高、皮质醇及生长激素调节异常、大脑节段性血流较正常减少。逐渐明确,FMS 的病因来自各种因素,包括由脑干压迫或颈髓病变所致的一种 FMS 亚型。目前在 FMS 发病机制研究方面已取得较大进展,临床上已有多种疗法包括新的有效药物,为减轻疼痛与改善功能带来了希望。

关节性疾病经过多年演变,逐渐从陈旧术语"风湿病"分化成许多不同疾病。同样,非关节性风湿病现在已分类为 100 多种不同疾病,这些疾病暂归类于软组织疼痛性疾病。20 世纪早期,Edward Gowers 提出了"纤维织炎"(fibrositis)一词,他试图进一步明确腰部肌痛的特征。Smythe 和 Moldofsky 提出的见解是纤维织炎现代认识的里程碑,他们首先认识到,存在这样一组患者,具有全身疼痛并伴有明显持续性软组织位点压痛,称为压痛点(tender point,TP)。精神病学家 Moldofsky 提出慢波睡眠的中断与纤维织炎的全身性疼痛和压痛点相关。他俩提出的诊断标准后经 Yunus 等修订,要求的压痛点数目减少,但是包括了许多全身表现。其中之

一为长时间晨僵,这一症状曾使早期学者认为纤维织炎一定有类似类风湿关节炎的炎症成分,但是纤维织炎患者红细胞沉降率通常正常,并且也未发现有其他客观的炎症特征。纤维织炎这一病名后来改为 FMS,但仍不清楚 FMS 患者纤维组织或肌肉组织是否有病理性损害。FMS 患者的全身弥散性疼痛、多发压痛点、长时间晨僵和睡眠不足等临床症状非常具有特征性,将正常人作为对照,足以使统计学分析的 P 值至少为 0.001。但是最大的问题不是敏感度,而是特异性。FMS 和其他多种疾病如慢性疲劳综合征、躯体精神创伤后遗症、情感障碍和肠易激惹综合征的症状体征有许多重叠,因而建立实验室检测方法以提高诊断特异性显得格外重要。

1990 年以前,FMS 有多种不同的诊断标准,但是没有任何一个被广泛接受。美国风湿病学会(ACR)提出的标准称作"分类标准",与"诊断标准"有明显区别,提示"分类标准"是指一组小范围内认定的疼痛患者进入临床、生物学、流行病学、治疗特性研究的最低标准,目前全球的临床医师把这些"分类标准"作为临床诊断指南。来自美国和加拿大约 20 个临床中心的科研工作者,首先统一非常实用的科研方法指南,然后系统评估临床诊断为 FMS 患者的症状、体征。此科研方法指南的显著特点是,每个研究中心的资深 FMS 医师确定符合条件的患者,并转诊给不知诊断的同事,在无特殊诊断参考的情况下,进行相关的评估。20 例 FMS、20 例健康正常对照(health normal control,HNC)、20 例早期类风湿关节炎、系统性红斑狼疮及其他疼痛性疾病患者作为疾病对照,在同等条件下进行评估。中心研究机构对实验数据进行统计分析,基于当时被 ACR 认同的两条标准得出分类标准,即慢性(>3 个月)全身弥散性疼痛的典型病史,18 个解剖确定的压痛点的触压痛。符合这两项标准可以显示较高的

FMS 敏感度（88.4%）和特异性（81.4%），从而在临床上将 FMS 和其他疼痛性疾病区分开。因此，ACR 分类标准被普遍接受和广泛应用。

由于成功的分类标准，20 世纪 90 年代早期 FMS 的研究出现了高潮，导致了许多重要的新发现。FMS 非常普遍，研究发现纤维肌痛发生于所有年龄、所有种族群体、所有文化背景。儿童时期性别分布男女几乎相同，但是在成年女性是男性的 4～7 倍。多数确定 FMS 患病率的流行病学研究是通过筛选问卷完成的，然后对主诉弥散性躯体疼痛的患者进行确定性检查。此种形式的研究已在加拿大等国家进行，另外还有一些来自巴西、中国、英国等国家不甚完整的病例报道与研究。纤维肌痛这种疾病似乎并非仅限于工业化国家。美国和加拿大的两项研究结果类似，约 65% 的普通人群没有疼痛，5% 有一过性疼痛，20% 有区域性疼痛，10% 有弥散性疼痛。对弥散性疼痛患者检查发现，总群体中 2% 有 FMS，符合 ACR 标准。总群体 2% 的成年患者中 0.5% 是男性，1.5% 是女性。性别分布随年龄不同而不同，按每 10 年分段作图，女性 50—60 岁是患病高峰。FMS 女性多见的部分原因，是对深部触压的疼痛阈值较男性低。约 2% 的美国成年人患 FMS，其他国家流行病学研究，显示有类似结果。关于 FMS 的病因存在争论，即究竟是中枢神经系统抑或是外周神经导致 FMS 发病。由于没有发现令人信服的外周神经发病机制和组织病理学证据，研究重心逐步转向了中枢神经系统。因而，疼痛感觉的神经化学机制、神经内分泌系统成为研究的热门课题。不少研究报道了一些生化指标，如色氨酸、5-羟色胺、P 物质、生长激素出现的异常和皮质醇昼夜调节的异常。而神经解剖学和功能影像学的研究，可能成为今后重要新发现的来源。

二、发病机制探讨

(一)肌筋膜痛特征

触发点是局部肌筋膜及其他软组织出现定位的疼痛区，如筋膜或肌腱部位的典型表现是肌肉紧张带范围内很局限的区域存在着明显的敏感区。一组肌群也可能存在多个触发点，可是隐蔽的或活动的。隐蔽的触发点往往无症状而只有局部的压痛；而活动的触发点当被激发时能引起极度痛苦的疼痛和局部肌肉的僵硬，以及特定分布区的牵涉痛。身体创伤或活动可诱发触发点的激活，从而引起受累肌群的极度疲劳，也可能诱发其他疾病，如关节疾病、内脏器官的疾病以及精神因素等，在触发点的长期存在和在发病机制中起作用。值得注意的是，隐蔽的潜在触发点或许发生于那些从无疼痛症状的个体。因此，仅出现触发点不能诊断为肌筋膜疼痛综合征。

肌肉伤害性感受器对强机械刺激和肌肉组织中在病理变化过程中释放的内源性化学刺激物(致痛物质)敏感。如缓激肽（bradykinin，BK）、前列腺素 E_2（prostaglandin E_2，PGE_2）、血清素（serotonin），BK 为主要致痛物。这种致敏性被认为是损害性肌肉压痛的外周机制，非甾体类药物（nonsteroidal anti-inflammatory，NSAID）可减少致敏性伤害性感受器的数量，从而减轻疼痛。

由于炎症过程中释放这些因子的量相对较少，其主要作用可能仅仅是致敏，而非兴奋作用。因此，肌肉炎症并不引起强烈的自发性疼痛，而是引起感觉迟钝和虚弱无力，后者可能由中枢反射引起。动物实验表明，缺血性肌痛大部分是无髓鞘传入纤维伤害性感受器活化引起的(相对于细的有髓鞘传入纤维伤害性感受器)。这是所谓 C 类纤维疼痛的一个例证。肌肉非伤害性感觉神经末梢，可能在肌肉运动时具有调节呼吸和循环的中医功能；肌肉收缩期间，这些感受器显示出显著活性。然而,它们对生理性和非生理性(疼痛、局部缺血)收缩做出区别反应。因而,不能履行伤害性感受器功能。

肌球蛋白含有 ATP 酶,一种将 ATP 分解为二磷腺苷(ADP)、磷酸和能量。Mg^{2+} 离子存在时,肌动蛋白活化此酶,只要肌球蛋白头部与激动蛋白分子接触,ATP 就被分解,释放出能量使肌球蛋白头部与肌动蛋白脱离。如果细胞内 Ca^{2+} 浓度还高,肌球蛋白头部将再次和肌动蛋白分子黏附。黏附-弯曲-分离过程多次连续循环,导致肌动蛋白肌丝沿着肌球蛋白运动。当细胞内钙浓度降至最低值时,肌球蛋白头部的滑动运动停止。钙泵将 Ca^{2+} 转运入肌浆网导致 Ca^{2+} 浓度下降,这样最终影响肌肉动作电位。当细胞内 ATP 浓度很低时,如死亡后,肌球蛋白不能从肌动蛋白脱离,所有肌球蛋白黏附于肌动蛋白为特征。

(二)疼痛相关肌肉感受器的形态学及定位

临床和实验研究证据表明,激活直径小的传入感觉纤维就能引出肌肉局部疼痛。这些纤维包含细髓鞘纤维(Aδ 或 Ⅲ 组,传导速度是 2.5~30m/s),无髓鞘纤维(C 或 Ⅳ 组,传导速度低于 2.5m/s)。外周神经的感觉传入神经称为初级传入纤维,与 CNS 的二级神经元联络。一条传入纤维与其感受末梢形成一个传入神经单元。电镜研究显示,小直径传入纤维感受末梢的主要类型是游离神经末梢。传入纤维类型按 Lloyd 命名法为 Ⅰ-Ⅳ 组。Ⅰ 和 Ⅱ 组是粗髓鞘,大多相当于 Aα 和 Aβ 纤维。Aγ3 和 Aδ 纤维是细髓鞘,主要相当于 Ⅲ 组,无髓鞘 C 纤维和 Ⅳ 组传入纤维完全相同。光镜下,此类末梢缺乏感受小体结构。Ⅳ 组纤维仅终止于游离神经末梢;Ⅲ 组纤维终止于游离神经末梢和其他类型肌肉感受器(paciniform 小体)。骨骼肌所有伤害性感受器游离神经末梢主要终止于小动脉外膜内,而毛细血管无这些末梢。研究发现,游离

神经末梢对化学刺激非常敏感,不含有神经肽游离神经末梢的肌纤维可能与肌细胞死亡有关,甚至出现在大范围内,如肌营养不良、多发性肌炎或皮肌炎时,通常是无痛的。

缺氧对肌梭的影响。因为大部分肌梭有静息释放,其抑制和兴奋都应被研究。肌梭对缺氧的反应是同源的,因为多数(13 个中有 8 个)在几分钟的缺氧之后进入静息状态。正被记录的 Ⅰa 传入纤维有着规律性的静息释放,缺氧约 5min 后,会导致传入纤维完全静息。正常的 PO_2 恢复后,随之而来的就是受体的释放突然再次出现,第 1 阶段缺氧后约 10min,进入第 2 阶段,除了 Ⅲ 单元更早地停止兴奋外(约 2min 的缺氧后),其余的影响都相同。当氧供应再次正常化时,单元就恢复其静息释放,但此时的释放速度就显示出波动,这种波动在肌梭传入是不正常的。显然缺氧的两个阶段已把末梢损伤到一定程度,后来没有完全恢复。别的肌梭传入,在图中没有展现完全抑制,或者不被缺氧所影响,或者只是很弱的激活。从实验中发现,严重缺氧对大多数肌梭的初级末梢的主要影响就是释放的抑制或是停止。这种抑制可能有两个中枢神经作用:①减少运动神经元的兴奋(它和 Ⅰa 传入有着神经元上的联系),因此对肌肉而言,这是个放松的因素。②损伤运动协调,因为在肌梭释放抑制期,运动中枢收不到有关需要其协调运动的肌肉长度的信息。共同之处就是由体外标本获得的数据,暗示了严重的肌肉缺氧使得游离神经末梢兴奋或者致敏化,从而引起肌肉痛和触痛,使肌梭初级末梢抑制而引起运动协调损伤。

(三)肌肉游离神经末梢对缺氧或缺血收缩的反应

1. 无收缩性缺氧的影响　中断对静息肢体的血液供应一段时间(20min)没有疼痛,也不会引发心血管反射,仅缺血同样也不能有效地刺激肌肉传入单元的缓慢传导,除非它持续一段很长的时间。结扎被麻醉的猫

的静息肌肉动脉 5min,不会激活肌肉的 Ⅲ组、Ⅳ组受体。

如果完全中断血液供应更长时间(试验上通过停止血液循环),多数慢传导肌肉传入单元在缺血发作后的 15～60min,进行爆发性活动。活动的增加持续几分钟到半小时之后,单元就变得静息,再不能被肌肉神经的点刺激所激活。后者表明,缺血不仅影响受体末梢,也影响传入纤维。与缺氧有关的能量缺乏可能导致轴突膜的进一步去极化,这样当膜电位靠近阈电位时,就会引起短暂的激活,当膜电位进一步减小时,就会阻断动作电位形成体系。BK 可能包含在缺血肌肉的伤害感受器中。缺血期间,激肽从血清蛋白中释放出来,由于它在伤害感受器上的强烈作用,它可能是引起缺血性疼痛的因素。

在人类身上,由缺血引起的肌肉痛的例子是急性筋膜室综合征,它是以被筋膜包裹的肌肉压力增加(如由炎症、血肿所致)为特征的,高筋膜压导致肌肉中的血管闭塞。这种情况下,对疼痛的诱导的额外因素可能就是伤害感受器的机械刺激,缺氧或是 BK 和其他内分泌物质的释放使得这些伤害感受器致敏化。

2. 缺血性收缩　如果清醒的人的肌肉在缺血条件下收缩,约 1min 内就会有疼痛。Bessou 和 Laporte 最早报道缺血收缩期间,肌肉Ⅳ组纤维传入单元被激活。他们记录下许多Ⅳ组纤维(来自猫的完整无损的 GS 肌肉神经)的复合动作电位,他们还发现这些单元的绝大多数在缺血性肌肉强直收缩期间被激活。

来自Ⅲ组、Ⅳ组肌肉受体的单一纤维的记录,产生出数量小的单元群体(10%),这些单元以缺血性疼痛介导的方式反应。在没有动脉闭塞的收缩期间,受体不被或只是很弱地被激活,但同样的活动在缺氧条件下被重复时,受体显示出强烈的兴奋。所有对缺血收缩展现出强烈反应的受体属于Ⅳ组单元;

Ⅲ组单元受体不被或仅是最低限度地被影响。因此,间歇性跛行疼痛也许是肌肉痛的例子。这种肌肉痛主要是由无髓鞘(相对于细的有髓鞘纤维)伤害感受器纤维内的活动引起的。

(四)由各特定肌肉中肌硬化所产生的各种临床痛

头痛-头夹肌/头半棘肌肌起区及胸锁乳突肌肌止(枕后部上下项线);扭颈-胸锁乳突肌起止点及斜方肌上半部起点区;腰痛-竖躯干肌、骶棘肌、腹外斜肌、腰方肌及臀大肌起点(髂嵴与髂后上棘);慢性风湿痛(复发型或渐进型),包括许多通常易受累的肌肉组织,往往一侧较另一侧更为明显;假性坐骨神经痛(Lasegue 征常为阳性)——臀部肌筋膜(臀大肌与臀中肌肌筋膜间隔)、在大腿中部或上部沿坐骨神经走向的股二头肌及(或)半腱肌;职业性神经病;书写者的手臂痉挛——指屈肌及肱桡肌;弹钢琴者的痉挛——指伸肌及三角肌;爬山痛——股四头肌及小腿三头肌;肩痛——胸大肌、肩胛下肌及大圆肌、背阔肌、冈下肌、三角肌、冈上肌及斜方肌上半部;三角肌滑囊炎-最后可能累及所有肩周肌肉,在非急性治疗中,锻炼特别重要;平足——患侧之躯干肌、臀肌、股内侧肌及股外侧肌、缝匠肌、腓骨肌、胫前肌、胫后肌及腓肠肌;膝痛——缝匠肌止点,即使已有 X 线造影显示的关节改变,按摩也可达到良好的疗效;脊柱侧凸——凸侧的劳损肌肉;(髋关节)变形性关节炎——缝匠肌、股直肌、内收肌、股四头肌、竖躯干肌及臀肌。

三、临床表现

(一)临床症状

1. 肌筋膜疼痛综合征(MPS)　是具有区域性分布的综合征。即使一个以上身体结构受累,它们在解剖上仍局限于某个区域或躯体部位。有激痛点的患者通常表现为患部深在肌肉骨骼关节的持续性钝痛,定位比较模糊。疼痛经常自激痛点牵涉至远隔的某一个部位。有时,患者仅感到麻木或感觉异常。目前认为,引起疼痛的活动性激痛点随着年龄的增大而变多,中年时期最为活跃,进入老年时期其活动明显减少。Sola发现,每天从事重体力劳动的工人较偶尔进行体力劳动者,活动性激痛点要少。

(1)功能障碍:由肌筋膜痛引起的躯体功能障碍,包括局部皮肤温度增高、牵涉区域的皮肤变凉、流泪、眩晕、耳鸣、平衡失调和举物的重力感觉异常等。运动功能障碍主要是肌力减弱、肌肉协同功能丧失和工作耐力减退。这正是经常被作为加强功能锻炼的理由,但如果不消除激痛点,仅采用肌力锻炼的方法,反而会由于其他肌肉替代使患肌进一步变弱、症状加重。另外,患者还会不自主地去替代变弱的肌肉。

(2)睡眠障碍:肌筋膜痛对睡眠的影响系统研究比较少,Moldofsky发现,MPS同FMS一样有相同的脑电图改变。睡眠障碍会加重疼痛的敏感度,肌肉被压在身体下面时,较长时间处于痉挛状态,激痛点就会变得更痛。

MPS的特征为具有激痛点(TrP),与FMS的压痛点(TP)不同,传统上由理疗师治疗处理。咀嚼肌MPS累及颞颌关节和(或)在咀嚼肌内有TrP,一般由牙科医师治疗。一些类型的内脏疼痛可反射到肌肉骨骼结构,如心绞痛时感到肩部或下颌痛,目前重新命名为复合性区域疼痛综合征(CRPS),既往则称为反射性交感神经营养不良。现今在许多国家,MPS患者已由疼痛科医师专门治疗。

2. 纤维肌痛综合征(FMS) 多数FMS患者具有典型弥散性全身疼痛,症状持续3个月以上。疼痛不在关节内,而在可运动关节附近处的肌肉、筋膜、肌腱、韧带、滑囊等软组织部位。疼痛被描述为持续的、弥散的、深在的酸痛、胀痛或伴有远端肢体感觉

迟钝的刺痛。麦吉尔(McGill)疼痛问卷以文字语言量化的疼痛程度为依据,选择不同文字语言描述疼痛感受,如词语"撕裂样痛""灼痛"或"刺痛"描述疼痛的程度。用词越有力,问卷表对应分数越高。要求患者在一体表图上标出其疼痛位置,如两侧上下肢、颈后部、前胸部及腰背部。目前的证据是,用一系列疼痛定量图检测患者病情,能为研究患者的预后提供有益的信息,因此是一种可行的方法。一个受累程度量化的简单方法是Wallace的"九分尺",由患者在一个给定的画线上标出。在以后数年里,这一方法可能受到制药工业生产的最有效镇痛药物的反复检验。

尽管多数FMS患者表现为弥散性疼痛,但是某些患者有不同的临床表现。如一些伴随性主诉,如类似心绞痛的胸骨后疼痛,复发性肌收缩性头痛的枕骨跳痛,退行性椎间盘损害的腰部疼痛,或类似坐骨神经痛的放射性下肢痛等。当患者有上述表现之一时,医师在所有18个典型压痛点部位检测的压痛情况是非常关键的,这些部位通常会有明显压痛。

其他常见症状包括慢性失眠,抑郁、焦虑、头晕,长时间晨僵,躯体疲乏,腹部绞痛伴稀便,左上腹部压痛类似肠易激惹综合征,尿频、尿急、排尿困难等。但是对某一给定的患者来说,这些症状在不同时间可部分混合存在。尿液检查无细菌,没有间质性膀胱炎症状及膀胱区深部压痛。纤维肌痛并不是以往推测的那样是一种关节炎。尽管由于身体感到严重不适,关节主动运动范围有些受限,但是在整个FMS病程中关节运动范围常可保持正常,而且关节并没有炎症肿胀、积液渗出与局部温度升高。纤维肌痛可恰当地归类为一组软组织疼痛综合征之一,许多临床医师容易同独立疾病肌筋膜痛综合征(MPS)混淆。FMS的特点是疼痛来自关节周围结构,位于关节囊和滑膜外。与关节疾病的区

别在于滑膜关节没有直接受累。可出现症状的解剖结构包括肌肉、筋膜、肌腱、韧带和滑囊。上述任何结构可单独出现疼痛、功能异常，或与一些炎症性疾病、自身免疫性疾病、关节疾病、内分泌疾病等相关存在。其所致的躯体功能障碍和生活质量低下，可与关节疾病所致一样严重，因而纤维肌痛并非良性疾病。

(二)临床体征

1. 肌筋膜疼痛综合征(MPS)　有明确定位的肌激痛点，同时可触及细绳索样硬化物或硬结，称之为紧张带或压痛结节。实验资料显示，在每个激痛点内部有许多活动性病灶，病灶越多激痛点就会越敏感。在病灶中心部位很可能就是功能障碍的运动终板附近敏感的伤害感受器。激痛点具有两个特征。①压痛与牵涉痛；②激发紧张束带出现短暂的局部颤搐反应。存在活动性病灶的肌肉由于疼痛的缘故，都会表现伸直受限。试图将肌肉被动伸直时，就会剧烈疼痛。一旦活动性病灶失活及紧张带松弛后，肌肉运动范围就达到正常。有激痛点的肌肉痉挛性疼痛，即对其予以固定阻力而强烈收缩时，患者就感觉疼痛。肌肉收缩易出现疲劳，肌力减弱的程度在不同的肌肉或不同的部位有所区别。

2. 纤维肌痛综合征(FMS)　有特征性的体征是触压压痛点诱导疼痛。须在下列18个解剖确定的软组织压痛点(9对)中的11个以上诱导出疼痛。①枕部，枕骨下肌肉(上、下项线)附着点；②颈椎下段，C_{5-7}横突间隙前面；③斜方肌，斜方肌上部肌腹正中点；④肩胛部，冈上肌近肌止处，肩胛提肌于肩胛骨内角上方；⑤第二肋，第2胸肋结合处或肋软骨联合部，近外侧上缘；⑥肱骨外上髁，位于肱骨外上髁远端2cm处的伸肌总腱；⑦骶棘肌髂后上棘内缘附着处；⑧臀部外上限，臀肌筋膜处(臀大肌与臀中肌之间)或大转子后方股骨粗隆间臀中肌肌止附着处；⑨膝部，位于膝关节髌下脂肪垫，关节皱褶线

和股骨髁的近侧。压痛点似乎并不代表单一解剖结构，更可能包括骨骼肌、韧带、滑囊。18个压痛点中至少11个需对4kg的指压表现为疼痛感，检测时患者常向自身方向退缩，应看作是一种不自主保护反应，检测后疼痛感可持续数天。不同FMS患者有不同压痛点分布模式，这是否有病理意义尚不清楚。近1/3的FMS患者疼痛性压痛点分布于躯体一侧，部分患者对称性上半躯体受累似乎比下半躯体受累更多见，或一侧肢体受累较另一侧更多见。

已知有3个变量影响这种检测的可靠性，即所用指压力度、所用指压速率及是否为单次直接指压或是一系列简短脉冲式指压。指压用力标准化的最准确方法应该是用于检查的手指压向一具校准的测痛计。用测痛计测量压痛阈的标准方法是在稳定速率下(1kg/s)于垂直方向上持续加压。目前已有薄片压力传感器可戴在检查者远端指骨，可显示其最大用力。FMS患者压痛点位点的压痛似乎位于深部软组织，有证据提示某些FMS患者除全部有18个压痛点外，偶尔可表现为有一个或数个激痛点。约68%的FMS患者和20%正常对照者至少有一个激痛点。如果FMS患者出现一组典型激痛点，可同时诊断并存MPS。

FMS患者躯体的某些部位对深部触压表现有轻度压痛。这些所谓的对照点(control point，CP)被用于检测压痛点特异性。压痛点压痛严重程度与对照点压痛程度两者之间相关性，在压痛点指数(tender point index，TPI)方面的相关系数 R 值是0.52，而在痛觉测定方面的 R 值是0.80。现已公认，对照点处疼痛阈值弥散，但轻度低于FMS的疼痛阈值。另外，情感性对照点的概念支持FMS发病机制是中枢神经系统的原因，而不是外周肌肉组织的因素。

FMS疼痛严重程度的评估，包括自我答卷和定量检测。常用的问卷形式有VAS、

McGill 痛觉计分与定量疼痛图。检测方法有计算压痛点指数（TPI）和平均压痛阈值（APT）。TPI 测定每个压痛检测点的压痛分级：无压痛为 0，压痛而无躯体反应为 1，压痛伴有退缩为 2，压痛伴有明显夸大的退缩为 3，非常疼痛以至于不能触压为 4。然后对 18 个位点的压痛严重程度相加，得出总和为压痛点指数（均数±标准差）。APT 测定需要用便捷式测痛计，操作过程中应同时对受检者的对照区域进行演示，持续以 1kg/s 的速率增压，当达到压力转化为预期的疼痛时，从测痛计量表上读出所达到的最大压力。检测 18 个压痛点所得总和除以 18 即得出平均压痛阈值。TPI 和 APT 间有相当良好的可信度，两种检测方法之间有一定的相关性（R 值 0.649）。

四、诊断和鉴别诊断

（一）肌筋膜痛综合征（MPS）

1. 诊断　一般通过典型的临床症状和激痛点特征性体征可以得出诊断。近年来，客观地证实肌激痛点存在的检测技术已成为重要的研究工具，其中 EMG、超声图像和红外热图在诊断激痛点方面已逐步应用到临床，提供有价值的诊断依据。

（1）针电极 EMG：在 1993 年 Hubbard 和 Berkoff 研究的一组 MPS 患者中，证实了激痛点的特殊 EMG 特征，低波幅"噪声"在激痛点中具有高特征性。表面电极 EMG 有助于检测休息状态下的肌张力，当肌张力完全由激痛点产生的骨骼肌痉挛引起时，EMG 记录无动作电位；当肌张力来自神经源性肌肉收缩时，因神经肌肉接头的激活，EMG 能发现产生肌张力的动作电位。激痛点导致了肌肉功能的紊乱，表现为 3 个方面问题：一是反应性增高；二是肌肉的舒张延迟；三是快速疲劳。患部肌肉的反应性增高在 EMG 上表现为，当肌肉自发性收缩或负载时，波形的振幅变高。在患有激痛点的肌肉延迟松弛在表

面 EMG 中比较常见，重复收缩训练的肌肉在 EMG 上产生锐利的波谷（gap），这些波谷的消失与肌肉疲劳明显有关。临床观察发现，与正常侧肌肉相比，患侧肌肉的 EMG 振幅增高，而中位能量频度明显降低，这是早期快速疲劳的特征。中位能量频度降低与最大自发收缩能力下降呈线性关系。

（2）超声图像：Michael Margolis 首次报道了经超声图像直视局部颤搐反应（LTR），尔后 Gerwin 也进行了研究并用于临床，在肌紧张带纤维上的高分辨率超声图像，通过针刺右侧冈下肌肌紧张带上的激痛点，诱发出 LTR，这个短暂的收缩反应与患者肩臂牵涉痛感觉一致。目前，已有不少学者采用超声图像来研究肌肉及其筋膜的形态与功能改变，从而找出其与 MPS 的联系，但尚未见有肯定的报道。

（3）红外热图：通过红外线照射和计算机数据分析得出的图像做出参考性结论，具有实时、精确、快速、对比及大范围显示皮肤温度改变的特点。此项技术可以验证激痛点的皮肤反射现象。这些温度改变的内在原因一般是交感神经系统活动的结果。激痛点部位的温度是升高的，但并不出现在牵涉痛部位。热像图上的热点可以用作激痛点的初步定位，然后通过检查确定激痛点，这样可排除热像图上无活性的激痛点。目前，红外热图能否作为诊断标准还存在争议。

2. 鉴别诊断　激痛点引起的疾病专指 MPS，而诊断为局部肌痛综合征或软组织痛则表示非特异的含义。人体每一块骨骼肌都可能产生激痛点，在不少肌肉是常见的。因此，当一个患者有激痛点以外部位的疼痛时，临床疼痛科医师要想到有异位激痛点的可能，应仔细鉴别，否则就会误诊。由激痛点导致患者疼痛症状易误诊的常见疾病有冻结肩（肩胛下肌）、非典型偏头痛（胸锁乳突肌、颞肌、颈后肌）、痛经（下腹直肌）、肩肋综合征（斜角肌、斜方肌中部、肩胛提肌）、带状疱疹

后神经痛(前锯肌、肋间肌)、颞下颌关节紊乱(咬肌、翼外肌)等。

以下是与激痛点密切相关而需要加以鉴别的两个痛病:一是纤维肌痛,二是关节功能障碍。纤维肌痛(FMS)常与MPS同时存在,可是治疗方法不同。所以,疼痛科医师要明确地鉴别出这两种疾病。当激痛点是活动性时,两者比较容易鉴别,而当激痛点变成慢性疼痛综合征时,鉴别就较困难。以下几点可供参考。

(1)男女比例,MPS为1:1,FMS为1:(4～9)。

(2)MPS为局部疼痛和压痛浅表,FMS为广泛疼痛和压痛深在。

(3)MPS感觉肌肉紧张,而FMS感觉肌肉发软。

(4)MPS关节运动范围受限,FMS则为高运动性。

(5)MPS的激痛点药物注射反应迅速,而FMS的激痛点注射反应缓慢且较弱。关节功能障碍的骨病损节段被证实有痛阈下降、交感神经活动增强和运动终板接头连通,伴随关节功能障碍的节段部位有明显的椎旁肌活动兴奋性增加。关节功能障碍时,异常应力产生的异常感觉输入可以激活激痛点,从而激痛点所增加的张力和运动活动性的增加能维持关节的异位应力。关节功能障碍会有效地增加邻近肌肉的运动神经元对远隔部位激痛点产生的伤害输入的反应性。所以,当两者同时存在,应鉴别关节功能障碍和肌肉痛。

(二)纤维肌痛(FMS)

1. 诊断　纤维肌痛的诊断不需依赖于影像学、肌电图或放射性同位素扫描。其诊断仍然需要借助于典型病史和压痛点检查。典型病史概括主要特征:全身广泛性疼痛;附属特征为疲劳、睡眠障碍和晨僵(75%)、肠激惹综合征、雷诺现象、头痛、主观性肿胀、非节段性感觉异常、心理压抑和明显的脏器功能

障碍(25%)。18个被描述的解剖部位中有11个以上位点出现压痛,但通过检查要明确是否有关节炎或关节周围压痛点。大多数FMS患者临床表现为几乎所有的压痛点具有对称性,少数患者表现为某个区域症状性疼痛,局部可有压痛,而大多其他部位压痛不明显。实验室检查具有筛选排查意义,以便筛查出需要专门治疗的其他临床疾病,故有鉴别的价值。当患者满足以下4条时,可诊断为纤维肌痛。

(1)弥散性疼痛指数>7分,且症状严重度评分>5分,或弥散性疼痛指数4～6分,且症状严重度评分>9分。

(2)全身性疼痛,定义为颈背肩肘/腰臀髋腿5个区域中至少4个有疼痛,其中颌、胸、腹部的疼痛不包括在全身疼痛范围。

(3)症状持续至少3个月,且疼痛程度基本相似。

(4)纤维肌痛诊断与其他诊断无关。

2. 鉴别诊断　研究发现,FMS和一些其他临床疾病相关。也就是有FMS亚型的存在,即继发性纤维肌痛已逐渐被认可。所以,依据临床表现和实验室检查,应将原发性FMS与其相关的疾病做出鉴别,以免混淆。如今可把这些疾病分为3类。

(1)风湿性疾病:有系统性红斑狼疮(抗核抗体、红细胞沉降率)、类风湿关节炎(类风湿因子、红细胞沉降率)、干燥综合征(抗核抗体、抗SSA抗体、抗SSB抗体)、多发性肌炎(肌酸磷酸激酶、肌电图、唇腺活检)。

(2)慢性感染或慢性炎症:有结核(结核迟发性超敏反应皮肤试验、红细胞沉降率)、慢性梅毒(梅毒血清学试验、抗密螺旋体抗体荧光检查)、细菌性心内膜炎(血培养、红细胞沉降率)、莱姆病(莱姆病血清学、聚合酶链反应)、艾滋病(AIDS血清学病毒检测、CD4表面抗原阳性淋巴细胞)。

(3)内分泌疾病:有甲状腺功能低下(甲状腺素、促甲状腺激素、肌酸磷酸激酶)、垂体

功能低下(催乳素、生长激素等)。

以上 3 类疾病通过必要的病史与病情观察、细致的体格检查和实验室筛选检查,一般可以做出鉴别诊断。然后分别治疗不同的疾病,能够取得较好的疗效。

五、肌筋膜痛综合征和纤维肌痛综合征的

(一)肌筋膜痛综合征

1. 肌肉伸展强化 Travell 发明"冷喷并牵拉"(spray and stretch)的特殊方法,即在患者肌激痛点及沿着其牵涉痛方向,用氯乙烯(ethylene chloride)或氟甲烷(fluorimethane)冷剂(后者毒性较低)喷射至皮肤上,同时将该激痛点所在的肌紧绷带牵拉放松,此方法已广为流传。如今将上述方法结合间歇冷敷,可以强化伸展放松肌肉,以使肌筋膜激痛点失活,还能使内脏起源的牵涉痛得到缓解。其作用机制是产生了较强的中枢介导效应与自主神经系统的介导效应。如果能配合收缩-松弛技术,加以轻柔地伸展放松,再经常坚持做缓慢呼气动作,即呼吸须足够慢又深,这样可以达到肌肉筋膜放松的效果。

2. 局部矫形按摩 操作时让患者使患部肌肉处于伸展位,施术者用手指或手掌由浅入深、较柔和地在肌肉触发点处逐渐加压,手下遇到一定的阻力后,即保持该种程度压力,手指沿着已经松弛的肌肉部位纵向缓缓地轻柔推进,此刻患者会感觉到局部不适或酸胀痛。一般每个位点要施压约 1min,每次可治疗 10~12 个位点,隔 1~2 天可重复治疗。也可采取整脊疗法(chiropractice),在颈、胸、腰椎的某一个节段快速地施以牵伸、扭转或剪切应力,使椎旁的挛缩肌肉小节伸长放松。实验研究显示,足够的机械压力可破坏功能障碍运动终板能完全使其失活,并使肌纤维破坏以释放细胞内的肌球蛋白。通过局部组织推拿按摩产生的肌肉伸展效应,中断功能障碍终板假说中的一个关键链环,

从而取得疗效。

3. 肌触发点注射 激痛点局部麻醉药注射可使其立即失活,而且能明显减轻注射后针刺留下的疼痛,这一点优于单纯的针刺技术。局麻注射液有助于稀释和消散功能障碍终板区域的致痛物质。通常应用 0.5%利多卡因注射液 10~15ml,每个激痛点位点注射 2~4ml。规范的持注射器的姿势是,操作者以拇指和环、小二指握住注射器,将腕部放在患者治疗部位,以示指推压针栓。这样可以稳定地控制针头,以防患者身体突然移动而发生针头穿刺过深,引起意外损伤。如果在治疗过程中激发出一个 LTR(局部颤搐反应),说明注射位置精确,治疗效果会更佳。近年来,肉毒菌素 A(BTx)被成功地应用于治疗肌触发点所致的肌筋膜疼痛。治疗剂量的 BTx 可阻断乙酰胆碱从神经肌肉接头处运动神经末梢的释放,引起肌肉麻痹,最终导致神经肌肉接头变性。一般在 3~6 个月内去神经支配的肌纤维能再次获得神经支配。BTx 注射须有明确的适应证,即患者一定存在不可逆的永存因素,如中枢神经系统损伤导致的肌痉挛状态,而触发点所致的疼痛仍然需要缓解。由于肉毒菌素 A 的破坏性,所以仅在其他非手术疗法未能奏效之后才能应用。

4. 特殊治疗模式——银质针导热疗法 根据作者临床实践经验,摸索出行之有效的银质针导热治疗。在传承中医针灸的基础上,有机地将针刺调控与热量传导两种激发因素通过体液物质与能量传输补充,在深部软组织起到良好的组织修复作用。据临床 1480 例 FMS 患者治疗统计,显效率为 84.6%。

(1)在脊柱中轴线,包含棘上、棘间韧带(督脉),棘肌、多裂肌椎板附着处(华佗夹脊),脊柱小关节囊(膀胱经内支),腰背肌筋膜横突末端附着处(膀胱经外支)四条纵向连线,进行导热治疗。

（2）治疗顺序,腰背部-肩胛背部-头颈部-臀部-下肢-上肢,一般治疗到前 4 个部位即可。每个部位分 2 次处置,每次导热时间为 30min,每次间隔时间 5～7d,6～8 次为 1 个疗程。患者疼痛、周身不适、肌力都有明显改善,1 个月后再重复 1 个疗程,疗效会更好,持续时间更长。具体操作见本书有关章节银质针导热技术操作内容。

5. 康复治疗 肌触发点经治疗后失活,为巩固疗效,促进肌肉恢复正常功能,指导患者学会怎样避免疼痛复发,应积极进行康复治疗。包括运动疗法,且进行肌肉主动运动训练,将有助于肌肉达到正常肌力与活动范围,有助于调整肌痉挛造成的肌纤维长度的不等。伸展活动、喷雾或注射后应采用治疗部位表面湿热敷,也有助于患者肌肉放松。物理治疗中电刺激疗法既可做基础治疗,也可用于康复治疗。临床经验提示,以循环式增加电流刺激达到肌肉轻柔收缩,是一种很有效的被动收缩-放松的方式。结合脊柱平衡训练与中药热敷治疗,如仰卧屈髋屈膝位两手抱双膝,持续 1min 然后放开双手,两下肢伸直,如此重复 5min;又如五点式(头枕部双手掌双足底)仰卧挺腹练习,缓慢匀速做 10 次。此腰脊柱屈伸动作,每日早晚各 2 次。

认知行为疗法（cognitive behavioral therapy）,这是目前被公认的最有用的康复治疗方法。应对每一个组成因素(症状)使用不同的策略进行治疗,在疲劳方面,应着重强调患者正确的平衡训练和休息的关系;从简单的伸展运动开始,逐渐增加活动量,改善精神状态与活力;设计一套适合自己耐受力的分阶段的计划,重要的是应做到循序渐进进行锻炼。锻炼过度会加重头痛和疲劳。指导患者有效地利用休息、睡眠和活动来调整日常生活活动。

肌电图生物反馈（EMG biofeedback）、催眠疗法、针刺疗法、肌肉伸展训练和推拿联合疗法等是有效的非药物疗法。三环类抗抑郁药如阿米替林、环苯扎林均是有效治疗药物,睡前一次服用为好;多塞平从小剂量开始给药,逐渐增加剂量,直至感到休息质量提高,没有不适。NSAID 药、COX-2、小剂量泼尼松对 FMS 的作用不明显。

（二）纤维肌痛综合征

FMS 对患者生活质量和躯体功能有非常明显的影响,甚至可与 RA 对患者造成的影响相比。在美国,约有 30% FMS 患者要求接受短时工作或低强度劳动,约有 15% 的患者因其疼痛症而接受残疾基金救助。据推算,FMS 对美国的直接经济损失每年超过 160 亿美元。从 FMS 费用评估资料得出,在费用列表中,住院费是单一的最高费用项目。FMS 通常可在门诊治疗,疼痛科医师需仔细诊察患者的疼痛主诉,这些疼痛主诉也可能来自 FMS。这样可以使患者减少检查诊断程序,避免不必要的风险和医疗费用。

没有任何一种方法能完全有效地控制 FMS 疼痛症状,也没有任何既定的治疗方案可以被临床广泛地应用。首先疼痛科医师要重视该病的存在和发展过程,进行综合临床评估,排除其他相关疾病,明确诊断。自愿地观察和研究患者躯体疼痛,指导他们进入医疗过程,接受药物治疗,并做好随访。这样,FMS 的处置会取得令人满意的结果。

1. 教育指导 虽然教育指导不能减轻患者严重的疼痛,但是可以减少患者对其他疾病(如肿瘤、结核、类风湿)的猜疑。刚开始的几次就诊十分重要,将直接关系到患者对 FMS 治疗的信心。只要医师和患者共同努力,常可产生持续的实际效果。疲劳乏力令患者担忧,如何安排患者白天的工作与休息,使两者交替进行调整是很有益处的。一天工作结束后,对其结果做出评估,并为次日工休比例程序做调整。从事家务劳动的妇女患者,每劳作 20～30min,就休息 10min,这种交替方式对她们很有帮助。

2. 物理疗法 临床研究提示,逐渐适应

的全身渐进性锻炼,如每日按时步行、隔日自行车测力、做各类健身操或水上慢游等,不求强度和速度,只需保持一定的耐力。多数患者描述,热水浴或专门热疗、全身手法按摩对肌激痛点的治疗有效。一般针灸和激光照射对 FMS 的治疗效果不能确定。

3. 银质针导热疗法 国内学者王福根创立的银质针导热疗法,治疗各类软组织疼痛性疾病取得了显著的疗效,对慢性肌筋膜痛病优良率达 85% 以上,对纤维肌痛也起到较好的治痛作用。该疗法的特点是,对人体立体分布的压痛点区域,采用银质针导热,消除众多的肌触发点和深在的压痛点,具有传输能量、消炎镇痛、解除挛缩和改善血供的作用,从而逐渐修复组织、恢复肌肉的正常功能。治疗全过程,是将 FMS 患者所有全身上下对称的动态压痛点,分为上下系列的不同区域与部位。然后按每个区域密集型布针,针距为 1～2cm,一般针数为 16～20 枚。导热控温仪输出的套筒式加热探头设定温度为 120℃,加热时间为 20min。肌筋膜痛和纤维肌痛综合征病例,经银质针导热治疗后恢复正常工作生活。作者认为,这是 FMS医疗实践史上的一次跨越,也使针灸疗法有了一次飞跃,该项技术已经在我国多家医疗单位得到广泛的应用。

4. 星状神经节阻滞 纤维肌痛病例中星状神经节阻滞的治痛效果难以理解。理论上,如果纤维肌痛患者的疼痛是由伤害感受器致敏作用(儿茶酚胺介导的)引起的,阻滞是有用的。然而,纤维肌痛最有可能的原因是中枢神经功能障碍,不应该轻易受周围神经节阻滞影响。可能是交感神经阻滞去除了一个增强局部疼痛的额外致敏因素。有证据表明交感神经活性可能通过增加肌张力产电成分,间接介入肌肉痛。张力增加被认为是由交感神经介导的肌梭内肌纤维兴奋引起的,然而,如果由这种机制引起的肌梭传入增加足以增加肌肉机械张力或通过单突触牵张

反射引起肌肉收缩。

(1)操作方法:患者取仰卧位,头向前视。用一薄枕头垫在双肩下面,使颈部尽量伸展。体表定位,先沿胸锁关节锁骨上缘向内侧触摸到气管外缘,再沿气管向上 3～4cm,平行于气管外缘触及动脉搏动。术者用左手中指将胸锁乳突肌及颈动脉鞘的内容物压向外侧,中指尖下压时可触及骨性感觉,并尽量向内抵住气管外缘后稍向外移动中指,显露出穿刺部位间隙。常规消毒后,用 3cm 长、7 号短针沿术者中指尖轻轻垂直进针约 1.5cm,直到针尖触及骨质,说明针尖触及 C_6 或颈C_7 的横突根部,然后将针尖退出 1～2mm,仔细回吸无血或脑脊液,注射 1% 利多卡因8～10ml。注射 2～3min 后患者出现同侧霍纳征,则表明阻滞成功。

针尖触及横突时患者不出现异感,对肥胖和粗短颈的患者,可能深达 2.5～3cm。如果发现进针比这更深,则有可能针尖刺进两个横突之间。应立即将针退出,再调整针尖向头侧或尾侧方向穿刺,直至针尖触及横突骨性感觉。如果需要对上肢交感神经进行阻滞,应该在注射局麻药后让患者取约 30° 半卧位,目的是使局麻药向下扩散至上胸段交感神经节。

(2)并发症及其防治:穿刺过深误将局麻药注入椎动脉内,而引起患者中枢神经性抽搐。如意外注入蛛网膜下隙,可以引起呼吸、心搏停止。注射药物过浅进入气管-食管沟,阻滞了喉返神经,可导致声音嘶哑,吞咽时呛咳。膈神经主要起自 C_4 神经的前支,穿刺部位过高或局麻药量过大,可以阻滞膈神经、部分臂丛神经。膈神经阻滞后出现腹式呼吸减弱或因膈神经受刺激而出现呃逆。

(3)注意事项:在操作过程中,必须边回吸边进针,若药误入椎动脉,即可引起患者抽搐。应用留滞针进行星状神经节阻滞,可以避免药液误注入到血管内或椎管内。穿刺针靠近锁骨朝向尾侧,容易刺伤胸膜顶或肺尖

引发气胸。损伤血管引起出血、血肿和感染也是较常见的并发症。在 C_6 或 C_7 部位穿刺进行星状神经节阻滞效果相似，而前者发生并发症明显少于后者。

5. 药物疗法　迄今为止，尚无一种对 FMS 特异有效的药物。但是，神经生化理论证明有的药物对 FMS 有益。最常用的药物包括小剂量的三环类药物、镇静药、催眠药和非甾体类药物（NSAID）。临床证据表明，阿米替林、环苯扎林、阿普唑仑（佳乐定）对 FMS 有效，这些药物从理论上讲有增加 5-羟色胺的作用，并对此进行过安慰剂对照研究。如能耐受，并用 NSAID 可增强祛痛效果。常用的经典治疗方案是，首次用药剂量为阿米替林 10～35mg，或环苯扎林 2.5～10mg，加用布洛芬 400～800mg/d，或曲马多 50～300mg/d，或用其他 NSAID。某些潜在的不良反应使三环类药物应用受到限制，多数患者服用后有抗胆碱能效应的不良反应，如口干、心悸等。慢性疲劳性 FMS 患者初用阿米替林或环苯扎林可能连续睡眠多天，不得不停药。还有该药大概在 3～4 个月后会出现快速免疫而耐药现象，需要停用 2～4 周可以重新建立正常的神经细胞受体密度，恢复药效。当患者难以耐受三环类药物而停用时，阿普唑仑（佳乐定）0.5～1.0mg/d 是合适替代品。其用于治疗失眠和纤维肌痛的剂量远低于治疗焦虑与惊恐的剂量，主要为口服用药。由夜间肌痉挛引起失眠时，可用劳拉西泮 1.0mg，睡眠前服用，此剂量也小于治疗焦虑与惊恐的药量。氟西汀 10～20mg，清早服用，可以减轻患者抑郁的严重程度，但是并不能缓解疼痛。5-羟色胺酸口服，100mg/次，3/d，可以增加 5-羟色胺的水平，减轻 FMS 的症状，已经受到临床重视。

在疼痛专科医师的耐心诊治下，一般应得到较理想的随访，做到每 1～2 个月 1 次。目的是了解疼痛的严重程度、压痛点变化、运动锻炼后病情变化状况、观察药物应用及不良反应、睡眠质量、自我教育及控制能力等。一定要随时调整患者的心理状态与情绪变化，掌握药物治疗反应，给其自信能缓解、控制甚至消除疼痛。医患之间要亲密合作、共同努力，对既定治疗方案的预后要充满信心，要不断地对日益增多的治疗方法、适时地酌情应用于患者。

（王福根　裘卫东　冯晓波）

第二节　腰椎手术失败综合征

1981 年，Buron 等将腰椎手术后仍有下腰痛及坐骨神经痛的现象命名为腰部手术失败综合征（failed back surgery syndrome，FBSS）。FBSS 是指腰椎管病变如椎间盘突出、腰椎狭窄或腰椎滑移症手术后，虽然解决了神经受压因素，但并未缓解或消除术前腰痛或腰腿痛征象，或仅有近期一度缓解疼痛症状，然后又有如前的持续腰痛症状。主要原因为诊断和手术扩大化所致，初步分析原因：①手术节段临床病症治疗失误，遗漏邻近或移位的间盘突出节段；②椎管狭窄扩大减压不够；③髓核变成游离死骨再次突入椎管；④硬膜周围纤维化及瘢痕形成；⑤脊椎脊终板炎；⑥小关节断裂骨折；⑦继发性椎管狭窄；⑧脊柱失衡等。其实除了出现手术并发症的因素外，往往忽视了脊柱失衡的问题，尤其是有的手术没有做脊柱内固定或脊椎植骨手术，仅仅实施椎板减压。因而，学者们始终认为是脊柱手术出了问题。国内有专家经大量的临床实践，发现其中相当部分手术病例，既未出现术中并发症，又完成了脊柱病变部位的植入物固定，应该说手术是成功的。然而，疼痛来自腰椎管内外多种致病因素，尤其是存在大量的椎管外原发性软组织损害性疼痛因素并未得到处置,因而疼痛症状较手术之前可能变得更为明显,并且处置上也变得较为棘手,再次手术却无必要。

Banon报道其主要原因:①椎间孔狭窄;②复发性椎间盘突出;③粘连性蛛网膜炎;④中央性椎管狭窄;⑤硬膜外纤维化;⑥术后感染。其也应用器械以鉴别作为机械性疼痛综合征的来源——椎间后关节,并采用射频做关节去神经治疗获得效果。10年以后,Banon又重新复习腰部手术失败综合征发现该综合征发病率下降,原因系医师较好地了解了病因,改善了非侵入性神经放射检查技术,避免应用油性造影剂做脊髓造影,提高了显微外科手术技术,较多地应用硬膜外脂肪移植,以及常规预防性应用抗生素及关节镜下显微椎间盘切除术的出现。

一、病因探讨与分析

近10年来,采用较广泛的椎板切除术作为治疗腰部手术失败综合征的唯一选择的脊柱外科医师,曾做首次椎板切除术及显微椎间盘切除术。中央性椎管狭窄、神经根管或根管外的狭窄在70%腰部手术失败综合征的病例中初次手术被减压,骨科医师与神经外科医师认为腰椎不稳是引起持续性腰痛和隐痛的主要原因,因而他们仍开展着各种不同的融合术。粘连性蛛网膜炎依然是再探查难以治疗的问题,它可用TENS及其他疼痛处理方法治疗。

硬膜周围发生瘢痕的患者,其硬膜与神经根被纤维化过程粘在一起。当腰背和肢体运动时牵拉神经根可引起疼痛。花生四烯酸的串联反应被激活,导致前列腺素及白细胞三烯产生,此物质在椎间盘切除后参与炎症过程。将导管经骶裂孔插入硬膜外,注入造影剂、局麻药、皮质类固醇及高渗盐水,可缓解小部分患者的疼痛,但仅能维持1个月,硬膜外镜对粘连松解仍处于实验阶段。

分析FBSS的原因,包括以下几个方面。

1. 术前没有准确的定位定量分析　腰椎间盘问题,特别是源于椎间盘的下腰椎节段性退变、椎间隙狭窄,导致的神经根管狭窄,传统观念笼统称之为"椎管狭窄",由此引起的症候群被称为椎管狭窄症,虽可以作为定性的诊断,但定位定量却远远不足。事实上,现代诊查方法解剖学定性定量可以十分明确。下腰的骨性管道,绝不仅仅是中央椎管,更重要的还有双侧的神经根管,穿行于这一管道内的出口神经根及经过这一狭小区域向下穿行的神经根,具有十分重要的功能解剖意义。下肢疼痛症状及感觉、运动障碍均由此段狭窄神经根受压而引起。现代影像学技术,已经为临床提供十分准确的图像,对这样的病例,如采用传统的椎板切除术式,必然效果不佳。椎板切除,不但不能有效对神经根进行减压,反而破坏了椎弓的拱形结构,从而诱发腰椎失稳,刺激双侧小关节增生,神经根管逐步进行性狭窄,形成医源性神经根管狭窄,导致原有症状进一步加重。

尤其是反复进行椎板切除,扩大范围及延长节段,并完全切除多节段髓核组织,对双侧小关节均未做任何处理,致使瘢痕严重粘连并向后牵拉脊髓双侧小关节,因失稳而不断增生肥大,进一步卡压双侧神经根,而被瘢痕牵拉的脊髓又对被卡压的神经根产生张力,从而使症状进行性加重,具有非常典型意义。可见,走出传统的误区,避免一味地椎板切除,是非常值得重视的问题。

2. 节段定位错误　这是一个经常发生的错误,原因也十分明确,节段定位错误,自然也就解决不了原有症状;手术技术粗糙;临床上医师的重视和基本功,如熟悉的解剖学知识、良好的手术技能、有效的止血技术(包括在硬膜外静脉丛出血时使用双极电凝止血)、正确使用各种器械及工具是减少手术失败的重要因素之一;单纯依靠内固定,忽视融合,尤其是椎间融合,也是失败的重要原因之一。

3. 下腰痛或腰臀痛相当部分病例是椎管内外混合型损害病变所致 尤其是椎管外肌筋膜软组织损害为主引起的严重的腰痛或腰腿痛病例,更要考虑采用对腰椎管外肌筋膜软组织损害性病变的针对性治疗。20 世纪 70 年代我国知名学者宣蛰人报道,未经处理椎间盘突出,用腰部软组织松解术治疗严重腰腿痛取得优良疗效,证实上述观点。故仅半个世纪以来,对所谓 FBSS 处理椎管外损害性病变,此类病例更符合疾病的病理特点分析,重建脊柱静力性或动力性平衡,缓解或解除腰椎腰腿疼痛。

二、临床表现和诊断

既往有持续的重度腰痛或腰腿痛病史,确诊为椎间盘突出、椎管狭窄或椎体滑移症,经胸腰椎管减压并植骨固定手术后疼痛症状并未得到缓解,腰部及肢体功能亦无明显改善。要排除经受严重的神经血管损伤、硬膜囊撕裂、脑脊液漏、小关节突断裂、植骨脱出嵌顿、内固定物位置偏斜等手术并发症。理学检查,胸腰部、骨盆、臀髋部软组织肌筋膜有较大范围压痛点及下肢牵涉痛;腰部与下肢活动功能可以受限。X 线和 CT 扫描手术节段部位无明显脊髓和神经受压征象;邻近节段可能显示有椎间盘膨出、椎弓狭窄或椎体滑移征象。依据手术病史、症状体征特点、影像学提示可明确诊断为此征。

三、治疗思路和方法

此征不同于通常的慢性肌筋膜疼痛,因有较大范围手术创伤、硬膜瘢痕纤维化、骨质缺损、植入金属固定物(钛板、椎弓螺钉)等,或者还可能存在盘源性变化,髓核再次突出。国内报道(徐耀军,2008),椎板间开窗椎间盘摘除或内镜下微创椎间盘切除 56 例,术后 56.8 个月发现椎间盘突出复发,如果症状明显,则需再次手术彻底减压,通常采用双侧开窗椎板减压并植骨融合术。倘若术后经腰椎

屈伸试验、脊柱侧弯试验、胫神经弹拨试验 3 项检查,证实是椎管外软组织损害性疼痛,则可考虑施行银质针导热治疗,解除肌筋膜挛缩、增加血供及组织修复能力,有利于脊柱稳定和力学平衡。重点部位选定在腰背肌筋膜与小关节囊、骨盆、臀髋部,松解肌筋,改善供血,从而解除腰腿疼痛。部分有盘源性腰痛患者,必要时辅以相应节段椎间盘内射频热凝治疗。其他治疗如理疗、药物注射是无效的,整骨推拿不仅难以奏效,且有较大风险,应列为禁忌。

1. 银质针导热操作顺序如下(俯卧位)

(1)骶髂三角区:左右腰骶关节(L_5-S_1)各布针 3 枚,沿着关节外缘直刺到达关节突骨膜。骶髂后韧带各布针 3 枚,沿着髂后上棘内侧由后向前进针,直达骶髂关节后间隙。髂腰韧带沿髂后上棘上缘各布针 2 枚,向下前方贴近髂骨进针,直达髂骨骨面。共 16 枚银质针导热治疗颈腰背痛。

(2)L_{2-5} 小关节和背伸肌

①2 个节段关节囊外缘布针,每个节段自上至下各布针 3 枚。左右双侧共 18 枚针。由后向前深刺到关节囊,刺透后直达关节突,操作前可局部少量浸润麻醉。

②于髂嵴后 1/3 与髂后上棘内上缘骶棘肌起始处,左右沿着髂骨呈弧形分两排各布针 8 枚,一排 4 枚,针距为 1.5cm,共 16 枚针。自上至下向髂嵴后唇进针直达骨面。

(3)腰背肌筋膜

①L_{2-4} 横突末端及背面,左右各布针 5 枚。一侧分 2 行,外侧行 3 枚,内侧行 2 枚,针距约 1.5cm,沿着横突背面由外向内刺入骶棘肌深部肌筋膜间隔,抵达小关节外侧缘,共 10 枚针。

②腰方肌髂嵴中段肌起处,左右各分 2 排沿着髂嵴弧形布针,一排 3 枚针即可,向髂嵴前唇深部进针直达骨面,共 12 枚针。

2. 微创手术治疗 Knight 和 Cowami 改进了在内镜辅助下扩大腰椎神经根管出

口的激光技术。患者选择包括 716 例有原发性单侧坐骨神经痛及下腰痛,以及在各种手术治疗后牵涉性臀部痛的患者。内镜下激光椎间孔成形术对原发性退行性变及各种常规椎间盘手术的常见后遗症提供另一种解决方法。采用微创技术代替开放手术治疗以单节段及单侧为主的侧隐窝狭窄,内镜下激光椎间孔成形术可免除或延缓脊柱融合术。

在直接电视监视下,硬膜外瘢痕、游离的髓核块、骨赘等可被钬激光切除。侧方发光的探子可允许光束远离神经根,持续的盐水灌注可以使热消散。

许多有节段性脊椎病及椎管狭窄者往往多节段受累,此为多节段椎间孔成形术的适应证。椎间盘造影、椎间盘切除及侧隐窝减压术对 3 个分开节段由训练有素的微创脊柱外科医师在 2h 内可完成操作。CT 及 MRI 检查有助于确定那些腰部手术失败综合征患者及先天性和获得性椎管狭窄者,适于内镜下激光椎间孔成形术,选择性内镜下椎间盘切除术(SED)多节段减压,或内镜辅助下做显微椎间盘切除术。避免广泛椎板切除及融合术应为讨论的焦点。治疗 FBSS 的最好方法是采用适当的 I 期微创技术。

四、注意事项

1. 腰椎手术后,多半有椎板缺损,尤其是全椎板切除减压,连同棘间棘上韧带一并剔除,脊柱后柱稳定丧失,硬膜囊和神经根周围粘连明显且骶棘肌筋膜融合而缺少椎管保护。进针定位布针须严格按照局部应用解剖,一般布针须在脊椎小关节纵向连线之外,切勿在脊柱中线两侧布针,损伤脊髓马尾神经。

2. 按上述顺序,银质针导热分 4～6 次,1 个疗程后 1 周,患部开始连续做中药热敷 2 周,巩固疗效。配合进行腰背肌肌力和小关节肌筋膜伸引训练。20 年来,作者治疗并观察此症患者 278 例,显效率达 88% 以上。

3. 如有邻近节段间盘突出,使神经根与硬膜囊受累,可经骶管或椎间孔外注射神经营养药物,5～7d 1 次,共 3 次。必要时对突出椎间盘进行视频热凝治疗。银质针导热治疗安排在其后,先控制炎症后针刺导热,恰到好处。

(王福根 裘卫东 冯晓波)

第三节 强直性脊柱炎

强直性脊柱炎(ankylosing spondylitis,AS)在西方国家通常 30 岁时出现典型症状。遗传因子如 HLA-B27 在其发病中起作用,但尚有待进一步证实。类风湿关节炎直到 17 世纪才被发现,而强直性脊柱炎的历史可以追溯到很久以前。早在公元前 3500 年就有过腰椎骨桥样变的描述,研究人员怀疑这些就是 DISH 的表现,对 Rameses II 代木乃伊胸腰段行 X 线扫描可见韧带骨赘存在。

20 世纪前半叶该病称为 Marie-Strumpell 病。许多年来,一直错误地称之为类风湿脊柱炎,事实上 AS 与类风湿关节炎是两个独立的疾病,AS 也不是一个恰当的命名,但它仍被广泛应用,因为 ankylosing 是希腊语生词,意思是弯曲,但现指关节融合;而 spondylitis 意为椎体,而脊柱强直仅在疾病的晚期出现,且不少患者始终不出现这种表现。

更多的文献采用一个新的术语叫脊柱关节病,它充其量也只不过是一个粗陋的术语,因为它忽略了髋关节和其他外周关节受累。称该病为 HLA-B27 相关性疾病也不合适,因为此基因并非绝对敏感和特异。脊柱关节病的特征为中轴关节的慢性炎症、不对称性周围小关节炎与人类白细胞抗原 *HLA-B27* 相关性和类风湿因子阴性。通常用附着端炎来描述脊柱炎症,即肌腱和韧带在椎体的附着点发炎。AS 是脊柱关节病中最主要的疾病,还包括反应性关节炎(如 Reiter 综合征)、银屑病性关节炎及炎性肠病关节炎。

AS 的患病率为 0.05%~0.25%。对单卵双生子的一项研究表明其 AS 患病率为 50%,说明遗传外显率和环境因素均起作用。男性对此病的易感性至少为女性的 3 倍。脊柱关节病与组织相容性抗原 *HLA-B27* 密切相关。90% AS 患者 *HLA-B27* 阳性,这种抗原的"背景干扰"在西方白种人中约 6%,在非洲美国人中为 3%。此抗原随世界不同人群而有差异,在英国哥伦比亚的 Haidacp 印度人群中其阳性率为 50%,成年男性骶髂关节炎的发病率为 10%。

一、发病机制

HLA 抗原为第 6 号染色体基因编码的蛋白质,已经证实的有 3 个位点,它们合成 B 细胞表面的蛋白质,并在混合淋巴细胞反应中起作用。关于组织相容性抗原 *HLA-B27* 在脊柱关节病发病机制中所起的作用有以下几种假说。

1. *HLA-B27* 可能破坏抗菌屏障。

2. *HLA-B27* 可能改变为被细胞毒 T 细胞识别的异体分子。

3. *HLA-B27* 衍生的肽与细菌表面的抗原决定簇发生交叉反应,并经抗原递呈后激发自身免疫反应。

4. 革兰阴性菌的肽类分子与 *HLA-B27* 具有高度同源性,其同源性高于任何其他 *HLA-1* 类抗原,从而极有可能引发交叉反应。

分子模拟理论与我们对风湿热成因的了解是相似的,在风湿热中,心瓣膜表面与链球菌表面抗原相似,它作为一个无辜旁观者受到抗链球菌抗体的攻击。上述 4 种不同假说

不是必需的。

通过黏膜进入体内并诱发关节炎的细菌如耶尔森菌和志贺菌属等,可能持续存在攻击并引发炎症。回肠末端的组织病理学研究发现 AS 患者,特别当外周关节受累时在很大程度上存在亚临床性炎症。这种损伤比反应性关节炎(如 Reiter 综合征)的过程更为缓慢。然而,微生物如耶尔森菌是如何致病的,它是否真正到达脊柱引起炎症,是否引发一系列反应而导致无菌性炎症等问题尚不清楚。相反,与反应性关节炎相关的衣原体(如源自尿道炎)可从滑液中表明两者的发病机制不同。

二、临床表现

1. AS 的诊断标准　①40 岁前发生腰背疼痛;②隐性起病;③持续至少 3 个月;④晨僵;⑤活动后好转。

强直性脊柱炎常发病于青春期后期,40 岁以后发病者罕见,可以有关节和关节外症状,慢性下腰痛伴夜间和早晨发僵是常见症状,疼痛常在臀区深部,因咳嗽、打喷嚏或颤抖而加重。另可为单侧性,因此易与其他机械性腰背痛相混淆。疼痛可放射至大腿后侧(假性坐骨神经痛),大多数退行性关节炎不同活动可减轻其疼痛。

炎症有沿脊柱向上发展的趋势,附着点炎症可发生在胸肋关节和胸锁关节处,并易与胸膜炎混淆。在早期可发生胸腔扩展范围减少,发展到颈椎可因腰椎前凸消失出现典型前屈体形,髋关节可发生挛缩,但其他外周关节炎不常见。髋关节受累通常发生于病初 10 年内,此关节严重影响步态,迫使膝关节屈曲以维持身体直立。

AS 的病理生理始于肌腱和韧带附着于骨处(附着端)的炎症。通常肌腱末端通过胶原附着于邻近骨的骨小梁,但可发生炎症(附着端炎),虽然滑膜炎对 Reiter 综合征及银屑病和炎性肠病的外周关节炎起作用,但在

AS 发病中仅是一个次要因素。

在韧带的附着处，被侵蚀部位出现炎症反应，纤维组织不经过软骨阶段而直接骨化，新生骨与椎体松质骨相连接，相邻纤维环的外层被淋巴细胞和浆细胞浸润，愈合过程也导致韧带骨赘形成，前后纵韧带的骨化，最终形成竹节样脊柱，薄层骨赘连接邻近的椎间盘形成骨桥。附着端炎其他靶位点还包括骶髂关节、耻骨联合和胸肋关节。骶髂关节通常是第一个受累部位，随后病变部位可逐渐向上发展。

2. 关节外表现　25％的 AS 患者可以有眼葡萄膜炎，表现为视物模糊、疼痛、畏光，主动脉环扩张及主动脉瓣关闭不全为少见并发症。有长期慢性病程上肺纤维化可引起胸壁活动受限。脊髓或马尾受累引起神经系统并发症。

初期体征不明显，叩击或挤压骶髂关节可以出现疼痛。其他处的附着端炎包括股骨大粗隆、坐骨结节、跟腱附着点等，脊柱活动受限是 AS 的标志。风湿科的查体包括腰椎屈曲（Schober 试验）、膝伸直手触地能力、胸壁活动度、枕墙距（足跟及背部靠在墙上时枕部与墙的距离）。患者仰卧位最大限度屈曲一侧髋关节时，可以观察另一侧髋关节的挛缩情况，如果存在屈曲挛缩，腰椎前突将消失，对侧膝关节会出现屈曲。除了 HLA-B27 阳性外，其他实验室检查常常对 AS 诊断没有帮助，检测红细胞沉降率意义不大，患者可有正常细胞正色素性贫血。

3. 影像学研究　早期 AS 的 X 线片提示骶髂关节是最早出现异常的部位，实际上炎症可在影像学发现异常前 2 年就已存在，但关节强直为疾病晚期的表现。滑膜存在于骶髂关节前下方，初期表现为关节边缘模糊，骨硬化的出现早于关节强直。椎体角部出现侵蚀，椎体上部和尾侧曲线变平导致椎体变方，关节间隙消失，骶髂关节僵直。

颈椎屈、伸侧位像可以诊断寰椎轴向半脱位，其他影像学研究包括 MRI、CT 和骨扫描。骨扫描可出现"置亮"（light up）的充血区和炎症区。MRI 对骶髂关节病变的意义不大，但对评估椎间盘可能有帮助。骨髓水肿可见于肌腱附着端附近。韧带骨赘显像不佳，但对判断有无感染、骨折及骨赘是否突入神经管有价值。

骨密度（BMD）测量在 AS 中很重要，因为在发病早期即可由于骨量减少而增加骨折的危险。由于韧带骨赘会引起假性骨密度增高，故采用脊柱正位平片进行评估较困难。骨吸收的标志物如尿中胶原吡啶的排泄量增多表示了骨破坏的增加。

AS 的脊柱并发症。寰枢椎关节与横突的滑膜炎使寰椎在枢椎上方向前移位，导致寰枢椎关节半脱位，此并发症在 AS 中的确切发病率尚缺乏对照的研究，但少于类风湿关节炎。头颈活动使疼痛加剧引起麻木或电击样感觉，脊髓病可引起上肢无力和感觉丧失，也可出现下肢痉挛、无力、反射亢进以及胃肠及胆囊功能失调，上颈椎屈、伸侧位像可以明确诊断。若此区域出现重叠影像，可借助 CT 或 MRI 加以进一步证实。

脊柱骨折。骨质疏松且强直的脊柱由于无法吸收冲击力更易发生骨折，即使较小的外力即可造成骨折，常见的骨折部位是下颈椎。影像学常会漏诊这些骨折。脊柱炎常导致肩关节不能上举，因而使脊柱侧位片模糊不清。CT、骨扫描与 MRI 可以显示出椎体终板的缺损或椎间盘-骨边缘的破坏，因此对诊断意义更大。强直性脊柱炎发生骨折容易引起脊髓损伤。另外，这些患者发生硬膜外血肿的危险增加，主动脉因附着于脊柱前纵韧带而易被划伤。由于 AS 患者不能耐受长期卧床因而很少采用手术疗法。

三、鉴别诊断

1. 反应性关节炎　典型的反应性关节炎发生于急性腹泻或尿道炎之后，但需除外淋病引起的关节炎。国外学者首先描述了关节炎、尿道炎和结膜炎三联征，因此 Reiter 综合征成了反应性关节炎的同义词。诱发反应性关节炎的病原体包括引起腹泻的耶尔森菌、沙门菌、志贺菌，以及引起非特异性尿道炎的衣原体、支原体。与 AS 相比，反应性关节炎与 HLA-B27 的相关性低，阳性率约 75%。男性发病比女性多 1 倍，典型发病年龄在 20 岁左右，但儿童与老人均可发病。

临床上下腰部及下肢多关节炎为最常见的表现，也可表现为发热、体重减轻和极度不适，肌肉容积可以显著减小。艾滋病可有相似表现，故应查 HIV 抗体。跟腱炎和跖筋膜炎可见于 50% 以上的病例，眼葡萄膜炎、龟头炎及无痛性口腔溃疡通过特殊检查可发现。腊肠样踇趾是银屑病性关节炎的典型表现。

反应性关节炎的预后通常良好，病程可持续数周，尽管早期出现严重的功能障碍，患者均可恢复，但常有复发并最终导致外周关节的破坏。伴随进行性的骨膜反应可以发生肌腱炎和附着端炎。随时间推移骶髂关节炎的发生率增加。

2. 银屑病性关节炎　20% 的银屑病患者会出现关节炎。此关节炎可分为 4 种类型，即寡关节炎型、对称性多关节炎型、远端指间关节炎受累型和脊柱受累型。75% 的病例中银屑病先于关节疾病。最常见的是易与晶体性关节病或感染性关节炎相混淆的非对称性寡关节炎型，类似于类风湿关节炎的对称性多关节炎也很常见。40% 以上的银屑病性关节炎患者可发生脊柱关节病，但它通常伴有外周关节炎，仅有孤立的脊柱关节病者不足 4%。像 Reiter 综合征一样，骶髂关节炎和韧带骨赘形成通常是单侧的。

颈椎受累包括寰枢椎和枢椎下半脱位伴滑膜炎，颈椎可发生类似 AS 样的融合。与反应性关节炎和 AS 样，银屑病性关节炎会发生附着端炎，常见受累部位包括跟腱的跟骨附着点、跖筋膜炎、骨盆肌腱附着点及脊柱炎。伴有脊柱受累的银屑病性关节炎患者的腰部症状不像 AS 患者那样明显。不管影像学上的改变如何，腰背部症状会随时间推移而改善。

反应性关节炎和银屑病性关节炎与典型 AS 的影像学改变有以下不同：①非对称性骶髂关节炎；②少而不对称的韧带骨赘形成；③颈椎椎体前方绒毛状骨肥厚；④胸腰椎受累相对少；⑤椎旁骨化。

银屑病性关节炎外周关节的表现包括远端指间关节受累、指骨和掌骨溶解所致望远镜征及笔帽样改变，这些晚期体征有助于区别 Reiter 综合征及银屑病性关节炎，尽管两者可有相同的影像学表现和皮肤的组织病理学异常。Reiter 综合征的皮肤损害多见于掌部和跖面而银屑病更多见于伸侧。在银屑病性脊柱关节病中 HLA-B27 的阳性率较高。

四、治疗

AS 患者的治疗目标是减少脊柱畸形，减轻疼痛、僵硬及炎症。治疗原则为缓解疼痛及发僵，控制减轻炎症，保持良好姿势，防止脊柱变形。其中锻炼很重要，鼓励患者参加适当的锻炼，可改善其胸腰段活动度并增加其柔韧性，避免头和膝下放枕头并辅以积极的伸展锻炼，可以减少关节在屈曲位融合。

1. 运动、康复、心理

（1）适宜体育锻炼不间断，增强椎旁肌肉肌力与肺活量。

（2）站立、坐位保持挺胸、收腹，睡硬板床并取仰卧位平枕。

（3）减少避免不良体力劳动。

（4）选择良好的物理治疗（热磁疗法）。

2. 药物治疗

（1）非甾体抗炎药：在 AS 治疗中有一定疗效。NASID 可改善腰背痛发僵，减轻关节肿痛活动功能。COX-2 抑制药因提高安全性而成为目前的治疗趋势，然而这一领域比最初想象的要复杂,因为有些 COX-2 酶同样具有生理作用,因此也可能引起一些不良反应。

吲哚美辛片 25mg,3/d,饭后服用,适合年轻人(无胃肠、肝肾疾病)。阿西美辛胶囊 90mg,1/d。双氯芬酸钠肠溶片 25mg,3/d。塞来昔布胶囊(西乐葆)200mg,2/d。美洛昔康片 7.5mg,1/d。

以上药物的注意事项,针对病情选用一种药物避免不良反应,使用 2 个月,2 周无效更换。

(2)柳氮磺胺吡啶:在强直性脊柱炎治疗中受到关注,研究表明它的疗效明显优于安慰剂,但主要是针对银屑病的周围关节炎,而不是 AS 的中轴关节炎。柳氮磺胺吡啶片用量为 2g/d,分 2～3 次服用,4 周后起效。亦可 0.25g,3/d,每周递增 0.25g 直至 1.0g,2/d,持续使用 1～2 年。注意事项为可选用一种有效的抗炎药联合使用。出现消化道症状、头痛头晕、血细胞减少即刻停药(可恢复)。磺胺类药过敏者禁用。

(3)甲氨蝶呤:7.5～15mg,每周 1 次,疗程为 0.5～3 年,可并用一种有效的抗炎药。防止胃肠不适、肝损伤、头痛、头晕、血细胞减少等不良反应。

(4)甲基强龙冲击治疗:15mg/(kg·d)静脉滴注,1/d,连续 3d。亦可用利美达松制剂,骶髂关节注射,间隔 2～3 周重复注射,共 3 次。不可用皮质激素口服治疗。

3. 生物制剂 TNF-α　用于活动性 AS 或抗炎药物无效者。抗肿瘤坏死因子单克隆抗体(infliximab)3～5mg/kg,静脉滴注,4 周 1 次,共 3～6 次。可溶性肿瘤坏死因子受体融合蛋白(etanercept)能可逆性与 TNF-α 结合,抑制其与 TNF-α 受体位点的结合,25mg,皮下注射,每周 2 次,用 4 个月。不良反应为感染严重及变态反应狼疮样病变。国内未见报道此项治疗。

4. 银质针导热治疗　大致如同本章第二节腰椎手术失败综合征采用的银质针导热治疗顺序部位和次数,并应与药物治疗、康复训练相配合,控制疼痛。更为重要的是要有利于增强脊柱及髋关节功能活动,但骶髂关节融合及功能障碍难以发生变化。

5. 手术治疗人工全髋置换术　可控制关节疼痛,恢复活动功能,改善生活质量。在罕见病例中,寰椎侧块遭到破坏导致颈骨向下移近颈椎,齿状突上升进入枕骨大孔与小脑相接触。手术治疗的指征是寰枢椎移位＞5mm 或存在不能控制的疼痛、移位超过椎管矢状径 30% 或出现神经症状者。

(王福根　裘卫东　冯晓波)

第四节　带状疱疹后神经痛

带状疱疹相关性疼痛是典型的周围性神经源性疼痛,在老年患者中发生率较高。其疼痛程度剧烈,治疗棘手,对患者的生活质量也影响极大。

本病包括带状疱疹(herpes zoster,HZ)、带状疱疹后神经痛(postherpetic neuralgia,PHN)。美国神经病协会将带状疱疹皮损消退后,局部疼痛持续超过 3 个月以上者定义为 PHN。

带状疱疹疼痛发病分为 3 个阶段。①急性疱疹性神经痛(自皮疹出现 30d 内);②亚急性疱疹性神经痛(皮疹出现后 30～120d 的时期);③带状疱疹后神经痛(自发疹开始疼痛持续时间＞120d)。发病率带状疱疹的发病率约 12.5/万,无性别差异,多见于成年人,好发于春秋季节。其中约有 10% 的带状疱疹患者可发展为带状疱疹后神经痛。潜伏期为 3～7d,诱因为受凉、过劳、创伤、免疫抑制药、治疗恶性肿瘤和器官移植等。

一、病理和发病机制

带状疱疹病原体为水痘-带状疱疹病毒（varicella-zoster virus，VZV），在儿童可上呼吸道感染或眼睑结膜侵入体内，引起全身感染——水痘；在成年患者则表现为局部感染——HZ。HZ 和 PHN 所受累神经的病理学表现为广泛的淋巴浸润肌髓鞘变性，二者均存在有髓纤维末梢的髓鞘改变，证明在受累神经炎性脱髓鞘过程与疾病恢复过程有一定的相关性。HZ 患者感觉神经节及脊髓背角检查正常，而 PHN 患者则表现有明显的感觉神经节前有髓纤维消失和神经节纤维化，以及脊髓背角萎缩，且这些改变与 PHN 病程有相关性，可能为病毒再次激活后反复的病毒抗原刺激而引起细胞免疫介导的炎性反应所致。

PHN 的发病机制初步认识如下。

1. 素质-应激 慢性 PHN 的发病与患者的个性有关。回顾性研究证实，那些在感染 HZ 初期阶段患过其他疾病并承受过重大社会心理压力的患者更容易罹患 PHN，而且发病后其日常生活、工作及社会交流能力降低也更为明显。

2. 神经节炎症 老年人细胞免疫能力的下降，HZ 感染所引起神经节的持续性炎症，从而产生了 PHN 的持续性疼痛。

3. 免疫病理 与年龄有关的自身免疫（如抗神经元抗体的产生）可能导致神经损伤，从而使 HZ 痛发展为 PHN。

4. 细胞及分子机制 基于细胞水平及分子水平的基础实验研究，在病变神经组织的形态结构及功能代谢等方面取得了一系列成果，从而科学地诠释了神经病理性疼痛，包括带状疱疹痛及 PHN 的发病机制。

二、临床表现

HZ 和 PHN 表现为自发性及诱发性疼痛。其中自发性疼痛有 3 种类型，即稳定的跳痛、稳定的烧灼痛、间歇性锐痛或射击样痛（突发性疼痛）；诱发性疼痛包括痛觉过敏（hyperalgesia）和触诱发痛（allo-dynia，亦称痛觉异常）。痛觉过敏即对伤害性刺激反应增强，而痛觉异常则是指对阈下刺激（非伤害性刺激，如轻触）产生剧烈的疼痛反应。

1. 带状疱疹急性期

（1）前驱症状：发病前往往有发热、全身不适、头痛、恶心、颈部僵硬和局部或全身淋巴结大等。

（2）神经痛：为带状疱疹的特征性表现之一。疼痛的性质多数为跳痛、浅表性刺痛、烧灼感。可伴有受累根神经节分布皮区的皮肤痛觉过敏和（或）痛觉异常。疼痛可与疱疹同时或晚于疱疹出现。最初疼痛轻微，以后可逐渐加剧。每个患者的疼痛性质和强度也不固定，随时间经过而变化。约 8% 的患者急性期可没有疼痛。带状疱疹痛一般在 3 周内可逐渐缓解或消失。急性期患者病变部位皮肤浅感觉常减退，考虑与末梢感受器损伤有关。

（3）皮疹特点：疱疹经常在疼痛的第 4~5 天出现，也有患者先有皮损，后出现疼痛。皮疹分批出现。沿神经干线集簇分布，常见于肋间神经、颈部神经、三叉神经及腰骶神经支配区，如颜面、颈胸背、腰腹部。亦可侵犯眼、耳、口腔及阴部黏膜。皮肤损害常见于胸部、三叉神经（主要是眼支）或颈部。其中胸部占 50%，面部占 3%~20%，颈部占 10%~20%。双侧发病者低于 1%。有 1%~8% 的患者复发，约半数发生于同一部位。

皮损早期有局部红斑和肿胀，随后红色丘疹进展成囊疱、疱疹和脓疱。轻度皮损通常为部分皮区，整个神经分布区的感觉受累。严重病例皮损可布满受累神经分布区，疱疹较大并融合成片，且有持续的烧灼痛和剧痛，运动或皮肤紧张度改变可加剧疼痛。

随后，红斑逐渐消退，疱疹干燥皱缩，剧痛

减轻。疱疹结痂脱落,留下皮肤色素沉着,皮损重者,伤及真皮,留下瘢痕。感觉过敏和痛觉过敏逐渐减轻,症状消退。疼痛症状持续存在者转化为带状疱疹后遗神经病理性疼痛。

2. 带状疱疹后神经痛　是急性带状疱疹后遗症。尽管大多数患者带状疱疹可自行缓解,还是有相当数量的患者,特别是老年患者演变为带状疱疹后神经痛。

(1)疼痛:疼痛性质主要表现如下。①逾50％以上的 PHN 患者诉疼痛发作时呈自发性闪电样、刀割样或撕裂样剧烈疼痛,夜间睡眠差,严重影响生活质量。②针刺样疼痛伴随持续性烧灼痛属于中度疼痛,晚上可影响正常睡眠。多数患者疼痛剧烈难以忍受且较为顽固,并且多两三种疼痛混杂在一起;极个别患者缺乏典型的神经痛。虽然发作频率与 PHN 的临床类型和神经受损程度有关,但多数患者所表现的自发性剧烈疼痛的发作频率在临床上缺乏规律性,与运动亦无明显关系;持续性剧烈疼痛发作临床亦不罕见。

(2)瘙痒和感觉异常:大部分带状疱疹后神经痛患者会伴随患区程度不同的紧缩感、蚁行感、瘙痒、抽动感或灼热感;个别患者可单纯表现为剧烈的持续性瘙痒。带状疱疹后神经痛的患者可伴有机械性感觉异常。大多数患者患区皮肤呈现明显的痛觉过敏或超敏现象,即使少许棉签纤维轻轻掠过亦会引起痉挛样剧烈疼痛,因此许多患者由于惧怕衣服刺激产生的剧烈疼痛而不敢穿衣服。研究表明带状疱疹后神经痛受损皮区与对侧正常皮肤相比感觉阈差异显著,而皮肤的温度感觉无差别。

(3)抑郁、焦虑和自主神经功能障碍症状:多伴有情绪和心理状态的异常变化,如睡眠紊乱、厌食、倦怠、便秘和性欲降低。

3. 并发症

(1)急性带状疱疹:通常在疱疹破溃后出现并发症,如面神经麻痹、运动神经麻痹、水痘性肺炎、脊髓炎,甚至脑膜脑炎。免疫功能低下的老年人感染的发生率明显增高,病程延长。在疱疹早期,感染常在同侧节段性播散,很少侵犯对侧部位,常伴有发热、寒战和衰弱,最终可能因内脏受累猝死。

(2)带状疱疹后神经痛:由于病史长且疼痛剧烈,多数患者带状疱疹后期的并发症主要是可继发焦虑及抑郁症状,甚至有自杀倾向。PHN 也可伴发失眠、食欲缺乏、精力及性欲减退等。患者身体功能的损害,活动量降低影响工作,活动受限,不能参与社会活动。

三、药物治疗

1. 急性带状疱疹　控制急性带状疱疹,防止发生带状疱疹后神经痛。治疗越早,发生带状疱疹后神经痛的机会越少。应该积极治疗疼痛,尤其在老年人或免疫缺陷的患者,如不及时有效地处理急性带状疱疹痛容易发展为带状疱疹后神经痛。

(1)抗病毒类药物:目前是治疗急性带状疱疹的标准用药。带状疱疹病毒利用细胞的 DNA 自我复制。为使药物更有效,必须在组织无明显病变之前用药。

①阿昔洛韦:$5\sim10$mg/(kg·d),静脉滴注或口服,成人每次 200mg,5/d。阿昔洛韦可加速皮肤修复,缩短带状疱疹疼痛的时间;且急性带状疱疹后神经痛的严重程度、持续时间可能与治疗初始时间(发病 6d 内开始)有直接关系。

②泛昔洛韦:$250\sim500$mg,2/d,早饭与晚饭前口服,连续用药 $5\sim10$d。

新的抗病毒药物有索兰夫定(Sorivudine)与阿昔洛韦相比在促进皮肤愈合、防止复发及新的皮损发生方面效果好。万乃洛韦在缩短带状疱疹痛完全消除的时间方面,可能比阿昔洛韦有效且费用低。泛昔洛韦在预防生殖器疱疹的潜伏方面可能比阿昔洛韦更有效,可促进人类生殖器疱疹的愈合。

③膦甲酸:为治疗 AIDS 患者中 VZV 病毒性脑炎的理想药物。疱疹病毒对阿昔洛韦

有抗药性时,可静脉注射膦甲酸。剂量及用法为 40mg/kg,2~3/d,静脉滴注,输注时间应＞1h,连用 2~3 周,或直至痊愈。此类药物不良反应轻且少见,主要有过敏反应,如皮肤瘙痒、荨麻疹,也可有轻度胃肠不适。肾功能不全、老年人、孕妇及 16 岁以下儿童慎用。

④阿糖腺苷:为嘌呤核苷衍生物,抑制病毒基因组核酸的复制,具有广谱抗病毒的作用。对部分阿昔洛韦耐药的病毒仍有效。每日 10~15mg/kg,静脉滴注 10d。早期应用可减少急性疼痛和后遗神经痛,加速皮损愈合,缩短总出疹时间和促进结痂。其主要特点是使该类患者内脏并发症发生率从 19% 降至 5%,发病 12h 内使用,可预防皮损加重,促使疾病恢复。

⑤干扰素:广谱抗病毒药,兼有免疫调节的作用。干扰素可用于带状疱疹有散播危险的患者。大剂量早期应用可作为高危患者活动性感染的辅助治疗,但不良反应较大,主要为发热、寒战、头痛、肌痛,亦可有体重下降、白细胞下降、肝酶上升、干扰素皮肤反应。

⑥免疫球蛋白:可用于水痘易感的白血病患者和免疫功能低下易发水痘的儿童。对改变免疫功能低下的带状疱疹患者的病程无效。

⑦单磷腺苷:肌内注射单磷腺苷也用于治疗急性带状疱疹。其产生治疗作用的确切机制不明,可能与扩张血管、减轻水肿和炎症或矫正细胞水平的生化失衡或缺陷有关。

(2)神经营养药

①维生素类:维生素 B_1、维生素 B_{12} 肌内注射或穴位注射,营养受损的神经达到镇痛作用。

②甲钴胺:辅酶型 B_{12},有很好的神经营养和修复作用,其修复机制是增强神经细胞内核酸和蛋白质的合成及促进髓鞘生成。

③神经妥乐平:具有神经修复、镇痛和免疫调节作用,可作为防治带状疱疹后遗神经痛的辅助治疗。

(3)镇痛药:是治疗该病的重要辅助药物。对每位患者选择最佳药物须考虑各种情况,如疼痛性质、严重程度、持续时间及分布区域等。主要应用非阿片类和阿片类药物,如吲哚美辛、双氯芬酸钠;曲马多、可待因、美施康定(盐酸吗啡控释片)、奥施康定(盐酸羟考酮缓释片)。

(4)抗炎药物:常用于此症的是甾体类药物。口服泼尼松第 1 周 60mg/d,第 2 周 30mg/d,第 3 周 15mg/d。带状疱疹急性期可较迅速缓解症状,减轻炎症反应与瘢痕形成,有利于控制病情发展,但可能导致病情发展蔓延引发脑膜脑炎、脊髓炎等并发症。

(5)抗抑郁药和镇静药:带状疱疹合并重度抑郁症患者都伴有对水痘-带状疱疹病毒特异性细胞免疫功能的明显降低,抗抑郁药物可作为带状疱疹的镇痛佐剂应用。

三环类药物(TCA)具有镇痛、抗抑郁和镇静作用。常用的有阿米替林(25mg,3/d)、多塞平(25mg,2/d),可在产生镇痛作用的同时改善抑郁、焦虑等精神症状。三环类药物通过阻滞 5-羟色胺和去甲肾上腺素的再摄取,增强突触神经递质的活性,从而发挥镇痛作用,但其与抗病毒药物同用于老年人时仍有很大争议。三环类药和抗焦虑药常同时应用,最常用的组合是阿米替林和氟奋乃静。剂量为阿米替林 50~75mg/d 和氟奋乃静 1mg,3~4 次/d。上述治疗若无治疗反应,则可考虑短期内应用大剂量氯普噻吨 50mg,6h 1 次,连用 5d 方可缓解症状。但需要住院观察且有不良反应,只有在其他方法失败和疼痛非常严重时才建议使用。阿米替林和多塞平能改善睡眠紊乱,慢性疼痛患者常见夜间睡眠差和晨间早醒。

三环类抗抑郁药的不良反应包括低血压或高血压、心动过速、心律不齐、倦睡、神志不清、定向力障碍、口干、视物模糊、眼内压增高、尿潴留和便秘。

(6)免疫调节药物:带状疱疹的发生与机

体的免疫力降低有密切关系。近年来研究提示,多种细胞活性因子与伤害性感受器、神经病理性疼痛的发生或发展有密切的关系。

白介素可使 T 细胞和 NK 细胞增高,并使其杀伤活性增强,诱导干扰素的产生,从而产生抗病毒作用。而且其不良反应小,不会造成肝功能损害。免疫缺陷或免疫抑制的患者早期使用免疫增强药如干扰素、胸腺素、卡介菌多糖核酸等,可调节和增强人体细胞免疫功能,减轻病毒对神经的损害,避免神经痛的发生。

2. 带状疱疹后神经痛　带状疱疹后神经痛的药物治疗目的有 3 个:①镇痛;②减轻抑郁和焦虑;③改善睡眠,提高生活质量。

(1)镇痛药:上述非阿片类镇痛药、弱阿片类和强阿片类镇痛药均可用于治疗顽固性带状疱疹后神经痛。由于需较长时间应用,不良反应较大,而且还存在与抗抑郁药或其他药物之间的相互作用,所以必须全面考虑且非常慎重应用。在治疗初始必须短时应用麻醉镇痛药缓解极度疼痛,然而要尽快减量停药。

(2)抗抑郁药:在 PHN 患者中,约 90% 的患者有抑郁症状,约 85% 的患者对抗抑郁药有反应。三环类抗抑郁药是治疗 PHN 的首选药物。其代表药物阿米替林对带状疱疹后神经痛疗效确切,较为常用,每日平均剂量为 75mg,青年人起始剂量为 25mg,老年人为 10mg,起效时间 1～7d,若无效可加量至出现不良反应前的最大剂量。使用应从小剂量开始并逐渐增加剂量。

(3)抗惊厥药:为治疗带状疱疹后神经痛及其他神经源性疼痛的一线药物。其主要作用在于通过各种不同的途径抑制受损的初级感觉神经元及其轴突异位冲动的产生和传入。卡马西平,500～1000mg/d,分 3～4 次服用。苯妥英钠,100mg,3～4/d,可用于缓解剧痛。加巴喷丁,广泛用于神经病理性疼痛的治疗,因其疗效确切,不良反应小,而成为神经病

理性疼痛治疗的首选药物;其作用机制可能为减少谷氨酸能神经的传导,改善 GABA 能神经的传导,与电压依赖钙离子通道相结合,阻止钙离子的内流;每日剂量为 900～3600mg;为了减少患者服用时的不良反应,建议加巴喷丁从小剂量开始逐渐增加用药剂量。普瑞巴林,PHN 治疗的一线用药;其通过调节钙通道接近正常的生理水平,从而达到治疗神经痛的目的;普瑞巴林在缓解 PHN 及改善患者生活质量方面均具有显著疗效,每日剂量 150～600mg,维持药时间为 4～12 周;普瑞巴林与其他药物相互作用小。

抗惊厥药的不良反应包括骨髓抑制、共济失调、复视、眼球震颤、肝功能异常、恶心、淋巴结病、意识模糊和眩晕等。

(4)抗心律失常药:通过阻止 Na^+ 通道,降低外周伤害感受器的敏感度和中枢神经系统的兴奋性而发挥镇痛作用。主要药物有利多卡因、美心律。静脉滴注利多卡因 5mg/(kg·d),2h 以上滴完;美心律,口服 100mg,3/d。禁用于心脏传导阻滞者。

(5)神经营养药:维生素 B_1、维生素 B_{12} 及甲钴胺制剂等,口服或肌内注射,有很好的神经营养和修复作用。

(6)局部用药

①利多卡因贴剂:有研究证实 5% 利多卡因贴剂能有效地缓解带状疱疹后神经痛,尤其是触诱发痛,且具有较少的全身不良反应和其他药物的相互作用。

②辣椒素:通过选择性兴奋周围神经 C 纤维引发 P 物质的释放,长期应用使神经末梢的 P 物质和其他神经递质贮存耗竭,从而减少或消除疼痛刺激的传递。推荐浓度为 0.025%～0.1%。不良反应为局部皮肤的灼热感。

四、神经阻滞

1. 急性带状疱疹

(1)椎间孔外侧神经根注射疗法:急性带

状疱疹在相应病变区域的神经根也有受累，可应用躯体神经阻滞，包括臂神经丛、肋间神经及坐骨神经阻滞等。近10年来，作者通过临床实践，证实于椎间孔外侧神经根及前后支用消炎镇痛营养药物注射，疗效优于上述躯体神经阻滞。于带状疱疹发病同侧选定相应神经节段，一般2～3个节段即可，合理用药处方为2%利多卡因4ml，利美达松注射液1ml（地塞米松棕榈酸酯4mg），甲钴胺1mg，0.9%氯化钠注射液10ml，共为16ml用于2个节段椎间孔外侧部位。详见药物注射疗法相关内容。

（2）交感神经阻滞：带状疱疹急性期行交感神经阻滞经常能立即缓解疼痛，并且可能防止带状疱疹后神经痛的发生。交感神经阻滞用于解除血管痉挛，而后者可能是疼痛和神经损害的原因。用布比卡因行半月神经节阻滞治疗三叉神经带状疱疹，在发病初期2～3周内进行阻滞，疗效显著，以后应用则有效率降低。有头、颈、上胸部疼痛者配合使用颈交感神经节阻滞治疗，胸腰部疼痛者配合胸腰交感神经节阻滞治疗。

2. 带状疱疹后神经痛　研究表明，单独应用0.25%的丁哌卡因和0.2%去炎松皮下浸润或与全身用药和交感神经阻滞联合，可使70%患者的疼痛症状得到不同程度的改善。发病时间长短而治疗反应不同，发病短于1年有效率为85%。本症不建议采用神经损毁治疗，以下疗法经临床观察较为安全实用有效。

（1）椎间孔外侧神经根注射疗法：神经根受累是带状疱疹后神经痛的显著特征，此疗法是预测后期治疗效果的主要措施，多用于腰背部或腰骶部带状疱疹后神经痛。具体方法同于急性带状疱疹。

（2）颈椎或腰椎硬膜外隙注射：治疗躯体、四肢特别是下肢的急性带状疱疹效果较好，可以使感染时间缩短，加速皮损干燥结痂，疼痛减轻。皮质类固醇类药物可有效治

疗颈肩部或腰背部疼痛，尤其是腰骶部与肛门周围疼痛。如硬膜外神经阻滞常用于治疗第5颈神经分布区以下的疱疹痛。

（3）银质针导热疗法。

（4）脉冲射频疗法：其机制尚不明确。一般认为，脉冲射频能够抑制神经纤维冲动传导或电生理活动过程；改变疼痛信息传导、处理通路的可塑性；激活脊髓疼痛感受抑制系统；调控中枢神经系统疼痛递质水平。其主要优点在于通过间断性脉冲电流刺激神经系统以改善疼痛症状，具有神经调整或调控作用，其控制电压＜40V，可控制温度40～42℃。目前的研究资料表明，温度＜45℃以下时不会损伤神经纤维。

五、心理干预

1. 急性带状疱疹　由于带状疱疹急性期很短，心理干预不是强制性的。然而有的患者，尤其是有严重焦虑和恐惧的患者，进行心理干预有助于恢复。有研究表明，心理干预和精神疗法也能对患者的某种免疫反应成分产生积极的影响。由心理支持、抗病毒药物应用和教育患者组成的治疗方案是治疗疱疹病毒感染的最佳选择。

2. 带状疱疹后神经痛　对带状疱疹后神经痛的患者来说，几乎所有的患者都有情绪变化，焦虑和紧张能恶化并延长疼痛，带状疱疹后神经痛的慢性病程使近50%的患者产生严重抑郁，有些患者甚至产生强烈的自杀倾向。由有疼痛治疗经验的心理医师或社会工作者共同对患者进行安慰工作是药物治疗的重要辅助措施，让患者清楚认识精神与疼痛之间的关系，减轻患者对器质性疾病的恐惧。家人和朋友也应一并接受心理教育。这不仅能减轻他们的焦虑情绪，还能培训他们如何提供有效的情感支持，以帮助患者度过最困难的时期。

3. 神经痛的持续时间与治疗有密切关系　立即治疗能缩短病程并降低此病的严重

程度。患者的年龄与对治疗的反应之间也有相关性。年龄＜60岁的人一般对治疗反应好,老年人则对治疗的反应较差。三叉神经眼支分布区的带状疱疹后神经痛的皮损最难治,但具体原因尚不清楚。脊髓前侧柱切断术效果较好,但容易复发。早期复发认为是没有切断通路上的所有神经,故在肿胀消除后神经功能恢复。也有应用立体定向切断位于丘脑、中脑和前额叶的疼痛传导通路的报道。这些疗法只能用于生命时间短暂且其他方法都无效的患者。

（王福根　裘卫东　冯晓波）

第五节　复合区域性疼痛综合征

在20世纪50年代,临床表现上似乎依赖异常交感神经系统活性的一组症状,包括在"反射性交感神经营养不良"的普通术语中。至20世纪90年代初,因这一术语太过于简单,被术语"复合区域疼痛综合征(CRPS)"正式地替代。对此,包括无已知神经病学损害解释的疼痛的CRPS I型和与神经部分损伤有关的CRPS II型。没有其他临床特征可清晰地鉴别这两种疾病,并且在任一病例,患者可有交感神经有关的疼痛或与交感神经无关的疼痛症状。在此,这很令人感兴趣,因为基本疼痛特征通常包括深部痛(肌肉或其他深部组织)的疼痛和(或)烧灼痛,尤其在肢体中。除了肌肉痛 I 型和 II 型 CRPS 都特征性地显示运动失能的障碍。

一、发病机制探讨

从体外大白鼠偏侧隔-隔神经标本感受器获得的资料显示,肾上腺素增加高阈值机械敏感性纤维(high threshold mechanosensitive,HTM),可能是伤害性感受纤维感受器静息放电,并使其对机械刺激敏感。受持续有害机械刺激影响的末梢对肾上腺素特别敏感,缺氧同样致敏某些隔感受器。这些结果支持受损肌肉中伤害性感受器可直接被传出交感神经活性激活和(或)致敏的假设。一个新的观点是,病变组织中交感神经节后纤维能释放前列腺素 E_2(PGE$_2$),而 PGE$_2$ 反过来可致敏伤害感受器。

临床资料证实,在特殊情况下,交感神经传出活性可增强肌肉痛。例如,对纤维肌痛患者的星状神经节阻滞已显示可消除疼痛。在那种情况下,交感神经对周围神经末梢和血管的影响,不是简单地为神经节后纤维频率增加的结果;至少在纤维肌痛患者中,微神经学资料未显示交感神经过度活动。

纤维肌痛中星状神经节阻滞的疼痛解除效果很难理解。理论上,如果纤维肌痛患者的疼痛是由伤害感受器致敏作用(儿茶酚胺介导的)引起的,阻滞是有用的。然而,纤维肌痛最有可能的原因是中枢神经功能障碍,不应该轻易受周围神经节阻滞影响。可能的是,交感神经阻滞去除了一个增强局部疼痛的额外致敏因素。有证据表明,交感神经活性可能通过增加肌张力产电成分,间接介入肌肉痛。张力增加被认为是由交感神经介导的肌梭内肌纤维兴奋引起的。然而,如果由这种机制引起的肌梭传入增加足以增加肌肉机械张力,或通过单突触牵张反射引起肌肉收缩。

在反射性交感神经营养不良病例中,疼痛不是由交感神经活性传出增加,而是由血管和(或)神经对交感神经递质的超敏性引起的。动物实验结果支持这一假说。实验表明,部分神经损伤后皮肤伤害感受器变得对传出交感神经的活性和去甲肾上腺素敏感。

神经末梢和传入 C 类纤维都显示对儿

茶酚胺敏感。兔子中,传出交感神经活性已经显示可能是通过轴突膜去极化,抑制无髓鞘传入纤维的传导。这一发现的临床意义难以评估。在慢性疼痛病例中,伤害性感受 C 类纤维持续去极化可增强疼痛,因为膜电位更接近电阈值。这种情况可导致兴奋性增加,甚至传入纤维不稳定。相反,长时间持续且强烈去极化可能阻滞传导。因此,儿茶酚胺对传入纤维的作用方向(抑制或增加兴奋性)有赖于去极化的程度和持续时间。当考虑交感神经传出活性对来自肌肉伤害性感受的可能作用时要牢记,分布到肌肉的交感神经纤维的功能结构,与皮肤的节后纤维不同。因此,两个亚系统在有害刺激影响下做出不同的反应。例如,当一只手浸在冰水期间,肌肉神经的交感神经活性可增加,而皮肤神经的保持不变。

据 Mahsa Shokouhi 等在 *The Journal of Pain*(2018.02)上报道了 CRPS 不同阶段大脑结构和功能的变化。CRPS 是一种以患肢的感觉、运动、营养、血管舒缩和汗腺分泌等症状为特点的慢性疼痛,通常继发于创伤和外科手术后。症状因人而异,并随时间变化。其病理生理机制包括外周敏化与中枢敏化、儿茶酚胺水平变化引起的自主神经功能紊乱,以及炎症过程。因许多患者存在运动障碍、躯体感觉障碍和受累神经支配区域以外的感觉缺损,所以目前认为中枢神经系统在 CRPS 中发挥重要作用。大脑可塑性与 CRPS 密切相关,至于其如何在 CRPS 的不同阶段发挥作用目前尚不清楚。

二、临床特征

CRPS 临床特征如下。

1. 疼痛是间断的或持续的,并且常因躯体或情绪应激而加重。

2. 感觉变化,包括对轻触摸、温度刺激(冷或暖)、深压或关节运动的感觉过敏。

3. 交感神经功能障碍,如受累肢体中观察到的血管舒缩或泌汗功能的不稳定。

4. 凹陷型或非凹陷型水肿,对肢体抬高和下垂可有或无反应。

5. 运动功能障碍,可包括震颤、张力障碍、肌力丧失和受累肌群耐力丧失。在交感神经性疼痛的病例中,交感神经阻滞药可提供暂时或永久性疼痛解除。正如在 Janig 的总结中所强调的,关于这方面的知识还有许多问题有待回答。

Ⅰ型 CRPS 对肌筋膜 TrP 的作用尚未被研究。在许多患者中,临床医师观察到 CRPS 似乎倾向于在受累肌肉系统中产生 TrP。通常,TrP 失活(即使不被解除)可明显改善症状,尤其当干预发生在发病开始或 1 个月内时。这可能是活性 TrP 和自主神经系统间强烈双向相互作用的另一个例证,是一个需要进行实验研究的主题。在某些这样的患者中,更直接的(和能治疗的)肌肉受累还未被认识到。

三、治疗

随着正确诊断的建立,对疾病的各种神经病学机制的理解将使得特效的治疗成为可能。特效拮抗药对疼痛介质(如 P 物质、谷氨酸钠、前列腺素及生长因子)有效,恢复伤害感受过程所需的平衡应该是可能的。不幸的是,除了极少数病例,对痛苦的神经病变疾病的特效治疗(理论上所期望的)仍然难以找到。多数病例,最成功地治疗是内科(与外科相反)、非特效(与集中于调节特定伤害感受器反应相反)的治疗,且大部分是经验性的。

在着手神经性疼痛内科治疗前,应注意外科手术偶尔可能有益。在压迫性神经病时,如椎管狭窄或神经根病(椎骨骨刺、椎间盘碎片突出、狭窄空间内肿物生长)引起症状,外科手术可有显著效果。然而,这样一种可逆性的病因通常不能被确诊。

通常,最成功的减轻疼痛、提高生活质量

及重返工作的内科方案包括完整的、多种形式的干预计划。这些方法包括心理安慰、教育指导，以及减轻情绪上的异常、诱导、锻炼和药物疗法。也许慢性疼痛治疗失败的最常见原因，是单纯依赖药物治疗本身去解决问题。

1. 心理安慰　必须建立在教育指导患者的基础上，且必须尽可能地给予希望，因为一种积极的态度对艰苦的康复工作显然是重要的。尽管在美国2%的重返工作的纪录令人沮丧，但仍有理由保持乐观。在一项对照临床试验中，包括了受腰背痛折磨至少2年和已经离开工作至少1年的人参加为期3周的康复计划后，积极干预组87%的受试者已经重返工作，并且2年后仍在工作；未治疗组仅有41%的受试者已经成功重返工作。

情感情绪成分对延长慢性疼痛症状的作用仍然有争议。但大多数人认为，当抑郁或焦虑出现时，应该积极努力减轻情感症状。三环类抗抑郁药夜间服用的剂量行短期治疗，如阿米替林10～50mg，可能足以改善睡眠并减轻情绪紊乱的严重性。抗焦虑药物，如阿普唑仑（佳乐定）0.25～1.0mg，或氯硝西泮0.5～1.0mg，睡时服用，可足以防止与躯体功能障碍所致的与经济上忧虑有关的厄运感。而当情绪紊乱或精神错乱比较严重或出现自杀想法时，表明需要精神病学会诊。医疗工作人员有信心的、前置的、积极的方法，对一个处在缺乏适当动力的患者可能有支持性作用。

体格训练对任何一种恢复性计划均有价值。除了提供心血管适应性外，锻炼提供自信，并且似乎可提高内源性5-羟色胺水平。一个进行有氧锻炼的例证是，患者站在齐胸深的水中走。患者以一种缓慢、舒适、热身的步伐行走，同时摆动手臂5min，然后加快步伐直至感受到呼吸短促；接着，患者放慢步伐直至又感觉舒适；然后，再加快步伐至感受到呼吸短促；接着，患者放慢步伐至感觉舒适，

完成20min的锻炼。坚持这种计划每周3次，对恢复心血管适应性大有作用。其最大益处包括上肢参加需氧活动和有关节炎或关节损伤的下肢关节支撑的重量最小。其他证明有益的主动干预，包括在与工作相似的环境中进行与工作相似的活动，给予工作者完成工作所需技巧方面的信心。

2. 药物治疗　一些成功地用于慢性痛苦的神经痛患者中的药物包括镇痛药、麻醉药、镇静催眠药、抗惊厥药物和阿片类药物。非麻醉性口服镇痛药，如阿司匹林（650mg，口服，4/d）、对乙酰氨基酚（1000mg，口服，3/d）、布洛芬（800mg，口服，3/d）或萘普生（500mg，口服，3/d），能缓解中等程度的疼痛。肝硬化患者，对乙酰氨基酚剂量应该减少约50%。

（1）非甾体抗炎药（NSAID）剂量在老年人或有肾疾病的患者需要减量。新型NSAID酮咯酸（短期10mg，口服，3/d，或15～60mg单次静脉或肌内注射）可能与麻醉药一样有效。曲马朵（50～100mg，口服，4/d）是一种中枢性非麻醉性镇痛药，认为其可提供三环类抗抑郁和缓和μ-阿片受体激动药的联合镇痛作用。在肌筋膜TrP甚至在有交互兴奋的小神经瘤处局部注射麻醉药是有益的，即使是暂时性的。

神经瘤的治疗宜应用长效制剂（如0.25%或0.5%布比卡因，5ml，含12.5～25.0mg），可提供较利多卡因（1.5%或2.0%浓度5ml，含75～100mg）的短效制剂更长的疼痛缓解效果（8～12h）。

（2）对于骨骼肌筋膜TrP的治疗，应该避免应用布比卡因，因为它有肌肉毒性甚至神经毒性，当每一部位少于0.1ml重复注射时，1.0%利多卡因适于肌筋膜TrP注射。麻醉药加用肾上腺素是禁忌证。注射麻醉药的主要好处是减轻疼痛。无证据表明持续时间比利多卡因长的麻醉药对肌筋膜TrP的注射有任何优越性。如果认为长效

麻醉药是必需的,与布比卡因相比,依替卡因显示很少或无肌肉毒性。当在炎性肌腱、滑囊或腱鞘区域注射时有些临床医师应用小量皮质类固醇激素(泼尼松龙微晶体或倍他米松微晶体)和麻醉药。

(3)有些镇静催眠药对许多有神经源性或其他慢性疼痛疾病的患者有益。三环类抗抑郁药,如阿米替林(每次睡前 10～50mg)或丙咪嗪(每次睡前 10～50mg)可改善睡眠质量,白天有轻度嗜睡。其镇痛作用可能与抑制神经间突触处 5-羟色胺再吸收有关。

已经发现至少两种抗惊厥药物可减轻三叉神经痛及各种周围神经病变患者的剧烈疼痛。卡马西平治疗可用于减轻与糖尿病周围神经病变及疱疹后神经痛有关的间歇痛、锐痛、刺痛及烧灼痛症状。开始剂量应该低,即每次睡前 100mg,然后 100mg 2/d,但可增加至每天 800mg,分次服用。苯妥英有效剂量的范围是 200～400mg/d。因为许多潜在不良反应与这两种制剂都有关,医疗工作者必须熟悉它们。

已经发现卡马西平对糖尿病尿毒症神经病变,如脊髓痨闪电痛、神经淀粉样变性、维生素 B_1 缺乏性疼痛,Morton 神经瘤痛、>30％三叉神经痛患者、顽固性神经源性疼痛、幻肢痛及与多发性硬化有关的疼痛有益。为期 4 周、随机、双盲、交叉的试验中,涉及 15 例中枢性卒中后疼痛的患者,阿米替林对疼痛严重性的减轻似乎比卡马西平更有效。卡马西平也产生较多不良反应,需要减量。

慢性疼痛应用阿片类受体激动药仍然有争议。对急性疼痛它们似乎是安全的,在晚期恶性肿瘤应用中也是恰当的,但是有关它们在治疗无效的肌源性疼痛中的应用存在顾虑。首先应该尽力去确定疼痛原因,尤其是如果疼痛是由纤维肌痛或 TrP 引起的。通常,阿片类受体激动药开始解除疼痛(而非因为其精神作用)与渐进性生理依赖(成瘾性)无关。当这些药物开始解除疼痛,患者通常可在工作和社会中更好地行使职责。当它们用于精神作用时,看不到这些改善。医师应该监测患者行为以证实患者服用阿片类药物的效果。当这些药物需要短期用于中度严重的疼痛或以少于每周 3 次的频率重复应用时,应用可待因(15～30mg,口服)或氢化可待因(2.5～5.0mg,口服,每次和阿司匹林或对乙酰氨基酚混合)可能是恰当的。

(4)当镇痛药用于慢性疼痛疾病急性发作时,丙氧芬或丙氧芬与一种非麻醉镇痛药(如对乙酰氨基酚)混合应用,可能效果并不比酮咯酸好。少数情况下吗啡(10～30mg,肌内或静脉注射),哌替啶(50～100mg,肌内注射)或左啡诺(2～12mg 静脉或肌内注射,或 4～24mg 口服)可能是恰当的。

Ⅰ 型复合区域疼痛综合征可能需要新的治疗方法。过去的策略集中在皮质类固醇激素药物、间断应用交感神经节阻滞,甚至外科手术。最近的证据表明,应用小批量药物治疗应该是最初的治疗选择。推荐药物包括钙通道阻滞药(硝苯地平)、α-肾上腺素受体阻滞药(酚苄明)、抗惊厥药(加巴喷丁)和双膦酸盐(阿仑膦酸钠)。应用这些药物中的一种或多种对具有这种疾病的患者可能有显著的效果,在疾病相对早期和对轻度患者特别有效。

治疗的药物包括如下。①α-肾上腺素受体阻滞药,如酚苄明;②镇痛药,如对乙酰氨基酚、乙酰水杨酸、酮咯酸氨丁三醇酯、萘普生;③麻醉药,如盐酸利多卡因、布比卡因、盐酸依替卡因;④抗惊厥药物,如卡马西平、加巴喷汀、氯硝西泮、苯妥英钠;⑤钙通道阻滞药,如硝苯地平;⑥甾体类药物,如利美达地塞米松棕榈酸酯、倍他米松;⑦麻醉性镇痛药,如甲基吗啡、哌替啶盐酸盐、硫酸吗啡、丙氧芬盐酸盐;⑧镇静催眠药,如阿普唑仑、盐酸阿米替丁、盐酸丙咪嗪。

3. 腰椎间孔或星状神经节药物阻滞治疗　部分患者可采用腰椎间孔或星状神经节

药物阻滞治疗。

4. 银质针导热治疗

(1)腰骶髂部位:重点为骶髂关节、胸腰段 T_{10}～L_2 椎板及关节。

(2)腰骶臀部位:重点为竖脊肌肌起、腰方肌筋膜、臀中小肌肌起与肌止、臀大肌肌起。

(3)颈项背部位:重点为颈椎小关节 C_{3-7} 节段及椎板、枕部上下项线肌止。

(王福根 袁卫东 冯晓波)

第四篇 疼痛临床与实验研究

研究一　银质针导热治疗慢性骨骼肌损伤的实验研究

在人们日常生活和工作中,慢性软组织疼痛极为常见,门诊患者中慢性疼痛为主诉者占 $50\%\sim60\%$。热传导银质针对慢性、反复发作的重症软组织损伤有良好的远期疗效。但目前研究只停留在临床观察上,缺乏基础实验研究,初步认为其治疗作用可能的机制是增加局部血液循环、解除肌肉痉挛、消除炎症。近年来,细胞因子在疼痛中的作用越来越受到重视,已有学者发现炎性细胞因子白介素-8(IL-8)在软组织损伤中发挥重要作用,而热传导银质针疗法对慢性软组织损伤中 IL-8 的影响尚未有报道。本实验旨在通过兔骨骼肌慢性损伤模型,观察热传导银质针对慢性损伤骨骼肌和正常骨骼肌 IL-8 中水平及组织病理的影响,并与未加任何干预的慢性损伤骨骼肌做对比分析,探讨热传导银质针的治疗机制,为临床治疗提供可靠的理论指导。

一、方法

1. 将 27 只新西兰雄兔分别在自制屈伸练习器上做单一右膝关节屈伸练习,活动范围 $0°\sim90°$,每分钟 60 次,60min/d,连续 14d,制备成股四头肌慢性损伤模型后第 1 天,从中随机选取 3 只,取材做病理和 IL-8 水平检测,并与 3 只正常兔标本做对照。

2. 将 24 只模型兔随机分为两组(A、B 组),每组各 12 只;另有 12 只正常兔为 C 组。在训练 14d 后,A、C 组每只兔右侧股四头肌分别行热传导银质针治疗,治疗后 1d、3d、

7d、14d 每组分别处死 3 只兔取材做病理和 IL-8 水平检测,B 组兔不做任何干预自然恢复,与 A 组同期同法取材做对照。

二、结果

1. A、B 组骨骼肌中 IL-8 水平高于正常骨骼肌,分别为 408.12 ± 12.71 和 40.48 ± 26.14(pg/ml),差异显著, $P<0.01$。

2. C 组 IL-8 水平治疗后升高,3d 时达峰值,7d 下降,14d 时与术前无明显差异,治疗前和治疗后 1d、3d、7d、14d 分别为(单位 pg/ml) $40.48\pm26.14^*$、80.62 ± 20.30、138.07 ± 21.18、95.12 ± 20.49 和 $68.27\pm20.14^*$($^*P>0.05$)。治疗后发生的肌纤维萎缩在 14d 时明显恢复。

3. A 组 IL-8 水平术后 14d 时低于 B 组,分别为 206.84 ± 12.02、357.25 ± 10.21(pg/ml),$P<0.01$,差异显著;骨骼肌肌纤维萎缩、间质纤维增生的改善优于 B 组。

三、本实验得出如下结论

1. 慢性损伤的骨骼肌中 IL-8 水平明显升高,与正常骨骼肌有显著的差异,说明 IL-8 可能在慢性炎症中起着重要作用。

2. 热传导银质针治疗 14d 后能降低慢性损伤的骨骼肌中 IL-8 水平,减轻骨骼肌慢性炎症反应。

3. 热传导银质针可以改善骨骼肌慢性损伤的病理状况,见下图。

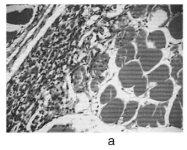 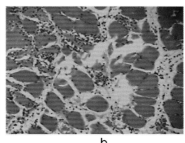 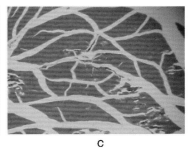

a b c

图 骨骼肌组织病理变化

治疗后 3d(a);治疗后 7d(b);治疗后 14d(c)。

（陈 华 毕 胜 王福根）

研究二 银质针导热对骨骼肌热反应的生物学效应及组织学观察

银质针导热治疗的关键技术加热系统仍然使用传统的艾条加热,存在加热的不确定性,不利于科学地研究其治疗机制。本研究为运用可以控制的银质针加热系统,离体找出银质针加热针体温度变化的规律,再现银质针导热治疗过程,观察骨骼肌热损伤后的变化。

一、材料和技术

1. 温度的调控与监测

(1)数字测温仪精度 0.1℃,量程 20～100℃,传感器半导体探头(北京师范大学司南仪器厂)。

(2)温控系统设备,采用 XMT 数显温调仪精度 1.0℃,量程 50～150℃,传感器 Cu50 (姚奥特仪表有限公司)控制温度,30W 加热器针尾加热。

2. 银质针导热骨骼肌热损伤效应的组织病理学观察 实验采用成年 SD 大鼠(解放军总医院医学实验动物中心提供)30 只,体重 300～350g,雌雄不限。严格消毒,用 10cm 直径 1mm 银质针对小腿后肌群针刺(针刺方向与肌纤维走向平行)。用自行设计的温控系统对银质针进行加热(温控温度分别为 60℃、70℃、100℃),并记录皮肤进针点温度。动物分别在 24h、7d、14d、21d、30d 时,用 10% 水合氯醛腹腔注射麻醉(0.3ml/100g 体重),活组织取材,10% 甲醛溶液固定,石蜡包埋切片,HE 染色,测量小腿后肌群温度损伤范围及观察组织病理情况。

二、结果

1. 温控系统对银质针加热的针体温度的变化规律 室温下(30℃)用温控系统对针(长 10cm,直径 1mm)进行加热,使用数字测温仪测量皮肤进针点温度、中点温度(皮肤进针点与针尖的中点)、针尖温度(进针点到针尖的距离 5cm,表 1)。

2. 组织学观察

(1)皮肤组织观察:24h 皮肤肿胀、进针部位结痂以温控 100℃组较明显,1～2 周结痂开始脱落,但温控 60℃、70℃ 两组动物肿胀及粘连不明显。温控 100℃组可以触及明显硬结,余两组不明显,两周后硬结缩小、消失,动物活动自如,无运动障碍。

表 1　体外室温 30℃ 条件下温控系统银质针针身加热各点温度变化

温控温度	皮肤进针点温度℃	体内中点温度℃	针尖温度℃
60℃组	44.4±1.2	40.8±0.9	37.1±0.6
70℃组	49.3±1.9	42.0±1.1	38.7±1.1
100℃组	62.2±1.4	43.4±1.0	42.0±1.3

（2）肌肉组织观察：实验 24h，水平切面连续观察显示温热银质针治疗后形成以针道为中心的圆柱形热损伤生物学反应区。见表 2。

①100℃组：实验 3d 可以观察到反应区内肌纤维凝固性坏死，胞质红染，细胞核消失，坏死区周边被炎症细胞包围。7d 可见反应中心区骨骼肌细胞消失，呈空泡状；密集分布的梭形或有突起的细胞，比炎性细胞及成纤维细胞大，肌浆嗜碱性，单核且核大，圆形或椭圆形，位于细胞中央，为成肌细胞。14d 可见很多的单核肌细胞融合而成的肌管，横切面有 3～4 个细胞核，圆形或椭圆形，位于细胞中央区域。21d 肌细胞呈圆形或椭圆形，肌浆红染呈嗜酸性，肌细胞核的密度较前明显减少，横切面有 1～3 个细胞核，多数位于细胞边缘，少数位于细胞中央。30d，肌细胞呈圆形，红染，横切面有 4 个细胞核，位于细胞边缘，间隙清楚，结构正常。

表 2　反应区病理变化范围的最大截面积

银质针导热后	60℃（mm^2）	70℃（mm^2）	100℃（mm^2）
第 1 天	2.36±0.31	6.28±2.31	18.84±4.36
第 3 天	18.84±4.51	25.12±4.21	204.1±15.21
第 7 天	0.78±0.21	9.42±3.42	62.8±10.86

②70℃组：实验 24h，反应区内肌细胞变性萎缩，肌细胞周围炎性细胞浸润。3d，变性的肌细胞细胞核增多，周边可见到较多的成肌细胞。7d，成肌细胞进一步增多，部分与肌细胞融合，细胞核位于肌细胞中央。14d，肌细胞结构恢复正常。

③60℃组：实验 24h，反应区内肌细胞变性萎缩，肌细胞周围炎性细胞浸润。3d，可见成肌细胞增多，与肌细胞融合，细胞核位于细胞中央。7d，肌细胞结构恢复正常。

三、讨论

临床上应用银质针导热治疗软组织性腰腿痛的皮肤进针点的最适针身温度为 43～51℃，使用温控系统对银质针加热很好地再现了银质针导热治疗疾病的过程。实验过程中温控 60℃ 和 70℃ 两组皮肤进针点温度可以控制在 43.2～51℃，与临床治疗最适温度相符；温控 100℃ 组的皮肤进针点温度在 60.8～63.6℃，高于临床治疗温度。

病理组织学 24h 水平切面连续观察显示，温热银质针治疗后形成以针道为中心的圆柱形热损伤生物学反应区。温热银质针是密集型针刺疗法，不同于传统的温针灸疗法及物理治疗使用的高频、超高频电疗法，它是银质针介导的热损伤疗法，是一种微创手术。温控 60℃ 和 70℃ 两组，3d 热效应反应的最大面积分别为 18.84±4.51mm^2 和 25.12±4.21mm^2，相当于半径 2.45 和 2.82mm 的圆形损伤，小于针距 1cm，圆柱形热损伤反应区之间存在无热损伤的骨骼肌组织；而温控100℃组，进针点温度60～63℃，24h热损伤效应最大面积204.1±15.21mm^2，相当于半径8.32mm的圆形损伤，大于针距1cm，热损伤区域连成一片，可以造成大面积的肌肉变性、坏死，如同大面积烫伤一样，引起瘢痕修复。因此，该法治疗后在治疗区域形成人民大会堂立柱样的结构损伤区，损伤区间有正常骨骼肌组织，保留正常骨骼肌血供途径，为损伤骨骼肌的再生提供充足的血供；其次损伤区破坏因软组织损害已经变性的肌肉组织，为再生创造基本条件。

原始的骨骼肌细胞发育成成熟的肌细胞，历经前成肌细胞、成肌细胞、肌管、肌纤维等4个过程。前成肌细胞为稍长的不规则的星状细胞，含少量细胞质，有一个大而圆的核，染色质深，核仁明显；它进一步分化，细胞增大并伸长为梭形，细胞质增加，核为椭圆形，染色质浅，核仁明显，变成成肌细胞。以后成肌细胞增殖、分化，多个成肌细胞相互融合成一个管状细胞，即肌管，散在的成肌细胞可以继续融合在肌管内，使一个肌管内可有数个至数十个圆形或卵圆形的细胞核，呈串珠样排列于中央，并且核较大。随着肌细胞内肌原纤维逐渐增多，胞质也由嗜碱性变为嗜酸性，并逐渐出现肌横纹，成为肌细胞。一般来说，进入成年以后，成肌细胞就消失了，在肌管阶段有单个核细胞附着在表面，分化为肌卫星细胞。肌卫星细胞位于肌膜与细胞膜之间，胞核扁圆，核内染色质较稀疏，细胞质较少，在光镜下不易分辨，卫星细胞正常情况下处于静止状态。当肌肉损伤、坏死或负荷过重时，该细胞即被激活，和成肌细胞一样开始增殖（有丝分裂）、分化（功能蛋白的表达）融合成肌管，最后形成肌纤维。因此，有学者认为肌卫星细胞是肌再生期的成肌细胞。大鼠实验模型中的细胞分裂高峰在伤后2～3d，创伤后的数天中，基底板层下即有肌管形成，原位免疫杂交实验显示，肌管的位置与肌浆球蛋白mRNA的分布一致。骨骼肌挫伤修复过程中光镜发现，大鼠腓肠肌局部充血、水肿、变性，部分肌纤维和肌丝紊乱、断裂。伤后1d，肌纤维崩解、碎裂，有许多炎症细胞吞噬碎片。4d，出现大量成肌细胞核，有肌管形成。14d，肌管融合成肌纤维瘢痕形成。本研究酶学染色发现，增生的细胞核呈现肌学表现。

本实验的组织学和超微结构观察结果与上述过程基本相同：伤后第1天炎症细胞浸润；第3天有成肌细胞和肌管形成；第7天成肌细胞和肌管更多，有肌管融合现象；第14天仍有肌管融合现象，尚未完全愈合；第30天时光镜下观察骨骼肌细胞多恢复正常。

银质针导热治疗后多数患者痊愈多需一段时间，见效多在术后4～6周。组织病理学观察发现，银质针术后骨骼肌再生修复过程需要至少1个月时间，可以解释临床中很多患者自觉银质针导热后有一段时间无力的现象。1个月的组织病理学观察并未出现"肌肉打孔孔道"现象。因此，银质导热针对骨骼肌血供的长期改善作用不是由于针体通道的再血管化作用，尚需进一步的研究。

（王福根　毕　胜　冯传有）

研究三　SP和CGRP神经纤维在膝关节内分布及与膝关节疾病的联系

近年来，多种神经肽被确认存在于周围神经系统，一些证据表明它们主要作为神经调节物质起着传递感觉信息的作用。P物质（SP）于1931年被发现，并通过免疫组织化学的方法证明其存在于脊髓背根神经节的细胞和传入C纤维和Aδ纤维，其中一些对伤害性刺激有特殊反应。伤害性刺激导致脊髓释放 P 物质，这个结果表明神经肽参与了伤害性信息的传递。

降钙素基因相关肽（CGRP）是 1983 年被发现的神经肽，现已证明其存在于脊髓背根节的细胞和周围感觉神经轴突。在活体猫的脊髓中已证明了 CGRP 的刺激依赖性释放，应用 CGRP 的离子导入在猫的脊髓背角产生缓慢但长时的神经元兴奋结果提示，CGRP 与伤害信息的传递过程有联系。许多研究者确认了 CGRP 和 SP 共存于感觉神经节的细胞和初级传入神经纤维，CGRP 和 SP 同时释放影响其他神经肽和神经调节物的释放和作用。

发现两种神经肽出现在周围传入神经纤维，并在神经支配组织存在神经肽结合点，这一事实提示初级传入纤维不仅仅限于从周围向脊髓中枢传递（伤害）信息，而且在神经支配的周围组织中表现出传出的调节作用。实验中，对初级传入纤维的逆行刺激激发加强了膝关节关节液中的 SP 的释放，其作用为调节血管扩张和血浆蛋白和红细胞的渗出，这是炎症过程的主要特征。因此，神经肽如 SP 和 CGRP 的释放可能在调节炎症的神经成分中起着重要的作用。

近年来，国外学者以膝关节为实验对象研究 SP 和 CGRP 神经纤维的分布及与疾病的联系。本文拟对这一问题做一简要概述。

Har 研究了猫膝关节的初级传入纤维中的 SP 和 CGRP 纤维的分布。应用荧光染料快蓝作用于切断的周围神经末端进行逆行标记使关节传入神经的核周体显现。发现 SP 在标记的中部关节传入纤维中占 17%，后部占 16%，而 CGRP 在中部和后部传入纤维中占 35% 和 32%。考虑到两种神经肽共存的情况，传入纤维中的 SP 和 CGRP 可能不会超过 1/3，对细胞直径的计数表明只存在于小的和中等大小的神经元（$<50\mu m$），这提示这种神经肽主要存在于无髓神经纤维中。CGRP 主要存在于小的和中等的神经元，但也有一些存在于大的神经元中（$>50\mu m$），提示 CGRP 存在无髓神经元及少量的有髓神经元，这与以前的研究结果相一致。

Marshall 应用免疫组织化学方法研究了猫膝关节 10 个区域（交叉韧带、侧副韧带、半月板、脂肪垫、滑髌、关节囊和腘肌等）的 SP 和 CGRP 纤维的分布。在所有的被检测的关节组织中均发现 SP 和 CGRP 免疫反应阳性的神经纤维。SP 纤维和 CGRP 纤维通常与血管分布有关，但是 10 个区域中都发现了"自由"的 SP 纤维和 CGRP 纤维，与血管分布没有任何关系。结果表明 SP 纤维和 CGRP 纤维不局限于滑髌组织，两种神经纤维广泛分布于除关节软骨无神经区域的所有关节组织，与 SP 和 CGRP 相互作用的功能相联系。

Pieter Buma 在大鼠髌骨下关节腔内注射细菌性胶原酶诱发出关节炎。设对照组，在关节囊、髌骨骨膜、髌骨边缘的滑膜组织、股骨髁间窝、股骨和髌骨的软骨下骨质均发现丰富的细小曲张的 CGRP 和 SP 纤维。而且，在股四头肌、髌腱和股骨髁间窝之间的滑膜皱襞也发现这两种纤维。应用胶原酶处理后，CGRP 和 SR 纤维在皱襞组织显现不明显，在髌下脂肪垫、髌骨边缘与增生的滑膜组织大为减少。

Wojtys 应用 11 例患者的髌骨为标本，其中 8 例诊断为退化性髌股关节病和 3 例正常。通过免疫组织化学技术应用单克隆抗体标记 SP 以确定伤害性纤维，在支持韧带、脂肪垫、骨膜、髌骨软骨下骨板均可分离出受退行性疾病影响的 SP 纤维。这项研究表明，在膝关节软组织、周围结构及骨选择性追踪伤害性疼痛纤维是可能的。膝关节周围软组织 SP 纤维的分布提示，对膝前部疼痛采用外科方法产生满意的疗效其机制有可能是去神经的原因。

Pereiz 应用免疫荧光显微镜观察正常人和类风湿关节炎患者的滑膜的神经支配。免疫反应阳性的神经纤维（包括 SP 和 CGRP 纤维）在类风湿关节炎的滑髌中数量明显下降，这结果与神经肽在类风湿关节炎患者释放到关节液的结论相一致。Mappz 也证明了在类风湿关节炎患者表层滑髌组织 SP 和 CGRP 纤维缺乏及深层组织免疫反应染色的神经肽在病变组织比正常组织要少，这提示在类风湿关节炎患者释放 SP 和 CGRP 及其他神经肽。

Jason 应用银染法和免疫组织化学方法研究了兔、鼠和人的膝关节侧副韧带神经分布及损伤后变化。SP 纤维和 CGRP 纤维在兔、鼠的侧副韧带上均被发现，在韧带损伤区的周围免疫反应阳性的纤维远离了正常韧带，提示韧带对神经源性炎症高度敏感，有可能是关节伤害性刺激的关键因素之一。

Lam 研究了应用交感神经刺激和应用 SP 和 CGRP 对鼠的膝关节囊的血流作用。结果发现同正常相比，动物在急性关节炎时，交感神经的缩血管反应明显下降，而 SP 和 CGRP 的扩血管作用均增强，在正常关节中预先应用 SP 和 CGRP 能够降低交感神经缩血管的作用。在膝关节急性炎症时，交感神经的扩血管作用被神经肽释放所替代。急性关节炎的充血特征可归因于这种效应。Karimian 在大鼠的膝关节腔内注入适量的 CGRP，运用敏感的检测手段在关节滑液中检验出蛋白。这个发现说明，CGRP 能改变血管的通透性而且参与了神经性调节的炎症过程。总之 SP 纤维和 CGRP 纤维广泛地分布于膝关节的各个区域，在膝关节炎症和损伤的病理生理过程中起重要的作用。

（毕 胜 王福根）

研究四　肌肉内导热对痛觉内源性调控影响
——中枢不同类型阿片受体在下行
易化及下行抑制中的作用

痛觉内源性调控作用在生理状态下呈现非紧张性状态，且痛觉下行易化作用的激活阈值显著低于下行抑制作用的激活阈值。因此，在镇痛治疗中如何在不激惹下行易化作用的前提下，能够有效地激活下行抑制作用已成为临床治痛中难以克服的困难和障碍。通过观察大鼠伤害性缩足反射，本课题研究了肌肉内热针刺激对脊髓介导的伤害性反应的可能影响。此外，本研究对痛觉调控作用中涉及的丘脑"伤害性反应辨别器"，即丘脑背内侧核（MD）和丘脑腹内侧核（VM），以及中枢阿片受体介导的机制给予了深入探索。我们发现，46℃肌肉内热刺激能同时激活痛觉内源性下行易化和抑制作用，丘脑 MD 和 VM 核团分别参与上述易化和抑制作用的激活。而 43℃ 非伤害性肌肉热刺激仅激活下

行抑制作用，丘脑 VM 核团参与该下行抑制作用。丘脑 VM 核团内分别微量注射选择性阿片 μ, δ, κ 受体拮抗药 β-FNA（β-funaltrexamine hydrochloride）、naltrindole、nor-BNI（nor-binal torphimine）显著降低 46℃ 内热针肌肉内刺激诱发的下行抑制作用；而 MD 核团内微量注射 β-FNA 明显抑制 46℃ 内热针肌肉内刺激诱发的下行易化作用。VM 核团内微量注射 δ-受体拮抗药 naltrindole 可以抑制 43℃ 内热针肌肉内刺激诱发的下行抑制作用，而 μ 和 κ 受体拮抗药对 43℃ 肌肉内热刺激诱发的下行抑制作用无影响。本研究提示，阿片 μ 受体在丘脑 MD 和 VM 核团中分别参与痛觉易化和抑制作用。此外，本研究结果揭示了阿片 δ 受体在非伤害性（非痛性）肌肉内热刺激所介导的有效镇

痛作用中的临床应用前景。

近几十年,疼痛的内源性下行调控作用在中枢敏化及病理性痛,如触痛(allodynia)或痛觉过敏(hyperalgesia)的发生和维持中的作用一直是痛觉研究的重点(Treede 等,1992)。从解剖和功能方面而言,目前所广泛接受的是痛觉的下行调控通路分为痛易化和痛抑制两个独立的通路(Fields,1992;Urban 和 Gebhart,1999;Millan,2002;Zhuo 等,2002)。通过药物或非药物方法,可以增强痛觉下行抑制作用及减弱痛觉下行易化作用,以缓解临床病理性痛。不过,相对于紧张性存在的本体感觉调控作用而言,痛觉的内源性下行调控作用的一个重要特点就是它在生理状态下处于非活动状态,其激活依赖于足量的外周 C-纤维的有效传入(You 等,2010)。更为重要的是,下行易化作用的激活阈值明显低于下行抑制作用的激活阈值(Lei 等,2011;Lei 和 You,2013;You 等,2013)。由于这一特性,导致在不激活下行易化的前提下,很难通过单独激活下行抑制以有效缓解疼痛。然而,需要接受的是外周 C-纤维的兴奋并不仅仅代表痛,其中,伤害性和非伤害性热刺激均可促使 C-纤维兴奋(Besson 和 Chaouch,1987)。因此,我们之前推测可以通过非痛性热刺激,如灸法,来选择性激活痛觉下行抑制作用(You 等,2013)。相对于阿片类药物在外周和脊髓的镇痛作用而言,阿片类药物在脊髓以上,如皮质和其他区域的作用并不一致。激活痛觉下行调控通路延髓头端腹内侧区(RVM)中的阿片受体可表现出明显的镇痛作用,而激活其他脑区的阿片受体反而出现增强痛觉感受的作用(Bederson 等,1990;Kow 等,2002)。在不同阿片受体中,有关 μ-受体对痛觉作用的争论最多(Marinelli 等,2002)。使用 μ-受体激动药,如芬太尼,在明显镇痛作用后会产生长时程的痛觉过敏,这可能会造成 μ-阿片受体激动药的成瘾和耐受,也为临床使用该类药物带

来严峻的挑战(Colpaert,1996)。目前,对于上述阿片类药物在调控痛觉信息中所出现的复杂、矛盾的现象尚没有科学的解释。在本研究中我们观察了不同温度内热针肌肉内热刺激对疼痛内源性下行调控的影响,以及阿片在痛觉下行易化和下行抑制调控中的机制。我们以全新的证据首次报道了 43℃ 的非痛性热刺激,而非 46℃ 的痛性热刺激引起阿片 δ-受体,而非 μ-受体和 κ-受体的活动可能是一个具有前景的有效镇痛方法。

一、材料与方法

1. 动物选择　选用健康雄性 SD 大鼠,体重 $260\sim300g$(10 周龄),所有动物由西安交通大学医学院动物中心提供。动物成对饲养于饲养笼中,保持室温 $22\sim26℃$,光照与黑暗节律 12:12h,食物与水自由摄取。所有实验均获得西安交通大学医学院生物医学伦理委员会批准,并严格按照国际疼痛学会(IASP)关于清醒动物进行疼痛实验研究纲要要求实施和完成(Zimmermann,1983)。动物在实验前 5d 每日置于实验观察箱中适应环境至少 1h。每只大鼠均只使用一次,实验结束后行腹腔注射过量戊巴比妥钠(200mg/kg)处死。实验中尽量减少动物的使用数量,同时尽量减少动物遭受痛苦。

2. 内热针肌肉内刺激大鼠　通过面罩吸入异氟烷,麻醉起始剂量为 4% 异氟烷+96% 氧气,在肌肉内热刺激期间的维持剂量为 1% 异氟烷+99% 氧气。肌肉内热刺激选用内热针(直径 1.05mm,长度 30mm)连接于具有反馈调节控制功能的经皮骨骼肌松解治疗仪(型号:NWX-1 型,上海曙新科技开发有限公司)。

已知,$>45℃$ 的外周组织热刺激可被认为是伤害性热刺激(Hardy,1953),本实验中选用 43℃ 和 46℃ 的内热针刺激分别作为非伤害性和伤害性刺激。本实验选用的每个温度下的热刺激时间为 15min、30min 和 45min。内热

针插入大鼠左侧腓肠肌中部,插入深度为0.5cm。除单针刺激外,我们还观察了双针刺激的空间效应,双针的针距为0.5cm。大鼠双侧的伤害性机械和热刺激所诱发的缩足反应作为伤害性反应观察指标。

3. 电毁损对侧丘脑 MD 和 VM 核团　大鼠腹腔注射戊巴比妥钠(50mg/kg)麻醉后,将大鼠头部通过耳棒和齿板固定于脑立体定位仪上(型号:68001,深圳瑞沃德生命科技有限公司)。经利多卡因局部麻醉,切开头皮,颅骨钻孔,对位于肌肉内内热针刺激对侧的丘脑核团行直流电毁损。电毁损采用绝缘不锈钢针电极(针柄直径 200μm,尖端直径 50μm,暴露尖端 50μm)通过立体定位仪定位插入丘脑 MD 核团/VM 核团,MD 核团坐标:前囟后 2.3～2.8mm,中线旁 0.75mm,颅骨下 5.2～5.4mm;VM 核团坐标:前囟后 2.3～2.8mm,中线旁 1.2～1.5mm,颅骨下 7.1～7.2mm(You 等,2013)。由电刺激器产生电极尖端为 150μA 的直流电 30s 毁损相应的核团组织,通过与电极串联的 100 Ω 的电阻,通过示波器测量压降来连续监控毁损电流。电毁损后,缓慢退出电极,伤口经生理盐水清洗,使用抗生素预防感染,牙科水泥封闭颅骨的钻孔,缝合头皮。术后动物恢复 7d,并评估其行为及运动功能。经 Rota-Rod 转棒仪(型号 755,IITC,Woodland Hills,CA,美国)评估,对于有运动功能障碍的动物则剔除出下一步实验。

4. 脑内微量注射不同阿片受体拮抗药　方法描述见 You 等(2013),使用牙科钻行颅骨钻孔以备颅内插管。经立体定位仪定位在丘脑核团插入套管针(外径 0.35mm,内径 0.25mm,深圳瑞沃德生命科技有限公司),核团坐标同上。插管术后伤口经生理盐水清洗,使用抗生素预防感染,牙科水泥封闭颅骨并固定套管针,缝合头皮。术后动物恢复 7d,出现永久性神经功能损伤或运动功能障碍的大鼠则剔除出下一步实验。有研究

显示,丘脑内或其他脑区给予 1nmol 的 β-FNA、naltrindole 或 nor-BNI 能够有效影响脊髓伤害性感受(Lund 等,2002;Schepers 等,2008)。本实验所用拮抗药均购自德国 Sigma-Aldrich 公司,实验时使用生理盐水新鲜配制。内热针肌肉内刺激结束后 30min,实验者用手将大鼠轻柔固定,1nmol/0.5μl 的上述不同拮抗药由微量注射器通过套管针匀速缓慢地注入丘脑内,注射时间为 30s,注射后 4h 内观察药物效果。有部分实验也观察了高剂量(5nmol/0.5μl)拮抗药的效果。实验结束后药物注射部位微量注射滂胺天蓝染料(0.5μl;2% 于 0.5ml 醋酸钠)用以定位。

5. 实验设计　根据不同实验目的将实验大鼠随机分组,每组 8 只,实验分组采用单盲法,实验者并不知道动物接受何种处理措施,如热针刺激与只针刺不加热,颅内不同阿片受体拮抗药注射与颅内生理盐水注射。机械及热刺激敏感性测试伤害性机械性刺激诱发的缩足反应时,将大鼠置于带盖的箱底为铁丝网的透明有机玻璃箱中(20cm×20cm×25cm),选用手持式带有硬塑探针的电子 von Frey(2290 Electrovonfrey®,IITC,Woodland Hills,CA,美国)测定机械性缩足阈。探针尖端刺激大鼠足底靠近根部引起缩足反应时停止施力,此时显示的为机械性缩足阈(g)。选用热刺激器(390G,IITC,Woodland Hills,CA,美国)测定伤害性热刺激诱发的缩足反应。将大鼠置于带盖的透明有机玻璃箱中,底部为可持续温控的玻璃板,以避免鼠爪温度降低。辐射热刺激为高强度光束(设置在 30%～40% 的强度)照射在足跟部。热刺激缩足反应潜伏期是从开始照射到出现缩足逃避反射的时间(s)。热刺激缩足反应潜伏期的基值控制在 10～11s,实验者的手指受到该强度的热刺激 10～11s 时,可以引起能够忍受的疼痛。为避免组织过度损伤,热刺激的最长时间设置为 20s。内热

针刺激前 30min，刺激结束后 30min，1～4h 及 1～7d 分别测定双侧机械性缩足反应阈值及热刺激缩足反应潜伏期。每个测试时间点每侧均测试 3 次，每次测试间隔为 30s，取其均数作为机械性缩足反应阈（g）及热刺激缩足反应潜伏期（s）的值。较内热针刺激前的基础阈值降低或升高分别称作痛觉过敏或痛觉降低。运动功能评估，将大鼠置于 Rota-Rod 转棒仪（型号：755，IITC，Woodland Hills，CA，美国）上，转速从 5 圈/min 到 30 圈/min 逐渐加速，加速时间为 30s；此后，保持 30 圈/min 的转速 120s，记录大鼠在转棒仪上停留的时间。颅内置管术后 7d 及内热针肌肉内刺激结束后 20min 出现运动功能障碍者剔除出下一步的实验。

6. 组织学确认颅内置管部位　行为学实验结束后，接受颅内置管术的大鼠行腹腔注射戊巴比妥钠（50mg/kg）麻醉，经心脏 10% 福尔马林灌流后，取脑置于 30% 蔗糖溶液中 2d。脑组织行冠状面冰冻切片（厚度 50μm），尼氏染色后在显微镜（徕卡，德国）下观察。对应大鼠脑立体定位图谱（Paxinost 和 Watson，1998）做脑内注射部位的组织学再建图。脑内注射 0.5μl 药物的扩散范围为 0.4mm，此外，注射部位邻近组织的矢状面和冠状面均做了仔细观察，在不知道行为学实验结果的前提下确定颅内套管针尖位置。

7. 统计分析　所有结果用均数±标准误表示，数据分析使用 SigmaStatTM 软件（Systat Software Inc. California，美国）。不同实验组数据经配对单因素方差分析（paired one-way ANOVA）或双因素重复测量的方差分析（two-way RM ANOVA），以及 Bonferroni 事后检验，$P < 0.05$ 被认为有统计学显著差异。

二、结果

1. 内热针单针刺激对缩足反应的影响　43℃ 和 46℃ 内热针单针肌肉内刺激前

30min，15～45min 的热刺激结束后 30min，1～4h，1～7d 的大鼠双侧后肢机械性和热刺激诱发缩足反应。以插入内热针 45min 而未加热组作为对照组。对照组数据显示，腓肠肌单纯插入内热针而未加热对大鼠机械性和热刺激所诱发的缩足反射显著影响。43℃ 内热针单针肌肉内刺激 15～45min 对双侧机械性缩足阈不产生显著影响。不过 30～45min，而非 15min，43℃ 内热针单针肌肉内刺激可以引起双侧热刺激缩足反射潜伏期显著延长，即热痛反应降低（图 2a，$P < 0.05$，单因素方差分析）。46℃ 内热针单针肌肉内刺激 15～45min 引起双侧机械性缩足阈降低，即机械性痛敏（$P < 0.05$，单因素方差分析）。机械性痛敏在 46℃ 的内热针刺激结束后 30min 即可观察到，并可以持续 2～5d。43℃ 与 46℃ 内热针刺激 30～45min 均可引起双侧热痛反应降低现象，二者对比 46℃ 内热针刺激 30～45min 引起更强的热痛反应降低现象（$P < 0.001$，双因素方差分析）。

2. 内热针双针刺激对缩足反应的影响　除内热针单针刺激外，我们也观察 43℃ 和 46℃ 内热针双针肌肉内刺激对双侧后足机械性和热刺激所诱发的缩足反射的影响。对照组显示，腓肠肌单纯插入内热针 45min 而未加热对机械性和热刺激所诱发的缩足反应无影响。43℃ 双针刺激 15～45min 对双侧机械性缩足阈不产生显著影响（$P > 0.05$，单因素方差分析）。43℃ 双针刺激 30～45min，而非 15min，可以显著延长双侧热刺激缩足反射潜伏期（$P < 0.05$，单因素方差分析）。

46℃ 内热针双针肌肉内刺激 15～45min 显著降低双侧机械性缩足阈（$P < 0.05$，单因素方差分析）；与 46℃ 单针刺激相比，30～45min 的 46℃ 双针刺激引起更大程度的机械性痛敏，且其持续时间最长（6d）。与 15min 的 46℃ 单针刺激不引起显著热痛反应变化相比，15min 的 46℃ 双针刺激引起双

侧热痛反应降低现象（$P<0.05$，单因素方差分析）。30～45min 的 46℃双针刺激引起的热痛反应降低现象持续时间长，双侧热刺激缩足反应潜伏期维持在高位达 7d，其后在10d 左右逐渐回落。

3. 对侧丘脑 MD 或 VM 核团电毁损对肌肉内热针刺激引起的机械性痛敏和热痛反应降低的影响丘脑 MD 及 VM 核团电毁损部位（$n=32$）的组织学再建。对侧丘脑MD 或 VM 核团毁损后 7d 测试双侧机械和热刺激诱发的缩足反应；之后我们观察了43℃和 46℃内热针单针肌肉内刺激 30min对双侧后肢机械性和热刺激诱发的缩足反应的影响。

对侧丘脑 MD 或 VM 核团的毁损未对双侧机械和热刺激诱发的缩足反应产生显著影响。但是，丘脑 MD 核团毁损可以阻断内热针肌肉内刺激产生的双侧机械性痛敏；此外，丘脑 VM 核团毁损使内热针肌肉内刺激产生的双侧热痛反应降低现象消失。

4. 于丘脑 MD 或 VM 核团内微量注射不同阿片受体拮抗药对肌肉内 43℃内热针刺激效果的影响 内热单针肌肉内刺激结束后 30min，$0.5\mu l$ 含 1nmol 不同阿片受体拮抗药（β-FNA、naltrindole 或 nor-BNI）的溶液分别注入丘脑 MD 或 VM 核团。

5. 于丘脑 MD 或 VM 核团内微量注射不同阿片受体拮抗药对肌肉内 46℃内热针刺激引起的下行易化和下行抑制的影响 对侧丘脑 MD 核团内注入 μ 受体拮抗药 β-FNA 可以显著抑制伤害性的 46℃内热针单针肌肉内刺激引起的双侧机械性痛敏（$P<0.05$，单因素方差分析）。而 δ 和 κ 受体的拮抗药 naltrindole 或 nor-BNI 对 46℃内热针刺激所引起的机械性痛敏无显著影响（$P>0.05$，单因素方差分析）。对侧丘脑 MD 核团内微量注射阿片受体拮抗药对 46℃内热针刺激引起的热痛反应降低现象无影响（$P>0.05$）。对侧丘脑 VM 核团内注入阿片

受体拮抗药对 46℃内热针刺激引起的机械性痛敏无影响（$P>0.05$）。对侧丘脑 VM 核团内注射阿片 μ-受体拮抗药 β-FNA、δ-受体拮抗药 naltrindole 或 κ-受体拮抗药 nor-BNI均可以显著抑制双侧热痛反应降低现象（$P<0.05$，单因素方差分析）。

三、讨论

本研究提供的证据显示，非痛性而不是痛性的热针刺激可以选择性、单独激活生理状态下不活动的痛觉内源性下行抑制作用。丘脑 VM 核团内的 δ-受体参与了非伤害性热针刺激引起的痛觉内源性下行抑制作用。非痛性热刺激诱发中枢 δ-阿片受体的活动同时，可以避免激活下行易化所致的中枢敏化，或许会成为理想的、有效治疗病理性痛的方法。

1. 热刺激引起的下行调控 痛易化和痛抑制，疼痛的感知不仅依赖于外周伤害性传入，而且有赖于复杂的伤害性信息的整合及中枢神经系统特别是脊髓以上部位的调控。在以往几十年中，众多实验室都相继证实疼痛的下行调控包括两个截然不同的方面，即易化和抑制。疼痛的下行调控作用需要感觉皮质和皮质下区域的参与，如前扣带回，丘脑及一些被认为特异性参与控制运动功能的部位如小脑（Calejesan 等，2000；Hofbauer 等，2001；Saab 和 Willis，2003；Dostrovsky 和 Craig，2009）。尽管疼痛研究已经取得了长足的发展，然而对疼痛的本质及其调控的深入了解仍然是基础研究者和临床医师要面对的严峻挑战。从功能方面而言，相对于非意识、持续存在的本体感觉和姿势的调节，疼痛下行调控是否为紧张性存在的问题一直存在很大争议，并无定论。我们近期报道的痛觉下行调控，即易化及抑制，在生理状态下是处于不活动状态；而足量的 C-纤维传入在中枢时间总和与空间总和条件下可以激活痛觉内源性下行调控（You 等，2010，

2013）。基于此，仔细探讨"安静的"或"非活动的"痛觉下行调控的功能学特征，能够对分析各种药物作用于受体所产生的不一致结果以及不同实验条件产生的不同实验结果提供新的线索。从解剖方面看，目前存在质疑的是，中枢神经系统对外周伤害性机械和热刺激诱发的反应的调控通路是否不同。例如，文献中很少报道在非损伤区，如损伤部位的对侧区，观察到继发性热痛敏现象（Lewis，1936；Treede 等，1992；Fuchs 等，2000）。依据其他人体和动物实验（Monconduit 等，1999；Pertervoora，1999；Magerl，2002；Shyu 等，2004；Montes 等，2005；Water 和 Lumb，2008；Wilson 等，2008），我们提出丘脑 MD 及 VM 核团作为"伤害性反应辨别器"，不但能够特定地参与躯体感觉传入，而且更是精细地调节痛觉下行调控（You 等，2013，Lei 等，2013）。伤害性机械性刺激引起的疼痛由丘脑 MD 核团的活动调节；而丘脑 VM 核团调节外周热刺激诱发的疼痛。本研究中的一个重要发现，即是丘脑特定核团电毁损或核团内注入 $\mu/\delta/\kappa$-阿片受体拮抗药可以阻断或减弱热针刺激后的疼痛下行调控。从腓肠肌拔出内热针后，可以认为外周的伤害性传入在 4h 至 7d 的实验观察期内是较少的，尤其是由 43℃ 内热针肌肉内刺激造成的伤害性传入。因此，有理由假设来自脊髓以上区域的下行调控活动可能并不依赖于持续的外周传入，而是依赖于丘脑"伤害性反应辨别器"的持续性活动。结合之前有关生理性和病理性痛的研究（You 等，2010，2013；Lei 等，2011，Lei 和 You，2013），我们有理由认为丘脑"伤害性反应辨别器"丘脑 MD 及 VM 核团，可能是维持疼痛下行调控的重要控制单位。基于感觉信息在丘脑传递的这些特点，我们认为丘脑 MD 及 VM 核团活动的调节作用可以产生综合效果，导致疼痛刺激诱发的焦虑和其他反应，如痛觉过敏。不过，之前的实验相继证实"静态的"下行易化和下行

抑制作用的激活阈值不同，下行易化的激活阈值显著低于下行抑制作用的激活阈值（You 等，2010；Lei 等，2011）。这一较低的下行易化作用的激活阈值已经成为在疼痛治疗中在不激惹下行易化的前提下，单独激活下行抑制作用成为难题。如上所述，静态/非活动的疼痛内源性调控易化和抑制，可以被外周 C-纤维传入激活。C-纤维可以分为低阈值的机械性感受器和热感受器（Besson 和 Chaouch，1987）。这一特性，使得我们利用非伤害性热刺激单独激活下行抑制作用并避开低激活阈值的下行易化作用成为可能。本研究首次报道并确认了非痛性 43℃ 热针刺激而不是单纯针刺，可以单独激活痛觉下行抑制作用；而 45℃ 以上的被认为是痛性的热刺激（Hardy，1953）可以既激活痛觉下行易化又激活痛觉下行抑制。有关时间总和与空间总和的特点，长于 30min 的热针刺激并没有带来更强的下行抑制作用；而短于 15min 的热刺激不会激活痛觉下行抑制。43℃ 和 46℃ 的双针热刺激引起更强、持续时间更长的镇痛作用，显示了其具有空间总和的特点。因此，在临床治痛治疗中，建议肌肉内热针刺激的治疗时间为 30min，并采用多针的非痛性热刺激。

2. 中枢阿片受体对痛感知和痛调控的作用　本研究证实丘脑 VM 核团内微量注射 δ-阿片受体拮抗药可以显著降低肌肉内非痛性和痛性热刺激引起的热痛反应降低现象；在 VM 和 MD 核团内注入 μ-阿片受体拮抗药可以分别降低肌肉内痛性热刺激引起的热痛反应降低现象和机械性痛敏。这些结果显示 δ-阿片受体参与痛觉下行抑制调控，而 μ-阿片受体既参与痛觉下行易化又参与痛觉下行抑制调控。阿片受体分为 μ、δ 和 κ 三种类型，对痛觉产生不同的调控作用。实验数据显示阿片受体在脑、脊髓和外周都有密集分布，均参与痛信息的传递和感知（Goodman 等，1980；Lewis 等，1983；Gouardères

等,1985;Stein 等,1989)。更有报道指出,上述三种阿片受体在丘脑 MD 和 VM 核团均有分布,μ-阿片受体在丘脑 MD 和 VM 核团中的密度较 δ 和 κ-受体为高(Mansour 等,1987)。阿片受体除了在外周和脊髓的镇痛作用外,短期或长期使用阿片类药物后还能增强痛觉反应,并产生痛觉过敏和触痛现象(Arner 等,1988;Celerier 等,1999)。上述文献中不一致的实验结果,显示出阿片受体,尤其是 μ-阿片受体,在脊髓以上部位作用的复杂性(Nicoll 等,1980;Gear 和 Levine,2011)。μ-阿片类的先镇痛后痛敏现象被认为可能是导致阿片耐受和成瘾的重要原因(Colpaert,1996;Vanderah 等,2001)。阿片在中枢的不同作用,特别是 μ-阿片类所致的痛敏及其在脑内对痛觉调控的机制尚不明了,推测与药物、受体类型和实验性痛模型的不同有关(Jacquet 和 Lajtha,1974;Leybin 等,1976;Childers 等,1979)。在本研究中有一个未曾预料到的结果,即 μ-阿片受体拮抗药 β-FNA 在 MD 和 VM 核团内对于伤害性热刺激引起的下行易化和下行抑制作用起到了截然相反的作用。在丘脑 VM 核团内,μ-阿片受体参与镇痛作用,而在 MD 核团中 μ-阿片受体参与痛易化,即促伤害性感受的作用。有研究显示,在丘脑 MD 核团中 μ-阿片受体介导的促伤害性感受作用可能依赖于 NMDA 受体介导的痛易化(Mao 等,1994;Larcher 等,1998;Celerier 等,2000;Heinl 等,2011)。形态学研究进一步证实,μ-阿片受体与 NMDA 受体在脊髓背角和脊髓以上部位存在共存现象(Gracy 和 Pickel,1997;Commons 等,1999)。有研究进一步揭示,阿片可以通过 G 蛋白相关的阿片受体及细胞内机制激活 NMDA 受体(Eric 和 Aghajanian,1997;Chan 等,2002;Rang 等,2005)。我们之前的研究也显示,在 MD 和 VM 核团介导的痛易化和痛抑制中谷氨酸所起的不同作用。这些看似相互矛盾的结果多与痛调控中丘脑核团本身的功能有关。据此,我们推测 μ-阿片类药物全身给药,如吗啡的镇痛作用主要与外周抗伤害作用有关(Coggeshall 等,1997);在给药治疗过程中,上述外周镇痛作用可以中和由于 μ-阿片受体激活所引起的下行易化作用。而经过药物代谢后,与促伤害感受作用相关的 μ-阿片类耐受现象会随着痛觉内源性下行易化作用的启动而出现。综上所述,本实验首次验证了非伤害性热刺激(43℃),通过引起中枢 δ-受体活化,达到激活痛觉下行抑制作用,为临床有效治疗难治性、病理性痛提供了新窗口和新靶点。今后,针对如何增强丘脑 VM 核团内 δ-受体的功能,并降低 MD 核团内 μ-受体功能,需要开展更多的药物开发实验予以验证。而相对于传统的灸法艾绒燃烧带来的烟雾污染和被灼伤的危险而言,内热针疗法为镇痛治疗提供了一个可调控、稳定、可定量的治痛新方案。

(尤浩军　叶　刚)

研究五　银质针导热温控巡检仪治疗安全性实验研究

银质针导热和经皮骨骼肌松解治疗慢性软组织疼痛在临床上已经取得公认,但对于经皮骨骼肌松解治疗针刺完成后针道和针尖有效温度的设定,以及不同温度对组织安全性的影响,一直未见实验报道。本研究旨在探讨经皮骨骼肌松解治疗仪加热温度对软组织的影响,为临床治疗提供可靠的实验依据。

一、方法

1. 实验动物和分组　健康雄性(Wistar)大鼠 96 只,由上海第二医科大学实验动物中心提供,体重 250~300g。按随机数字表分成 8 组,每组 12 只。实验组:根据治疗仪的不同加热温度分为 38℃组、40℃组、42℃组、45℃组、50℃组、55℃组,60℃组(共 7 组)。先在大鼠小腿腓肠肌后侧用治疗针针刺,然后加热治疗。对照组:只用治疗针针刺,不进行加热治疗。

2. 实验仪器　经皮骨骼肌松解治疗仪和治疗针,由上海曙新科技开发有限公司研制(Nwx-l 型)。治疗针的针体长度 10cm,直径 1.0mm。

3. 实验方法　①动物准备:将实验组大鼠用 20％乌拉坦腹腔注射麻醉(10ml/10g),俯卧位固定于鼠板上。严格消毒针刺部位,用治疗针刺入大鼠小腿腓肠肌内,方向均与小腿纵轴方向平行,刺入深度均为 1.5cm,并保证刺入的针体完全位于肌肉内。②加热:将治疗针温度分别设定为 38℃,40℃,42℃,45℃,50℃,55℃,60℃,加热时间均为 20min。

4. 血清检测　加热完成后即刻去头取血 3ml,在低温离心机内离心,取上清液存于 −20℃冰箱内,检测 C-反应蛋白、血清丙二醛、血清谷胱甘肽过氧化物酶(GSH-Px),以及肝功能谷丙转氨酶和谷草转氨酶,肾功能肌酐和尿素氮。

5. 组织形态学观察　①肉眼观察治疗针针刺加热后的组织变化。②光镜检查加热 20min 后,解剖分离大腿股二头肌,肉眼观察骨骼肌情况。取针道周围直径 0.5cm 高 1cm 的活体组织标本,投入 10％福尔马林固定液固定,然后进行石蜡包埋、切片及常规 HE 染色,光镜下观察病理形态学变化。透射电镜检查同样取直径 0.2cm 高 0.5cm 的活体组织标本,投入光镜固定液中,用缓冲液漂洗 20min 后进行脱水、浸透、包埋,用超薄切片机进行超薄切片染色,电镜下观察。

6. 统计学分析　选用 SPSS 10.0 统计软件进行数据分析,数据用均数 ± 标准差($\bar{x} \pm \infty$)表示,组间比较采用单因素方差分析,$P < 0.05$ 为差异有统计学意义。

二、结果

1. 血清 CRP、GSH、MDA(表 1)　血清 CRP 的结果显示,38℃、40℃、42℃、45℃组和对照组比较无显著差异($P > 0.05$),从 50℃开始有显著差异($P < 0.001$)。GSH 的结果显示,38℃、40℃、42℃、45℃组和对照组比较无显著差异($P > 0.05$),从 50℃开始有显著差异($P < 0.05$)。MDA 的结果显示,38℃、40℃、42℃组和对照组比较无显著差异($P > 0.05$),从 45℃开始有显著差异($P < 0.01$)。

表 1　血清生化检测 CRP、GSH 和 MDA

指标	对照组	实验组						
		38℃组	40℃组	42℃组	45℃组	50℃组	55℃组	60℃组
CRP	33.16±3.29	32.80±2.74	32.8±2.11	34.13±2.90	34.71±3.18	37.79±3.88	38.71±4.06	39.59±4.5
GSH	460.6±98.7	623.7±187.3	534.9±132.9	512.4±113	483.4±112.7	343.7±158.1	283.3±138	301.57±90
MDA	3.97±0.77	4.36±1.00	4.03±1.22	3.97±0.92	5.07±1.09	5.86±1.38	6.97±1.62	9.07±2.41

注:GSH 50℃组,$P < 0.05$;MDA 45℃组、GSH 55℃组,$P < 0.01$;CRP、MDA 50℃、55℃、60℃组,GSH 60℃组 $P < 0.001$。

与对照组相比有显著差异。

2. 血清肝肾功能（表2） 肝功能 ALT 的结果显示，38℃、40℃、42℃、45℃组和对照组比较无显著差异（$P>0.05$），从50℃开始有显著差异（$P<0.01$）。AST 的结果显示，38℃、40℃、42℃组和对照组比较无显著差异（$P>0.05$），从45℃开始有显著差异（$P<0.001$）。肾功能 BUN 的结果从38～60℃实验组和对照组比较均有显著差异（$P>0.05$）。CBEA 的结果 38℃、40℃、42℃、45℃、50℃各组与对照组比较无显著差异（$P>0.05$），而55℃和60℃组有显著差异（$P<0.01$）。

表2　血清生化检测 ALT、AST、BUN 和 CBEA

指标	对照组	实验组						
		38℃组	40℃组	42℃组	45℃组	50℃组	55℃组	60℃组
ALT	65.1±9.2	66.7±12.6	65.9±11.2	62.2±14	69.3±21	90.4±23	148±40.7	178±38
AST	189.2±47.1	189.2±47.1	195.8±55.6	212.±66	244±51.2	317±54.8	337±88.5	379±113
BUN	7.0±1.1	7.0±1.1	6.9±0.8	59.3±0.9	6.33±0.9	6.10±1.1	6.4±1.34	6.50±1.3
CBEA	37.2±7.7	37.2±7.7	36.2±9.5	37.5±8.4	40.7±9.5	39.6±13	52±17.98	70.4±20

注：ALT 50℃、CBEA 55℃ $P<0.01$，ALT 55℃、60℃，AST 50℃、55℃、60℃，CBEA 60℃，$P<0.001$。与对照组相比。

3. 组织形态学检查　①肉眼观察解剖分离小腿腓肠肌，光镜下观察骨骼肌，在55℃和60℃组发现肌肉纤维和正常组织明显不同。②光镜下组织形态学变化，HE 染色光镜下观察，对照组观察，38℃组、40℃组、42℃组、45℃组显示细胞形态正常，胞核圆形、饱满、核仁清楚，无出血、水肿（图1a）；50℃组显示有极少量红细胞渗出（图1b）；55℃有红细胞多量渗出、肌间隙水肿、出血、横纹肌变性、溶解（图1c）；60℃组显示红细胞渗出、血管扩张充血、出血、肌间隙扩张、水肿、横纹肌变性、溶解。

4. 电镜组织形态学观察变化　超薄切片透射电镜观察发现，不同温度条件下组织染色逐渐变深，肌肉纤维逐渐浓缩变形，变形十分紧密。42℃未观察到明显的变化（图2a）；从45～50℃肌肉纤维有轻微的收缩变形现象（图2b）；55℃、60℃开始发现较为明显的肌肉纤维收缩变形现象（图2c）。半薄组织切片透射电镜观察发现各种温度条件下，细胞之间变得疏松，细胞核逐渐增多，细胞体积逐渐变小，可能使细胞受热收缩所致。42～50℃变化不明显（图3a）。55℃开始，红细胞明显收缩变小（图3b）。

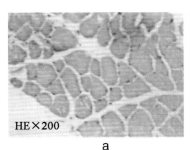 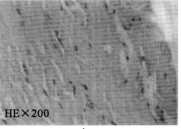 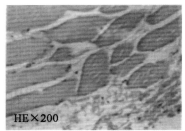

HE×200　　　　HE×200　　　　HE×200

a　　　　　　　b　　　　　　　c

图1

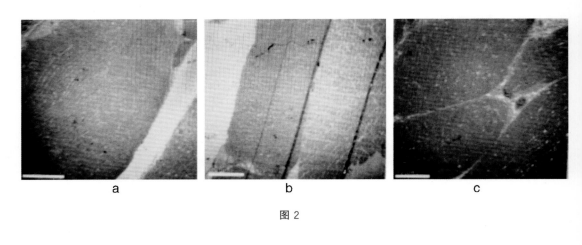

图 2

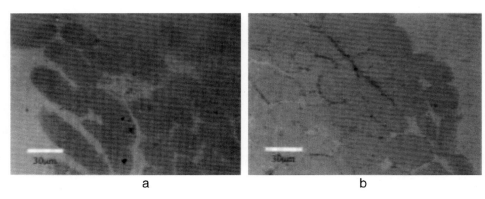

图 3

三、讨论

生物组织热效应的研究发现,各种热效应的临界温度为,正常 37℃ 体温,不得超过 42℃。50℃,酶活性减弱、细胞固定。60℃ 蛋白质和胶原蛋白变性、凝结,80℃ 生物细胞膜穿透。100℃ 汽化、热分解。150℃ 炭化。300℃,熔融。经皮骨骼肌松解治疗作为组组内热疗法。本研究将 60℃ 作为治疗的极限温度,可能对组织产生一定的热损伤,但不会导致生物组织膜穿透、汽化、分解。

组织烫伤安全检测的生化指标包括 C-反应蛋白(CRP)、血清丙二醛(MDA)、血清谷胱甘肽过氰化物(GSH-Px)、肝功能(ALT 和 AST)和肾功能(BUN 和 CBEA)。经皮

骨骼肌松解治疗仪实施对大鼠针刺加热后的温度设定,在 45℃ 以下为安全的。组织形态检查结果显示,肉眼观察骨骼肌在 55℃ 和 60℃ 组发现肌肉发白,说明组织在此温度发生损伤;光镜结果也说明了加热温度＞55℃ 会有细胞损伤,而加热温度在 45℃ 以下对组织是相对安全的。透射电镜显示,55℃ 以下,肌纤维收缩变形。组织形态学实验结果显示,经皮骨骼肌松解治疗仪加热温度在 50℃ 以上,对组织会产生损伤,加热温度越高损伤越大,治疗不宜采用。因此,38～45℃ 为相对安全温度,而 42℃、45℃ 为安全有效的最佳加热温度范围。既往临床经皮骨骼肌松解治疗采用的加热套管在银质针针尾实施加热,这种加热办法导致加热的针体温度升高,而

针道和针尖部分的热量呈递减趋势。本实验采用的经皮骨骼肌松解治疗仪所配置的治疗针为内热温控治疗针,加热到针尖和针道的温度是一致的,可对皮肤、筋膜、肌肉组织同时加热,说明本治疗仪在临床治疗时针

的加热温度比较恒定,可提高疗效,本实验也为临床针刺治疗其他加热方法温度设定提供参考。

（叶　刚）

研究六　银质针导热对肌筋膜痛大鼠的疗效及SP、NGF、IL-1β、TNF-α表达的影响

肌筋膜疼痛综合征（myofascial pain syndrome,MPS）是临床常见的慢性软组织疼痛,目前国内外对MPS的诊断和治疗尚无统一标准,治疗方法及效果存在很大差异。研究表明,银质针导热疗法治疗慢性软组织疼痛疗效显著。但有关银质针治疗MPS的作用机制研究报道不多。本实验拟通过建立MPS大鼠模型,采用银质针导热疗法进行治疗,观察局部肌组织和血清P物质（SP）、神经生长因子（NGF）、白介素-1β（IL-1β）、肿瘤坏死因子-α（TNF-α）表达的变化,以及大鼠步态、肌组织自发性电活动（SEA）、热缩足潜伏期时间（TWL）、局部肌组织病理的变化。以期进一步探讨银质针导热治疗MPS的疗效及其机制,为银质针导热疗法在慢性疼痛治疗中推广应用提供理论依据。

一、材料与方法

1. 实验动物及分组

（1）动物:选择3月龄健康清洁级SD大鼠24只,质量（238±12）g,由贵州医科大学动物实验中心提供和饲养。

（2）分组:随机分为对照组、模型组和治疗组,每组8只。

（3）MPS模型建立:模型组和治疗组参照赵贞研等打击结合离心运动的方法,建立右股内肌MPS模型。1%戊巴比妥钠30～40mg/kg腹腔注射麻醉下,将大鼠仰卧固定于自制打击器底板上,显露右股内肌,打击器从20cm高处自由滑落击打右股内肌,

打击器质量1000g,面积1cm×1cm。每次打击后连续2日将大鼠放入-16°下斜坡跑台持续离心运动。速度16 m/min,时间90min/d,每周1次。休息4d后重复上述干预,连续8周。

2. 银质针导热治疗
MPS模型建立后,治疗组麻醉后行银质针导热治疗。选择0.5mm×13cm银质针,针尾连接银质针导热巡检仪（上海曙新科技有限公司,YRX-1A）,设定温度110℃,导热治疗15min。对照组和模型组与治疗组同期同方法腹腔麻醉和右股内肌区碘伏消毒,不做其他干预。

3. 观察指标

（1）步态:分别于MPS模型制备完成时（T1）和银质针导热治疗后第3周时（T2）观察3组大鼠右后肢步态变化。

（2）肌电图（SEA）测定:T1,T2时右股内肌处置入正极探针,左侧置入负极探针,测试各组SEA。

（3）热痛敏（TWL）测定:T1,T2时将大鼠放入底板温度为52±0.2℃的透明罩内,记录四肢足底贴附热板到出现抬腿、舔足的时间。

（4）局部肌组织及血清SP、NGF、IL-1β、TNF-α测定:T2时麻醉下取右股内肌及右心房血液1ml,用ELISA法测定SP、NGF、IL-1β、TNF-α浓度。

（5）局部肌组织HE染色:取部分肌组织甲醛固定、石蜡包埋,连续切片及HE染色观察其形态结构。

4. 统计学处理   应用 SPSS 20 统计软件进行统计学处理,符合正态分布的计量资料以均数±标准差表示,组间比较采用单因素方差分析,计数资料采用卡方检验,以 $P<0.05$ 认为具有统计学意义。

二、结果

1. 步态   建模后模型组和治疗组大鼠均出现右后肢跛行,治疗组于治疗后第 2 周跛行步态开始好转,于治疗后第 3 周 7 只恢复正常步态,1 只仍有跛行,跛行率 12.5%(1/8 只),模型组 8 只跛行均无改善,跛行率 100%(8/8 只)。

2. SEA   T1 时,模型组和治疗组均见频发 SEA,两组比较差异无统计学意义($P>0.05$),对照组无 SEA,与模型组和治疗组比较差异有统计学意义($P<0.01$);T2 时模型组仍见频发 SEA,治疗组 SEA 频率明显降低,两组比较差异有统计学意义($P<0.01$)。见图 1。

3. TWL   T1 时模型组和治疗组 TWL 时间与对照组比较显著缩短($P<0.01$),模型组和治疗组比较差异无统计学意义($P>0.05$);T2 时治疗组 TWL 时间延长,模型组无明显变化,两组比较差异有统计学意义($P<0.01$),见图 2。

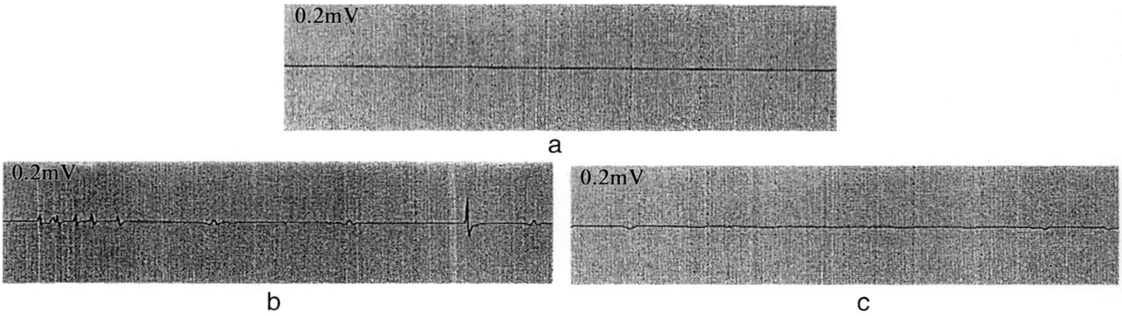

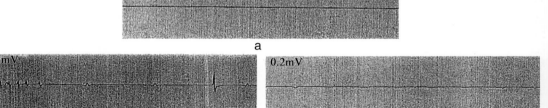

图 1   T2 时静息(麻醉)状态下右股内肌肌电图

对照组(a)表现为静息性基线、无 SEA;模型组(b)见频发性 SEA;治疗组(c)极少低幅 SEA。

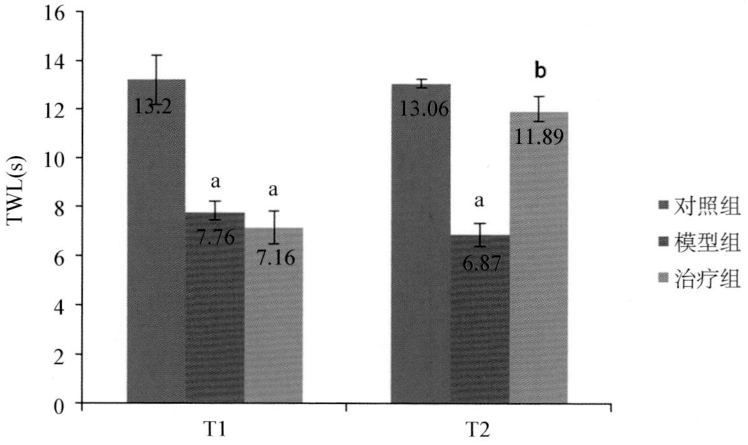

图 2   3 组大鼠不同时点 TWL

治疗组与对照组比较 $P<0.01$(a);与模型组比较,$P<0.01$(b)。

4. 局部肌组织及血清 SP、NGF、IL-1β、TNF-α 浓度　T2 时模型组与对照组比较，SP、NGF、IL-1β、TNF-α 均显著增高（$P<0.01$），治疗组与模型组比较均显著下降（$P<0.01$），见表 1、表 2。

5. 局部肌组织病理切片　T2 时对照组肌细胞形态规则，肌纤维排列整齐；模型组见增大的梭形挛缩结节，肌膜增厚，肌纤维结构紊乱；治疗组肌纤维形态较模型组规则，有较多新生血管。典型病理见图 3。

表 1　三组大鼠肌组织 SP、NGF、IL-1β、TNF-α 表达浓度比较（ng/L，$\bar{x}\pm s$）

组别	n	SP	NGF	IL-1β	TNF-α
正常组	8	6.34±1.26	223.98±21.73	30.83±2.69	31.43±2.98
模型组	8	30.28±1.45*	518.30±23.19*	73.93±3.99*	70.45±3.82*
治疗组	8	21.66±1.43#	445.05±15.26#	52.67±2.44#	50.36±2.33#

注：* 与正常组比较 $P<0.01$；# 与模型组比较 $P<0.01$。

表 2　三组大鼠血浆 SP、NGF、IL-1β、TNF-α 表达浓度比较（ng/L，$\bar{x}\pm s$）

组别	n	SP	NGF	IL-1β	TNF-α
正常组	8	3.31±1.43	193.51±18.38	16.93±2.27	25.49±2.25
模型组	8	20.13±1.84*	402.96±16.71*	55.86±2.75*	56.74±2.72*
治疗组	8	10.31±1.07#	302.48±15.84#	37.95±2.31#	40.32±1.37#

注：治疗组 # 与正常组比较 $P<0.01$；* 与模型组比较 $P<0.01$。

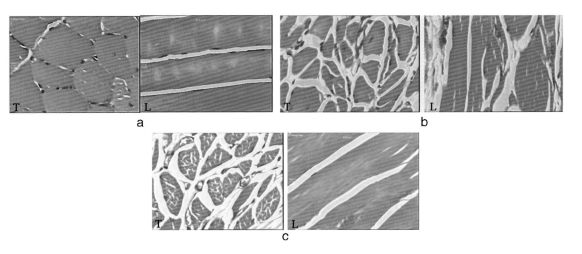

图 3　典型病理（HE×400，T：横切；L：纵切）

对照组（a）形态结构正常；模型组（b）横切片见大小不一挛缩结节、肌膜增厚，纵切片肌纤维结构紊乱形成梭形结节；治疗组（c）横切片见肌细胞间较多新生血管，纵切片肌纤维结构明显改善。

三、讨论

MPS 常因急性外伤、慢性劳损、感受风寒等致肌筋膜激痛点（MTrP）形成或活化引起，其病理机制尚不完全明确。Jafri 提出了激痛点学说，即肌肉损伤后产生一种非正常肌电电位纤颤电活动的 SEA，导致肌小节持续收缩形成易激惹的挛缩结节即 MTrP，MTrP 刺激肌肉进一步收缩引起局部缺血缺氧和能量危机、致炎致痛物质释放，形成"收缩-痉挛-疼痛"恶性循环，最终产生痛觉敏化和顽固性疼痛。本实验打击结合运动损伤后，大鼠出现频发 SEA、TWL 显著降低、活动障碍（跛行）、病理切片见结构紊乱梭形结节等，与激痛点学说及赵贞研等关于 MTrP 的研究一致，证实 MPS 模型复制成功。

临床上治疗 MPS 常采用口服药物、物理治疗、局部注射等方法，当病情转化成慢性产生痛敏后，则形成顽固性疼痛，常规疗法往往效果不佳。银质针导热疗法是具有传统医学特色的新型治疗技术，王福根研究表明其具有消除无菌性炎症、增加血流促进组织代谢修复、松解肌肉痉挛等作用。关于其对 MPS 的疗效及其进一步机制却鲜有报道，本实验经银质针导热治疗后，治疗组大鼠局部肌组织及血清 SP、NGF、IL-1β、TNF-α 表达较模型组明显减少，热痛敏及跛行步态明显改善，SEA 减少，病理切片见有较多新生血管，表明银质针导热疗法对 MPS 大鼠有显著疗效。

致炎致痛活性物质释放增多是 MPS 病情加重产生痛敏的关键因素。Shah 等发现，SP、IL-1β、TNF-α 等活性物质在 MPS 患者 MTrP 区域表达明显高于对照组，且患者的疼痛反应与这些物质局部浓度密切相关。SP 是机体免疫调节、疼痛信息传递与加工的重要物质。Henry 发现，局部组织损伤引起的 SP 增高可引起感觉神经元兴奋，导致动物产生痛敏。IL-1β、TNF-α 在机体免疫、炎症及损伤修复中起关键作用。Jin 等发现，TNF-α 可直接作用于初级传入神经元引起痛觉敏化；Ebbinghaus 等研究表明，IL-1β 是重要的致痛因子，可诱发大鼠产生热痛敏。本研究结果与以上研究相符，即 MPS 大鼠肌组织和血清中 SP、IL-1β、TNF-α 表达明显高于对照组，并持续存在热痛敏、跛行现象。而经银质针导热治疗后，肌组织和血清 SP、IL-1β、TNF-α 表达明显减少，热痛敏及跛行改善，表明 SP、IL-1β、TNF-α 是引起 MPS 大鼠痛敏的重要物质。银质针导热疗法能通过降低其表达或加强其代谢清除改善痛敏，减轻疼痛。NGF 是重要的神经营养因子，其对疼痛的调制作用广受关注。Mantyh 等发现，局部注射 NGF 可增加大鼠对伤害刺激敏感度，产生持久痛敏，给予阻断药 k252a 可降低动物炎性反应、提高疼痛阈值。Hayashi 等发现，肌痛大鼠损伤局部的 NGF 表达明显高于对照组织，大鼠热痛敏与其正相关。本研究显示，NGF 在 MPS 大鼠局部肌组织及血清表达明显增高，治疗后明显降低、痛敏改善，表明 NGF 是 MPS 大鼠病情恶化、产生顽固疼痛的又一重要物质。银质针导热疗法可通过降低 NGF 表达缓解疼痛。

本研究结果显示，治疗组 SEA 较模型组减少，而 MTrP 持续刺激是产生 SEA 的重要因素之一。Fogelman 等发现，普通针刺治疗可直接破坏 MTrP 而发挥治疗作用，我们所用银质针较普通针具粗且长，加之温热作用，可推测其破坏 MTrP 效应更优，即银质针导热疗法能通过破坏 MTrP，减少 SEA，抑制"痉挛-疼痛-痉挛"正反馈，进而松解肌痉挛。本实验还发现，银质针导热后 MPS 大鼠局部肌组织有较多新生血管形成，组织学表现进一步证明银质针导热疗法能有效增加 MPS 大鼠局部血供，缓解缺氧状态和能量缺失，促进组织新陈代谢和修复。

银质针导热疗法对 MPS 大鼠有显著疗效,其机制可能通过降低局部肌组织 SP、NGF、IL-1β、TNF-α 表达改善痛敏,减少 SEA 肌肉挛缩,增加血供促进组织代谢,最终达到对 MPS 大鼠的镇痛和组织修复治疗作用。

（王　林）

研究七　银质针导热治疗对 MPS 大鼠脊髓中枢神经递质的影响

肌筋膜疼痛综合征(myofascial pain syndrome,MPS)是临床常见的软组织疾病。随着社会的发展及生活模式的改变,该病的发病率逐年上升。有资料显示,慢性反复发作的 MPS 仅次于上呼吸道感染,成为美国求医和误工的第二位最常见原因。虽然治疗方法较多,但对慢性顽固性 MPS 效果不满意。银质针导热治疗是一项现代中医技术,其治疗软组织疼痛具有长期缓解效应,目前对于银质针治疗 MPS 的原理主要集中于外周机制的研究,而中枢镇痛机制是否参与其中,国内外尚未见报道。本实验以 MPS 模型大鼠为研究对象,通过银质针导热干预治疗,观察中枢神经系统内神经递质的表达,初步探讨银质针导热治疗 MPS 是否有中枢镇痛机制的参与,对于银质针导热疗法在 MPS 应用及推广具有重要指导意义。

一、方法

1. 动物与分组　雌性健康 SD 大鼠 24 只,体重 300～350 g,由重庆医科大学动物实验中心提供。按随机数字表法将大鼠随机分为 3 组:正常组、模型组和银质针组,每组各 8 只。正常组正常饲养,不采取任何干预措施;MPS 模型组造模完成后正常饲养;银质针组在 MPS 造模完成后,采用银质针导热治疗。

2. 主要试剂及仪器　兔抗大鼠 nNOS,兔抗大鼠 SP,兔抗大鼠 5-HT,生物素化山羊抗兔 IgG,链霉亲和素,生物素,过氧化物酶复合物,均购自南京建成生物工程研究所。

电动跑台(北京东西仪科技有限公司),银质针导热巡检仪(上海曙新科技开发有限公司),智能热板仪(北京众实科技有限公司),肌电图诱发电位仪(上海海神医疗电子仪器有限公司)。

3. MPS 模型制备　采用 1％戊巴比妥钠溶液 3 ml/kg 腹腔麻醉。参照韩蓓大鼠 MPS 造模方法并进行改良。大鼠仰卧位固定,重量为 1000g 的自制打击器,从 20cm 的高度自由下落打击右侧股内侧肌,造成局部钝挫伤。打击接触面积为 1cm²,保证皮肤无破损。第 2 天及第 3 天,在−16°电动跑台上进行速度为 16m/min 的下坡跑,持续90min,使用声和电驱赶大鼠以保证效果。余下 4 天休息。每周干预 1 次,干预 8 周,而后正常饲养 4 周。

4. 银质针导热治疗　严格消毒,室温下(25℃)于右股内侧肌起止点及紧张带处刺入银质针,针尖触及骨面,用银质针导热巡检仪对针(针长 10cm,直径 1.0mm)进行加热,设置温度 110℃,使用测温仪检测,皮肤进针点最高温度为 34℃,时间为 15min。拔针后常规 75％酒精消毒,无菌敷料覆盖,正常饲养。

5. 检测指标

(1)病理形态学改变:1％戊巴比妥钠腹腔麻醉大鼠,取右侧股内侧肌肉,4％多聚甲醛固定。石蜡横向包埋肌肉组织,常规切片,HE 染色,光学显微镜 100 倍下观察肌纤维的形态、排列等情况。

(2)肌电图:轻度麻醉大鼠,在右股内侧肌部位寻找紧张带,连接地线后,用电极针缓慢插入紧张带处,每次移动电极针约 1min,当肌电图显示紧张带处的自发电活动时,记录自发电活动发生频率。

(3)热痛阈:采用热板实验法,将热平板温度设置为 52.4±0.2℃,放置大鼠于热平板上,记录大鼠从接触平板到抬起后爪或舔后爪的间隔时间。测量时间不超过 45s,以免组织损伤。测量 3 次,每次间隔时间＞15min,取平均值作为热痛觉过敏潜伏期。

(4)免疫组化法检测脊髓 nNOS、SP、5-HT:采用 1％戊巴比妥钠 3ml/kg 腹腔麻醉大鼠,迅速显露心脏,将动脉套管针从左心室插入升主动脉,止血钳固定套管针,在右心耳剪 4 个口,快速灌注 4％多聚甲醛固定液 500 ml 固定。灌流毕,取脊髓浸泡于 4％多聚甲醛固定液,置于 4℃冰箱过夜。常规固定、脱水、石蜡包埋,4 nm 切片后 3％过氧化氢灭活内源性过氧化物酶,1:100 的相应兔抗鼠一抗 4℃孵育过夜,山羊抗兔二抗室温孵育 30 min,滴加 SABC 试剂 20 min,二氨基联苯胺（DAB）显色,各步骤间用 PBS 缓冲液冲洗,而后脱水、透明、封片。光镜观察切片,400 倍视野下,随机选取高倍视野 4 个,采用数码显微镜摄片,计数阳性细胞率（以阳性细胞数/视野内所有细胞数）,取平均值。

6. 统计学方法 所有统计数据,采用 SPSS 19.0 统计软件进行统计学处理。计量资料用均数－标准差($\bar{x}±s$)表示,两组均数的比较用单因素方差分析,($P<0.05$)。

二、结果

1. 病理形态学改变 正常组大鼠肌肉横切面显示较均匀的圆形或不规则形结构,排列紧密且规则。模型组大鼠肌肉组织横切面切片显示肌纤维萎缩、变性,可见大小不等的椭圆形、圆形肌纤维。银质针组横切面可见少量肌纤维轻微萎缩、变性,形态接近正常组（图 1）。

2. 肌电图 正常组大鼠肌电图为静息态。模型组大鼠较正常组自发电活动频率明显增加（$P<0.05$）。见表 1。

3. 热痛阈与正常组比较 模型组热痛阈明显降低（$P<0.01$）,差异有统计学意义。银质针组较模型组热痛阈明显升高（$P<0.01$）。见表 1。

表 1 各组大鼠右股内侧肌自发电活动、热痛阈的比较($\bar{x}±s$,$n=8$)

	正常组	MPS 模型组	银质针组
肌电图 SEA	0	3.50±0.93	0.63±0.74
热痛阈	12.15±0.77	6.91±0.50	11.91±0.35

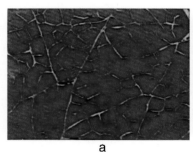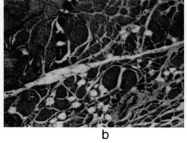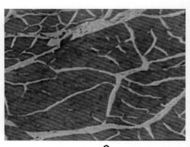

图 1 大鼠右股内侧肌 HE 染色（×100）
a. 正常组;b. 模型组;c. 银质针组。

4. 脊髓组织 nNOS 表达 阳性表达的免疫组化图片显示：nNOS 阳性染色为胞质棕黄色。图像分析结果显示，与正常组比较，模型组 nNOS 升高（$P<0.01$）。见表 2、图 2。

5. 脊髓组织 SP 表达 与正常组比较，模型组 SP 显著升高，差异有统计学意义（$P<0.01$），银质针组大鼠脊髓 SP 显著低于模型组，差异有统计学意义（$P<0.01$）。见表 2、图 3。

6. 脊髓组织 5-HT 表达 银质针组大鼠脊髓背角 5-HT 阳性表达高于正常组及模型组，差异有统计学意义（$P<0.01$）。见表 2、图 4。

表 2 各组大鼠脊髓 nNOS、SP、5-HT 表达的比较（$\bar{x}\pm s$，$n=8$）

	正常组	MPS 模型组	银质针组
SP	15.88±2.23	28.63±6.09	17.24±2.24
nNOS	19.14±1.72	33.21±3.42	20.43±2.16
5-HT	13.50±1.27	13.86±1.84	20.02±1.71

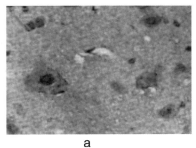 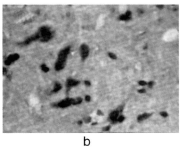 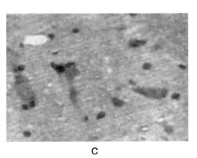

a b c

图 2 大鼠脊髓 nNos 表达 HE 染色（×400）

a. 正常组；b. 模型组；c. 银质针组。

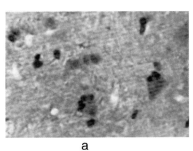 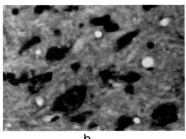 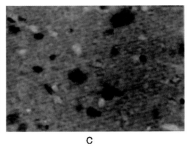

a b c

图 3 大鼠脊髓 SP 表达 HE 染色（×400）

a. 正常组；b. 模型组；c. 银质针组。

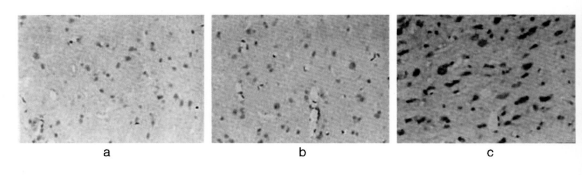

图 4　大鼠脊髓 5-HT 表达 HE 染色(×200)
a. 正常组；b. 模型组；c. 银质针组。

三、讨论

MPS 是引起腰背痛、颈肩痛等软组织疼痛的常见原因。其发病机制尚不完全清楚，目前主要有能量代谢危机学说、神经肌肉结合点功能异常学说及肌梭异常电位学说。有学者认为，MPS 有中枢系统的参与。一些研究认为，肌筋膜触发点(trigger points，TrPs)部位的疼痛可以诱导中枢敏化。而针对 TrPs 的治疗可以降低中枢敏化，但是对其具体的分子机制、信号通路尚不清楚。目前研究认为，银质针导热治疗通过消除炎症、解除痉挛及改善血供，治疗软组织疼痛具有良好的临床疗效。本实验参照 MPS 动物模型进行改良，组织病理学证实右股内侧肌挛缩结节的形成及肌纤维的萎缩变性，结合造模大鼠肌电图自发电活动情况及热痛阈的测定，表明 MPS 模型制备成功。

"闸门"学说是目前被广泛认可的疼痛机制的一种学说。发生在脊髓节段，核心是脊髓的节段性调制，背角胶质层(SG)作为脊髓"闸门"调制外周冲动向脊髓背角神经元的传递。SG 细胞为抑制性中间神经元，A 纤维信号传入兴奋 SG 细胞，C 纤维冲动传入抑制 SG 细胞的活动，最后是否产生疼痛，取决于投射神经元的传出能力。随着对疼痛认识的不断深入，"闸门"学说受到进一步修正。

以两类 SG 神经元取代了原有的一个 SG 神经元，在突触前抑制机制之上，增加了突触后抑制机制在脊髓痛觉信息调制中的作用，强调了脑对脊髓的下行控制。由此可以看出，脊髓是传递和整合疼痛信息的第一级中枢，也是最重要的中枢之一。多种与疼痛相关的化学因子通过与相应受体结合等途径，易化或抑制神经冲动，参与疼痛的传递与调制。NO 是一种不稳定的小气体分子，因而在研究 NO 的生物学效应时，NOS 成为重要靶点。在神经系统中，nNOS 是 NO 合成的关键限速酶。在神经病理性疼痛与炎性痛的发展与维持中，脊髓水平的 nNOS 发挥了重要作用，介导疼痛信息在脊髓的传递及中枢敏化。研究报道，在神经病理性疼痛中，N 下游靶点兰尼碱受体的活化引起脊髓水平痛觉通路的长时程增强效应(long term potentiation，LTP)，该效应可能与 NO 释放增加有关。后有研究明确指出，在外周神经损伤引起的神经病理性疼痛中，脊髓 LTP 的发生与 nNOS 的激活有关。脊髓 LTP 的突触发生可塑性改变引起中枢敏化，导致损伤后痛觉高敏感。本实验中，模型组较正常组热痛阈明显降低，同时脊髓腰膨大段 nNOS 含量较正常组升高，推测大鼠脊髓 nNOS 升高可能通过增强 NO 的合成，介导了 MPS 的疼痛。在银质针导热治疗后，脊髓中 nNOS 含量较模型组下降，同时大鼠热痛阈较模型组明显升高，提示银质针导热治疗可能通过抑制脊髓 nNOS 表达,减少脊髓 NO 合成,从而提高痛阈,缓解疼痛。这可能是银质针导热治疗的中枢机制之一。

许多研究已证明,SP 作为初级传入的神经递质参与脊髓水平痛觉信息的传递。SP 作为速激肽家族重要的神经肽之一,在背根神经节合成,经 A δ 或 C 纤维转运至脊髓背角,储存于纤维末梢。当外周炎症或伤害性信号传入时,SP 从纤维末梢的囊泡中释放出来,与脊髓背角伤害性神经元上特异性 NK-1 受体结合,并上调大鼠脊髓后角 NK.1 受体及其 mRNA 的表达,激活脊髓痛敏神经元,参与伤害性刺激向中枢的传递。此外,也可能促进小胶质细胞合成释放 TNFα、IL-1β,促进 NMDA 受体 NRl 亚基磷酸化及抑制 GABA 释放,来增强脊髓内兴奋性突触传递,减弱抑制性突触传递。本实验模型组 SP 较正常组显著升高,推测 MPS 大鼠肌肉筋膜的无菌性炎症刺激了外周伤害性感受器,通过背根神经节释放大量 SP 传递至脊髓,从而引发疼痛。银质针导热治疗后大鼠脊髓 SP 显著低于模型组,提示银质针导热治疗可抑制伤害性刺激信号的传入,产生镇痛作用。源于脑部的下行通路在调制和整合脊髓伤害性信息中具有重要作用,5-HT 是其中主要成分之一,下行 5-HT 主要源于中缝大核和中脑背缝核,其终末与脊髓投射神经元及抑制性中间神经元形成突触联系。以往研究表明,疼痛是由下行 5-HT 抑制性和易化性通路共同参与调控的。但是,近年来有的学者

提出,5-HT 抑制性通路或许发挥更重要的功能性作用。当伤害性感受器接收到刺激信号,下行的 5-HT 能神经元释放 5-HT,与相应受体结合抑制神经元兴奋性,抵抗脊髓痛觉信息的上传。在大鼠脊神经结扎疼痛模型中,Liu FY 等认为,5-HT 含量及受体功能的下降或许对下行 5-HT 抑制性通路功能的下降有重要作用,进而导致中枢敏化及神经病理性疼痛的发生。陈瑾等实验发现,针刺可使急性佐剂性关节炎(AA)大鼠炎症局部痛阈明显升高,说明针刺可显著改善 AA 大鼠的疼痛状态;针刺镇痛具有即时效应及后效应,外周和中枢的 5-HT 及 5-HIAA 可能参与这一过程。而嵇波等研究发现电针可通过调节中枢神经 5-HT 合成和代谢发挥镇痛作用。本实验中模型组与正常组大鼠脊髓 5-HT 无明显差异,但银质针导热治疗 2 周后脊髓 5-HT 明显升高,这与嵇波的实验结果一致。提示银质针可能通过长期刺激下行抑制通路释放 5-HT,减弱伤害性刺激信号的传递及中枢敏感化,从而产生持久的镇痛作用。由于没有进行动态检测,尚未知 5-HT 在 MPS 大鼠脊髓中变化的演变过程。有待今后进一步研究。

综上所述,银质针导热治疗可能通过抑制脊髓 nNOS 及 SP 的合成和分泌,促进 5-HT 下行抑制性通路功能,降低大鼠中枢痛觉传递和痛觉过敏而产生镇痛作用,为银质针治疗 MPS 提供了理论依据和指导意义。

(王　林)

研究八　银质针导热对正常兔和模型兔骨骼肌IL-8水平的影响

临床上用银质针导热治疗慢性软组织损害性疼痛取得了良好效果,其远期疗效也较稳定。本研究通过观察银质针导热对慢性骨骼肌损害组织中 IL-8 水平的影响及组织病

理改变,探讨其治疗作用及机制。

一、材料和方法

1. 材料　普通级健康新西兰雄兔 24 只

[合格证号：SCXK（京）2002-2005，解放军总医院动物实验中心提供]，体重 2.0～2.5kg，自制屈伸功能练习器。DY89-1 型电动玻璃匀浆机（宁波新芝科技研究所研制），ELISA 试剂盒（大连泛邦化工技术开发有限公司提供），酶标仪（军事医学科学院八所提供），银质针导热温控巡检治疗仪（上海曙新医疗科技开发有限公司研制）。

2. 方法

(1)造模级分组：将 24 只兔造模后随机分为两组，A 组（12 只）为热传导银质针治疗组；B 组（12 只）为对照组（未做任何干预自然恢复组）。另选 12 只正常兔（C 组）行右侧股四头肌热传导银质针导热处置。进针点沿着股中线与髌上缘 1cm、2cm、3cm 水平线 3 个交点，进针部位剃毛后常规消毒，用速眠新 2 号，按 0.2ml/kg 剂量做肌内麻醉。进针深度针尖达至股骨骨膜，针尾用银质针导热巡检仪加热 60℃，10min。起针后针眼常规消毒，回笼正常饲养。术后 1d、3d、7d、14d 分别取材做 IL-8 水平检测和病理切片。

(2)热传导银质针治疗：造模完成后 A 组进行热传导银质针治疗，B 组不做任何干扰，正常饲养，与 A 组同期同发取材用作对照。

(3)取材：在 A 组性热传导银质针治疗后 1d、3d、7d、14d 将 A、B 两组兔分别处死 3 只并取材做 IL-8 水平检测和病理切片。

二、结果

1. 正常组兔 IL-8 水平　见表 1。银质针导热引起正常兔骨骼肌 IL-8 水平升高，在治疗后 2 周与治疗前无明显差异（$P > 0.05$）。

(1)活体观察：术后 1d、3d 右下肢轻度跛行；7d 后行走正常，针眼处痂皮脱落；14d 双侧后腿活动无明显区别。

(2)大体解剖观察：术后 1～14d 进针部位肌肉色泽由深变浅至基本正常，弹性良好。

(3)病理切片：术后 1d、3d 可见针道出血、炎性细胞浸润、局部肌纤维萎缩、间质纤维组织增生；7d 后仍可见陈旧性瘀血，炎性细胞浸润减少；14d 肌纤维萎缩不明显，结构趋于正常，仅有极少量炎性细胞存在。

2. 造模组兔 IL-8 水平　A 组术后 1d、3d IL-8 水平高于术前，第 3 天最高，高于同期对照组。7d 回落，低于同期对照组。14d 时明显低于对照组，差异显著（$P < 0.01$）。见表 1，如图 1、图 2 所示。

表 1　正常组、治疗组和对照组 IL-8 的水平（$\bar{x} \pm s$）（$n = 6$）（pg/ml）

组别	治疗前	治疗后第 1 天	治疗后第 3 天	治疗后第 7 天	治疗后第 14 天
A	408.12±12.71	438.25±19.31	459.56±14.20	306.12±13.25	206.84±12.02*
B	408.12±12.71	406.86±12.25	402.37±14.16	396.16±12.91	327.25±10.21*
C	40.48±26.14	80.62±20.30	138.07±21.18	95.12±20.49	68.27±20.14

注：C 组治疗前后均无显著差异，$P > 0.05$；治疗后 14d，A 组与 B 组相差显著，* $P < 0.01$。

(1)活体观察：术后 1d、3d 局部肌肉张力大，与对照组兔无明显区别。术后 7d、14d 时局部肌肉变软，兔跛行好转。

(2)大体解剖观察：实验组术后 1d、3d 时见针道出血、肌肉颜色苍白，与对照组相似。7d、14d 时取材标本的色泽与对照组相比红润。

(3)病理切片示：A 组术后 1d、3d 针道出血，炎性细胞浸润较多，骨骼肌组织变性、坏死样改变。术后 7d 炎性细胞减少，肌纤维变性减轻。14d 与对照组相比，肌纤维变性、坏死及间质纤维增生较明显改善。

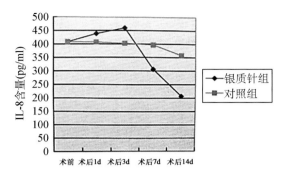

图1　治疗组和对照组 IL-8 水平

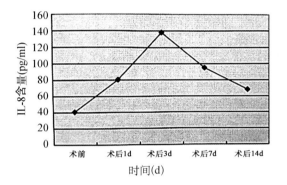

图2　正常兔骨骼肌银质针导热治疗前后 IL-8 水平

三、讨论

1902年，Houqh 首次报道了缺乏训练的受试者在高负荷工作产生肌肉酸痛。后来，Hill 描述了习惯运动后产生肌肉酸痛现象。近年来，众多学者对骨骼肌损伤发病机制与治疗进行了大量研究，初步认为，发病原因是静态负荷和反复用力，而骨骼肌静力性损害主要机制为骨骼肌骨筋膜室压力升高，休息期骨骼肌舒张不全，软组织损伤的肌肉内有无菌性炎症，组织间隙内氧分压降低。而对骨骼肌损伤后的修复，有学者认为，是以再生和瘢痕形式或两种形式结合进行的。究竟以何种形式修复主要取决于骨骼肌本身的再生能力、创伤面的大小等因素对其的影响。

一般认为，骨骼肌的再生能力很弱，其再生需要具备以下条件。①坏死组织修复良好的血液循环，如果坏死综合征区域不能重新再血管化，组织长期处于 Zenker 变性阶段，骨骼肌再生便不能实现。②肌膜的完整和依附在肌膜上的肌核的存活，它们是肌纤维再生的基础。

已有学者发现，肌动蛋白是骨骼肌的特异性蛋白，是横纹肌在其分化的标记，而针刺能使肌动蛋白的表达增强。银质针导热治疗特点是区域布针比较密集，按照软组织损害的特定病变组织选取进针点（压痛点），针距为 1.0～2.0cm，依据病变范围决定进针数量（10枚至几十枚不等），进针深度须直达骨膜。白银电导系数为 0.911，远高于其他合金，具有良好的导热性。其既可将热量传递至深部病变组织，又有明显的组织内热传输扩散效应。临床观察结果，凡经银质针导热治疗对病变组织产生松解作用，改善骨骼肌筋膜中的挛缩和粘连等病理变化，重塑机体的应力平衡。推测银质针导热促使机体产生应激反应，使局部 IL-8 水平先高后低，治疗后 14d 时明显低于未做干预自然恢复的对照组，差异显著（$P < 0.01$）。IL-8 对炎症具有双向调节作用，既参与炎症形成，也有抗炎作用。究竟起到何种作用，要取决于体内微环境局部浓度、外部因子的种类和蛋白酶的活性。本实验说明，银质针导热可以降低慢性软组织损伤的骨骼肌内 IL-8 水平，促进无菌性炎症的转归，为组织修复提供一定的条件。

（冯传有　王福根）

研究九　经腰椎关节突和椎板骨骼肌附着点感受器通路形态学研究

大多数轻中度的颈腰椎病徘徊于口服镇痛药和理疗治疗方法之间,疗效不尽如人意。寻求治疗椎间盘源性腰腿痛科学、有效、经济的方法是目前急需解决的问题。在感受器通路系列研究中,应用神经网络的分布,从体表给药或布针调节神经及内脏的疾病已取得显著的临床效果,并已得到推广。尤其是经关节突滑膜和椎板骨骼肌附着点感受器通路给药及银质针导热治疗椎间盘源性腰腿痛效果显著。为了进一步明确其临床效果,有必要明确其感受器通路网络。在感受器通路系列研究中,皮及肌膜的感受器通路网络已较明确,但关节突滑膜和椎板骨骼肌附着点感受器通路尚不清楚,为了进一步明确其临床效果,有必要弄清关节突和椎板肌肉附着点感受器通路网络。

一、材料和方法

1. 材料

(1)实验动物:健康清洁级 3～4 月龄家兔 8 只,雌雄各半,体质量 2.5～3.1 kg,由徐州医学院动物中心提供,许可证号 SCXX(苏)2003-0003。动物置于安静温暖(15～20℃)、避强光的环境下正常喂养 48h,禁食24h 后进行实验。实验中对动物的处置符合国家相关部门颁布的《关于善待实验动物的指导性意见》的要求。

(2)试剂和仪器:单层螺旋 CT 机(Siemens Emotion),CM1100 冰冻切片机(Leica,Germany),ZX-004 荧光显微镜(Olympus,Japan),PM-30 照相系统(AstrZeneca,UK),丙泊酚、氯胺酮(江苏恒瑞医药股份有限公司),荧光逆行神经追踪剂核黄(Sigma,USA)。

2. 方法

(1)逆行神经追踪:将 8 只家兔按随机数字表法分为 2 组,每组 4 只。经耳缘静脉注射丙泊酚(2mg/kg)和氯胺酮(2mg/kg)麻醉后,在 CT 引导下经双侧腰 3、4 椎关节突和椎板骨骼肌附着点分别注射荧光逆行神经追踪剂核黄 500μl(1g/L),进行逆行神经追踪(图 1)。

(2)组织标本制备及形态学观察:分别于术后 18h,36h 再次麻醉家兔,经心脏灌注固定后,分别取 T_{12}～L_5 脊神经节、颈、胸交感神经节、肠系膜下神经节、大脑、小脑、丘脑、脑干、脊髓、胃、小肠、心肌、肺、肾、骶棘肌、肠系膜下动脉、腰椎关节突滑膜、椎板肌肉附着点的

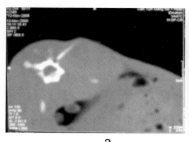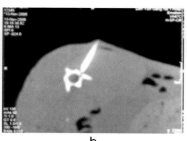

图 1　CT 引导下经兔关节突和椎板穿刺注药

a. 关节突;b. 椎板。

肌腱、腰椎间盘、小腿的皮、雄兔的睾丸、雌兔的卵巢、输卵管、子宫，行连续冰冻切片，分别做成 2 套，一套蒸馏水贴片，直接在 Olympus 荧光显微镜下观察，拍摄光学相片，记录曝光时间。另一套行苏木精-伊红染色后再置于荧光显微镜下，观察有无新的发现。

（3）主要观察指标：寻找各组织荧光标记的神经细胞、荧光标记密集的神经末梢部位。

（4）统计学分析：用 SPSS 11.0 软件进行统计学分析，计量资料采用（$\bar{x} \pm s$）表示，组内、组间比较采用 t 检验，以 $P < 0.05$ 为有显著差异。

二、结果

1. 实验动物数量分析　实验共纳入 8 只家兔，1 只雄性家兔因麻醉意外死亡，7 只进入结果分析。

2. 神经细胞和神经末梢荧光素核黄标记情况　神经逆行追踪 18h：在颈、胸交感神经节及肠系膜下神经节发现标记细胞；在胃黏膜下标记到副交感神经元；在小肠黏膜及黏膜下标记到大量的节细胞；在 $T_{12} \sim L_5$ 脊神经节发现标记细胞；在脊髓前、后角未见到标记细胞及但有明显的荧光密集区；在下丘脑发现标记细胞，大脑及小脑未发现标记细胞但有明显的荧光密集区，腰椎间盘纤维环、腰椎间盘髓核、腰椎间关节滑膜、小腿的肌膜、气管内外膜、心肌的内外膜、肾小球、肾小管内外膜、胆囊壁、卵巢、输卵管内外膜、子宫内外膜、睾丸、膀胱内外膜、皮内毛细血管襻发现较明显的荧光密集区（图2）；肠系膜动脉壁发现密集荧光。苏木精-伊红染色可见脊神经节内淋巴细胞浸润，各荧光密集区与荧光显微镜下所见相同，但曝光时间显著减少（$P < 0.01$）。见表1。

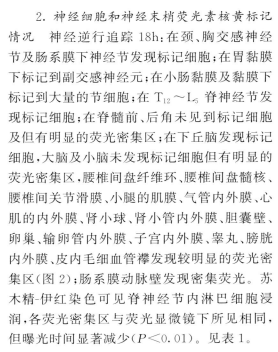
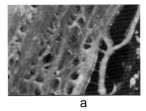
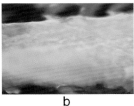
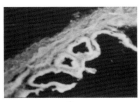
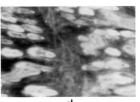

a　b　c　d

图 2　荧光显微镜下家兔各部位注药后的荧光标记情况（×200）
a. 腰椎间盘纤维环与髓核注药（18h）；b. 关节突滑膜（18h）；c. 胆囊壁（18h）；d. 肢体皮肤毛细血管襻（36h）。

表 1　神经逆行追踪 18h、36h 兔各部位的曝光时间（$\bar{x} \pm s, n = 4, s$）

组织部位	18h 组		36h 组	
	显微荧光标记	苏木精-伊红	显微荧光标记	苏木精-伊红
脊髓	120.7±8.7	23.9±4.2	67.8±3.9	16.8±3.2
脊神经节	42.8±3.6	4.2±1.2	120.0±8.4	25.2±2.6
上肠系膜神经节	8.4±0.7	6.4±1.3	13.2±1.8	4.6±0.3
丘脑下部	48.7±1.1	15.3±1.1	42.5±1.2	12.3±1.7
纤维环	23.6±1.6	0.6±0.2	8.2±0.8	1.3±0.8
关节突滑膜	9.6±1.2	0.2±0.0	10.6±1.1	0.5±0.1
小腿肌膜	0.6±0.2	0.1±0.0	3.2±0.6	0.6±0.1
小肠	7.0±0.6	4.6±1.3	9.0±0.6	2.2±0.3

（续　表）

组织部位	18h 组		36h 组	
	显微荧光标记	苏木精-伊红	显微荧光标记	苏木精-伊红
间盘髓核	82.9±6.7	26.8±6.5	46.9±6.7	0.8±0.2
胆囊壁	4.1±0.3	0.9±0.2	0.9±0.8	0.4±0.2
腿皮肤	23.8±3.1	4.2±0.6	3.2±0.7	0.7±0.1
卵巢	7.1±1.7	0.8±0.9	3.6±0.7	0.5±0.8
睾丸	7.6±1.4	0.7±0.4	3.4±0.8	0.5±1.0
胃黏膜	62.7±4.6	0.9±0.8	86.2±6.8	5.3±1.1

注：神经逆行追踪 36h，脊神经节标记细胞明显减少，曝光时间显著延长（$P<0.01$）；荧光密集区的部位与神经逆行追踪 18h 时相同，但有些部位曝光时间显著延长（$P<0.01$），有些部位曝光时间显著减少（$P<0.01$）。

三、讨论

实验模拟临床给药方法和剂量，选择同时经腰椎关节突滑膜和椎板肌肉附着点注射核黄，观察临床上经关节突滑膜和椎板骨骼肌附着点感受器通路给药及银质针导热治疗盘源性腰腿痛的神经网络作用靶点。结果显示，腰椎关节突滑膜和椎板骨骼肌附着点感受器通路网络由交感神经节及节后神经元、小肠节细胞、脊神经节、外周副交感神经元、下丘脑部分神经元 5 大神经网络组成，作用的靶点分别在腰椎间盘纤维环、腰椎间盘髓核、腰椎间关节滑膜、胃黏膜、小肠黏膜、肌膜、气管内外膜、心肌的内外膜、肾小球、肾小管内外膜、胆囊壁、输卵管内外膜、卵巢、子宫内外膜、睾丸、膀胱内外膜、皮内毛细血管襻、动脉壁等。同时，实验发现，脊神经节细胞荧光消失得快，与以往感受器通路系列研究结果一致。神经逆行追踪 36h，与脊神经节细胞末梢分布为主有关的组织，如肌膜，曝光时间延长；而椎间盘纤维环却相反，36h 组曝光时间缩短，提示其神经末梢主要来自于交感神经网络。苏木精-伊红染色后，组织内的脂肪被溶解，较直接荧光显微镜下观察组曝光时间缩短，提示神经末梢主要分布在纤维组织和黏膜中。

感受器通路系列研究的宗旨是寻求治疗复杂疾病的简单方法，主要是用末梢分布在体表的一线神经元的上、下行神经通路网络给药，从神经层面治疗疾病、调节神经功能障碍，取得了显著的临床效果，并已得到了推广。2007 年将传统的温热银质针治疗颈、腰椎间盘突出症的密集型针刺疗法引入感受器通路概念，将以肌肉附着点为落针点，以针代刀松弛肌肉达到治疗目的的理念，改为经椎关节突滑膜和椎板骨骼肌附着点感受器通路为落针点，以抗炎和调节神经功能为目的，将其简化为用针少、治疗次数少的简单易行的方法，效果显著。实验结果提示，经腰椎关节突滑膜和椎板骨骼肌附着点标记神经元的末梢，能够进入腰椎间盘纤维环和髓核，为本疗法有椎间盘内、外消炎作用提供了形态学支持。另外，银质针治疗还出现了如皮肤变白、面部色素斑减淡或消退、皮肤有光泽、女性乳腺小叶增生好转或消失等作用，彩超显示基底动脉或颈内动脉血流较治疗前有不同程度的增加，这些疗效证实人体存在自身修复系统。实验显示的神经末梢密集区应是自身修复的靶点，只要神经末梢工作状态正常，就可以即时地修复受损的组织。银质针针道所通过的神经末梢密集区有皮肤、肌膜、骨骼肌附着点、椎关节突滑膜，在这些部位加热究竟对神经网络有何作用尚不清楚,但临床效果提示 38～40℃ 的热有激活这些神经网络的作用。实验可为新近提出的体内可能存在自体监控修复与支持储备系统这一学说提供形态学支持,也为椎间盘源性下腰痛的治疗提供了科学的绿色疗法。

实验结果显示,在腰椎关节突滑膜和椎板肌肉附着点注药可引起脊神经节内的炎症反应,也许是银质针导热疗法在治疗后一两周时出现症状反复或加重的原因。另外,长期椎间盘突出可导致脊神经节内的炎症反应,进而引起交感神经功能障碍,如腰椎间盘突出的患者出现下肢冷、腰部肌肉僵硬及痉挛、肌膜增厚、皮肤增厚等。因此,现代的临床治疗应加入整体概念,从神经的层面调节、治疗疾病。

总之,实验发现,腰椎关节突滑膜和椎板骨骼肌附着点感受器通路网络由交感神经节及节后神经元、小肠节细胞、脊神经节、外周副交感神经元、下丘脑部分神经元 5 大神经网络组成,作用的靶点分别在腰椎间盘纤维环、腰椎间盘髓核、腰椎间关节滑膜、胃黏膜、小肠黏膜、肌膜、气管内外膜、心肌的内外膜、肾小球、肾小管内外膜、胆囊壁、输卵管内外膜、卵巢、子宫内外膜、睾丸、膀胱内外膜、皮内毛细血管襻、动脉壁等,且在这两个部位注射药物可引起脊神经节内的炎症反应。

（章云海）

研究十　腰椎间盘的感受器通路实验研究

近 40 多年来,随着椎间盘源性腰痛概念的引入,针对椎间盘的治疗大多是以毁损椎间盘、灭活盘内神经、盘内消炎、盘内神经阻滞及椎间盘置换等,且治疗费用逐年上升,而椎间盘的神经支配及椎间盘源性腰痛机制尚不明确。

经在腰椎关节突和椎板骨骼肌附着点的感受器通路研究中,发现经腰椎关节突和椎板骨骼肌附着点标记神经元的末梢可以进入椎间盘,但哪些神经元的末梢可以进入椎间盘,椎间盘的感受器通路尚不清楚。椎间盘的病变在脊柱源性下腰痛中究竟是不是主要原因,这个问题应该有进一步明确的认识。经椎间盘外治疗脊柱源性下腰痛已取得显著疗效,为了寻求理论支持,明确家兔腰椎间盘感受器形态学通路,进一步指导临床治疗。

一、材料和方法

1. 材料

(1)实验动物:选择健康清洁级 3～4 月龄家兔 8 只,雌雄各半,体质量 2.5～3.1 kg,由徐州医学院动物中心提供〔许可证号:SCXX（苏）2003-0003〕。动物置于安静、温暖(15～20℃)、避强光的环境下正常喂养 48h,禁食 24h 后进行实验。对实验动物的处置符合国家相关部门颁布的《关于善待实验动物的指导性意见》的相关要求。

(2)试剂和仪器:单层螺旋 CT 机(Siemens Emotion),CM1100 冰冻切片机(Leica,Germany),ZX-004 荧光显微镜,PM-30 照相系统(Olympus,Japan),丙泊酚(AstrZeneca,UK),氯胺酮(江苏恒瑞医药股份有限公司),荧光逆行神经追踪剂核黄(Sigma,USA)。

2. 方法

(1)逆行神经追踪:将 8 只家兔按随机数字表法分为 2 组。经耳缘静脉注射丙泊酚(2mg/kg)和氯胺酮(2mg/kg)麻醉家兔后,在 CT 引导下经双侧 L_{3-4} 椎间盘分别注射荧光逆行神经追踪剂核黄 50μl(1g/L),进行逆行神经追踪(图 1 至图 6)。由于是正常椎间盘,注药阻力大,只能在穿刺针后退时注药,为防止药液外溢,穿刺针注药后停留 1min 后拔出。

（2）组织标本制备及形态学观察：分别于术后 18h，36h 再次麻醉家兔，经心脏依次灌注生理盐水 300～400ml，含 20g/L 多聚甲醛和 12.5g/L 戊二醛的 0.1 mol/L 磷酸缓冲液（pH 7.3）500～800ml、含 50g/L 蔗糖的磷酸缓冲液（4℃）500ml。随后分别取 T_{12}～L_5 脊神经节，颈、胸交感神经节，肠系膜下神经节，大脑、小脑、丘脑、脑干、脊髓、胃、小肠、骶棘肌、肠系膜下动脉、腰椎关节突滑膜、椎板肌肉附着点的肌腱及 L_{3-4} 腰椎间盘。行连续冰冻切片，分别做成 2 套，一套蒸馏水贴片，直接在 Olympus 荧光显微镜下观察，拍摄光学相片，记录曝光时间。另一套行苏木精-伊红染色后再置于荧光显微镜下，观察有无新的发现。

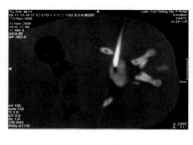

图 1 CT 下 L_{3-4} 椎间盘注药

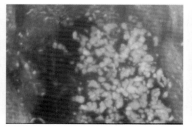

图 2 经 18h 标记的
椎间盘髓核 HE 200,1'.20"

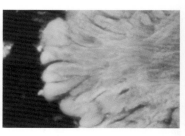

图 3 经腰椎间盘 18h 标记的
胃黏膜 HE 200,27'.1"

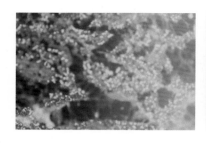

图 4 经腰椎间盘 18h 标记的
肠系膜下神经节 HE 100,13'.2"

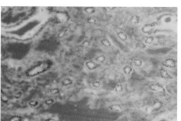

图 5 经腰椎间盘 18h 标记的
小肠 HE 200,11'.4"

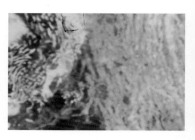

图 6 经腰椎间盘 18h 标记的
纤维环髓核交界 HE 100,0'.38"

（3）主要观察指标：寻找各组织荧光标记神经细胞、荧光标记密集的神经末梢部位。

（4）统计学分析：采用 SPSS11.0 软件进行统计学分析，计量资料采用 $\bar{x}\pm s$ 表示，组内、组间比较采用 t 检验，$P<0.05$ 为有显著差异。

二、结果

1. 实验动物数量分析　实验共纳入 8 只家兔，均进入结果分析，无脱落。

2. 神经细胞和神经末梢荧光素核黄标记情况

（1）神经逆行追踪 18h 组：在颈、胸交感神经节及肠系膜下神经节发现标记细胞；在小肠黏膜及黏膜下标记到大量的节细胞；在 T_{12}～L_5 脊神经节发现标记细胞；在脊髓前、后角未见到标记细胞及但有明显的荧光密集区；在下丘脑、大脑及小脑未发现标记细胞但有明显的荧光密集区；腰椎间盘纤维环、腰椎间盘髓核（髓核呈亮黄色颗粒）；腰椎间关节滑膜、骶棘肌肌膜发现较明显的荧光密集区；胃黏膜及胃壁发现密集荧光，但未发现到标记细胞，肠系膜动脉壁发现密集荧光；苏木精-伊红染色可见 T_{12}～L_5 脊神经节内均有淋巴细胞浸润；肠系膜下神经节标记细胞，呈亮黄色细胞核；小肠黏膜及黏膜下标记到大量的节细胞,呈亮黄色细胞核,细胞质呈黑色(图 5),各荧光密集区与直接在荧光显微镜下所见相同,髓核呈亮黄色条索,曝光时间显著减少($P<0.01$)。见表 1。

表 1 神经逆行追踪 18h、36h 兔各部位的曝光时间$(\bar{x}\pm s,n=4,s)$

选定组织	18h 组		36h 组	
	显微荧光标记	苏木精-伊红染色	显微荧光标记	苏木精-伊红染色
脊神经节	112.7 ± 7.2^b	4.9 ± 1.1^d	189.4 ± 12.6	25.2 ± 4.1^d
肠系膜下神经节	18.4 ± 2.1^b	2.7 ± 0.3^d	9.2 ± 1.2	1.2 ± 0.3^d
腰椎间盘纤维环	90.2 ± 6.4^a	2.1 ± 0.2^c	14.1 ± 1.6	0.8 ± 0.2^d
腰椎间盘髓核	78.1 ± 1.1^b	0.6 ± 0.1^d	42.5 ± 1.2	0.4 ± 0.1^d

与 36h 组比较,$^a P<0.05$,$^b P<0.01$;与苏木精-伊红染色比较,$^c P<0.05$,$^d P<0.01$。

(2)神经逆行追踪 36h:脊神经节标记细胞明显减少,曝光时间显著延长($P<0.01$),荧光密集区的部位与神经逆行追踪 18h 时相同,脊神经节标记细胞曝光时间显著延长($P<0.01$),腰椎间盘纤维环、腰椎间盘髓核曝光时间显著减少($P<0.01$),见表 1。

三、讨论

实验选择家兔 L_{3-4} 间隙行腰椎间盘穿刺,因此间隙穿刺难度较小,预实验拟注射示踪剂 $100\mu l$。因是正常椎间盘,针到间盘髓核中央时阻力太大,无法注药,只有在穿刺针回至髓核中、外 1/3 时注射 $50\mu l$ 示踪剂。为确保准确地标记到间盘的感受器通路,防止药液外溢,穿刺针注药后停留 1min 后拔出。结果显示,腰椎间盘髓核感受器通路网络由交感神经节及节后神经元、小肠节细胞 3 大神经网络组成,作用的靶点分别在腰椎间盘纤维环、腰椎间盘髓核、腰椎间关节滑膜、胃黏膜、小肠黏膜、肌膜、动脉壁等。与椎关节突滑膜和椎板骨骼肌附着点感受器通路在交感神经节及节后神经元、小肠节细胞、脊神经节 3 大神经网络相重叠。结果提示,间盘髓核由外膜布满神经末梢的含水颗粒组成,因苏木精-伊红染色后,髓核颗粒脱水后呈神经末梢更密集的条索(曝光时间显著减少),这

也提示正常的间盘髓核存在密集的神经末梢,它们来自于交感神经节及节后神经元、小肠节细胞、脊神经节 3 大神经网络。这些神经末梢在 18~36h 逐渐增加提示间盘髓核的神经末梢主要来源于交感神经节及节后神经元、小肠节细胞,因来自脊神经节的神经末梢 18~36h 逐渐减少。

髓核区穿刺注药引起多节脊神经节淋巴细胞浸润,提示间盘髓核是多脊神经节支配的区域,与以往的研究相似。临床上椎间盘源性腰痛的表现亦为弥散性,各种盘内治疗的效果是确定的,但毁损间盘导致的椎间隙变窄是不可逆的缺陷。现今研究已认识到,椎间盘源性腰痛是椎间盘炎症所致,椎间盘内注射糖皮质激素和亚甲蓝及盘内热疗均取得了成功,疗效与腰椎间盘髓核感受器通路网络有关,作用靶点应是神经网络。

椎间盘是脊柱的缓冲组织,椎间关节和椎间盘共同维持着脊柱间的运动平衡,实验提示直接参与调控这一平衡的一线神经元有交感神经节及节后神经元、小肠节细胞、脊神经节细胞,盘外的神经网络更广大。一线神经元有自体监控修复功能,椎间盘的损伤可引起交感神经的干预,导致盘内炎症反应,造成盘内压力增加,关节突关节的损伤造成滑膜的炎症,导致腰部肌肉的反射挛缩,进

一步增加间盘内的压力,造成间盘纤维环变薄撕裂,破裂,间盘突出,同时可导致脊神经节的炎症反应,临床上出现腰部疼痛。盘内炎症的转归一是炎症消失,二是把损伤部位的间盘用毛细血管索包围起来,逐渐变性坏死,充填以没有功能的纤维结缔组织,这应该是椎间盘退变的主要原因。保护椎间盘应该是治疗椎间盘源性腰痛的首要任务,在椎间盘压力增高期有效地降低盘内压力,恢复椎间盘的功能,因此椎间盘源性腰痛要早期治疗。

单一的炎症理论尚不能解释脊柱源性腰腿痛,临床上经常出现这种情况,即患者腿痛不能平卧 10～30d,口服各种镇痛药物无效,不能入睡,在进行银质针导热治疗 3～5min 时疼痛消失了。第 1 次发现这种现象时百思不得其解,用炎症理论解释不了,炎症不可能消失得这么快,用神经减压也解释不了,银质针只松解了关节突的关节囊,而且试验了不加热 6～7min,疼痛不消失,再加热 3～5min 时疼痛仍然消失。这种现象出现了数 10 次,无论疼痛出现在臀部还是下肢均能消失,提示疼痛是神经调控的。在交感神经丰富的关节囊加热 38～40℃ 可缓解疼痛,机制尚不清楚。脊柱源性腰腿痛原因很难分清是盘内的还是盘外的,往往是综合的,从神经层面调节脊柱源性腰腿痛,未必非要从盘内入手,盘外的感受器通路网络较盘内的广大,可控盘内的感受器通路网络,临床资料亦证实其疗效,已经完成对经腰椎关节突和椎板骨骼肌附着点银质针导热治疗脊柱源性腰腿痛的 200 多例患者进行了调查,未见复发者为 85％ 以上。

总之,实验发现,家兔腰椎间盘感受器通路网络由交感神经节及节后神经元、小肠节细胞、脊神经节 3 大神经网络组成。作用的靶点分别在腰椎间盘纤维环、腰椎间盘髓核、腰椎间关节滑膜、胃黏膜、小肠黏膜、肌膜等,与腰椎关节突和椎板骨骼肌附着点的感受器通路在交感神经节及节后神经元、小肠节细胞、脊神经节 3 大神经网络相重叠,且盘内注药可引起多个脊神经节内的炎症反应。

(章云海)

研究十一　小关节源性腰痛与小关节囊神经纤维数量及神经肽γ表达变化的研究

腰痛是最为常见的脊柱疾病之一,椎间盘、腰椎小关节、背部肌肉及筋膜、骶髂关节等结构被认为是腰痛的主要来源。当腰椎出现病变时,小关节囊感觉神经末梢的分布和含量会发生变化。以往研究主要集中于动物实验,研究人的关节囊往往缺少合适对照标本。本研究选择无腰痛腰椎管占位需要固定患者的关节囊作为对照标本,研究临床症状、小关节核磁共振 Fujiwara 分级与神经末梢分布及相关神经肽表达的关系。与无腰痛患者比较,研究慢性小关节源性腰痛患者的小关节囊中的神经末梢、疼痛相关神经肽的分布和含量的变化,以进一步阐明慢性腰痛的发病机制,促进慢性腰痛的预防和治疗。

一、材料与方法

1. 临床病例分组

(1)对照组:对拟行后路手术的腰椎管占位患者进行术前 VAS 和 ODI 测评,VAS 评分为 0 者纳入无腰痛对照组共 15 例,年龄 36－65 岁。术中取腰椎小关节囊标本。

(2)治疗组:慢性下腰痛患者(包括椎间盘源性腰痛、腰椎间盘突出症、腰椎失稳症,腰椎管狭窄合并腰椎退行性变等)需要手术治疗者,术前常规封闭腰椎小关节,注射前后进行 VAS 和 ODI 测评,根据测评结果将其分为慢性非小关节性腰痛组(封闭后疼痛无缓解)15 例。慢性小关节性腰痛组(封闭后疼痛基本消失)20 例。慢性混合性腰痛组(封闭后疼痛部分缓解)20 例。年龄 38—75 岁。

(3)影像学检查:全部患者行 X 线、CT 及 MRI 检查。X 线包括正侧位、站立过屈过伸及双斜位检查,排除峡部裂等先天性疾病。MRI 检查按 Fujiwara 法对小关节进行评分。

2. 疼痛及功能评分

(1)ODI(Oswestry disability index,Oswestry 功能障碍指数):用于腰痛患者自我量化功能障碍的问卷调查表。原始表共有10 项,每项有 6 个备选答案(分值 0~5 分,0分表示无任何功能障碍,5 分表示功能障碍最明显)。将 10 个项目的选择答案相应得分累加后,计算其占 10 项最高分合计(50 分)的百分比,即为 Oswestry 功能障碍指数。0为正常,越接近 100% 则功能障碍越严重。量表中主要包括疼痛(疼痛程度、痛对睡眠的影响)、单项功能(提/携物、坐、站立、行走)和个人综合功能(日常活动能力、性生活、社会活动和郊游)3 方面的评定,较单一疼痛评定更全面。

(2)VAS(visual analogue score,视觉模拟评分):0 完全无痛;10 难以忍受的疼痛。记录小关节封闭前后疼痛评分。

3. 免疫组化 选择抗人神经肽 γ 抗体,使用 DAKO 公司免疫组化增强系统。

4. 氯化金染色 将取好的关节囊组织放入生理盐水配成的 10% 柠檬酸水溶液10~30min,然后转入 1% 氯化金水溶液中60min 或更长,直到呈棕褐色为止(此过程在暗处进行)。再转入 10% 甲酸还原液 24h,流水冲洗后再放入 95% 乙醇甘油(1:1)透明12h,敞开瓶口,让乙醇挥发。再转入纯甘油脱水、透明分离小块组织于滤纸上,将组织周围多余的甘油吸去,移置于载玻片上,滴甘油明胶加盖玻片,轻轻压紧,镜检后再采用PVP 封固剂封固。Olympus BX-50 多功能显微镜观察,电脑控制下照相。

5. 统计学处理 神经纤维染色计数按每高倍视野阳性纤维所占百分比计算。半定量计算,如为阴性记作一,≤25% 记作+,>25% 而≤50% 记作++,>50% 而≤75% 记作+++,>75% 记作++++。采用Kruskal-Wallis Test,SAS 13.0 统计软件进行分析,以 α=0.05 为可信区间计算统计。

二、结果

1. 影像学 三组腰痛患者 X 线均有不同程度脊柱退变表现,含椎间高度塌陷,骨赘形小关节增生肥厚,椎间盘源性腰痛患者小关节退变较轻。对照组退变较轻。CT 显示小关节内聚狭窄,椎管狭窄。70 例 MRI 按Fujiwara 分级,Ⅰ级 16 例、Ⅱ级 16 例、Ⅲ级 20例、Ⅳ级 18 例。术前术后 ODI 评分功能有明显提升。重返工作岗位 55 例,占 78%。

2. 各组比较 无腰痛对照组、慢性非小关节性腰痛组及慢性混合性腰痛组、慢性小关节腰痛组小关节关节囊神经纤维分布数量见表 1。可见无腰痛对照组及慢性非小关节源性腰痛组神经纤维分布稀疏。而慢性混合性腰痛组及慢性小关节腰痛组神经纤维分布增多,慢性小关节性腰痛组神经分布稠密。

NPY 阳性神经纤维密集环绕小血管,其末端与血管内皮紧密联系。无腰痛对照组、慢性非小关节性腰痛组及慢性混合性腰痛组、慢性小关节腰痛组小关节关节囊神经肽γ 染色结果见表 2。无腰痛对照组、慢性非小关节性腰痛组关节囊神经肽 γ 染色为阴性或者散在。慢性混合性腰痛组、慢性小关节腰痛组小关节关节囊神经肽 γ 染色为阳性,慢性小关节性腰痛组神经肽 γ 阳性分布稠密。见表 2、图 1。

表 1   各组末端神经纤维数量的比较

组别	末端神经纤维					
	−	+	++	+++	++++	合计
A 对照组	2	12	1	0	0	15
B 非小关节痛组	1	13	1	0	0	15
C 小关节痛组	1	3	5	6	5	20
D 混合性痛组	0	3	6	5	6	20
合计	4	31	13	11	11	70

Kruskal-Wallis 试验, $\chi^2 = 48.2929$, $P < 0.0001$, 说明组间比较具有显著性差异。A＋B 与 C＋D 比较, $\chi^2 = 48.1676$, $P < 0.0001$, 具有显著性差异。A 与 B 之间及 C 与 D 之间比较, 差异不具显著性。

表 2   各组小关节囊神经肽 γ 的比较

组别	小关节囊神经肽 γ					
	−	+	++	+++	++++	合计
A 对照组	10	5	0	0	0	15
B 非小关节痛组	9	4	2	0	0	15
C 小关节痛组	0	2	4	7	7	20
D 混合性痛组	0	1	5	8	6	20
合计	19	12	11	15	13	70

Kruskal-Wallis 试验 $\chi^2 = 35.3250$, $P < 0.0001$, 说明组间比较具有显著性差异。A 与 B 之间及 C 与 D 之间比较差异不具显著性。但是 A＋B 与 C＋D 比较, $\chi^2 = 35.1264$, $P < 0.0001$, 具有显著性差异。

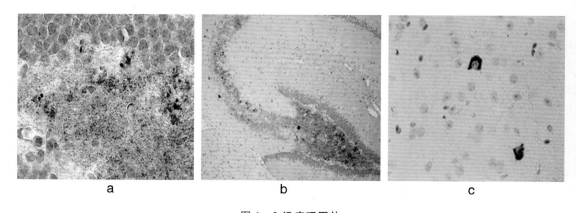

a   b   c

图 1   3 组病理图片
a. 慢性小关节性腰痛组；b. 慢性非小关节性腰痛组；c. 无腰痛对照组。

NPY 阳性神经纤维与神经纤维量具有正相关性。见表 3。

各组 MRI Fujiwara 分级比较不具显著差异，但是小关节疼痛组与小关节无痛组比较腰椎小关节退变明显；与关节囊神经纤维数量分布及神经肽 γ 阳性分布无明显正相关。见表 4。

表3 NPY 和末端神经纤维数量具有相关性

		神经肽 γ				
		$-/+$	$++$	$+++$	$++++$	合计
末端神经纤维	$-/+$	28	5	2	0	35
	$++$	3	6	4		13
	$+++$	0		7	4	11
	$++++$	0		2	9	11
		31	11	15	13	70

$\chi^2 = 80.5560, P < 0.0001$,差异具有显著性。

表4 各组小关节 Fujiwara 分级

	MRI Fujiwara 分级				
	I	II	III	IV	总计
A 对照组	6	5	2	2	15
B 非小关节痛组	3	2	5	5	15
C 小关节痛组	4	5	6	5	20
D 混合性痛组	3	4	7	6	20
总计	16	16	20	18	70

三、讨论

1. 慢性小关节源性腰痛

(1)腰椎小关节解剖结构:小关节即关节突关节,为滑膜关节,由相邻椎体的上下关节突及其表面的透明软骨与周围的软组织共同构成,外有致密的纤维束包绕形成小关节囊,属脊柱后件。L$_{1-5}$脊神经后内支支配腰椎小关节和腰骶关节,同时支配两个或三个层面。滑膜面和关节囊分布有丰富的神经末梢,感受和传递疼痛信息。

(2)腰椎小关节病变的临床表现较复杂:国内认为,其主要表现为腰部持续性钝痛或酸痛,活动后加重,晨起时有腰部僵硬感;下肢存在放射痛;小关节处有固定深压痛,急性发作时可有局部软组织压迫后的凹陷征;无下肢皮肤感觉异常。国外研究认为,其临床表现缺乏特异性,难与其他原因引起的下腰痛相鉴别,目前尚未找到相关性、可靠性良好

的一个或一组临床特征用于临床诊断。

(3)根据临床表现与影像学表现:在排除外伤、肿瘤、感染及其他可引起相似症状的疾病后,需行小关节注射确诊,包括小关节腔内注射和小关节内侧神经支阻滞。通常采用双重对照法,即在 X 线透视引导下先后注射两种不同作用时间的局麻药,如利多卡因和布比卡因,分别作为筛选手段和确诊手段,两次注射间隔 2 周,根据疼痛缓解时间与局麻药作用时间匹配与否来判断药效,若两次注射后疼痛均缓解则可诊断病变来自小关节。国外研究认为,该诊断方法结果准确,可作为诊断小关节源性下腰痛的金标准。本研究的全部病例均采用上述标准分成慢性非小关节性腰痛组(封闭后疼痛无缓解)15 例、慢性小关节性腰痛组(封闭后疼痛基本消失)20 例及慢性混合性腰痛组(封闭后疼痛部分缓解)。在文献回顾过程中,我们注意到绝大多数关于小关节基础研究的研究对象为:①大鼠、白

兔、猫等动物;②人体尸体标本或者术中采集到的小关节标本。但这些研究都只是单一的形态学研究,没有很好地和症状相联系,也没有设立对照组进行比较。本研究选择无腰痛症状的腰椎管占位病例的小关节囊作为对照,解决了以往临床研究无法取得合适对照的问题。

2. 神经肽γ与腰痛   NPY 是一个含有 36 个氨基酸的肽段,由中枢及外周交感神经系统合成、释放,主要分布于关节滑膜、关节囊和关节表面的血管周围。组织损伤、炎症、疼痛、酸胀等病理刺激可激活交感神经系统引起外周交感神经系统的 NPY 与去甲肾上腺素一起释放,引起血管长时间的强烈收缩,神经肽 P 物质也能促进 NPY 的分泌,吗啡则能抑制 NPY 的分泌。

3. 慢性小关节性腰痛发病机制   研究证实,在 15%～45% 的慢性腰痛患者中,腰椎小关节是其主要原因之一。同时,多种动物及人的实验表明小关节囊中有丰富的神经末梢分布,是疼痛的重要来源。慢性疼痛的发生病因包括中枢、周围病变及精神因素等,而在小关节性腰痛中,神经的终末机制可能是重要的。

本研究表明,小关节源性腰痛患者小关

节囊神经末梢数量及神经肽γ免疫阳性细胞较其他各组有显著性增多,并且与影像学表现具有一定的相关性。MRI Fujiwara 分级Ⅱ、Ⅲ级患者合并 X 线椎间不稳定者神经肽γ免疫阳性反应密度增加,与 VAS 评分具有正相关。而对照组及慢性非小关节源性腰痛患者关节囊仅可见稀疏的神经纤维分布及神经肽γ表达。

结合我们前期研究及国内外的研究表明:①在动物和人的脊柱小关节囊中存在多种神经肽,包括蛋白基因产物 9.5(PGP 9.5)、P 物质(SP)、钙基因相关肽(CGRP)、多巴胺羟化酶(DBH)、血管活性肠肽(VIP)、神经肽γ(NPY)和胆碱乙酰转移酶(ChAT),这些神经肽可能参与信号传递及疼痛。②在小关节囊中存在丰富的小神经纤维、有髓及游离神经末梢;当关节囊受压、牵张,组织炎症或化学物质刺激时,不同阈值的神经末梢感受器会出现激活和致敏;当脊柱小关节病变或者力学行为改变时,小关节囊神经末梢感受器的分布会发生改变,参与腰痛的发生发展。

(王　磊)

研究十二　慢性骨筋膜室综合征动物模型的建立及骨骼肌病理变化的实验研究

众所周知慢性骨筋膜室综合征可引起骨骼肌局部疼痛,它多发生在小腿和腰部运动后,目前对其疾病的概念和骨骼肌病理变化机制缺乏认识。生理学家认为慢性骨筋膜室综合征是重复性的骨骼肌内压增高所致,结果导致骨骼肌损害。因有生理实验报道,当骨骼肌内压高达 8～30mmHg 时,即可发生骨筋膜室综合征。

有关急性骨筋膜室综合征的病理变化的报道很多,大多数作者采用充气式血压计压

迫或自身血浆肌筋膜内注射以增加其肌筋膜内压来制作骨筋膜室综合征的动物模型,这些实验模型均为急性骨筋膜室综合征。到目前为止,还未见慢性骨筋膜室综合征动物模型及骨骼肌病理变化的报道。慢性骨筋膜室综合征的病理变化可能与急性骨筋膜室综合征不同。为了阐明慢性骨筋膜室综合征骨骼肌的病理变化,指导临床对该疾病制订诊断依据及有效的治疗方法,我们研究了应用充气式血压计袖带间断性、重复性压迫大鼠小

腿部引起慢性骨筋膜室综合征动物模型,以及该模型小腿部骨骼肌的病理变化。

一、材料和方法

1. 动物准备 90只平均体重3.5kg,20周龄的日本白兔,它们被饲养在一个特殊的自由环境里,即使在实验过程中它们也可自由地摄取食物和水。90只白兔在没有麻醉的情况下,每天实验时被特制的固定器固定进行重复性压迫实验。90只白兔被分别用来测量40、80和120mmHg压力压迫中的骨筋膜室内压。这些实验条件没有明显地影响实验动物的正常生活。

2. 压迫实验 90只白兔被分成15组,每组6只。每只白兔的右侧小腿用充气式血压计袖带压迫2h,每天压迫2次,中间休息30min。这样小腿部肌肉每天共压迫4h。每一组的压力和压迫时间相同。左侧没有被压迫的小腿作为对照组。

3. 组织病理学和组织化学 重复性压迫实验结束后24h,每只白兔被过量的巴比妥钠注射液静脉内注射致死。分别采集对照组和压迫组小腿部的伸趾长肌和比目鱼肌,称量肌肉湿重后用−80℃液氮冷冻固定。每块肌肉病变最显著部用冷冻切片机切取10μm厚的连续切片200片,同时对上下远离病变显著部位数百微米处的肌肉也进行了连续切片。这些切片分别应用Hematoxylin and eosin(HE)和ATPase(rutine and acid preincubation)染色。在光学显微镜(Nikon,Japan)下观察和拍摄了每一组骨骼肌组织的病理变化及"红肌"和"白肌"肌细胞在各组骨骼肌组织病理变化中的分布概率。

4. 计算对照组和压迫组骨骼肌湿重与自身体重的比 应用CCTA camera和digital picture analyser(Hitachi,VM-1730,Japan)分别测量了每块骨骼肌HE染色切片的500个细胞直径的大小。

5. 统计学分析 对照组和压迫组之间的骨骼肌湿重、肌纤维直径的变化应用t检验方法进行统计学分析。另外一种ANOVA统计学方法也被用来分析了两组骨骼肌湿重、肌纤维直径的变化。所有统计数据均采用平均值±标准差表示。

二、结果

1. 病理学的变化 我们不仅观察了每一块被压迫区域的骨骼肌组织学的改变,而且还观察了压迫周围区域的骨骼肌组织切片的改变。骨骼肌组织较严重的病理学变化被发现在压力较高和压迫时间较长的实验组里。病理学变化的主要特征包括骨骼肌细胞坏死、组织间质纤维化和细胞直径的改变(细胞肥大、萎缩或局限性的再生细胞)。间质纤维化和骨骼肌细胞的坏死在骨骼肌的中心部位比周边部位或邻近骨面部位更明显。压迫周围区域的骨骼肌组织表现为细胞直径的改变和再生,有些细胞正在被单核细胞浸润中,也有些细胞呈正常骨骼肌细胞表现。这些变化比目鱼肌比伸趾长肌更显著。

(1)在1d压迫组里,第Ⅰ、Ⅱ和Ⅲ组比目鱼肌和伸趾长肌的病理变化,除了部分细胞表现为炎性水肿、细胞直径增大外,大部分细胞接近正常。

(2)在3d压迫组里,第Ⅳ、Ⅴ和Ⅵ组骨骼肌细胞变性的程度与压力成正比。第Ⅳ组比目鱼肌和伸趾长肌的病理变化类似于1d压迫组的变化。第Ⅴ组比目鱼肌可见一些单核细胞浸润,指明了细胞正处于早期坏死阶段,而伸趾长肌则表现为小灶性炎性反应和细胞直径的改变。第Ⅴ组比目鱼肌的表现为伴有吞噬细胞浸润的坏死细胞,同时伴随着一些再生细胞及肥大细胞,而伸趾长肌只表现为少量的细胞坏死。

(3)在1周压迫组里,第Ⅶ、Ⅷ和Ⅸ组比目鱼肌的表现为有吞噬细胞浸润的坏死细胞和伴随着一些再生细胞及肥大细胞,这些改变的严重程度与压力的程度成正比。

第Ⅶ组比目鱼肌表现为少量细胞坏死和轻度细胞直径的改变。在第Ⅷ组比目鱼肌组织标本横断面上,约1/5被坏死、萎缩、再生细胞和间质纤维化所占据,而第Ⅸ组的病理变化较第Ⅷ组更明显。相反,第Ⅶ组伸趾长肌的表现是少量局灶性细胞坏死,而未见中性核细胞浸润。第Ⅷ、Ⅸ组可见一些伴有中性核细胞浸润的坏死细胞。

(4)在2周压迫组里,第Ⅹ、Ⅺ和Ⅻ组比目鱼肌细胞再生和坏死的程度比1周相同压力压迫组的改变显著。肥大性的whorled细胞可见于第Ⅺ组,而在第Ⅹ组里却很少见。在第Ⅺ组里,一些细胞表明中心核浓聚,指明细胞部分坏死和再生。然而,在Ⅻ组里未见肥大性的whorled细胞。

在第Ⅺ组比目鱼肌组织标本横断面上,约1/3被坏死和再生细胞所占据。而在第Ⅻ组比目鱼肌里,细胞坏死的程度比第Ⅺ组更显著。在第Ⅹ、Ⅺ和Ⅻ组的伸趾长肌里,未发现肥大型的whorled细胞。

(5)在4周压迫后,第ⅩⅣ和ⅩⅤ组伸趾长肌组织标本横断面中,约1/2被坏死和再生细胞所占据,中间伴随着轻度的间质纤维化。而在第ⅩⅢ组里,仅可见较严重的细胞坏死,未发现无肥大性的whorled细胞。在第ⅩⅣ和ⅩⅤ组比目鱼肌中,几乎所有的细胞出现坏死和广泛的间质纤维化,而无肥大性的whorled细胞。残留在第Ⅷ、Ⅸ、Ⅺ、Ⅻ、ⅩⅣ和ⅩⅤ组里,没有坏死的骨骼肌细胞被间质纤维化的组织所包绕。在第Ⅰ、Ⅱ、Ⅲ、Ⅳ、Ⅴ、Ⅵ、Ⅶ、Ⅹ和ⅩⅢ组骨骼肌内的毛细血管壁和神经束膜没有明显的异常所见,而在第Ⅷ、Ⅸ、Ⅺ、Ⅻ、ⅩⅣ和ⅩⅤ组骨骼肌内的毛细血管壁和神经束膜可见纤维化性改变。

2. 组织化学分析 组织化学(ATPase染色)分析表明了骨骼肌中变性、坏死细胞的亚细胞("红肌"和"白肌")分布概率。对照组中,比目鱼肌包含71%的type 1 fibers和29%的type 2(A和B)fibers,而伸趾长肌包含75%的type 2(A和B)和25%的type 1 fibers。Type 2C fiber只占细胞总数1%左右。在3d、7d、14d和28d比目鱼肌和伸趾长肌压迫组里,几乎所有没有坏死和再生的细胞均为type 2B fibers。

3. 骨骼肌湿重和肌细胞直径 在80mmHg(Ⅱ、Ⅴ、Ⅷ、Ⅺ、ⅩⅣ)和120mmHg(Ⅲ、Ⅵ、Ⅸ、Ⅻ、ⅩⅤ)压迫组里,骨骼肌湿重和肌细胞直径的改变在3d内是随着压力增高和压迫天数增加而增加,7d达到正常水平,以后随着压力和压迫天数的增加而渐减轻。在所有组中比目鱼肌的湿重和肌细胞直径的改变较伸趾长肌显著。尽管在40mmHg压迫组(Ⅰ、Ⅳ、Ⅶ、Ⅹ、ⅩⅢ)中,骨骼肌湿重和肌细胞直径的改变类似于其他压迫组的改变,但是它们与正常对照组相比在统计学上没有意义。在80(Ⅺ和ⅩⅣ)和120mmHg(Ⅻ和ⅩⅤ)压迫组中,骨骼肌湿重和肌细胞直径与正常对照组相比在统计学上表明有意义的减轻($P < 0.05$),指明骨骼肌发生缺血性萎缩。这种变化在第ⅩⅤ组比目鱼肌中变化最显著。

4. 骨骼肌内压力 由袖带式血压计压迫所引起的骨骼肌内压的变化与血压计的压力成正比。

三、讨论

1981年Peck首先报道了腰骶部慢性骨筋膜间隔综合征可能是引起腰痛的原因之一,以后又有学者对此疾病从解剖、生理学等方面进行了深入的研究。腰骶部慢性骨筋膜间隔综合征形成的主要原因可能是长期重复性超负荷劳动或重体力劳动导致的骨骼肌肥大,毛细血管和组织间液的液体交换发生紊乱。

Styf等用连续微管灌注法对竖脊肌内压的变化进行了观测,结果为静息时肌内压为6.1 ± 1.4mmHg,当以1.5ml/s速度灌注时肌内压为8.3mmHg,这与其他筋膜室组织内压一致。负重竖脊肌呈最大收缩时肌内压为175mmHg,肌肉松弛后肌内压在0.1s内降至收缩前水平,一般在6min内肌内压可降至试验前水平,这与Carr等用裂隙导管法所测结果近似。而Difazio等提出慢性骨筋膜间隔综合征时松弛后肌内压超过30mmHg,且在6min内不能降到试验前水平。我们根据前人的研究成果,对腰骶部慢性腰痛患者采用了腰部竖脊肌骨筋膜间隔内压测定的方法来确定诊断。

充气式血压计袖带间断性、重复性压迫白兔小腿部被认为是慢性骨筋膜室综合征的动物模型,因为它可引起骨骼肌内压重复性增高。Qvarfordtetal报道人类在过量运动时平均骨骼肌内压可达到80mmHg。Hargens等报道,当骨骼肌内压超过30mmHg时,其骨骼肌内毛细血管血流量明显减少。然而,Pedowitz报道,当充气式血压计的压力<125mmHg,压迫时间为2h、1d只为1次时,骨骼肌组织无明显的病理变化。

根据上述发现,我们设计了充气式血压计的压力为40、80和120mmHg,采用间断性、重复性压迫,压迫持续时间设定为1d、3d、7d、14d和28d。

慢性骨筋膜室综合征在临床上常见于四肢、腰部,尤其小腿部多发。所以我们选择了白兔小腿部作为研究对象。人们可能要问在这个动物试验中为什么选择伸趾长肌和比目鱼肌作为骨骼肌病理变化的研究对象,临床中当慢性骨筋膜室综合征发生时,胫骨前肌更易受累。这是因为胫骨前肌中的type 1 fibers比伸趾长肌多,它不是一个典型的"白肌"。利用胫骨前肌很难评价"红肌"和"白肌"的病理变化。所以我们选择了在相同肌间隔内的伸趾长肌作为"白肌"的代表和后深部肌间隔内的比目鱼肌作为"红肌"的代表。尽管每个肌间隔中的筋膜厚薄和肌间隔内容量不同,但由血压计袖带间断性、重复性压迫所引起的肌内压升高是相同的。

慢性骨筋膜室综合征所致骨骼肌的病理变化过程不同于急性骨筋膜室综合征,也不同于神经元损害后所致骨骼肌的萎缩。尽管急性肌间隙综合征后期的病理变化在某些方面与慢性骨筋膜室综合征的病理变化类似,但产生骨骼肌细胞坏死的压力阈值是不同的。例如,在急性骨筋膜室综合征模型中,当压力<125mmHg持续压迫2h,无骨骼肌细胞坏死的发生。然而,在这个动物模型中,采用80mmHg压力(骨骼肌内压为50mmHg)持续2h重复性压迫,结果产生了显著的骨骼肌变性改变。

这些发现表明,人体在过量运动时当骨骼肌内压达到或超过50mmHg时,可能引起类似于我们目前研究的病理变化过程。

急性骨筋膜室综合征引起骨骼肌细胞变性、坏死所发生的时间与慢性骨筋膜室综合征不同。急性骨筋膜室综合征引起骨骼肌变性、坏死通常是在骨骼肌筋膜内压急剧增高后,而我们目前的研究发现经过80mmHg重复性压迫后,骨骼肌最明显的变性、坏死发生在持续性压迫后1周。相反,经过40mmHg(骨骼肌内压为20mmHg)重复性压迫后,几乎无骨骼肌变性、坏死的发生,这是因为骨骼肌内压低于30mmHg,骨骼肌内毛细血管血流量无明显减少。那些仅经过1d压迫组(第Ⅰ和Ⅱ)骨骼肌的病理变化类似于Sanderson等报道的骨骼肌经过2~4h缺血后的病理变化为急性炎症反应和水肿。

重复性压迫后所致骨骼肌特征性的改变是坏死、萎缩、再生,以及肥大性的whorled细胞和间质纤维化。关于肥大性的whorled细胞形成机制仍然不清楚。它们可能是经过较小的压力重复性压迫后引起细胞部分坏死后形成。然而,在80mmHg持续4周或120mmHg持续2~4周压迫组,未发现肥大性的whorled细胞,它提示肥大性的whorled细胞的形成可能存在一个域值。

我们的实验表明,重复性压迫后比目鱼

肌的病理变化比伸趾长肌显著，这可能是由于肌肉本身血流方式不同。比目鱼肌是"红肌"，它主要由 type 1 fibers 组成；而伸趾长肌是"白肌"，它主要由 type 2 fiber 组成。"红肌"较"白肌"有丰富的血液循环、较高的氧化酶活性和较低的糖原分解能力。这就决定了在相同压力和相同压迫时间压迫后这两块肌肉对缺血的耐受力不同。

在 80 和 120mmHg 压迫组中，骨骼肌湿重和细胞直径的改变在 3d 内是随着压力增高和压迫天数增加而增加，这与 Moore 等报道的当骨骼肌用血压计压迫 2h 后约 75％的骨骼肌因缺血而发生水肿相一致，他们在电镜下也发现骨骼肌细胞在进行性变性时细胞体内水容量增加。因此，在 3d 以内（Ⅰ、Ⅱ、Ⅲ、Ⅳ、Ⅴ和Ⅵ）影响骨骼肌湿重和细胞直径改变的主要因素可能是细胞水肿。而经过 7d 压迫后骨骼肌湿重和细胞直径的改变达到正常水平，以后与压力和压迫天数成反比（Ⅶ、Ⅷ、Ⅸ、Ⅹ、Ⅺ、Ⅻ、ⅩⅢ、ⅩⅣ 和 ⅩⅤ），这可能与细胞再生、萎缩，以及部分细胞坏死和间质纤维化有关。

人们可能要问是否重复性压迫后骨骼肌经历变性坏死的细胞能够恢复。回答是肯定的，因为在我们的试验里压迫时间最长、压力最大组（Group ⅩⅤ）的组织切片中可见大量再生骨骼肌细胞。然而，完全恢复是不可能的，因骨骼肌组织已发生了部分纤维化。今后我们必须要进一步研究人体在过度运动时，可使骨骼肌细胞完全恢复的骨骼肌内压的阈值。总之，我们的研究表明了重复性压迫可引起骨骼肌变性，这些改变在"红肌"表现得更为显著。

（白跃宏　欧阳颀　杨远滨）

研究十三　脊椎病与心脏病相关机制的研究

脊椎相关疾病是指脊椎的骨关节、椎间盘、椎周软组织遭受损伤或退变，在一定的诱因条件下发生椎关节错位、椎间盘突出、骨组织增生，以及软组织痉挛、挛缩、钙化或无菌性炎症，直接或间接压迫或刺激周围神经、相关血管、脊髓或交感神经，不但引起脊椎本身的症状，也引起与之有关的内脏和其他器官的临床症状。目前已知与脊椎相关的多发病、疑难病有 70 多种，采用治脊疗法治疗此类疾病，是对因治疗，可使患者较快地康复。它不包括脊椎骨折、脱位、肿瘤、结核、嗜酸性肉芽肿、类风湿关节炎等。下面仅就脊椎病与心脏疾病相关的研究与治疗作一介绍，以供同道借鉴。

一、简史

20 世纪 70 年代以前，学者们主要是对临床症状进行了观察。Nachlas 1934 年报道了椎骨关节炎患者，其中 2 例有类冠心病症状，认为颈胸椎骨关节紊乱不仅引起颈肩或上肢麻痛，也可影响到运动神经的胸段代表区，引起胸痛。Hanflig 1936 年报道了 5 例心绞痛样患者经给予颈椎牵引治疗而痊愈。Kelly 于 1942 年总结了 40 例颈椎综合征患者的临床特点，其中 8 例有心绞痛样症状，占 20％。David Davis 在 20 世纪 40 和 50 年代详细观察了脊椎相关性心脏病症患者的临床特点，发现其发病年龄多在 30－70 岁，并在 50 岁两侧呈正态分布，胸闷、胸痛在心前区或胸骨后，可突发也可缓慢发生，多在颈部运动或体位改变时诱发，有时伴呼吸困难、眩晕或下枕部痛，疼痛多持续 30min 以上，称为脊-心综合征。近年来，此类报道逐渐增多，Podrushniak 1985 年分析了脊-心综合征不同年龄的发病情况，发现此征发病年龄和临床症状与冠心病一致。潘之清随机统计 30

例院外诊为冠心病患者中,有 14 例经详细检查排除了冠心病,最后确诊为颈椎病。1959年,作者在研究颈椎病中发现 2 例房室传导阻滞患者,在治疗颈椎病后痊愈。此后进行了系列实验研究。

二、实验研究

1. 尸体解剖研究 应用 16 具成人尸体,切除脊椎周围软组织,保留椎间连接组织。对脊柱及椎管各部进行了各方向运动和位置的解剖学观察,发现脊椎侧屈、旋转＞30°时是椎间孔缩小,椎间孔横径缩小到 1/3 时,神经根受到刺激,如缩小到 1/2 时,则受到压迫。脊椎错位时,椎管矢状径变小,在已有椎管狭窄或椎体后缘骨刺时可压迫脊髓。

2. 影像学研究 对 100 例颈椎患者和 100 例正常人颈椎 X 线照片进行对比研究,发现颈椎病患者椎管矢状径平均 13.5mm,均小于正常人的平均值 15.3mm;颈椎病患者椎间孔横径平均 6mm,小于正常人的平均值 7.9mm。椎管矢状径和椎间孔横径的缩小多因退变和错位引起,明显的骨刺只有在突入到椎管、椎间孔或横突孔时才引起发病。

3. 动物实验研究 ①急性实验:应用 6 只家兔,麻醉后以手术方法造成下颈椎和上胸椎棘突偏歪错位,测量错位前、后的心电图变化,错位前心电图正常的家兔错位后均出现了心律失常。②慢性实验:应用 8 只家犬以同样方法进行慢性实验也得到了同样结果。③随机分组对照试验:应用 36 只家兔随机分为实验一、二组和对照组,除观察心电变化外还进行了心肌和相应节段神经根的超微结构观察,首次发现脊椎错位可使相应心肌和神经根发生变性改变。

4. 血流动力学的研究 应用 9 只家犬人工造成 C_6 至 T_5 椎间关节的错位,分别测定了错位前、错位后 20min 犬的心输出量、中心静脉压、平均动脉压、肺动脉压、肺毛细血管楔压,根据公式计算出心脏指数、每搏容积指数、肺循环阻力和周围循环阻力,除中心静脉压和平均动脉压外,其他 7 项主要指标错位后都有明显改变。

5. 脊椎错位与软组织病变的关系 临床实践中发现,不对称的软组织痉挛、挛缩、瘢痕粘连、硬结钙化、脊椎的退变、创伤和不良姿势是导致脊椎错位的重要原因。特别是脊椎周围软组织是脊柱赖以稳定的最主要结构,一旦出现病变,势必影响到脊柱的稳定。因此,脊椎错位与椎管外周软组织病变,两者互为因果,互相影响,治疗中必须全面兼顾,才能巩固疗效。

三、治疗

与脊椎病相关的心脏病症状与器质性心脏病在治疗上迥然不同。Froment 对持续性心绞痛状态的 30 例冠心病患者进行最认真地治疗未见效;而在查明同时患有颈椎病、胆结石或十二指肠溃疡时,分别给予牵引、胆囊切除、十二指肠引流治疗,这些患者几乎终止了持续数月之久的心绞痛。作者在临床实践中逐步摸索出了一套疗效较好的系统疗法,称为治脊疗法。即以脊椎病因理论作指导,应用以正骨推拿和牵引为主的中西医结合的综合疗法治疗脊椎病和脊椎相关疾病(异病同治法)。

1. 主治疗法 正骨推拿,用于纠正脊椎关节错位、分筋理筋、调理软组织。牵引,用于椎间退变及骨刺者。

2. 辅治法 热疗、物理治疗,用于消炎消肿、解痉镇痛。脱水疗法、中西药物的应用。水针、针灸、银质针、椎旁注射、微型外科、小针刀等。

3. 防复发 功能锻炼、纠正不良姿势,防治失稳、预防复发。改睡保健枕、使用硬板床。防止外伤、受凉或过劳。

自 1972 年系统地应用治脊疗法以来,

治疗与脊椎病相关的各种病症 71 种之多，共 2 万多例。经对资料较完整的 11 种心律失常及冠心病心绞痛病例 378 例的统计，其显效率为 72%，总有效率 96.8%。使许多

疑难疾病和被称为奇难杂症的疾病得到了有效治疗。

（段俊峰　龙层花　王正和）

研究十四　腰椎间盘突出症临床治疗机制探讨

腰椎间盘突出症是引起下腰痛的重要病症与来源，手术治疗曾在几十年间被推崇，但文献中屡见关于手术失败及部分病例出现手术并发症的报道。所以，非手术治疗在许多国家仍然被提倡，目前存在的问题是非手术疗法大多没有经过严格的实验证明，治疗效果还不满意，甚至出现并发症或意外。为此，我们对该病的临床治疗机制进行了研究，对其中尚有争议的观点探讨如下。

一、突出的髓核能否还纳复位

1. 研究方法　作者于 1971 年首创一次牵扳手法治疗腰椎间盘突出症，1988—1998 年诊治该病 1280 例，优良率 74%，随访 2 年复发率为 10.4%。其中，脊髓造影治疗前后对照 26 例，CT 扫描前后对照 58 例，结果提示突出的椎间盘影像大小形态及部位均无确认的明显变化。MRI 检查前后对照 12 例，有 4 例发现突出物变小，形态由"乳头状"变为"蘑菇状"，突出物顶端较圆钝或平坦。不支持手法疗效的取得是由于椎间盘突出物还纳复位的缘故。

（1）健康人新鲜尸体腰椎标本模拟牵扳手法生物力学实验材料及方法：用 7 具新鲜尸体腰椎，标本上下椎体用聚甲基丙烯酸甲酯包埋，仅露出中间的 L_{3-4}、L_{4-5}、$L_5 \sim S_1$ 三个椎间隙，将制备好的标本固定于生物材料实验机（Material Testing System）模拟手法治疗时的状态。腰椎前屈 15° 纵向牵引 400N，3 个腰椎单位进行旋转 15°。

（2）测量方法：有以下两种。

①扩大椎间孔，于椎间盘与相邻的神经近点上放置引伸仪，与计算机相连，观测手法时椎间盘与神经根之间是否有滑移及滑移的方向与大小。

②髓核内穿刺，椎间盘内注水与压力感受器相连，观测治疗时椎间盘内压力变化。

2. 结果　髓核内压力变化见表 1，神经根位移变化见表 2。

3. 讨论　长期以来，人们采用手法推拿治疗腰椎间盘突出症取得了良好的疗效。据此，推测手法的力学作用将腰椎突出的髓核还纳复位。这种"复位"的观点一直被当作合理的疗效机制，其实这是一种误解。髓核的突出主要与椎间盘本身的退行性变有关，退变的椎间盘可被压缩，两椎体明显靠近，从而因弹性减退使椎间盘抗负荷能力降低，原先

表 1　模拟腰部牵扳手法时髓核内压变化（$\bar{x} \pm s$，mmHg）

标本号	L_{3-4}	L_{4-5}	$L_5 \sim S_1$
1	+3	+6	−4
2	+4	+5	+3
3	−3	−3	−2
4	−3	−1	−1
5	−14	−3	+1
6	+2	−2	+1
7	−2	−2	−2
平均	−1.8571	0	−0.5717

表2　神经根位移的变化(mm)

标本号	标本名称	同侧旋转距离	对侧旋转距离
1	L_4 神经根	2.56	3.259
2	L_4 神经根	1.282	1.023
3	L_4 神经根	1.425	0.795
4	L_5 神经根	0.350	1.468
5	S_1 神经根	0.920	1.668
平均位移距离		1.3074 ± 0.814	1.6656 ± 0.971

的空间不复存在。所以,即使轻度的髓核突出也难以整复,况且退变损伤的椎间盘几乎没有修复能力。即使假设突出的髓核能够还纳,也不可能持久,随着腰椎的运动,椎间盘压力增加定会再度突出。根据作者模拟腰椎牵扳手法生物力学实验结果表明,正常椎间隙的前屈,轴向牵引与旋转复合应力作用下,并不产生足够大的髓核内压变化。观察并测量腰椎屈曲、拉伸与扭转复合应力使椎间盘突出物偏离神经根位移距离,说明松解突出的椎间盘与神经根两者之间的炎性粘连,通过神经根相对位移来减轻或消除髓核突出对神经根的刺激与压迫,从而达到改善或解除疼痛的征象。作者认为,腰椎间盘突出手法推拿治疗机制是椎间盘突出物的"变位"作用,而非髓核的复位还纳。突出的椎间盘早期在MRI影像学上的缩小是炎性水肿的吸收及膨胀的髓核组织脱水,后期是自然消退过程,不是椎间盘髓核的简单还纳。作者对突出椎间盘的MRI影像观察结果也有同样的看法。

二、机械性压迫致痛抑或是无菌性炎症致痛

1. 研究方法和结果

(1)作者采用腰椎管探查手术治疗52例腰椎间盘突出症引起的腰痛与坐骨神经痛病例,其中 L_{3-4} 间盘突出14例, L_{4-5} 间盘突出30例, $L_5 \sim S_1$ 间盘突出8例。对腰椎管内未被麻醉的 L_5 神经根(44条)或 S_1 神经根(38条)用小血管钳轻轻夹压,患者诉说同侧下肢出现既痛又麻的感觉。若将神经根鞘膜外粘连的脂肪结缔组织彻底分离后再轻轻夹压,则引起下肢麻木感,而无痛觉。此试验提示硬膜外或神经根鞘膜外与之粘连的脂肪结缔组织存在无菌性化学性炎症反应,炎性刺激硬膜、神经根和窦椎神经,导致腰痛与下肢痛。

(2)对326例患者腰椎间盘突出症进行手法与硬膜外注射药联合治疗,疗程为3周,优良率为85%。随访2年(142例),复发率为4.0%(表3)。

表3　脊柱手法和手法/硬膜外注药治疗效果比较

组别	例数	优良率(%)	复发率(%)	平均治愈天数
A 组	680	74.00	10.4	28.6
B 组	326	85.00	4.0	20.2
C 组	536	66.05	7.6	32.5

注:A组,脊柱手法组;B组,手法注药组;C组,注药组。经 χ^2 检验 $P < 0.01$,相差显著。

（3）经骶管硬膜外注药方法及药物组成如下。

①药物组成：2％利多卡因注射液 5ml、0.9％氯化钠注射液 8ml、地塞米松磷酸钠注射液 5mg、胞二磷胆碱注射液 0.5g、维生素 B_{12} 注射液 0.5～1mg，将药液混匀于 20ml 注射器内。

②注药方法：用 75 号注射针头直接穿入，缓推药液，在 2min 内药完毕。然后平卧休息 10min，观察无不良反应方可下地行走。每 5 天注药 1 次，每 4 次为 1 个疗程。

③结果：见表 4。

表 4　三组不同类型症状患者硬膜外注药疗效比较

组别（n）	优（n/%）	良（n/%）	可（n/%）	差（n/%）
A 组（171）	74（43.28）	56（32.75）	38（22.22）	3（1.75）
B 组（302）	91（30.13）	113（37.42）	87（28.81）	11（5.64）
C 组（63）	5（7.94）	15（23.81）	34（53.97）	9（14.28）
合计	170（31.72）	184（34.03）	159（29.66）	23（4.29）

注：A 组，腰痛下肢痛；B 组，腰痛下肢痛麻；C 组，腰痛下肢麻木。A 组、C 组优良率 χ^2 检验 $P<0.01$。

2. 讨论　传统观点认为，腰椎间盘突出引起坐骨神经痛的机制是髓核突出物单纯的机械性压迫腰骶脊神经根所致，可是临床事实并非如此。Grarfin 等（1991）对神经根性疼痛提出是机械性压迫抑或是生物学问题的质疑，认为机械性压迫不是致痛的唯一因素。他报道 4 例有根性痛患者，未发现与神经根有关的结构有任何改变，根性痛却渐渐缓解。宣蛰人（1976）经椎管探查手术证实，髓核突出物压迫神经根引起神经功能障碍而无继发性无菌性炎症病变者，视不同的压迫程度而出现下肢的麻木或麻痹，临床上并无腰腿痛征象。只有神经根鞘膜外脂肪组织产生无菌性炎性病变，临床上才会引起腰腿疼痛。也就是说，炎性反应是产生剧烈疼痛的直接的重要因素。然而，腰椎管内神经鞘膜外与硬膜外炎症反应是如何产生的？其与椎间盘髓核突出有何因果关系？椎间盘具有双重神经支配其外侧部和前纵韧带接受交感神经灰交通支支配，后外侧部及后纵韧带接受灰交通支与窦椎神经双重支配，其感受器呈不均匀分布，大部分分布于外侧与后侧，该区也是椎间盘易损伤部位，组织学观察发现，椎间盘的微损伤不易引起炎症反应和愈合，还有椎间盘的无血供的特性也限制了炎症和愈合反应，但不良愈合导致组织强度下降，易于反复损伤，最终导致持续的炎症。

Saal 等（1990）发现，手术切除的椎间盘组织中的磷脂酶 A2（PLA2）活性显著高于自身血液和健康人椎间盘髓核的活性水平，腰椎间盘突出症患者腰腿痛程度与其髓核中 PLA 活性显著相关，说明其参与炎症过程。该学者近来又将从椎间盘组织中提取的 PLA 注入大鼠的后掌，诱发出明显的炎性反应，也表明椎间盘组织中增多的 PLA2 参与炎症反应。吴闻文等（1996）对 20 例腰椎间盘突出症患者手术中获取的髓核组织进行 PLA2 活性测定，结果表明，炎症是腰椎间盘突出症所引起的一系列病理解剖改变和病理生理过程的启动环节。神经组织损伤后继发的炎性损害在神经性疼痛的发生中起到重要作用。

椎间盘纤维环外层发现有 P 物质、血管活性肠肽和降钙素基因相关肽。这些神经源性疼痛调质即神经肽通过髓核突出物间椎管内弥散、渗透，从而说明椎间盘中伤害感受器的致敏通过其神经化学物质的变化表达。国外学者对正常犬和椎间盘损伤犬进行对照研究，结果表明上述疼痛介质受椎间盘内压力变化的影响。

椎间髓核组织是体内最大的、无血供的封闭结构，椎间盘突出后纤维环破裂，髓核基质内的糖蛋白和 β 蛋白质变成为抗原，产生局部免疫反应；同时该物质对神经根鞘膜具有强烈的化学刺激性，导致椎管内脂肪结缔组织炎症性反应及局部组织破坏，使内源性疼痛介质释放，如缓激肽、血清素、组胺、乙酰胆碱，以及前列腺素 E_1、E_2 和白三烯 B_4 等，这样在椎管内神经根机械性压迫损害功能障碍之前，产生了较强烈的无菌性炎症反应，其中非神经源性痛介质与神经源性疼痛介质均在腰腿疼痛感受中起着重要的介导作用。

机械性致压因素可以导致神经传导功能障碍，临床上表现为感觉和运动的缺失，神经根无外膜结缔组织所紧密包裹，外围有鞘膜覆盖，实验证明，神经根营养供应来自内部血供系统及脑脊液。神经根的毛血管内血浆蛋白向神经内运转少于背根神经节和周围神经，容易发生水肿，尤其是严重的椎间盘突出患者，压迫导致椎内静脉瘀血，数量明显减少，动静脉短路开放及毛细管通透性增高，神经根水肿更明显，6.7kPa（52mmHg）压迫 2min，足以引起水肿。继而阻断毛细血管血流，最终出现神经根营养及功能障碍，临床上表现为麻木或麻痹，由于水肿比压迫本身对神经根的不良影响作用更长，所以对于慢性患者神经减压后恢复功能尚需一段较长的时间。

作者认为：①单纯机械性压迫正常神经根不引起疼痛，而是产生麻木或麻痹；②神经根鞘膜外和硬膜外脂肪组织的无菌性炎症病变所产生的化学性刺激是疼痛的原因。

三、腰椎间盘突出症为何手术摘除效果不佳

文献中屡见关于手术失败的报道，即所谓手术失败综合征（FBSS）。小关节突骨折被认为是造成手术后持续性慢性疼痛的原因之一，少数病例会出现手术并发症，如出现椎间隙感染、马尾神经损伤和继发性椎管狭窄、术后神经粘连等，尤其是对那些无明确原因的椎间盘突出施行摘除术后并未解决腰腿痛问题。以上问题引发作者思考，究竟腰椎间盘突出症患者是否存在椎管外软组织损害，也就是腰椎间盘突出同腰椎间盘突出症两者是否属于等同概念。20 年来，我们对腰椎间盘突出症手术疗效不佳、严重的腰腿痛患者 76 例分别经过腰臀部银质针疗法或软组织松解手术后大多取得良好的疗效，表明腰椎间盘突出症引起腰腿痛征象，尤其严重腰腿痛患者均并发有椎管外软组织损害，即腰腿痛的来源多在腰椎（棘突旁、骶中嵴旁）椎板、髂后上棘内缘、髂嵴后 1/3 处与骶骨背面上的腰部深层肌，与臀中小肌等诸肌在髂骨翼、坐骨大孔上缘与股骨大粗隆附着处。

1. 研究方法和结果

（1）腰椎间盘突出症患者腰骶椎板处棘肌的 PLA2 活性测定：作者（1999）对 10 例腰椎间盘突出症手术患者腰椎的新鲜棘肌样本进行 PLA2 活性测定，并与非炎性疾病患者的 10 例外科手术患者附着肋骨的胸大肌标本对照。结果提示，实验组样本的 PLA 活性测定数值显著高于对照组，$P < 0.001$。表明腰椎间盘突出症患者均有椎管外腰部深层肌骨附着处的炎症反应，实验组电镜检查显示肌细胞核、肌丝周围线粒体数较少，线粒体肿胀，细胞间质内见幼稚血管网，血管内有红细胞及单核吞噬细胞，证实炎症反应的存在。作者认为，腰椎管外软组织损害性炎症的存在可能是腰椎间盘突出症引发腰腿痛的重要因素。

（2）银质针治疗腰椎间盘突出症的临床肌电图观察：作者（1999）对 12 例腰椎间盘突出症采用银质针针刺治疗前后进行腰部骶棘肌临床肌电图对照检查，以观察该病症引起腰部神经功能变化治疗前全部病例有自发性电活动，结果如下。①12 例患者经银质针导热疗法后 1 周腰腿痛症基本消失，检测 8 例肌电图自发电位，其中 4 例消失，4 例减少。1 个月腰腿痛症状完全消失，腰部及下肢活动功能恢复，检测 8 例肌电图自发电位（其中 4 例为 1 周检测过肌电图），2 例消失，5 例减少，1 例无变化，治疗前有 2 例纤颤电位于术后检测中消失。②12 例患者中有 3 例运动单位平均时限在治疗前均低于正常值 80% 为肌源性损害。治疗后 1 周或 1 个月均在正常范围。③最大用力收缩动作电位，治疗前 4 例为正常干扰相，8 例为异常波形，治疗后 1 周和 1 个月 8 例异常者有 3 例转为干扰相。

2. 讨论　本研究结果提示，腰椎间盘突出症患者下腰部深层肌中（棘肌）PLA2 活性升高，并经电镜检查证实该组患者均存在椎管外软组织损害所致的炎症反应。除了椎管内炎症的反应参与腰椎间盘突出症神经根性疼痛的形成外，椎管外软组织损害性炎症反应也可能是引发腰腿痛的重要因素。此种炎症反应可导致腰腿疼痛和肌痉挛两个继发性发病因素，所以临床上治疗腰椎间盘突出症不仅要消除椎管内硬膜外或神经根鞘膜外脂肪组织的无菌性炎症刺激，及时解除对硬膜囊和神经根的机械性压迫，而且还要消除由肌肉损害性炎症所致的疼痛和肌痉挛这两个环节。单纯椎间盘摘除手术治疗没有包含腰椎管内外两种发病因素，因而远期疗效不佳的症结就在于此。

对于混合型腰椎间盘突出症，以椎管外软组织损害所致腰腿疼痛为主要临床表现的患者，采用银质针针刺疗法，获得满意的疗效。表明该疗法对腰椎间盘突出症患者的腰部与臀部肌肉软组织长期处于痉挛缺血、收缩无力状态具有明显的松解作用，从而使血供得到改善，最终达到消炎止痛、恢复肌肉和神经功能之目的。

本实验结果对肌纤维出现失神经支配的自发性电活动，表明腰骶神经根长期受到机械性压迫而发生变化，从而失去对所支配肌肉的抑制作用这种传统见解提出质疑。本研究的病例经银质针治疗，短期内肌肉恢复正常电活动，不能单纯用神经根受压变性来解释是否由于外周神经（主要为运动神经纤维）因病变肌肉痉挛得以解除而获得松解，从而使肌纤维恢复正常生理状态的缘故，也即是腰椎间盘突出症患者腰部肌肉的失神经支配机制，可能还存在外周神经功能受到抑制的因素。这个认识需进一步探讨。

（王福根　毕　胜　江亿平）

研究十五　腰腿痛病临床诊断程式

腰腿痛病的诊断问题迄今尚无统一意见，临床上诊断名称十分混乱。传统的诊断分类有以学科而分，如分为外科腰痛、内科腰痛、妇科腰痛；有以所谓器质性、功能性或症状性腰痛而区分；也有以病因分类，如先天异常、外伤、退行性变、肌筋膜炎等。以上分类诊断很难从中得到要领，也未能提供清晰的诊断思路。这主要因为受到骨科理论指导的影响，尤其是在临床上骨组织机械性压迫致痛学说始终占主导地位的缘故。于是，在腰腿痛病的诊断分类上众说纷纭的现象应运而生。各种"神经痛"（枕后、三叉、颈后、枕大、臀上皮、股、坐骨神经等）；各种"损伤"（肌肉、韧带、关节、脂肪垫损伤等）；各部位"炎"（肌腱、肌肉、腱鞘、滑囊、筋膜、皮神经炎等）；各类"综合征""卡压征"等。

正确的诊断是选择正确治疗的前提。诊断名称方面的混乱反映出临床上人们对腰腿痛病认识的模糊性,使其本来的疑难状态更趋复杂。治疗上也难摆脱盲目性,无论手术或非手术疗法仍然不能改变腰腿痛的"难治之症"结论。自从软组织外科学理论问世以来,以人体软组织无菌性炎症致痛学说主导疼痛的治疗,为腰腿痛病的诊断与治疗开创了一种新的模式,取得了更为满意的远期疗效。为了进一步提高腰腿痛病的临床诊断质量,逐步改变目前存在的诊断分类及名称上的混乱状态,达到统一认识,有必要对腰腿痛病的临床诊断程式做一探讨。

一、分清两类不同病变

按照软组织外科学理论,人体疼痛疾病大多是由腰椎管内外软组织损害所致。这两类损害可以单独或混合存在,临床依据病史特点、物理学检查、影像学特征及肌电图表现能作出区分。这对临床治疗方法的选择至关重要。

(一)病史特点

1. 静息痛与运动痛 腰椎管外软组织损害由于肌痉挛、肌挛缩变性粘连的病理性改变。若人体长期处于某种体位,尤其是静卧状态,势必加重缺血性损害,最终导致病损处软组织无菌性炎症的加剧。这种情况下,躯体只要进行适当的活动或行走,使腰部软组织的血供获得改善,疼痛可以逐渐缓解。而腰椎管内硬膜囊外和神经根鞘膜外脂肪结缔组织的炎症反应,只有采取制动的卧姿下(脊柱无纵向压力)才能使炎症得到控制或消退。任何直立状态下的活动只能使神经鞘膜外软组织无菌性炎症加剧,因为突出的间盘或增厚的黄韧带都是硬膜囊和神经根的刺激物。越是运动越会加剧疼痛,有时表现为运动之后突发疼痛,仅在静卧时才能缓解这种病理性刺激。

2. 腹压增高对疼痛的影响 椎管内病变由于脑脊液压力的增高而对神经根或硬脊膜产生直接加压作用。当神经外干激惹状态时,自然会因用力排便、咳嗽、喷嚏等加剧疼痛。此时如果佩戴腰围减轻腰脊柱轴向压力则会抵消部分增高的腹压,从而缓解由此引起的疼痛。椎管外软组织损害所致的疼痛,则少有受到腹压变化的影响。

3. 一日疼痛的变化 晨起腰腿痛明显,甚至凌晨时刻因痛醒而不能平卧,须起身活动后方能缓解疼痛,白昼一般工作与活动无妨碍。这是腰椎管外软组织损害性疼痛的特点。而腰椎管内病变患者在一日之中晨起乃是腰腿痛感觉最佳时刻,无痛或轻微疼痛,如下床活动则以下午或晚上疼痛最为明显,坐位姿势也使疼痛更快加重。显然这与腰椎间盘承受轴向压力的变化密切相关。从软组织外科学观点分析,造成此种变化特点,还须存在腰椎管内无菌性炎症反应,使腰椎管外软组织失去对脊柱的力学补偿作用而加重疼痛。

4. 下肢疼痛的性质 软组织外科学认为,下肢疼痛(广义的坐骨神经痛)不论是牵涉痛或是放射痛,均可由椎管内窦椎神经所支配的硬脊膜、后纵韧带、黄韧带区域受刺激引起牵涉痛,神经根受累导致的放射痛,或椎管外肌肉、韧带损害所致神经干支的刺激引起放射痛及其本身损害区域引起牵涉痛。但对其下肢放射痛而言,椎管内病变出现的多为或仅为单节段并且往往累及下肢远端的神经感觉分布区域,痛麻并存的概率极高。而椎管外软组织损害出现的下肢放射痛虽也多见,但下肢远端(足部)的感觉缺失较为少见。临床上牵涉痛出现的机会极多,而下肢痛的部位较模糊,传导至足部不多见,一般为腰部或臀部向下肢后外侧放散至腘窝处。

5. 搬提或支撑重物的影响 由于腰椎管内静脉丛的静脉壁内神经末梢受到机械性刺激所引起,而这种刺激来自静脉压升高。解剖学研究认为,脊柱静脉系统与胸腹、骨盆内静脉相交通。当腹压升高,尤其是在腰部持重时,胸腹部肌肉做强力收缩,几乎可使椎体静脉丛内静脉压极度升高,若腰椎管内硬膜外静脉(椎窦支或背根支)原先已存在刺激性损害(如椎管内肿瘤、椎间盘突出、椎体骨折移位),此时可以增加受累的硬脊膜与神经根的压力,而加剧腰背痛和下肢痛。相当多的患者在主诉中均叙述因腰负重而使疼痛发作,而且不易自行缓解,椎管外软组织损害虽然也难以持重,但影响程度要小,一般经休息制动后疼痛可自然消失。

6. 病程演变特点 椎管外组织损害性疼痛可以突然发作,但一般在短期内即可缓解,且间歇期(缓解症状)长,自限性明显,无须特殊处理。椎管内病变引起腰腿痛突发频繁,间歇期随发作次数增多而逐渐变短,发作期长,一般需经 2~6 周专门治疗方能缓解。腰腿痛症状如果时轻时重,反复发作,甚至也无明显的诱因,发作频度愈来愈高,间歇期缩短;发作由开始自行缓解转而不能缓解,应考虑腰椎管内外混合型病变所致,表示两类不同损害导致腰脊柱的稳定性破坏,也是病情严重性的表现。

7. 马尾神经损害是椎管内病变的特点 腰椎管狭窄症、椎间盘巨大突出或椎管内肿瘤均可导致马尾神经压迫性损害。发病初期为缺血性局限性蛛网膜炎,功能性损害,临床表现为非典型的下肢麻刺感或沉胀痛,几乎所有患者出现间歇性跛行,一旦行走时间过长或刚下地行走即有下肢疼痛,患者自行蹲下休息或平卧后疼痛即刻缓解,此症状可循环出现。马尾损害严重时,则表现患侧下肢或双侧下肢足下垂,迈台阶或上下楼梯时出现扳足。膀胱直肠功能障碍,由排尿无力、便秘,继而发展为大小便失禁,患者会阴部与肛周的感觉减退或消失。

8. 椎管内的极端情况 倘若腰痛或腰腿痛持续发展,进行性加重,任何非手术治疗也无济于事,且出现下肢无力、沉重或萎缩现象,则要高度怀疑椎管内肿瘤的存在,不允许姑息。若在病程中突发全身或下肢抽搐,甚至意识丧失、颈强、腰背部剧痛等,则应考虑腰椎管内蛛网膜下腔出血,这是腰腿痛病中的一种危象,应进一步排除硬膜内髓外血管肿瘤或变异。

9. 牵涉性腰背痛 原发性腹腔或盆腔脏器的病变,伴发腰背部或腰骶部一处或几处浅表疼痛,同时又存在节段性腰部反射性肌肉痉挛,故患者还能感到深在的疼痛。所谓的牵涉性腰背痛患者,常常被当成原发性腰背痛而误诊误治,应引起警觉。这种患者其损害并非在疼痛部位的组织,也并不是沿着这些组织支配的传入纤维,而是在另外一些其神经支配与腰骶部组织节段性相关的内脏器官组织中。该内脏组织的伤害感受器传入纤维,投射至脊髓后角灰质 V 层内的交接细胞,与节段性相关皮区的传入纤维所投射到脊髓的交接细胞是同一的。这样,内脏和皮区的伤害感受系统可在脊髓后角 V 层内的交接细胞发生明显的会聚现象,即内脏伤害感受产生疼痛可被觉察于皮区。临床实证中,妇科疾病(如痛经、卵巢病变、子宫脱垂、宫颈癌等)、上泌尿道病变(如肾盂肾炎、肾结石等)、后位阑尾炎、前列腺炎等均能涉及下腰背痛或骶尾痛。

(二)理学检查

由宣蛰人提出并推荐的"腰脊柱三项临床试验"对腰椎管内病变具有鲜明的特异性,可以精确地对腰椎管外软组织损害性腰腿痛作出鉴别诊断。腰椎间盘突出症、腰椎管狭窄症、神经根与硬膜囊外炎性组织反应、神经肿瘤等均可出现三项试验共同阳性体征。该检查临床上既具特异性,又有敏感性,检出率颇高。

1. 胸腹垫枕试验

(1)检查方法:患者取俯卧位,两上肢伸直置于身旁,全身放松。检查者在病侧 L_2-S_1 各椎板间隙的腰深层肌上用手指探压,寻找深层压痛点。①腰椎伸展位(平卧)压痛测定。拇指伸直用指尖在压痛点上适度深压，询问患者有无疼痛、下肢放射痛或麻刺感。②腰椎超伸展位压痛测定。用一个直径20～30cm的长圆垫置在患者前胸部，使腰椎呈超伸展位。然后检查者以拇指再在原压痛点上用力探压，询问患者疼痛增减，有无臀部、下肢放射痛或麻刺感。③腰椎过前屈位压痛测定。将长圆枕置于腹部，大致位于脐部，使腰椎呈过度前屈位。然后检查者再用拇指尖深压原痛点，询问患者疼增减，有无臀部、下肢放射痛或麻刺感。

(2)临床意义：①若在腰椎过度前屈位上测定，使原有在超伸展位上引出的深压痛、传导痛或下肢酸麻感完全消失或明显减轻者，则可判断为腰椎管内发病因素或以腰椎管内病变为主的腰腿痛的阳性体征。②若原有疼痛等征象仅有轻度减轻，则应判为腰椎管内外混合性病变引起的腰腿痛病。③若原有疼痛等征象无改变或加剧，基本排除腰椎管内发病因素存在的可能性，可考虑为椎管外软组织损害性腰腿痛。

2. 腰脊柱侧弯试验

(1)检查方法：患者站立位，双臂自然下垂，下肢直立，足跟靠拢，令患者躯干保持适度后仰体位。检查者站于其后方，一手按住患者健侧肩外上部，另一手放在患侧骨盆的髋外侧。然后一手按住骨盆制动，另一手把健肩推向病侧方向，使躯干连同头部缓慢弯向患侧。当弯到极限时，询问患者有无患侧腰骶痛或并发下肢传导痛及酸麻感，令患者指明疼痛部位。然后检查者双手调换位置，用同法将腰脊柱逐渐弯向健侧，达到极限时，再询问患侧腰部有无疼痛征象出现。

(2)临床意义：①脊柱弯向病侧引发腰骶部深层疼痛或并发臀部和下肢放射痛，或酸麻感者，则为本试验阳性体征，可判断有椎管内发病因素。②脊柱弯向健侧达到极限时，使原患侧侧弯试验引出的腰骶部深层痛与下肢征

象完全消失，也判为本试验阳性。若脊柱弯向健侧而出现患侧腰部疼痛者，可判为腰椎管外软组织损害。③若无论是脊柱向患侧或健侧弯曲时，均引出腰部或腰骶部疼痛者，则判断为腰椎管内外混合型病变引起的腰腿痛。

3. 胫神经弹拨试验

(1)检查方法：患者取俯卧位，检查者一手提起患侧踝部，使膝关节屈曲成90°，腘窝部软组织因之完全松弛；另一手的中指尖在腘窝正中偏内处先找到胫神经干，在其上做轻巧的横向弹拨，询问患者有无局部疼痛及小腿后侧传导性酸麻感，再在健侧腘窝部做相同的对比检查。

(2)临床意义：凡检查时弹拨胫神经干出现局部疼痛或小腿传导性酸麻者均属本试验阳性。若手指重按神经干或膝关节后部关节囊，则可引出假阳性体征。

(三)影像学特征

1. X线平片　　以下改变作为参考。①间盘变化：椎间盘高度变窄，椎体后缘变为磨角(钝角)或增生，间盘关节面硬化，后纵韧带钙化骨化，椎间假性滑移及椎间盘缺失等形态改变。②正侧位椎体间序列/曲线改变：腰椎管内病变(腰椎间盘突出症)可以发生腰脊柱侧凸与腰脊柱后凸，在腰部或臀部软组织严重损害的情况下同样也可以发生，临床上往往表现为严重的腰椎管内外混合性病变。以下情况可引起腰脊柱凸向病侧：单侧骶棘肌为主的损害，L_4～S_1部位多裂肌与旋椎肌损害，单侧臀中小肌损害。以下情况引起腰脊柱过度前凸：腰部深层肌中以腰背筋膜后叶与骶棘肌为主的严重损害。以下情况引起腰脊柱生理前凸减小、变直或后凸：多裂肌、旋椎肌与腰背筋膜前叶为主的严重损害。过度前凸者多是前屈受限，且疼痛增剧，后伸时疼痛减轻，过度后凸者则多是前屈时疼痛减轻，后伸受限，且疼痛加剧。

2. CT或MRI检查　　对椎管的大小测定，即有无狭窄(中央椎管、侧椎管、椎间孔)

及内容物的结构形态变化可作为提示。对椎间盘突出的形态、大小、部位、节段范围及与硬膜囊、神经根关系可较明确地做出诊断。对椎管肿瘤的检出率也很高，具有重要的参考价值。

(四)肌电图检查

可区分为神经源性损害与肌源性损害，均表明来自椎管内病变。

1. 神经根受累   如胫前肌(L_{4-5})、腓骨长肌(L_5、S_1)发现大量纤颤电位和正相电位，同时动作电位减少，而波幅、波宽无明显改变，则表明 L_5 脊神经可能受累。若再在 L_5 所支配的骶棘肌中也查得失神经支配电位，则可确定 L_5 神经根节段受累。如在 L_5 支配的骶棘肌未发现异常电位，应考虑是周围性病变，大部分肢体神经根性疼痛的定位可以据此来确定。如在萎缩肌群中查得大量失神经自发电位，同时又有运动单位减少，而传导速度正常，动作电位幅度高、宽度大，表明脊髓病变的可能。

2. 肌源性损害   肌电图所测骶棘肌的运动电位平均时限比正常值明显缩短，而无或很少(偶见)出现正相电位和纤颤电位等失神经支配的异常波形。动作电位亦无减少且波幅较低，宽度较窄、神经传导速度正常，则多属于肌病。单纯的动作电位平均时限缩短表明肌肉组织因神经根无菌性炎症刺激反应的影响而出现功能失调。

二、确定病变部位

(一)腰椎管内病变

1. 腰椎前屈后伸功能活动   腰部的前屈活动首先由髋关节屈曲来完成 50%，其次才真正由腰椎脊柱本身来完成 50%。腰椎前屈活动中约 75% 主要依赖 L-S 节段间的功能，当 L_5～S_1 椎间盘突出或腰骶部、骶棘肌损害时将会明显限制前屈活动。而腰部后伸活动时，一方面腰椎管的容积变小，椎间盘后部纤维环向后挤出，黄韧带向前叠起，小关

节突的挤压，从而增加对硬膜囊或神经根的压迫刺激可诱发临床症状；另一方面主要由 L_{2-5} 节段完成后伸活动。以上情况使 L_5～S_1 节段影响较小，因而腰部后伸活动受限并产生神经症状，应考虑 L_{3-4}/L_{4-5} 节段的病变。同理，影响坐姿工作的运动节段应该也是 L_5～S_1 部位。

2. 腰脊柱棘突旁或正中部位压痛   可以提示椎管内节段性损害。棘突间压痛同时具有棘突旁椎板间压痛及下肢放射痛，表示椎间盘中央偏侧型突出；如仅有棘突间压痛或棘突旁椎板间压痛及下肢放射痛则应考虑为椎间盘中央型或侧旁型突出。当然，压痛部位对区分脊柱的不同节段损害具有重要价值，尤其是棘突叩击痛对椎管内占位性病变的检出很有意义，可以作为 CT 扫描/MRI 检查前的筛选方法。

3. 神经定位体征   具很高的诊断价值，但临床表现较晚。

(1)感觉减退或消失：腰背部感觉神经分布主要为脊神经后支支配；椎管内感觉纤维分布是由其后支发出的窦椎神经支配，肢体则以脊神经前支所组成的神经丛发出的感觉支支配。所以，受累神经根支配相应的皮区感觉障碍可以作为腰椎管内病变(如腰椎间盘突出症、腰椎管狭窄症)的诊断及其定位参考。但是，前提是首先在分清椎管内外两种病变之后。因为坐骨神经干及其分支受到腰臀部病变软组织的痉挛变性挛缩的压迫时，也会产生与腰部神经根本身受压一样的所支配的皮感区域感觉减退或消失。临床所见的坐骨神经痛与小腿外侧的痛觉过敏或减退，是椎管内外损害两者共同所有的体征。①大腿外侧皮区，来自腰丛(L_{2-3})神经分支。②小腿内侧皮区，来自腰丛(L_4)神经分支。③大腿后外侧、小腿外侧皮区、足外踝、足背及内侧三个足趾皮区，来自骶丛(L_5～S_1)分支。④大腿后侧、小腿后侧或足外侧缘及外侧二个足趾皮区，来自骶丛(L_5～S_{1-2})神经分支。

（2）肌力减弱：不同部位肌力减弱反映受累神经节段。如股四头肌肌力减弱反映$L_{2,3,4}$节段性受累（伸膝↓）；胫前肌肌力减弱反映L_4节段受累（足背伸↓）；伸踇长肌肌力减弱反映L_5节段受累（踇趾背伸↓）；足跖屈与屈趾肌肌力减弱反映S_1节段受累（足趾跖屈↓）；但须注意肌力减弱或萎缩也是椎管内外病变所共有的体征。临床上单足支撑躯体动作（锦鸡站立）可提示S_1神经节段受累与否。

（3）反射障碍：下肢的腱反射具有较准确的定位意义。在椎管内病变中能确定受累的神经节段。膝腱反射降低或消失反映L节段的病变。跟腱反射降低或消失反映S节段的病变。若出现巴宾斯基征等病理反射则要将椎管内病变考虑到颈胸椎部位的锥体束征象，多为脊髓损害性病变所致。

4. 俯卧位屈膝伸髋试验　此项检查原来为股神经紧张的体征，但是由于脊神经解剖学变异可以出现下腰部痛或坐骨神经痛。下腰痛的来由是第2腰神经的传入分支下行，并埋于后纵韧带，沿着椎体后缘向下，直达第5腰椎平面，所以屈膝伸髋时可能牵伸L神经背根及其下行支，当其受到刺激性损害时可诱发疼痛。坐骨神经痛的来由是相当多的病例L_4与L_5神经之间存在交通支，当屈膝伸髋时牵伸L_4神经背根及其交通支，而引起L_5神经根的刺激。若L_{4-5}椎间盘突出刺激压迫L_5神经根，此项试验可以阳性。但是，如L_5～S_1椎间盘突出刺激压迫S_1神经根，此项试验不会引出下肢放射痛，所以能鉴别出L_{4-5}节段与L_5～S_1节段神经损害。

（二）腰椎管外软组织损害

1. 压痛点与牵涉痛

（1）腰臀部及下肢压痛：下胸段或腰部棘突间、棘突旁、骶中嵴压痛点（棘上、棘间韧带）；髂后上棘内缘及髂嵴后1/3压痛点（骶棘肌）；耻骨联合上缘压痛点（腹直肌与棱锥肌）；髂嵴压痛点（腰方肌、腹外、内斜肌）；胸腰椎椎板及小关节突压痛点（腰部深层肌之棘肌、多裂肌、小关节囊）；腰椎横突与第12肋骨下缘压痛点（腰方肌及腰背筋膜）；髂后上棘与骶尾骨下外缘及臀肌粗隆压痛点（臀大肌）；骶髂关节压痛点（长短韧带、关节囊）；骨翼及骨大孔内上缘、股骨转子间窝压痛点（臀中、小肌髂前上棘后方及股外侧压痛点（阔筋膜张肌、髂胫束）；坐骨结节外侧压痛点（股方肌）；坐骨结节上内侧压痛点（骶结节韧带；压痛点梨状肌）；小转子肌着处压痛点（髂腰肌）；上下支肌附着处压痛点（股内收肌群）；臀上皮神经压痛点；坐骨神经梨状肌下出口处压痛点；臀上神经梨状肌上出口压痛点；臀下神经梨状肌下出口压痛点；胫神经腘窝处压痛点；髌下脂肪垫压痛点；内踝下方压痛点（胫后肌腱及腱鞘）；外踝下方压痛点（腓骨长、短肌腱及腱鞘）。跗骨窦（伸趾短肌、踝垫）、跟骨棘（跖腱膜、跖长韧带）。

（2）牵涉痛：窦椎神经或脊神经后支分布支配区域的软组织损害可产生相似于脊神经根受累的下肢放散痛。通常放散传射径路较模糊，不一定很远，少数情况可抵达肢体末端。

①腰部或腰骶部软组织炎性粘连、增生变性与挛缩→臀部、大腿后侧、小腿外侧、外踝下方、跟骨外侧、足背前外侧痛。

②臀部软组织及其肌肉间隔之间的炎性粘连、增生变性与挛缩→大腿后或外侧、小腿外侧、膝上部、足跟或足背。

③阔筋膜张肌在髂前上棘肌附着处炎性粘连、增生变性与挛缩→膝外方痛、膝前方痛、胫骨前方、足背或足跟痛；外踝下方痛、跟骨外侧痛、前足外侧痛。

④内收肌群耻骨附着处慢性炎性损害→臀部、小腿外侧、足部；大腿内侧、膝内侧、小腿内侧、跟骨内侧、足内侧痛。

⑤腹外、内斜肌，腹横肌等髂嵴附着处慢性炎性损害→胸廓外侧、腹壁痛、患侧下肢突

发抽搐。

⑥腹直肌、棱锥肌耻骨联合处上缘慢性炎性损害→下腹痛、阴蒂（女）或尿道口痛、阴茎痛（男）。

⑦髂腰韧带炎性损害→腰股沟、髂嵴及大腿根内侧痛。

⑧骶髂韧带炎性损害→大腿外侧（骶髂短韧带）、大小腿后侧、足外侧缘痛（骶髂长韧带）。

⑨骶结节韧带炎性损害→大腿后侧内缘、小腿后内侧、足跟痛。

2. 功能检查 可以对压痛点进行确认，有助于疼痛的定位。

（1）直腿抬高试验：坐骨神经紧张。

（2）屈膝屈髋分腿试验：内收肌群。

（3）髋外展试验：臀中小肌。

（4）髂胫束紧张试验。

（5）髋内旋试验：梨状肌。

（6）骶髂关节试验："4"字试验、冈司林试验、艾利试验。

（7）髌下脂肪垫挤压征。

（8）麦氏征试验：半月板。

（9）抽屉试验：膝关节交叉韧带。

（10）股神经紧张试验。

三、区别病变性质

依据临床特点、影像学检查和实验室诊断可以明确病变性质。

（一）椎管内疾病

1. 极端或特异病变

（1）肿瘤：神经纤维瘤、神经鞘瘤、神经根囊肿、皮样囊肿、室管膜瘤、转移癌（肝、肾、前列腺、卵巢）、脊髓胶质细胞瘤、神经母细胞瘤等。

（2）血管瘤及变异：动静脉瘤、脊膜膨出。

（3）脊髓空洞症、多发性硬化。

2. 常见疾病

（1）腰椎间盘突出症（中央型、侧旁型、外侧型、极外侧型、前方型）。

（2）胸腰椎管狭窄症（先天性、发育性、退变性、外伤性、医源性、混合性）。

（3）腰椎滑移症（真性或假性，导致继发性椎管狭窄）。

（4）软组织损害（黄韧带肥厚、后纵韧带钙化、脂肪结缔组织变性挛缩等）。

（二）椎管外病变。

1. 极端或特异病变

（1）脊柱肿瘤、结核、嗜酸性肉芽肿。

（2）脊柱损伤后遗症，如挤压性骨折、劈裂性骨折、骨折脱位。

2. 风湿类关节病 类风湿关节炎、强直性脊柱炎、骨性关节炎、李特综合征、系统性红斑狼疮、痛风、皮肌炎、反应性关节炎、骶髂关节疾病、股骨头缺血坏死。

3. 脏器疾患和系统性疾病 肝胆消化系、泌尿生殖系疾病、妇科疾病、内分泌疾病（甲状腺功能减低、糖尿病、醛固酮增多症）。

4. 血管疾病 血栓闭塞性脉管炎、血栓性深静脉炎、髂总动脉或髂外动脉血栓。

5. 软组织损害（含纤维肌痛综合征）大致分为腰部肌群、臀部肌群、股内收肌群、腹侧肌群、腘绳肌群、腓肠肌内外侧头、髌下脂肪垫、腓骨长短肌、胫后肌群、跗骨窦软组织、跖腱膜及下肢各部关节韧带等部位的损伤性无菌性炎症反应。

6. 感染性 带状疱疹、淋巴管炎。

以上诊断程式的思路经大量临床病例验证，诊断的准确率高，不易漏诊。从目前临床疼痛诊疗的现状来看，不宜将 CT、MRI 和电生理检查列入常规项目，作者认为只要仔细询问病史，周密的查体和常规 X 线或必要的化验检查，即可明确诊断，只在疑有椎管内外极端或特异病变时，才选择做 MRI 和肌电图检查。本文提供的诊断思路有利于选择正确的临床治疗。

（王福根 毕 胜 高 谦）

研究十六　腰腿痛病临床治疗思路

腰腿痛病经过正确的临床诊断程式,诊断明确后,排除由于胸腰部椎管内极端的情况或特异性病变(肿瘤、血管畸形、脊髓病变等)引起的痛症,而后需要对各种病症做出相应的合理治疗。首先,须确定有无手术指征,这是极其重要的,否则会贻误病情。各种非手术治疗方法的选择与配合,要根据病情的变化而定,即不同病症的不同的发病阶段提供的治疗手段与方法各异,治疗程序亦有所不同。要做到针对性强、疗程短、疗效好、安全可靠,对因和对症并重,达到修复损害组织与恢复肢体功能之目的。

一、临床治疗脊柱病变的理论基础

1. 腰椎管内组织损害的病理生理

(1)腰椎管内的原发性发病因素:主要分成两类。

①力学性因素:由于椎间盘的突出,黄韧带肥厚变性,后纵韧带增厚,小关节肥大,椎管狭窄等所致的机械性压迫或刺激,可构成对神经根、硬膜囊或马尾神经挤压性损害。

②生物性因素:由髓核突出物产生的神经源性递质(P 物质、血管活性肠肽、降钙素基因相关肽等)和免疫反应产生的炎症性介质(缓激肽、前列腺素 E_1、白三烯 B、乙酰胆碱等)在椎管内神经根和硬膜囊受到机械性压迫损害出现功能障碍之前,脂肪结缔组织产生了较强烈的无菌性炎症反应,导致硬膜外组织炎性肿胀、缺血、瘀血、纤维化、脱髓鞘等病理变化,从而神经组织受到刺激而激惹。

(2)临床表现:为两种症候。

①疼痛:神经超敏感,异位冲动产生,表现为腰痛、腰臀痛或腰腿痛。

②下肢麻木和(或)麻痹:感觉缺失或者运动丧失,如肌无力、肌萎缩、腱反射消失等,甚至引起马尾神经损害症候(大小便功能障碍、下肢瘫痪、会阴部感觉障碍)。

对于力学性发病因素,临床上主要采用脊柱整复松解手法(非手术)或手术减压,使硬膜囊及神经根从力学上得到松解,改善血供,恢复功能。对于生物性的发病因素,主要采用硬膜外神经阻滞疗法或髓核化学溶解术(如胶原酶注射),消除无菌性炎症反应的病理改变,阻断病变发展。对症治疗可以酌情采用,如使用消炎镇痛药物,外周经皮电刺激等各种理疗可以缓解疼痛、恢复肌力和神经功能。

2. 腰椎管外软组织损害的发病机制

(1)急性损伤后遗症或慢性劳损引起的软组织疼痛:其好发部位主要在骨骼肌及筋膜在骨膜附着处。由于损害组织的炎性肿胀、瘀血、坏死组织的分解,使附着处的神经末梢受到无菌性炎症的化学性刺激而引起疼痛。在局部形成有规律的软组织压痛点,呈立体的致痛区域,还具有向远处牵涉的特点。这些病变组织受到上呼吸道感染、感染、疲劳或者轻微外伤、风寒湿等外界刺激可诱发疼痛。

(2)疼痛引起的肌痉挛和肌挛缩:可与其互为因果。慢性持久的肌肉变性挛缩能机械性地压迫或牵拉周围血管神经,临床上也可以出现肢体放射性的麻感,甚至萎缩无力、血供障碍,如肢体远端发凉、血肿、色泽晦暗、脉弱等征象。病变日久者,会发生脊柱及骨盆动力性平衡失调。人体同时会引起对应补偿调节(左右、前后)和系列补偿调节(向上、向下),一旦失去补偿调节,一侧的腰痛可继发对侧的腰痛或腹痛,也可向上继发背、颈、肩胛、上肢疼痛或头痛等征象,向下继发骶尾、骶髂、臀髋、膝踝、足底疼痛征象。对于早期软组织损害，可以施行压痛点推拿、药物注射和各种物理治疗；对于中期的病例，可以采用脊柱松解手法、银质针松解疗法，辅以中药和各种理疗；对于晚期软组织损害变性挛缩严重者，可施行各部位软组织松解手术。

3. 临床上多数患者兼有椎管内外组织损害　治疗上一般应先消除椎管内发病因素，而后解除椎管外发病因素。如果仅消除椎管内发病因素而不解决椎管外发病因素，甚至会加重椎管外软组织痛。实验证明，刺激脊髓前根产生沿运动神经元逆行传导的冲动，可以使运动神经元兴奋性降低，此现象称为返回性抑制。其机制是由于运动神经元轴突侧支放电兴奋了脊髓灰质腹角第Ⅶ层内的抑制性中间神经元（Renshaw细胞）并转而抑制运动神经元而引起的。所以单用硬膜外神经阻滞术消除无菌性炎症刺激，反而使上述的返回性抑制过程减弱或消失，从而增强了由椎管外软组织损害引起的肌痉挛，使疼痛加剧。另一方面，现代电生理学认为，刺激低阈值有髓鞘的初级传入纤维，如肌肉Ⅰa和Ⅰb传入纤维可以减弱脊髓背角痛敏神经元的反应，相反，阻断有髓鞘纤维的传导可增强背角痛敏神经元的反应。所以这种粗纤维对背角伤害信息传递抑制主要发生在背角胶质区。椎管内外混合型损害性病变不能仅仅采用硬膜外神经阻滞术。

二、临床治疗思路探讨

1. 胸腰椎管内组织损害　除了各种肿瘤、血管畸形、脱髓鞘病、脊髓空洞等专科疾病外，主要针对椎间盘突出、椎管狭窄及马尾神经损害进行治疗。

（1）手术指征：①椎间盘突出，巨大型、破裂型或多节段病变；②椎管严重狭窄，主椎管矢状径<10mm，或神经根管前后径<2mm；③马尾神经损害，会阴部或肛周感觉缺失、膀胱直肠功能障碍和下肢麻痹。

（2）手术方法：①常规的椎板减压术，扩大开窗术，半椎板切除、全椎板切除；②椎板减压术，加内固定术或加植骨融合术；③椎管内多节段软组织松解术；④镜下椎间盘摘除术；⑤经皮穿刺椎间盘切吸术、半导体激光椎间盘汽化切除术、椎间盘射频消融术。

（3）腰椎管内病变的非手术疗法：硬膜外腔隙药物注射、脊柱松解手法、胶原酶椎间盘外注射。静脉滴注甘露醇或β-七叶皂苷钠脱水消肿、地塞米松或来比林消炎镇痛，胞二磷胆碱或神经妥乐平营养神经等药物可以作为辅助治疗。

2. 椎管外软组织损害　一般应采用非手术治疗，因绝大多数患者可以治愈。常用有效的治疗方法如下。①脊柱与关节整复疗法；②神经阻滞疗法；③银质针疗法；④各种理疗（中频、微波、超声聚焦、冲击波等）。

（1）手术指征：①症状顽固（病情严重，持续时间长）；②反复发作（无明显诱因）；③久治不愈（各种非手术疗法未能奏效）；④严重影响工作和生活（丧失自理能力）。

（2）手术方法：①腰部软组织松解术；②臀部软组织松解术；③耻骨联合上缘软组织松解术；④股内收肌松解术；⑤髋下脂肪垫松解术；⑥跗骨窦软组织松解术；⑦内外踝后方软组织松解术。

临床上椎管内外混合型病变比较多见，治疗上一般先注重椎管内病变，尤其是把握好手术指征，能够及时消除发病因素，不会贻误病情，然后积极处理椎管外软组织损害性病变，两者不可偏废。对于多数患者宜采用针对性强、疗效高、较安全的非手术方法，形成序贯治疗方案，做到内外兼治、筋骨并重，才能治愈。根据我们的临床经验，提出腰腿痛病三阶梯治疗思路（表1），治疗前对患者病情进行评估，然后按照病情的轻重程度分为三个阶梯，采取针对性治疗。

表 1　腰腿痛病的三阶梯治疗思路

阶梯	临床表现	病变部位	治疗方法
一阶梯	疼痛轻,间断或持续,疼痛部位局限	椎管内	硬膜外注药,脊柱整复
		椎管外	神经阻滞,理疗,针灸
二阶梯	不影响生活;功能:工作时疼痛较重;持续性:疼痛部位多	椎管内	间盘射频热凝,激光减压,髓核溶解术,臭氧消融,神经阻滞
		椎管外	脊柱整复,银质针导热
三阶梯	影响生活;功能:工作疼痛重;持续性:需用药,疼痛范围广泛,严重影响生活	椎管内	椎管减压松解术,脊柱内镜椎间盘摘除,椎管扩大成形,植骨内固定
		椎管外	软组织松解手术(腰背臀肌筋膜、股内收肌)

三、临床治疗方案选择

以下依据腰腿痛病的病程发展、不同病情提供非手术治疗方案。

1. 胸腰椎管内组织损害

(1)急性期:因为椎管内神经根鞘膜外和硬膜囊外脂肪结缔组织无菌性炎症反应强烈,组织的炎性肿胀、缺血瘀血明显,各种致痛物质的作用,以疼痛为主要征象,神经受压的力学因素并非主要,因此在卧床或戴腰围辅助下应采用硬膜外隙注药,或者加用脊柱松解手法。对于疼痛剧烈不能行走的患者,还可以加用静脉滴注脱水消肿、消炎镇痛、营养神经等药物。

(2)慢性期:神经受压的力学因素成为主要环节,神经根、硬膜囊可以受到来自椎间盘突出物的挤压或者由于脂肪结缔组织变性挛缩、纤维化、条索作用而发生损害。所以,应先采取脊柱松解手法,后进行硬膜外隙药物注射,辅助静脉滴注神经营养药物、牵引治疗,也可以采用胶原酶溶盘加用硬膜外隙药物注射。

2. 胸腰椎管外软组织损害

(1)急性期:神经阻滞或压痛点注药;病情较重、疼痛剧烈者可采用神经阻滞与脊柱松解手法,迅速缓解疼痛,解除肌痉挛;病情较轻者选用各种理疗,如中频电疗、热磁疗、半导体激光或超短波等。

(2)慢性期:其特点是组织病变重、发病部位多、肌肉力学补偿功能低下,往往与椎管内病变并存,所以治疗应以解除肌痉挛、肌挛缩为重点。临床上采取脊柱松解手法和(或)银质针针刺疗法,辅助中药外敷、热磁疗等方法,以达到软组织松解和修复的目的。后期还可进行运动疗法,以增强肌力、提高体能,以促使疾病康复。

对于老年或青少年患者、体质虚弱者、有较严重的心脑血管疾病者,在治疗时应慎重对待,在手法的选用、药物的选择、银质针的布局上有所不同,应该针对个体差异确定治疗方案。

(王福根　翟淮伟　江亿平)

研究十七　椎间盘源性腰腿痛的髓核保护性治疗

腰腿痛发病率成年人达 75%,由椎间盘退变引起的需医治者占 2%～5%。腰椎间盘纤维环破裂后髓核向后外突出,刺激或压迫神经引起了顽固性腰痛或根性神经痛,严重者出现神经功能损害而致残。自从 1543 年 Vesalius 最早认识椎间盘以来，1934 年 Mixter 和 Barr 确信腰椎间盘突出症是腰腿痛和坐骨神经痛的重要原因，人们对于腰椎间盘和腰椎间盘突出症的认识已经历了一个相当漫长的历史。椎间盘由纤维环、髓核、透明软骨终板和 Sharpey 纤维组成。椎间盘纤维环由坚韧的纤维组织环绕而成，外层主要是Ⅰ型胶原纤维，排列密集，部分胶原纤维插入椎体；内层主要是较低密度的Ⅱ型胶原纤维，与外层相比，缺乏明显的板状排列，Sharpey 纤维围绕于椎间盘的最外层，主要由胶原纤维组成，无软骨基质。椎间盘通过固定相邻的椎体稳定脊柱并维持其排列，允许椎骨间的相互运动，同时吸收加载到脊柱上的载荷和能量。腰椎间盘与其周围组织（如脊神经等）有紧密联系，椎间盘突出可引发神经反应性炎症和压迫性缺血，继发周围组织各种病理变化和腰腿痛。

椎间盘突出症原因是突出的髓核压迫脊神经或窦椎神经致炎症痛和缺血，盘源性腰腿痛包括椎间盘纤维环破裂引起的顽固性压力负荷性腰腿痛，即患者长期下腰痛，久坐久站立诱发，平卧缓解。另常见的下段腰椎间盘突出引起的坐骨神经痛和较不常见的上段腰间盘突出引起的大腿痛。成人椎间盘几乎无血管，仅纤维环周围有来自节段性动脉分支自小血管穿入，多在椎间盘的前后缘。除纤维环周边外，其他部分无血管存在，髓核和纤维环的营养靠周边组织渗透供应。椎间盘的神经分布与血管相似，在纤维环的周边有丰富的神经末梢，其深部、软骨板和髓核内无神经纤维。前部和两侧部主要接受窦椎神经的纤维。窦椎神经多发自脊神经后支，也可发自总干，接受交感神经小支后经椎间孔返回椎管，故又称返神经。窦椎神经先贴行于椎间盘后面，发出升、降支沿后纵韧带两侧上、下行，可各跨两个椎间盘，共分布至 4 个椎体，其横支可与对侧吻合。窦椎神经分布

于椎管内诸结构，组织学观察，其感觉神经末梢在后纵韧带、硬脊膜的前部、神经根袖、椎管内前静脉丛的静脉壁等处的密度最高，椎骨骨膜及硬脊膜的侧部次之，硬脊膜囊后部及黄韧带内最为稀少。该结构可解释侧隐窝狭窄、腰椎间盘突出压迫而造成的剧烈疼痛。椎间盘源性疼痛（discogenic pain）是慢性腰腿痛的常见原因之一，如脊神经根性痛、窦椎神经性颈肩腰背痛等。

对于轻型椎间盘突出症患者，采用局部制动、物理治疗、消炎镇痛、针刺牵引，以及活血化瘀类药物等综合治疗，80％以上可以获得满意效果。国内从 1946 年起，由我国骨科先辈方先之教授最先使用手术治疗腰椎间盘突出症，半个多世纪以来临床医师一直认为在腰椎间盘退变的基础上，一旦腰椎间盘突出的诊断明确，有 10％～20％ 的患者需要手术治疗，手术虽有一定疗效，但必须破坏组织，患者承受痛苦。由于椎间盘后面紧邻脊髓，传统治疗以去除盘中心髓核以降低外周突出物对神经的压迫，包括手术或椎间盘镜下切除，穿刺性器械或药物毁损等。总结目前治疗椎间盘源性疼痛的穿刺性微创技术有十几种，包括胶原酶化学溶解髓核、电动或手切髓核、光或等离子射频化髓核减压等，不论是化学性、机械性或物理性技术，均各有不同的治疗原理、操作方法、适应证和禁忌证，但绝大部分方法的目的与结果都是将椎间盘髓核的体积减少，以解除椎间盘突出物对脊神经的压迫性疼痛或麻木。

近年来统计发现，椎间盘髓核去除后，继发的椎间隙变窄、小关节变形或脊椎不稳等一系列脊椎力学改变，将引起新的难治性腰腿疼痛。为此，国内外又出现椎间盘减压术后置入人工椎间盘、植入自体骨或人工骨的椎间隙融合术，或椎体金属物固定融合术等多种复杂而价昂的手术。患者承受更大创伤和更高医疗费用，继发的对脊柱的长期影响正在争议中。报道术后发生椎间隙变窄，小关

节、脊柱更快退变或椎管内粘连,产生新的顽固性腰腿痛。

如何采用损伤小、操作简单、不影响腰椎稳定性的技术治疗该病,一直是疼痛科医师不断研究探索的方向之一。治疗椎间盘突出症能否发挥疼痛科靶点治疗的优势,闯出自己的路?针对上述问题,作者总结了1998年以来开始实践的11种经皮穿刺治疗椎间盘突出症的微创方法,认识到椎间盘源性腰腿痛的主要致病因素是纤维环上的裂缝或突出物,盘中央的髓核本身不致痛且有重要生理功能,应予保护而不是毁损。2008年提出"不动髓核"治疗椎间盘突出症新理念,理论上更符合生物力学要求。创新了数种针对不同椎间盘病变的治疗技术和器械,初步显示可提高疗效、缩小椎间盘突出物和封闭纤维环裂缝,可能有预防椎间盘髓核再突出的作用。因为均针对性治疗椎间盘病变处,完全不触动不损伤盘中央髓核,避免了髓核毁损后椎间隙变窄的继发病。保护椎间盘髓核形态和功能,符合现代医学原则。靶点治疗椎间盘突出物和靶点封闭纤维环裂口,解除神经压迫恢复神经血流,可望达到保护神经、椎间盘和脊柱生理功能的最佳效果。

正常的椎间盘是纤维环、髓核、软骨板构成的。髓核中胶原纤维占干重的25%,胶原纤维有大致定向排列构成疏松的立体网络。纤维环中胶原纤维含量更高,占干重的60%。当椎间盘突出时,髓核中水分含量下降,胶原含量可增加至60%。因此,无论突出的是髓核或是纤维环包绕着髓核向外突出,其成分都以胶原纤维为主,胶原酶均能迅速选择性溶解髓核和纤维环,而不伤害邻近的血管神经及其他组织。1969年,美国神经外科专家Sussman首先提出用胶原酶注入椎间盘治疗。由于胶原酶对天然胶原有专一水解作用而对其他非胶原蛋白无水解作用,因此对椎间盘突出症主要是胶原突出这个病因,胶原酶具有针对性强、疗效明

显的优点。椎间盘突出的髓核主要成分为胶原蛋白,所以临床上将胶原酶准确地注射到腰椎间盘,可将突出的腰椎间盘髓核溶解成人体可以吸收的氨基酸类物质,椎间盘的总体积明显缩小,突出物减小或消失,彻底解除其对神经根的压迫和刺激所造成的腰腿痛症状,临床上可达到与手术摘除腰椎间盘同样的效果。

1996年,Yeung等采用射频技术治疗椎间盘突出症。射频消融技术通过射频消融电极在椎间盘突出物中将射频能量通过穿刺针尖端的裸露部分发射高频电磁波,形成射频电场,产生离子振荡,与周围组织摩擦产热,同时可使胶原蛋白分子螺旋结构收缩,椎间盘髓核突出物的体积缩小并固化,达到对椎间盘周围组织神经根、动脉、脊髓等减压和消除临床症状。在神经根减压的同时,可使神经根外围的局部温度在短时间内增高并改善局部循环,使因疼痛而引起的肌肉痉挛得以缓解和改善。出现的种种射频电极的改革和发明,如椎间盘纤维环裂缝修补整形以治疗椎间盘源性下腰痛可弯曲的椎间盘内纤维环加热治疗弯电极和双极射频热凝电极等。X线监视下,通过穿刺套管针把电极送入病变椎间盘纤维处,通电热凝使构成盘壁的胶原纤维收缩变韧,促进撕裂或破裂处闭合。使病变处的神经末梢被烧灼毁损,疼痛传入信号阻断而疼痛缓解。资料显示,射频热凝治疗腰腿痛的主要原理包括:①局部热疗使产生裂隙的纤维环组织中的胶原纤维收缩发生再塑形使撕裂处愈合;②加热灭活椎间盘内炎症因子及降解酶,从而消除化学性致痛因素;③热能使分布在纤维环外层的痛觉神经末梢灭活而失去接收和传递疼痛信号的能力;④深部热疗作用,可改善椎管内的微循环。

北琪射频仪的穿刺套针直径只有0.5～0.7mm,如同腰穿针般粗细,局麻下穿刺操作过程中患者基本不感觉剧痛。结合射频镇

痛仪特有的辨别神经功能,我国疼痛科医师开创了椎间盘内突出物的"靶点射频"镇痛技术。腰椎间盘靶点射频适应证:①椎间盘造影证实的椎间盘源性腰痛;②椎间盘轻度突出与症状侧吻合的根性腿痛;③重度突出已做突出物减压后同时靶点射频;④椎间盘脱垂症,先盘外溶盘,2个月后再纤维环靶点射频;⑤伴黄韧带肥厚椎管狭窄症,加黄韧带消融松解;⑥估计有粘连性腰腿痛者术后加用椎管/椎间孔粘连松解(三氧、胶原酶、激素、硬膜外腔镜)。

射频热凝治疗椎间盘突出症的禁忌证:①症状与影像不符合,或纤维环钙化或椎管骨性狭窄;②不能清楚表达感觉或不能与医师明白交流者;③凝血功能不正常;④急性感染性疾病;⑤不能俯卧者。术前用药为术前30~60min肌内注射消炎镇痛药美洛昔康15mg或凯芬5mg,静脉滴注头孢曲松钠2g预防感染。

技术操作:①患者俯卧于介入床上,骨盆前方垫薄枕,使腰椎变平直甚至前弓,椎间隙向后尽量张开。②C臂X线引导下穿刺,定点并标记术前设计的靶椎间隙且把椎间隙的下终板前后缘重叠为一线。③在X线引导下穿刺进入所设计的椎间隙后沿病变处。

一般采用椎体后外侧穿刺入路,高位椎间盘的极外侧型可用椎板外侧沿入路,L_5~S_1间隙可用小关节技术操作。具体操作方法如下。

(1)患者俯卧于介入床上,骨盆前方垫薄枕使腰椎变平直,甚至前弓椎间隙向上尽量张开。

(2)C臂X线引导下穿刺,定点并标记术前设计的靶椎间隙并把椎间隙的下板前后缘重叠为一线。

(3)在线引导下穿刺进入所设计的椎间隙后沿病变处。一般采用椎体后外侧穿刺入路,高位椎间盘的极外侧型可用椎板外侧沿入路L_5~S_1间隙,可采用小关节内侧缘或小关节间隙入路,亦可将套针刺进椎间盘后沿病变。

(4)连接射频仪,从套针内插入电偶电极,显示阻抗250~350Ω。

(5)电刺激2Hz以上无肌肉搐动,改50Hz 1V以上无疼痛麻木异感。

(6)射频热凝,依次用60℃、70℃、80℃加温60s,正常应无下肢异常感觉,腰部酸痛感是纤维环加热反应。90℃ 60s共4次,此应出现下肢温热异感,一旦发生下肢疼痛或麻木感时应立即停止加温或拔出电偶电极。

注意射频热凝仅发挥热凝固缩作用,减压作用并不明显,所以治疗中将射频套针的针尖尽量放到突出物内或靠近神经的纤维环附近,热凝固定和轻度回缩椎间盘突出物,修补破裂的纤维环缺口,才可起到快速解除脊神经痛。射频加温停止后5min,可注射40%三氧2~5ml以发挥抗感染消炎和加强局部固缩作用。严重或症状未完全缓解者可反复几次射频热凝,注意每次需调整射频套针在不同的位置,使纤维环充分热凝固定并轻度回缩。理论上,靶点射频并没有影响中央髓核结构和功能,减轻了医源性的加促椎间隙变窄的不良影响,可降低术后髓核再突出疼痛复发率。但对于椎间盘巨大突出或脱垂游离者,需联合应用椎间盘突出物减压或胶原酶靶点溶盘。

借助于现代科技的发展,我们将冲破许多传统观点,让医学上许多不可能的梦想得以实现!我们呼吁:椎间盘髓核无罪,椎间盘髓核有用,治疗椎间盘突出症尽量采用突出物治疗而不主张挖除椎间盘中央髓核,做到最大可能保护患者髓核组织形态和生理,保护机体脊柱生物力学功能,努力创造一种中国式的可保护椎间盘髓核,保护脊柱生理功能的技术系列。我们要根据各种类型椎间盘病变选择不同方案,供医师针对不同病情及不同经济状况的患者选择使用。要努力建立一套较完善的良好操作性的技术规范,使之在推广应用中具有颈腰背痛诊治与红外热像技术很好的重复性。

"保护髓核"治疗椎间盘源性腰腿痛的新理论需用科学数据证明其正确和可行性。它将挑战传统破坏髓核的理论,影响疼痛科、脊柱外科和介入科医师的治疗方式和行为,对广大椎间盘突出症患者是一种福音,以促进医学和社会的发展。

(卢振和)

研究十八　老年性膝关节病的治疗

老年性膝关节疼痛在临床十分常见,其原因多由于膝部软组织损害、膝关节退行性病变所导致。我院自1995年至今进行分类、分期针对性治疗,取得较好疗效。现报道如下。

一、对象及方法

1. 临床资料　1995年至今我科共治疗膝关节痛456例,其中377例获得随访。分期方法为软组织损害型187例,关节数268个;关节内轻中度病损型162例,关节数243个;关节内重度病损型38例,关节数56个;总共377例,568个关节。见表1。

2. 治疗方法

(1)软组织损害性疼痛:痛点强刺激手法治疗,非甾体抗炎药物、理疗、局封作为辅助治疗。

表1　患者临床表现分期

临床表现	软组织损害型	关节内轻中度病损型	关节重度病损型
疼痛程度	+～+++	++～+++	+++
行走痛	+～++	+～++	+++
静息痛	0～+	0～+	+～+++
关节积液	无	有	有
压痛部位	1～3处	2～3处	3处以上
关节活动度	尚可	部分受限	明显受限
膝内(外)翻	无	部分有	多有
屈曲挛缩	无	轻(<10°)	>10°
麦氏征	无	+～++	++～+++
X线表现	关节无或轻度退变	轻度退变	重度退变
MRI表现	软组织肿胀,关节内病损轻微	关节内轻中度病损	关节内重度病损
镇痛药治疗	有效	部分有效	无效

(2)关节内轻中度病损:采用关节镜检查治疗。标准髌外上点穿刺抽出关节积液,生理盐水灌注,前外入路置入关节镜检查,针对相应病损进行半月板部分切除。关节面修整、刨削;炎性增生滑膜切除;大量盐水灌洗治疗。

(3)关节内重度病损:人工膝关节置换术,保留或不保留后交叉韧带,术后第2日即行CPM功能锻炼,3～7d后保护下行走。早期部分患者采用关节镜治疗。

3. 治疗方法选择及综合评分　见表2、表3。

表 2　膝关节疼痛治疗方法选择

治疗方法	软组织损害型		关节内轻中度病损型		关节内重度病损型	
	例数	关节数	例数	关节数	例数	关节数
手法松解治疗	187	269				
关节镜治疗			162	243	30	46
人工关节置换					8	10

表 3　膝关节综合评分表

指标	综合评分			
	0	1	2	3
休息痛	无	轻度疼痛,不影响工作	较重,但不影响睡眠	重,影响睡眠
运动痛	无	上下楼有症状,屈伸无影响	上下楼有症状,下蹲困难	行走时痛
压痛	无	重压时疼痛	中度压力疼痛	轻压时痛
肿胀	无	稍肿,膝眼清楚	软组织肿胀,膝眼不清	膝眼不清,浮髌(＋)
活动度	正常	屈 100°～300°	屈 90°～100°	屈＜90°
行走	＞1km	0.5～1km/＞6min	100～500m/30～60min	＜100m/＜10min 或 10～30min

二、结果

全部病例得到 6～60 个月随访,平均 38 月。根据关节疼痛、肿胀、活动度及行走情况 6 个项目综合评分(表 3),每项 4 级评分,正常为 0 分。优 0～2 分,良 3～5 分,可 6～10 分,差 11 分以上。随访结果见表 4。

表 4　综合评估结果(膝关节病变)

	松解手法、银质针治疗					关节镜治疗					关节功能重建					关节置换					优良%
	优	良	可	差	合计	优	良	可	差	合计	优	良	可	差	合计	优	良	可	差	合计	
软组织损害型	191	49	23	6	269																
关节内轻中度病损型	同上					158	52	18	15	243											
关节内重度病损型						16	11	10	9	46	6	4	0	0	10	271	116	51	30	568	0.653

三、讨论

膝关节是人体最大与最重要的关节之一,膝关节的病损将严重影响患者的活动功能,降低生活质量。随着我国人口平均寿命的延长,膝关节退变性骨关节炎的发病率在老龄人群中呈明显的增加趋势。在关节专科乃至骨科的门诊患者中,因膝关节问题就诊的患者占门诊中相当大的比例。既往治疗此类疾病主要依据于各种非甾体类抗炎药,但此类药物仅仅是部分地改善疼痛症状,对严重的病例往往不能奏效,还可能导致许多严重并发症。我们在多年临床经验中总结认为,应当对此类患者进行分期,针对不同分期采用不同疗法,可收到较好效果。

1. 宣氏软组织损害思路治疗膝关节软组织损害型疼痛 针对关节内病损尚轻的患者,这类患者的症状多由膝关节周围软组织损害造成,我们参照宣氏软组织损害治疗方法,采用理疗、非甾体药物治疗作为辅助,宣氏压痛点强刺激推拿治疗取得了较好疗效。软组织损害性痛的发病机制是建立在"痛则不松,不松则痛"和"因痛增痉(挛),因痉(挛)增痛"的基础上。宣氏疗法——压痛点强刺激推拿治疗的设想是从这种发病原理和病理发展过程来考虑的。在人体病变软组织的压痛点(区),通过适度的机械性按摩刺激,对神经末梢与其周围的无菌性炎症组织起到间接的松解作用,从而阻断了疼痛的传导,促使肌痉挛随之放松,起到"去痛致松,以松治痛"的治疗作用。21世纪初王福根教授通过长期对慢性软组织疼痛的临床与实验研究,创立了银质针导热疗法、膝关节整复手法,加上膝关节腔灌注清洗疗法,治疗慢性膝关节痛病取得了明显的远期疗效,出版了专著《银质针导热治疗颈腰背痛》。这样,慢性膝关节痛病治疗模式与手段有了非手术、微创、手术完整的阶梯治疗方案,使患者得到针对性较强的合理治疗。

2. 关节镜下清理术的治疗作用及价值 骨关节炎不仅是关节软骨的疾病,它是一处累及骨、滑膜及关节周围支持结构的疾病,软骨和骨的破坏,结果在关节中增加了碎片的数量,这些碎片被滑膜中的吞噬细胞清除,导致滑膜增生和肥大。我们认为关节软骨退变以及滑膜增生、慢性炎症是引起关节疼痛和功能障碍的主要原因。大量临床实践说明滑膜切除术确有消肿、镇痛及改善关节功能的作用。近年来,随着关节镜技术的发展,镜下滑膜切除术可取得开放手术相当的疗效,而且具有创伤小、术后恢复快、并发症

小而轻、必要时可重复等优点。磨损关节面修整成形、半月板修切、粘连松解可恢复关节内活动结构表面的平整,对病理性关节软骨的清除,能刺激具有分化能力的骨原细胞向软骨分化,使软骨面再生修复。术中大量的并保持一定压力的生理盐水灌洗关节腔,不但清除了软骨、坏死组织碎屑、炎症介质(如前列腺素、白细胞介素、肿瘤坏死因子等),同时,调整了关节液的渗透压、酸碱度和补充了电解质,改善了关节的内环境,使滑膜炎症迅速消退,正常的滑液分泌得以恢复。

关节镜下清理术虽不能完全除去其病因及恢复其正常的解剖结构,但可清除关节内致病的病损组织和炎症介质,恢复了关节面的平整性,改善了关节内环境,从而切断了骨关节炎的恶性循环,对治疗骨关节炎具有肯定的疗效。本组病例术后综合评估,关节内轻病损优良率86.4%,说明关节清理术关节内轻、中度病损疗效良好,病变越早期,手术疗效越满意。而对于节内重病损疗效相对较差。

3. 人工膝关节置换术治疗关节内重度病损 对于关节内重度病损患者,传统的外科治疗方法包括关节清理术、滑膜切除术、截骨术等,在适应证选择恰当的前提下,可取得一定的效果。但由于这些方法并不能逆转关节的病理改变病损的关节面,不可能得以重建,因而对严重的病例其疗效有限。对于严重病变的膝关节而言,诸如重度膝关节骨关节炎、类风湿膝关节炎晚期病变、严重的关节创伤后膝关节功能障碍、涉及关节面的膝关节骨软骨坏死、肿瘤等,药物和物理康养法及传统的手术方法往往是无效的,而这样的病例并非少数。如何最大限度地重建膝关节功能,提高患者的生活质量,这是骨科医师面临的重大课题。全膝关节成形术正是这样一种关节功能的重建手术。尽管膝关节成形术已有超过100年的历史,而真正成为骨科领域中一个极其重要的外科手段则是在20世纪70年代以后,即人工膝关节置换术得以发展

和成熟的时期。

自 20 世纪 70 年代后期至今,人工膝关节置换外科获得了迅速发展。无论在假体设计理念、材料与生物力学研究,以及外科操作技术等方面都获得了许多进展,尤其是大量病例优良的随访结果令医师和患者对人工膝关节假体置换树立了信心。在现代关节外科领域,膝关节置换外科无疑是最重要的组成部分之一。今天,在发达国家,膝关节置换术已经成为对严重的膝关节病变施行外科重建的常规手术方法。仅北美每年施行的全膝关节置换术的数量就达 200 000 例以上。同样,在欧洲和亚洲的发达国家和地区,全膝关节置换术的数量也已经相当于或超过全髋关节置换术的数量。

老年性膝关节疼痛病例较多,而对于老年性膝关节疼痛进行分期治疗,可针对病因医治,以获得最佳疗效。

（丁　勇　马保安　范清宇）

参考文献

[1] 陆一农.腰痛腰腿痛[M].合肥:安徽省军区后勤部出版社,1980.

[2] 王本显.国外对经络问题的研究[M].北京:人民卫生出版社,1984.

[3] 郑怀贤,冉德洲.实用伤科中药与方剂[M].成都:四川科学技术出版社,1985.

[4] [美]Victor H,Frankel,Margareta Nordin 著.骨骼系统的生物力学基础[M].戴克戎,王以进译.上海:上海学林出版社,1985.

[5] 张镛福,林圣洲,毛宾尧.筋膜间室综合征[M].北京:人民卫生出版社,1986.

[6] 徐笨人,葛书翰.临床针灸学[M].沈阳:辽宁科学技术出版社,1986.

[7] 麻仲学.中国医学疗法大全[M].济南:山东科学技术出版社,1990.

[8] [加]R. Melzack,[英]P. D. Wall 著.疼痛的挑战[M].王兆麟,秦潮,何量译.西安:陕西科学技术出版社,1990.

[9] 邵宣,许竞斌.实用颈腰背痛学[M].北京:人民军医出版社,1992.

[10] 曹建中.老年骨骼疾病治疗学[M].北京:中国医药科技出版社,1993.

[11] 刘纪清,李国兰.实用运动处方[M].哈尔滨:黑龙江科学技术出版社,1993.

[12] Cyriax JH,Cyriax PJ. Cyriax' Illustrated Manual of ORTHOPAEDC MEDICINE[M],Second Edition. Printed in Great Britain by Canbus Lintho Ltd,Scotland,1994.

[13] 李吉茂,李欣.中医伤科用药方法与常用方[M].北京:人民军医出版社,1994.

[14] 赵昕.腧穴临证指要[M].北京:中国标准出版社,1994.

[15] 宣蛰人.软组织外科理论与实践[M].北京:人民军医出版社,1994.

[16] 韩子玉,曹郁琦.应用解剖彩色图谱[M].沈阳:辽宁科学技术出版社,1996.

[17] 朱建防,方辉,文明雄.老年骨科手法学[M].北京:人民卫生出版社,1996.

[18] 张兰亭,王昭佩,彭太平.老年软组织损伤学[M].北京:人民卫生出版社,1996.

[19] 王成金.肢体残疾系统康复训练[M].北京:华夏出版社,1997.

[20] 罗爱伦.病人自控镇痛[M].北京:北京医科大学协和医科大学联合出版社,1999.

[21] 韩济生.神经科学原理[M].2 版.北京:北京医科大学出版社,1999.

[22] 韩济生.针刺镇痛原理[M].上海:上海科技教育出版社,1999.

[23] 张锡纯.二熵一源事理[M].北京:北京航空航天大学出版社,2000.

[24] 李义凯.脊柱推拿基础与临床[M].北京:军事医学科学出版社,2001.

[25] 李仲廉,郑宝森,王子午.神经阻滞学[M].郑州:郑州大学出版社,2001.

[26] [美]Martin H. Savitz,John C. Chiu,Anthony T. Yeung 著.微创脊柱外科技术[M].唐天驷,刘尚礼,郑召民,邹德威译.郑州:郑州大学出版社,2001.

[27] 宣蛰人.宣蛰人软组织外科学[M].上海:上海汇文出版社,2002.

[28] [美]John. G. Nicholls,A. Robert Martin,Bruce G. Wallace,Paul A. Fuchs 著.神经生物学——从神经元到脑[M].4 版.杨雄里译.北京:科学出版社,2003.

[29] 章翔.头痛的诊断和治疗[M].北京:人民军医出版社,2003.

[30] [美]Clay J. H,Pounds D. M 著.基础临床按摩疗法[M].李德淳,赵晔,王雪华译.天津:天津科技翻译出版公司,2004.

[31] [美]Thomas Hendrickson 著.骨科疾病的矫形按摩[M].叶伟胜,万瑜译.天津:天津科技翻译出版公司,2004.

[32] 金观源,相嘉嘉.临床针灸反射学[M].北京:清华大学出版社,2004.

［33］王保国，王拥军.头面部疼痛治疗学［M］.北京：人民军医出版社，2004.

［34］张伯勋，王岩.现代颈肩腰腿痛诊断与治疗学［M］.北京：人民军医出版社，2004.

［35］［美］David G. Simon 著.肌筋膜疼痛与机能障碍激痛点手册（第一册）［M］.官大绅译.香港：合记图书出版社，2004.

［36］胥少汀，葛宝丰，徐印坎，等.实用骨科学［M］.3 版.北京：人民军医出版社，2005.

［37］白跃宏.现代骨科与康复［M］.上海：上海交通大学出版社，2005.

［38］杭燕南，曹建国.疼痛治疗技术［M］.郑州：郑州大学出版社，2005.

［39］［美］Siegfried Mense，David G. Simons，I. Jon Russell 著.肌痛［M］.郭传友译.北京：人民卫生出版社，2005.

［40］胡有谷.腰椎间盘突出症［M］.3 版.北京：人民卫生出版社，2005.

［41］陈信康.功能性神经外科学［M］.北京：北京科学技术出版社，2005.

［42］蒋协远，王大伟.骨科临床疗效评价标准［M］.北京：人民卫生出版社，2005，10

［43］［美］Douglas S. Fenton，Leo F. Czervionke 著.影像引导下脊柱介入诊疗技术［M］.孙刚，郑召民译.济南：山东科学技术出版社，2005.

［44］［美］Harry B. Skinner 著.现代骨科疾病诊断与治疗［M］.王满宜译.北京：人民卫生出版社，2006.

［45］王福根.临床病案分析丛书·康复病案分析［M］.北京：科学出版社，2006.

［46］［美］Admir Hadzic，Jerry D. Vloka 著.周围神经阻滞原理与实践［M］.薛富善译.北京：人民卫生出版社，2006.

［47］葛杏林，王振海.女性盆腔疼痛诊疗学［M］.郑州：郑州大学出版社，2006.

［48］高崇荣，王家双.神经性疼痛诊疗学［M］.郑州：郑州大学出版社，2006.

［49］［美］Luis Villanueva，Anthony H. Dickenson 著.正常及病理状态下的痛觉系统［M］.罗非，王锦琰译.北京：中华医学会疼痛学分会《疼痛医学与疼痛科学丛书》编委会，2006.

［50］李同宪，李月彩.中西医融合观［M］.西安：陕西科学技术出版社，2006.

［51］蔡辉，姚茹冰，郭郡浩.新编风湿病学［M］.北京：人民军医出版社，2007.

［52］邢更彦.骨肌疾病体外冲击波疗法［M］.北京：人民军医出版社，2007.

［53］［美］Linda H. Wang，Anne M. Mckenzie 著.C 形臂透视引导下脊椎注射术［M］.王克杰，倪家骧译.北京：人民军医出版社，2008.

［54］刘延青.颈腰痛介入治疗学［M］.郑州：河南科学技术出版社，2008.

［55］刘尚礼，刘永轶.骨坏死基础与临床［M］.北京：人民军医出版社，2008.

［56］叶应陵，周秉文.腰腿痛的诊断和治疗［M］.3 版.北京：人民军医出版社，2009.

［57］［美］David A Wong，Ensor Transfeldt 著.麦氏腰腿痛［M］.谭军，郝定均译.北京：人民军医出版社，2009.

［58］王福根.脊柱关节整复手法治疗软组织痛［M］.郑州：河南科学技术出版社，2009.

［59］吴士明，王福根.颈腰背痛诊治与红外热像技术［M］.重庆：重庆出版社，2009.

［60］刘宗良，常敏著.骨科头痛应用解剖［M］.昆明：云南科学技术出版社，2009.

［61］刘学武.神经病学新理论新技术［M］.北京：人民军医出版社，2009.

［62］田牛，罗毅.组织通道学概论［M］.北京：军事医学科学出版社，2010.

［63］陈绍华.古经今悟［M］.上海：上海辞书出版社，2010.

［64］吴汉卿.中医微创入路解剖［M］.北京：人民军医出版社，2010.

［65］［美］Thomas P. Vail 著.骨科临床教程［M］.李康华，雷光华译.北京：人民军医出版社，2011.

［66］［日］宗田大.膝痛诊断与治疗［M］.刘小立，徐红萌译.郑州：河南科学技术出版社，2011.

［67］纪树荣.实用偏瘫康复训练技术图解［M］.北京：人民军医出版社，2011.

［68］史可仁.颈腰关节疼痛及注射疗法［M］.4 版.北京：人民军医出版社，2011.

［69］胥少汀.骨坏死诊治聚焦［M］.北京：人民军医出版社，2011.

［70］陆念祖.陆氏伤科银质针疗法［M］.上海：上海科学技术出版社，2012.

［71］韩济生.疼痛学［M］.北京：北京大学医学出版

社,2012.

[72] [美]Paul G. Keis 著. 经皮穿刺脊髓电刺激镇痛术[M]. 张德仁,肖礼祖译. 北京:人民军医出版社,2012.

[73] 刘延青,崔健君. 实用疼痛学[M]. 北京:人民卫生出版社,2013.

[74] 高崇荣,樊碧发,卢振和. 神经病理性疼痛学[M]. 北京:人民卫生出版社,2013.

[75] [美]Anne M. R. Agur,Arthur F. Dalley 著. 解剖学图谱[M]. 13 版. 瞿佳主译. 北京:金盾出版社,2014.

[76] [美]Roger Hartl 著. 微创脊柱外科——技术、询证与争论[M]. 周跃主译. 济南:山东科学技术出版社,2015.

[77] [美]Thomas W. Myers 著. 解剖列车——徒手与动作治疗肌筋膜经线[M]. 关玲,周维金,翁长水译. 北京:北京科学技术出版社,2016.

[78] 靳士英,金完成,靳朴. 针灸经络穴位图解[M]. 郑州:河南科学技术出版社,2017.

[79] 张素珍,吴子明. 眩晕症的诊断与治疗[M]. 郑州:河南科学技术出版社,2017.

[80] 于灵之. 解密肌筋膜疼痛[M]. 北京:清华大学出版社,2017.

[81] [美]Susan J. Herdman,Richard A. Clendaniel 著. 前庭康复[M]. 吴子明译,郑州:河南科学技术出版社,2018.

[82] 王福根. 银质针导热治疗颈腰背痛[M]. 郑州:河南科学技术出版社,2020.

[83] 毕胜. 疼痛康复指南[M]. 北京:人民卫生出版社,2020.